SOMATIC Rehab 필라테스

| 저자 김혜진 소메틱필라테스협회장, 동덕여자대학교 모델과 조교수 |

아침사과

소메틱필라테스협회

02-545-6599 / 010-8227-6599
pilatesisname@gmail.com
somaticpilates.org

협회연혁

❖ 2019 종로구 이화동 소재

- **협회**
  소메틱필라테스지도자 양성 (물리치료사, 헬스트레이너, 요가지도자, 일반인) 및 에듀케이터 양성
  장애인 운동 교육 봉사 (비둘기집 장애인 보호작업장)
  소메틱필라테스협회 지부 체결 (평촌)
- **정부사업**
  K-MOOC (신체이완과움직임) 채택 및 운영
- **협약체결**
  서울카톨릭사회복지회 비둘기집 장애인 보호작업장 MOU 체결
- **세미나**
  2019 K-MOOC 오프라인 특강 (동덕여자대학교)
- **대학교**
  필라테스과정 개설 및 강의 (동덕여대, 세종대, 과학기술대, 국제사이버대 등)
- **저서**
  모델을 위한 PBL 리포머 운동프로그램 (소메틱미디어)

❖ 2018 종로구 이화동 소재

- **협회**
  소메틱필라테스지도자 양성 (물리치료사, 헬스트레이너, 요가지도자, 일반인) 및 에듀케이터 양성
  대한필라테스회 김혜진 회장 추대
  필라테스 기사 기고 (월간잡지 "요가앤필라테스")
  어린이 성장필라테스 촬영
  소메틱필라테스협회 지부 체결 (양평, 성동, 송파, 진주, 부산, 계명대, 국민대)
  에듀케이터용 매뉴얼 제작 및 보급
- **정부사업**
  농업인의 근골격계질환예방 체조 보급 11년차 (연천)
  교육과학기술부 특성화 전문대학 육성사업-소메틱필라테스 (제주관광대)
  농작업체조(재활순환운동) 소개 발표 (경기도농업기술원)
  동덕여자대학교 MOOC (신체이완과움직임) 운영
  동덕여자대학교 Flip Learning (풋워크엑스사이즈) 제작 및 운영
- **협약체결**
  대한필라테스회 MOU 체결
  서울기독대학교 MOU 체결
  연세대학교 원주캠퍼스 LINC 사업단 MOU 체결 5년차
- **세미나**
  소도구필라테스 워크샵 (서울과학기술대학교)
  농업인을 위한 건강관리 교육 (서울시농업기술센터)
- **대학교**
  필라테스과정 개설 및 강의 (동덕여대, 세종대, 과학기술대, 대림대, 국제사이버대 등)
- **저서**
  모델의 이해와 실제 출간 (라이프사이언스)
  환경운동생리학 출간 (대경북스)
  501 필라테스 아나토미 출간 (DH 미디어)
  임상적 필라테스 적용 출간 (소메틱미디어)
- **학술활동**
  한국무용학회 심사위원회 활동
  한국체육학회 홍보활동 (기록사진 및 영상)

❖ 2017 종로구 이화동 소재

- **협회**
  소메틱필라테스지도자 양성 (물리치료사, 헬스트레이너, 요가지도자, 일반인) 및 에듀케이터 양성
  소메틱필라테스협회 지부 체결 (구미, 용인, 남양주, 충주)
  소메틱미디어 출판 신고
- **정부사업**
  농업인의 근골격계질환예방 체조 보급 10년차 (평택, 안성, 연천 등)
  교육과학기술부 특성화 전문대학 육성사업-소메틱필라테스 (제주관광대 레저스포츠계열)
  교육과학기술부 특성화 전문대학 육성사업-재활필라테스 (영남이공대 물리치료과)
  건강을 위한 신체조절학 세미나 (과천시시설관리공단)
  동덕여자대학교 MOOC (신체이완과움직임) 제작
- **협약체결**
  서울기독대학교 무용과 MOU 체결
  동덕여자대학교 모델과 산학교류협약 MOU 체결
  연세대학교(원주) LINC 사업단 MOU 체결 4년차
  남서울대학교 산학협력 MOU 체결
  서강대 필라테스 아르테 최고위과정 협약서 체결
- **세미나**
  소도구를 활용한 근골격계질환 예방운동법:Rehab Pilates Approach (IFIT, 코엑스)

실전중심의 Assessment & Hand-On Techniques, 소메틱필라테스협회

인체영유십삼식공법 Workshop, 황룡교수 (동남보건대 물리치료과)

소메틱 무브먼트 & 브레인 테라피 트레이너 Workshop (김경희)

칼라테라피와 움직임 Workshop (김경미)

태권도 필라테스 워크샵 (성장호르몬)

- **대학교**

필라테스과정 개설 및 강의 (동덕여대, 세종대, 명지전문대, 남서울대, 안산대 물리치료과, 서울문화예술대, 대림대, 국제사이버대 등)

- **저서**

필라테스 기능 해부학 출간 (영문출판사)

보행운동학 출간 (영문출판사)

❖ 2016 종로구 이화동 소재

- **협회**

종로구 혜화동 대학로 소재 협회 이전 (한국방송통신대학교출판문화원 2층)

소메틱필라테스지도자 양성(물리치료사, 헬스트레이너, 요가지도자, 일반인) 및 에듀케이터 양성

국제스포츠과학학술대회 참여-필라테스 홍보 활동 (한국체육학회)

소메틱필라테스협회 지부 체결 (전주, 대구)

- **정부사업**

농업인의 근골격계질환예방 체조 보급 9년차 (안성시, 남양주시, 용인시 등)

교육과학기술부 특성화 전문대학 육성사업 (재활필라테스 과정-동남보건대 물리치료과)

- **협약체결**

한국모델학회 MOU 체결

동덕여자대학교 모델과 MOU 체결

이든이노베이션 MOU 체결 ('건강다이어트 올리고' 앱)

서울기독대학교 무용과 MOU 체결

연세대학교 (원주) LINC사업단 MOU 체결 3년차

- **세미나**

근신경운동지도자과정 워크샵

마사지트랙 워크샵 (다이어트 엑스포, 코엑스)

평셔널필라테스 워크샵 (IFIT 2016 Fitness Convention)

소도구를 활용한 소메틱필라테스 워크샵 (맷스핏 피트니스, 박찬호피트니스센터)

- **대학교**

필라테스 과정 개설 및 강의 (동덕여대, 세종대, 명지전문대, 남서울대, 안산대 물리치료과, 서울문화예술대 등)

- **저서**

나의 뇌를 깨우는 Somatic Pilates Method 출간(범문에듀케이션)

평셔널필라테스 워크북 출간(소메틱미디어)

소메틱매트 워크북 출간(소메틱미디어)

❖ 2015 강남구 청담동 소재

- **협회**

소메틱필라테스지도자 양성 (물리치료사, 헬스트레이너, 요가지도자, 일반인) 및 에듀케이터 양성

남서울대학교 사회교육원 소메틱필라테스지도자 과정 개설 (1기, 2기, 3기 진행)

소메틱필라테스협회 지부 체결 (수원)

- **정부사업**

농업인의 근골격계질환예방 체조 보급 8년차

- **협약체결**

연세대학교 (원주) LINC사업단 MOU 체결 2년차

- **세미나**

폼롤러 아카데미 B Course 세미나 (코어바디)

소메틱필라테스 워크샵 (단국대학교 무용과)

소도구를 활용한 근골격계질환 예방운동법: Rehab Pilates Approach (Ifit 피트니스 컨벤션)

헬스 Fitness (창업) 특강 (단국대학교 사회체육학과)

필라테스 Workshop (서울기독대학교 무용과)

Gyrokinetics Workshop

코어바디 폼롤러 아카데미 교육 A 코스 / B 코스 2년차

- **대학교**

소메틱필라테스 강의(명지전문대학교, 서울문화예술대학교, 국제사이버대학교)

- **저서**

모델영양학 출간 (라이프사이언스)

근신경계 활성화를 위한 Somatic 재활필라테스 출간 (범문에듀케이션)

Somatic Pilates Association

소메틱필라테스협회

02-545-6599 / 010-8227-6599
pilatesisname@gmail.com
somaticpilates.org

협회연혁

- **학술활동**
  - 중국체육과학연구원 초청단원구보건소 뇌졸중환자 제1회 국제세미나 참가 및 논문발표
  - 어깨와 골반 안정화를 위한 소메틱필라테스 접근법 워크샵 (제 43회 운동사대회)

❖ 2014 강남구 청담동 소재

- **협회**
  - 한국직업능력개발원 민간자격등록-소메틱필라테스지도자, 근신경운동지도자
  - 소메틱필라테스협회 비영리법인 등록
  - 소메틱필라테스지도자 양성 (물리치료사, 헬스트레이너, 요가지도자, 일반인) 및 에듀케이터 양성
  - 재활순환운동 지도자 양성
- **정부사업**
  - 교육과학기술부 특성화전문대학 육성사업(제주관광대학 레저스포츠-소메틱필라테스 3급과정)
  - 농업인의 근골격계질환예방 체조 보급 7년차
  - 엄마와 아이를 위한 순환운동 교육 (도봉구보건소)
  - 건강한 아파트 만들기 사업-스탠딩 필라테스 교육(도봉구보건소)
- **협약체결**
  - 연세대학교(원주) LINC사업단 MOU 체결 1년차
- **세미나**
  - 소도구 폼롤러를 활용한 근신경계패턴 테크닉 접근 세미나 (대한건강운동관리협회)
  - 소도구 폼롤러를 활용한 필라테스 바디워크 적용과 사례 세미나 (코어바디, 나음케어)
  - 소도구 필라테스 세미나 (가천대학교, 중원대학교 등)
  - 척추측만 워크샵 (Workshop of Scoliosis) 개최
  - 소메틱필라테스 워크샵 (안산대학교, 서울문화예술대학교, 국제사이버대학교, 서울기독대학교)
  - 코어바디 폼롤러 아카데미 교육 A 코스 / B 코스 1년차
  - PIA 소메틱소도구필라테스 워크샵 2년차 (Pilates In Asia Convention & Festival)
- **대학교**
  - 소메틱필라테스 과정 개설 (서울문화예술대학교, 국제사이버대학교)

❖ 2013 수원시 인계동 소재

- **협회**
  - 강남구 청담동 소재 Active Gym으로 협회 이전
  - 소메틱필라테스협회 부산지부/제주B지부 체결
  - 소메틱필라테스협회 지부 주최 소메틱필라테스 지도자과정 (부산, 김해, 제주, 창원)
  - 재활필라테스지도자 양성 (물리치료사, 헬스트레이너, 요가지도자, 무용인, 일반인 등으로 확대)
  - 뇌졸증 환자를 위한 근이완 운동과 하지근력 강화 운동 교육 (단원구보건소)
- **정부사업**
  - 교육과학기술부 특성화 전문대학 육성사업 (재활필라테스 과정-동남보건대 물리치료과)
  - 교육과학기술부 교육역량강화지원사업 (소메틱필라테스 3급과정-제주관광대 레저스포츠학과)
  - 농업인의 근골격계질환예방 체조 보급 6년차 (충청북도 농작업 장수마을사업 참여 확대)
  - 뇌졸중 및 척추손상 장애인을 위한 기능향상을 위한 그룹 재활필라테스 교육(단원구 보건소)
- **협약체결**
  - 국세사이버대학 MOU 체결
  - 주)코어바디 MOU 체결
  - 주) 나음케어 MOU 체결 (폼롤러 매뉴얼 제작)
- **세미나**
  - 제조업, 건설업 종사자를 위한 근골격계질환예방교육 3년차(강원도대한산업안전공단)
  - 소메틱워킹필라테스 세미나
  - Somatic Props Pilates for Health Trainer, One Day Workshop 2차 (창원시)
  - 근골격계질환 증상 예방을 위한 Foam Roller 운동 활용법과 적용 사례 세미나 (경희대학교)
  - Brand Yourself 세미나 (단국대 무용과)
  - PIA 소메틱소도구필라테스 워크샵 1년차 (Pilates In Asia Convention & Festival)
  - 척추측만증 Schroth Technique Workshop
  - 소도구 폼롤러를 활용한 필라테스 바디워크 적용과 사례 Workshop (KIMES)
- **저서**
  - 소메틱 재활필라테스: 근골격계질환 증상 예방을 위한 운동요법 출간 (범문에듀케이션)
  - 척추안정성운동요법 출간 (소메틱미디어)
- **학술활동**

근골격계질환 증상을 가진 농업인을 위한 운동프로그램 학회발표 (대한비만학회)

근골격계질환 증상을 가진 농업인을 위한 운동프로그램 학회발표 (한국리듬운동학회)

❖ 2012 수원시 인계동 소재

- **협회**

소메틱필라테스협회 지부 체결 (부산, 마산, 김해, 제주)

재활필라테스지도자 양성 (물리치료사, 헬스트레이너, 요가지도자, 무용인, 일반인 등으로 확대)

- **정부사업**

교육과학기술부 전문대학 브랜드 3년차 사업 (재활필라테스 3급 과정–동남보건대 물리치료과)

농작업 피로회복체조 사업 (경기도농업기술원–김포시, 평택시, 광주시 등)

농업인의 근골격계질환예방 체조 보급 5년차 (강원도 지역 확대 보급 – 춘천시, 화천군, 고성군)

통증예방운동프로그램 교육(봉담보건소)

재활필라테스 운동교실 (상록수보건소)

- **세미나**

소도구필라테스 세미나 (국민대학교, 경기대학교 외 다수)

실버필라테스 세미나 (노인운동지도 교사)

성인 및 청소년 지적장애인을 위한 소도구를 활용한 재활필라테스(사회복지법인 동광복지재단)

근골격계질환예방교육 세미나 (한국가스공사)

Somatic Props Pilates for Health Trainer, One Day Workshop 1차 (대구시)

제조업, 건설업 종사자를 위한 근골격계질환예방교육 2년차(강원도대한산업안전공단)

교사 및 교직원을 위한 생활과 건강관리 4년차 (강원도교육연수원, 인천광역시교육연수원, 경기도교육연수원)

- **저서**

Somatic Rehab Pilates Workbook 출간 (GD&P)

❖ 2011 경기도 동탄 소재

- **협회**

재활필라테스지도자 양성 (물리치료사, 헬스트레이너, 요가지도자, 무용인, 일반인 등으로 확대)

e운동과학연구소 사업자 등록

- **정부사업**

강원도 농작업 편이장비사업, 안전모델사업 참여 확대

농업인의 근골격계질환예방 체조 보급 4년차 (경기도 용인시, 양주시, 광주시 등)

교육과학기술부 전문대학 브랜드 2년차 사업–재활필라테스 1, 2, 3급 과정(동남보건대 물리치료과)

- **세미나**

제조업, 건설업 종사자를 위한 근골격계질환예방교육 1년차(강원도대한산업안전공단)

교사 및 교직원을 위한 생활과 건강관리 3년차 (강원도교육연수원, 인천광역시교육연수원, 경기도교육연수원)

- **저서**

필라테스 완전정복 출간 (아침풍경)

- **학술활동**

Study of Props Pilates Stability Exercise (PPSE) Program 발표 (국제학술대회–계명대)

- **방송**

노인과 장애인을 위한 재활필라테스 20회 방영 (복지 TV)

아이디어뱅크–워킹밴드 소개 (KBS)

❖ 2010 경기도 동탄 소재

- **협회**

재활필라테스지도자 양성 (물리치료사, 헬스트레이너, 요가지도자, 무용인, 일반인 등으로 확대)

소메틱필라테스지도자 집중심화 과정 개설

소메틱필라테스협회 지부 체결 (대구, 대전)

- **정부사업**

교육과학기술부 전문대학 브랜드 1년차 사업–재활필라테스 2, 3급 과정 (동남보건대 물리치료과)

농업인의 근골격계질환예방 체조 보급 3년차 (충청도 확대 보급)

- **세미나**

교사 및 교직원을 위한 생활과 건강관리 2년차 (강원도교육연수원, 인천광역시교육연수원, 경기도교육연수원)

근로자 근골격계질환예방 교육 (설계회사, 디자인 회사 등)

근골격계 질환 예방을 위한 건강 운동 워크샵 (동탄 유앤아이센터)

요통방지운동 (동탄보건소)

필라테스 3급 지도자 강습회 (한국리듬운동학회, 강원대 스포츠과학부)

노인운동건강지도자 특강(한양대 사회교육원, 나사렛대학)

Somatic Pilates Association

소메틱필라테스협회

02-545-6599 / 010-8227-6599
pilatesisname@gmail.com
somaticpilates.org

협회연혁

소도구필라테스 세미나 (한북대학 외 다수)

노인 신체 밸런스 Workshop (카톨릭대학교)

- **저서**

7080 골드필라테스 출간 (아침풍경)

재활필라테스 출간 (아침풍경)

- **학술활동**

Sports For All 2010 국제학술대회 초청-농업인의 근골격계질환예방 체조사업 사례 발표 (핀란드)

- **방송**

한국형 필라테스의 전도자, 재활필라테스 소개 (OBS 방영)

❖ 2009 강남구 일원동 소재

- **협회**

재활필라테스지도자 양성

- **정부사업**

농업인의 근골격계질환예방 체조 보급 2년차 (충청도 확대 보급)

재활순환운동 포스터 제작 및 보급 (경기도 이천시, 화성시 등)

- **협약체결**

안산1대학 물리치료과 MOU 체결 - 재활필라테스 지도자 양성

- **세미나**

농업인을 위한 재활순환운동 세미나 (경기도-이천시, 여주시, 광주시, 안성시 등, 강원도-춘천시 등)

교사 및 교직원을 위한 생활과 건강관리 1년차 (강원도교육연수원, 인천광역시교육연수원, 경기도교육연수원)

- **저서**

농업인건강을 위한 올바른 생활운동 출간 (경기도농업기술원)

❖ 2008 강남구 일원동 소재

- **협회**

재활필라테스지도자 양성

농업인의 근골격계질환예방 체조 개발: 재활순환운동 (경기도농업기술원)

운동 소도구 워킹밴드(Walking Band) 개발

- **정부사업**

농업인의 근골격계질환예방 체조 보급 1년차 (광주시, 이천시 포천시 등)

워킹밴드 개발 및 걷기운동 지도자 양성 (장안구보건소, 단원구보건소, 동탄보건소 등)

무료건강증진 생활체조: 소도구 필라테스 & 실버 필라테스 (수원시설관리공단, 국민건강보험공단)

활력이 넘치는 직장인을 위한 필라테스 운동요법 (상록수보건소, LG이노텍)

독고노인을 위한 재활필라테스 세미나 (상록수보건소)

- **세미나**

갱년기 극복을 위한 폼롤러 필라테스 운동교실 (경기도 보건소 건강증진 프로젝트, 수원시 장안구)

필라테스 특강 (국민대)

- **저서**

소도구 필라테스 출간 (아침풍경)

6070 실버필라테스 체조 출간 (아침풍경)

필라테스워크북 출간 (아침풍경)

근골격계질환에방운동: 재활순환운동 출간 (아침풍경)

PNF 스트레칭(번역서) 출간 (한미의학)

❖ 2007 강남구 일원동 소재

- **협회**

필라테스지도자 양성

소메틱필라테스협회 설립

국제소메틱골프필라테스협회 설립

현장 측정 장비 운영 (신체안정성 MFT S3 Check)

소도구(짐볼, 폼롤러, 튜빙밴드)를 이용한 재활순환운동 개발

- **정부사업**

워킹필라테스 교육 (장안구보건소-걷기 동아리)

여성건강교실 필라테스 체조반 교육 (인천 중구보건소)

- **협약체결**

주) 소매틱코리아 MOU 체결 - 교육 콘텐츠 및 운동 소도구 공동 개발

- **세미나**

Pilates College on Tour 세미나 개최

골프필라테스 2차 워크샵 개최 - Golf Pilates for Hole In One

제1차 소도구필라테스 세미나

임산부필라테스 세미나 (일동후디스, 남양분유)

- **저서**
  임산부를 위한 30분 필라테스 출간 (대한미디어)
  볼을 이용한 필라테스(번역서) 출간 (대한미디어)
  도구를 이용한 필라테스(번역서) 출간 (대한미디어)
  골반저근(번역서) 출간 (군자출판사)

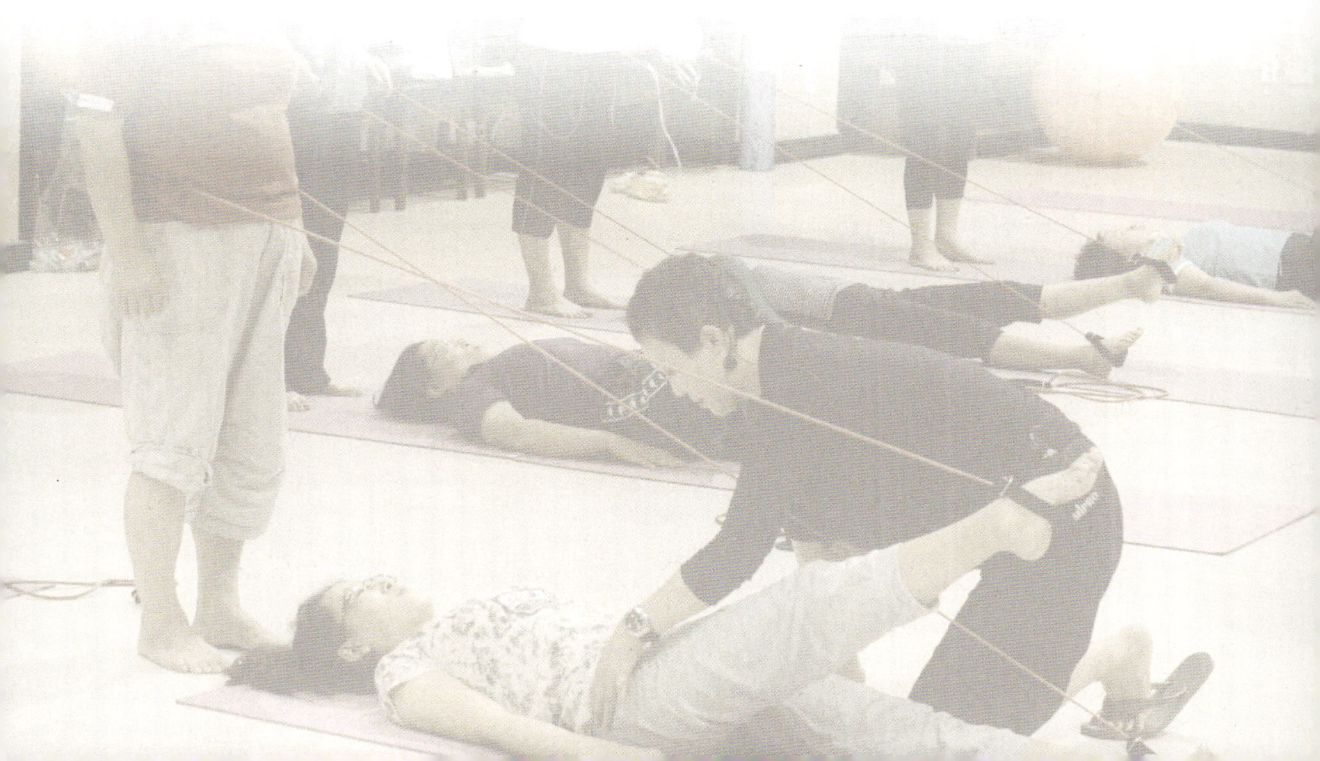

저자소개

김혜진

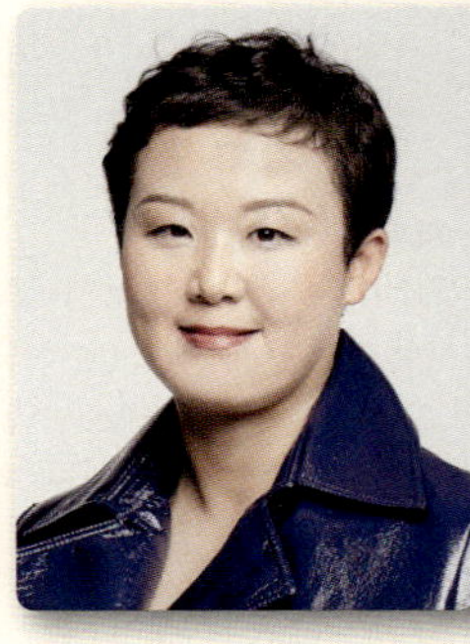

❖ 학력

한양대학교, 체육학 박사 (운동생리학 전공) (2006~2011)
Teachers College of Columbia University, 석사 (Dance Education 전공) (1998~2001)
Lehman College of City University of New York, 학사 (Dance Theatre & Studio Arts 전공) (1993~1998)

❖ 경력

대한필라테스회 회장 (2018~현재)
한국운동영양학회 상임이사 (2018~현재)
한국모델컨텐츠학회 이사 (2016~현재)
소메틱필라테스 전문강사 (2013~현재)-교과부 특성화 전문대학 육성사업 (제주관광대)
경기도농업기술원 농작업안전사업추진 자문위원 (2009~현재)
농업인을 위한근골격계질환예방운동 개발자 및 전문강사 (2008~현재)
소메틱필라테스협회 회장 (2007~현재)
동덕여자대학교 모델과 겸임교수 역임 (2015~2016)
명지전문대학교 사회체육학과 겸임교수 역임 (2015~2016)
남서울대학교 스포츠건강관리학과 외래교수 역임 (2015~2016)
한양대학교 생활스포츠학과 겸임교수 역임 (2013~2015)
가천대학교 특수대학원 움직임치료학과 겸임교수 역임 (2013~2015)
재활필라테스교수 역임 (2010~2016)-교과부 대학역량 대표브랜드사업 (동남보건대 물리치료과)
안산대학교 물리치료학과 외래교수 역임(2009~2016)
대림대학교 스포츠지도학과 필라테스 외래교수 역임 (2013~2015)
국제사이버대학교 필라테스 외래교수 역임 (2014~2016)
서울문화예술대학교 필라테스 외래교수 역임 (2014~2016)
한국산업안전공단 근골격계질환예방 전문강사 역임 (2011~2013)
e운동과학연구소 대표 역임 (2011~2016)
한국체육개발원 농인건강체조 개발 및 보급 전문연구원 역임 (2012~2013)

❖ 자격증

1. 필라테스 관련
   - EHS Educator Certification, Elle Herman Pilates, 2006
   - Polestar Pilates Certification, 2005
2. 근골격계질환 관련
   - Dynamic Neuromuscular Stabilization(DNS)-A, B, Exercise I & Exercise II, 2013~2015
   - Somatic Movement Therapy Training Completion, 2005
3. 바디 디자인 관련
   - CranioSacral Therapy Workshop I Completion, 2002
   - Stone Therapy Certification, 2002
   - National Certification Board for Therapeutic Massage and Bodywork (NCBTMB), 2002
4. 피트니스 관련
   - International body ART Instructor Level I, 2011

❖ 논문

"The effect of 12 weeks Prop Pilates Exercise Program (PPEP) on body stability and pain for fruit farmers with MSDs". Technol Health Care. 2014 Jan 1;22(3):359-67. (SCIE 급) 외 논문 다수

책을 소개하며

나는 현장에서 다양한 분야의 사람들과 만나 필라테스를 비롯한 건강 및 운동 관련 교육을 해오고 있다. 그들에 대한 기초설문 자료를 모아 분석해 보면서 재미있는 사실들을 발견할 수 있었다. 대부분의 사람들이 매우 자주 운동을 하고 있지만, 그들이 일상생활에서 신체적 불편함 또는 통증을 느끼거나 가지고 있다는 것이다. 불편한 신체 부위는 어깨, 허리, 목, 무릎 등이고, 일을 할 때, 운동을 할 때 혹은 쉴 때에도 불편함이 있다. 반면에 정신적으로 혹은 신체적으로 느끼는 스트레스 정도는 상당히 높은 수준이였고, 자기 자신의 건강에 대해서는 건강하지 않다는 부정적인 견해를 가지고 있는 것으로 나타났다. 이러한 경향은 나이, 성별, 직업에 관계없이 유사하게 나타나고 있다. 이러한 현상은 무엇을 의미하는가에 대해 나 스스로에게 질문해 보았다.

2003년부터 지금까지 움직임테라피스트(Movement Therapist)로써 그리고 필라테스 교육자로써 나는 운동이 건강을 유지하는 방법 중에 하나이고, 운동이 일상생활의 신체 불편함을 완화하는데 긍정적인 영향을 미친다고 믿고 있다. 그러나 주변의 대부분의 사람들이 운동을 통해 건강하지 않다는 것에 마음이 무겁다. 재활컨셉의 소메틱필라테스는 움직임으로 심신의 건강을 유지하는 방법을 제시하고 신체의 통증을 최소화하고 완화하는 효과가 있음을 나는 임상에서 경험하고 확인하였다.

이러한 경험이 없는 그들에게 무엇이 문제일까 하는 의문이 들었다. 그렇다면, 그들이 기능적인 운동인 필라테스를 하면 해결될까?

주변에서 만나는 사람들이 운동하는 것을 보면 바쁘게 운동하는 모습이 보인다. 어제처럼 오늘도 늘 같은 모습으로 운동을 한다. 그리고 그들은 어제보다 오늘 더 강하고 빠르게 움직이길 바란다. 나는 때때로 그들의 움직임을 유심히 관찰하곤 하는데, 스스로 신체를 어떻게 움직이고 있는지를 알고 있는지 궁금하다. 새로운 운동을 처음 배울 때, 이해한 데로 움직이기 위해 머리에 쥐가 나거나 신경이 곤두선 경험이 있을 것이다. 생각과 신체 움직임은 수많은 신경정보들이 신체 조직 간의 소통을 통해 일치하게 되는 운동학습으로 나타난다. 그리고 일정 기간이 지나면서 그 움직임이 익숙해지면, 신경계는 더 이상 초기처럼 활성화되지 않는다. 신체 움직임에 일정한 패턴을 갖게 되는데 이것을 습관이라고 할 수 있다. 이러한 습관적 움직임이 운동 중에 신체의 불편함을 가져다준다면, 나의 신경을 깨우는 것이 우선되어야 한다. 그래야 운동에서의 비효율적인 자세 혹은 움직임을 바꿀 수 있기 때문이다.

즉 깨어 있어야 한다는 것이다. 필라테스는 생각하고 움직이는 운동요법 (Functional Method of Thinking & Moving)이다. 생각하는 것은 집중한다는 것이고 조절한다는 의미이다. 이점이 필라테스가 다른 운동과 다른 점이라 할 수 있다.

소메틱필라테스는 신체 움직임을 통해서 자신을 내면의 거울로 바라보는 치유적 행위이다. 따라서 세상이라는 거울에 비친 나를 바라보는 것이 아니라, 내면의 거울을 통해 나를 바라보는 것이다. 이것은 나의 자아를 성숙시키고 건강하게 방법이다. 나를 알아가고 심신을 잘 관리하는 일련의 과정을 내적 치유라 할 수 있으며, 내적 행복을 외적으로 표출하는 것이 신체 움직임이다. 이렇게 건강한 신체 움직임은 운동뿐만 아니라 일상생활에서도 지속되어져야 한다.

20여년 전 유학시절 어렵고 난해했던 소메틱 이론들이 세월의 경험을 토대로 하나 둘씩 풀려가면서 나만의 소메틱필라테스를 이해시키고 알리는데 노력하고 있다.

〈Somatic Rehab 필라테스〉는 신경계 활성화를 통한 재활컨셉 필라테스입니다. 인간의 뇌는 발전하고 변화한다. 집중하고 조절하는 의지는 바로 나의 생각이고, 이러한 생각을 바탕으로 올바로 움직일 수 있는 방법을 채택할 때 우리는 심신의 건강과 행복을 향한 걸음을 내딛는 것이다. 우리의 뇌를 신체의 움직임을 통해 활성화시켜 보는 것은 어떨까?

동덕여자대학교 교수연구실에서

저자 김 혜 진

차례

PART 4

문제중심학습(PBL)에 따른 케이스 사례 _ 445

PART 5

K-MOOC 이론 및 실습영상 _ 485

INTRO

기능적 신체 활동을 위한 Somatic 테크닉

오늘날 인간의 심신을 건강하게 유지할 수 있는 많은 운동요법들이 소개되고 있다. 현대인들은 일상생활에서 신체적 불편함을 호소하고 있다. 열악한 작업 환경, 장시간의 근무, 신체의 반복적인 잘못된 움직임, 올바르지 못한 운동 혹은 그릇된 습관 등으로 야기되는 신체적 불편함을 근골격계질환이라 한다. 이 질환에 노출된 사람들을 대상으로 하는 운동은 재활 컨셉 이론을 바탕으로 신체적 불편함을 줄이고 신체와 정신이 건강하게 할 수 있다.

여기서 소개하는 소메틱필라테스 운동요법은 현대인의 신체적 패턴을 올바르게 인식하고 수정해 나가는 방법을 제시하는 일편적인 예이다. 여기서는 매우 기초적인 레벨에서 어떻게 호흡하는지 골반과 어깨를 어떻게 안정화시키는지에 대해 논하고자 한다. 소메틱필라테스 운동요법은 몸통의 안정성을 추구하는데 여기서 제시하는 실기적 접근법 3가지를 통해 효율적인 호흡 방법, 골반 기울기과 비틀림을 안정되게 하는 방법, 그리고 견갑골의 리듬을 이해하고 어깨 관절을 안정화하는 방법을 알아보자.

첫째, 효율적인 호흡은 의식적인 호흡을 의미한다. 신체의 근력을 강화하고 신체 유연성을 높이고 순발력 등을 향상시키기 위한 행위 이전에 생리학적 역학적인 이론 안에서 효율적으로 호흡하는 방법을 익혀야 한다. 호흡과 관련된 근육은 수의근과 불수의근으로 되어 있다. 인간은 호흡을 의식적으로 조절할 수 있다. **내가 생각하는대로 나의 신체를 움직일 수 있는가**를 호흡 실습을 통해 재점검하고 올바른 신체의 움직임을 수행하기 위한 최적의 호흡 패턴을 익힌다.

둘째, 골반의 기울기가 한쪽으로 치우치지 않게 한다. 골반은 전방과 후방으로 기울어진다. 골반이 안정된 상태는 어느 한쪽으로 기울어지지 않는 기울기를 가지며 이때를 골반의 중립이라 한다. 등을 대고 누운 상태에서 골반은 자연스럽게 전방으로 기울어지게 되는데, 이때 엉덩이를 천천히 조여 유지하면 골반을 중립 상태에 가깝게 한다. 이러한 상태에서 모든 운동이 이루어진다면, 안전한 운동을 할 수 있는 환경으로 스스로 만들어 나갈 수 있다.

셋째, 견갑골의 리듬은 어깨 관절의 기능적인 움직임에 중요한 이슈이다. 어깨의 불편함을 호소하는 대상자들을 임상에서 주의 깊게 관찰한 결과, 견갑골의 움직임에 문제가 있다는 것을 파악했다. 견갑골의 움직임을 순차적으로 수행할 수 있도록 재교육하는 방법을 소메틱 핸드온 테크닉을 통해 소개한다.

필라테스는 인간의 심신을 건강하게 유지하는 방법을 제시하는 운동요법 중의 하나이다. 필라테스를 창시한 조셉 필라테스는 자신의 저서(Return to Life through Contrology, 1945)에서 인간이 건강하지 못한 3가지 요인을 현대인의 **라이프 스타일, 바르지 못한 자세** 그리고 **비효율적인 호흡**이라고 하였다. 이러한 그의 주장에 대해 오늘날 나의 라이프 스타일은 어떠한지 생각할 필요가 있다.

1 기능적 호흡을 위한 소메틱 핸드온 테크닉 접근법

기능적인 호흡을 인지하고 수행하기 위해 집중(concentration), 소메틱 핸드온 테크닉(Somatic Hand On Technique) 그리고 터칭큐(Touching Cue) 등이 필요하다. 본 실습은 2인 1조를 한 팀으로 하고 다양한 자세(앉은 자세, 옆으로 누운 자세, 등 대고 누운 자세, 배 깔고 누운 자세)에서 단계적으로 수행한다. 이러한 호흡은 의식적으로 수행할 때, 인식과 인지되어 마음과 신체를 연결하여 통합시킨다. 호흡의 역할, 호흡에 따른 활성화되는 근육에 대한 이해, 횡격막의 움직임 등의 이해가 필요하다. 호흡에서 나타나는 일정한 패턴, 호흡으로 인한 신체 움직임 등에 대한 관찰과 분석은 효율적인 호흡을 이해하는 데 도움이 된다.

■ 실질적 호흡 3가지 방법

1. 누운 자세에서의 호흡

수행자는 등을 대고 누워 무릎은 굽힌다. 깊은 호흡을 자연스럽게 수회 반복하도록 한다. 도움자는 자신의 수행자가 어떻게 호흡을 하는지 면밀히 관찰한다. 관찰해야 할 사항은 다음과 같다.

호흡이 자연스러운가? 그렇지 않다면, 왜 그런가?

호흡 시 움직이는 신체 부위가 있는가? 있다면 어느 부위인가? 움직임의 정도가 어느 정도가 어떻게 다른지 관찰한다.

인간의 호흡은 일상에서 무의식적이지만, 의식적으로 수행할 수 있다.

2. 앉은 자세에서의 호흡

앉은 자세를 취하고 의식적으로 깊은 호흡을 한다. 호흡 중에 가슴이 전방으로의 과하게 들리지 않도록 한다.

두 손을 갈비뼈 옆에 놓고, 호흡에 따라 갈비뼈 측면의 움직임을 느낀다. 또한, 수건으로 갈비뼈를 감싸 두 손으로 붙잡은 상태로 호흡을 하면 보다 쉽게 측면 호흡을 인지할 수 있다. 갈비뼈 측면 중 한쪽에서 움직임을 인지할 수 있도록, 한쪽 폐만을 부풀리고 줄어들도록 집중하며 호흡한다.

3. 소메틱 핸드온 테크닉과 호흡-립 케이지(Rib Cage)의 안정성

호흡에 따라 갈비뼈의 측면에서 움직임을 잘 느끼지 못한다면, 갈비뼈 측면의 움직임을 타율적인 방법으로 개선시킬 수 있다. 옆으로 누운 자세를 취하게 하고, 도움자는 두 손을 갈비뼈 측면에 올린다. 호흡을 내쉴 때, 갈비뼈 측면에서 치골 방향으로 지그시 누른다. 이때 수행자의 갈비뼈가 중앙으로 모아진다.

호흡을 들이마실 때, 두 손을 겨드랑이 밑과 갈비뼈 하단에 두고 아코디언을 연주하는 것처럼 지그시 누른 상태에서 손을 서로 멀어지도록 하여 갈비뼈를 늘인다.

수행자는 등을 대고 누워 무릎은 굽힌다. 깊은 호흡을 자연스럽게 수회 반복하도록 한다. 수행자가 어떻게 호흡을 하는지 면밀히 관찰한다. 이번 테크닉은 호흡을 할 때, 갈비뼈 하단이 앞으로 벌어지는 플레어링 립(Flaring Rib)이 나타날 때 적용하면 효과적이다.

도움자는 수행자의 머리 쪽에서 두 손을 합장하여 가슴 중앙 부위에 지그시 올려 놓는다. 호흡을 내쉴 때, 두 손을 사선 방향으로 밀어 내린다. 벌어진 갈비뼈 하단이 모아지고, 가슴 영역이 넓어진다.

4. 자가 호흡 인지법

수행자는 등을 대고 누워 무릎은 굽힌다. 오른손은 가슴 중앙에 왼손은 갈비뼈 하단에 올려 둔다. 깊은 호흡을 자연스럽게 수행한다. 숨을 들이마실 때, 가슴과 몸통이 부풀어 오르는 것을 손의 감각으로 인지한다. 또한 숨을 내쉴 때, 가슴이 내려가면서 넓어지고 갈비뼈 하단이 모아짐을 손의 감각으로 인지한다. 손으로 인지되는 신체 움직임에 주의를 기울여 호흡으로 인한 과도한 움직임을 최소화하도록 한다.

위에서 소개한 것을 통해 호흡을 기능적으로 수행 할 수 있는 방식을 경험하고 학습할 수 있다. 올바른 호흡은 신체를 바로 유지하거나 기능적으로 움직일 때 이루어진다. 호흡으로 인한 불필요한 신체적 움직임을 최소화하여 보다 효율적인 호흡을 할 수 있도록 해야 한다.

2 기능적 골반 기울기를 위한 소메틱 핸드온 테크닉 접근법

골반의 기울기는 호흡과 관계가 있다. 그러나 위에서 소개한 호흡 인지 테크닉은 척추가 중립 상태라는 가정하에서 수행되므로 골반의 기울기는 무시하고 있다. 임상에서는 골반 기

울기는 또 다른 빅 이슈이다. 골반은 신체 장기를 떠받쳐주는 구조이며, 몸통을 파워를 하지를 통해 발현할 수 있도록 연결하는 중요한 부위이다. 골반의 움직임은 시상면상에서 전방으로 기울어지는 골반전방경사(anterior pelvic tilt)와 후방으로 기울어지는 골반후방경사(posterior pelvic tilt)이 있다. 골반이 골반전방굴곡된 지점에서 골반후방굴곡되는 지점 간의 중간에 골반이 유지될 때 이를 골반의 중립이라 한다. 다음은 골반의 기울기를 학습하는 수행 방법이다.

▪ 관찰

수행자는 등을 대고 누워 무릎은 굽힌다. 미니볼을 허리 아래쪽에 둔다. 미니볼은 골반의 움직임을 쉽게 파악할 수 있는 도구로써 활용된다.

호흡을 들이 마시면서 꼬리뼈를 바닥쪽으로 내린다. 이때, 허리가 자연스럽게 바닥으로부터 들린다. 호흡을 내쉬면서, 꼬리뼈를 천장 쪽으로 밀어 올린다. 이때, 허리가 바닥쪽으로 내려가면서 미니볼을 누른다. 도움자는 수행자의 골반이 어떻게 움직이는지 면밀히 관찰한다. 관찰해야 할 사항은 다음과 같다.

골반의 움직임이 자연스러운가? 그렇지 않다면, 왜 그런가?

골반을 기울일 때, 전방 혹은 후방쪽으로 과도하게 치우쳐 움직이지 않는가? 골반 기울기 정도가 어느 정도 다른가? 등이다.

▪ 자가 골반 기울기 인지법

수행자는 등을 대고 누워 무릎은 굽힌다. 두 손을 아랫배 위쪽으로 가져가 좌우 전상장골극(anterior superior illiac spine, ASIS)과 치골연합부가 만드는 삼각형 영역에 두 손을 올린다. 두 손이 이루는 면이 바닥과 평행을 유지하는 상태가 골반이 앞 또는 뒤로 기울어지지 않은 중립 상태이다. 골반을 움직여 두 손이 이루는 면을 바닥과 평행하게 한다.

호흡을 들이마시면서 손끝 부위가 바닥 쪽으로 내려가도록 골반을 기울인다. 이때 골반이 앞으로 기울어졌다고 하며 일반적으로 오리궁뎅이를 가진 사람에게서 많이 나타난다. 이것을 **골반전방경사(anterior pelvic tilt)**라 한다. 호흡을 내쉬면서 꼬리뼈를 천장 쪽으로 들어 올려지도록 골반을 기울인다. 이때 골반이 뒤로 기울어졌다고 하며 남성에게서 많이 나타난다. 이것을 골반후방경사(posterior pelvic tilt)라 한다. 자신의 호흡 패턴에 따라 골반의 기울기를 앞으로 뒤로 수회 움직인다. 그리고 골반의 기울기가 중립을 이루는 지점으로 이동하여 자신의 골반 중립 자세를 인지하고 유지하도록 한다.

■ 골반 기울기의 중립 유지법

배를 깔고 엎드려 두 손을 모아 이마 밑에 둔다. 이때, 골반은 자연스럽게 앞으로 기울어진다. 보통 이 자세에서 상체를 들어 올리는 신전 동작을 취하면 허리에 과도한 부하를 줄 수 있다. 이때 골반을 중립으로 유지한다면 신체 부하를 최소화 할 수 있다. 골반의 기울기를 중립으로 취하는 간단한 방법은 좌우의 좌골을 지그시 모음으로써 얻을 수 있다.

도움자는 수행자의 좌골(sitting bone)을 두 손으로 촉진시키고 좌우의 좌골이 서로 가까워질 수 있도록 인지하도록 유도한다. 엉덩이를 천천히 조일 때 골반의 움직임을 관찰한다.

■ 골반 안정화 방법

수행자는 등을 대고 누워 무릎은 굽힌다. 도움자는 엄지 손가락으로 좌우 전상장골극(ASIS)을 촉진하고 골반의 높이를 관찰한다. 어느 한쪽의 전상장골극이 높거나 낮다면, 골반이 틀어져 있는 경우이다. 물론 척추 측만과 같은 경우는 예외로 한다. 골반의 틀어짐은 하지 안쪽 근육의 불균형이 가져오는 결과로 볼 수 있다. 골반이 틀어진 상태에서 척추의 움직임은 부자연스럽다. 골반의 높이를 같게 하는 간단한 방법은 골반에 붙은 허벅지 안쪽 근육의 파워를 동일하게 유지하는 것이다.

수행자는 등을 대고 누워 무릎은 굽힌다. 폼롤러 또는 베개를 무릎 사이에 두고 지그시 조인 상태를 유지한다. 호흡을 들이마시면서 자세를 유지하고, 내쉬면서 무릎으로 폼롤러를 조인다. 이때 좌우의 허벅지 안쪽 근육들을 5:5 비율로 활성화시킨다. 호흡에 맞추어 8~10회 반복 수행한다. 이 동작은 비틀어진 골반을 순간적으로 맞추게 한다. 골반이 맞추어졌는지 전상장골극(ASIS)의 높이를 확인한다. 추가적으로 엉덩이를 바닥으로부터 들어 올리는 동작을 수행함으로써 골반 주변의 근육을 강화하고 골반의 뒤틀림을 최소화 할 수 있다.

3 기능적 견갑골 리듬을 위한 소메틱 핸드온 테크닉 접근법

임상에서 만나는 어깨, 목 부위의 불편함을 호소하는 사람들의 대부분은 상지를 움직일 때, 신체 움직임이 부자연스러운 것을 발견한다. 특히 견갑골의 움직임을 관찰하면, 건강한 사람의 견갑골에서 나타나는 움직임을 발견할 수 없다. 팔을 들어 올리거나 내릴 때, 견갑골은 리드믹하게 움직임을 한다. 이를 견갑골 리듬이라 한다. 견갑골의 리듬을 재교육하는 방법을 알아보자.

■ 관찰과 적용

수행자는 배를 깔고 눕고 왼쪽 손을 머리 아래 둔다. 머리 위쪽으로 폼롤러를 가로로 놓고 오른팔의 아랫뼈를 그 위에 올려 놓는다. 손목과 팔꿈치 사이에 폼롤러가 위치한다. 호흡을 들이마시면서 팔꿈치를 편 상태로 폼롤러를 밀어 올리고, 호흡을 내쉬면서 폼롤러를 당겨 내린다. 자신의 호흡에 맞추어 동작을 6~8회 반복한다. 도움자는 수행자의 견갑골이 어떻게 움직이는지 면밀히 관찰한다. 관찰해야 할 사항은 다음과 같다.

견갑골의 움직임이 자연스러운가? 그렇지 않다면, 왜 그런가?

견갑골이 움직일 때, 다른 신체 부위의 움직임이 나타나는가? 그렇다면, 어느 부위인가?

도움자는 양손을 수행자의 오른쪽 견갑골 위에 올린다. 수행자가 호흡을 들이마실 때, 도움자는 양손으로 견갑골을 지그시 누르면서 상방회전(upward rotation)시킨다. 호흡을 내쉴 때, 견갑골을 지그시 누르면서 하방회전(downward rotation)하도록 도움을 준다. 자신의 호흡에 맞추어 동작을 6~8회 반복한다.

반대쪽 팔도 동일하게 수행한다.

■ 견갑골 리듬 인지법

수행자는 양반 다리로 바르게 앉는다. 도움자는 수행자 오른쪽 옆에 무릎을 꿇고 앉아 수행자의 왼쪽 팔을 자신의 오른쪽 어깨에 올리고 손을 수행자의 가슴 앞과 견갑골 위에 올린다. 수행자가 호흡을 들이마실 때, 도움자는 양손을 서로 지그시 누르면서 견갑골을 상방회전시킨다. 호흡을 내쉬면서 하방회전시킨다. 6~8회 반복 수행한다. 수행자는 양쪽 어깨를 움직여 어느 쪽 어깨 관절이 자연스러운지 알아본다. 견갑골의 상방회전과 하방회전이 올바로 이루어지도록 신체 부위를 촉진하면서 지도할 수 있다. 반대쪽도 동일하게 수행한다.

■ 소도구를 활용한 견갑골 리듬 인지법

수행자는 옆으로 누워 무릎은 굽힌다. 한 팔은 머리 밑에 두고 위쪽 팔은 앞으로 뻗어 미니볼 위에 올려놓는다. 호흡을 들이마실 때 자세를 바르게 유지하고, 호흡을 내쉬면서 미니볼을 지그시 누르면서 앞으로 굴린다. 이때 상체가 바닥을 향한다. 호흡을 들이마시면서, 준비 자세로 되돌아온다. 자신의 호흡에 맞추어 동작을 6~8회 반복한다. 도움자는 수행자의 견갑골이 어떻게 움직이는지 면밀히 관찰한다. 관찰해야 할 사항은 다음과 같다.

견갑골의 움직임이 자연스러운가? 그렇지 않다면, 왜 그런가?

견갑골이 움직일 때, 다른 신체 부위의 움직임이 나타나는가? 그렇다면, 어느 부위인가?

도움자는 양손을 수행자의 위쪽 견갑골 위에 올린다. 수행자가 호흡을 내쉴 때, 도움자는 양손으로 견갑골을 지그시 밀면서 상방회전시킨다. 호흡을 들이 마실 때, 견갑골이 하방회전하면서 척추 쪽으로 되돌아오게 한다. 호흡에 맞추어 동작을 6~8회 반복한다.

반대쪽 팔도 동일하게 수행한다.

▪ 어깨 움직임을 통한 견갑골 리듬의 균형적 접근

수행자는 배를 깔고 눕고 머리 위쪽의 폼롤러 위에 두 팔의 아랫뼈를 올려놓는다. 손목과 팔꿈치 사이에 폼롤러가 위치한다. 도움자는 양손을 각각의 견갑골 위에 올린다. 수행자가 호흡을 들이마실 때, 견갑골을 지그시 상방회전시킨다. 호흡을 내쉬면서 견갑골을 하방회전시킨다.

이때, 좌우의 견갑골이 동일한 범위 안에서 움직일 수 있도록 지도한다. 한쪽이 과하게 움직이지 않도록 제한을 두고 균형된 움직임을 인지시키도록 한다.

Somatic Movement Therapy를 통한 Self-Muscle Fascia Release 테크닉

Elongation

Massage Track
MFR

Why?
불편함 = Tightness
통증

Stabilization
Alignment
Movement

해결
Steady Pressure

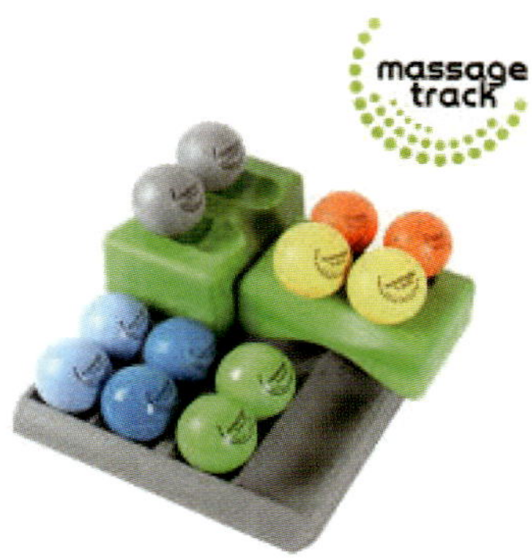

불편함
통증

제거(Pain Relief)

질병과 건강에 대한 관점

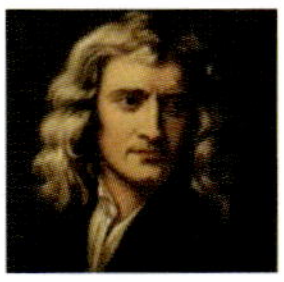

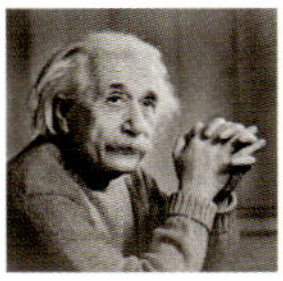

생체의학적 관점 (Biomedical Perspective)		정보의학적 관점 (InfomedicalPerspective)
뉴턴물리학(Newtonian physics)	**물리학**	양자 물리학(quantum physics)
질병 자체	**관심**	환자
환원성(reductionistic)	**인식**	상호의존성 (interdependency)
데카르트적 인식론(cartesian)	**인지론**	정신/육체 인지론 (mind/body awareness)
의료인	**책임**	환자와 의료인
생물학적	**결과 중시**	기능적

"환자가 앓고 있는 질병의 종류를 확인하는 것 보다는 질병을 앓고 있는 환자의 유형을 아는 것이 보다 중요하다" (19세기 의사, William Osler)

"의학이 마술이 아니라 환자의 신체 자체가 마술이다. 인체는 자연 치유능력이 있어서 스스로 질병의 난관을 극복하고 기능을 회복하는 에너지를 본래 지니고 있다" (Lewis)

Carol J, Manheim MS, Med, PT, LPC. "The Myofascial Release Manual". 4th (fourth) Edition, Slack Incorporated (2008)

■ 생체의학적 관점(Biomedical Perspective)

- 뉴턴 물리학에서 출발 생체의학적 관점을 과학적으로 발전
- 질병을 중요시
- 의학만능주의
- 환원적 인식–부분적 인식
- 육체와 정신 따로… 이원론적 개념"
- 성공과 실패의 기준 관절가동범위(ROM), 근력 측정 등
- 환자 자신의 능동적인 참여 제한
- 환자 의무 포기 경향

정보의학적 관점(Infomedical Perspective)

- 히포크라테스-인간의 자연 치유능력을 향상시키도록 돕는 관점(질병 보다)
- Einstein의 양자 물리학에 의한 2차 과학혁명에 근간
- 물리적, 생물리적, 사회적, 정신적, 문화적 현상을 인정
- 질병의 궁극적인 현상에 관한 여러 요인들에 정신과 육체의 유기적 관계 포함하는 상호 관련성
- 사람은 각자 독특한 치유 잠재 능력이 있음
- 자신의 건강에 대한 책임을 져야 함.
- 환자는 의학전문가를 파트너로 유용하게 활용하는 주체이고 리더

MFR related

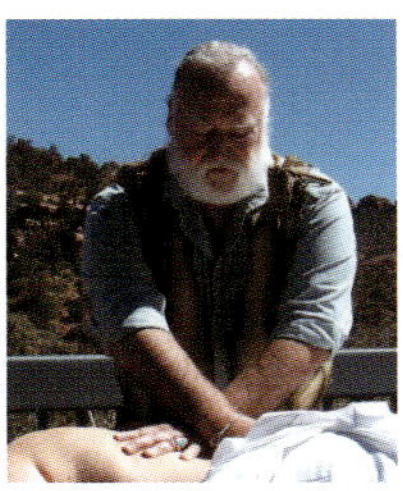

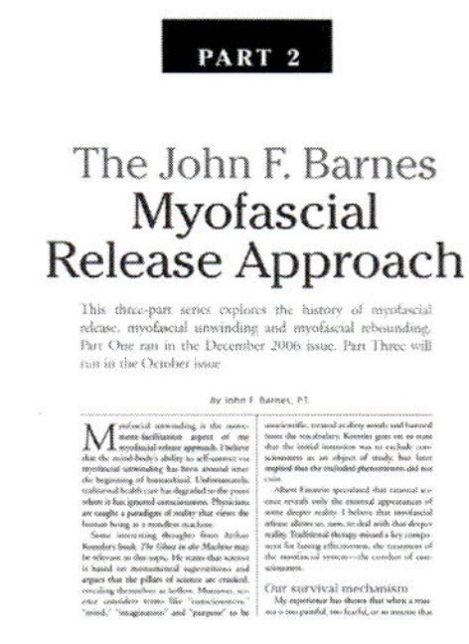

PART 2

The John F. Barnes Myofascial Release Approach

This three-part series explores the history of myofascial release, myofascial unwinding and myofascial rebounding. Part One ran in the December 2006 issue. Part Three will run in the October issue.

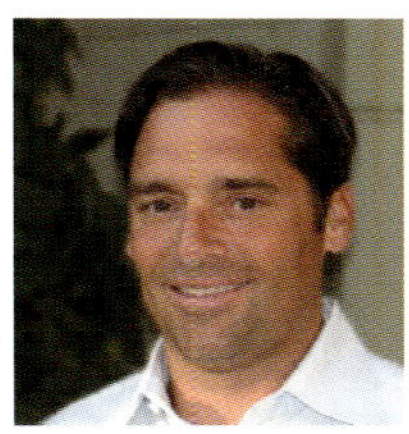

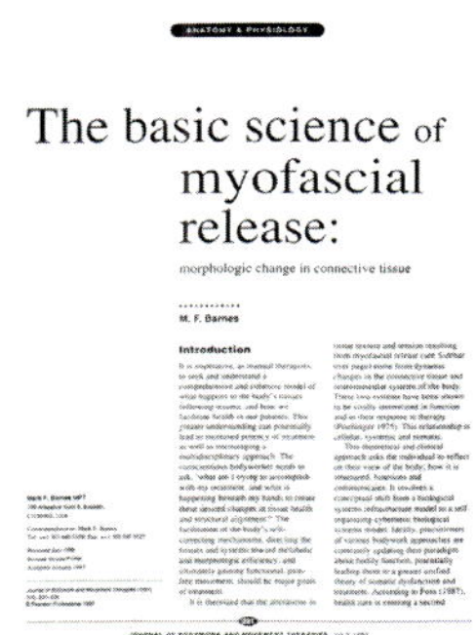

The basic science of myofascial release:

morphologic change in connective tissue

M. F. Barnes

Introduction

John F. Barnes
Physical Therapist
2007 article in Massage Magazine

Mark F. Barnes
DPT
1997 thesis - Journal of Bodywork and Movement therapies

MFR(Myofascial release)

▪ Definition

a form of manual therapy to stretch the fascia.

▪ Purpose

1. to relax the tissues
2. to elongate the tissues
3. to restore tissue mobility

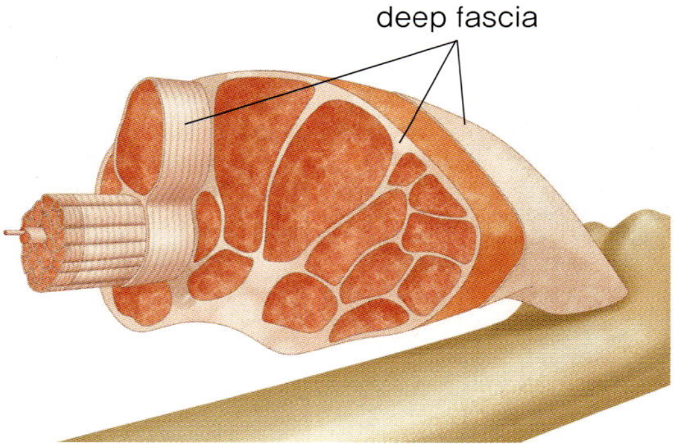

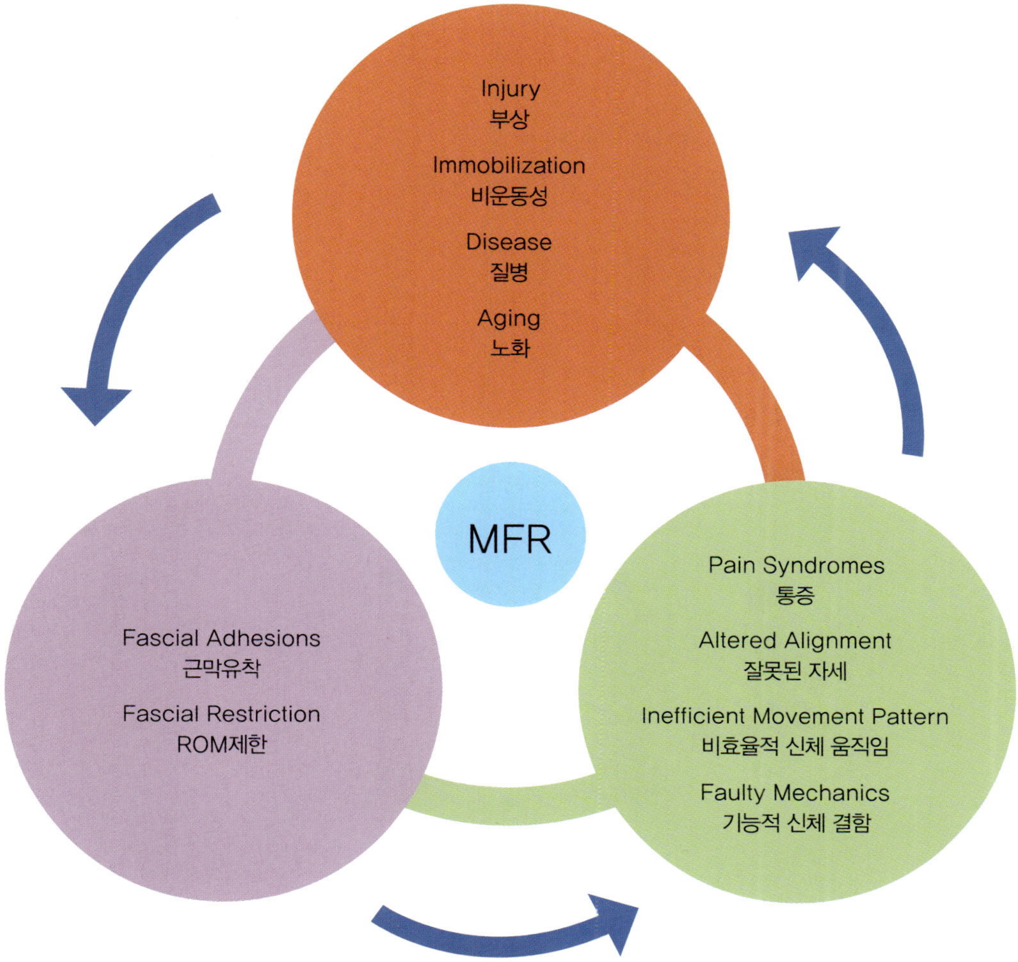
Injury
부상
Immobilization
비운동성
Disease
질병
Aging
노화
MFR
Pain Syndromes
통증
Altered Alignment
잘못된 자세
Inefficient Movement Pattern
비효율적 신체 움직임
Faulty Mechanics
기능적 신체 결함
Fascial Adhesions
근막유착
Fascial Restriction
ROM제한

Self-MFR

How to

use a soft object to provide myofascial release

use gravity with body control

Props

Foam Roller

Theracane

Ball(Tennis ball, Golf ball, ball etc.)

Massage Track

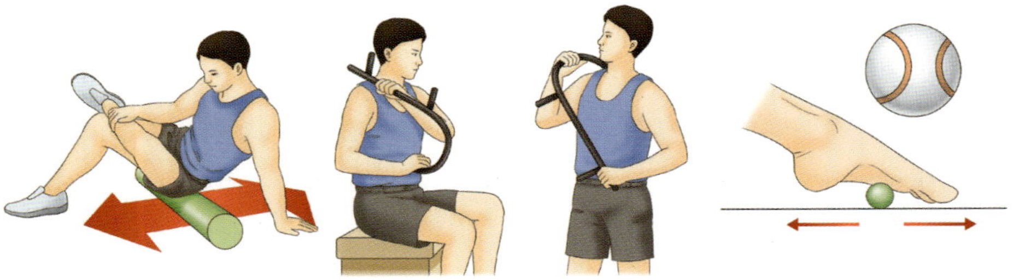

Somatic Pilates principles

Breathing → Spine Stability

Stabilization →
- Spine
- Shoulder
- Pelvic

→ *Stabilization*
Elongation
Concentration

Control Movement
- **Centering** lets body parts move freely
- **Precision** of body movement .
- **Alignment** of Upper & Lower Extremity-Position on Head, Arms, Hands, Legs & etc
- Client's (or Patient) **ROM**

Torso Stabilization

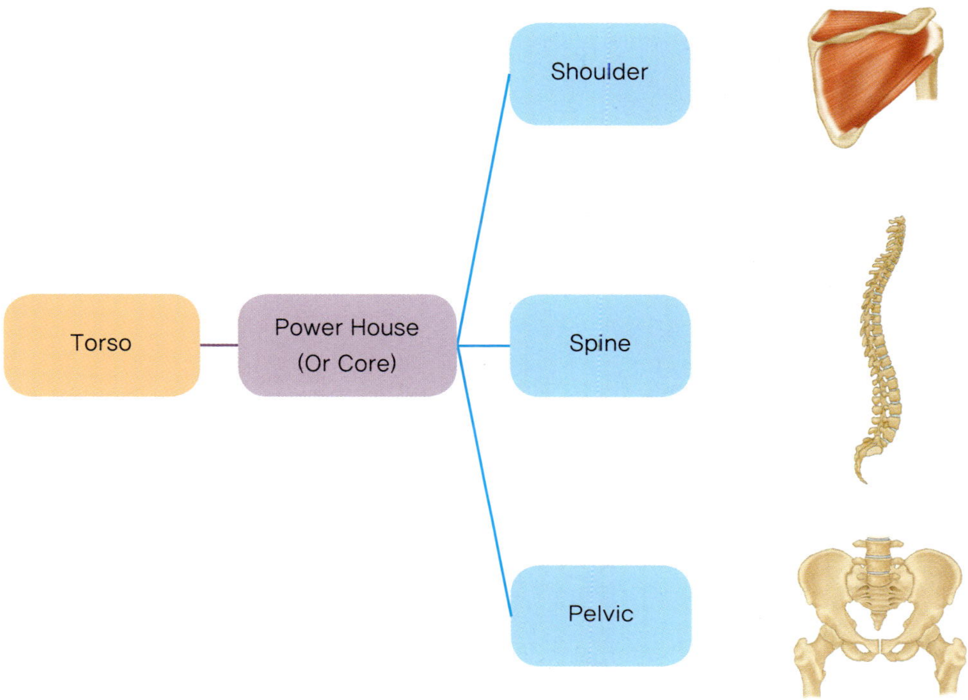

Torso Muscles
Alignment / Breathing

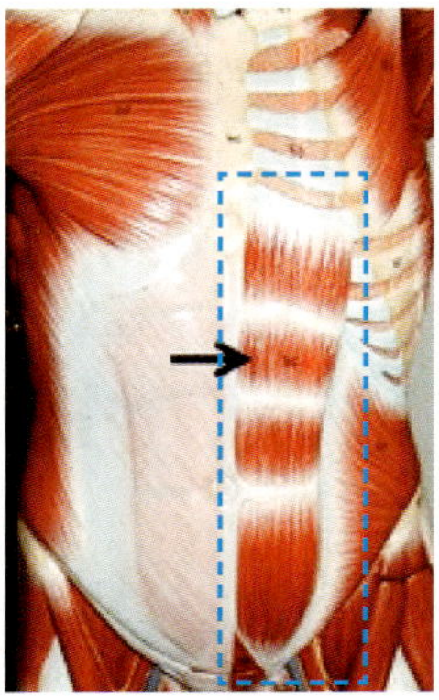
Rectus abdominis

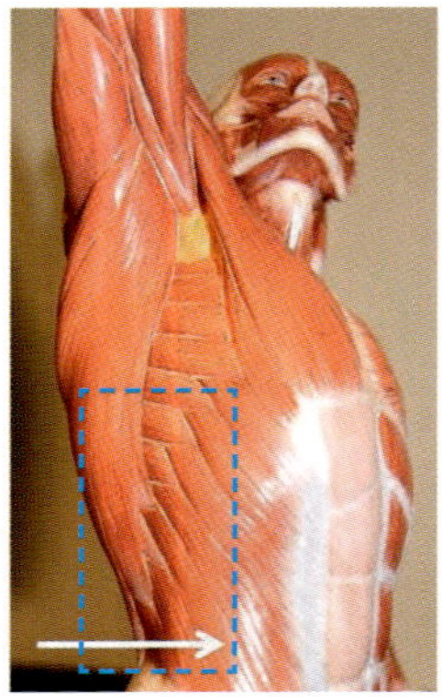
External oblique

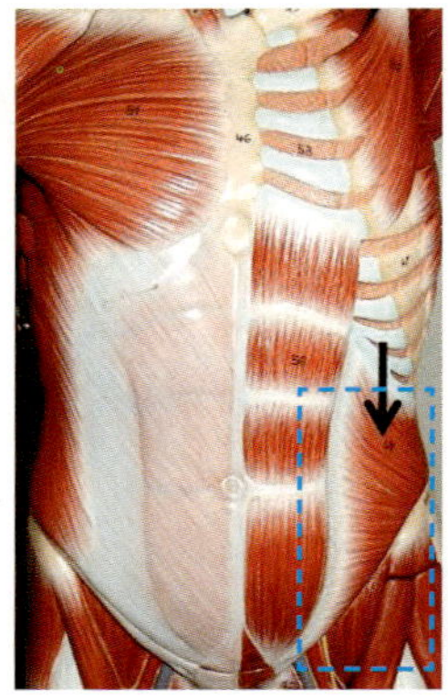
Internal oblique

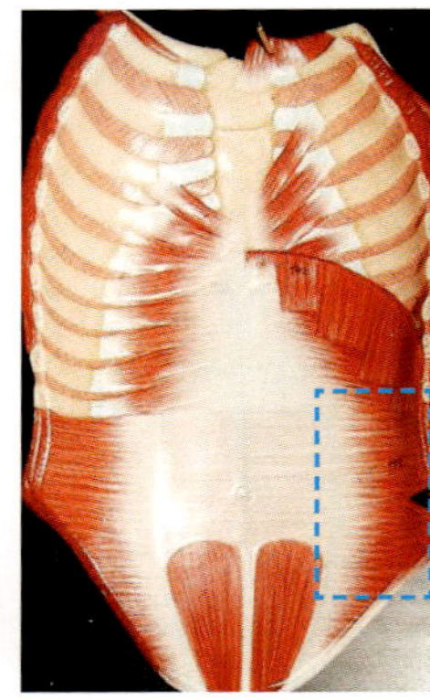
Transversus abdominis

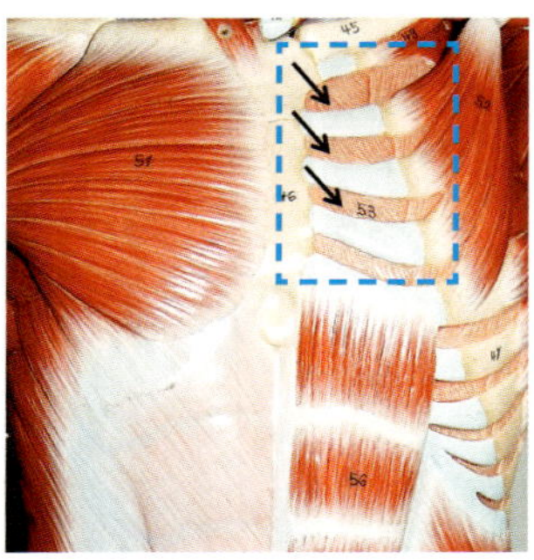
Internal intercostal

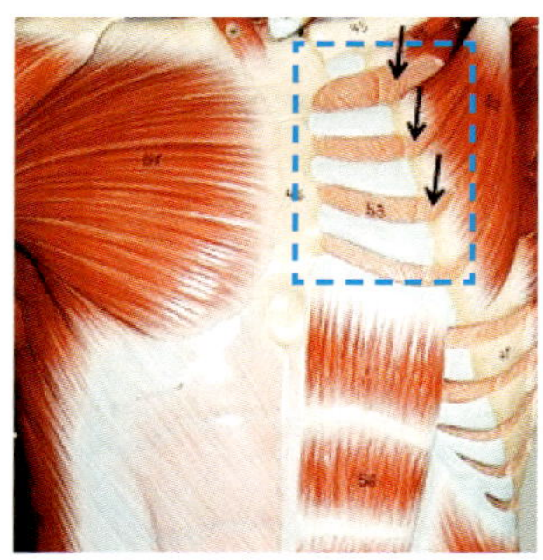
External intercostal

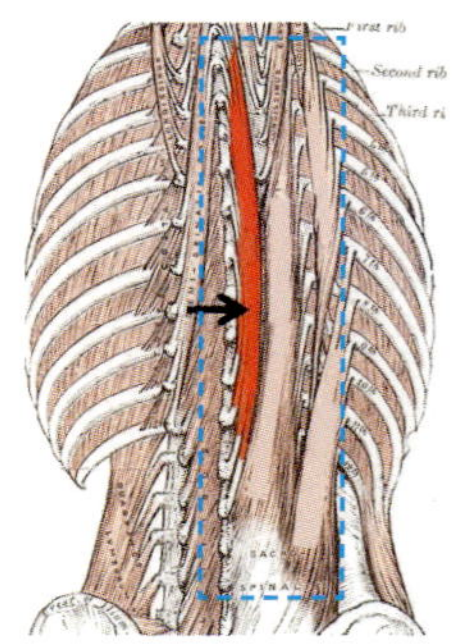
Erector Spinae

Somatic Movement Approaches

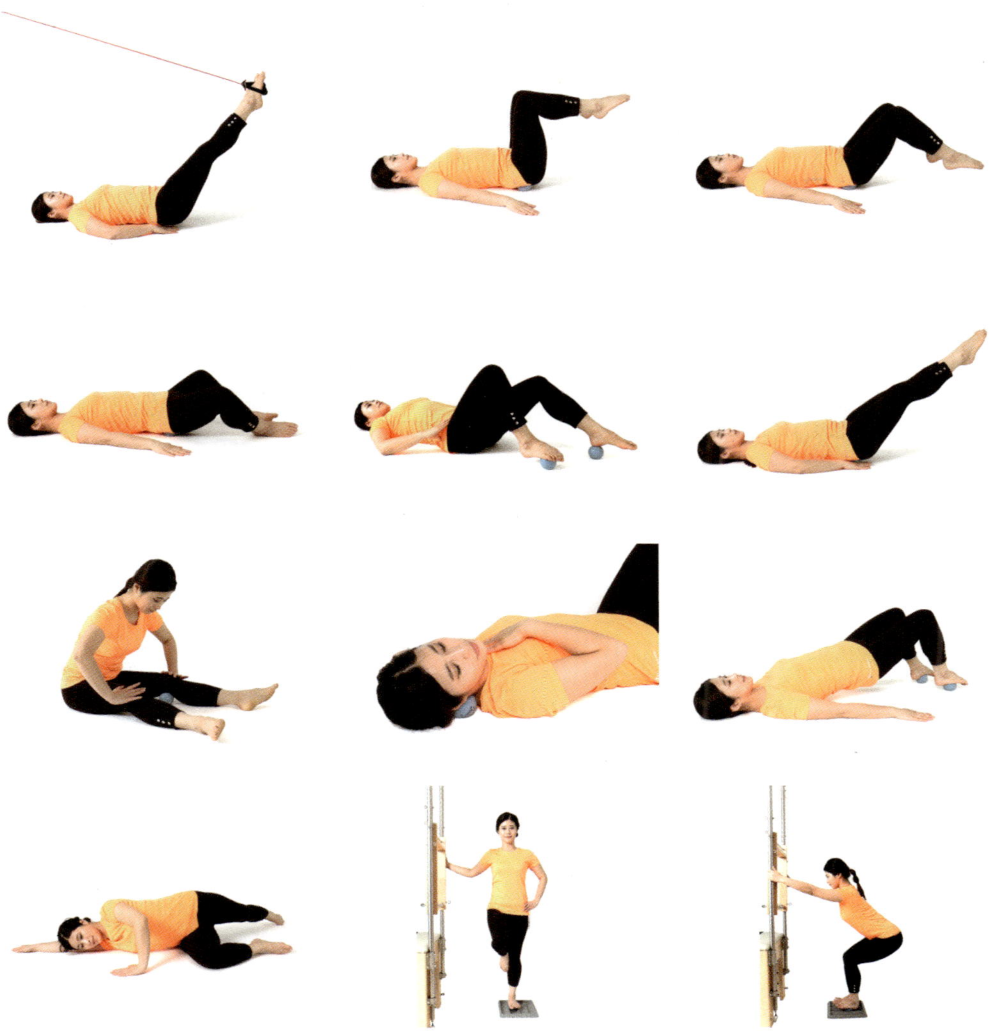

Side to Side

1. Side to Side (Coronal)
2. Pelvic Tilt (Sagittal)
3. Internal & External Rotation (Transverse)
4. Circumduction

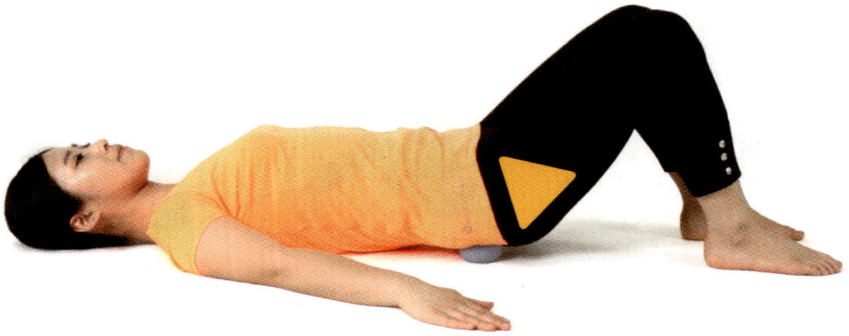

- Place 2 balls on the sacrum
- Stabilize the torso
- Move pelvic side to side

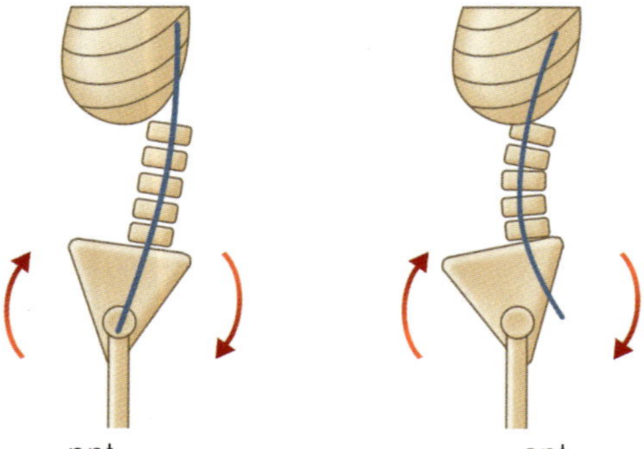

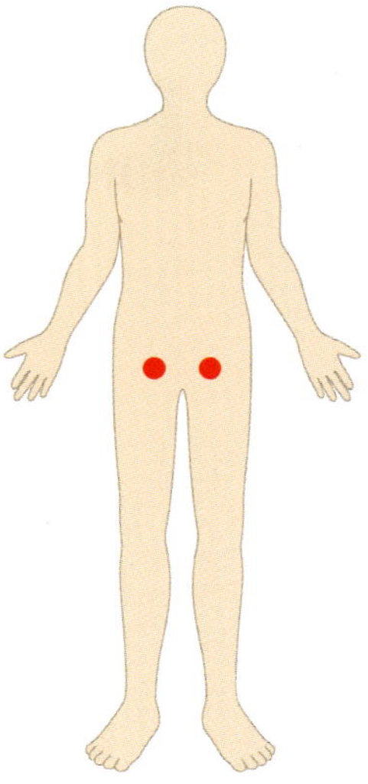

Dip Toes

1. Single Leg (Sagittal)
2. Double Legs (Sagittal)
3. Internal & External Rotation (Transverse)

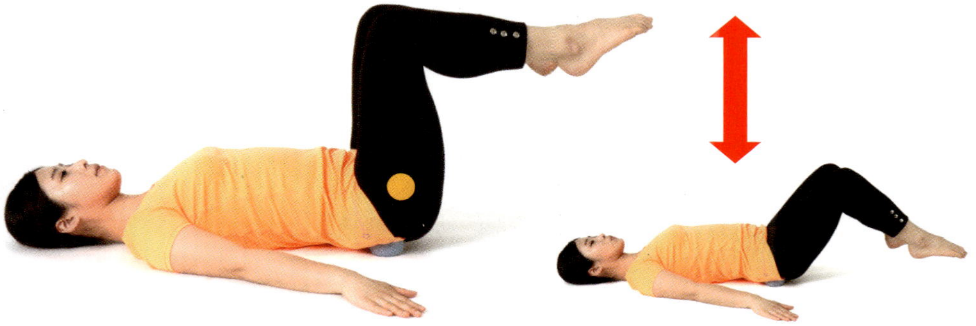

- Place 2 balls on the sacrum
- Stabilize the torso
- Extend hip joint

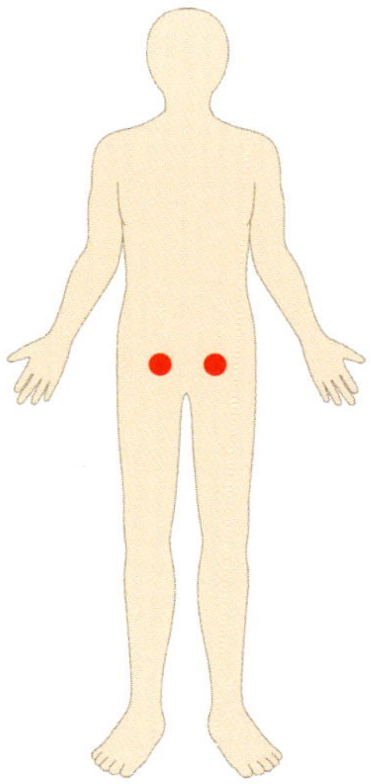

Hip Circumduction

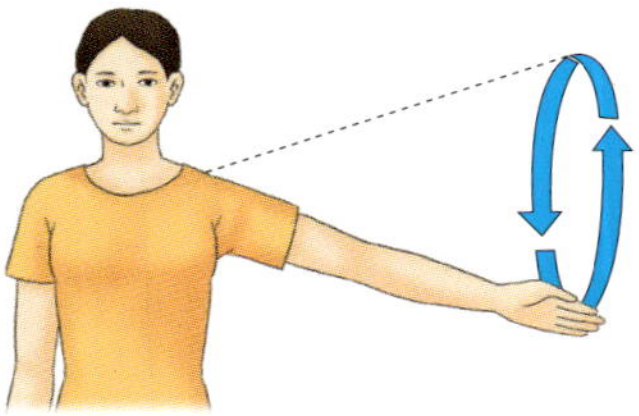

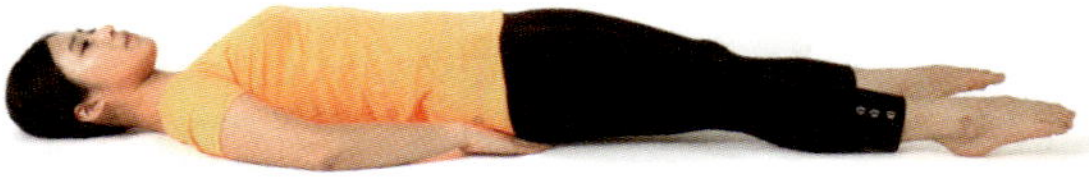

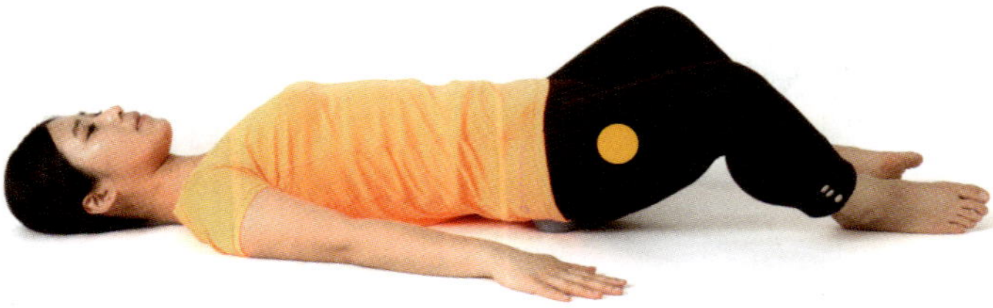

- Place 2 balls on the sacrum
- Stabilize the torso
- Circumduction hip joint

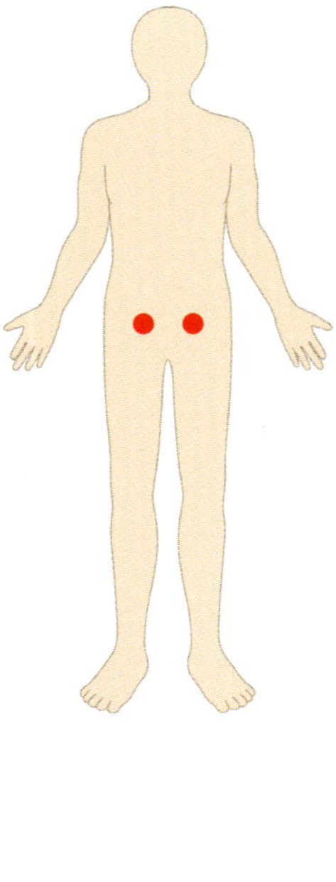

Supine Position

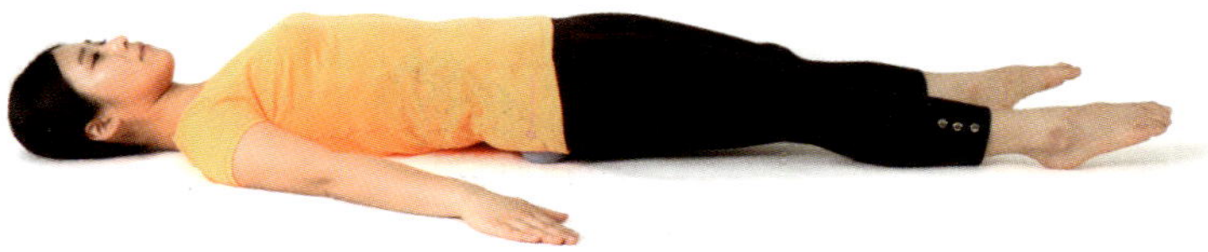

- Place 2 balls on the lumbar
- Stabilize the torso
- Breathing

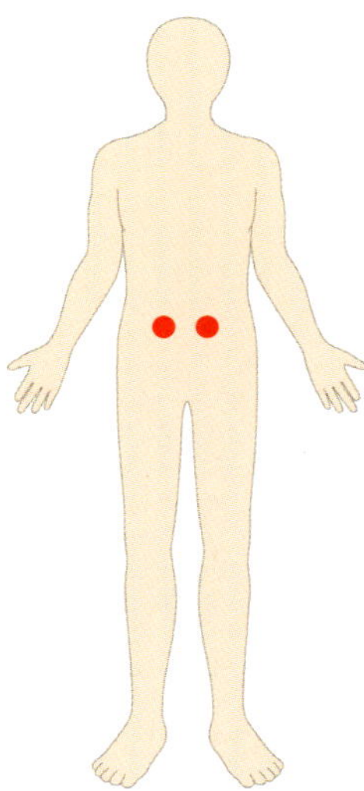

Lying to Sitting

1. Finding your center (around psis)

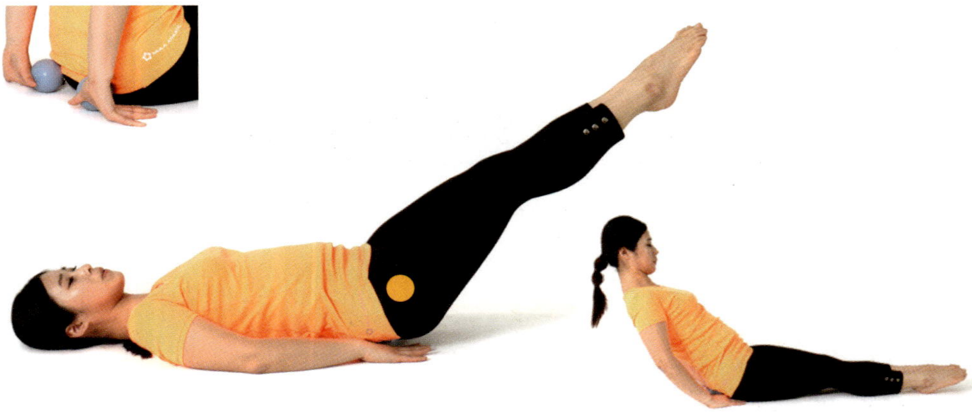

- Place balls under hip
- Stabilize the torso
- Extend hip and sit slowly

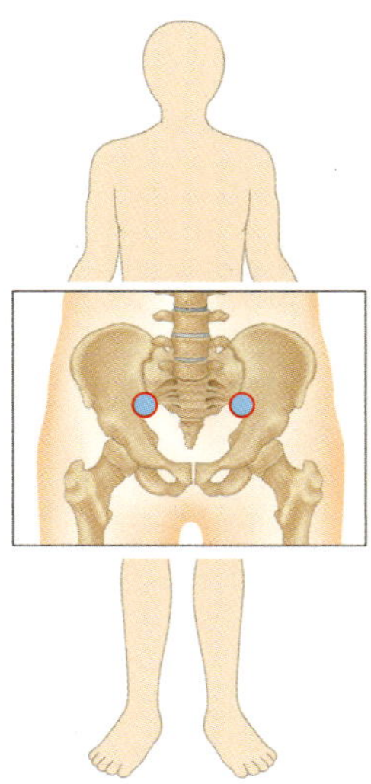

BACK

Hip Internal Rotation

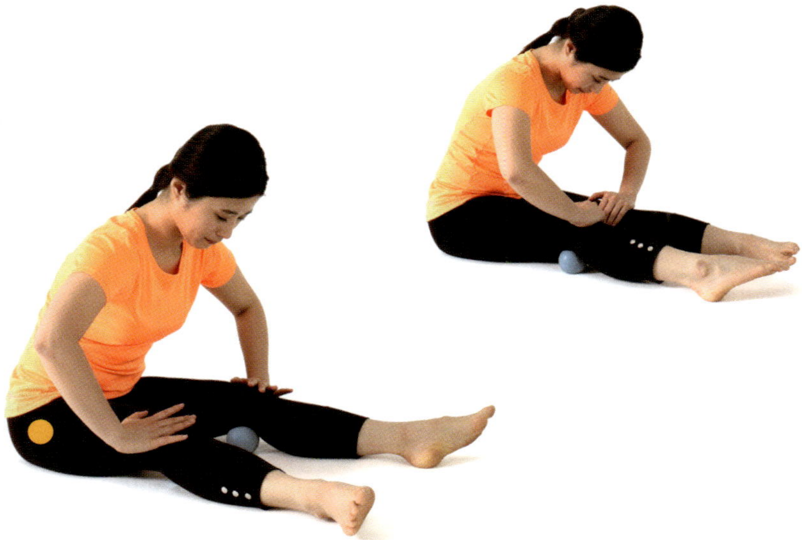

- Place knee on ball
- Stabilize the torso
- Rotate hip joint

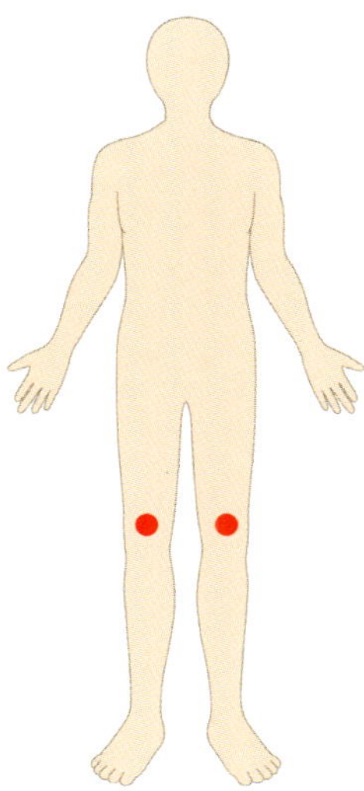

Lower Extremity

1. 족삼리

   Use massage track (1 & 4)

   Kneeling Position

2. 업드려서 용천혈 밟기

   Use massage track (1 & 4)

3. Shift Weight

   Standing **Brugger relief Position**

4. Squat

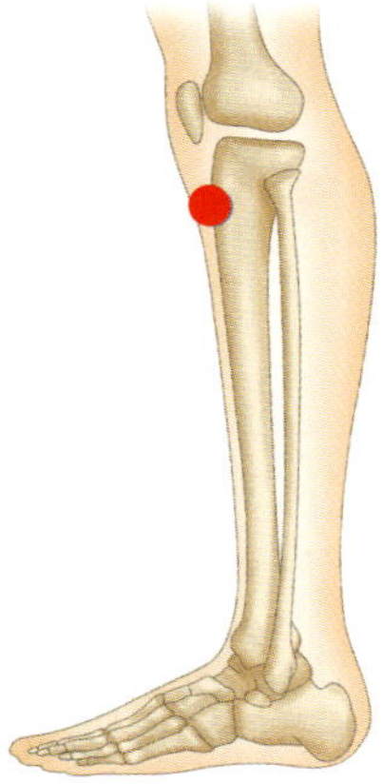

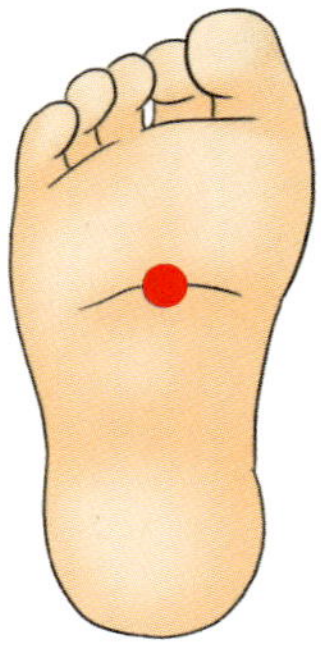

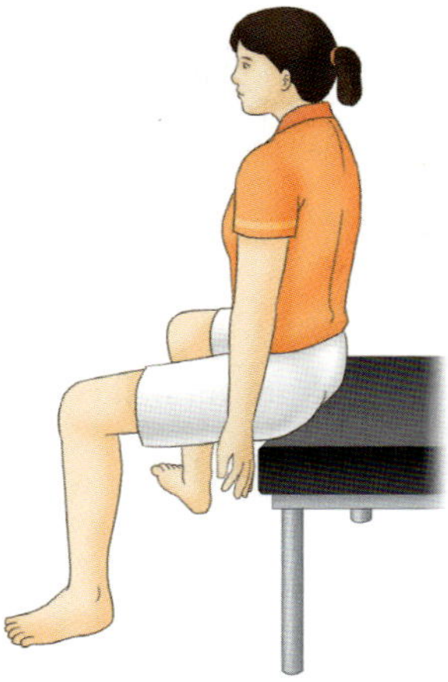

Cervical Rotation

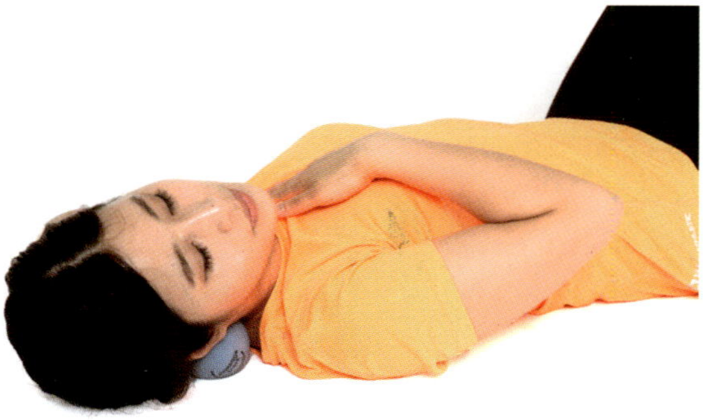

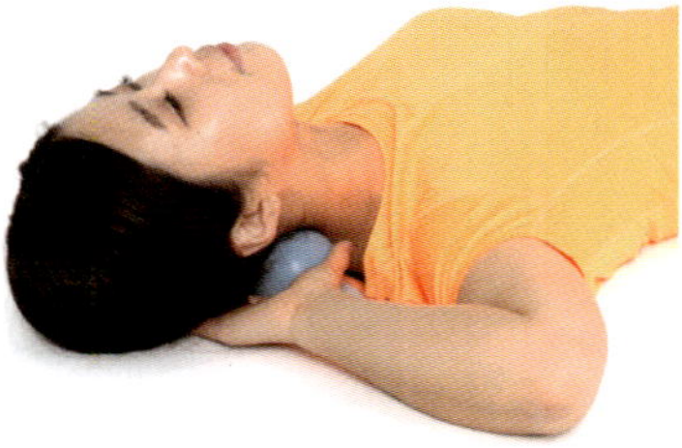

- Place 2 balls on the neck
- Stabilize the torso
- Rotate cervical vertebrae

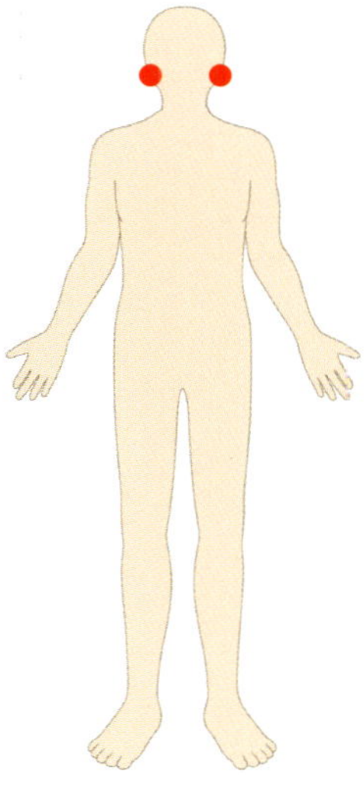

MET method for cervical vertebrae

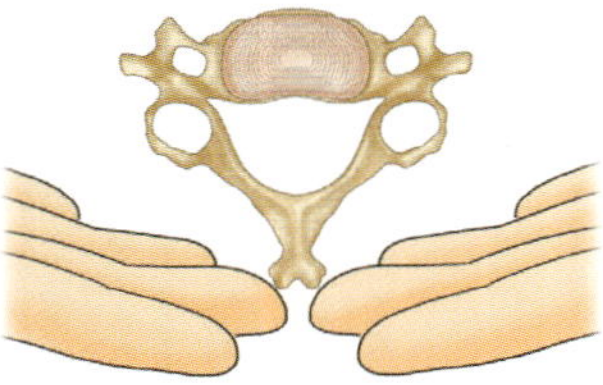

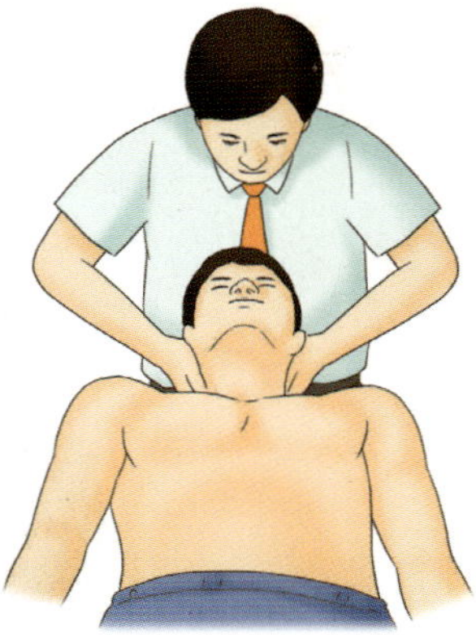

Shrug test
for restriction in clavicular mobility

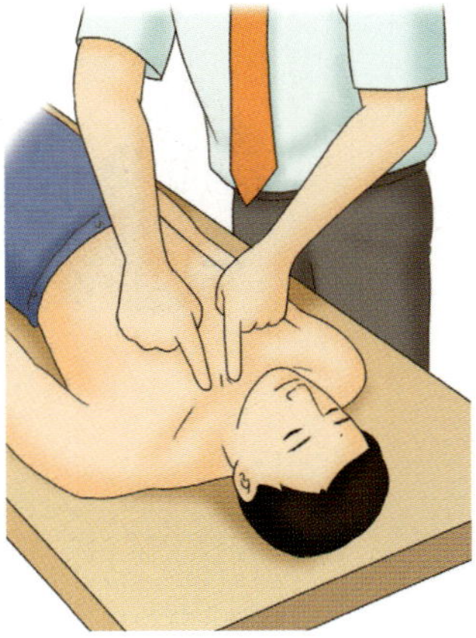

Rolling a ball

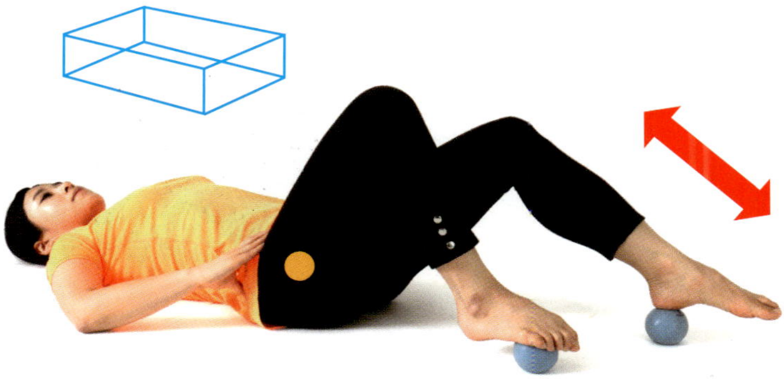

- Place a ball under feet
- Stabilize the torso
- Extend hip and sit slowly

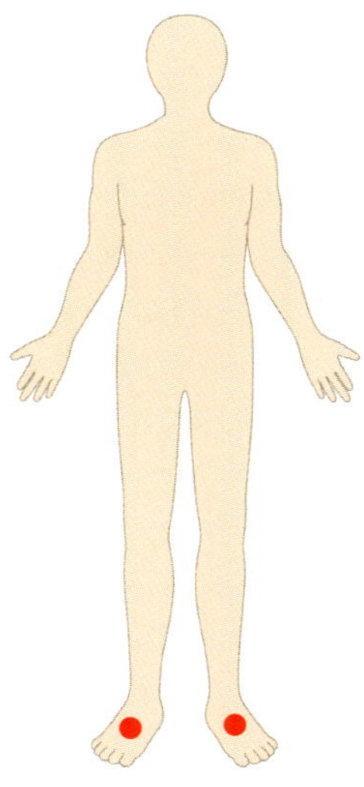

Bridge

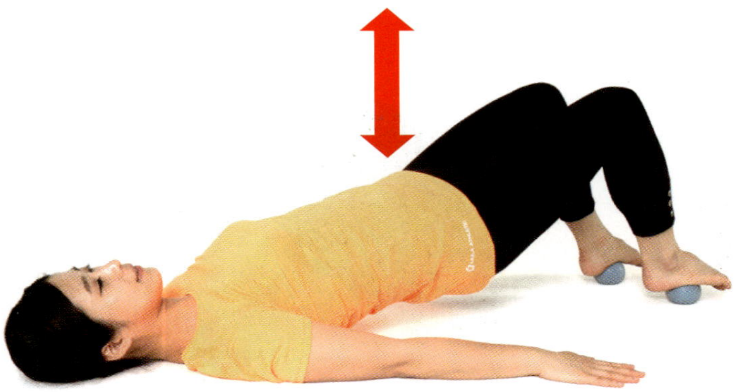

- Place a ball under feet
- Stabilize the torso
- Lift up hip

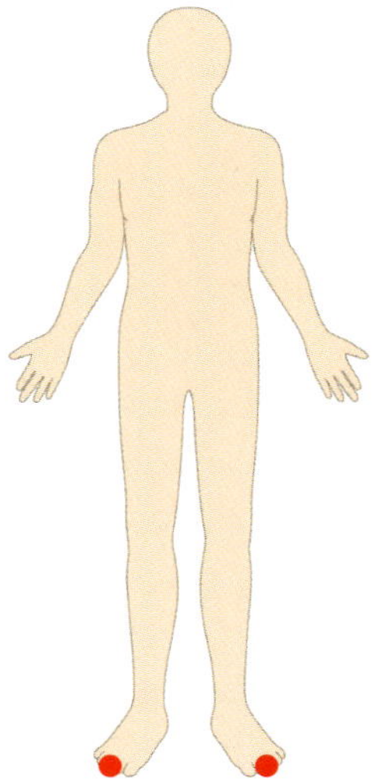

Gluteus massage

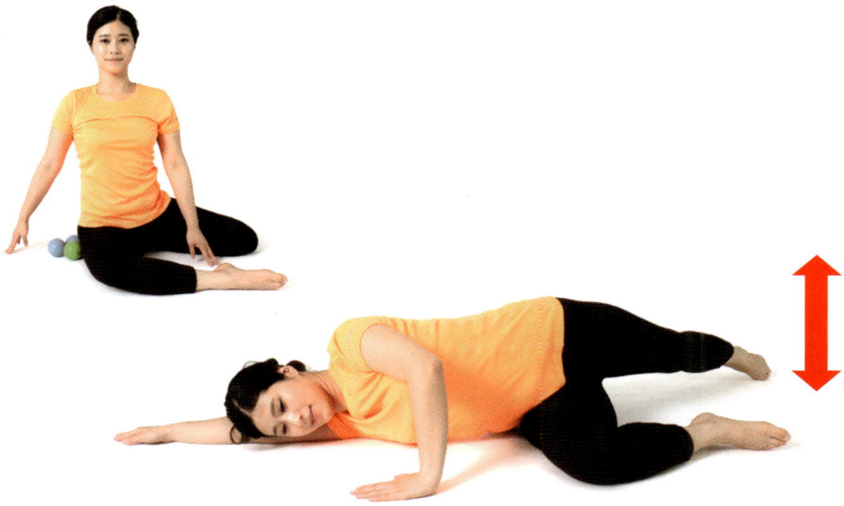

- Place 3 balls under Gluteus
- Stabilize the torso
- Flex and extend hip joint

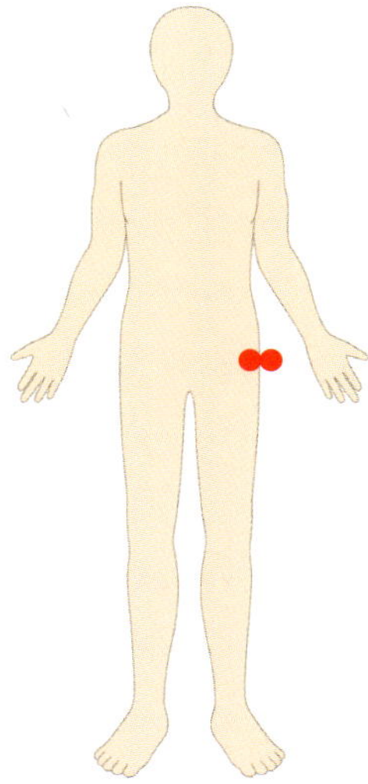

Torso Muscles Alignment / Breathing

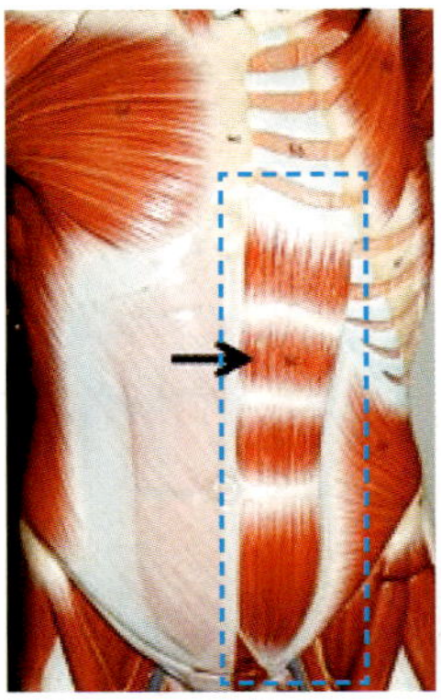

Rectus abdominis

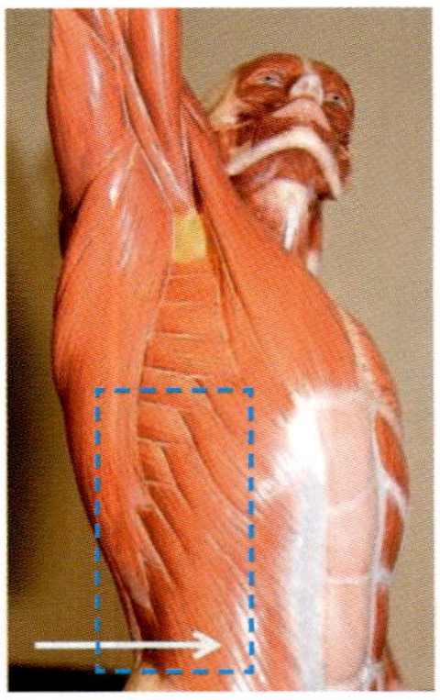

External oblique

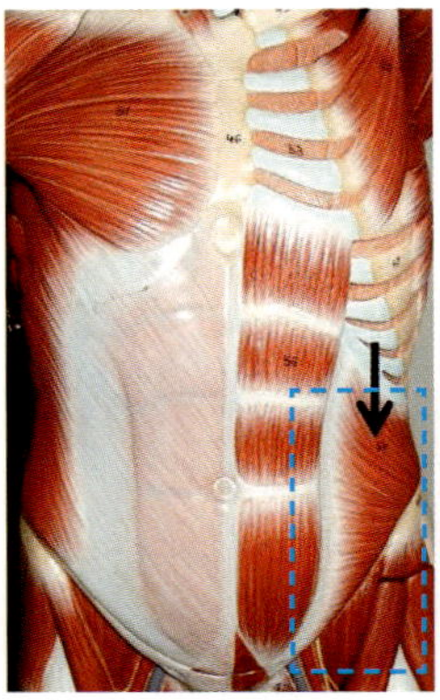

Internal oblique

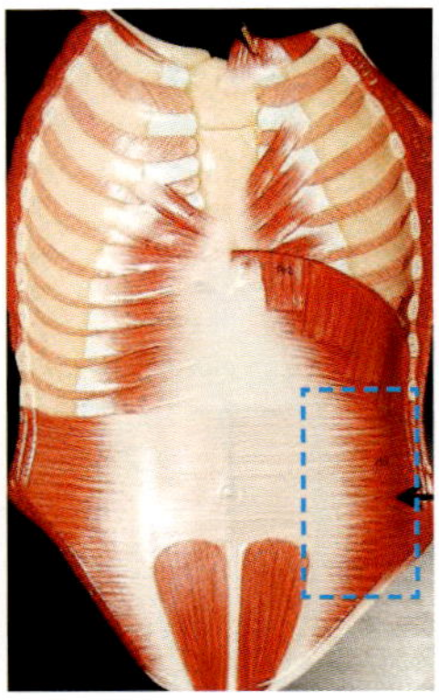

Transversus abdominis

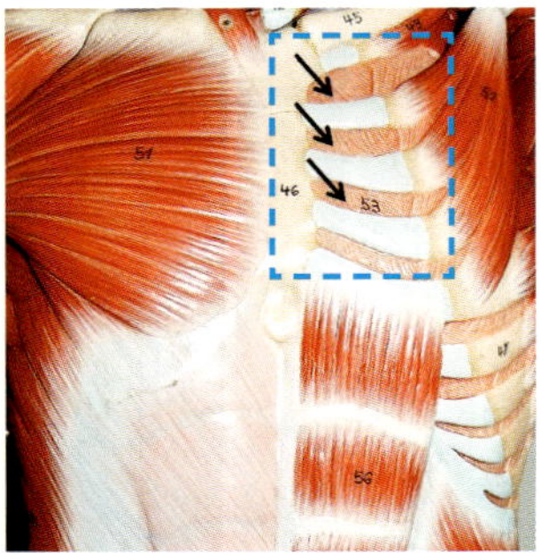

Internal intercostal

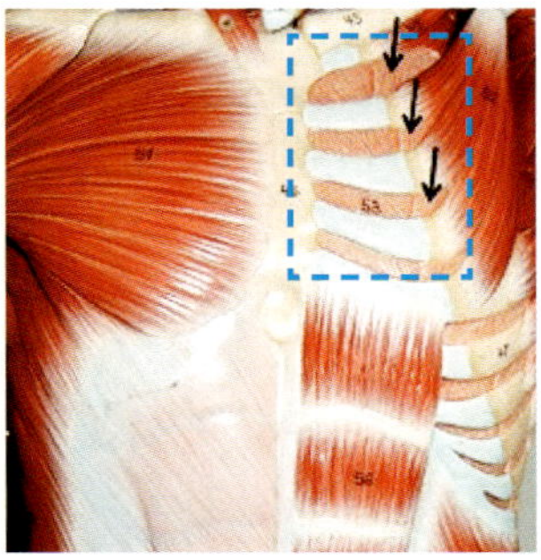

External intercostal

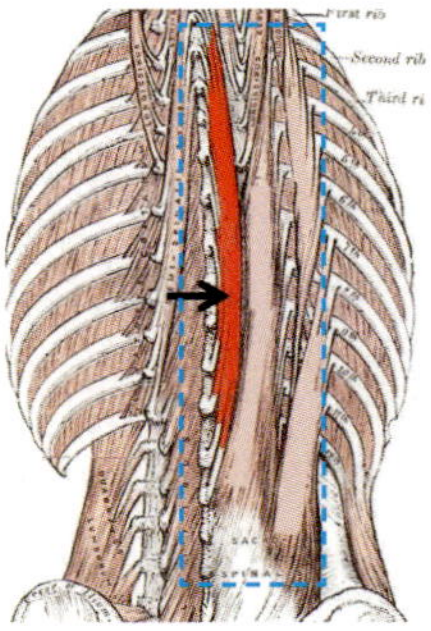

Erector Spinae

Hip Extension & Circumduction(Using Tubing Bend)

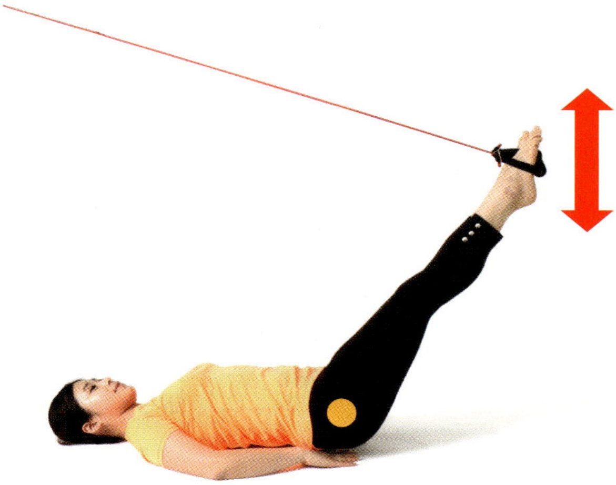

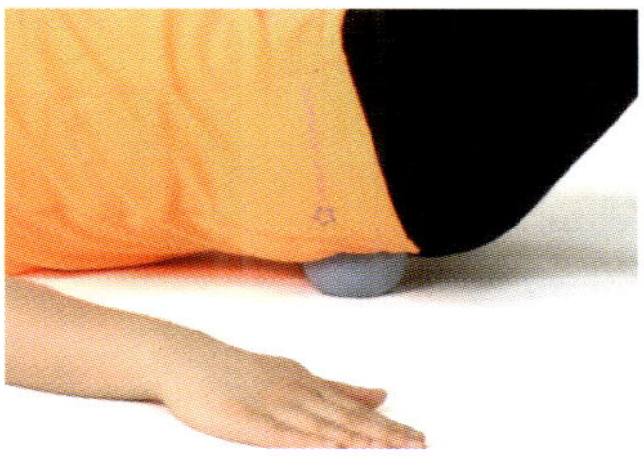

- Place 2 balls on the sacrum
- Stabilize the torso
- Exhale and extend hip joint

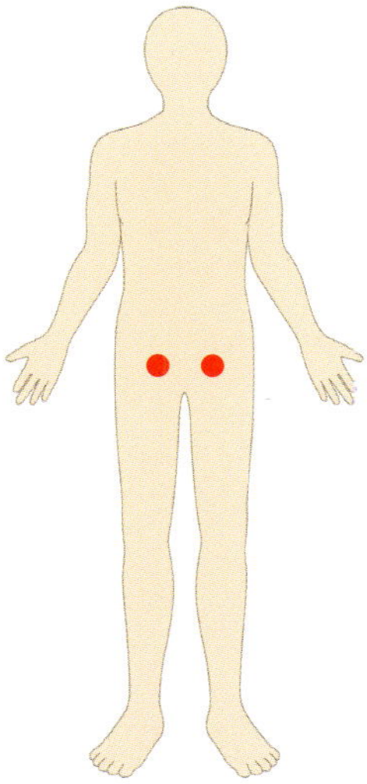

Lift head and Bridge

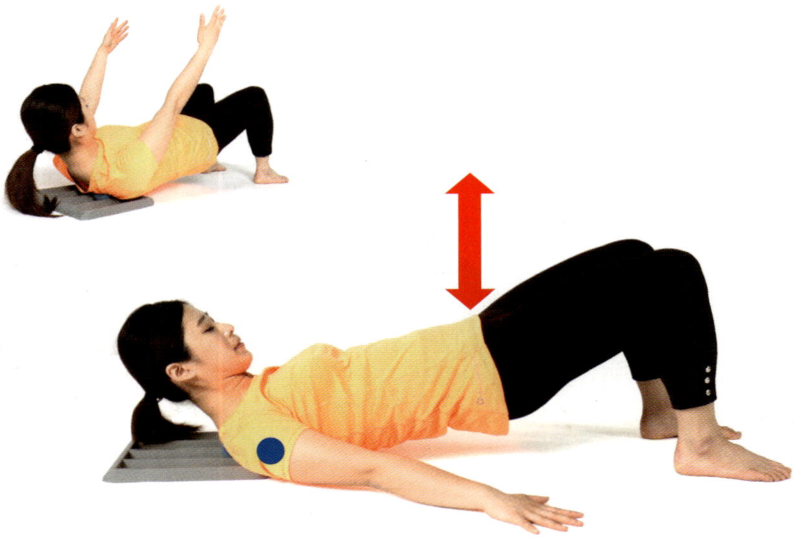

- Place balls under Shoulder
- Stabilize the torso
- Lift up head & hip

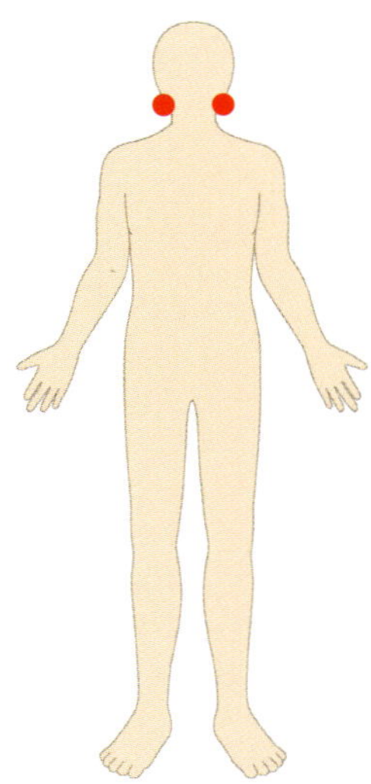

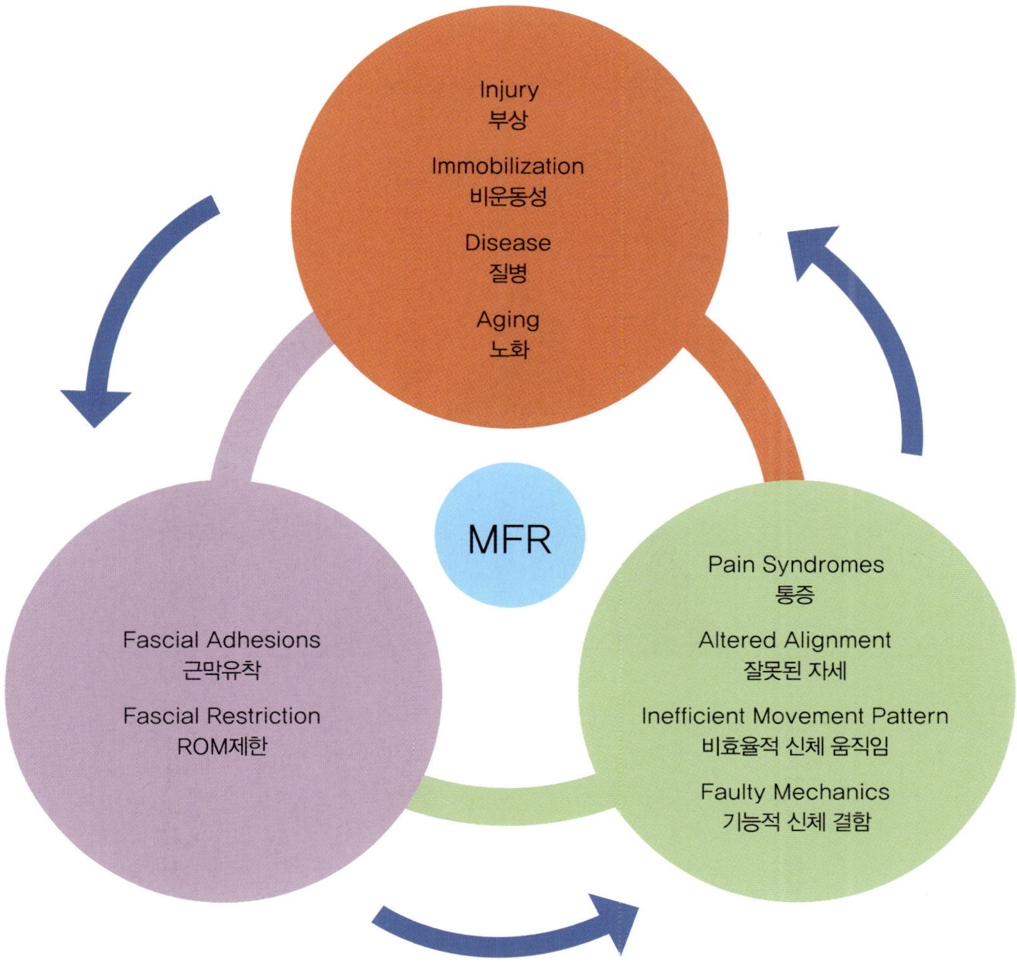
Injury
부상
Immobilization
비운동성
Disease
질병
Aging
노화
MFR
Fascial Adhesions
근막유착
Fascial Restriction
ROM제한
Pain Syndromes
통증
Altered Alignment
잘못된 자세
Inefficient Movement Pattern
비효율적 신체 움직임
Faulty Mechanics
기능적 신체 결함

현대와 건강

건강한 사람과 환자 사이에는 건강하지 못한 사람(the unhealthy)들이 사각지대에 놓여 있다.

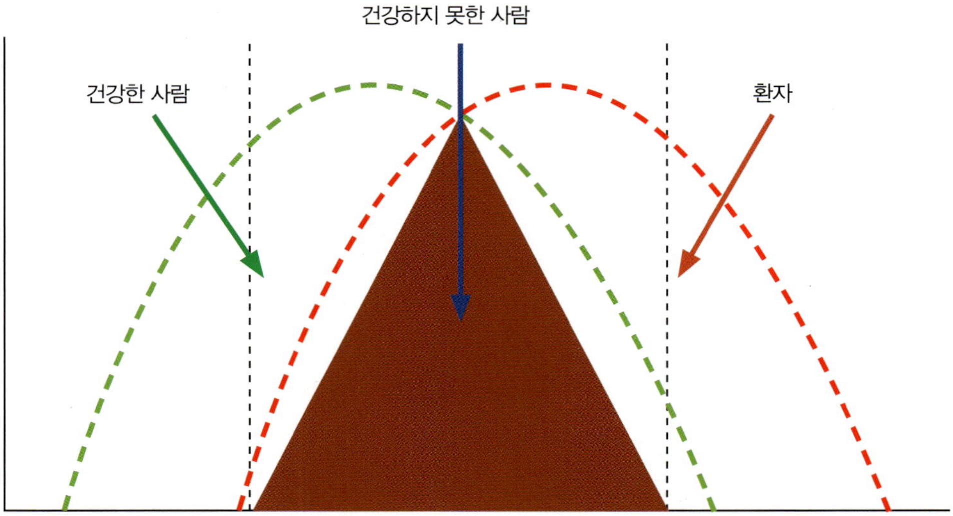

현대와 건강

- 인간의 통증이 육체와 정신의 상호관계에서 야기되는 한 인격체의 산물이다라는 관점은 인간의 통증을 통합적이고 기능적인 접근으로 해결해야 한다는 것을 말한다.
- 전인적 치유(holistic healing)는 환자와 치료사와의 상호교감을 바탕으로 한다.

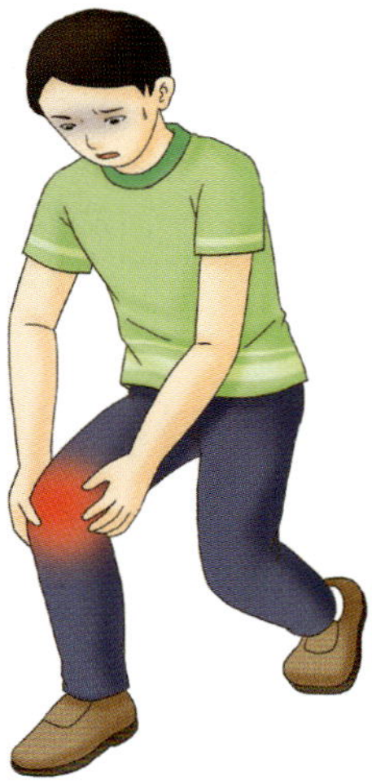

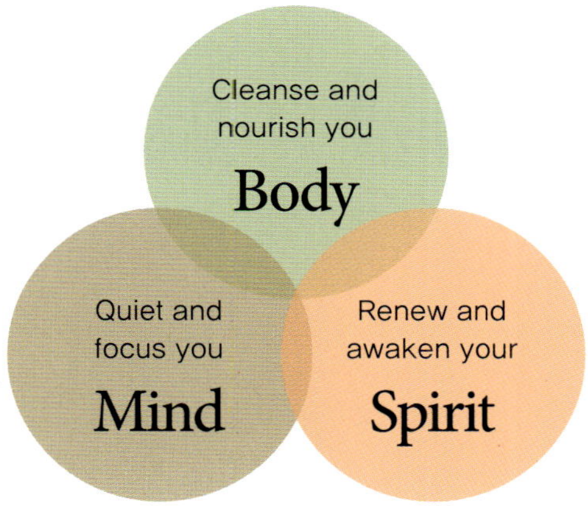

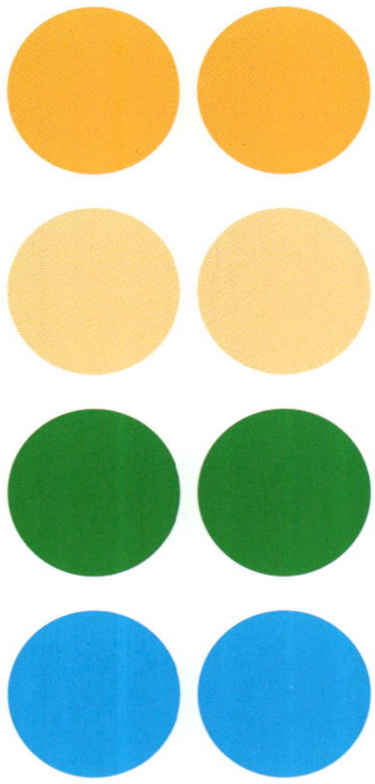

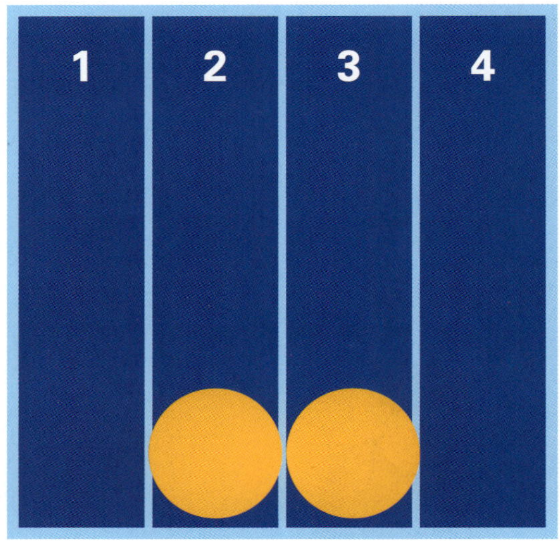
1
2
3
4

Somatic Props Pilates

1 Functional Movement: Rehab Pilates Concept

1. Breathing
2. Concentration
3. Control
4. Centering
5. Precision
6. Flowing Movement
7. Alignment
8. Stability
9. Spine Articulation
10. Spine Elongation
11. ROM (Range of Motion)

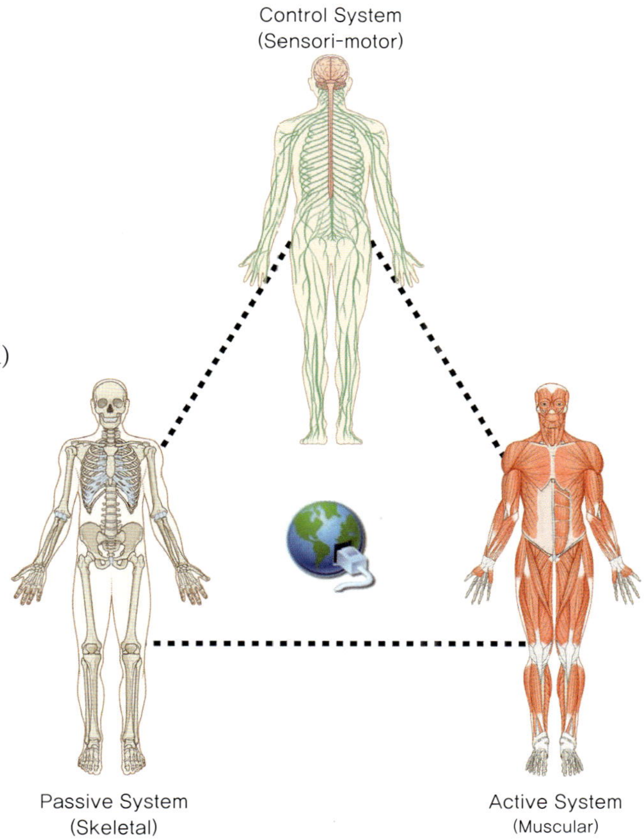

2 Somatic Pilates Principles

Main Principles	Sub-Principles
1. Breathing	Elongation Centering
2. Stability	Spine Stability - Articulation Shoulder Stability Pelvic Stability Alignment
3. Control	Precision Concentration
4. Movement	Flowing Movement ROM (Range of Motion)

3 Neuromuscular Pattern

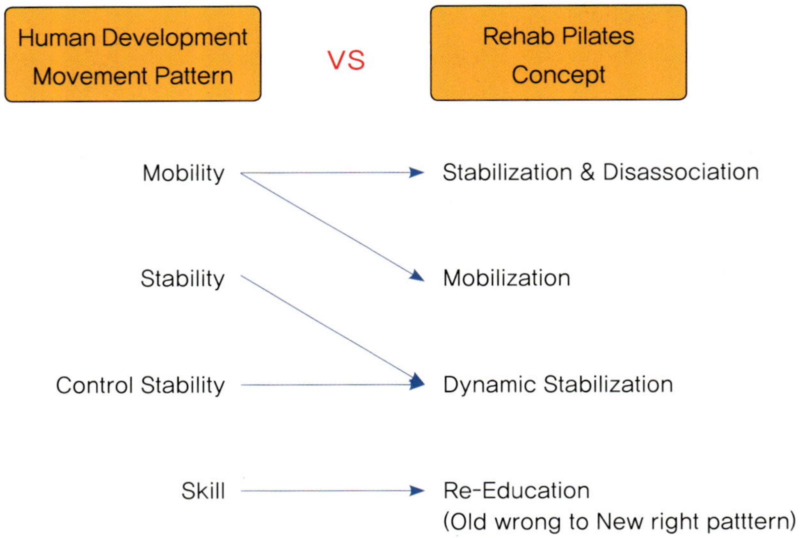

4 Somatic Movement w. Hand on Technique

▪ Breathing Awareness

1. Sitting
2. Side Lying
3. Supine (Flaring Rib에서 언급)
4. Prone — Sitting Bone Adduction

▪ Flaring Rib

1. Supine — Arms Circles on FR
2. Supine — Pec Stretching

▪ Scapular Movement

1. Sitting — Awareness w. Partner
2. Side Lying — Upper Body Release w. FR
3. Side Lying — One Arm Circles
4. Prone — Shoulder Movement w. Mini Ball or FR

▪ Myofascial Release

1. Side Rolling w. Partner
2. Lower Leg Massage w. Partner

▪ Pelvic Stability

5 Rehab Concept Movement

Fitness	Rehab Concept
Half Body Release	Upper Body Release Lower Body Release (Pelvic Rotation)

6 올바른 자세 습득하기

7 Equipments to Props Movement

Equipment	동작	Props
Trapeze Table	Leg Adduction	2개 TB
	Spine Extension	FR, TB
	Bridge	FR, TB, GB
	Body Extension (Hanging)	2개 TB
	Squat	FR, TB
Reformer	Leg Circles	FR, TB
	Lateral Flexion & Rotation (Mermaid)	FR, TB
	Pelvic Circles	FR, GB, Partner Legs
Chair	Spine Extension	

8 What is MSD?

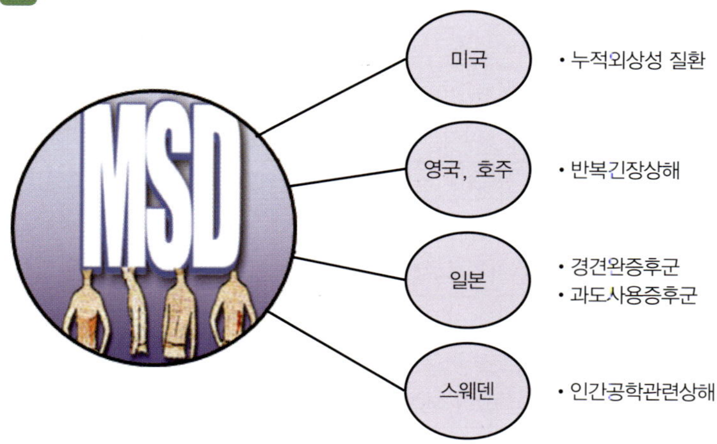

근골격계질환이란? → **조직 손상으로 나타나는 건강장애**

- 무리한 힘 사용
- 반복적 동작
- 부적절한 작업자세
- 날카로운 면과의 신체 접촉
- 진동 및 온도 등의 요인

- 근육
- 신경
- 힘줄
- 인대
- 관절

9 MSD (musculoskeletal disorder) in Korea

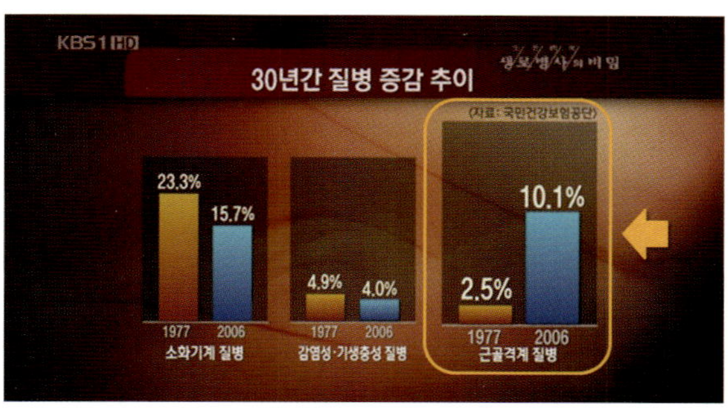

- 질병구조 변화 : 근골격계, 순환기계, 암 증가, 호흡기계질환 감소

근골격계질환 진료비 점유율 : 6.88%(1990년) → 11.12%(2010년) 증가

순환기계질환 진료비 점유율 : 5.42%('90년) → 13.97%('10년) 증가

암(신생물) 진료비 점유율 : 5.44%('90년) → 9.86%('10년) 증가

호흡기계질환 진료비 점유율 : 19.70%('90년) → 13.22%('10년) 감소

(출처: 국민건강보험공단, 2013)

10 Imbalance & Pain

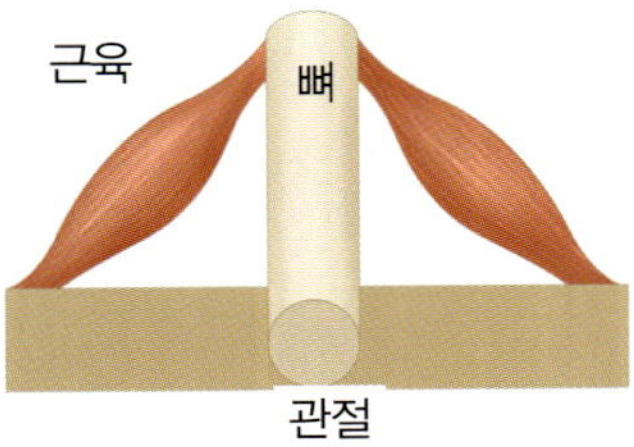

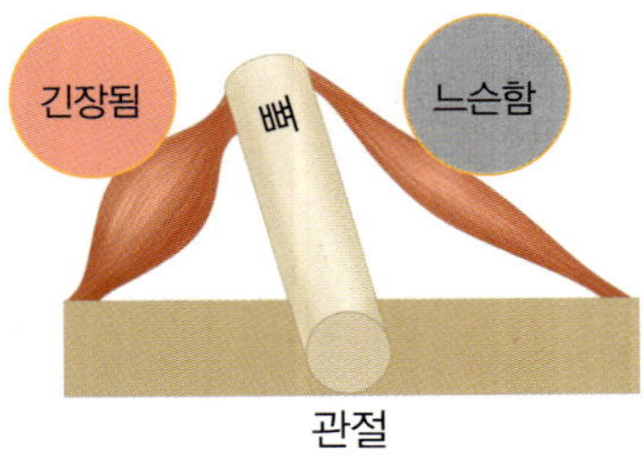

근육의 불균형
Muscle Imbalances

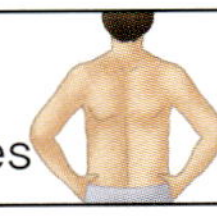

자세의 불균형
Poor Posture

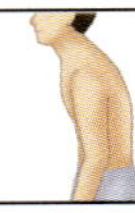

움직임 불균형
Improper Movement

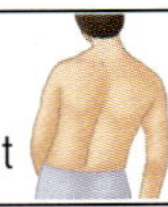

근골격계 질환
Injury

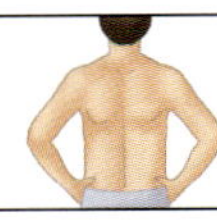

11 Shoulder / Back / Knee Pain

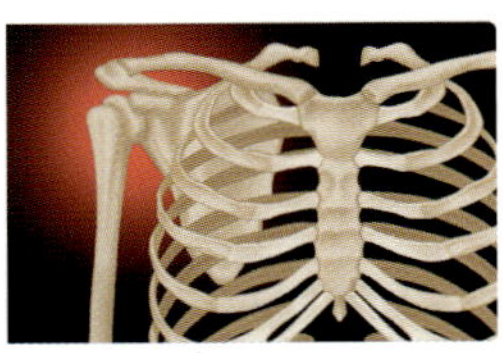

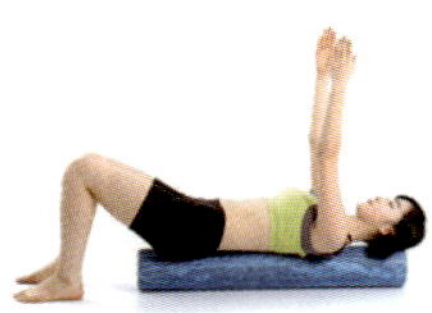

- Shoulder Slap
- Side Lying Upper Body Twist

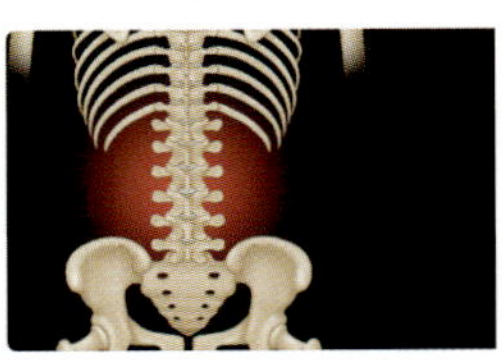

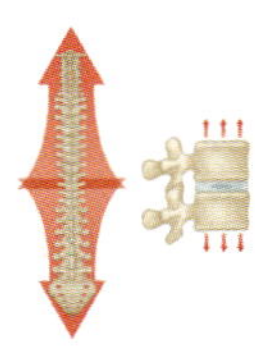

- Side Rolling Side to Side
- Side Rolling Twist

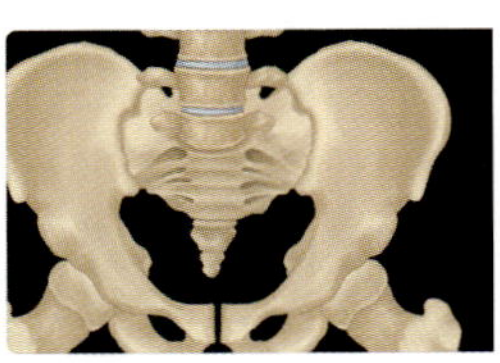

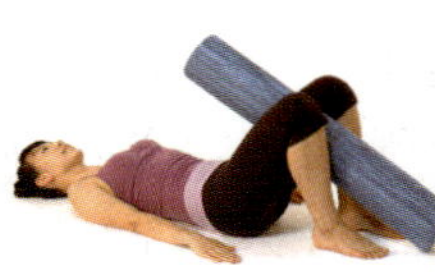

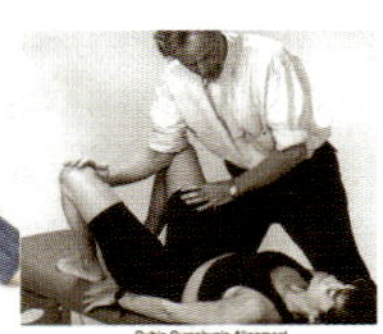

- Pelvic Squeeze

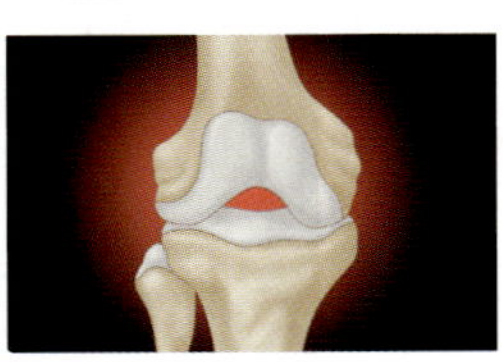

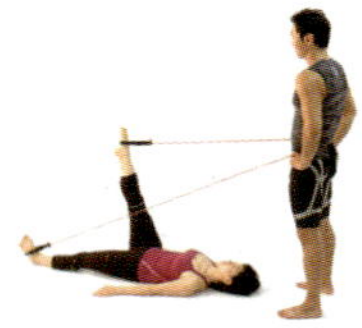

- Hip & Knee joint Mobilization

12 Functional Movement: Rehab Pilates Concept

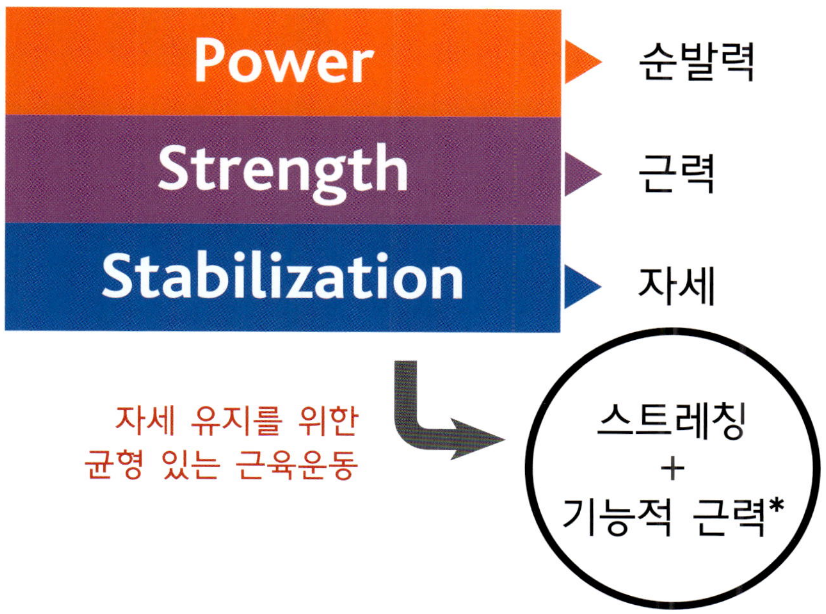
Power
순발력
Strength
근력
Stabilization
자세
자세 유지를 위한
균형 있는 근육운동
스트레칭
+
기능적 근력*

*기능적 근력: 중립자세를 유지하려는 최소의 힘

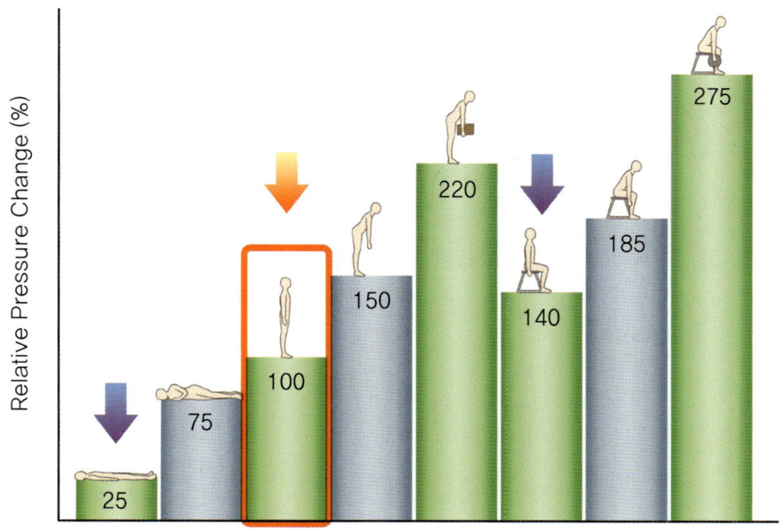

바르게 선 자세에서 중력에 의한 척추의 부하 = 100

13 Trunk Stabilization: Stabilization & Disassociation

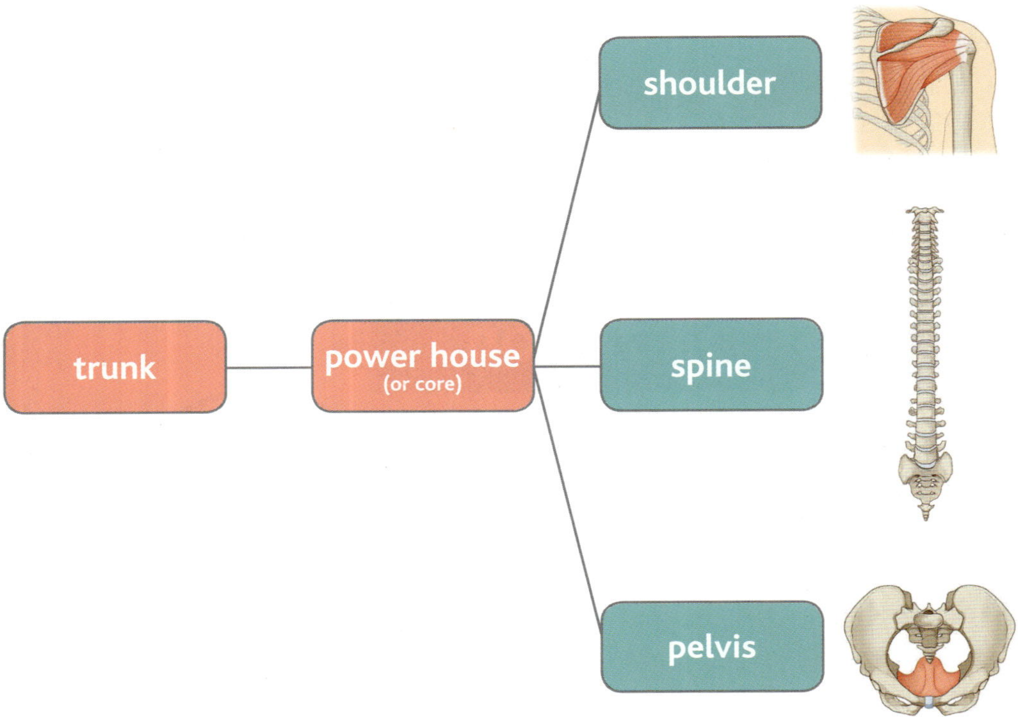

14 MSD Preventing Program Using Foam Roller

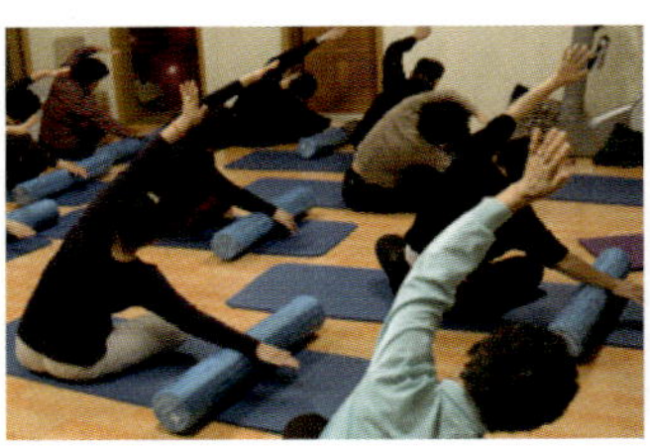
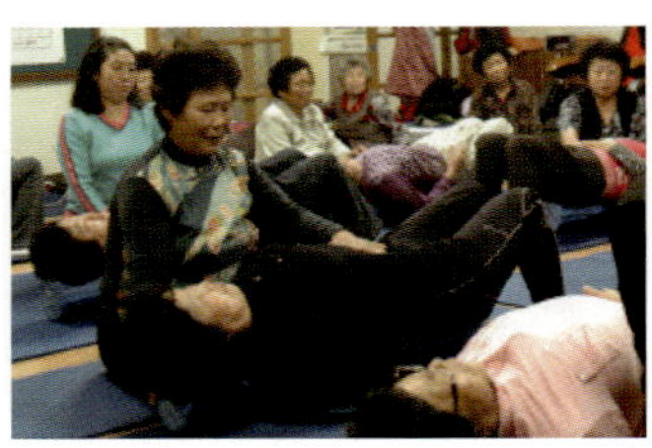
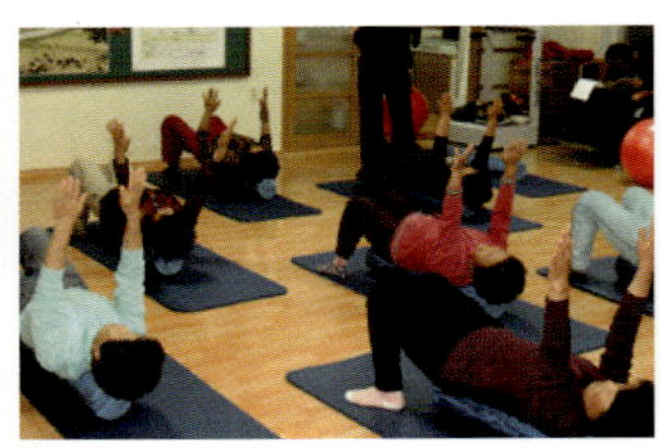

FR Horizontal Section

- Neck Release
- Pec Stretching
- Thoracic Release
- Lumbar Massage
- Hip Circles
- Scissors
- Helicopter
- Bicycle
- Frog
- Charlie Chaplin
- Hip Joint Circles
- Bridge
- Rolling Like A Ball
- Knee Extension
- Thigh Side Massage
- Quadriceps Massage
- Half Body Release
- Shoulder Movements
- Swan & Elbow Flexion
- Side Roll Up
- Twist Mermaid
- Cat
- Standing Roll Up

FR Vertical Section

- Side Rolling
- Bridge
- Shoulder Slaps
- Arms Circles
- Chest Stretching
- Pulling Elbows
- Tetrix
- Arms Split & Circles
- Dip Toes
- Dying Bugs
- Bridge on Foam Roller
- Side Roll Up
- Spine Stretch Forward
- Spine Twist
- Lats Pull
- Frog Stretching
- Mermaid Modification

15 Fields Application: Subjects & Areas

1. 비농업인에 비해 약 2.4배 심각
2. 농업인의 자각증상 호소율 84~92%
3. 근골격계질환 증상 유병률 : 여성 〉 남성
4. 여성 개별적 운동 수행 10% 이하
5. 신체 통증 호소 부위 : 어깨, 허리, 무릎

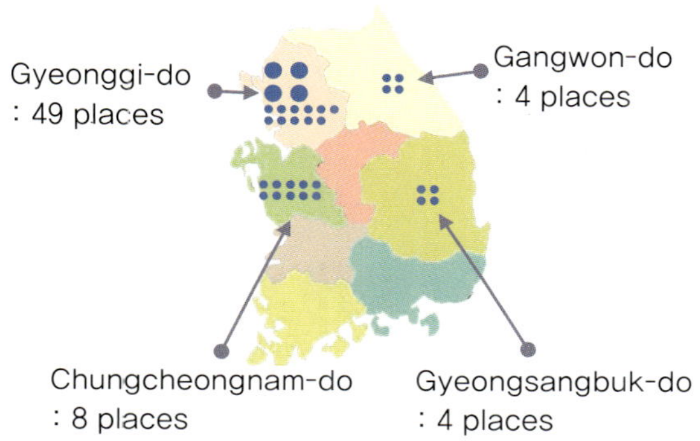

Farmers Participated in PPEP (Props Pilates Exercise Program)
(2009-2012, 23 cities, 65 villages)

16 Introducing Exercise Program preventing from MSD in Fields

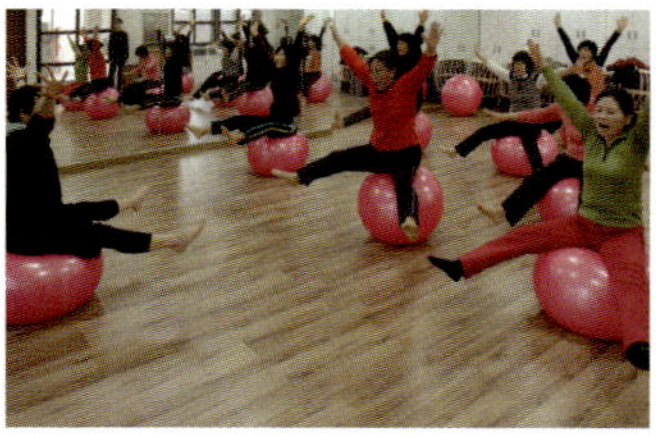

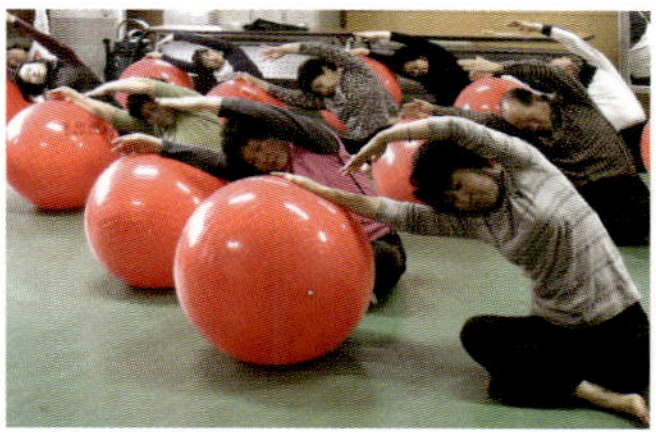

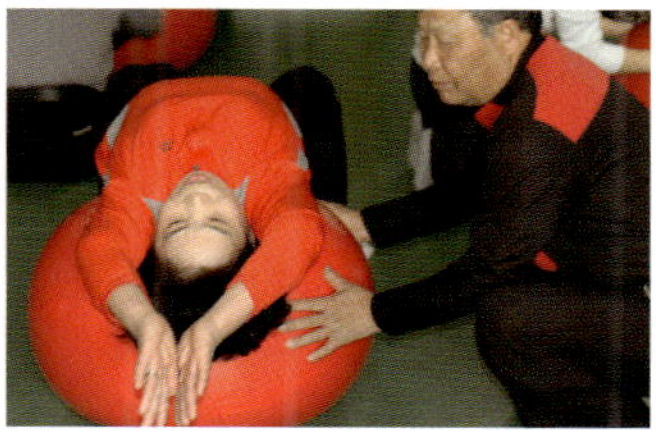

표 1.1 Gym Ball Exercise

Type of Position	Duration	Effects
Sitting on Sitting with Supine	30 min	Fun Cardiovascular Stability Flexibility

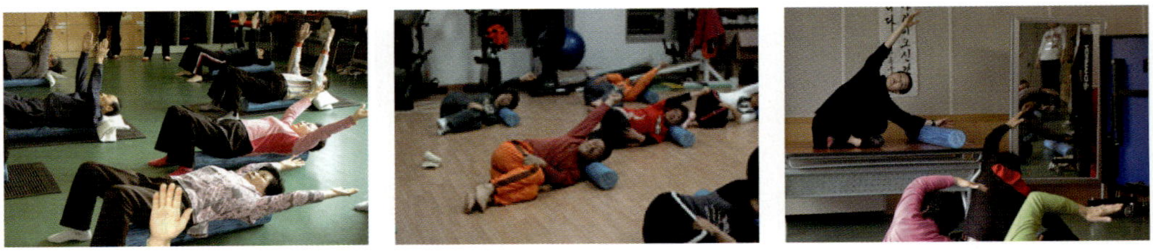

표 1.2 Foam Roller Exercise

Type of Position	Duration	Effects
Supine Side Lying Sitting on	30 min	Rest Myofascial Release Strength Flexibility (Eliminating Gravity)

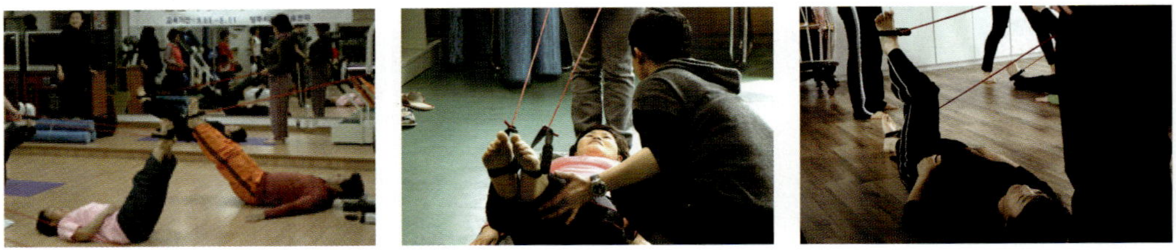

표 1.3 Tubing Exercise

Type of Position	Duration	Effects
Supine (Eliminating Gravity)	30 min	Functional Strength Movement Control

17 Fields Exercise — video clips

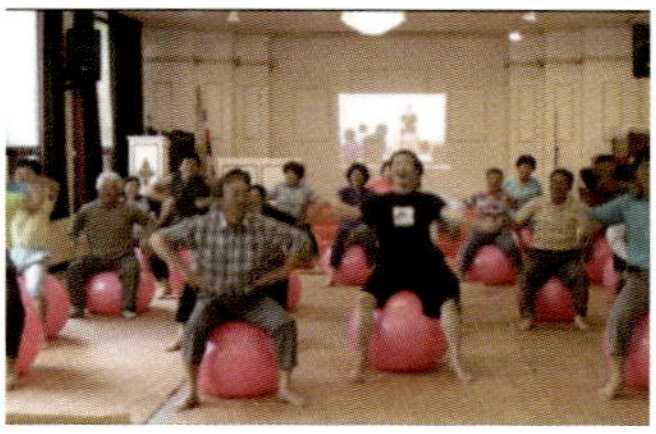

• Gym Ball

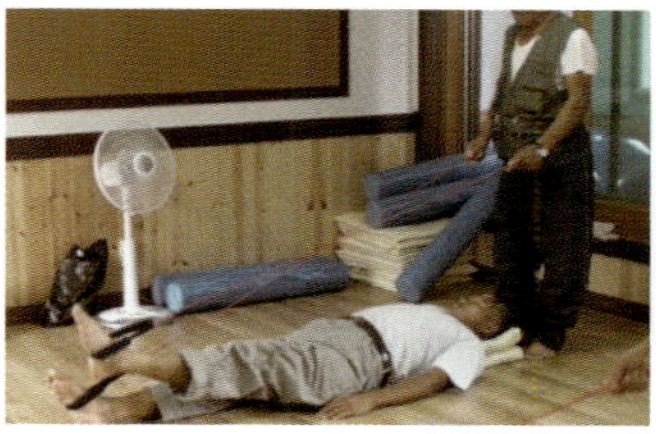

• Tubing

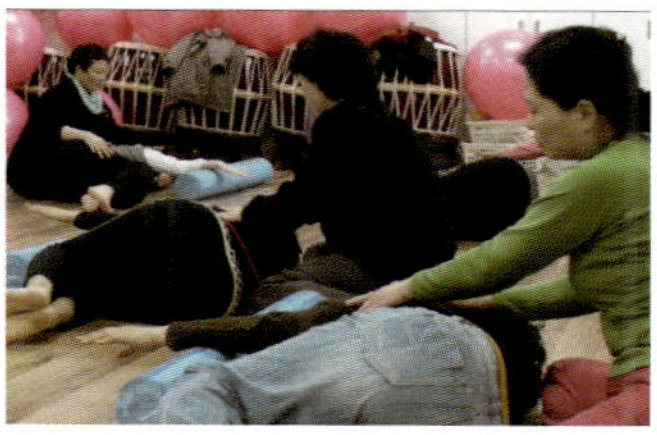

• Foam Roller

18 Foam Roller Exercise

▪ Horizontal Section

1. Neck Release
2. Pec Stretching
3. Thoracic Release
4. Lumbar Massage
5. Hip Circles
6. Scissors
7. Helicopter
8. Bicycle
9. Frog Legs
10. Charlie Chaplin
11. Hip Joint Circles
12. Bridge
13. Rolling Like A Ball
14. Knee Extension
15. Thigh Side Massage
16. Quadriceps Massage
17. Half Body Release
18. Shoulder Movements
19. Swan & Elbow Flexion
20. Mermaid
21. Cat
22. Roll Up Standing

▪ Vertical Section

1. Side Rolling & Twist
2. Shoulder Slaps
3. Arms Circles
4. Chest Stretching
5. Pulling Elbows
6. Tetrix
7. Arms Split & Circles
8. Dip Toes
9. Dying Bugs
10. Bridge on Foam Roller
11. Roll Up & Down
12. Spine Stretch Forward
13. Spine Twist
14. Lats Pull
15. Hip Stretching
16. Mermaid Modification

19 Tubing Band Exercise

1. Roll Down & Up
2. Biceps
3. Arm Circles
4. Teaser
5. Rolling Like A Ball
6. Spine Twist & Arm Extension
7. Tubing Mermaid
8. Cobra
9. Swimming
10. Double Kicks & Arm Circles
11. Swan
12. Rest Position & Breathing Exercise
13. Cat
14. Cat with Arm & Leg Extension
15. Thigh Stretching
16. Hug A Tree
17. Squat
18. Row
19. Saw
20. Hip Pull
21. The Hundred
22. Lats Pull three Ways
23. Scissor
24. Helicopter
25. Side Leg Pull
26. Mermaid

20 Props Lab Experiences

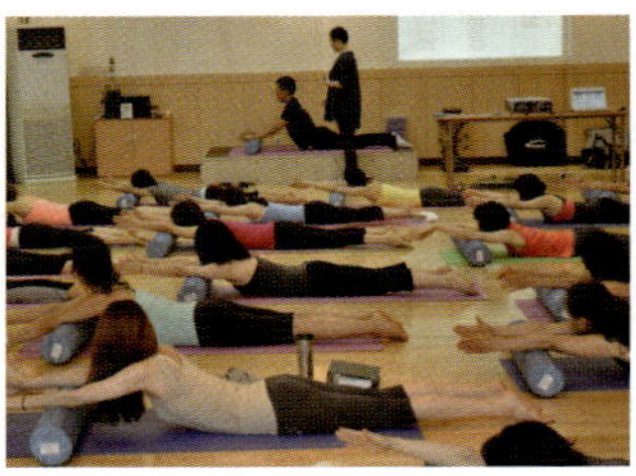

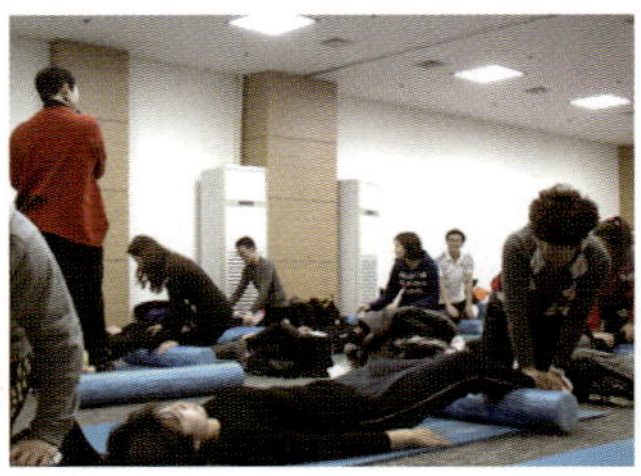

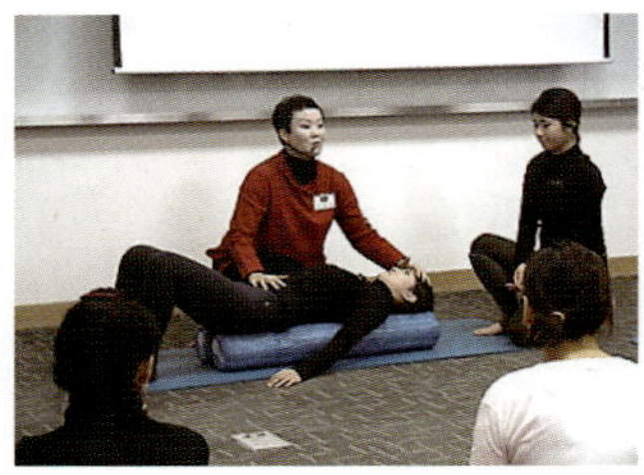

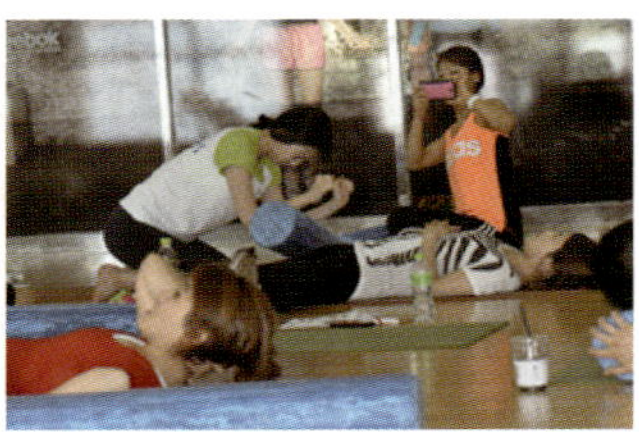

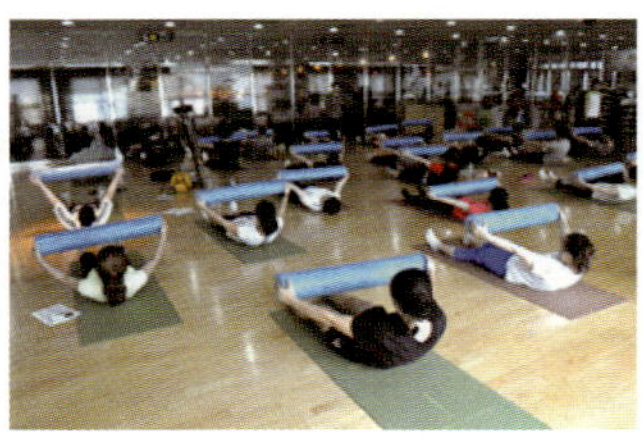

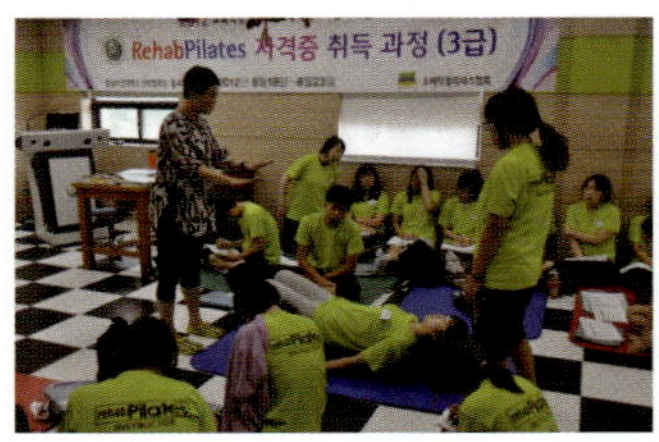

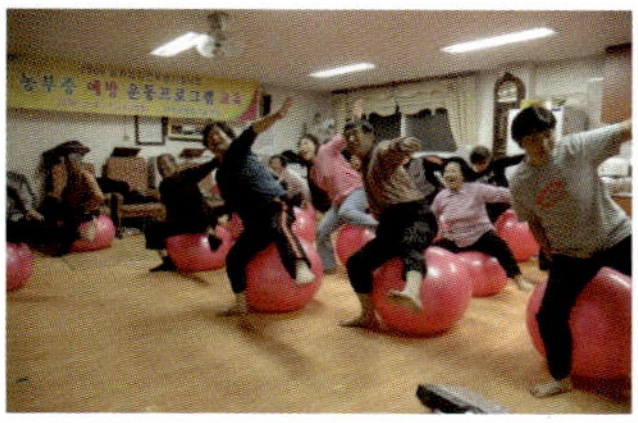
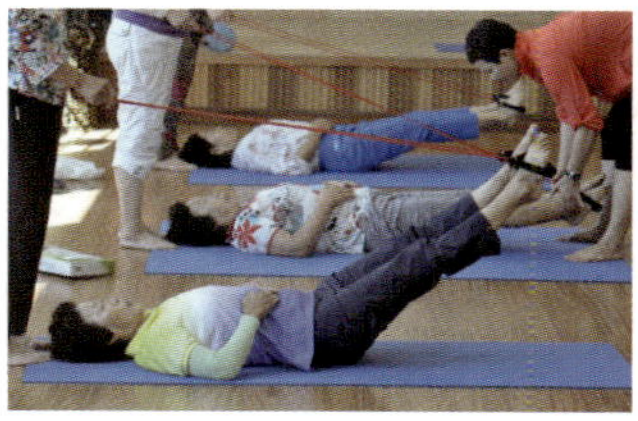
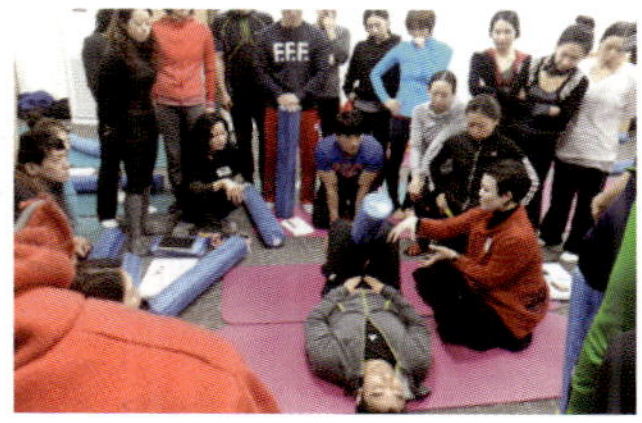
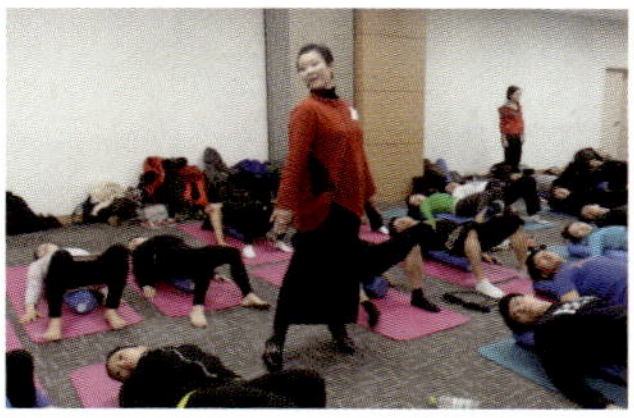
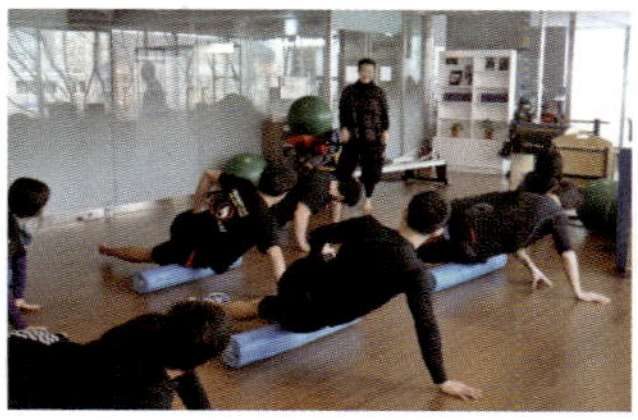
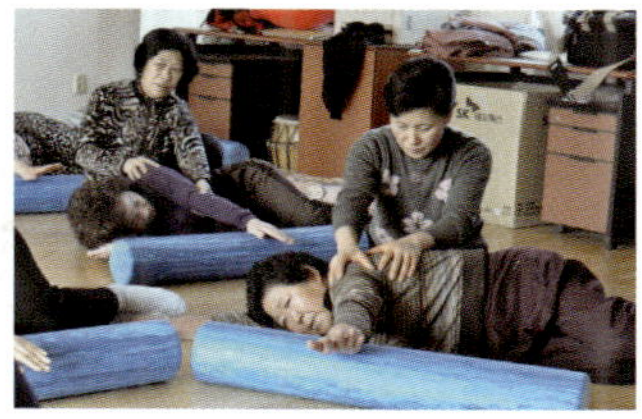
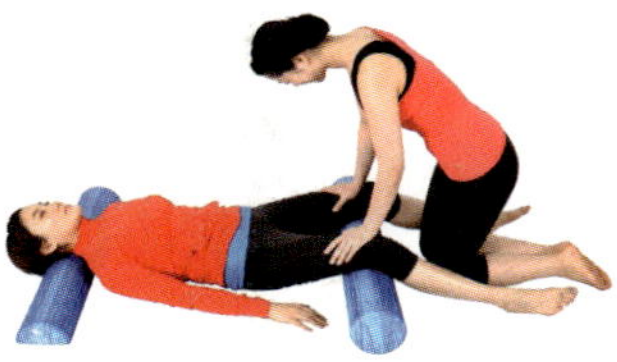
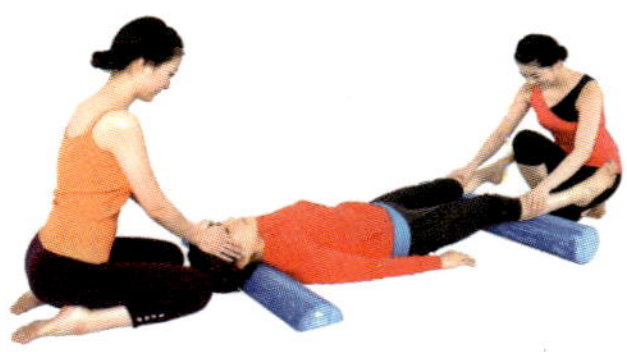
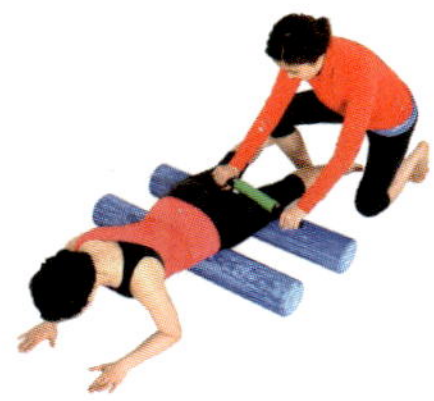
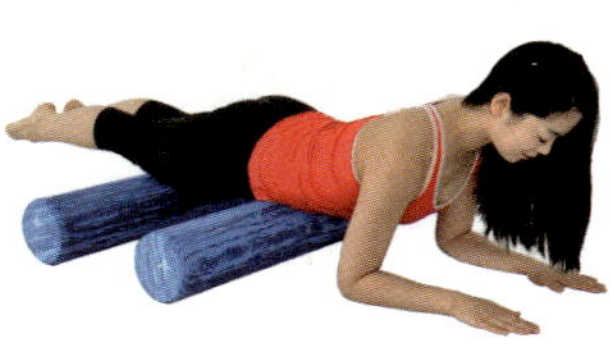
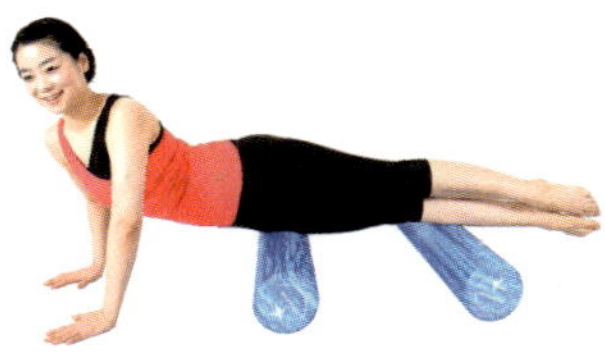
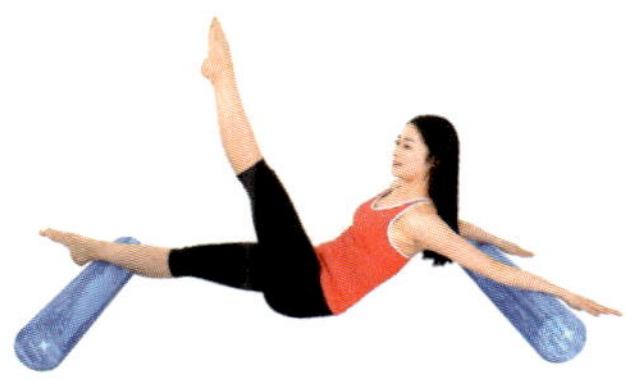
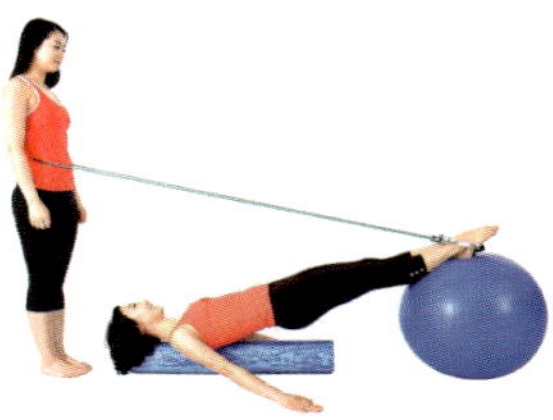
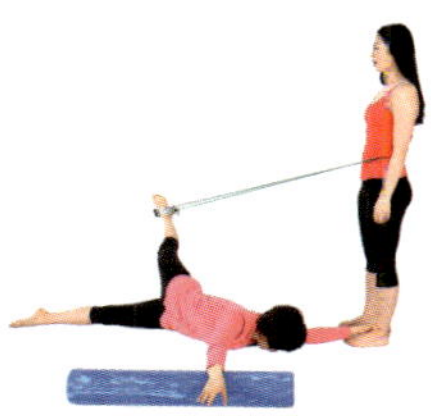
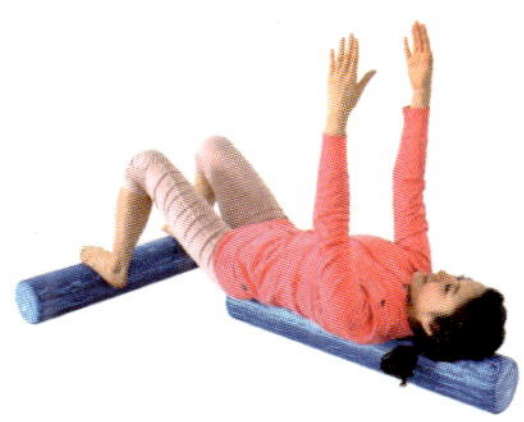
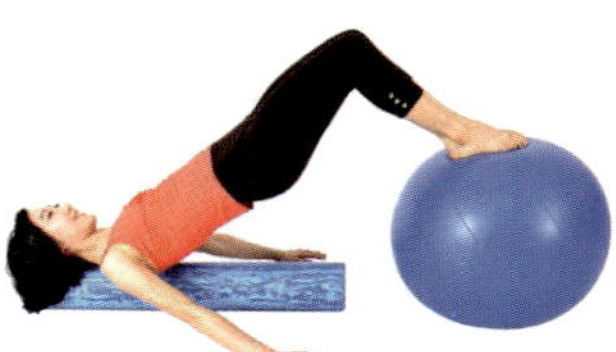
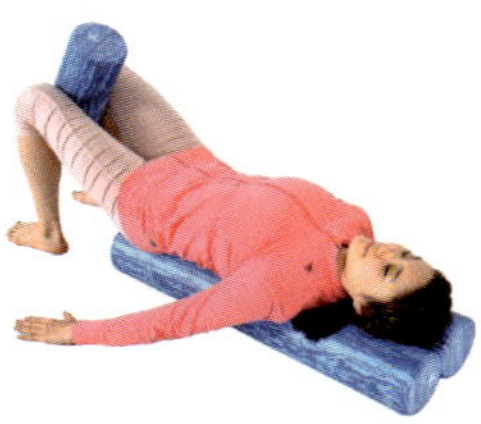
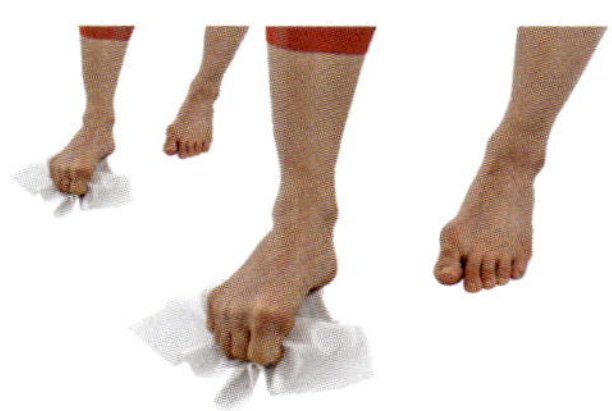

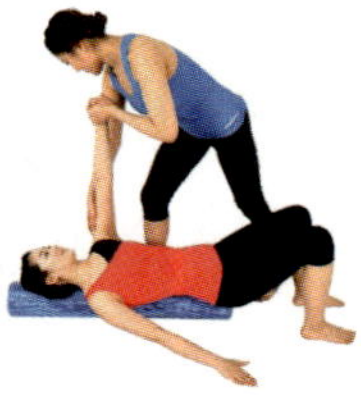
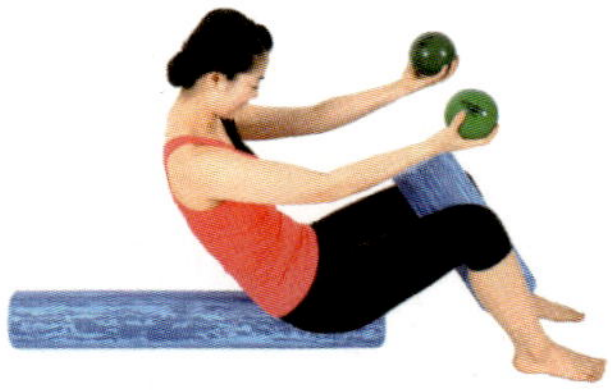
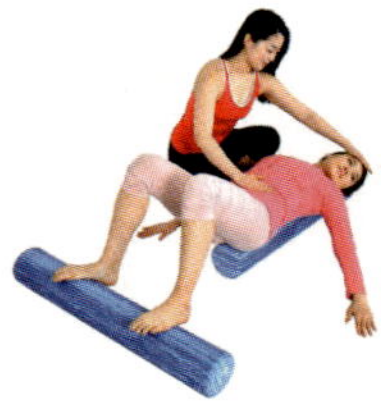
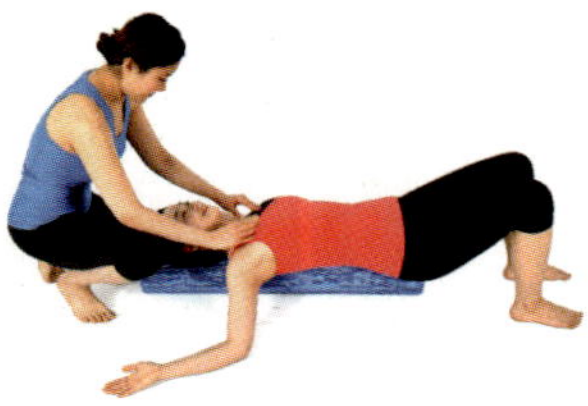
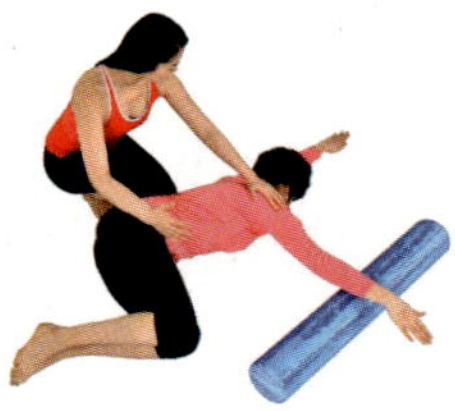
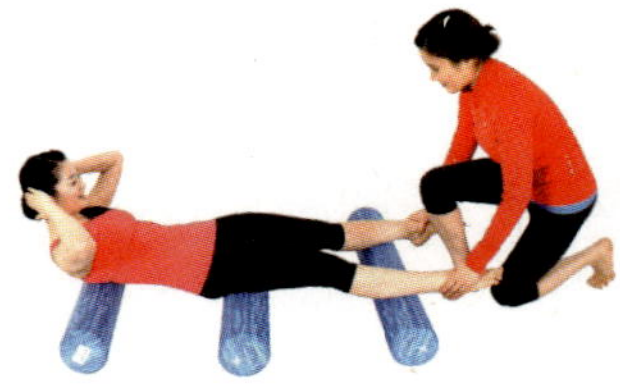
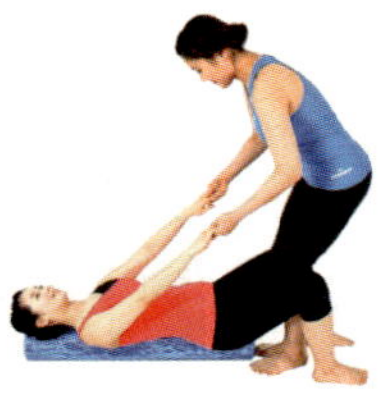
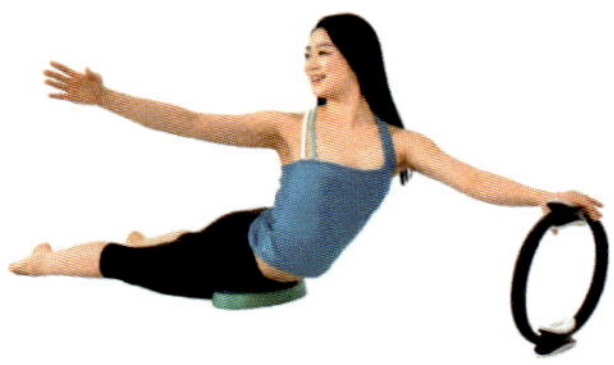
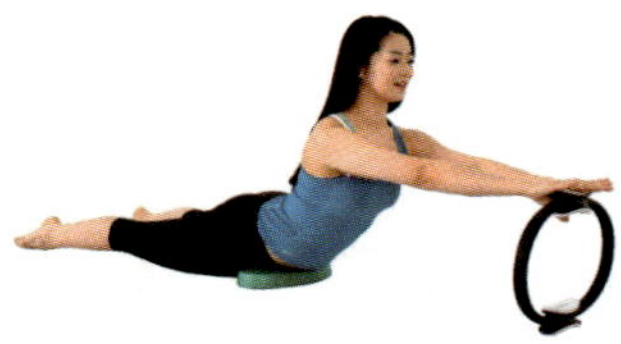
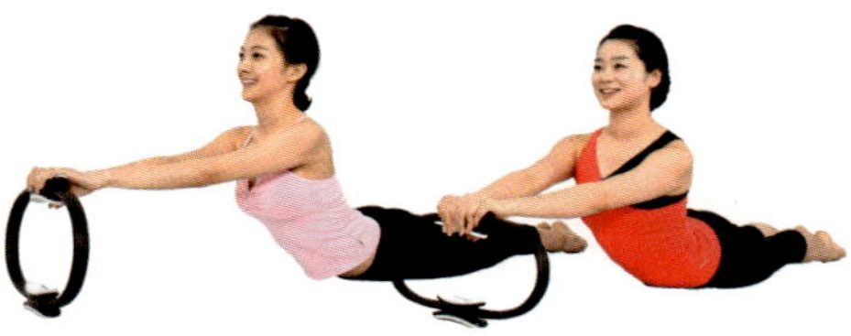
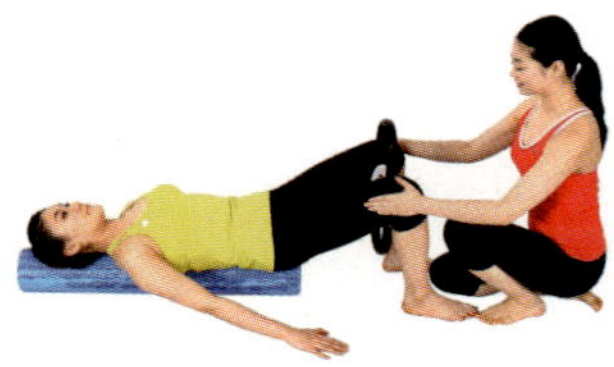

PART 1

소메틱 재활필라테스 이론

01 : Pilates

소메틱

소메틱(somatic)은 그리스어 "somatikos"에서 유래되었으며, soma는 생명력, 인지, 인간의 육체라는 의미를 갖고 있다. 자신의 내면적 경험에 의한 인지를 바탕으로 정신과 육체의 소통(신경계와 근골격계 간의 소통)을 원활하게 할 수 있는 모든 행위를 일컫는다. 정신과 신체가 건강하다면 자신이 원하는대로 몸을 자유롭게 움직일 수 있을 것이고, 정신과 신체의 인지는 신체적 기능을 개선시키고 우리를 건강하게 할 수 있다는 것이 소메틱(somatic)이 추구하는 궁극적인 목적이라고 할 수 있다.

소메틱은 자기 스스로 신체를 인지 또는 지각하는 가운데 자신의 경험을 쌓아가는 과정이다. 소메틱은 모든 스트레스, 상해 및 신체적 장애를 개선하기 위한 감각 운동 훈련 (sensory-motor training)으로 자연스럽고 감각적이며 안전한 행위이다. 만성적인 통증을 개선하는데 효과적이며, 일생동안 신체 활동을 편안하게 할 수 있는 요법 중의 하나이다.

물이 흐르듯 신체를 자연스럽게 움직임으로써, 새로운 루트로 근신경계를 자극하고 감각적 인지 능력(sensory awareness ability)을 활성화한다.

신체 움직임을 조절할 수 있는 능력을 다시 일깨워 신체 근력, 지구력, 유연성 등이 향상되어 건강을 회복시키고 삶을 풍요롭게 한다.

소메틱 컨셉(somatic concept)은 조셉 필라테스가 창시한 "필라테스"에서도 "정신과 육체의 통합"으로 나타난다. 알렉산더 테크닉(Alexander technique), 펠덴크라이스 요법(Feldenkrais methods), 라반 움직임 분석(Laban movement analysis), 바디 마인드 센터링(body mind centering) 등과 같은 "움직임 교육(movement education)"의 연구들은 20세기 중반에 연구되고 이론화되었다는 공통점이 있다. 이러한 운동법들은 "정신과 육체의 통합"을 바탕으로 하고 있으며, 최소의 신체 에너지를 사용하여 보다 효율적이고 용이하게 신체를 움직이는 데 중점을 두고 있다. 즉, 신체를 기능적으로 움직임으로써 인간의 건강과 행복을 추구하는 최종적인 목표를 가지고 있다.

20세기 초 "신체를 통한 교육으로서의 체육" 이라는 주제로 체육 분야는 통합하고 성장하였다. 그러나 2차 세계 대전이 끝날 무렵 정치적, 사회적인 변화로 인해 "휴먼 무브먼트(human movement)" 를 추구하는 철학이 등장하고 체육 분야는 다양하게 세분화되었다. 그 당시 "휴먼 무브먼트" 철학은 인간의 심신에 대한 자유안에서 신체가 편안하고 유연하게 움직일 수 있으며, 정신과 육체가 원활하게 소통하는 상태로 살아 있음을 경험하게 하였고 지금도 많은 사람들에게 영향을 미치고 있다. 정신과 육체의 조화를 주장하는 알렉산더 테크닉, 신체 움직임을 통한 인지를 중요시하는 펠덴크라이스 요법, 시각과 촉각을 통해 인간의 자세와 신체 움직임을 이론화한 관념운동 요법(ideokinesis), 현대무용 무보를 발전시킨 라반 움직임 분석 등이 모두 필라테스와 같이 "휴먼 무브먼트" 철학을 바탕으로 하고 있다.

20세기 초 체육 철학자들은 인간이 추구하는 행복이 정신적, 신체적 건강이라는 것을 이해했다. 더 나아가 체육은 "움직임 교육(movement education)"이라는 개념으로 발전되어 신체적 지각, 공간 그리고 움직임과 같은 기본 요소가 밀접한 관계를 갖고 있으며, 인간의 정신과 신체 활동과의 관계를 이해하기 위한 기초로 이용되었다. 정신적 혹은 신체적 스트레스가 생리적 변화와 근신경계에 악영향을 미치고, 신경-근육-골격의 불균형을 유발할 수 있다. 이러한 인간의 신체 불균형을 개선하기 위해서는 신체조절능력을 향상시킬 수 있는 기능적 신체 활동과 내면적 치유가 필요하다.

02 : Pilates

재활 프로그램의 구성 원리

근골격계 질환 예방을 위한 재활 프로그램은 일반적인 재활원리(general rehabilitation principles), 목적(objectives), 그리고 목표(goal)로 구성된다.

1 일곱 가지 재활원리는 다음과 같다.

1. 상해 악화 방지(avoid aggravation): 재활과정에서는 상해를 악화시키지 않아야 하고 안전하게 수행되어야 한다.
2. 시기(timing): 재활 프로그램을 하는 동안 운동재활 시기를 잘 선택하여 가능한 빨리 시작되어야 한다.
3. 협력(compliance): 환자가 운동재활 프로그램에 적극적으로, 최선을 다해 참여할 수 있도록 협력하고 최대의 결과를 얻기 위해 운동치료사가 환자에게 신뢰감을 주어야 한다.
4. 개별성(individualization): 환자마다 질환의 특수성과 차별성이 있으므로 그 환자에게 맞는 맞춤형 운동재활 프로그램이 만들어져야 한다.
5. 구체적 단계(specific sequencing): 환자에게 맞는 운동재활 동작이 선별되어 운동치료 발달시기에 맞게 단계별로 수행되어야 한다.
6. 강도(intensity): 운동재활치료 프로그램은 운동 강도, 운동 빈도는 환자의 상해를 악화시키지 않는 수준에서 진행하고, 단계를 점차적으로 높여 나간다.
7. 환자 관리(total patient): 환자의 부상 부위만을 재활치료하는 것이 아니라 신체 모두를 고려하여 심혈관 시스템, 관절의 활동 범위, 근력 등이 서로 원활히 상호작용을 할 수 있도록 관리해야 한다. 상해를 입지 않은 다른 신체부위의 관절과 근육들과의 소통은 신체를 안전하게 움직일 수 있게 한다. 또한 재활 단계에서 환자의 신체적 부분뿐만 아니라 정신적인 안정을 위한 노력이 필요하다.

2 재활의 목적은 두 가지로 구성되어 있다.

1. 몸의 상태가 나빠지지 않도록 예방한다.
2. 상해를 입은 신체부분을 안전하고 효율적으로 움직일 수 있도록 한다.

3 재활의 목표

1. 환자가 일상 생활에 성공적으로 복귀할 수 있게 하는 것이다.
2. 재활의 프로그램을 구성할 때 재활의 목표는 단기적과 장기적으로 수립 후 환자의 상황에 맞추어 진행되어야 한다.

03 : Pilates

운동발달의 특성

태아가 태어나면서 일정한 순서로 운동발달이 진행된다. 신경계는 성숙하고 신체적인 변화도 나타난다. 운동발달로 학습하게 된 신체동작은 감각, 지각력, 인식력, 성격에도 영향을 미치고 발달시킨다.

정신적 · 신체적으로 손상이 있는 환자의 치료에 어린 아이의 정상적인 운동발달순서 단계와 신체동작을 응용하고 있는것은 운동습득의 과정들은 가장 자연적이고 효과적인 치료방법일 수 있기 때문이다.

인간의 운동 조절 능력(motor control)은 일반적으로 머리에서 아래 부분으로, 근위부에서 원위부로 발달하며 진행된다. 운동 조절 능력은 얼굴에서 머리, 머리에서 목으로, 그 다음 상체에서 하체 순으로 차례로 발달된다. 또한 상지가 하지보다 우선하므로 근위부인 견갑과 어깨에서 손 쪽으로 발달이 우선 진행되고 하지는 골반부, 고관절에서 운동 조절 능력이 시작되어 무릎과 발목방향으로 진행된다.

인간이 태어나면 처음에 신체 움직임은 산발적이고 반사적인 형태인, 목적 없는 무의미한 몸짓으로 보인다. 신경계가 성숙됨에 따라 점차 부교감신경의 통제를 받게 되면서 지속적이고 목적성 있는 동작이 가능해진다. 이러한 부교감신경계의 조절력은 동적 평형 상태에 이를 때까지 계속 진행된다.

인간의 초기 신체 움직임의 형태는 주로 반사활동에 의한 것이므로 단순하고 반복적인 형태이다. 인간이 성장하면서 다양한 신체 움직임이 가능해지며 초보적 반사는 통합되게 된다. 섬세한 신체 동작은 대뇌 피질에서의 조절능력이 생길 무렵부터 가능해지고, 반사작용이 통합되면 자세를 유지할 수 있는 신체적 능력이 생기게 된다.

1 운동 조절 능력의 단계

▪ 운동성(Mobility)

유아기의 처음 3개월간은 목적성이 결여된 산발적이고, 반사적 형태의 동작이 나타나는데 이것을 유아기의 운동성 단계라고 한다. 성인의 경우 운동성(mobility)이 가지는 의미는 자세를 취할 수 있는 관절 가동범위에 지장이 없음과 어떤 동작을 수행하기에 필요한 운동단위가 충분히 있음을 의미한다. 운동성이 결여되는 이유로는 조직긴장, 근무력증, 근긴장도의 불균형 상태 등이 있을 수 있다.

▪ 안정성(Stability)

중력 혹은 외력에 맞서서 자세를 유지할 수 있는 능력이다. 유아기에 중력을 처음 대항할 때, 배를대고 누운 자세에서 근 긴장을 시도하면서 부터 자세유지 신전근에 수축이 일어난다. 관절 주위의 주동근과 길항근이 동시에 수축하여 체중을 이겨내는 자세에 안정성(stability)을 더해주거나 혹은 중립자세를 유지하도록 한다. 근육의 동시 수축을 유발하려면 신장(stretch)에 민감한 긴장성 근육을 좀 더 늘린 상태에 두고 중력이나 체중부하 혹은 외력을 가하여 활성화시킬 수 있다.

▪ 조절 운동성(Controlled Mobility)

정지된 자세(static posture)에 움직임이 추가된 상태로, 몸통의 경우 허리 축을 중심으로 회전할 수 있는 능력을 말한다. 또한, 팔과 다리의 경우 사지(원위부)에 체중을 실어 고정된 상태에서 몸통(근위부)의 움직임이 가능한 상태를 조절 운동성(controlled mobility)이라 한다. 예를 들면 네 발 상태에서 흔들림(quadruped rocking)을 시도하면 기저면 위로 중력중심의 이동이 일어난다. 신체의 흔들림(rodcking)은 어린아이가 독립적으로 자세를 습득할 수 있는 능력을 증진시키고 동시에 그 자세를 유지하기 위한 평형 반응과 고유수용성 반응을 발달시킨다.

▪ 기술(Skill)

가장 정상적인 운동상태를 의미한다. 손과 발(원위부)의 동작이 계속되는 동안 몸통(근위부)의 근육이 손과 발(원위부)의 움직임에 필요한 동적 고정(dynamic stability)을 제공하는 상태를 말한다. 이러한 기능적인 동작은 정상 자세 반사 기전이 그 근거가 되므로 정립반응, 평형반응, 보호신전 반응 등이 통합되어 나타난다.

04 : Pilates

기능 해부학
Functional Anatomy

1 축

신체 움직임을 이해하기 위해서 축(axial)을 정의한다. 축은 면과 관련된 각각의 직각인 상태에서 축에 관한 기본적인 세 가지 유형이 있다.

1. 시상축(sagittal axis)은 시상면에 놓여 있고 앞에서부터 뒤로 수평하게 뻗어있다. 관절의 외전과 내전은 관상면(coronal plane)에서 이 축을 통해 발생된다.
2. 관상축(coronal axis)은 관상면에 놓여 있고 옆에서 수평하게 뻗어 있다. 관절의 굴곡과 신전의 운동은 시상면에서 이 축을 통해 발생된다.
3. 종축(longitudinal axis)은 머리부터 꼬리까지 수직으로 뻗어있다. 어깨의 내회전(internal), 외회전(external rotation), 수평 외전(horizontal abduction), 그리고 수평 내전(horizontal adduction)은 횡단면에서 이 축을 통해 발생된다.

2 면

신체의 관절 움직임을 이해하기 위해서 3개의 면(planes)을 정의한다. 세 가지 기본 면이 공간상에 존재하며, 각 면은 서로에 대해 직각을 이룬다고 가정한다.

1. 시상면(sagittal plane, lateral plane)은 수직으로 전방에서 후방으로 확장되며, 두개골의 측면 방향에 존재한다. 시상면은 전후면으로도 불리며, 시상면에서 굴곡(flexion)과 신전(extension)이 일어난다.
2. 관상면(coronal plane, frontal plane) 수직으로 좌우측으로 확장되며, 두개골의 정면 방향에 존재한다. 관상면은 전두면으로 불리며, 관상면에서 외전(abduction)과 내전(adduction)이 일어난다. 신체를 전방과 후방으로 나눈다.
3. 횡단면(transverse plane, horizontal or axial plane)은 수평으로 존재하며 신체를 상체와

하체로 나눈다. 세 중앙면이 교차하는 지점이 곧 무게중심점이 된다. 횡단면에서 외회전(external rotation)과 내회전(internal rotation)이 일어난다.

3 중력의 중심점

질량을 가진 모든 물체 및 신체는 만유인력의 법칙에 따라 지구의 중심을 향한 인력의 작용을 받는다. 신체에 작용하는 만유인력은 동일한 반응력 체계를 발생시키며, 아래를 향해 수직으로 작용하는 이러한 힘의 결과가 곧 체중이다. 그리고 신체에는 체중과 동일하면서 위를 향하는 힘이 작용하는 한 지점이 곧 신체의 무게중심으로 흔히 체중이 집중되는 지점으로 기술된다. 소위 이상적인 체형을 가진 평균적인 성인의 무게중심은 첫 번째 또는 두 번째 천골의 약간 앞쪽으로 간주된다. 그리고 중립선이란 무게중심을 통과하는 수직선을 의미한다.

4 신체 관절의 움직임

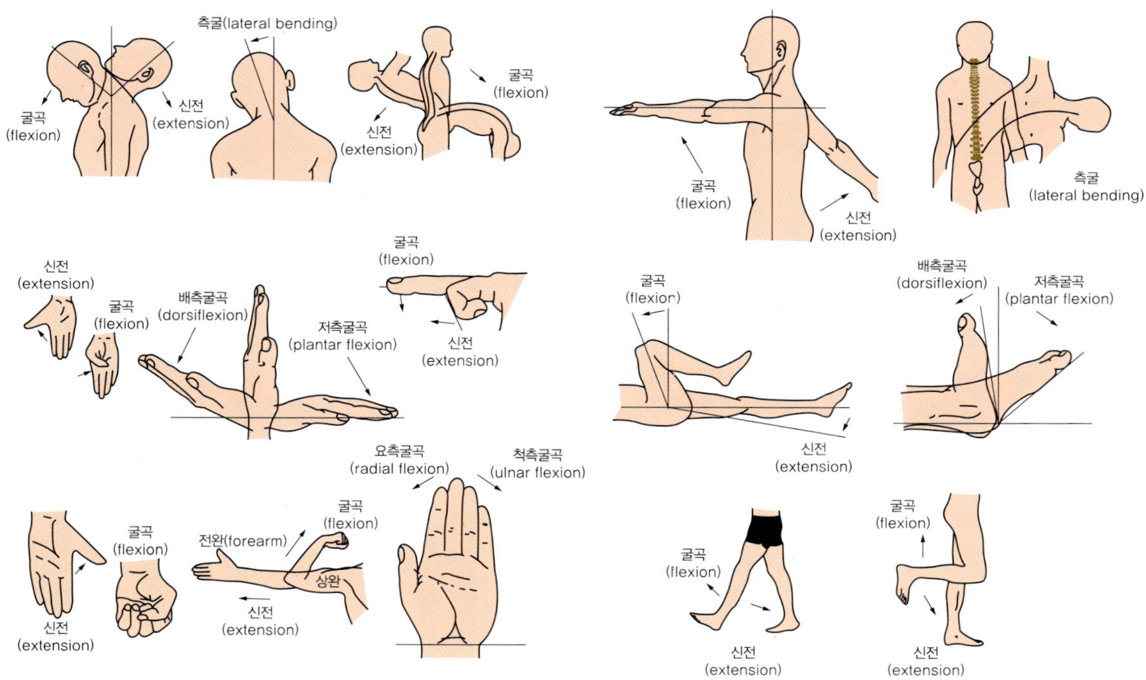

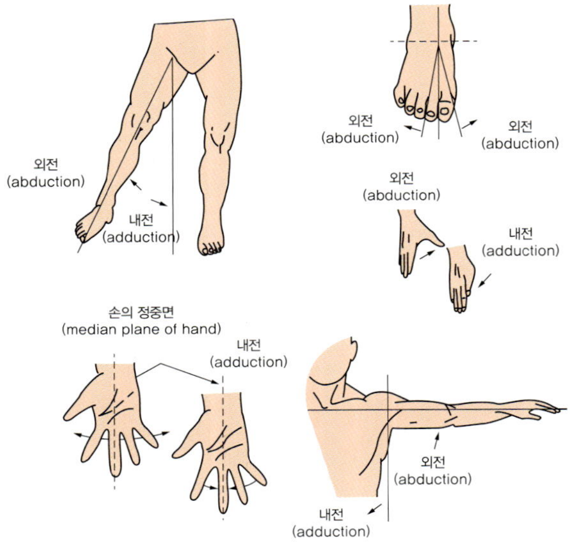
외전
(abduction)
내전
(adduction)
외전
(abduction)
외전
(abduction)
외전
(abduction)
내전
(adduction)
손의 정중면
(median plane of hand)
내전
(adduction)
외전
(abduction)
내전
(adduction)

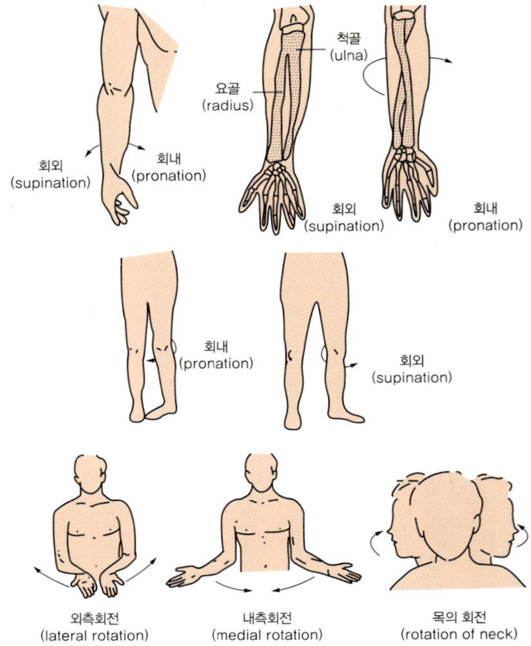
회외
(supination)
회내
(pronation)
척골
(ulna)
요골
(radius)
회외
(supination)
회내
(pronation)
회내
(pronation)
회외
(supination)
외측회전
(lateral rotation)
내측회전
(medial rotation)
목의 회전
(rotation of neck)

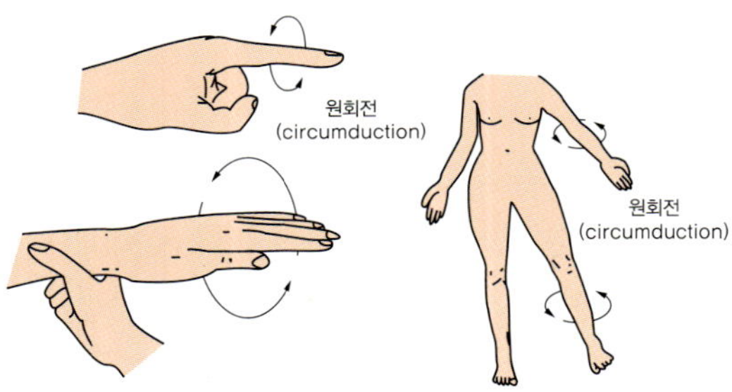
원회전
(circumduction)
원회전
(circumduction)

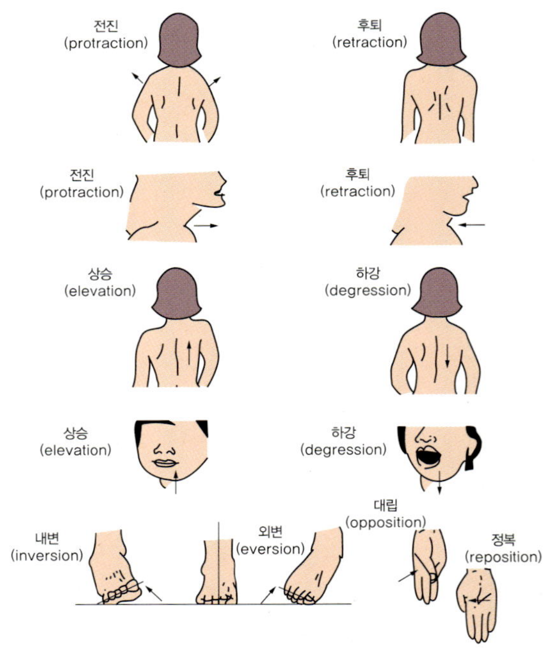
전진
(protraction)
후퇴
(retraction)
전진
(protraction)
후퇴
(retraction)
상승
(elevation)
하강
(degression)
상승
(elevation)
하강
(degression)
대립
(opposition)
내변
(inversion)
외변
(eversion)
정복
(reposition)

5 사슬 운동

▪ 열린 사슬 운동

열린 사슬 운동(open kinetic chain exercises, OKC)이란 손과 발을 자유롭게 움직일 수 있는 운동으로, 움직이는 관절을 중심으로 몸에 가까운 관절이 고정된 상태이다. 보통 헬스 기구에서 이루어지는 운동이라 할 수 있다. 또한 손과 발에 체중 부하가 가해지지 않은 상태에서 팔꿈치 또는 무릎과 같은 단일관절이 움직이는 운동이 이루어지는 것을 말한다.

열린 사슬 운동은 주로 근력 강화와 지구력 향상을 목적으로 근육들을 개별 훈련할 때 사용된다. 선택적으로 특정 근육을 쉽게 활성화하기 때문에 재활 운동 방법으로도 쓰인다. 체력 강화 및 재활에 효과적이지만, 이 운동은 일상생활 동작이나 점프와 스쿼트와 같은 동작을 요구하는 스포츠 활동, 즉 "기능적"인 면을 향상하기 위한 운동이라 할 수는 없지만 필라테스 환경에서는 기능적인 운동이 될 수도 있다.

일반적으로 상체를 위한 운동에는 바이셉스 컬(biceps curl), 트라이셉스 익스텐션(lying triceps extensions), 벤치 프레스(bench press) 등이 있으며, 하체를 위한 운동에는 레그 익스텐션(leg extension)과 레그 컬(leg curl) 등이 있다.

필라테스 환경에서는 두 팔 돌리기(arm circles), 트라페즈 테이블의 엉덩이 들기(trapeze leg bridge), 리포머의 두 다리 돌리기(reformer leg circles) 등의 동작들이 열린 사슬 운동에 속한다.

▪ 닫힌 사슬 운동

닫힌 사슬 운동(close kinetic chain exercises, CKC)은 원위부 지절(손 또는 발)이 지면 또는 운동 기구에 고정된 상태로 일어나는 운동이며, 손 또는 발에 체중 부하가 가해진 상태에서 이루어진다. 이 운동법은 대개 안정성, 근력, 지구력 강화와 감각-운동 조절 훈련 시에 사용할 수 있다. 일반적으로 닫힌 사슬 운동은 열린 사슬 운동보다 안전하고 "기능적"인 능력을 향상시키기 위한 훈련으로 이용된다. 운동 시에 관절 내에 압력이 증가되어 안정성이 향상되고, 운동이 일어나는 관절 주위의 주동근과 길항근이 협력수축(co-contraction)을 일으켜 관절에서 발생될 수 있는 전단력(shear forces)을 최소화시켜 관절의 스트레스를 줄여주므로 천천히 그리고 집중(concentration)하면서 해야 한다.

일반적으로 상체를 위한 운동에는 푸시업(push-ups), 풀업스(pull-ups), 친업스(chin-ups), 딥스(dips) 등의 웨이트 트레이닝 동작들이 있으며, 이 운동들은 삼두근(triceps), 이두근(biceps), 삼각근(deltoids), 흉근(pectorals), 광배근(lats), 복근(abdominals)과 허리

(lower back) 근육들을 동시에 수축시켜 몸통 안정성을 향상한다. 하체를 위한 운동으로는 스쿼트(squats), 데드리프트(deadlifts), 런지(lunges) 등의 동작들이 있으며, 이 운동들은 대퇴사두근(quadriceps), 햄스트링(hamstrings), 골반 굴곡근(hip flexors), 가자미근(soleus), 비복근(gastrocnemius)이 동시 수축하고, 움직임이 무릎, 고관절, 무릎 관절에서 일어난다.

필라테스 환경에서는 리포머의 레그 프레스(reformer leg press), 리포머의 푸시업(reformer push up), 폼롤러의 사이드롤링(foam roller side rolling), 리포머의 머메이드(reformer mermaid) 등이 닫힌 사슬 운동에 속한다.

6 척추 중립 자세

척추 중립 자세(neutral spine position)란 일상생활 또는 운동 중에 중력에 의해 척추에 가해지는 하중을 최소화할 수 있는 이상적인 자세를 의미한다. 이 자세에서 모든 운동이 시작되어야 신체 부상으로부터 안전하기 때문에 이 자세를 취할 수 있어야 한다. 중립 자세를 최상의 자세로 추구하지만, 각각의 대상 또는 케이스에 따라 자세를 다르게 변형되어야 한다.

일반적으로 등을대고 누운 자세를 척추의 중립 자세라고 하는데, 이는 이 자세에서 척추 중립 자세를 가장 쉽게 습득하고 인지할 수 있기 때문이다. 자신에게 맞는 올바른 척추 중립 자세를 찾도록 한다.

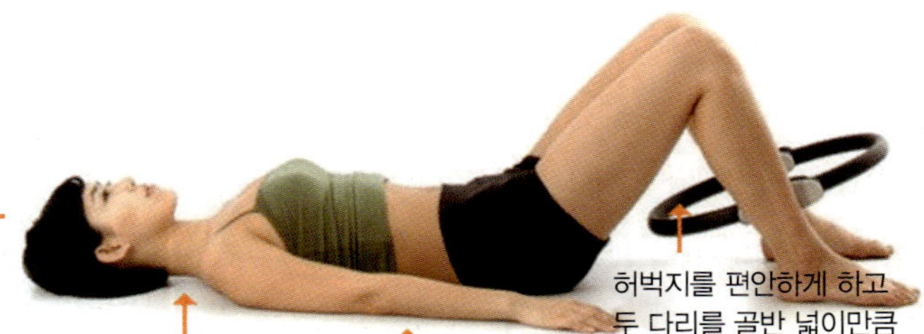

정수리를 머리 위 방향으로 늘인다.
경추를 편안하고 길게 늘인다.
허리를 편안하게 늘인다.
허벅지를 편안하게 하고 두 다리를 골반 넓이만큼 평행하게 놓는다.

1. 등을 대고 누워 두 팔은 골반 옆에 두고 무릎을 굽힌다. 두 다리가 서로 평행을 이루어 두 번째 발가락, 무릎의 슬개골 그리고 고관절이 일직선상에 오도록 하지를 정렬한다.
2. 턱과 어깨 그리고 가슴의 긴장을 풀고 척추를 길게 늘인다. 어깨를 귀로부터 멀어지게 하여 어깨의 안정성을 취하고 갈비뼈 윗부분이 들리지 않도록 모은다.

3. 코로 숨을 들이마실 때, 산소가 갈비뼈 뒤쪽을 따라 들어가면서 갈비뼈 측면을 팽창시킨다고 상상한다. 이때, 가슴이 위로 과도하게 들리지 않도록 주의한다.
4. 배꼽 아래쪽에 물컵을 놓았다고 상상하면서 컵의 물이 쏟아지지 않도록 자세를 유지하면서 호흡한다. 복부를 척추 쪽으로 밀어내려 배 부위가 평평하게 유지되도록 한다. 복부가 척추 쪽으로 내려갈 때, 골반이 앞쪽(anterior) 또는 뒤쪽(posterior)으로 기울어지지 않은 중립 상태를 유지한다. 이것을 골반이 중립(neutral pelvic tilt)된 상태라고 한다.
5. 신체의 긴장을 푼 상태에서 복부에 집중한다. 호흡은 의식적으로 지속하면서 중립 자세를 유지한다. 허리는 자연스럽게 굴곡을 이루어야 하므로 바닥으로부터 본인의 엉덩이 깊이만큼 떨어진 상태를 유지한다.
6. 필라테스의 중립 자세는 척추 중립과 골반 중립을 인지하는 데 매우 큰 도움을 준다. 누운 자세를 기본으로 서거나 앉은 자세에서 척추 중립 자세를 취할 수 있도록 연습한다.

7 몸통 안정성

몸통 안정성(torso stability)은 안정된 자세를 취할 수 있고 팔 다리를 자유롭게 움직일 수 있는 상태를 말한다. 몸통은 척추 주위 심부근육들(deep trunk muscles), 즉 신체를 바로 세우는 자세 근육들과 신체 표면에 있는 표면근육들(superficial trunk muscles), 뼈대를 이루는 골격들, 신경들과 내장들로 이루어져 있다. 몸통 안정성은 근육의 밸런스, 올바른 자세, 균형적인 신체 움직임을 위한 기본적인 개념으로 신경계와 근육계 그리고 골격계가 원활하게 소통하고 있음을 파악할 수 있는 개념이다. 필라테스의 몸통 안정성은 성공적인 필라테스 동작을 수행하는 데 기초이며 신체의 심부근육들을 효과적으로 자극하고 기능적으로 신체를 움직이게 교육하는 중요한 이론이다.

심부근육들은 뼈에 매우 근접한 위치에 있고 크기도 작아 큰 힘을 발현하기는 어렵다. 그러나 앉거나 서 있을 때 무의식적으로 머리와 척추를 곧게 유지하고 있는 것은 심부근육의 지속적인 작용과 근육들 간의 협응에 의해 이루어지고 있다. 따라서, 척추를 올바로 세우고 자세를 바르게 교정하는 데 심부근육의 활성화는 매우 중요하며 필라테스 운동 요법은 이러한 근육들을 효과적으로 자극하기 위해 신경계를 통한 인지를 중요시여긴다.

피부에 가깝게 위치하고 있는 표면근육들은 크기가 크고 길어 강한 힘을 발휘한다. 척추를 신전 또는 굴곡시키지만, 지속적으로 작용하지 않는다. 즉 몸통 안정성은 심부근육들과 표면근육들의 조화로운 작용과 협력으로 이루어진다.

효율적이고 기능적인 신체 움직임을 하기 위해서는 신체 중심으로부터 모든 힘이 발현되어

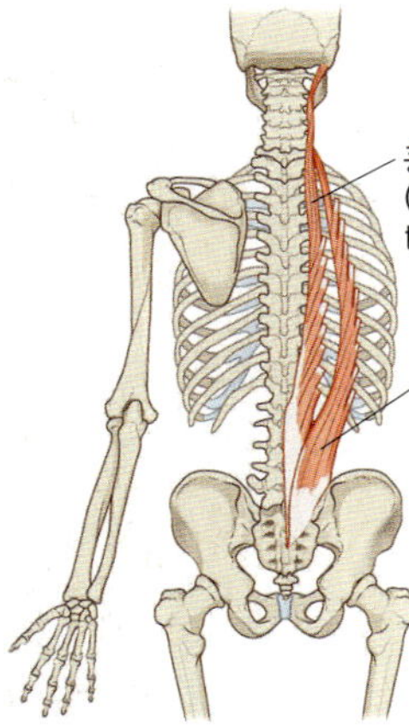

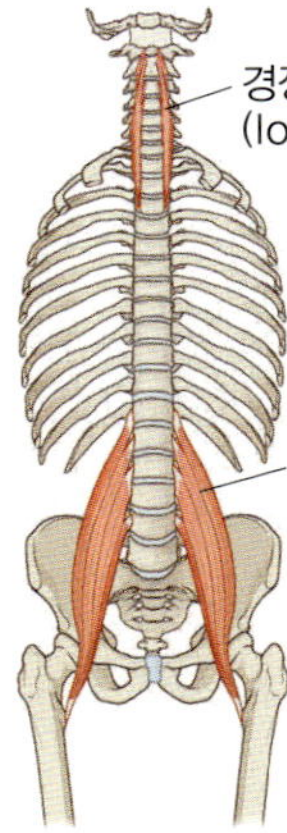

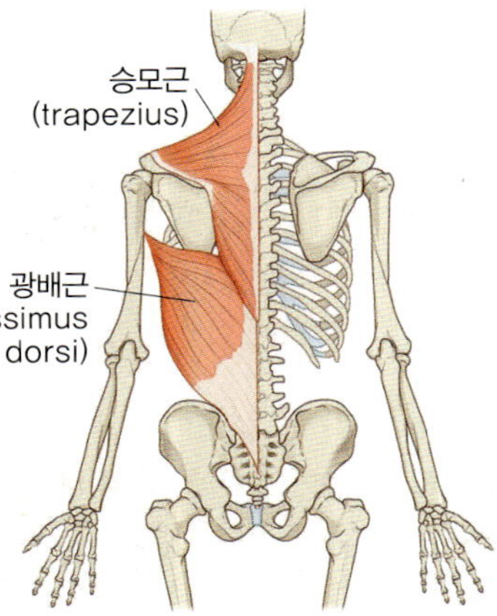

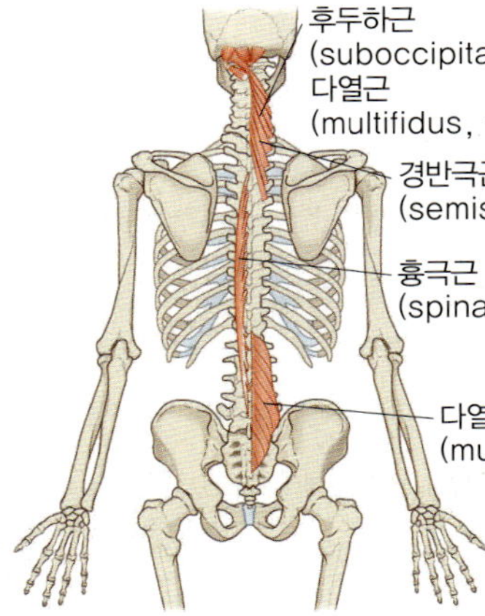

복부근육 : 바깥쪽 → 복부근육 : 안쪽

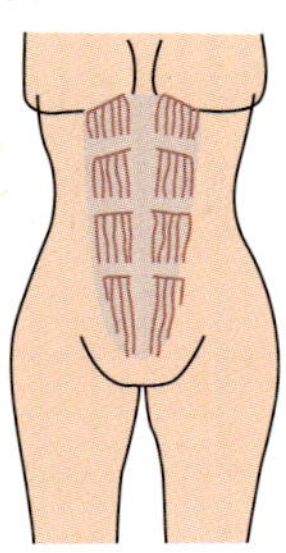

복직근
(rectus abdominis)

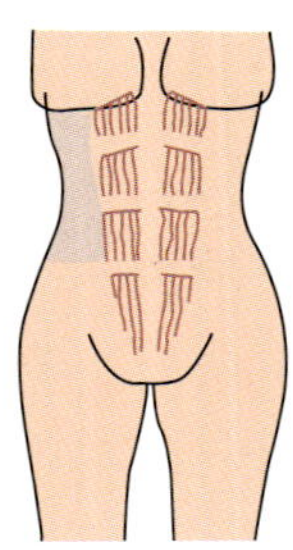

외복사근
(external obliques)

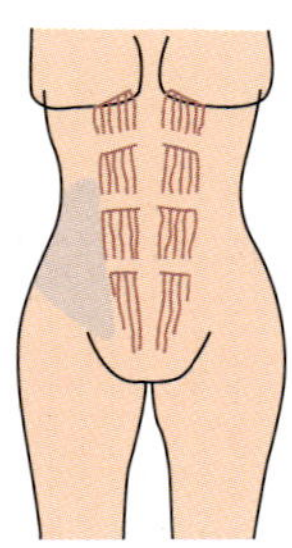

내복사근
(internal obliques)

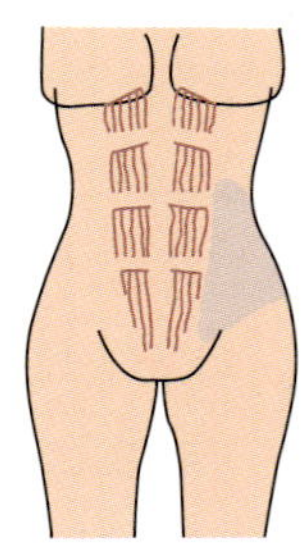

복횡근
(transversus abdominis)

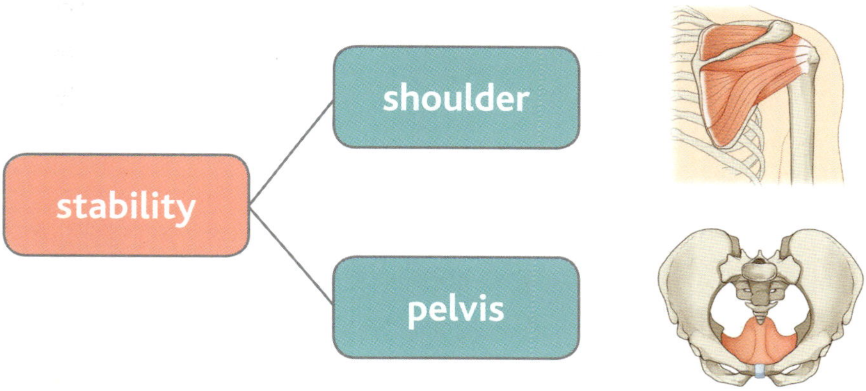

사지를 뻗어나가야 한다. 몸통이 튼튼해야 전체적인 신체의 균형이 좋아지고 신체에 힘이 생겨 척추와 내부 장기를 안전하게 보호하고, 동시에 팔다리를 자유롭게 움직일 수 있다. 어설프게 몸을 움직이다가 근육 또는 관절에 무리가 가거나 부상을 당하는 경우가 있으므로, 운동을 할 때 몸통을 안정화시킨 상태에서 신체를 움직이도록 해야 한다.

특히 필라테스 동작을 할 때 몸통을 안정되게 유지하는 중심부 근육을 활성화하는 법은 중요하다. 또한 척추 중립을 유지시킨 상태는 자세를 자연스럽게 교정한다. 올바른 자세는 요통 또는 만성 근육통을 줄일 수 있고 신체를 건강하고 활기 있게 한다.

조셉 필라테스(Joseph Pilates, 필라테스의 창시자)는 필라테스 운동요법에서 몸의 중심부 근육들을 활성화시키는 것을 파워하우스(power house)라고 불렀다. 그 당시 파워하우스는 갈비뼈 아래 부분부터 골반까지 이르는 복부에 이르는 범위였으나, 현재의 파워하우스는 전보다 범위가 넓어져 흉곽부터 골반저근까지 이르는 몸통을 의미한다. 파워하우스는 코어(core)라고 불린다. 복부와 허리근육은 상체 아랫부분의 척추를 감싸 지탱하면서 골반과 갈비뼈를 연결하는데, 이 근육들은 척추를 안정시키는 코르셋 역할을 해서 내부 장기를 안전하게 보호한 상태에서 몸통을 구부리거나 비틀 수 있게 한다.

복부근육의 제일 바깥쪽에 위치하고 있는 복직근은 가장 움직이기 쉬운 근육이지만 복부 깊숙이 있는 내 · 외 복사근 그리고 복횡근을 기능적으로 활성화 할 수 있도록 이 근육들을 제어할 수 있는 인지 교육이 필요하다. 일반적으로 상복부 운동을 할 때, 내 · 외 복사근 그리고 복횡근 등은 복직근보다 기능적으로 활성화하는 데 어려움이 있다.

필라테스는 몸의 심부 근육을 활성화시키면서 바깥 근육을 강화시키기 위한 기능적 운동으로 효율적인 호흡을 통해 코어근육들을 강화시킨다. 또한 몸통 안정성을 위한 척추기립근, 고관절 굴근, 골반저근 등의 근육들은 복부근육과 함께 신체 중심부를 안정시키는 작용을 한다. 필라테스 운동요법은 신체의 근육들을 인지하며 기능적으로 강화시킨다면 팔과 다리를 편안하게 움직일 수 있다는 원리를 가지고 있다.

8 어깨 안정성(shoulder stability)

어깨관절은 우리 몸 중에서 가장 큰 운동 범위를 갖는 관절이다. 어깨관절은 단단한 골격구조가 아니라 여러 개의 근육들로 싸여있어 여러 방향으로 움직일 수 있는 장점을 가지고 있다. 만약 어깨관절이 불안정하다면, 어떤 형태로든지 어깨의 통증을 유발하는 병이 생기게 된다. 어깨관절에서 회전근육의 손상, 어깨관절 탈구, 견봉하 충돌 증후군, 퇴행성 관절염, 류마티스 관절염, 상완 이두건의 파열, 관절낭의 파열, 오십견 같은 질환이 나타날 수 있다.

어깨관절을 이루고 있는 뼈는 크게 세 가지로, 견갑골(scapuls), 쇄골(clavicle), 상완골(humerus)이며, 견갑골에 있는 움푹 파인 곳에 상완골의 둥그런 머리가 결합되어 있다. 그러나 상완골의 무게를 근육과 인대로만 지탱하고 있기에 항상 근육에 많은 무게가 걸려 있으며, 근육이 발달하지 않은 어린이들에겐 탈구가 많이 발생하기도 하고, 움직임을 담당하는 삼각근 등의 근육과 어깨의 안정성 자세를 유지하고 담당하는 회전근개 등의 근육 사이에 밸런스가 무너지면 어깨의 통증을 유발한다.

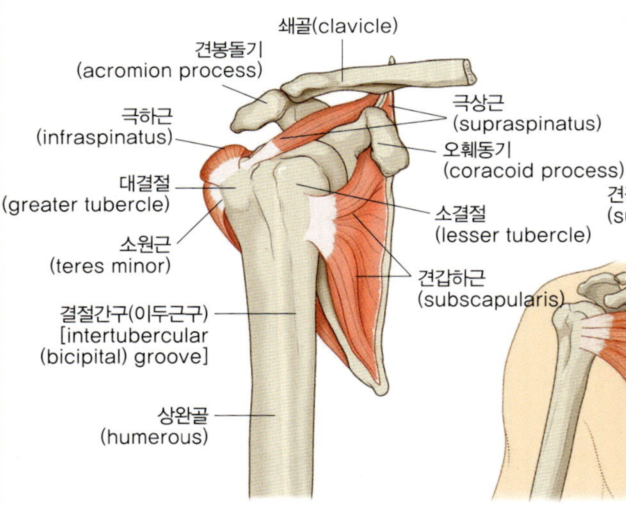

회전근개

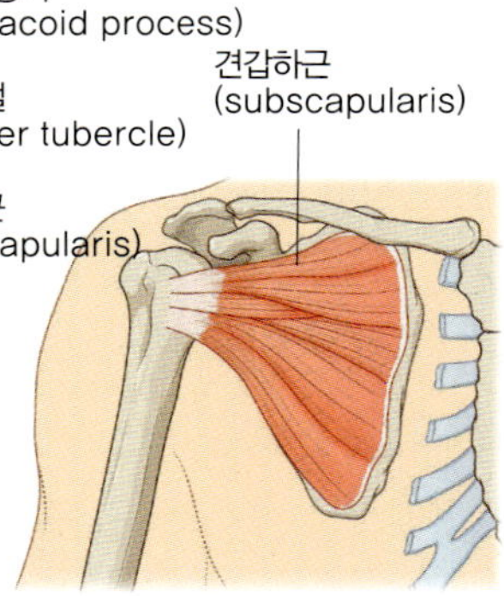

회전근개(오른쪽 어깨 앞면)

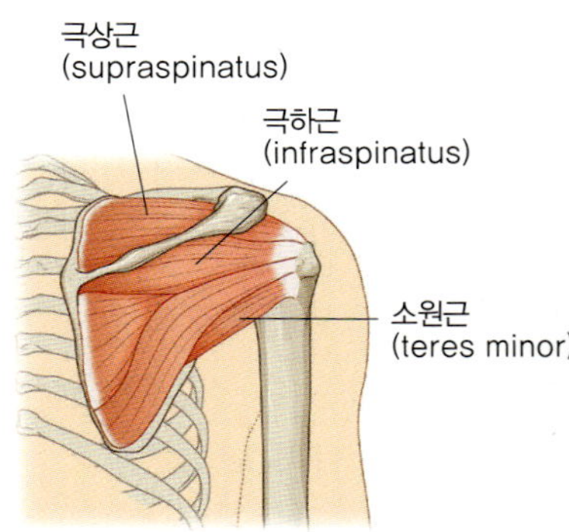

회전근개(오른쪽 어깨 뒷면)

Shoulder Slaps
protraction / retraction

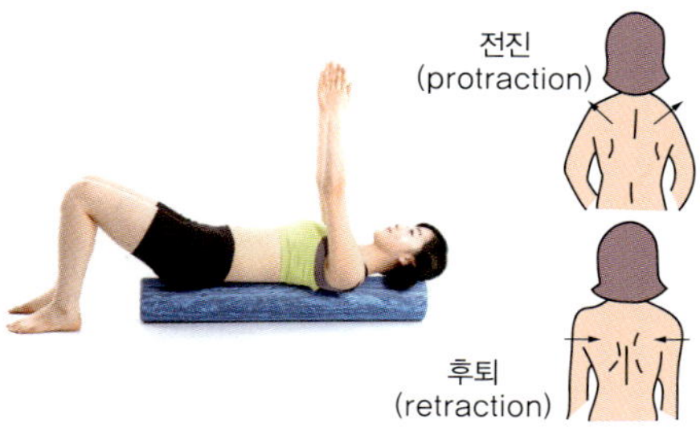

Shoulder Mov.
elevation / depression

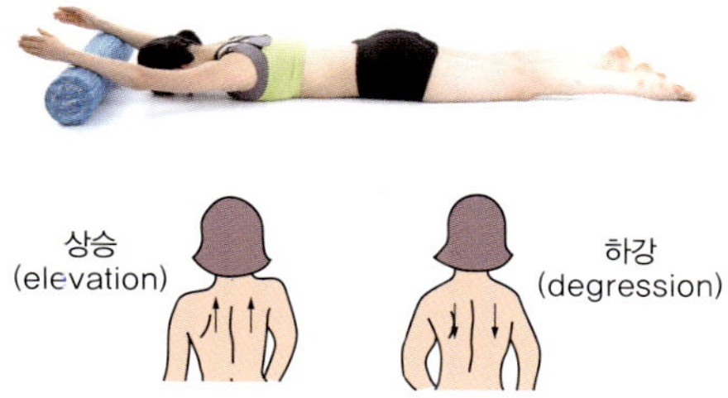

일상생활에서 어깨를 무리하게 사용하거나 잘못 사용하는 일이 비일비재하다. 이 때문에 어깨근육이 쉽게 뭉치고 통증을 유발시키면서 신체의 다른 부위인 목, 머리까지 불편함을 발생하게 한다. 이러한 통증을 감소시키기 위하여 어깨의 안정성과 어깨의 기능적인 움직임이 반드시 필요하다.

견관절 운동 시, 관절의 안정성을 유지해 주는 회전근개(rotator cuff)는 어깨 표면의 삼각근 내부에 위치하고, 상완골 근위부에 부착되어, 어깨관절의 회전운동을 시켜주는 네 가지 근육(극상근, 극하근, 견갑하근, 소원근)을 총칭한다. 팔을 움직일 때, 견갑골을 안정적으로 고정하면 팔을 뻗거나 들어 올리는 동작이 한결 수월해진다.

9 골반 안정성

건강한 사람의 척추는 측면에서 보았을 때 S라인처럼 자연스런 굴곡이 있다. 경추와 요추 부분은 앞으로 살짝 들어가 있고 흉추와 천추 부위는 뒤쪽으로 나와 있다. 이러한 척추의 굴곡은 신체의 무게를 분산시켜 최적의 자세를 잡는데 중요한 역할을 한다. 이때 골반이 앞으로 혹은 뒤로 기울어지지 않은 중간 위치를 유지하는 것이 바로 골반의 중립된 상태이며 이 상태를 유지하는 능력이 바로 골반의 안정성(pelvic stability)이다.

골반의 중립 상태는 필라테스의 기본 누운 자세에서 쉽게 인지할 수 있다. 누운 자세에서 중력은 척추를 편안하게 굴곡 되게 함으로써 골반이 어떠한 상태를 유지하는지 쉽게 파악할 수 있다. 골반 중립을 인지하기 위해서는 인체의 해부학적 이해가 필요하다. 골반은 앞으로 기울어질 수 있고 뒤로 기울어질 수 있는데 골반이 어느 한쪽으로 기울어지지 않는 중간 위치에서 골반은 중립을 이룬다.

골반의 기울임을 인지하기 위해 매트 위에 등을 대고 누워 무릎을 구부린다. 꼬리뼈를

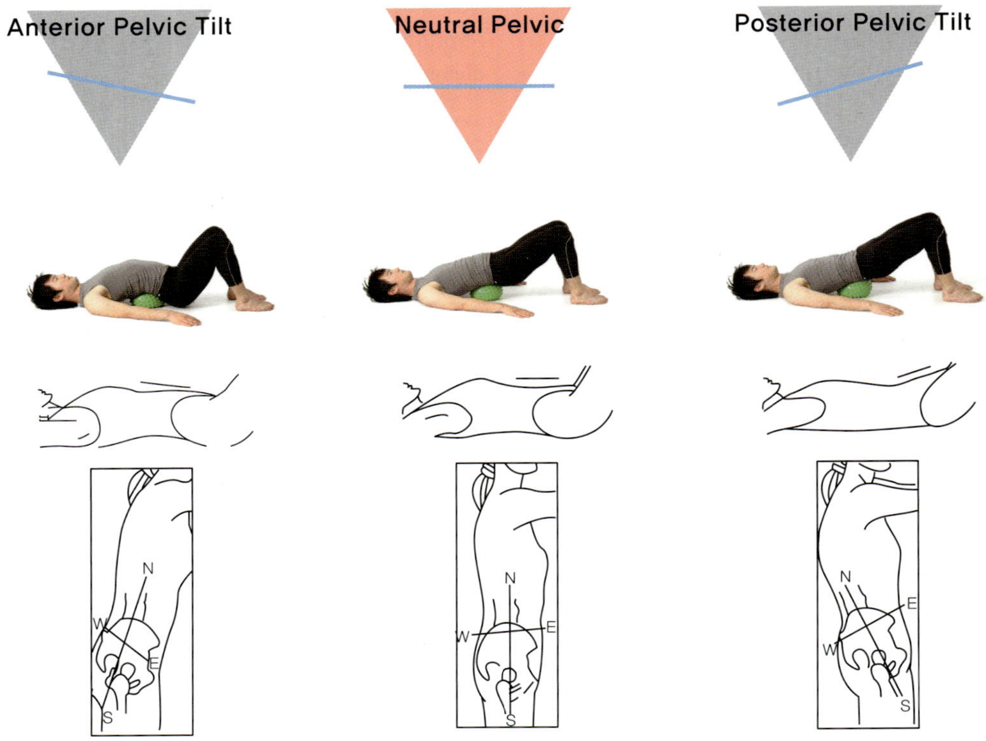

B A C

GOAL: Alignment of pubic symphysis
ACTION:
- Operator flexes client's legs so that feet are flat on the table and knees are spread so that operator can place his arm between knees.
- Client is asked to quickly bring knees together, while operator's arm resists adduction effort.
- Repeat two times on one side only.

Note: A clicking sound may be heard as pubic symphysis realigns.

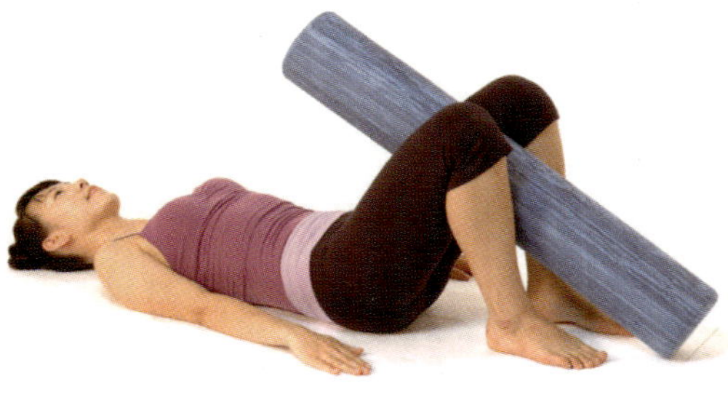

혼자 골반의 안정성을 도와주는 동작: 골반조이기

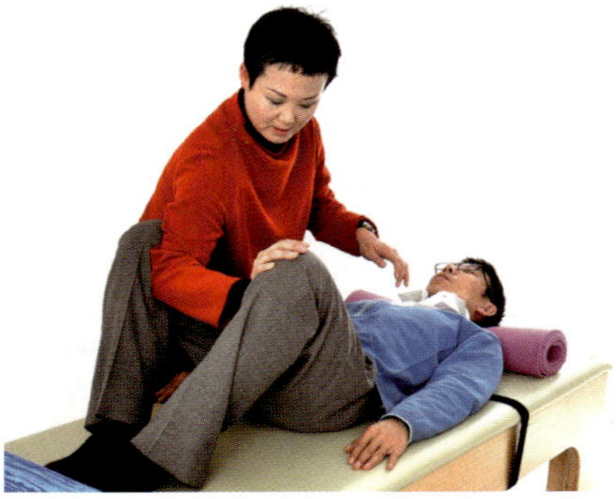

Public Symphysis Alignment

메뉴얼테라피

말아 올리면 허리 뒤쪽이 평평하게 매트에 닿는데 이를 골반 후굴(posterior pelvic tilt, 그림 C)이라 하고 골반이 뒤쪽으로 기울어졌다고 말한다. 이와 반대로 꼬리뼈를 매트 쪽으로 내리면서 허리를 바닥으로부터 최대한 들어 올리면 이를 골반 전굴(anterior pelvic tilt, 그림 B)이라 하고 골반이 앞쪽으로 기울었다고 말한다.

골반 중립(그림 A)에서는 매트 바닥에 누웠을 때 경추(목 뒤쪽)와 요추(허리 뒤쪽)가 매트에서 들려있으면서 자연스런 C 커브를 이룬다. 이때 치골(pubic bone)과 양쪽의 전상장골극(ASIS)이 동일한 면에 위치하고, 그 면이 지면과 평행을 이루면 골반의 중립을 유지할 수 있다. 골반 중립을 시각화하는 방법은 배꼽 아래쪽 영역을 평평하게 유지하고, 그 위에 물컵을 올려놓는다고 상상하는 것이다. 누운 상태에서 엄지 손가락을 전상장골극(ASIS)과 중지를 치골 위에 올려 놓고 두 손이 지면과 평행하도록 골반을 천천히 움직이면서 골반의 중립을 찾을 수 있다. 골반이 중립일 때 치골과 전상장골극이 이루는 삼각형 영역이 평평하게 된다.

우리가 골반의 안정성을 중요시하는 이유는 골반이 중립을 이룰 때 척추가 자연스런 굴곡을 유지하기 때문이다. 골반의 안정성이 유지된 상태에서 최적의 자세를 유지할 수 있도록 척추가 굴곡이 된다. 일상생활에서 서고, 앉고, 뛰고 걸을 때 생기는 충격으로 인한 근육과 뼈에 가해지는 부하를 척추 굴곡이 최소화한다. 불균형한 골반은 척추를 휘어지게 하는 변인 중의 하나로 측만증과 후만증과 같은 척추 질환을 야기하기도 한다.

골반이 중립을 유지하는 안정된 상태에서 파워하우스와 골반저근을 보다 효과적으로 강화시킬 수 있다. 필라테스 동작을 수행할 때 '복부근육을 척추 안쪽으로 밀어 넣어라, 머리 끝부터 꼬리뼈까지 길게 늘려 주어라', 혹은 '골반과 갈비뼈 사이의 공간을 더욱 넓혀라'라는 지시는 골반을 안정되게 하고 척추의 굴곡을 최적화하여 성공적인 신체 움직임을 얻기 위함이다. 또한, 인지하는 호흡은 양쪽 갈비뼈을 최대한 크게 열었다 닫음으로써 폐활량을 최대로 높여 신체의 긴장을 풀어 주고 척추와 골반이 안정된 위치에 있도록 도움이 된다.

10 골반저근

골반저근(pelvic floor)은 골반 바닥에 있는 근육들의 통칭으로 복부의 끝부분에 연결되어 내부 장기들을 지탱하고, 가슴뼈의 조직들과 연결이 되어 호흡에 영향을 미친다. 또한, 몸통의 안정성을 유지하는 데 매우 중요한 기초 근육들이다. 약해진 골반저근은 자세를 흐트러지게 하고, 아랫배를 나오게 하며 직장, 방광, 그리고 여성의 질을 통제하는 근육을 약화시키므로 골반저근을 자극하는 운동이 평소에 필요하다. 골반저근 강화 운동은 요통과 요실

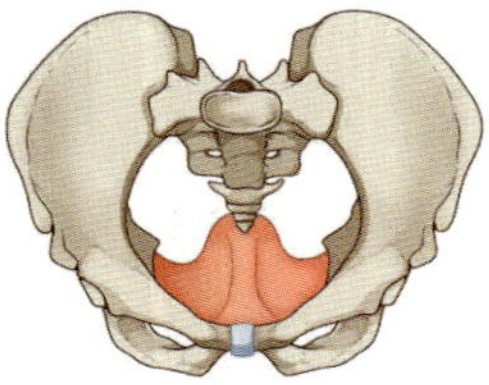

▲ 골반저근을 위에서 아래로 본 그림

TIP

골반저근 인지 방법

소변을 볼 때, 소변줄기를 멈추면 골반저근을 느낄 수 있다.

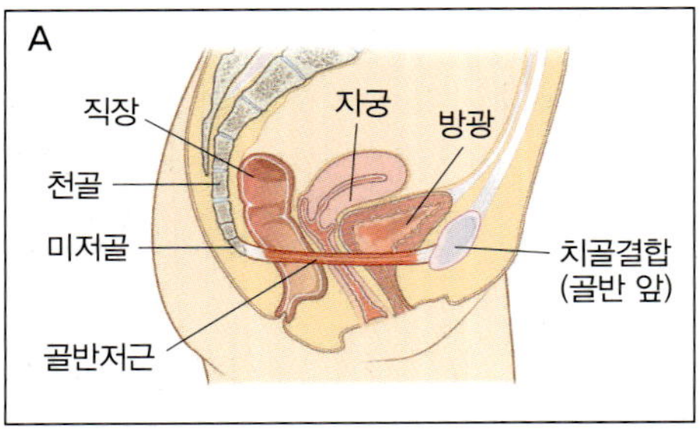

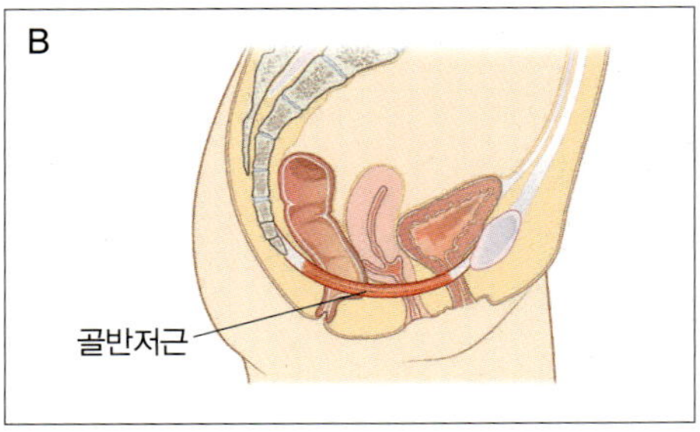

금을 예방하는 데 매우 효과적이다. 골반저근을 인지하는 방법으로 소변을 볼 때, 소변 줄기를 멈추면 골반 저근의 수축을 느낄 수 있다.

골반저근 운동은 호흡훈련과 복근운동으로 강화시킬 수 있으며, 이를 병행할 때 골반저근 강화와 몸통의 안정화에 더욱 효과적이다(송창호, 2004).

골반저근 운동을 처음 고안한 케겔(Kegel, 1948)의 괄약근 수축 운동은 골반저근의 해부학적 특징을 파악하고 수행해야 한다고 했다. 골반저근의 기능을 정확히 파악하고 골반저근의 정지부와 기시부에서 근육의 방향을 인식할 때 골반저근의 근육들을 고르게 발달시키는 골반저근 운동을 효율적으로 할 수 있다.

골반저근은 골반이 중립 상태를 유지할 때, 최적의 기능을 발휘한다. 그림 A와 같이 골반저근의 균형이 잘 잡혀 있으면 골반과 관련된 복부의 기관들이 골반 영역의 중앙에 위치하지만, 그림 B의 골반저근처럼 약해지면 늘어나고 처지게 되어 골반대 밑의 출구를 통해 내장이 내려앉아 더 이상 복부 내장들을 받칠 수 없게 된다.

11 골격과 근육 구조의 이해

인간의 몸에 골격과 근육이 없을 때 일상생활이 어떨지 상상해 본다면, 연체동물과 같이 서 있을 수 없고 매우 천천히 움직일 것이다. 인간의 골격은 사람을 서 있을 수 있게 하고 근육은 뼈와 뼈 사이의 관절을 빠르게 움직일 수 있게 한다.

뼈를 인체 생리학적 · 역학적 기능에서 본다면, 우리 몸을 지지 · 보호 · 운동하게 하며 신체 조혈작용으로 혈구를 생산한다. 또한, 우리 몸의 구조 및 기능과 관련된 화학요소인 무기질의 저장소 기능을 하므로 신체 건강을 가늠하는 기준이기도 하다.

골격계의 뼈들은 관절에서 서로 연결되어 관절에 큰 움직임의 범위와 약간의 유동성을 주고 관절을 고정해주는 역할을 한다. 관절들의 기능과 구조는 각각 따로 분류되어 있으며, 관절의 안정성은 뼈와 뼈의 조합, 관절 사이의 연골, 섬유질 연골판, 인대, 근육과 건들에 영향을 받는다.

골격근은 근골격계의 운동과 활동하는 힘의 원동력이다. 근육은 열을 생산하고 신체나 기관을 보호하며 압력을 변화시킨다. 이렇게 근골격계의 특징을 파악하여, 올바른 자세에서 자신에게 맞는 올바른 운동 프로그램을 통해 신체를 기능적으로 움직일 수 있어야 한다. 그로 인해 자신의 건강을 지킬 수 있다.

■ 골격 구조

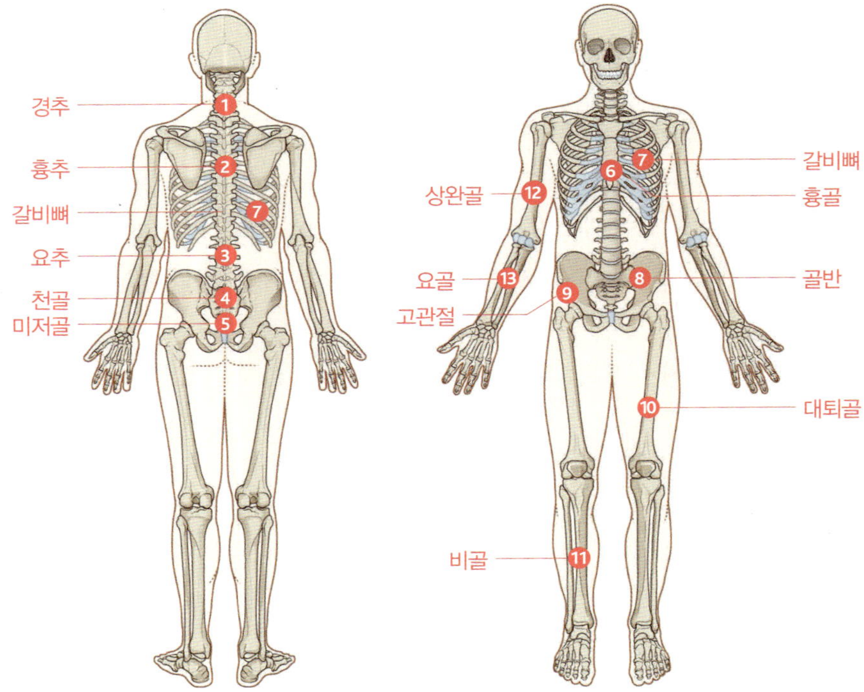

❶ **경추** 목뼈 7개. 척추 맨 윗부분에 있는 뼈
❷ **흉추** 등뼈. 갈비뼈 12쌍은 흉추에 연결
❸ **요추** 허리뼈 5개. 몸통의 중심을 떠받침
❹ **천골** 엉치뼈. 성인이 되면서 5개에서 1개로 됨
❺ **미저골** 꼬리뼈
❻ **흉골** 가슴뼈. 갈비뼈 10쌍이 흉골에 연결됨
❼ **갈비뼈** 몸 안의 중요 장기를 보호함
❽ **골반** 천골, 좌우 궁둥이뼈로 형성
❾ **고관절** 대퇴골과 골반의 연결
❿ **대퇴골** 넓적다리뼈
⓫ **비골과 경골** 종아리뼈와 정강이뼈
⓬ **상완골** 위팔뼈. 팔 위 쪽에 있는 뼈
⓭ **요골과 척골** 노뼈와 자뼈. 팔 아래 쪽에 있는 뼈

■ 근육

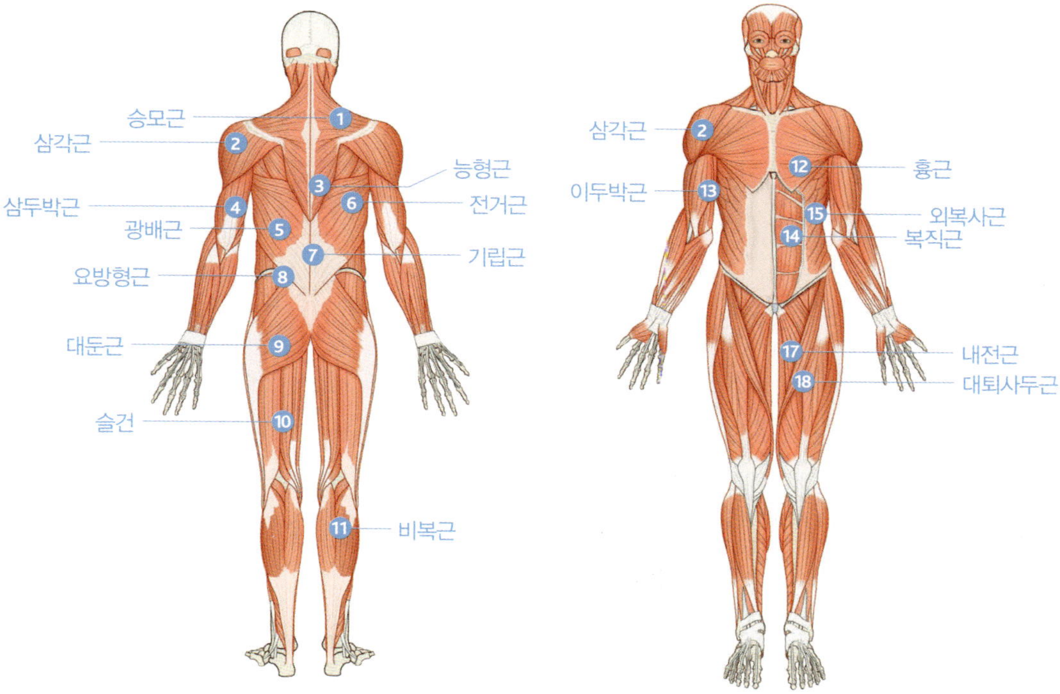

❶ 승모근 목뒤에서 시작해 어깨를 따라 내려가는 근육. 머리, 목, 어깨뼈를 움직일 때 사용
❷ 삼각근 어깨와 팔 위 쪽을 둘러싼 근육
❸ 능형근 어깨뼈를 척추에 연결시키는 근육
❹ 삼두박근 팔 위쪽 뒷면에 있는 근육
❺ 광배근 가슴중간부터 허리까지 이어주는 근육
❻ 전거근 어깨뼈를 갈비뼈 쪽으로 잡아당기는 근육
❼ 척추기립근 척추 양쪽을 따라 내려가는 근육
❽ 요방형근 허리 근육
❾ 대둔근 엉덩이 근육
❿ 슬건 허벅지 뒤쪽 근육
⓫ 비복근 종아리 근육
⓬ 흉근 팔을 몸 쪽으로 끌어당기는 근육
⓭ 이두박근 팔 위쪽 앞면에 있는 근육
⓮ 복직근 복부 바깥 근육
⓯ 외복사근 몸통 옆쪽을 따라 비스듬히 이어지는 근육
⓰ 요근 엉덩이 굽힘 근육
⓱ 내전근 허벅지 안쪽 근육
⓲ 대퇴사두근 넓적다리 네갈래근육

05 : Pilates

신경계

인간의 뇌

인간의 뇌는 1000억개의 신경세포로 이루어져 있다고 하고, 우리 신체의 작은 우주라고 합니다. 뇌는 인간이 어떻게 생각하고 기억하고 판단하는지를 조절하는 중요한 기관입니다. 뇌하면 떠오르는 수많은 주름들, 그것은 좁은 공간 안에서 표면적을 최대한 늘이기 위한 진화의 결과입니다. 인간의 뇌의 주름을 모두 펴면 신문지 1장의 넓이를 갖는데, 이는 원숭이와 쥐의 경우 엽서 1장과 우표 1장의 넓이를 갖는 것과 비교했을 때 어마어마한 크기입니다.

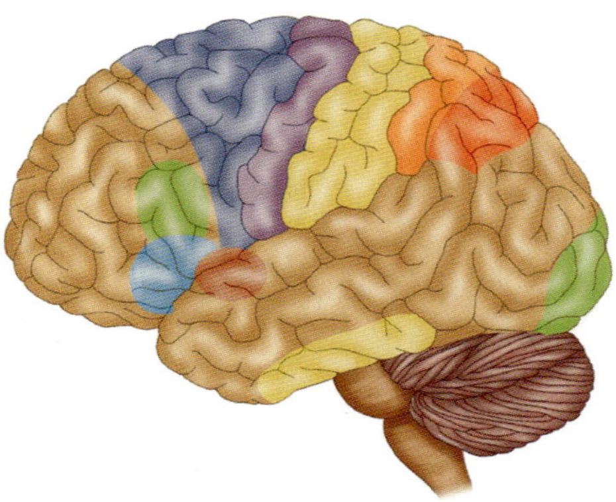

신경계

■ 뇌와 신경

뇌는 신체에서 느끼는 모든 감각 정보를 받아들여 판단하고 신경정보를 신체에 보내 활동을 제어합니다. 따라서, 우리 신체 중 가장 중요한 기관 중의 하나로 인간의 신체 활동과 정신을 통제하는 사령탑이라 할 수 있습니다. 뇌는 수많은 신경세포와 신경섬유로 이루어져 있고, 대뇌, 소뇌, 뇌간으로 구성되어 있습니다.

신경계는 신경세포와 신경섬유가 모여 기능을 수행하는 시스템입니다. 신경계는 중추신경계와 말초신경계로 나뉩니다. 중추신경계는 뇌와 척수를 말하며, 말초신경계는 중추신경으로부터 전신으로 연결되어 있어 신경을 말합니다. 말초신경계는 신체 감각 정보를 받아들이는 감감신경계와 운동 명령을 전달하는 체성신경계 그리고 자신의 의지와 상관이 없는 내장 운동을 관여하고 혈관의 기능을 조절하는 자율 신경계로 나눌 수 있습니다.

주요 신경 명칭

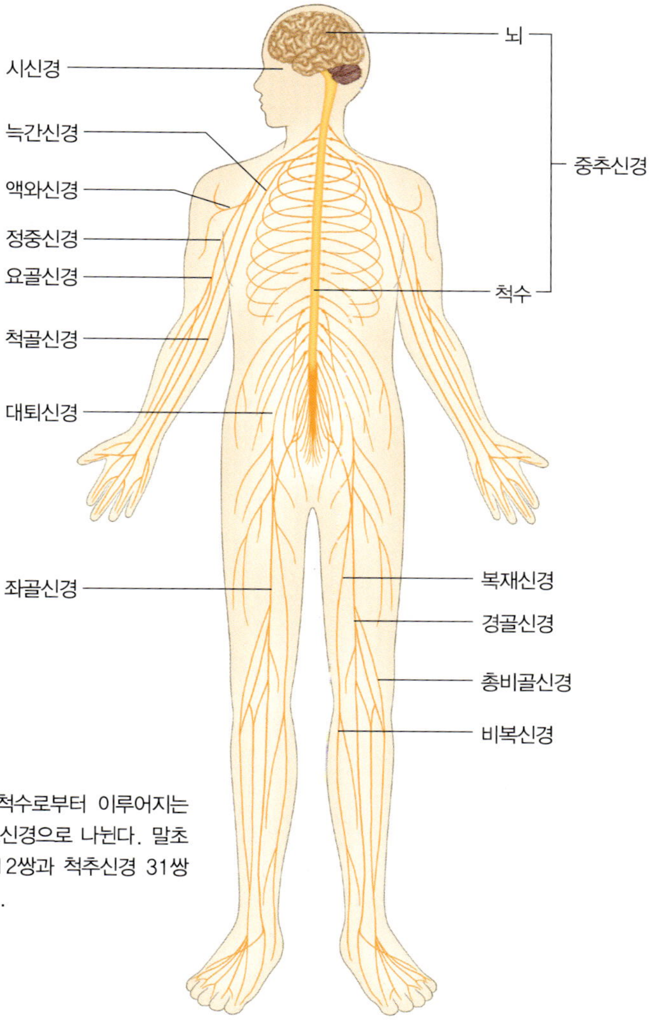

신경계는 뇌와 척수로부터 이루어지는 중추신경과 말초신경으로 나뉜다. 말초신경은 뇌신경 12쌍과 척추신경 31쌍으로 이루어진다.

■ **뇌의 구조**

딱딱한 두개골, 뇌척수막, 뇌척추액은 뇌를 외부의 충격으로부터 보호하는 기능을 합니다. 뇌를 주머니처럼 감싸고 있는 3개의 막이 있는데, 이를 뇌척수막이라고 합니다. 제일 바깥에 위치하고 가장 단단한 뇌척수막을 경막이라하고, 중간에 있는 것을 거미막 그리고 제일 안쪽에 있으면서 가장 부드러운 것이 연막이라 합니다.

거미막과 연막 사이에는 가득 차 있는 뇌척추액은 뇌에 가해지는 외부 충격을 흡수하고 뇌에 영양을 공급하는 역할을 합니다.

뇌 구조

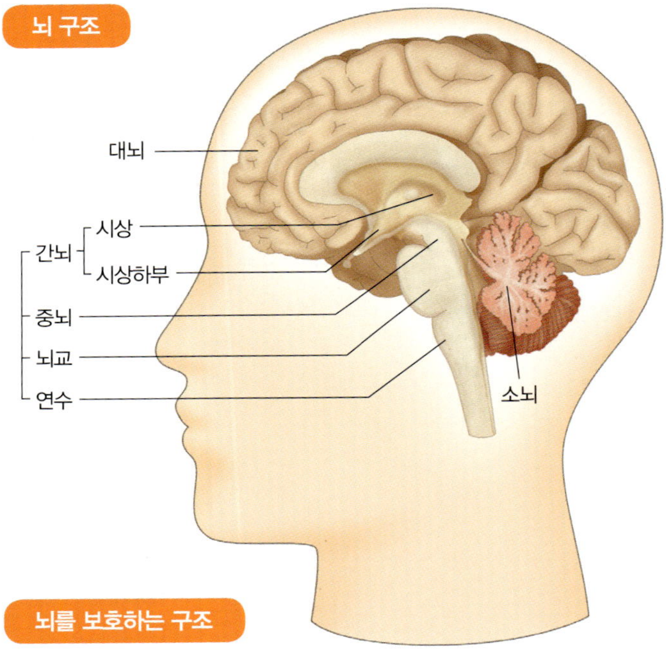

뇌를 보호하는 구조

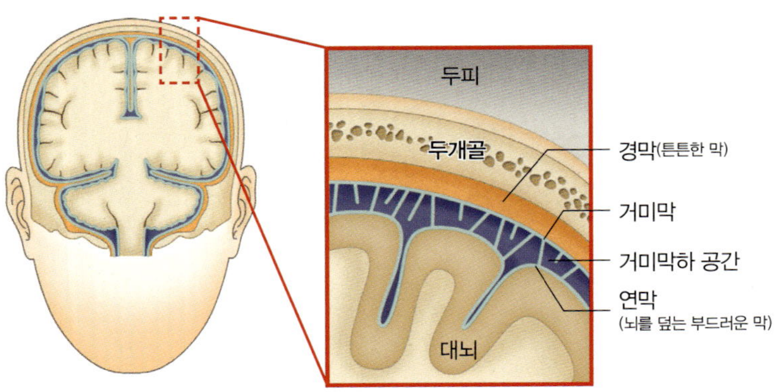

■ 뇌의 구성

뇌는 대뇌, 소뇌, 뇌간으로 이루어져 있습니다.

대뇌는 뇌의 80%를 차지하는데, 대뇌피질과 대뇌수질로 나뉩니다. 대뇌피질은 대뇌 표면으로부터 2~6mm 두께의 영역으로 수많은 신경세포 뉴런이 밀집되어 있어 어두운 색상을 띄고 회백질이라고 합니다. 대뇌피질은 인간의 인지와 사고 그리고 판단 등의 활동을 수행합니다. 대뇌 수질은 대뇌피질 안쪽 영역으로 밝은 색상을 띠며 백질이라 합니다.

소뇌는 대뇌 아래쪽에 위치해 있으며 타원형 모양입니다. 대뇌는 신체의 큰 움직임을 관여하는 데 비해 소뇌는 작고 정교한 신체 움직임을 관장하고 신체 균형을 조절하는 역할을 합니다.

뇌간은 대뇌와 소뇌를 제외한 나머지 영역을 말합니다. 뇌간은 간뇌, 중뇌, 뇌교 그리고 연수로 이루져 있습니다. 뇌간은 대뇌와 소뇌의 종합적인 신경정보를 신체로 보내는 통로라 할 수 있습니다. 이 통로를 통해 운동신경과 감각신경의 신경섬유가 지나가며, 인간의 생명 유지에 필요한 심장의 맥동, 호흡, 체온조절 등과 같은 기능을 담당합니다.

■ 대뇌의 주름으로 나누는 대뇌 구조

대뇌 표면에는 많은 주름이 있습니다. 대뇌의 주름으로 파인 영역을 "구"라고 하고, 올라 온 영역을 "회"라 합니다. 대뇌 표면이 올라 온 융기를 기준으로 전두엽, 후두엽, 측두엽, 두정엽으로 나누어 부르고 있습니다.

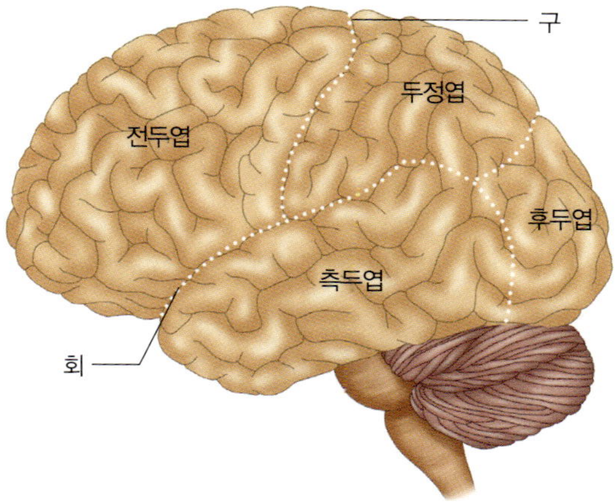

정면에서 본 대뇌 단면도

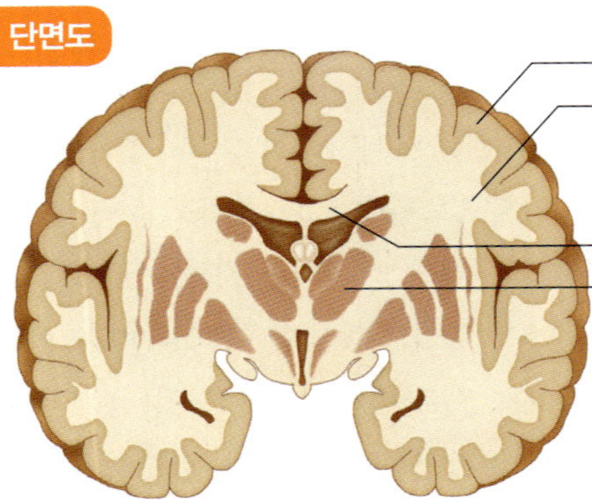

옆에서 본 대뇌

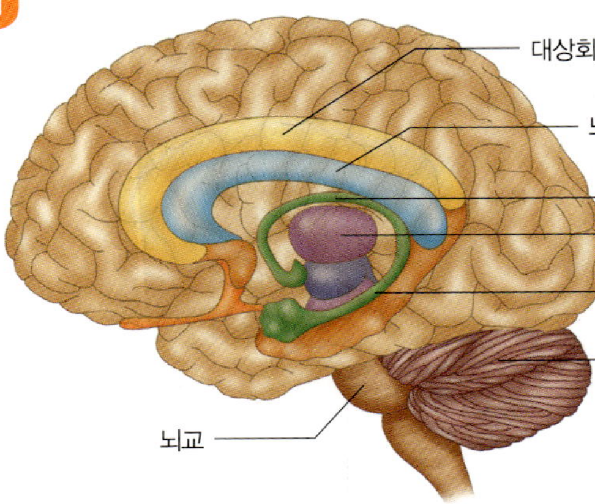

대뇌기능

■ 대뇌 구조

대뇌의 표면을 둘러싸고 있는 어두운 회백색 부위를 대뇌피질 또는 회백질이라고 하고, 대뇌피질 안쪽 내부를 대뇌수질 또는 백색질이라 합니다. 대뇌피질은 신경세포인 뉴런의 집합체이고 대뇌수질은 신경세포를 서로 연결하는 신경섬유의 집합체라 할 수 있습니다.

발생학적으로 대뇌피질은 신피질과 구피질(고피질)로 나눌 수 있습니다. 신피질은 바깥쪽 영역으로 진화를 통해 발달한 새로운 부분이고, 구피질은 발생학적으로 오래된 영역으로 신피질 안쪽 부분입니다. 신피질이 대뇌의 바깥쪽을 둘러싸고 있는 반면, 구피질은 대뇌 안에서 뇌량과 간뇌(시상)를 둘러싸고 있습니다.

▪ 신피질, 구피질(고피질)의 기능

신피질은 인간의 지적 활동을 담당하는 뇌의 영역입니다. 신피질은 논리적 사고, 판단, 언어, 복잡한 감정 등을 관장합니다. 인간의 즐거움이나 슬픔과 같은 복잡한 감정을 만들어내는 뇌 영역입니다. 신피질은 인간과 원숭이 등과 같이 다른 동물에 비해 지적으로 우수한 영장류에서 나타납니다. 신피질은 인간의 사고와 운동을 지배하는 신포유류의 뇌라고 불립니다.

구피질(고피질)은 뇌의 중심부에서 원처럼 도는 회로를 통칭하는 대뇌변연계을 일컫습니다. 대뇌변연계는 식욕이나 성욕 등과 같은 본능적인 욕구와 공포와 분노 등과 같은 원시적 감정을 지배하며, 대뇌변연계의 해마는 기억을 형성하는 데 관여합니다. 구피질은 구포유류의 뇌라고 불리며, 고피질은 파충류의 뇌라고 불리는데, 이 피질은 본능과 원시적 감정을 지배합니다.

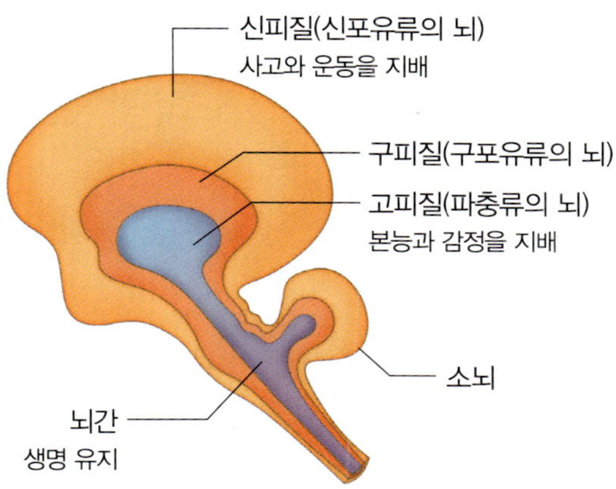

▪ 대뇌의 발달

태아의 대뇌는 고피질, 구피질 그리고 신피질 순으로 성장하고 발달합니다. 고피질(파충류의 뇌)은 뇌의 발달 초기에 나타나고, 그 후 고피질을 바깥으로 구피질(구파충류의 뇌)이 형성됩니다. 마지막으로 이 두 피질을 둘러싸는 신피질(신포유류 뇌)이 발달합니다.

▪ 좌우뇌의 기능

좌우뇌는 뇌량로 연결되어 있습니다. 대뇌를 정면에서 보면 좌우로 나누는 홈(대뇌횡렬)을 기준으로 좌뇌(좌대뇌반구)와 우뇌(우대뇌반구)로 나뉩니다. 좌뇌와 우뇌는 신경섬유 다발로 이루어진 뇌량으로 이어져, 좌우뇌의 신경정보를 주고받습니다.

뇌에서 운동신경 정보를 신체로 보내면, 좌뇌는 운동신경 정보를 우측 신체로, 우뇌는 좌측신체로 보냅니다. 이는 대뇌와 신체를 이어주는 척수부분에서 신경이 좌우로 교차하기 때문입니다. 동물 중에서 포유류가 좌우 두 개의 뇌를 갖고 있으며, 좌우뇌의 기능이 나누어져 있는 것은 인간이 유일합니다.

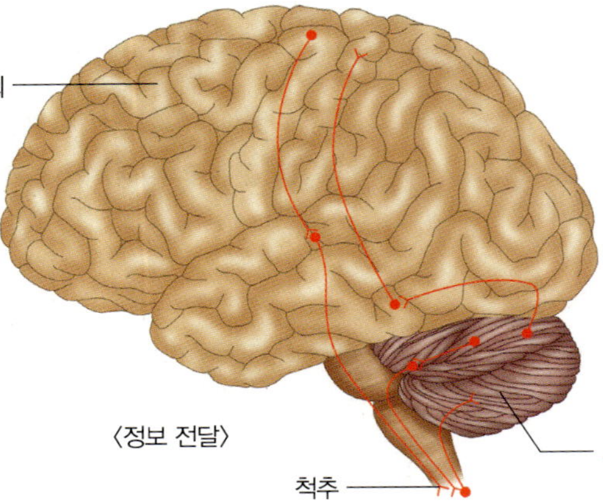

〈정보 전달〉

■ 좌우뇌의 다른 기능

좌우뇌는 뇌량으로 연결되어 있으면서 서로의 기능을 보완할 뿐 아니라 각각의 기능을 맡고 있습니다.

좌뇌는 논리적인 사고에 관한 기능을 담당하고 있는 것으로 알려져 있습니다. 말하기, 듣기, 읽기, 쓰기 등의 언어처리 능력, 시간관념, 계산 등의 기능을 좌뇌가 담당하고 있습니다.

우뇌는 창조적인 발상, 시공간 인지 능력, 사물에 대한 직감적인 이해 등과 같은 기능을 맡고 있습니다. 사물의 모양을 구분하고, 그림을 그리며, 음악을 듣거나 악기를 연주하며, 공간이나 방향을 인식하는 것을 우뇌가 담당하고 있습니다.

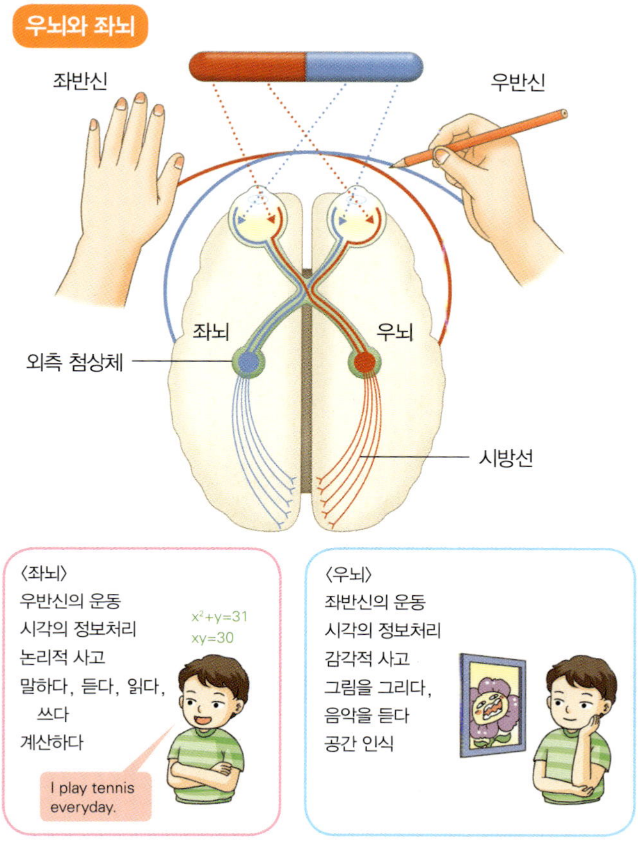

▪ 뇌량의 발달과 뇌의 분화

대뇌변연계는 신생아 때 거의 완성이 되지만, 좌우뇌를 연결하는 뇌량은 아직 발달되지 않습니다. 즉, 생후 12개월까지는 좌우뇌의 기능이 동일합니다.

뇌량을 지나는 신경섬유의 연결이 만들어지는 것은 생후 12개월 이후이며, 이때부터 좌우뇌는 각각의 기능을 분담하면서 발달합니다. 만6세가 되면, 굵은 뇌량이 완성됩니다.

오른손잡이와 왼손잡이는 좌우뇌의 기능 분화와 밀접한 관계를 가지고 있지만, 왜 오른손잡이가 많은지의 이유는 확실히 밝혀지지 않고 있습니다.

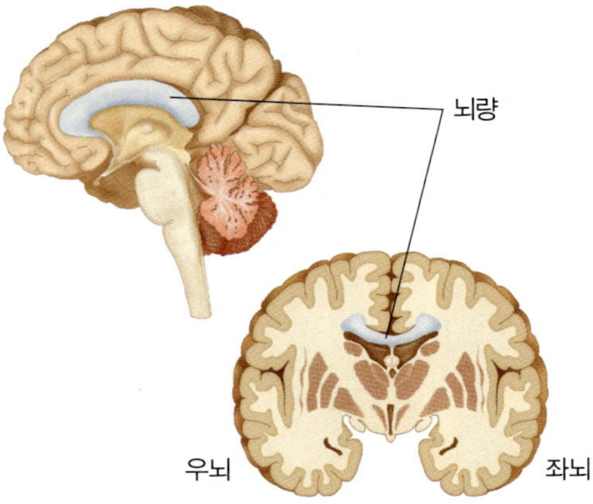

소뇌

■ 소뇌의 구조와 기능

소뇌는 대뇌 후부의 아래쪽에 위치하고 있고 뇌 전체 무게의 10%를 차지합니다. 소뇌충부(중앙의 잘록한 부분)와 좌우 한쌍의 소뇌반구로 이루어져 있습니다. 소뇌는 중뇌, 뇌교, 연수와 연결되어 있습니다.

소뇌는 대뇌에서 보내는 운동신경 정보를 섬세하게 조절한 다음 신체에 전달하여 보다 자연스런 신체 움직임을 만들어내는 역할을 합니다. 또한 신체의 평형감각을 유지하는 기능을 가지고 있습니다.

발생학적으로 소뇌는 신소뇌, 고소뇌, 원소뇌로 나뉩니다. 신소뇌는 운동신경 정보 명령과 관계가 있으며 인간과 원숭이가 손가락을 잘 사용하는 것은 신소뇌가 발달하였기 때문입니다. 고소뇌와 원소뇌는 자세유지 능력과 평행감각 능력에 관여합니다.

소뇌의 표층인 소뇌피질에는 밀집한 신경세포가 정밀한 회로망을 만들어 신경정보를 처리합니다. 신체의 근육에 있는 감각세포에서 수집된 정보는 소뇌로 전달되어 즉시 정리 통합됩니다. 소뇌는 시상을 거쳐 대뇌피질로 정보를 보내고 예상한 대로 운동을 하게 만듭니다. 또한, 소뇌는 척수를 거쳐서 직접 근육에 정보를 내보내 신체 움직임을 꼼꼼하게 조정합니다.

소뇌 구조

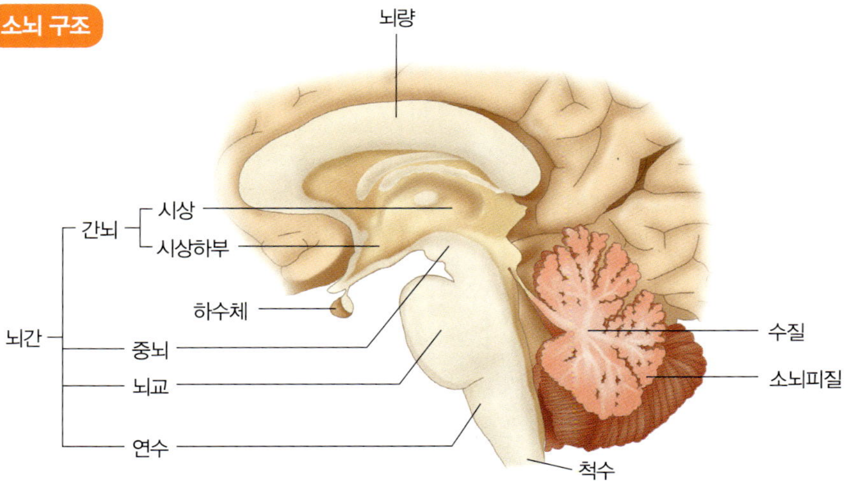

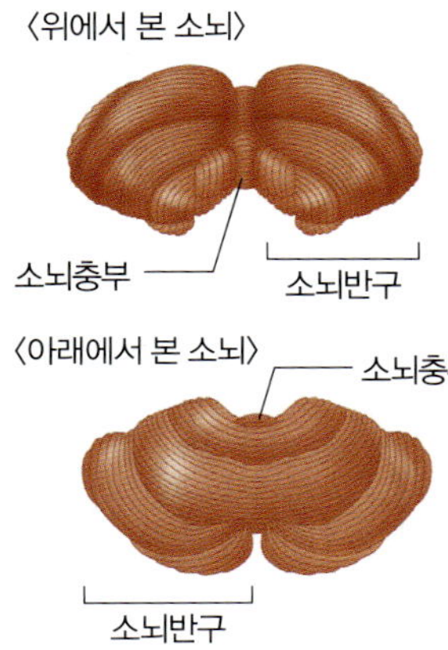

뇌간 구조 (등면)

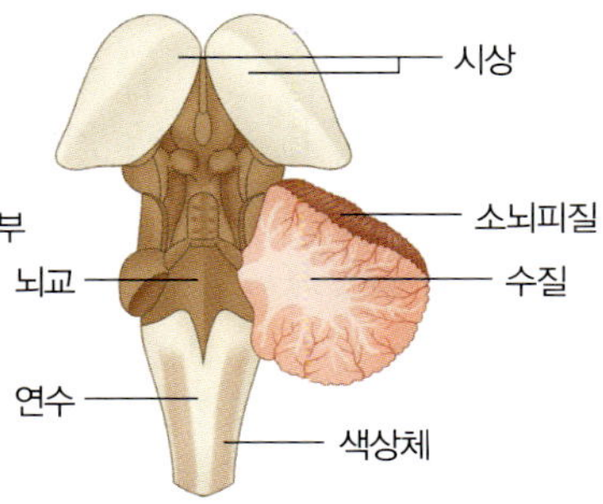

뇌간

▪ 뇌간의 구조와 기능

뇌간은 대뇌와 소뇌를 뺀 나머지 뇌 부분으로 인간의 호흡, 심박 속도, 체온 조절과 같이 인간의 생명 유지에 꼭 필요한 기능을 담당하는 기관으로 간뇌, 중뇌, 뇌교, 연수가 여기에 속합니다.

간뇌는 시상과 시상하부로 나뉘는데, 시상은 감각기에서 보내는 모든 정보(후각 제외)를 중계하여 대뇌에 전달합니다. 시상하부는 하루 24시간의 주기를 감지하는 체내시계가 있어 인간이 밤에 잠을 자고 낮에 활동을 하는 신체 리듬을 조절하도록 합니다.

중뇌는 시각이나 청각의 반사와 관계를 가지고 있습니다.

뇌교는 호흡이나 삼킴 등과 같은 반사 운동의 중추입니다.

연수는 호흡과 혈액 순환이나 대사와 관계가 있습니다.

■ 대뇌피질의 영역별 기능

뇌의 막대한 정보를 처리하고 저장하는 대뇌피질은 영역별로 특정한 기능을 담당하고 있습니다. 신체 각 기관의 정보가 대뇌피질의 각 영역에서 모아져 다시 그 기관으로 정보를 보냅니다.

대뇌에 깊이 파인 주름을 중심으로 앞쪽을 전두엽, 위쪽을 두정엽, 뒤쪽을 후두엽 그리고 측면을 측두엽으로 나누어 4개의 영역으로 부르고 있습니다. 이러한 대뇌피질의 각 영역은 해당되는 기관과 연결되어 특정한 기능을 담당합니다. 영역별 기능에 따라 전두연합영역, 측두연합영역 등의 연합영역, 운동영역, 그리고 체성감각영역과 시각영역 등의 감각영역으로 나눌 수 있습니다.

■ 전두엽의 기능

전두엽은 주로 생각과 판단 등의 의식적인 사고를 하는 대뇌피질 영역으로 대뇌의 앞쪽에 위치합니다. 정두엽에는 전방에서 생각이나 의사 결정, 창조적 사고, 감정을 담당하는 전두연합영역, 그 뒤쪽으로 여러 동작의 순서를 관여하는 전운동영역, 온몸에 운동 명령을 지시하는 1차 운동 영역, 그리고 전부연합영역 아래에서 언어의 발음을 담당하는 운동성 언어 영역(브로커 영역)이 있습니다.

■ 두정엽의 기능

두정엽은 피부나 근육에서 보내온 통증, 온도, 압력 등의 피부감각(체성감각) 정보를 받아들이는 1차 체성감각영역, 체성감각 정보를 처리하고 분석하는 체성감각연합영역, 체성감각을 통합하는 두정연합영역으로 나뉩니다.

■ 후두엽의 기능

후두엽은 시각을 담당하는 시각중추신경세포가 분포해 있습니다. 눈으로부터 들어오는 시각 정보를 처리하는 1차 시각영역과 시각 정보를 분석하고 통합하는 시각연합영역이 있습니다.

■ 측두엽

측두엽의 위쪽은 소리에 따른 자극을 구분하는 청각중추인 1차 청각영역, 측두엽 후방과 두정엽 쪽에 언어 정보를 인식하고 이해하는 언어 중추인 감각성 언어 영역(베르니케 영역), 그리고 아래쪽은 모양이나 색을 인지하는 측두연합영역이 있습니다. 예를 들어, 사람이 이야기를 들으면, 1차 청각 영역이 소리의 높이나 음량 정보를 파악하고, 감각성 언어 영역에서 이야기의 내용을 분석하고 이해합니다.

특히 베르니케 영역과 브로커 영역은 19세기 말 대뇌의 언어 중추를 발견한 독일인과 프랑스인의 이름에서 유래하고 있습니다. 이렇게 대뇌피질은 각 영역별로 특정한 기능을 가지고 있지만, 대뇌피질의 정확한 영역별 기능은 아직까지도 충분히 해명되지 않고 있습니다.

대뇌피질 각 부위 기능

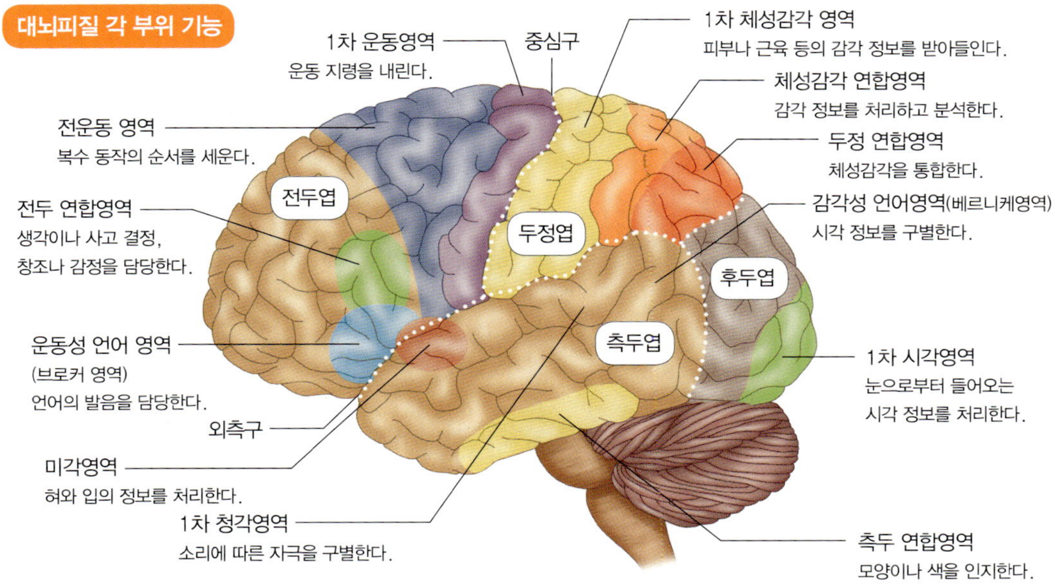

▪ 기억

뇌에 보관되는 기억은 시간과 내용에 따라 대뇌피질의 각 부위에 기록되고 저장되어 기억되는 장소가 다릅니다. 기억에는 시간에 따라 감각기억, 단기기억 그리고 장기기억으로 3가지로 나뉩니다.

▪ 기억의 종류

뇌에 저장된 지식이나 경험 정보를 기억이라 합니다. 기억은 감각기억, 단기기억, 장기기억 3가지가 있습니다. 보고 듣고 느끼는 정보를 그대로의 모양으로 짧은 시간 기억하는 것을 감각기억, 감각기억을 토대로 해석한 정보를 수십 초 정도 유지하는 기억을 단기기억, 단기기억을 반복하거나 연상함으로써 반영구적으로 기억하는 것을 장기기억이라 합니다.

단기기억은 대뇌변연계와 해마에 의해 온전하게 간직되며, 단기기억을 장기기억으로 고정하는 역할은 시상하부 배내측 핵과 해마가 역할을 합니다.

자신에 관한 모든 기억을 잃어버리는 병을 기억상실이라 하는데, 대부분의 경우 심리적인 병으로 나타나지만 대뇌 부위 외상으로 발생하기도 합니다.

■ 내용에 따른 장기기억의 종류

장기기억에는 기억하는 내용에 따라 에피소드 기억, 의미 기억, 절차 기억, 프라이밍 기억으로 4가지가 있습니다.

에피소드 기억은 개인적 체험에 관한 기억이며, 의미 기억은 일반적인 학습에 따른 지식으로서의 기억입니다. 에피소드 기억과 의미 기억은 그 내용을 언어로 표현할 수 있어 진술기억 또는 선언적 기억이라 합니다.

절차 기억은 기능이나 방식을 몸으로 기억하는 것이며, 프라이밍 기억은 무의미하게 반복되는 패턴에 관한 기억인데 이들을 비진술 기억 또는 비선언적 기억이라 합니다.

장기기억은 어떠한 내용의 기억인가에 따라 보관하는 장소가 다릅니다. 예를 들어, 사물의 모양에 관한 기억은 측두연합영역에 기록되고, 골포나 불안에 관한 기억은 편도체에서 보관합니다.

뇌의 기억력이나 판단력 등이 떨어지는 병을 치매 또는 인지증이라 합니다. 뇌혈관 경색으로 나타나는 뇌혈관성 인지증과 알츠하이머 인지증이 있습니다. 특히 알츠하이머 인지증의 경우 뇌세포가 변형되고 탈락하면서 뇌 전체가 위축되는 병으로 대외피질에 단백질 베타아밀로이드의 침착으로 노인반점이 생기는 것이 특징입니다.

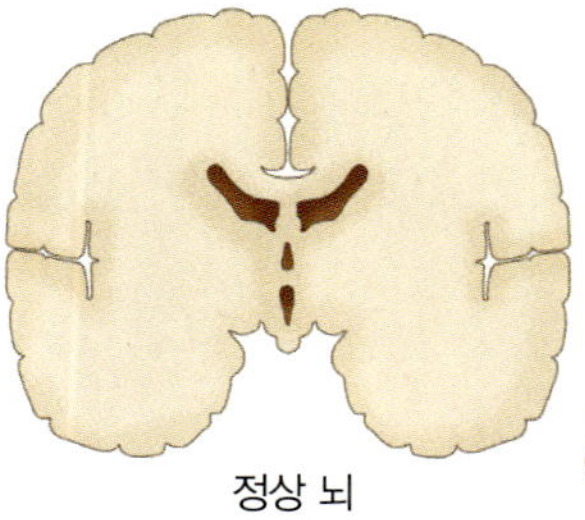
정상 뇌

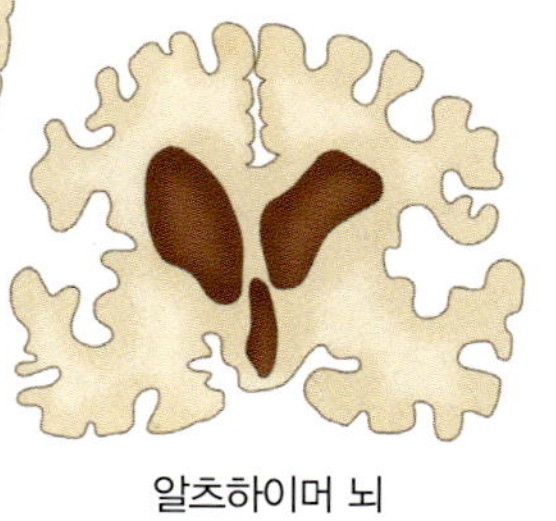
알츠하이머 뇌

■ 뇌 영역별 기억

전두연합영역은 뇌속에 저장된 기억을 끄집어내어 행동 계획을 세우고, 몸을 움직이도록 지시를 내립니다. 1차 운동 영역은 신체의 움직임에 대한 기억을 보관하고 있습니다. 두정 연합영역은 장기기억을 저장하며, 소뇌는 주로 신체로 기억한 기억을 저장합니다. 측두 연합영역은 사물의 모양에 관한 기억이나 그와 관련된 장기기억을 보관합니다.

해마는 기억의 사령탑으로 단기기억을 저장하고 저장된 단기기억을 장기기억으로 전환시키는 역할을 합니다. 편도체는 공포나 불안 등과 같은 감정 기억을 저장합니다.

뇌의 기억에 관한 부분

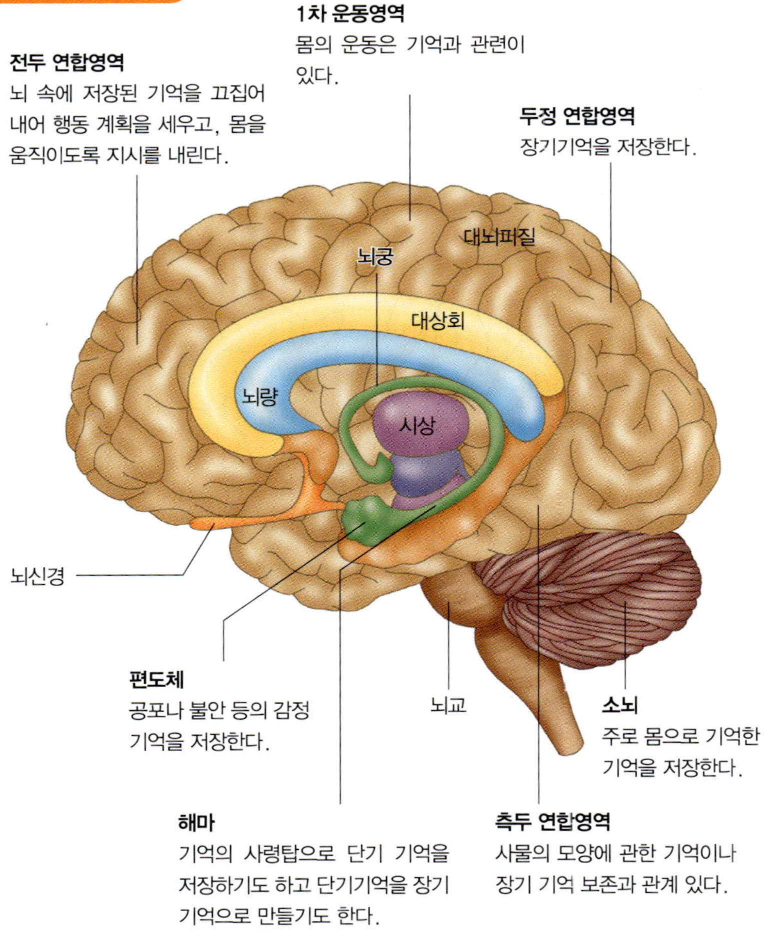

뇌 관련 질환

■ 뇌졸중

뇌졸중은 뇌경색이나 뇌출혈 또는 거미막하 출혈을 비롯한 여러 가지 원인으로 갑자기 의식을 잃거나 손발에 마비가 오는 증상을 총칭하는 질환입니다. 뇌경색이 발생하면 막힌 뇌혈관의 반대쪽 신체에 운동장애와 지각장애가 나타납니다.

뇌출혈이 일어나는 부위

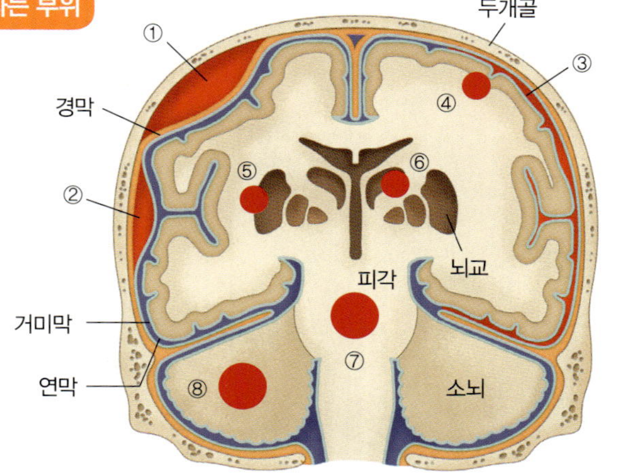

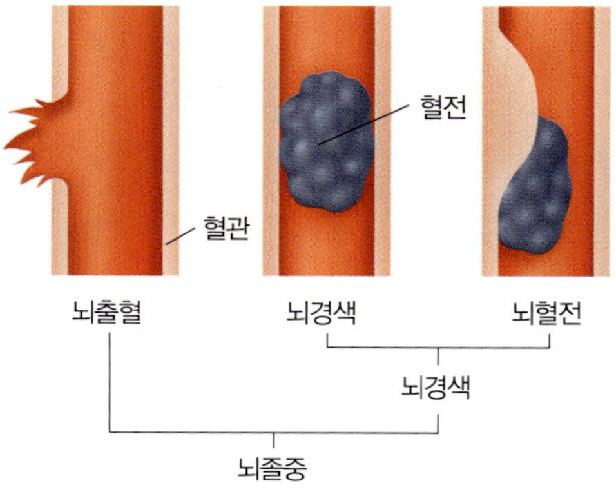

▪ 수두증

수두증은 뇌척수액이 너무 많이 고여 뇌실이나 거미막하공간까지 축적되어 뇌를 압박하여 기능장애가 나타나는 질환입니다. 수액의 과잉 생성과 뇌종양이나 뇌출혈에 의한 수액의 순환장애, 수액 흡수 부위의 폐색 등이 원인입니다. 수두증으로 보행장애, 인지증(치매), 요실금 등이 나타납니다.

수두증

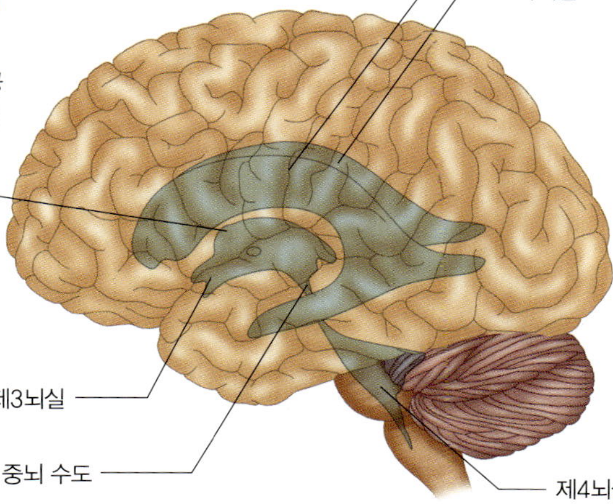

수액이 많이 고여서 뇌실이나
거미막하공간까지 확대된다.

▪ 수막염

세균이나 바이러스가 뇌를 둘러싼 수막에 염증을 일으키는 질환입니다. 대개 심한 두통과 뇌압 상승으로 구토 증상이 나타납니다.

▪ 뇌염

뇌 속에 세균, 바이러스, 곰팡이 등이 들어가 염증을 일으키는 질환입니다. 초기에는 두통이나 발열이 주요 증상이지만 급성의 경우 고열, 한기, 경련, 의식 혼탁 등이 일어납니다.

▪ 뇌종양

뇌종양은 머리뼈 안에 생기는 종양으로 뇌 조직 안에서 자라는 악성 종양과 뇌 조직과는 별도로 성장하면서 뇌를 압박하는 양성 종양이 있습니다. 뇌압의 상승으로 두통, 구토, 시력 장애와 신경 압박에 의한 손발저림이나 보행 장애 등이 있습니다.

뇌종양과 뇌농양

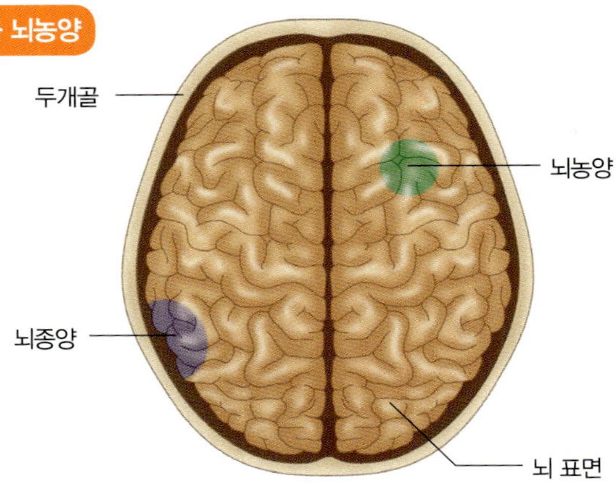

■ 간질

대뇌 신경세포의 과잉 흥분으로 발작하는 질환입니다. 뇌 전체에 방전이 일어나는 전반 발작에는 의식장애를 동반하는 전신 경련이 일어나는 대발작, 잠깐 의식이 사라지는 소발작 그리고 손발 경련이 일어나는 미오클로니발작 등이 있습니다. 뇌 일부분에 방전이 일어나는 부분 발작은 신체 일부가 경련을 일으키거나 돌연 심하게 신체를 움직이는 증상이 나타납니다.

■ 두통

머리가 무겁다는 느낌으로 참을 수 없는 통증, 욱신욱신 쑤시는 통증, 한쪽 머리에 나타나는 발작적 통증을 두통이라 합니다. 정신이나 근육의 긴장을 비롯해 눈, 코, 입 등의 염증, 뇌출혈, 수막염, 뇌종양 등이 원인입니다.

편두통

[혈관 수축]

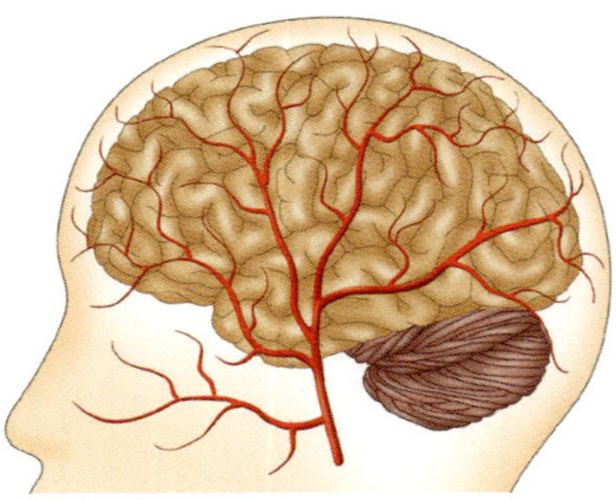

어떤 원인으로 혈관이 수축한다.
이때 시야가 한때 잘 안보인다.

[혈관 확장]

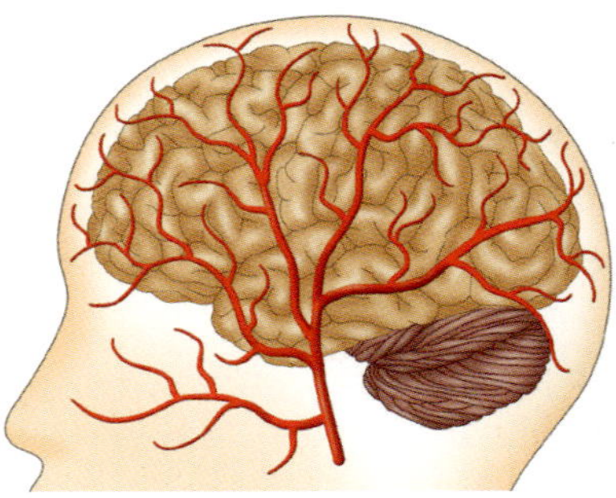

수축한 뇌의 혈관이 확장해서 주위의 신경이 자극을 받아 욱신욱신 쑤시듯이 아프다.

척수

뇌와 신체의 모든 기관을 연결하는 굵고 긴 신경섬유 다발로 체내의 정보 네트워크의 최대 간선을 척수라 합니다.

▪ 척수의 구조

척수는 뇌와 신체 기관을 잇는 신경섬유 다발로 피부와 근육은 정보를 척추를 통해 뇌로 보내고 뇌의 지령도 척수를 통해 신체 기관으로 전합니다.

척수는 척추뼈(추골)가 만드는 척주관 안을 따라 지나갑니다. 척수의 길이는 척주관 보다 짧고 척수 밑단 밑으로는 신경근만이 뻗어 있어 마미라 부릅니다. 또 척수신경은 위에서부터 경신경 8쌍, 흉신경 12쌍, 요신경 5쌍, 천골신경 5쌍, 미신경 1쌍으로 총 31쌍으로 이루어져 있습니다. 각각의 신경은 척추뼈 밖으로 빠져 나와 온몸으로 뻗어 있습니다.

척수는 수막이라고 불리는 세 개 층의 막으로 보호되는데, 바깥부터 경막, 거미막, 연막이라 불리고 거미막과 연막 사이(거미막하공간)에는 수액이 들어 있어 척수의 충격을 완화합니다.

척수 조직은 회백질과 백질로 되어 있고, 척수 중심부에 있는 회백질은 신경세포체의 집합이고 이를 둘러싼 백질은 신경세포의 돌기가 모인 것입니다.

척수 단면도

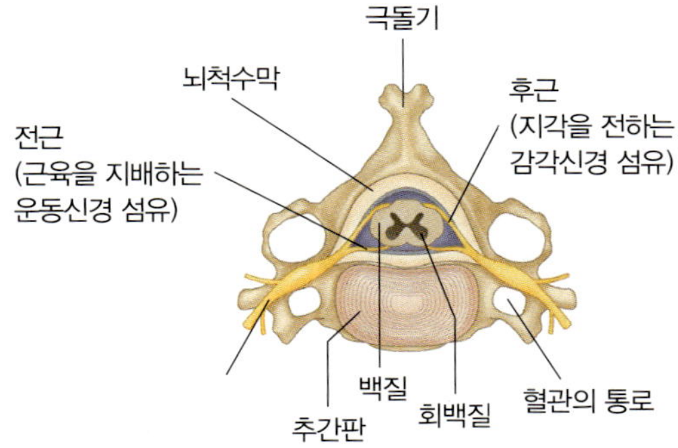

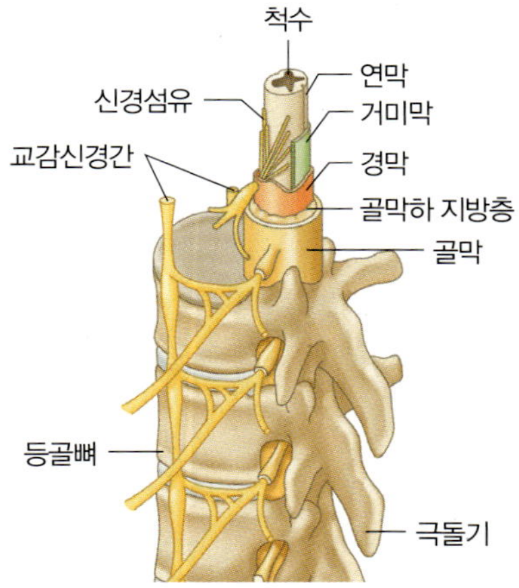

척수 구조

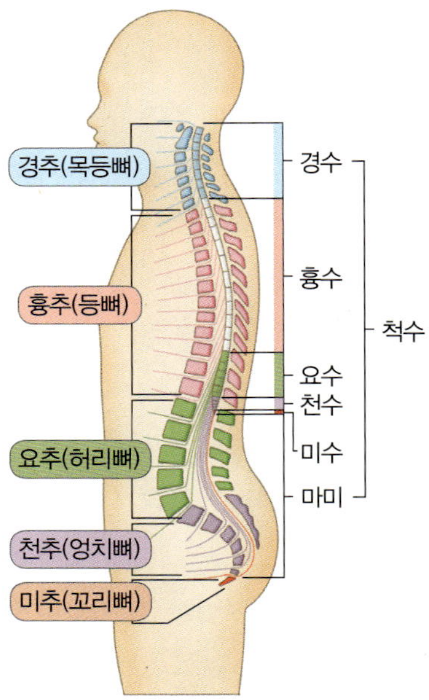

■ **척수신경**

척수에서 뻗어 나가는 말초신경을 척수신경이라 합니다. 척수는 31개의 마디로 이루어져 있으며, 각각의 마디에서 신체의 좌우로 한쌍의 척수신경이 나옵니다.

척수신경은 하나의 다발로 묶여서 척추를 따라 척주관에 뻗어 있고, 척추뼈 사이에서 척추 바깥으로 뻗어 있습니다. 이런 척추신경은 머리를 제외한 신체 구석구석까지 뻗어서 서로 정보를 교환합니다.

척수신경 가지는 척수의 배쪽과 등쪽으로 하나씩 뻗어 있는데, 대뇌피질의 운동 명령은 배쪽의 전근(근육을 지배하는 운동신경 섬유)을 통해서 근육으로 전달하고 신체의 감각기관 정보는 등쪽인 후근(지각을 전하는 감각신경 섬유)을 통해서 뇌로 전달합니다.

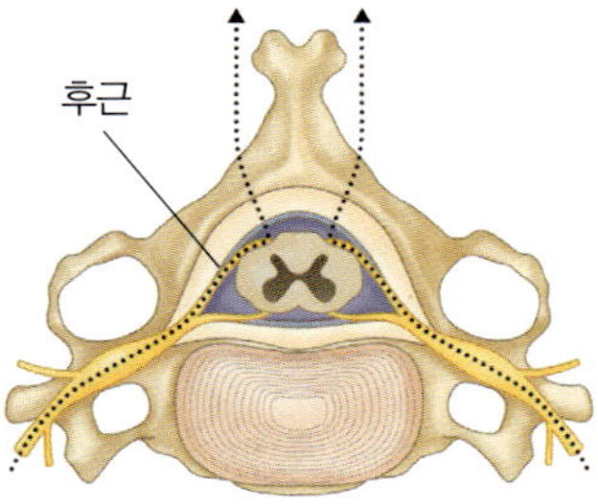

감각신경의 경로

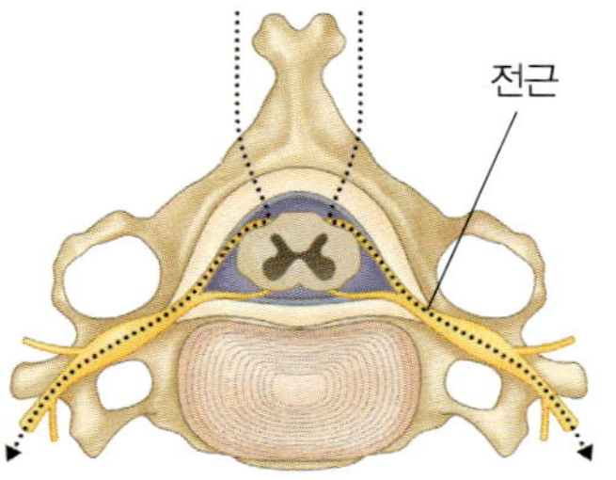

운동신경의 경로

척수반사는 척수가 뇌를 대신해서 중추역할을 담당하는 기능인데, 무의식중에 신체에 반사 운동을 일으키게 합니다. 뜨거운 것을 만졌을 때, 순간적으로 손을 떼는 것이 척수반사의 예입니다.

■ 신경망의 구조

신경망은 신체를 둘러싼 거대한 정보 전달 네트워크라고 할 수 있습니다. 온몸에 퍼져 있는 신경은 신체로부터 다양한 정보를 모으고 뇌의 명령을 전달하는 정보 전달 네크워크입니다. 신경에는 뇌와 척수로 이루어진 중추신경과 말초신경이 있습니다.

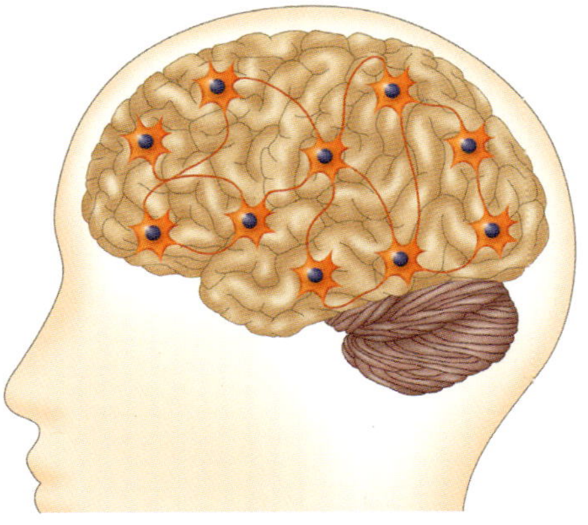

■ 중추신경과 말초신경

신경계는 중추신경과 말초신경으로 이루어져 있습니다. 중추신경이란 뇌와 척수를 말하며,

중추신경에서 신체 구석구석으로 뻗어 있는 신경섬유를 말초신경이라고 합니다. 말초신경은 중추신경에 신호를 보내고 중추신경은 말초신경에서 받은 신호를 처리해서 다시 말초신경으로 보냅니다.

호	이름	유형	성분	기원	기능 및 분포
1번	후각신경	감각성	SVA	끝뇌	코로부터의 냄새정보(코 안쪽 상피)
2번	시각신경	감각성	SSA	사이뇌	눈으로부터의 시각정보(망막)
3번	눈돌림신경	운동성	GSE GVE (섬모체신경절)	중간뇌	눈돌림 근육, 동공 수축, 수정체 모양(섬모체근)
4번	도르래신경	운동성	GSE	뒤뇌 (중간뇌로 출현)	눈돌림 근육 중 위빗근 (superior oblique muscle)
5번	삼차신경	혼합성	GSA GVA SVE	교뇌(뒤뇌)	얼굴과 입으로부터의 감각정보, 씹는 운동을 위한 운동신호
6번	갓돌림신경 (외전신경)	운동성	GSE	교뇌(뒤뇌)	눈돌림 근육 중 가쪽곧은근 (lateral rectus muscle)
7번	얼굴신경 (안면신경)	혼합성	GSA GVA GVE SVA SVE	교뇌(뒤뇌)	미각 눈물샘과 침샘, 얼굴 표정을 위한 원심성 신경신호
8번	속귀신경 (청신경)	감각성	SSA	교뇌(뒤뇌)	청각과 평형감각
9번	혀인두신경 (설인신경)	혼합성	GSA GVA GVE SVA SVE	연수(숨뇌)	구강 내 감각, 혈관 내의 압력 수용체와 화학수용체로부터의 감각 삼키기, 귀 밑 침샘 분비를 위한 원심성 신경
10번	미주신경	혼합성	GSA GVA GVE SVA SVE	연수(숨뇌)	많은 내장기관, 근육, 샘의 감각과 원심성 신경
11번	더부신경	운동성	GSE SVE	연수(숨뇌)	입속의 근육, 목과 어깨의 일부 근육 부분
12번	혀밑신경 (설하신경)	운동성	GSE	연수(숨뇌)	혀 근육

▪ 말초신경의 종류

뇌에서 뻗어 나오는 말초신경을 뇌신경이라 하며, 총 12쌍의 말초신경이 있습니다. 뇌신경은 머리 부분의 운동 기능과 감각 기능을 담당합니다. 늑골 사이를 달리는 늑간신경, 발 운동이나 지각을 담당하는 좌골신경이 있습니다.

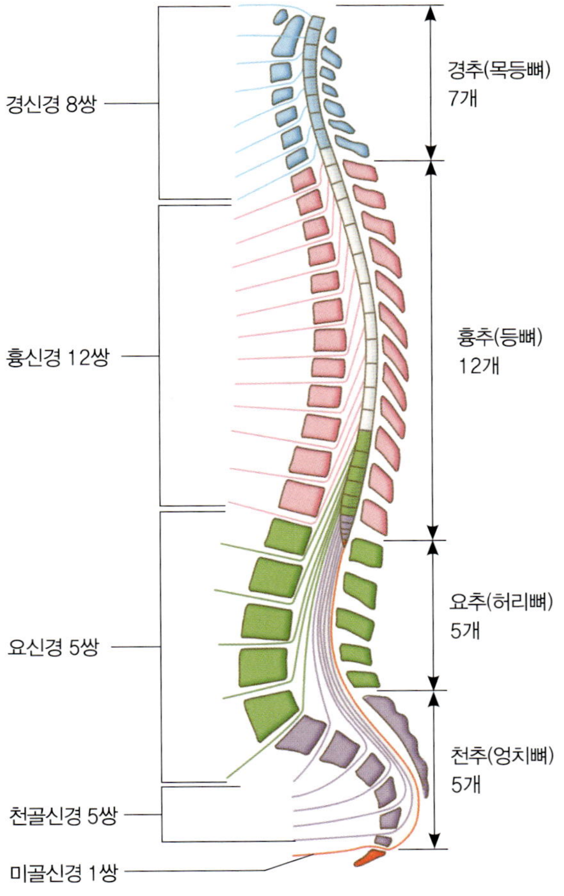

말초신경은 어떠한 정보를 전달하는가에 따라 체성신경과 자율신경 2가지로 나뉩니다. 체성신경은 감각기에서 정보를 받아들이거나 운동명령을 전달하는 신경으로 감각신경과 운동신경이 여기에 속합니다. 자율신경은 본인의 의사와 상관없이 내장이나 혈관의 기능을 조정하는 신경으로 교감신경과 부교감신경이 있습니다.

자율신경 기능

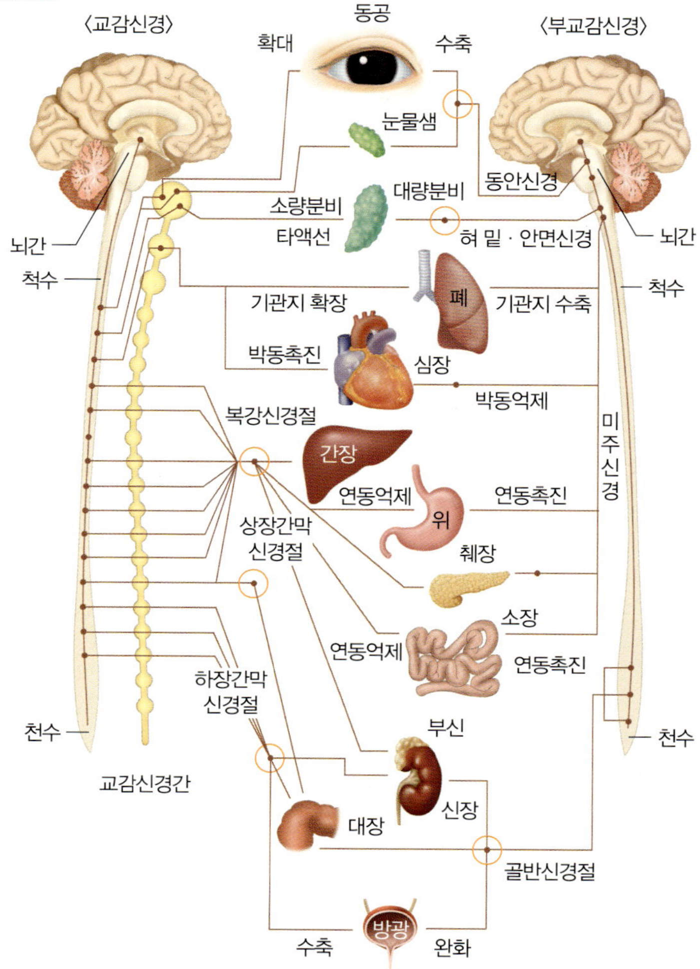
〈교감신경〉
〈부교감신경〉
동공
확대
수축
눈물샘
동안신경
소량분비
대량분비
타액선
혀 밑 · 안면신경
뇌간
척수
기관지 확장
폐
기관지 수축
박동촉진
심장
박동억제
복강신경절
간장
미주신경
연동억제
연동촉진
위
상장간막
신경절
췌장
소장
연동억제
연동촉진
하장간막
신경절
천수
부신
교감신경간
신장
대장
골반신경절
방광
수축
완화

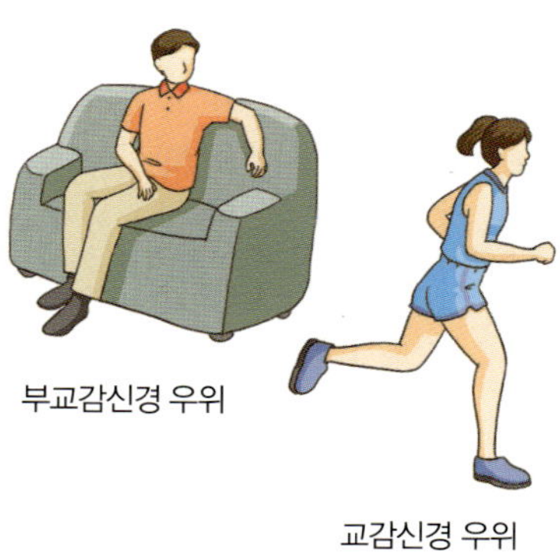
부교감신경 우위
교감신경 우위

■ 감각신경과 운동신경

감각신경은 보고, 듣고, 말하고, 맛을 보는 정보를 대뇌 중추에 전달하는 신경을 말합니다. 뇌로부터 나오는 운동 명령을 목적 부위에 전달하는 것이 운동신경입니다. 우측뇌에서 나온 정보는 좌측 신체, 좌측 뇌에서 나온 정보는 우측 신체의 움직임을 담당합니다. 이렇듯 정보를 전달하는 경로가 다르기 때문에 감각 및 운동 정보가 서로 섞이지 않습니다.

■ 신경세포

신경세포는 신경정보를 전기적 신호로 전달합니다. 신경계의 기본 단위는 뉴런이라고 불리는 특수한 세포입니다. 뉴런 세포체에는 핵, 축색, 수상돌기와 같은 소기관이 있습니다.

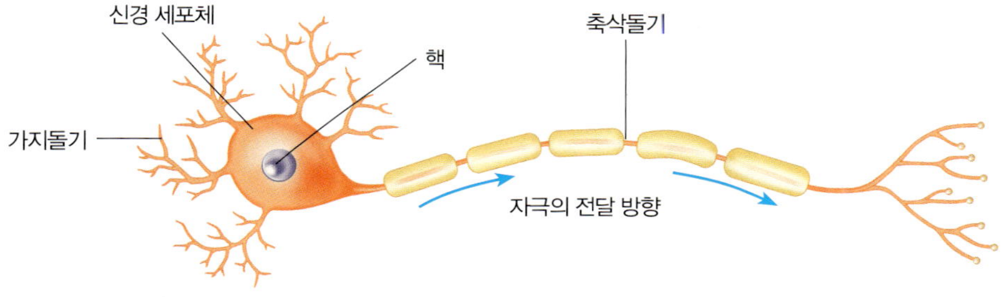

■ 신경세포의 구성

신체의 정보 네트워크인 신경은 수많은 신경세포 즉 뉴런이 모여 만들어졌습니다. 신경세포는 핵이 있는 신경세포체와 거기서 뻗어 나오는 한 개 이상의 신경 돌기로 구성되어 있습니다. 신경돌기 중에서 짧은 것을 수상돌기라고 하며, 긴 것을 축색이라 합니다.

축색은 신경섬유라고도 하는데 수초라는 막으로 둘러싸인 유수신경섬유와 수오가 없는 무수신경섬유가 있습니다. 수초는 신경세포에 영양을 공급하거나 신경섬유의 위치를 고정하는 신경교세포(Glial cell)로 이루어져 있습니다. 유수신경섬유의 수초가 끊어진 부분을 랑비에 결절(Node of Ranvier)이라고 합니다.

수상돌기에는 다은 신경세포나 감각기로부터 축색이 이어져 있으며 그 접속 부분을 시냅스라고 합니다.

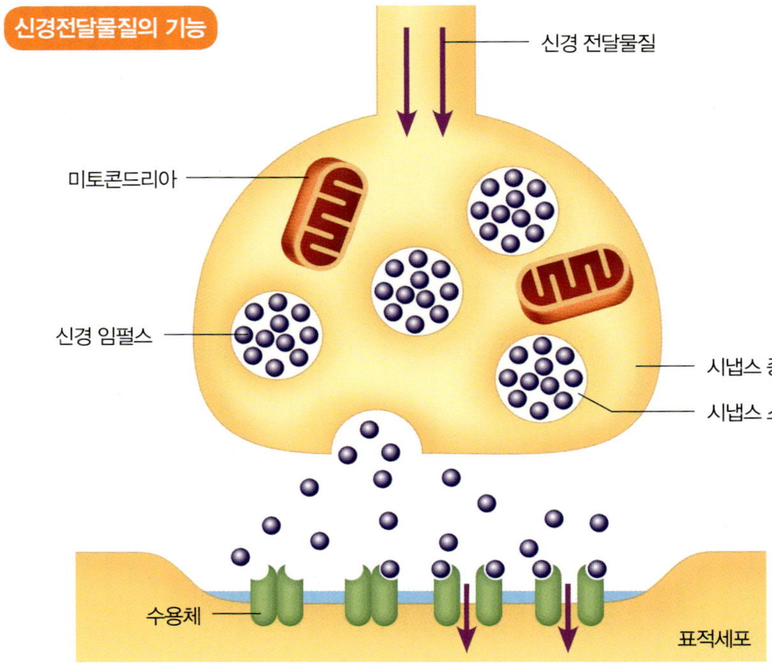

▪ 신경세포의 수

인간의 대뇌피질에는 약 140억개의 신경세포가 있으며, 소뇌에는 1000억개의 신경세포가 있다고 합니다. 그리고 중추신경 전체의 신경세포의 수 역시 수백억 개 이상입니다. 신경세포는 모두 태아 때 만들어져서 하루에 10만 개 이상이 죽는다고 알려져 있습니다.

▪ 신경가소성(Neuroplasticity)

인간의 뇌는 발전하고 변화합니다. 신경가소성은 인간의 노력으로 자신의 뇌 능력을 활성화할 수 있다는 이론입니다.

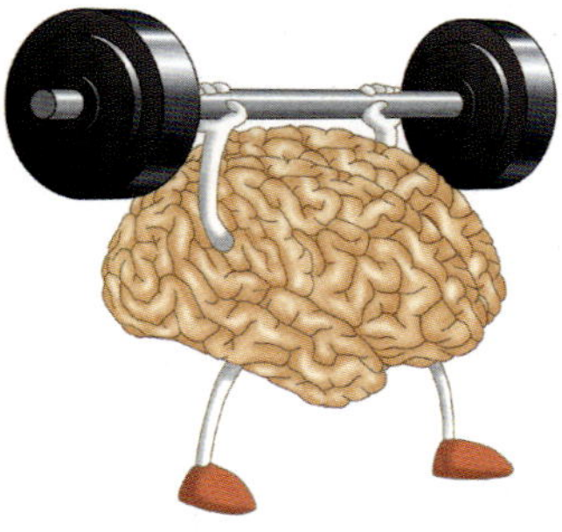

■ 신경가소성의 정의

신경가소성은 인간의 두뇌가 경험에 의해 변화하는 능력을 가지고 있다는 이론으로, 뇌는 변형성(plastic)과 순응성(malleable)이 있어 지속적으로 발달할 수 있다는 것입니다. 이러한 뇌의 특징은 현대에 와서야 발견되었습니다. 연구에 따르면, 우리의 뇌는 경험에 대한 반응으로 자기 스스로를 (한계 내에서) 재설계할 수 있는 능력으로 진화시켜 왔다고(Shatz, 1992) 보고하고 있습니다. 해부학적 뇌 구조의 가소성 덕분에 개개인의 활동에 적합하도록 뇌를 맞춤 설계를 하는 게 가능해졌습니다. 뇌는 신경세포(뉴런)와 신경교세포가 연결되어 구성됩니다. 학습은 신경세포 연결하는 길이의 변화, 연결의 추가 또는 제거, 그리고 새로운 신경세포의 생성을 통해 일어날 수 있는데, 가소성은 바로 이러한 학습과 관계가 있습니다.

뇌 신경가소성이란 뇌의 신경경로가 외부의 자극, 경험, 학습에 의해 신경 구조가 기능적으로 변화하고 재조직화 되는 현상을 말합니다. 신경경로는 일생을 통해 끊임없이 변하며, 새로운 언어나 운동기능의 습득이 왕성한 유년기 때 새로운 신경경로의 활동성이 최대치를 보입니다. 성년기나 노년기에는 그 잠재성은 약간 감소하지만, 여전히 새로운 언어나 운동기술을 어느 정도의 수준까지 습득할 수 있는 일정한 수준의 뇌신경 가소성을 일생동안 유지한다고(Azari & Seitz, 2000) 알려져 있습니다.

■ 뇌에 대한 해석의 변화

과거에 두뇌는 유년기 같은 초기 단계에만 발달한고 그 이후로는 변경되지 않는다고 대부분의 과학자들이 믿었습니다. 1800년 말엽까지는 척추동물의 뇌에 있는 모든 뉴런들이 배아 발생기 동안이나, 아무리 늦어도 유아기 동안 다 형성된다고 생각되었습니다. 감각 경로는 중요한 시기 이후로 고정되어 있고, 그 시점을 지나면 뇌는 뉴런을 상실할 수만 있을 뿐 절대로 다시 만들 수는 없다는 전통적인 믿음을 가졌던 것입니다.

20세기에 들어와서도 뇌의 하부 신피질 영역의 구조는 아동기 이후로 불변 이라는 생각은 변함이 없었습니다. 다만, 의미 있는 학습이 신경세포의 연결 길이를 변화시킬 수 있으며, 기억의 형성에 관련된 가소성을 지닌 해마, 치상돌기, 회 등의 일부 부위에서 성인기까지 새로운 뉴런들이 계속해서 생성된다고 믿었습니다. 그러나 이러한 믿음을 뒤엎는 사례의 연구들이 발표되었습니다. 여러 연구들을 통해 인간의 뇌는 환경적인 요인에 적응하기 위해 기존의 뉴런 사이의 연결을 수정하고, 신경세포의 기능을 전환하며, 신경세포를 만들어 내는 것을 알아냈습니다. 그리고 해마와 소뇌를 포함한 다른 뇌 부분의 신경조직을 생성시켜 인간의 행동과 인지를 바꿀 수 있다는 것을 또한 밝혀냈습니다.

인지심리학자들은 서양장기 두기나 십자단어 맞추기 같은 특정 기술을 열심히 연습하는 사람은 그 기술에 더욱 더 숙달되게 됨을 알게되었습니다(Ericsson & Charness 1994). 아마도 이것은 어떠한 것에 대한 전문지식을 발달시키는 것은 뇌를 변화시키고 그에 필요한 능력들을 향상시키게 되는 것으로 보여집니다. 이외에도 많은 사례들을 통해 특정 종류의 전문지식에 대한 학습이 뇌의 변화와 관련이 있음이 확인되었습니다.

수세기에 걸친 연구를 통해 대뇌의 신피질의 정보 처리 영역에서 실질적인 변화가 일어남을 보여주었고, 이러한 변화들은 경험에 대한 반응으로 신경적인 활성화를 변경시키는 것으로 나타났습니다. 신경가소성에 관한 이론에 의하면, 경험은 실질적으로 두뇌의 물리적 구조와 기능적 조직 모두를 변화시킬 수 있습니다. 최근의 신경과학자들의 관심분야는 뇌 발달 이후의 뇌가 어떻게 변화되어 가는지와 변화되는 시기가 언제인지에 대한 연구에 몰두하고 있습니다.

출처

Schatz, Carla J. The Developing Brain. Scientific American, v267 n3 p60-67 (1992)

Nina P. Azari and Rüdiger J. Seitz. Brain Plasticity and Recovery from Stroke: What has changed in the brain of a stroke patient who recovers the ability to move a once-disabled limb? American Scientist, Vol. 88, No. 5, pp. 426-431 (2000)

06 : Pilates

골격계

몸을 지탱하고 내장을 보호하는 골격은 206개의 뼈로 이루어져 있습니다. 뼈와 뼈는 관절로 연결되어 있으며 인대가 관절을 보호합니다. 뼈의 내부에는 골수가 있으며 혈액을 만듭니다.

골수의 조혈 구조

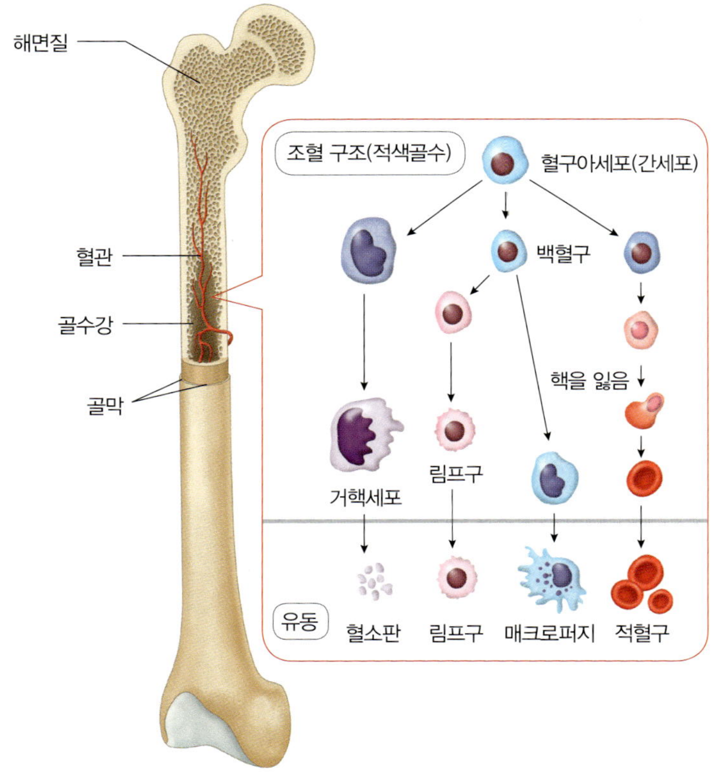

골격 구조

신체 구조를 지탱하고 내장을 보호하는 뼈대를 골격이라 합니다. 골격은 머리 뼈, 목과 몸통 뼈, 손 뼈, 발 뼈로 나뉘고 모두 합쳐 206개의 뼈로 이루어져 있습니다.

■ 골격의 역할과 뼈의 수

골격은 신체 전체를 형성하는 뼈대입니다. 뇌나, 폐 등의 장기를 외부의 충격으로부터 보호하는 역할을 합니다.

사람의 골격은 크기와 모양이 다른 많은 뼈로 구성되어 있습니다. 신생아는 약 350여개의 뼈가 있지만, 성장하면서 합쳐져 성인이 되었을 때에는 보통 206개의 뼈를 갖게 됩니다. 두개골과 안면골 20개, 척추(등뼈) 26개, 흉골(가슴뼈)과 늑골 25개, 어깨, 팔, 손의 상지골 64개 그리고 골반, 다리, 발의 하지골 62개가 있다.

골격 구조

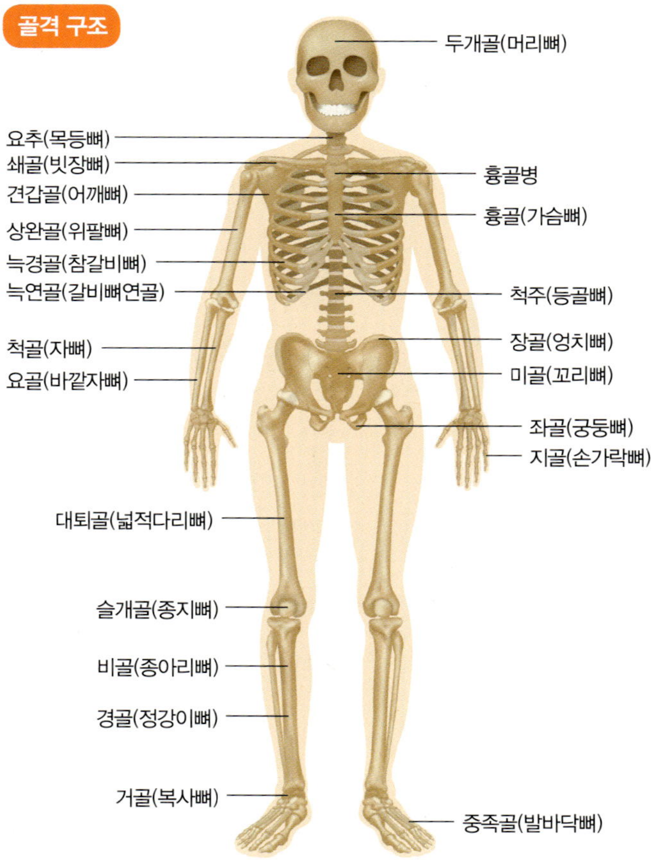

■ 각 부위의 골격

두개골(머리를 싸고 있는 골격)은 15가지 23개의 뼈로 이루어져 있습니다. 뇌와 안구를 잘 보호하기 위해서 각각의 뼈가 '봉합'이라는 복잡한 방식으로 이어져 있는 것이 특징입니다. 좌위의 귓속에는 망치뼈, 모루뼈, 등자뼈 3가지 작은 뼈가 있습니다. 우리 신체 중에서 가장 작은 등자뼈는 그 크기가 약 3 mm이고, 신체 중에서 가장 큰 대퇴골은 그 크기가 약 40 cm입니다.

흉곽은 흉골과 12쌍의 늑골이 마치 새장처럼 만들어진 골격입니다. 각각의 뼈는 관절 또는 연골로 연결되어 폐나 심장을 보호하고 호흡 시에는 흉곽운동을 가능하게 합니다.

척주는 추골(등골뼈)이라는 26개의 고리 모양의 뼈로 이어져 있습니다. 척추골은 경추, 흉추, 요추, 몇 개의 뼈가 하나로 붙어있는 천골과 미골로 이루어져 있습니다.

골격은 좌우의 장골, 치골, 좌골 등 복잡한 뼈로 이루어진 골격으로 상반신을 지탱하는 기초가 되고 생식기, 소화기, 비뇨기 등을 보호합니다.

■ 골격을 형성하는 뼈의 모양과 종류

뼈는 모양에 따라 여러 종류로 나눌 수 있습니다. 팔과 다리의 긴 뼈는 장골, 손과 발의 작은 뼈는 단골이라 합니다. 두개골처럼 납작한 뼈는 편평골, 상악골처럼 공간을 갖는 뼈를 함기골, 슬개골처럼 힘줄 안에 있는 뼈를 종자골, 접형골처럼 불규칙한 모양을 한 뼈는 불규칙골이라 합니다.

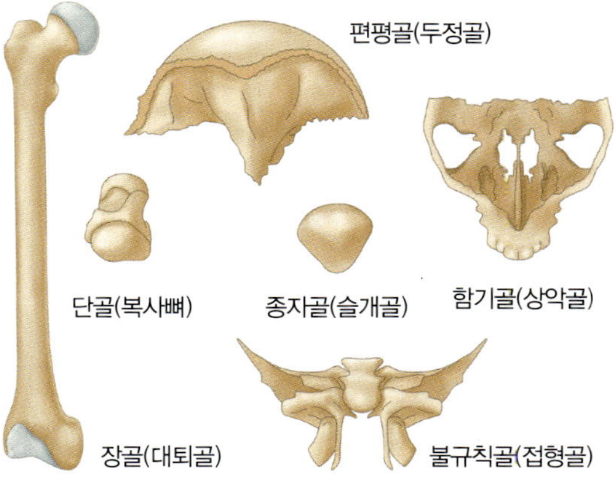

뼈 구조

뼈는 단단함과 유연함이 같이 존재하는 구조로 충격에 강합니다. 뼈의 표면은 단단한 골막으로 쌓여 있고, 뼈 내부에는 단단한 치밀질과 유연한 해면질이 있습니다. 그리고 혈액을 만드는 골수가 있습니다. 뼈는 칼슘과 인의 저장고 역할을 담당합니다. 혈액과 뼈 사이에서 끊임없는 칼슘의 교환이 이루어져 신체 기관의 기능을 돕습니다.

뼈 구조

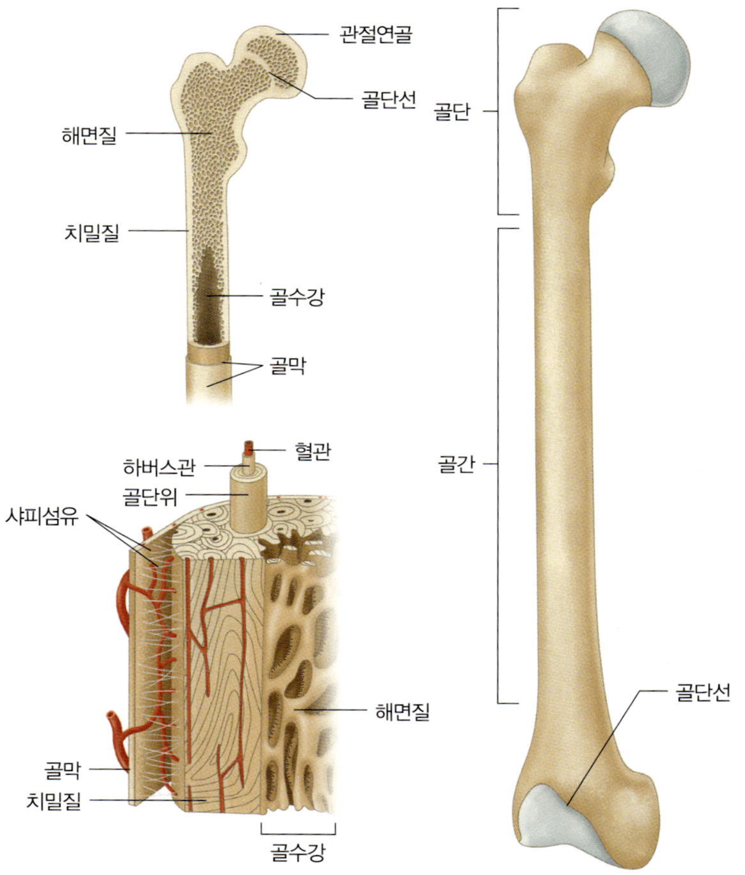

▪ 골막과 치밀질

골격을 구성하는 뼈는 골막, 골질, 골수로 구성되어 있습니다.

뼈의 표면을 둘러 싸고 있는 골막은 백색을 띄는 매우 단단한 결합조직입니다. 골막에는 신경, 혈관, 림프관이 지나갈 수 있어 뼈에 자극을 주거나 영양을 전달하며 뼈가 성장할 수 있게 합니다. 골막과 골질은 샤피섬유라고 불리는 결합섬유로 단단하게 결합되어 있습니다.

골막 안쪽에는 있는 골질은 치밀질과 해면질로 이루어져 있습니다. 골막의 바로 안쪽에는 칼슘과 인을 주성분으로 하는 단단한 골질이 차 있는데 이를 치밀질이라고 합니다. 치밀질은 혈관을 감싸는 하버스관을 층층으로 둘러싸고 있는 골조직이 모여서 이루어집니다.

▪ 해면질과 골수

치밀질 안쪽에는 구멍이 많아서 스폰지와 같은 구조를 갖고 있습니다. 이것을 해면질이라고 하는데, 해면질 안의 공간을 골수강이라 합니다. 해면질과 골수강은 뼈를 가볍고 유연하게 만들어 외부의 충격을 완화시키는데 도움을 줍니다.

골수강 안에는 골수 세포가 있어서 혈액을 만드는 조혈작용을 하는데, 골수에는 조혈작용을 하는 빨간색의 적색골수와 그렇지 않는 노란색을 띄는 황색골수가 있습니다.

장골에서 관모양의 부분을 골간, 양 끝을 골단이라고 합니다. 골간은 표면에 두꺼운 치밀질로 이루어져 있고 내부에는 해면질과 골수강이 있습니다. 골단은 표면에 얇은 치밀질이 있고 내부에는 해면질이 있습니다.

▪ 골다공증

나이가 들면 뼛속에 미네랄 양(골량)이 줄어 뼈가 약해집니다. 골량이 많이 줄게되면 뼛 속이 비게 되고 골절이 잘 일어나게 됩니다. 이런 상태를 골다공증이라고 합니다. 골다공증은 골량의 감소를 억제하는 기능을 가진 여성호르몬의 분비가 줄어든 폐경 후 여성에게서 잘 나타납니다.

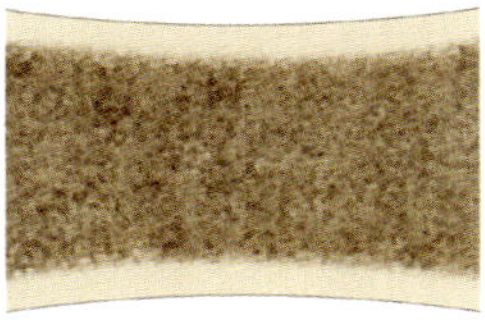

정상적인 뼈의 단면

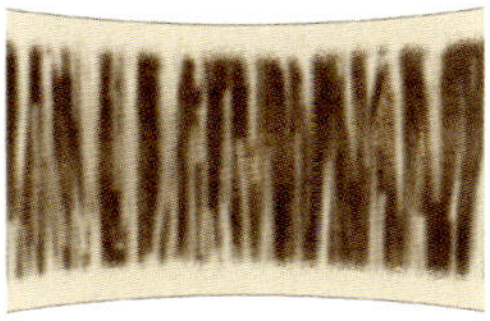

골다공증 뼈의 단면

뼈의 성장

뼈는 끊임없이 다시 만들어집니다. 뼈는 골아세포와 파골세포로 성장하고 쇠퇴합니다. 골절이 되었을 때 골아세포와 파골세포의 공동 작업을 통해 다시 붙게 됩니다.

▪ 뼈가 성장하는 구조

뼈는 새로운 뼈를 만드는 골아세포와 오래된 뼈를 부수는 파골세포의 작용으로 매일매일 성장하고 쇠퇴합니다.

성장기의 아동의 뼈 양쪽 끝을 연골판이라 하는데, 이곳에는 연골세포이 모여 있습니다. 뼈가 길어질 때 이 연골판의 세포들이 증식하면서 뼈가 변하면서 세로 방향으로 늘어납니다. 연골세포가 증식하면서 뼈가 성장하는 영역을 골단부라고 합니다. 골간부는 뼈 표면을 감싸고 있는 골막의 골아세포가 증식하면서 뼈가 굵이질 때는 모양이 변하면서 가로 방향으로 성장합니다.

만들어진 뼈 보다 쇠퇴하는 뼈가 많아지면 뼈의 성장은 멈추고 쇠퇴하기 시작합니다. 성인이 되면, 연골판은 뼈로 변하면서 골단선을 만듭니다.

뼈의 성장 구조

〈성장기 아동의 뼈〉

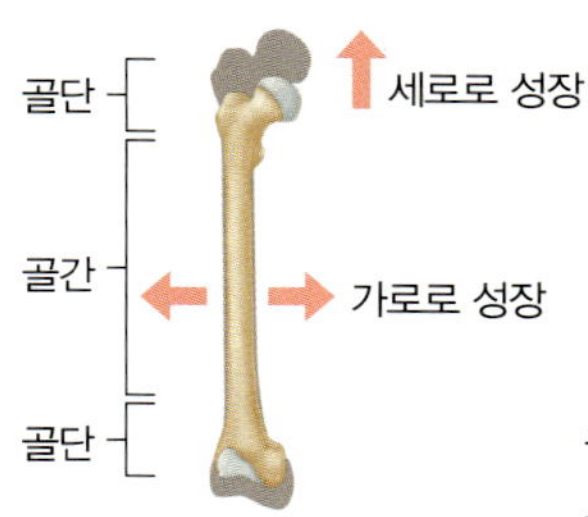

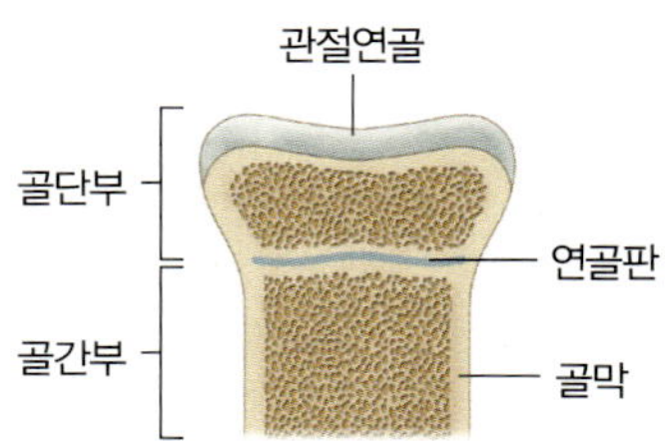

골단부는 연골세포가 증식해서 뼈가 된 것으로 세로 방향으로 성장한다. 골간부는 골막의 골아세포가 증식해서 뼈가 된 것으로 가로 방향으로 성장한다.

뼈의 수복, 재생 구조

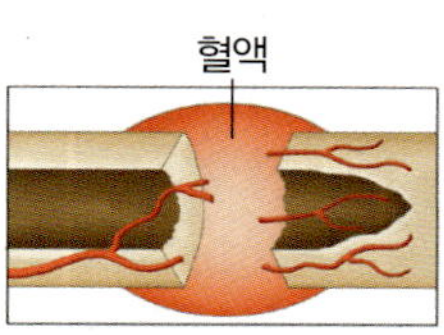

❶ 파괴된 혈관에서 흘러나온 혈액은 바로 응고되어 부러진 뼈 사이를 메운다.

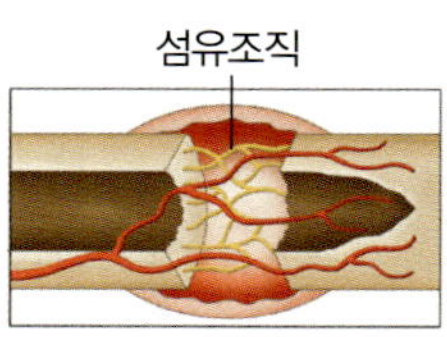

❷ 골아세포가 증식해서 가골이라는 그물 모양의 섬유조직을 만든다.

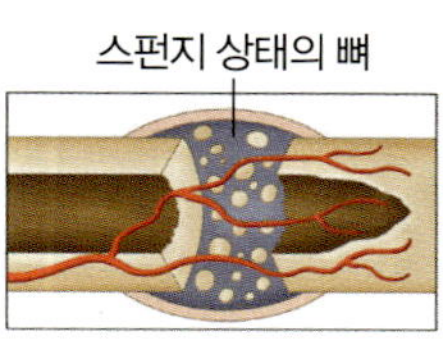

❸ 칼슘이 가골에 침착해서 섬유조직을 보강하고 뼈의 양쪽 끝을 고정한다.

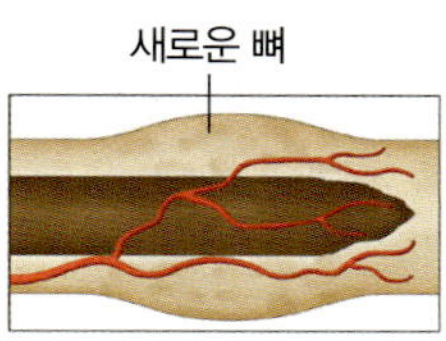

❹ 가골을 대신해서 단단한 뼈가 만들어지고 불필요한 부분이 원래대로 돌아간다.

■ **골절 유합**

골절은 외부의 강한 힘으로 뼈가 부러지는 상태를 말합니다. 부러진 뼈를 붙이는 것도 골아세포가 하는 기능입니다.

골절 직후에는 뼈의 혈관에서 나온 핏덩어리가 한때 뼈와 뼈 사이를 메우게 됩니다. 부러진 부분의 골막에는 골아세포가 모여서 증식을 시작하게 되고, 골아세포는 그물 모양의 가골(애벌뼈)이라는 섬유조직을 만들기 시작합니다. 여기에 칼슘이 침착되면서 뼈가 서서히 만들어지고 단단해집니다. 파골세포는 가골을 재흡수하여 원래의 뼈 모양으로 정리합니다. 골절 당했을 때 깁스로 고정하게 되는데, 깁스는 뼈 스스로 유합 작업을 빠르게 할 수 있도록 도와줍니다.

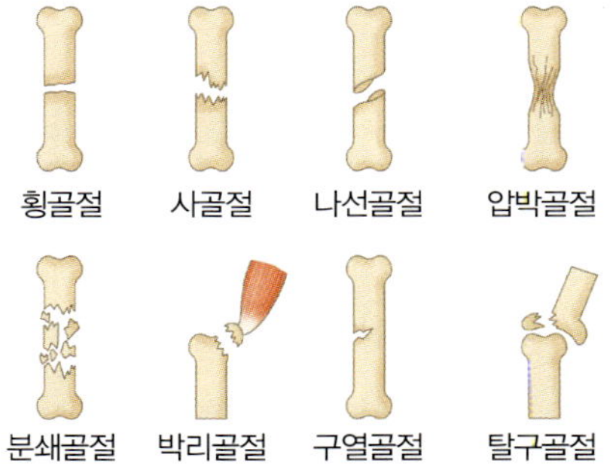

■ **골절의 종류**

골절은 원인이나 부러지는 방법에 따라 분류할 수 있습니다. 가로로 부러지는 것은 횡골절, 비스듬하게 부러지는 것은 사골절, 뒤틀리면서 부러지는 나선골절이 있습니다.

그 밖에 산산조각 나는 것은 분쇄골절, 뼈의 일부만 떨어져 나가는 박리골절, 뼈에 금이 가는 구열골절이 있습니다. 그리고 뼈 마디가 어긋나는 탈구와 골절이 동시에 생기는 탈구골절이 있습니다.

골절은 사고 등으로 대부분 큰 힘을 갑작스럽게 받아 일어나지만, 특히 운동선수에게는 오랫동안 같은 부위에 힘이 가해져서 발생하는 피로골절이 일어납니다.

뼈의 조혈기능

뼈는 신체를 지탱하는 역할과 더불어 조혈기능이 있습니다. 혈액은 골수에 있는 조혈세포의 분열로 만들어집니다. 만들어진 혈액의 각 성분은 뼈를 만드는 모세혈관의 구멍에서 온몸으로 운반됩니다.

■ 골수의 기능

뼈 조직의 중심부에는 골수강이 있고 내부는 골수로 차 있습니다. 골수는 혈액을 만드는 중요한 기능을 합니다.

골수에는 적색과 황색이 있으며, 이 중 조혈기능이 있는 것이 적색골수입니다. 황색골수는 적색골수가 지방으로 변해서 조혈 기능을 상실한 것입니다.

신생아의 골수는 거의 모두 적색골수라서 온몸의 뼈에서 혈액을 만들지만, 성장하면서 황색골수가 증가하면서 성인이 되면 적색골수는 추골(척추), 흉골, 늑골, 골반에서 있게 됩니다. 황색골수는 지방질로 조혈기능이 없지만, 대량으로 출혈이 있는 경우와 같이 대량의 조형이 필요한 경우 적색골수로 변하여 조혈기능을 합니다.

■ 혈액이 만들어지는 구조

적색골수의 조혈조직에서는 혈액의 근원인 줄기세포(혈구아세포)를 만듭니다. 줄기세포(혈구아세포)는 적혈구, 백혈구, 혈소판, 림프구 등 어떤 혈구로도 분화할 수 있는 능력이 있습니다.

조혈조직에는 조혈세포를 포함한 세망조직이 가득차 있고 그 안을 유동이라는 모세혈관이 지나갑니다. 유동은 골수의 정맥을 지나 뼈 외부의 혈관으로 이어지고 많은 구멍이 있습니다. 조혈조직으로 만들어진 줄기세포(혈구아세포)는 성숙해서 혈액의 각 성분으로 분화한 다음 이 구멍을 지나 혈액 안으로 들어가 온몸을 돕니다.

조혈세포 속에는 1초에 200만 개라는 속도로 줄기세포(혈구아세포)가 분열하여 적혈구를 비롯한 여러 종류의 세포로 분화합니다.

■ 뼈의 종양

뼈에서 발생하는 종양하는 골육종, 골수종, 연골육종, 유잉육종 등이 있고 전체의 3분의 2는 골육종입니다.

골육종은 10대 남자아이에게서 많이 발견되는 병으로 뼈를 만드는 골아세포가 암이 되는 것을 말합니다. 발생부위는 대퇴골의 하단이나 경골의 상단이 많습니다. 붓거나 눌리는 통증이 있는데 초기에 폐로 전이하기 쉬운 것이 특징입니다.

척추 구조

척추는 신체의 중심축이 되고 척수를 보호합니다. 척추는 다섯 부위로 구성되어 있고, 각 척추 사이를 연골이 연결하는 구조를 이루고 있습니다. 인체의 체중을 지탱하고 지면의 충격을 흡수하고 척수를 보호하는 역할을 합니다.

■ 척추 구조

척추는 척주 또는 척골이라고 하며 인체의 버팀대가 되는 중요한 골격입니다. 위에서부터 경추, 흉추, 요추, 천골, 미골로 이루어져 있습니다. 경추는 7개의 뼈로 머리를 받치고 있으며, 그 아래에 있는 흉추의 좌우에는 12쌍의 늑골과 이어져 있습니다. 흉추 아래에는 요추가 5개로 이루어져 있으며 요골이라고도 불립니다. 요골은 상체를 구부렸을 때 가장 부하를 받는 신체 부위입니다. 천골과 미골은 태어났을 때 각각 5개이지만 성장하면서 뼈가 하나로 합쳐집니다. 미골은 인간의 진화 과정에서 사라진 꼬리뼈의 흔적입니다.

척등골뼈 구조

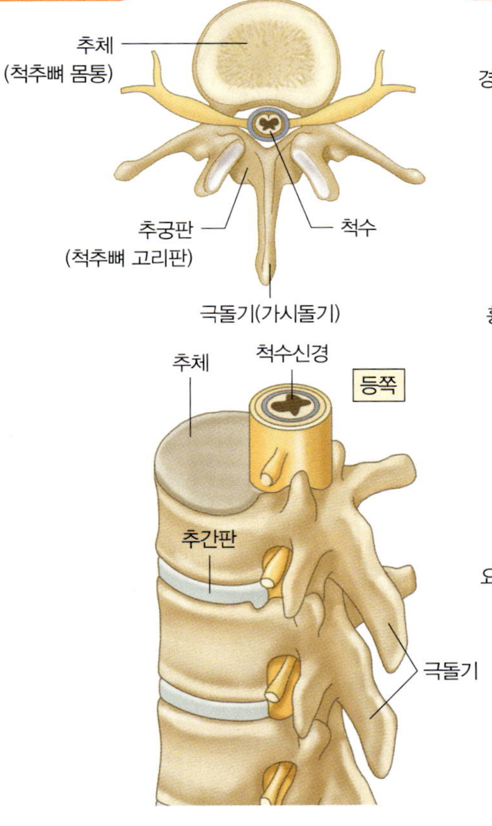

척추 구조

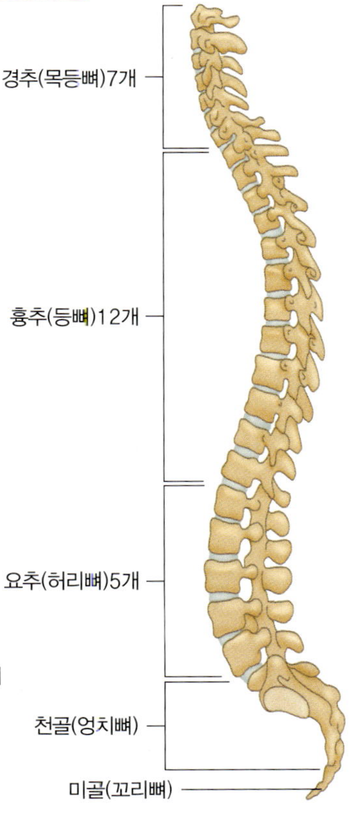

■ 척추 모양과 기능

척추를 옆에서 보면 S자 모양입니다. 척추의 배쪽 부분을 추체라고 합니다. 추체와 추체 사이에는 쿠션역활을 하는 추간판이라는 연골이 있습니다. 연결 부분에는 인대가 있어서 척추가 따로따로 떨어지거나 추간판이 튀어나오지 않게 합니다. 척추 뒷부분의 구멍을 추공이라 하는데 추공에는 척주관이라는 관이 있고 그 안을 척수가 지나갑니다.

척추는 서거나 앉을 때 상체를 받쳐주고 전후좌우 상체를 움직일 수 있게 합니다. 또한 걷거나 뛸 때 바닥에서 받은 충격을 흡수하여 뇌에 영향을 미치지 않게 하는 역할도 수행합니다.

■ 추간판 헤르니아

추간판 안에는 젤리 상태의 수핵이 가득 차 있습니다. 수핵은 나이가 들수록 수분을 잃어서 탄력성이 떨어집니다. 이 상태에서 추간판에 강한 힘이 가해지면 수핵기 추간판에서 튀어나오게 되는데 이것을 추간판 탈출 또는 추간판 헤르니아라고 합니다.

튀어나온 수핵이 척수신경을 압박하기 때문에 발목에서 심한 통증을 느끼는 것이 특징으로 상태가 매우 나쁜 경우에는 일어서지 못하게 됩니다.

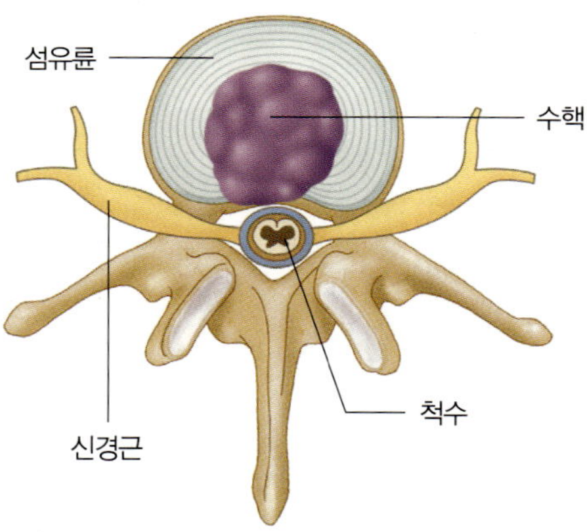

관절 구조

관절은 뼈와 뼈를 연결하여 신체를 자유롭게 움직이게 합니다. 관절에는 구조나 움직이는 방법에 따라 여러 종류가 있으며, 관절의 뼈와 뼈 사이에는 연골이 있어 쿠션 역할을 합니다.

■ 관절 구조와 연골 구조

뼈와 뼈가 연결된 부분을 관절이라 합니다. 관절은 볼록한 모양의 관절두와 오목한 모양의 관절와가 쌍을 이루며 주위에는 관절포라는 조직으로 싸여 있습니다. 관절포의 안쪽에는 활액이라는 액체를 분비하는 활막이 있습니다. 활액은 관절을 유연하게 움직이기 위한 윤활유 역할을 합니다.

관절포 바깥쪽에는 인대가 있습니다. 인대는 근육의 한 부분인 힘줄이 붙어 있어 근육의 움직임을 뼈로 전달합니다.

관절을 구성하는 뼈와 뼈 사이에는 연골이 있습니다. 이 연골이 쿠션 역할을 해서 뼈끼리의 마찰로 상처를 입거나 충격받는 일이 없도록 막아 줍니다.

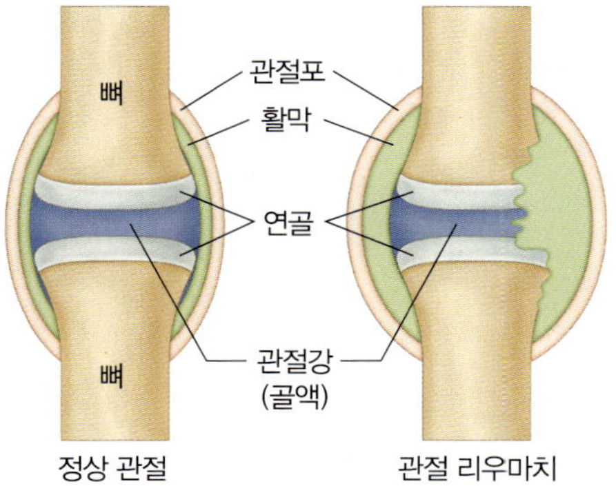

■ 관절의 종류

관절에는 빙글빙글 돌릴 수 있는 것과 한쪽으로만 움직일 수 있는 것 등 다양한 종류가 있고 구조도 서로 다릅니다.

구관절은 어깨나 가랑이에 있으며 공과 공 받침대가 하나의 쌍을 이루는 관절입니다. 여러 방향으로 구부리거나 돌릴 수 있습니다.

접번관절은 팔꿈치와 손가락에 있고 앞뒤로 여닫는 문처럼 한쪽 방향으로만 움직일 수 있습니다.

차축관절은 목에 있으며, 접번관절에 회전 운동을 더한 움직임을 할 수 있습니다.

안장관절은 손가락 뿌리 부분에 있는데 사람이 말 안장을 타고 있는 모양을 하고 있습니다.

타원관절은 손목에서 볼 수 있는데, 관절두가 타원형을 하고 있습니다.

부동관절은 머리뼈와 같이 뼈가 다른 뼈와 밀접하게 연결되어 있어 뼈의 관절에 전혀 움직임이 없는 관절입니다.

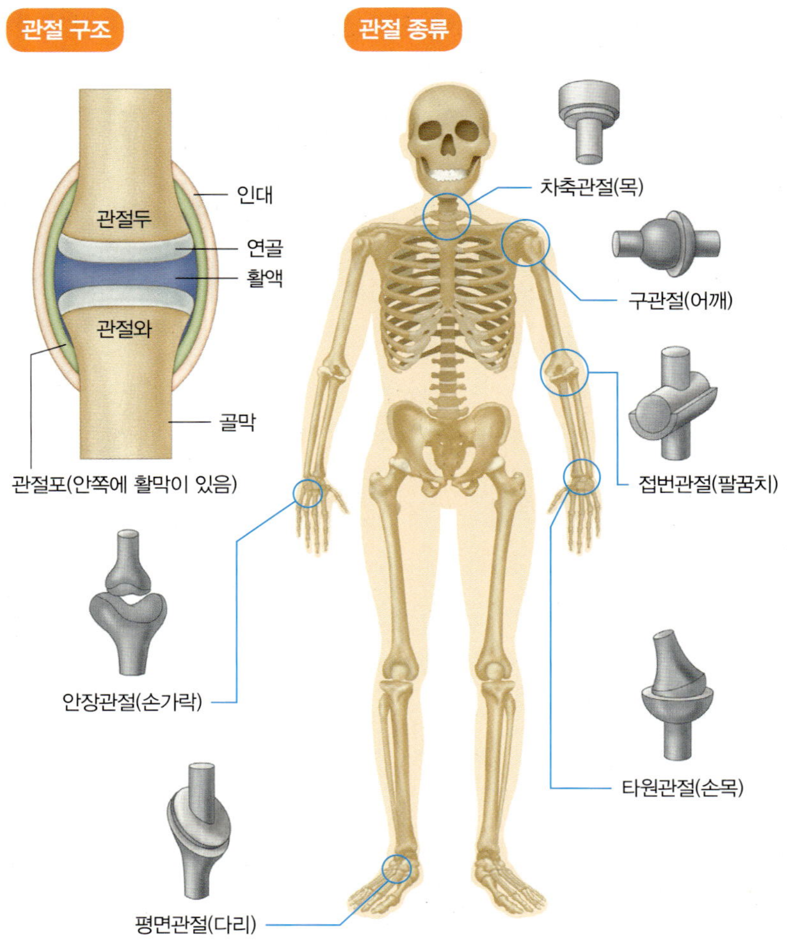

- **류머티스성 관절염**

인체의 면역 시스템 이상으로 관절에 염증이 생겨 통증과 부기가 생기는 증상을 관절 리우마치라고 합니다. 관절 리우마치는 관절 안에서 활막이 증식하여 연골이 파괴되어 생겨납니다. 심하면 염증이 진행되어 뼈가 파괴되어 관절에 변형이 일어나 움직임이 제한됩니다. 관절 뿐만 아니라 심장, 폐, 신장 등의 온몸 기관에 합병증 불러옵니다.

07 : Pilates

근육계

근육은 신체의 움직임을 만드는 조직입니다. 근육은 골격에 붙어서 신체를 움직이는 골격근과 혈관이나 내장과 같은 기관을 움직이는 내장근(평활근), 심장을 움직이는 심장근으로 나뉠 수 있습니다.

근육 구조

■ 근육 종류

근육은 걷거나 뛰거나 모든 신체 운동의 원동력이 되는 수축성 있는 운동 기관입니다. 각각의 근육은 섬유상의 근세포(근섬유)가 많이 모여 이루어져 있습니다. 근섬유가 수축과 이완을 반복하여 뼈가 움직이고 몸이 운동을 합니다.

근육에는 골격에 부착된 골격근과 내장을 움직이는 내장근(평활근), 심장을 움직이는 심장근이 있습니다.

골격근은 600개 이상이며 크기와 모양이 여러 가지가 있습니다. 붙어 있는 뼈의 부위와 근육의 모양에 따라 가자미근, 삼각근, 대흉근, 승모근, 흉쇄유돌근 등이 있습니다.

■ 수의근과 불수의근

근육을 움직이는 방법으로 분류하면 자신의 의지로 움직일 수 있는 수의근과 의지로 움직일 수 없는 불수의근이 있습니다. 골격근은 각각의 근육에 따라 잘 움직이기도 하고 아니기고 하지만 어느 정도 자신의 의지로 움직일 수 있는 수의근입니다.

혈관이나 내장 등 내부 기관에 붙어 있는 내장근(평활근)은 자신의 의지로 움질일 수 없는 불수의근입니다. 자율신경이나 호르몬의 영향을 받아서 골격근보다 천천히 지속적으로 움직임을 보이는 특성이 있습니다. 심장근도 자신의 의지로 멈추거나 움직일 수 없는 불수의근입니다.

▪ 지근과 속근

골격근은 근육을 수축하는 빠르기에 따라 지근과 속근으로 나눌 수 있습니다. 지근은 주로 몸의 심층부인 뼈 부근에 많고 산소를 운반하는 붉은색 단백질을 많이 포함하고 있기 때문에 적근이라고도 부릅니다.

속근은 몸의 표면 가까운 부분에 많이 있고 붉은색 단백질을 함유하지 않기 때문에 백근이라고 합니다.

지근은 지속적인 운동, 속근은 산발적인 운동에 적합합니다.

▪ 근육의 종류와 특징

	지근	속근
근섬유 굵기	가늘다	굵다
수축 속도	느리다	빠르다
색상	적색	백색
피로도	낮다(쉽게 피곤하지 않다).	높다(쉽게 피곤하다).
소비 에너지	지방	당, 글리코겐
적당한 운동	지속적인 운동(유산소 운동)	산발적 운동(무산소 운동)

골격근

▪ 골격근 구조

성인 남성 체중의 약 절반, 40%를 골격근이 차지합니다. 골격근은 단백질로 만들어진 굵기가 다른 두 종류의 섬유로 굵은 섬유를 미오신, 가는 섬유를 액틴이라고 합니다. 두 가지 섬유가 꽈배기처럼 나열되어 근원섬유를 만들고 근원섬유가 몇 개 모여 근섬유를 구성합니다.

근섬유는 하나하나가 핵을 가지고 있는 세포로 수축하는 성질이 있습니다. 근육이 수축을 할 때 차례로 나열된 두 가지 근원섬유가 서로 당겨 얽히면서 짧아집니다. 이런 근육의 수축은 뇌의 신호로 일어나고 신호가 끊기면 근육은 이완합니다.

온몸의 근육

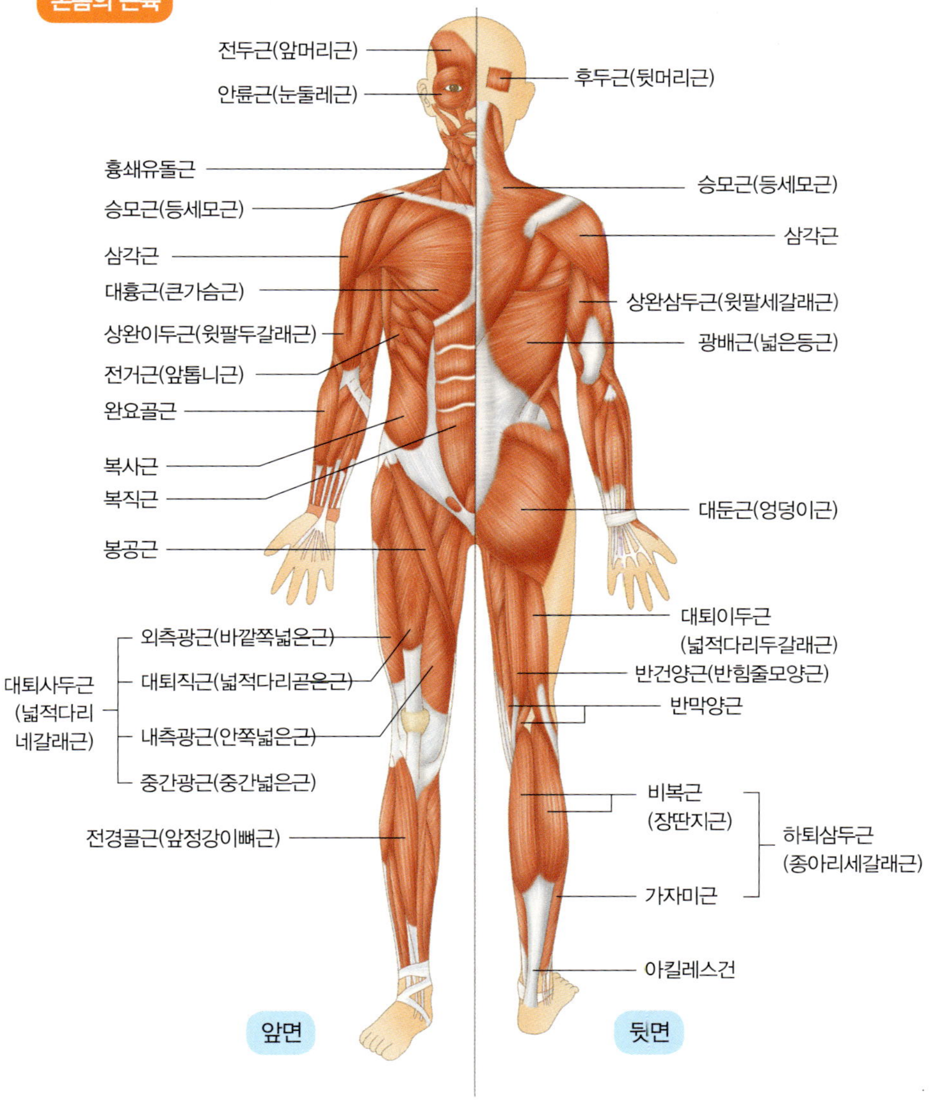

■ 힘줄의 기능

골격근의 양 끝에는 힘줄이 있습니다. 힘줄은 단백질의 콜라겐으로 이루어진 결합섬유 다발로 근육을 골격에 강력하게 부착시키는 역할을 합니다. 근육이 수축할 때는 힘줄이 대상이 되는 뼈의 한쪽을 끌어 당겨서 운동을 돕습니다.

힘줄에는 가는 막대기 모양과 막처럼 얇게 퍼진 모양이 있습니다. 몸속에서 가장 큰 힘줄은 발목 뒤에 있는 아킬레스건입니다.

손발의 힘줄은 뼈에 부딪혀 마모되는 것을 막기 위해 건초라는 막대모양의 결합섬유가 마치 칼집처럼 싸서 보호합니다. 부드러운 활막성 건초와 힘줄을 뼈와 잘 고정하는 인대성 건초가 있습니다.

▪ 근육의 에너지원

근육을 비롯하여 체내에 모든 세포의 기능을 위해서는 에너지가 필요합니다. 세포는 구연산 회로라는 복잡한 화학반응으로 음식물에서 얻은 포도당 같은 영양소에서 에너지를 얻습니다. 이 에너지는 아데노신 삼인산(ATP)으로 세포 안에 축적됩니다. ATP의 결합이 끊어질 때 발생하는 에너지로 근육의 수축이 일어납니다.

심한 운동을 했을 때 근육 안에서 젖산이 늘어나며 이를 피로물질이라 하였습니다만, 젖산이 에너지원으로 재이용된다는 사실을 연구를 통해 알게 되었습니다.

심한 운동 후 발생하는 근육통은 손상을 입은 근섬유와 주변 조직이 복원되면서 생기는 염증 때문입니다.

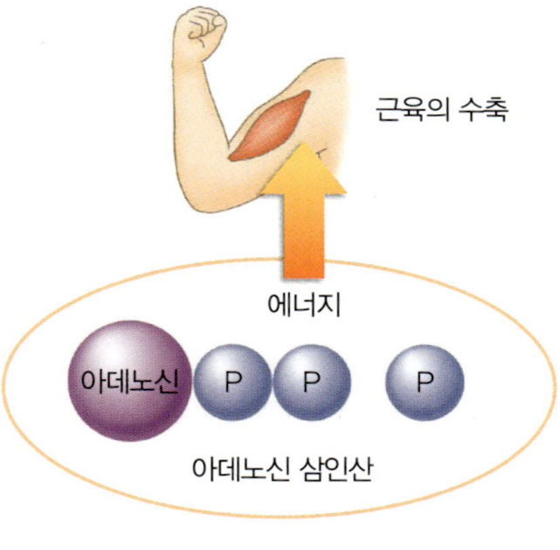

▪ 골격근 모양

골격근은 그 모양에 따라 다음 아래와 같이 나뉩니다.

방추상근(상완근)

이두근(상완이두근)

다복근(목직근)

우상근(대퇴직근)

반우상근(반막모근)

이복근(악이복근)
거근(전거근)
윤근(안륜근)

골격근 구조

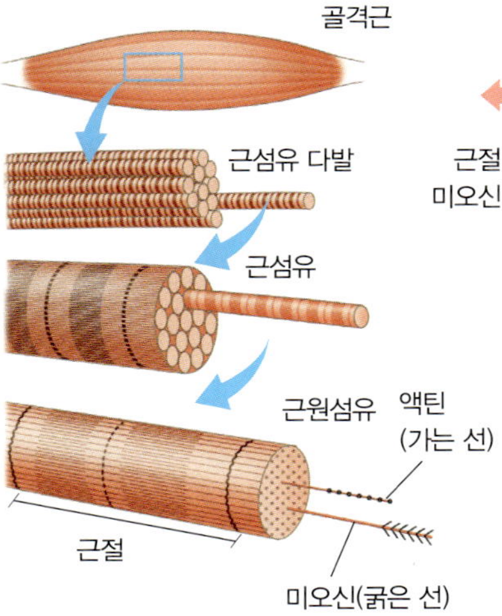

근육이 수축하는 구조

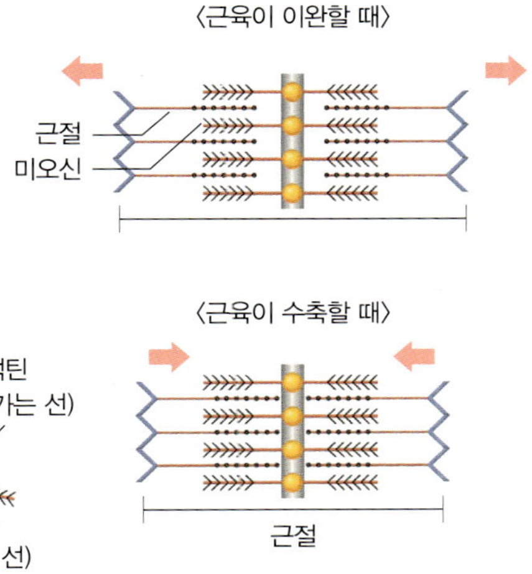

골격근 모양

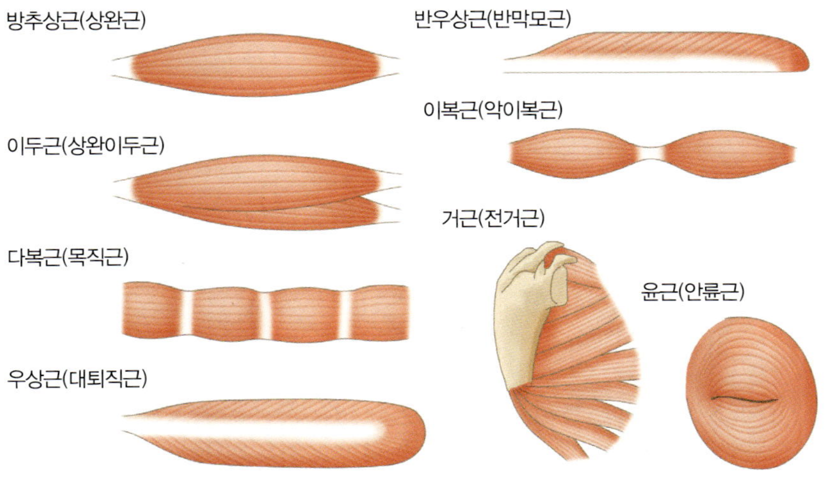

내장근(평활근)

▪ 내장근(평활근)의 구조와 기능

내장근(평활근)은 위와 장 등 심장을 제외한 내장이나 혈관의 외벽을 만들고 있는 근육으로 짧고 가는 방추형 근섬유로 이루어진 것이 특징입니다.

내장근은 자신의 의지로 움직이지 못하는 불수의근으로 자율신경이나 호르몬으로 조절합니다. 골격근에 비교하여 쉽게 피로해지지 않으며 근육의 수축은 완만하게 지속적으로 이루어집니다. 예를 들면 장의 소화물을 이동시키는 연동운동은 내장근이 만드는 것입니다.

내장 대부분은 장막이라는 얇은 막으로 싸여 있습니다. 안쪽은 고리 모양의 내장근과 세로로 달리는 내장근이 둘러싸는 구조를 이룹니다. 그리고 단 위에는 비스듬히 달리는 사행근이라는 내장근도 있습니다.

골격근 구조

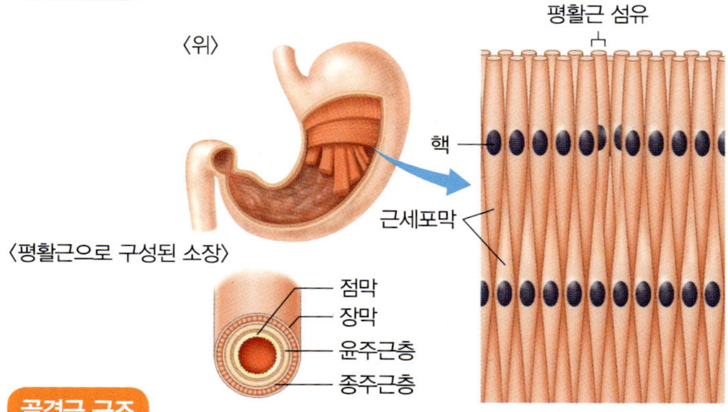

골격근 구조

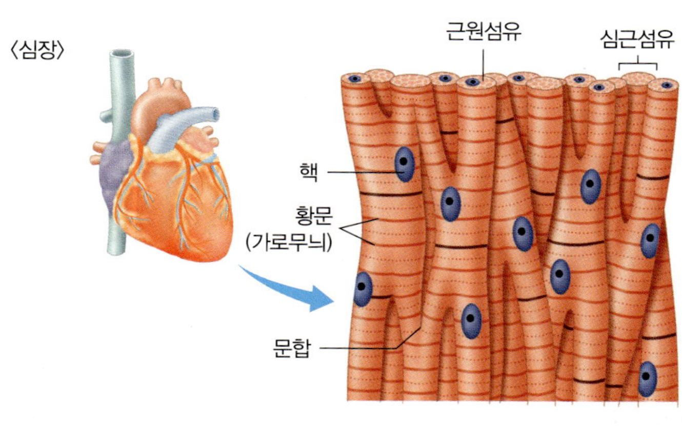

심장근

■ 심장근의 구조와 기능

심장의 모양을 만들고 움직이는 심장근은 짧은 근섬유가 서로 가지를 내어 얽혀 있는 구조를 가지고 있습니다. 온몸에 있는 근육 중에서 가장 튼튼한 구조로 온몸에 혈액을 보내는 역할을 하는 좌심실의 심근은 우심실에 비해 3배의 두께를 가지고 강한 압력을 견딜 수 있습니다.

심장근은 골격근과 마찬가지로 규칙적인 가로 무늬를 가지고 있기 때문에 횡문근으로 분류합니다. 내장근과 마찬가지로 자신의 의지로 조절할 수 없는 불수의근으로 심장박동은 자동으로 이루어집니다.

■ 근육과 지방의 관계

근육 주위에 쌓이는 지방 조직은 여분의 에너지를 저장하는 기능을 가지고 있습니다. 근육은 포도당에서 생산한 에너지를 우선적으로 사용하여 수축하지만, 에너지가 부족할 때 지방을 분해해서 에너지를 얻습니다. 지방은 외부로부터의 충격을 흡수하거나 체온을 유지하는 일 외에도 호르몬을 만드는 내분비기관의 기능을 가지고 있습니다.

지방의 역할은 에너지 저장, 충격 흡수, 체온 유지 그리고 호르몬 생산 등이 있습니다.

〈지방의 역할〉

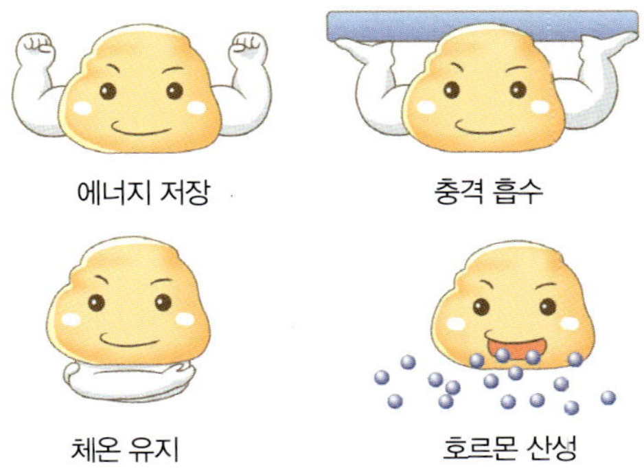

손 골격과 근육

■ 손 구조

손은 손가락뼈(지절골) 14개와 손바닥뼈(중수골) 5개 그리고 손목뼈(수근골) 8개로 총 27개의 뼈로 이루어져 있습니다. 손 뼈는 인대로 이어져 있어서 떨어지지 않습니다.

손 근육은 손가락과 손바닥 하나하나의 뼈에 붙어 있는 것과 팔부터 이어진 근육이 있습니다. 근육의 끝에는 힘줄이 있으며 힘줄은 손목에 있는 폄근지지띠, 굽힘근지지띠라는 인대로 묶여 있습니다.

손은 이러한 복잡한 구조로 손가락 하나하나를 움직이고, 사물을 잡거나 섬세한 움직임을 할 수 있습니다.

■ 팔 구조

팔은 상완골, 요골, 척골 세 개의 뼈로 이루어져 있습니다. 이것을 둘러싸고 있는 팔의 근육은 어깨관절을 뒤덮듯이 붙어 있는 삼각근, 윗팔 부분과 팔뚝 부분을 연결하는 상완이두근, 상완삼두근 등으로 구성되어 있습니다.

삼각근은 팔을 어깨에서 앞쪽, 뒤쪽, 바깥쪽으로 올릴 때 사용하는 근육입니다.

상완이두근은 무거운 것을 들기 위해 팔을 굽힐 때 사용하는 근육입니다.

상완삼두근은 팔을 펼 때 쓰는 근육입니다.

상완이두근과 상완삼두근은 상반되는 관계에 있으며 팔꿈치 관절을 굽히기도 하고 펴기도 합니다. 상완이두근이 수측하면 상완삼두근은 이완되고 반대로 상완이두근이 이완되면 삼완삼두근이 수축합니다.

손 구조

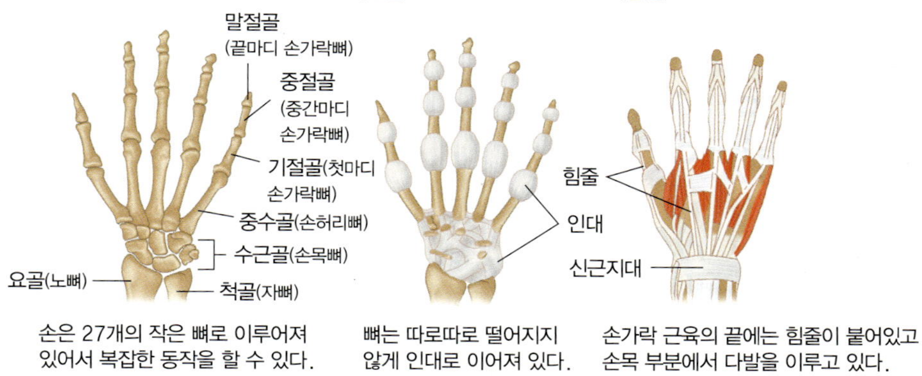

손은 27개의 작은 뼈로 이루어져 있어서 복잡한 동작을 할 수 있다.

뼈는 따로따로 떨어지지 않게 인대로 이어져 있다.

손가락 근육의 끝에는 힘줄이 붙어있고 손목 부분에서 다발을 이루고 있다.

팔꿈치 구조(오른팔)

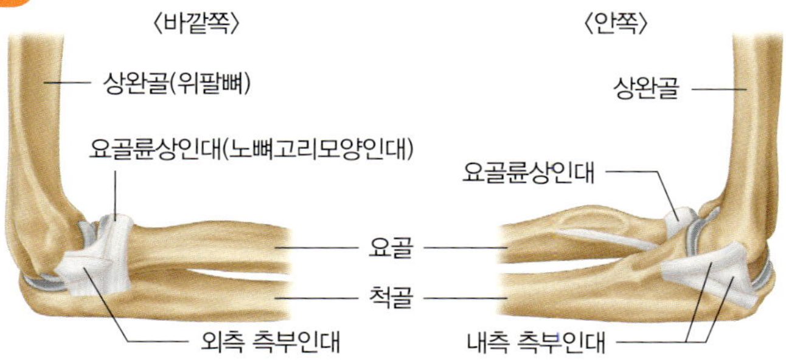

팔의 골격과 근육

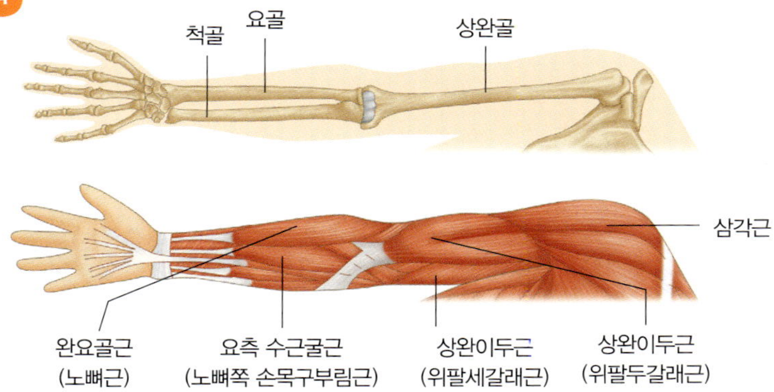

■ 손가락 삠 vs. 건초염

손가락을 삔다는 것은 외부로부터 강한 힘이 가해져서 손가락 말절골에 붙어 있는 신근건이 끊어진 상태를 말합니다. 손가락을 삐면 통증이 발생하고 부어서 움직일 수 없습니다. 손가락을 삘 때 말절골의 일부분이 떨어져나가는 박리 골절이 되면 손가락 끝이 굽혀진 채 다시 펴지지 않게 됩니다.

건초염은 힘줄을 싸고 있는 건초에 염증이 생기는 것으로 힘줄에 붙어 있는 관절을 움직일 때 통증이 발생합니다. 건초염은 손가락을 너무 많이 사용해서 생기는 만성피로와 세균감염에 의한 것이 주된 원인입니다.

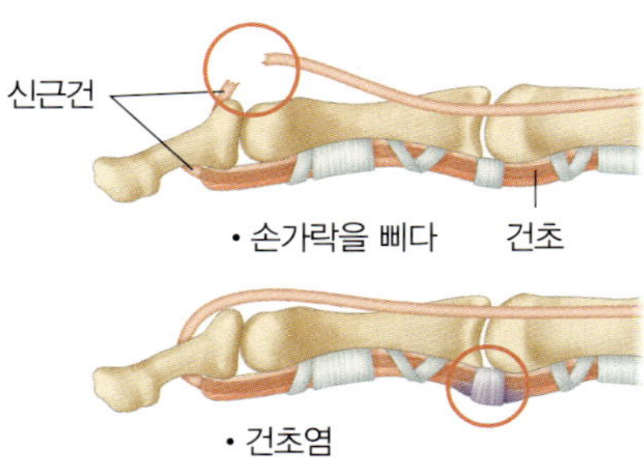

발 골격과 근육

■ 발 구조

발 구조는 기본적으로 손과 같으며 골격과 관절은 걸을 때 몸을 지탱하고 균형을 잡기에 적합한 구조를 가지고 있습니다.

발은 26개의 작은 뼈로 구성되어 있습니다. 발 뼈는 전체적으로 아치 모양으로 발뒤꿈치에 가해지는 체중을 발바닥 전체에 잘 분산합니다. 아치 구조는 강인한 인대, 힘줄, 근육으로 유지됩니다. 특히 발바닥 가운데의 장심이라고 부르는 아치는 충격을 완화하는 용수철의 역할을 합니다.

■ 다리 구조

다리는 하지라고 하며 대퇴골, 경골, 비골 세 개의 긴뼈와 무릎의 접시에 해당하는 슬개골로 이루어집니다. 걸을 때 큰 부담을 받는 슬관절(무릎관절)에는 반월판이라는 C자형 연골판이 들어 있어 대퇴골과 경골을 안정화시키고, 걸을 때 하중을 분산시킵니다. 슬관절(무릎관절)은 십자인대와 측부인대의 도움으로 전후좌우로 미끌어지지 않습니다. 비골은 슬관절(무릎관절)에 포함되지 않지만, 인대 때문에 경골과 강하게 결합하여 하나의 뼈처럼 움직입니다.

다리의 주요 근육은 고관절과 슬관절(무릎관절)을 움직이는 대둔근, 다리 앞쪽의 대퇴사두근, 뒤쪽의 대퇴이두근 등이 있습니다. 대퇴사두근과 대퇴이두근의 상호작용으로 슬관절(무릎관절)을 굽히기도 하고 펴기도 합니다. 무릎 아래의 하퇴삼두근은 가자미근과 비복근으로 이루어지며 발뒤꿈치를 올리는 기능을 합니다. 비복근과 가자미근에 붙어 있는 아킬레스건은 보행 운동에 필요한 인체 최대의 힘줄입니다. 심한 운동으로 끊어지면 걷지 못하게 됩니다.

손 구조

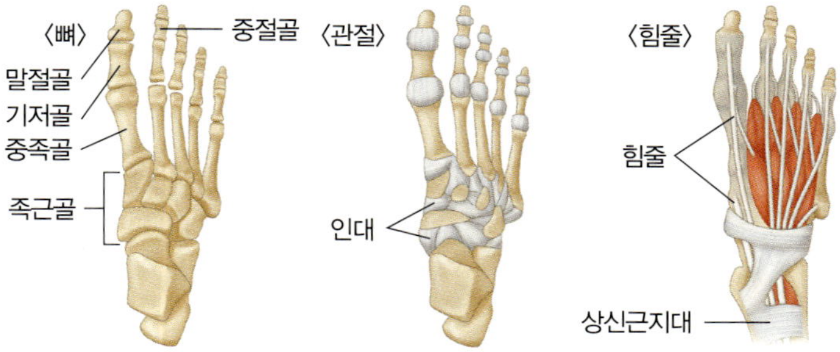

발은 26개의 작은 뼈로 이루어져 있으며 발바닥 전체에 체중이 분산되도록 아치 모양이다.

발의 뼈는 손처럼 인대로 연결되어 있다.

발가락 근육의 끝에는 힘줄이 붙어 있고 발목에서 다발을 이룬다.

다리의 골격과 근육

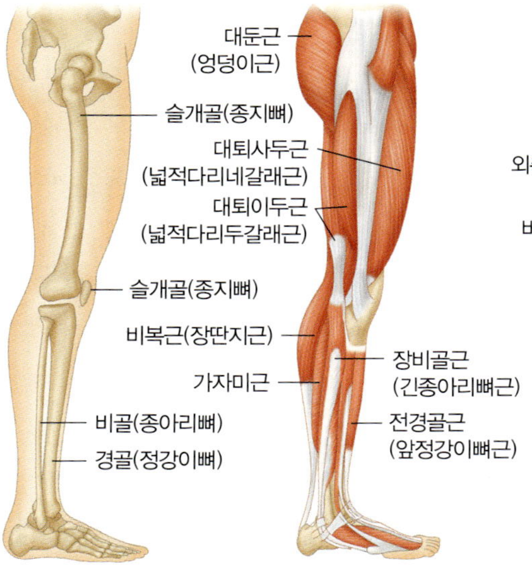

무릎 구조(오른쪽)

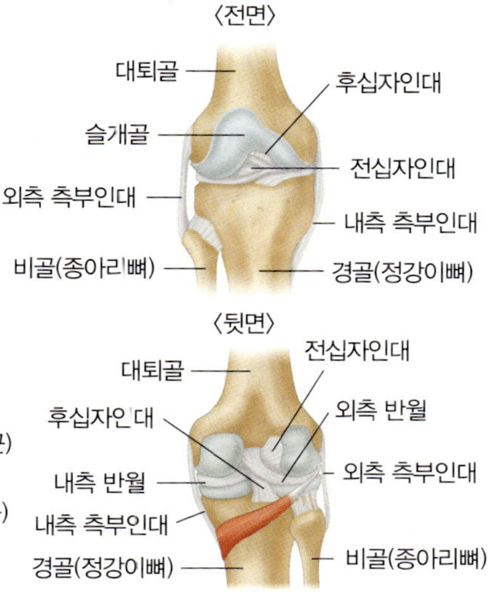

O자형 다리와 외반모지

O자형 다리는 바로 섰을 때, 무릎이 붙지 않고 O자형으로 벌어져 있는 상태를 말합니다. 대게 기능적으로 문제는 없지만, 여분의 부담이 가해지기 때문에 변형성 무릎관절염증의 원인이 되기도 합니다.

외반모지는 엄지발가락이 둘째 발가락 쪽으로 심하게 굽은 엄지발가락 기형을 말합니다. 튀어나온 중족골(중간 마디 뼈)에 염증이 생긴 상태로 끝이 뾰족한 구두가 그 원인입니다.

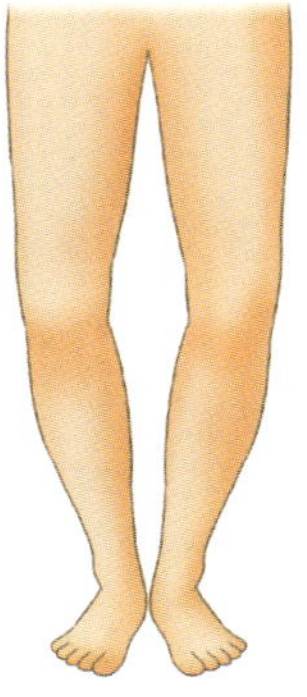

• O자형 다리

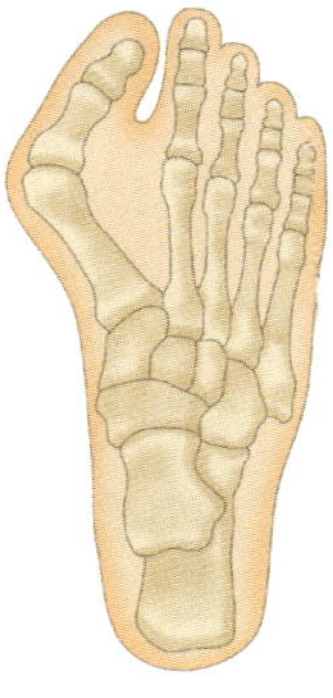

• 외반모지

흉부(가슴) 골격과 근육

■ 흉부 골격

가슴 부분의 골격은 흉골, 흉추, 늑골로 구성되어 있습니다. 흉골병과 흉골체, 검상돌기의 세 개로 이루어진 흉골이 앞부분의 버팀대이고, 뒷부분의 버팀대가 흉추입니다. 앞뒤의 버팀대와 12쌍의 늑골이 관절을 만들고 폐와 심장을 에워싸고 있습니다. 튼튼한 새장 모양의 골격을 흉곽이라 하고 내장을 보호하고 호흡 운동을 돕습니다.

흉상부에는 견갑관절은 견갑골과 쇄골, 상완골로 이루어지는 인체에서 가장 움직임이 큰 관절입니다. 견갑골은 등의 늑골에 있지만, 늑골과의 사이에 인대가 없어서 주위의 근육이 지탱하고 있는 구조를 가지고 있습니다.

■ 흉부 근육

가슴 부분 근육에서 가장 큰 것이 대흉근입니다. 대흉근은 쇄골이나 흉골, 늑골에서 상완골을 덮는 강한 근육으로 삼각근과 함께 어깨뼈를 움직이는 근육입니다.

삼각근은 주로 팔을 올릴 때 사용하고, 대흉근은 팔을 가슴 앞으로 끌어 당길 때 사용합니다.

늑골을 기점으로 가슴을 둘러싸듯이 견갑골과 이어지는 큰 근육이 전거근입니다. 이 근육은 대흉근처럼 어깨를 앞쪽으로 내밀 때 사용합니다.

등 근육에서 가장 큰 것이 승모근입니다. 승모근은 후두부에서 어깨와 등에 걸친 삼각형 근육으로 팔을 올릴 때 견갑골을 회전시키거나 목을 움직입니다. 승모근 아래에 있는 광배근은 팔을 등으로 당깁니다.

가슴부 골격

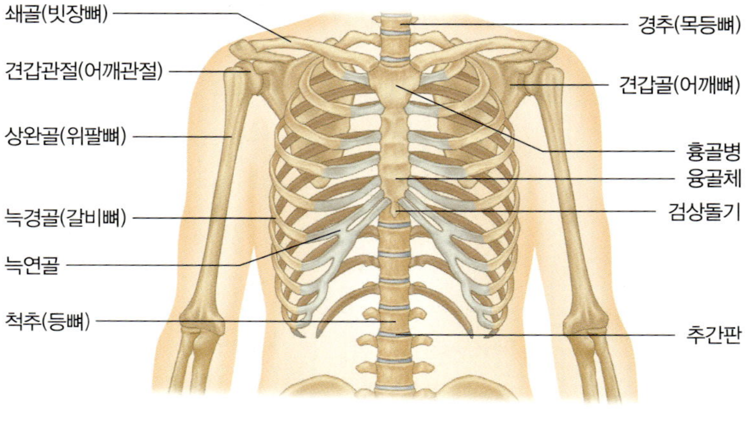

가슴부 근육

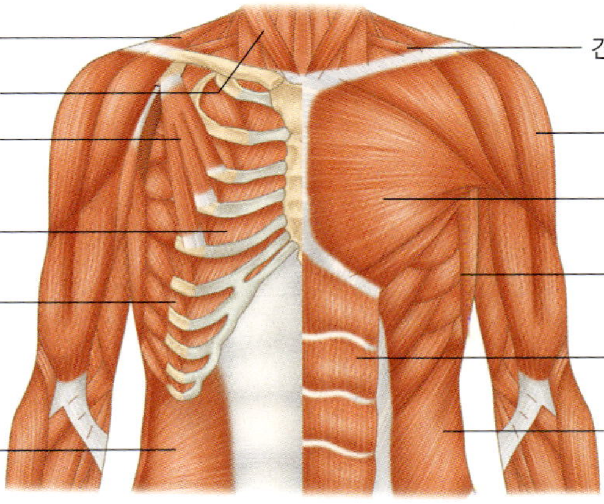

■ 견갑관절주위염과 탈구

오십견이나 사십견을 견갑관절주위염이라 하는데 나이를 먹으면서 상완골의 근육이 쇠약해져 어깨의 건판에 염증이 생기는 질환을 말합니다. 염증이 생기면 어깨에 심한 통증을 느끼고 팔을 올리거나 돌리는 일이 어렵게 됩니다. 야구나 수영 등의 운동으로 어깨를 심하게 사용하게 되면 어깨에 통증을 느끼게 되는데 이때 견관관절주위염처럼 어깨 건판에 염증이 생겼기 때문입니다.

어깨관절 탈구는 운동을 하다가 생긴 외상 등으로 어깨 관절이 어긋나는 상태를 말합니다. 탈구가 반복되면 어깨 내부 구조가 손상될 가능성이 있게 됩니다.

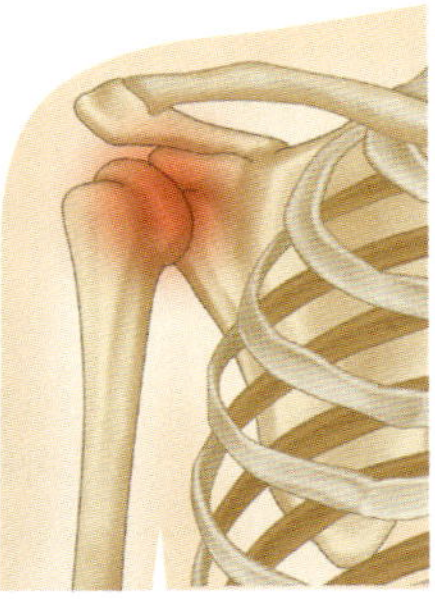

사십견, 오십견

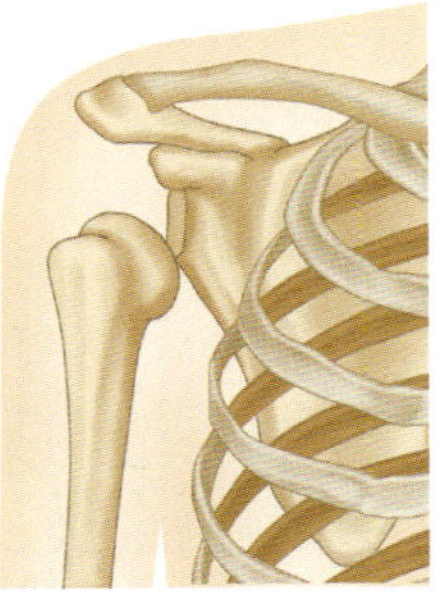

탈구

복부 골격과 근육

▪ 복부 골격

인체의 몸통에서 횡격막 아랫부분을 복부라고 합니다. 복부에는 큰 접시 모양을 한 골반이 있습니다. 골반은 넓은 뼈를 의미하는 관골(장골, 치골, 좌골), 중앙의 천골 그리고 미골로 이루어져 있습니다. 관골은 원래 유아기에 세 개의 뼈로 갈라져 있었는데 성장하면서 합쳐져 고리 모양의 큰 뼈로 됩니다. 골반은 허리뼈와 함께 상반신을 지탱하는 역할을 하고 생식기, 소화기, 비뇨기를 보호합니다. 골반을 구성하는 좌골과 장골의 골수에서는 성인이 되어도 조혈이 이루어집니다. 골수이식은 이런 뼈의 골수에서 골수액을 채취하게 되는 것입니다.

골반의 구조는 남녀 모두 같지만 그 모양이 다릅니다. 여성의 골반은 남성보다 얕고 폭이 넓어서 신생아 출산을 용이하게 되어있습니다.

▪ 복부 근육

복부의 앞면에는 뼈가 없지만 근육이 상하좌우로 비스듬하게 있어서 매우 튼튼합니다.

복부의 근육은 전복부와 측복부로 나누고 늑간신경의 지배를 받습니다.

전복부에는 배꼽 양쪽 끝을 세로로 지나는 두 개의 가늘고 긴 근육인 복직근이 있는데 평소에 복근이라고 부릅니다. 복직근은 복직근초라는 매우 두꺼운 결합조직으로 둘러싸여 있습니다.

측복부에는 세 개 층의 근육으로 이루어져 있습니다. 가장 얕은 층에 있는 것이 외복사근, 그 아래층에 있는 내복사근, 가장 깊이 있는 복횡근이 있습니다. 이 세 개의 근육은 근섬유의 방향이 다르므로 허리를 틀거나 복압을 올릴 때 여러 움직임과 관련이 있습니다.

복부 골격

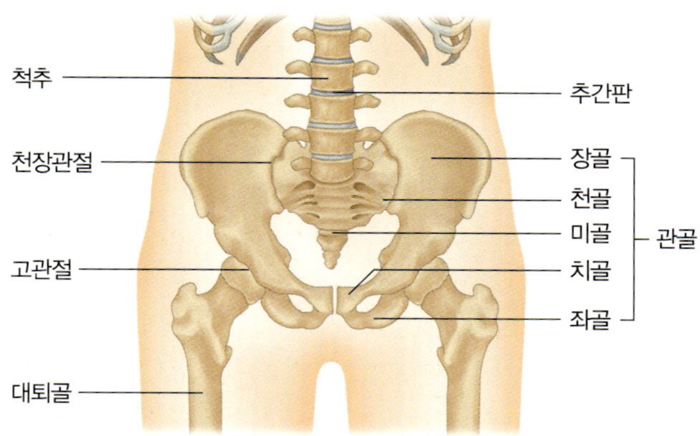

복부 근육

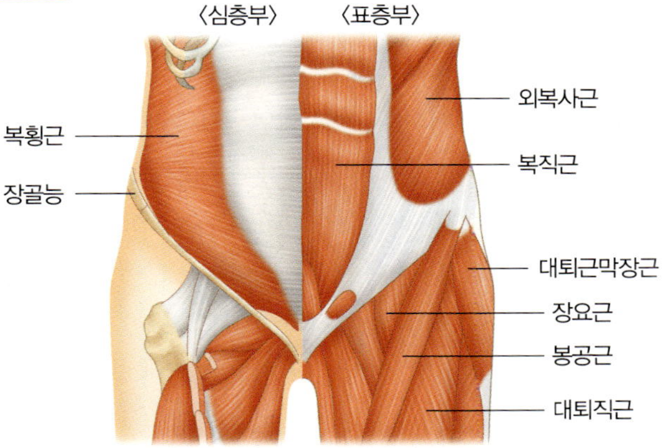

- **횡격막**

횡격막은 흉부와 복부 경계에 있는 돔 모양의 근육막으로 위는 심장과 폐, 아래로는 위와 간 등과 접합니다. 횡격막 신경의 지배를 받으며 수축과 이완을 반족하면서 호흡을 돕습니다. 횡격막의 근섬유가 수축하면 흉부 쪽으로 밀어 올려져 있던 곡선이 평평해지면서 흉부의 용적이 늘어납니다. 횡격막의 수축이 멈추면 흉부 쪽으로 돌출해서 흉부 용적이 줄어듭니다.

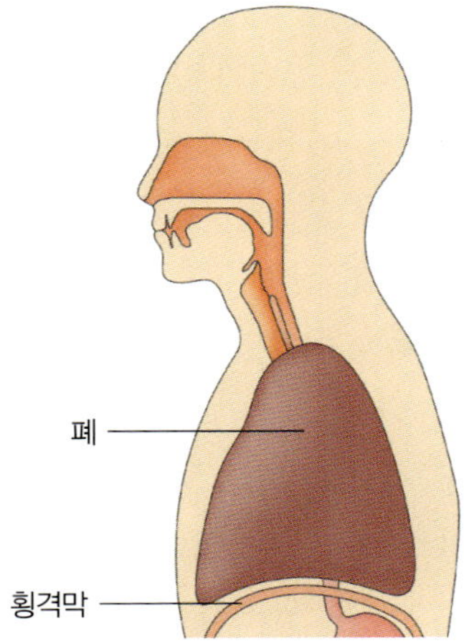

- **호흡**

우리는 끊임없이 숨을 쉬지만 숨을 어떻게 쉬는지에 관해서는 큰 관심을 두지 않습니다. 우리가 살아가는 데 가장 기본적인 기능 가운데 하나인 숨에 관한 이해와 숨을 어떻게 조절하는가에 이르기까지 알아본다면 어떨까요?

우리는 몇 초마다 숨을 쉽니다. 숨을 쉬는 것은 우리의 생명 유지와 관련이 있습니다. 하지만 숨을 어떻게 쉬는지 우리는 생각해보지 않습니다. 숨은 저절로 쉬는 것처럼 보입니다. 아주 쉬워 보이는 숨쉬기가 어떻게 해서 인간을 살아있게 하는 중요한 열쇠가 될 수 있을까요?

숨쉬기는 우리를 둘러싸고 있는 환경으로부터 시작합니다. 우리가 들이마시거나 내쉬는 공기에는 질소, 이산화탄소, 산소가 섞여 있습니다. 그중 산소는 우리가 살아가는 데 가장 중요합니다. 공기는 코와 입을 지나 우리 몸으로 들어와서, 인두, 기관 그리고 기관지로 내려가 결국 폐속의 폐포 즉 공기 주머니에 다다릅니다. 폐포와 모세혈관에서 기체 교환과 물질 교환이 일어나 혈액에 산소와 영양분을 보내게 됩니다. 호흡에 관여하는 횡경막과 늑간근은 이런 기체 교환을 보다 용이하게 해주는 펌프역할을 합니다.

숨을 어떻게 쉬는지에 따라 인체 에너지 수준이 달라집니다. 특히 물리적 또는 감정적인 스트레스를 받을 때 그렇습니다. 예를 들어 학교에서 시험을 볼 때, 불안해할수록 우리 몸은 더 긴장하고, 숨은 더 빨라집니다. 숨이 얕고 빠를수록 뇌로 가는 산소는 적어지게 되고 그러면 집중하기가 더 어렵게 됩니다. 주말에 농구와 같은 신체적 스트레스에 우리는 어떻게 반응할까요? 우리가 몸으로 힘을 쓰면 근육은 더 많은 에너지가 필요하고 산소를 더 요구합니다. 우리는 숨을 헐떡거리기 시작하고, 그러면 몸속으로 더 많은 공기와 산소가 들어오게 됩니다. 이와 동시에 땀을 흘려 몸을 식혀 자연스럽게 체온을 조절합니다.

이렇게 물리적 스트레스에서만 숨이 영향을 받거나 숨이 달라지는 것은 아닙니다. 만약 화가 났을 때나 감정이 급격히 변할 때는 어떤가요? 화는 몸의 신진대사에 영향을 미칩니다. 화는 몸에 스트레스를 주거나 몸속 체온이 올라가게 만듭니다. 누가 화를 냈을 때를 본 적이 있지요? 오랫동안 스트레스를 받으면서 숨을 쉬게 되면 결국 그에 따른 부정적인 결과를 초래합니다. 몸에 있는 세포들에게 필요한 산소를 충분히 공급할 수 없게 되고, 몸에서 쓸 수 있는 영양분이 줄어들어 혈액 안에 독소가 쌓입니다. 산소가 모자라는 저산소 환경은 암세포를 증가시킬 수 있습니다.

우리가 알고 있는 것보다 숨을 더 잘 조절할 수 있다는 것은 매우 기쁜 소식입니다. 우리는 스스로 숨의 양과 질을 다 높일 수 있다는 것입니다. 숨에 관한 과학은 이미 수천 년 전부터 인도의 고대 요가 수행자부터 수행되어 알려져 있고, 환자를 위한 호흡치료법이 과학적으로 입증되고 시도되고 있습니다. 숨을 더 잘 쉬도록 하는 특별한 방법이 있다고 요가와 의료 전문가들이 주장하고 있습니다.

물리학적으로 숨쉬기는 높은 압력에서 낮은 압력의 환경으로 공기가 이동하는 것을 의미합니다. 더 많이 숨쉰다는 것은 더 많은 산소를 들이마신다는 뜻이고, 결국 우리 세포와 피가 쓸 수 있는 영양분이 더 많이 공급되어지는 것입니다. 한번 숨을 크게 쉴 때 우리는 저절로 이러한 일을 하게 됩니다. 숨쉬기를 바꾸는 주된 방법은 폐로 가는 공기 압력을 바꾸는 것입니다. 기침, 재채기 그리고 딸국질은 저절로 공기의 압력에 변화를 주는 일입니다.

우리는 숨쉬기에서 압력의 변화를 간단한 실험을 통해 알 수 있습니다. 오른쪽 엄지손가락으로 오른쪽 콧구멍을 막고, 왼쪽 콧구멍으로만 숨을 들이쉬고 내뱉습니다. 숨을 들이쉬는게 얼마나 힘든지 알게됩니다. 우리는 보다 주의를 집중해야 되고 횡경막과 늑간근을 보통 때보다 더 많이 써야 합니다. 한쪽 콧구멍을 막음으로써 좁은 기도에서 크게 숨을 들이마시게 되고 공기압을 높여 폐포에 산소를 공급해야 합니다. 요가수행자는 때때로 숨을 느리게 쉬려고 번갈아 한쪽 콧구멍으로만 숨을 쉽니다. 그러면 산소가 늘어나고 부교감 신경계가 활성화됩니다.

또 다른 실험으로 개가 더운 여름날 숨을 헐떡이는 모습을 떠올려 보고 개처럼 헐떡입니다. 먼저 혀를 내밀고, 그 다음에는 입은 다물고 숨을 쉽니다. 숨을 내쉬면서 공기를 밀어낼 때 복근을 쓴다는 것을 알게 됩니다. 손을 코 아래에 대어보고 밖으로 나오는 숨이 얼마나 센지 느껴봅니다. 이렇게 숨을 쉬기가 힘듭니다. 횡경막과 늑간근이 활발히 움직여야하기 때문입니다. 또한 우리가 내뱉는 숨의 압력 때문에 체온이 빠르게 바뀝니다.

밤에 잠잘 때는 우리의 뇌가 계속 숨을 쉬도록 합니다. 이때는 다행히도 우리는 호흡에 관해 생각하지 않아도 됩니다. 그러나 우리가 깨어있는 동안에는 숨이 영향을 받기 쉽습니다. 특히 스트레스를 받거나 어려운 상황에 놓일 때는 더욱 더 합니다. 그 때문에 숨을 조절할 수 있으면 심신의 건강에 도움이 됩니다. 즉 나의 숨을 관찰하면서 숨을 바꿀 수 있으면, 우리는 몸으로 들어가는 산소의 양과 질을 다 높일 수 있습니다. 효율적인 숨은 스트레스가 줄고, 인체 에너지를 높이고, 면역체계를 강하게 합니다. 따라서 다음에 누군가에게 긴장을 풀고 깊은 숨을 쉬라고 한하면, 우리는 숨쉬기가 무엇을 의미하는지 알고 있다는 뜻일 겁니다.

골격과 근육 관련 질환

■ 근위축증(디스트로피)

유전자 이상으로 근육이 서서히 망가져서 위축되고 신체의 운동 기능이 저하해서 손발을 움직일 수 없는 병을 말합니다. 남자에게만 나타나는 반성 열성유전과 상염색체 우성, 열성 등이 있습니다.

주요증상으로는 다음과 같습니다.

발병 시기나 진행 속도가 상황에 따라 다릅니다. 남자에게만 나타나는 뒤시엔느 근위축증은 진행이 빨라서 대게 15세에는 걷기를 못하게 됩니다. 생후 1년 이내에 발생하는 선전적인 근위축증의 경우는 대게 10세 전에 사망하게 됩니다.

이와는 다르게 몸 일부의 근육이 위축되는 지대형이나 안면 견갑 상완형은 고령이 될 때까지 일상생활이 가능합니다.

▪ 변형성 슬관절증

무릎관절의 연골을 많이 써서 약해졌거나 근력이 저하해서 무릎관절에 염증이 생기는 병을 말합니다. 뼈가 변형돼서 통증을 동반하는데 특히 갱년기 이후 여성에게서 많이 나타납니다.

주요증상은 앉거나 설 때 계단을 오르내릴 때 통증을 느낍니다. 증상이 진행하면 걷지 못하게 되기도 합니다.

▪ 변형성 고관절증

어떠한 원인으로 고관절의 연골이 닳아서 통증을 느끼고 걷기 힘들어지는 병을 말합니다. 태어나면서부처 고관절이 말 맞지 않는 구개 형성부전이나 선천성 고관절 탈구가 원인인 경우가 많고 외상이 원인인 경우도 있습니다.

주요증상으로는 걸을 때 심한 통증을 동반하고 심한 경우에는 인공 고관절 치환수술이 필요하기도 합니다.

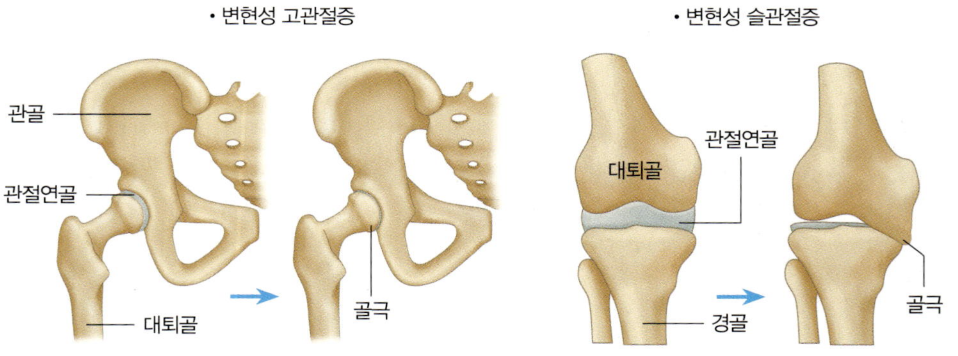

대퇴골과 관골 사이에 있는 관절연골이 닳아서 뼈가 변형된다.

대퇴골과 경골 사이에 있는 관절연골이 닳아서 뼈가 변형된다.

온몸을 둘러싸고 있는 림프관 안으로 림프액이 순환하며, 노폐물과 지질을 운반하고, 면역 기능을 수행합니다. 림프의 어원은 라틴어의 '맑은 물'입니다. 림프는 적혈구가 없어서 황색을 띤 투명한 색입니다.

08 : Pilates

림프계

림프계 구조

인체에는 혈관 외에 림프관이라는 가늘고 투명한 관이 신체에 뻗어 있으며, 림프관 안에는 투명한 액체, 림프액이 흐릅니다.

온몸 안에 그물망처럼 퍼져 있는 림프관(모세림프관)은 서서히 모여 합류하여 굵어지는 지점을 림프샘이라는 소기관으로 부릅니다. 림프샘은 목이나 겨드랑이 밑, 팔꿈치, 무릎, 넓적다리 윗부분 등에 집중되어 있습니다. 우측 상반신의 림프관은 우흉관(우림프 본간)으로, 그 외의 림프관은 흉관(좌림프관)으로 이어지고 마지막에 내경정맥과 쇄골하정맥의 합류부에서 혈액과 합류합니다.

림프계 기능

림프관을 흐르는 림프액은 모세혈관에서 배어 나온 조직간액(간질액)을 회수합니다. 혈장과 거의 같은 성분으로 수분 외 단백질이나 포도당, 지방 등을 포함하고 있습니다. 림프액은 정맥처럼 주위의 근육이 수축하고 이완을 반복함으로써 흐릅니다.

림프액은 죽은 세포나 혈구 등의 노폐물이나 소화관에서 흡수된 지방을 운반하는 역할을 합니다. 이중 노폐물은 림프샘에서 제거되고 지방은 문맥에서 간으로 운반되어 처리됩니다. 림프에 함유된 세포 성분은 백혈구의 일종인 림프구가 대부분을 차지하고 있어, 세균이나 바이러스로부터 몸을 지키는 면역 기능을 담당합니다.

인체에는 약 100조 개의 세포가 있으며, 세포들이 생산해내는 엄청난 노폐물을 처리하는 것이 바로 온몸에 그물망처럼 퍼져 있는 림프계입니다. 림프계는 노폐물을 제거하고 외부로부터 침투하는 세균이나 바이러스로부터 우리의 몸을 지키는 파수꾼입니다. 따라서 혈액순환 만큼 림프액 순환은 건강에 매우 중요합니다.

림프구의 생성과 순환을 담당하는 모든 기관을 합쳐 림프계라 합니다. 림프계의 구성을 보면 림프액, 림프관 그리고 림프절이 있고, 면역 세포를 만들고 조절하는 골수, 임무를 마친 면역세포를 파괴하는 비장 그리고 입으로 들어 온 병원균을 1차적으로 방어하는 편도선 등을 포함합니다.

림프액은 연노랑색을 띠는 액체로 흔히 상처가 났을 때 볼 수 있는 진물을 말합니다. 온몸에 거미망처럼 펴져있는 림프관을 통해 이동하며, 혈액이 운반하지 못하는 노폐물, 즉 커다란 단백질과 지방과 같은 덩어리를 심장으로 들어가는 정맥에 전달합니다. 림프액과 비슷한 혈액은 심장의 펌프 기능에 의해 힘차게 움직이지만, 림프액은 주변의 근육의 움직임으로 천천히 이동합니다. 따라서 우리가 운동을 하면 근육의 움직임이 활발해져 림프액의 순환이 더욱 수월해져 건강에 도움이 됩니다.

림프액 속에는 림프구라고 불리는 우리 몸의 방어물질이 있습니다. 림프구는 모세혈관처럼 생긴 림프관을 흐르다가 림프절에서 세균과 바이러스를 파괴합니다. 아주 작은 강낭콩처럼 생긴 림프절은 우리 몸에 500~600개 정도 존재합니다. 겨드랑이, 사타구니, 귀의 뒤쪽 부분에 많이 모여 있습니다. 면역세포인 림프구와 백혈구가 많이 있어서 외부로부터 침입한 세균과 바이러스의 전쟁터가 됩니다. 감기로 인해 편도성에 목이 붓는 이유는 바로

림프계는 체내 노폐물 운반과 면역기능에서 핵심적인 역할을 합니다. 림프구가 제기능을 하지 못하면, 림프액이 정체되는 현상이 발생합니다. 피부를 눌렀을 때, 누른 부위가 다시 빨리 제자리로 돌아오지 못한다면, 림프 부종을 의심할 수 있습니다.

림프 순환 장애는 선천적으로 생길 수 있지만, 과도한 스트레스 무리한 운동, 심부전과 같은 순환기계 질환, 암 수술 이후 2차성으로 발생할 수 있습니다. 림프 부종이 생겼을 때, 증세가 경미하다면, 심장보다 높게 해당 부위를 거꾸로 누이면 증상 호전에 도움이 됩니다.

수술 직후에 생겼거나 많이 진행된 경우에는 마사지나 압박붕대법 또는 압박스타킹 등의 전문적인 처치가 필요합니다. 따라서 본인의 림프 부종이 어떤 경우인지 파악하는 것이 필요합니다. 평소에 사지의 무거움이나 피로를 자주 느낀다면, 꽉 끼는 옷이나 엑서서리를 피하며, 다리를 꼬고 앉지 않고, 한 자세로 오래 앉아 있지 않도록 합니다.

09 : Pilates

필라테스 이론

In 10 Sessions you will feel the difference,
In 20 Sessions you will see the difference, and
In 30 Sessions you'll have a whole new body.

– Joseph H. Pilates

필라테스 체조를 10번 하고 나면 느낌이 다르고,
필라테스 체조를 20번 하고 나면 눈에 보이게 다르고,
필라테스 체조를 30번 하고 나면 내 자신의 신체가 새롭게 태어난다.

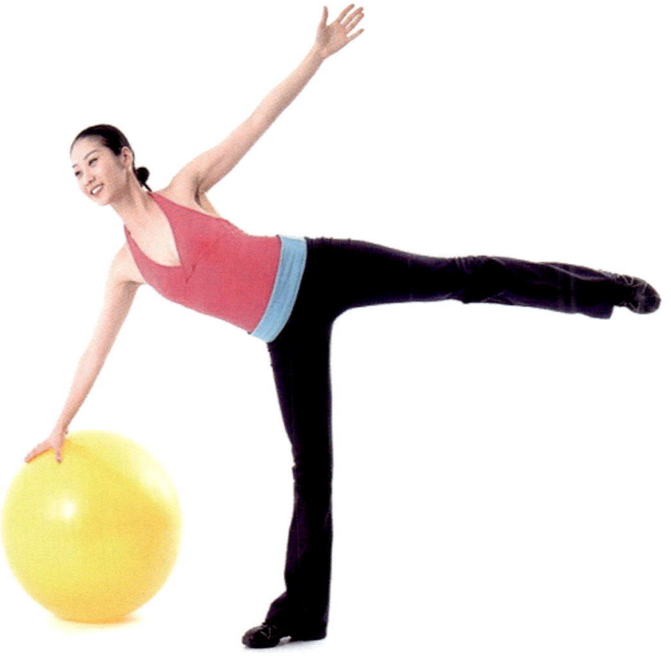

1 필라테스란?

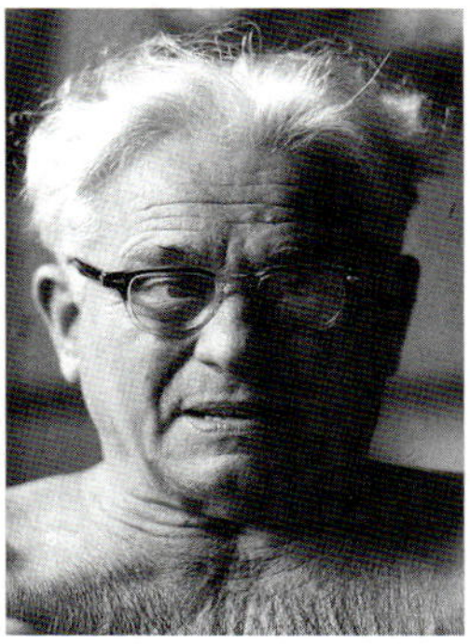

필라테스(pilates) 운동요법은 독일 태생의 조셉 필라테스(Joseph H. Pilates 1880~1967)에 의해 1920년대 새롭게 정립된 운동으로 신체와 정신 통합(body mind integration)을 위한 정신 수련 요법이다.

필라테스는 500여 개가 넘는 동작으로 구성되어 있으며 요가, 체조, 웨이트 트레이닝, 기계체조, 무용 등의 동작들로부터 영향을 받았다. 대표적으로 신체를 이용한 매트운동과 필라테스 기계를 이용하는 기계운동 그리고 폼롤러, 튜빙밴드, 짐볼 등을 이용하는 소도구운동으로 나눌 수 있으며 그 동작의 난이도에 따라 초급, 중급, 고급단계의 동작으로 구분되어 발전해 오고 있다.

필라테스는 2003년에 국내에 소개되었으며, 현재는 도구 사용 여부에 따라 매트필라테스, 소도구필라테스 및 기계필라테스가 있으며, 운동 대상에 따라 골프 필라테스, 임산부필라테스, 실버필라테스, 키즈필라테스, 재활필라테스 등으로 다양하게 보급되어 일반인, 노인, 물리치료사, 요가전문가, 퍼스널 트레이너, 웨이트 트레이너, 골퍼 등이 필라테스를 접하고 있다. 특히 필라테스를 대표하는 기계에는 트라페즈 테이블, 리포머, 체어 그리고 레더 배럴이 있고, 이 기계들을 필라테스 스튜디오라고 부른다.

필라테스 운동요법의 최종적인 목표는 신체의 안정성 안에서 팔과 다리를 자유롭게 움직이는 운동을 통해 신체의 건강을 얻어 행복한 삶을 추구하는 데 있다. 필라테스 여섯 가지 이론인 조절(control), 호흡(breath), 흐름(flowing movement), 정확성(precision), 중심화(centering), 집중(concentration)은 필라테스 운동요법을 이해하는 데 바탕이 된다.

필라테스 운동요법은 신체를 인지하여 해당하는 근육을 활성화시키는 운동으로 자신의 신체에 대한 인식을 높여 건강한 신체를 얻는 운동요법이다.

2 필라테스의 역사

"필라테스 운동요법"의 창시자인 조셉 필라테스는 어린 시절에는 구루병, 천식, 류마티스 열에 고생한 허약한 아이였다. 청소년 시절에는 본인의 허약함을 극복하기 위해 다이빙, 스키 및 체조, 권투 등 건강을 위해 운동에 많은 시간과 노력을 아끼지 않았다. 당시 독일은 스웨덴과 함께 국민 체조를 체계화하였고, 전 국민의 체력을 강화시키기 위한 체육 교육을 하였는데 이러한 배경은 조셉으로 하여금 요가, 젠 명상요법, 고대 그리스와 로마인의 운동법을 공부하게 하였다.

1914년 조셉 필라테스는 영국에서 복서로 활동하고 있었다. 세계 1차 대전 발발 후 영국 정부는 독일인들을 수용소에 수감하였고, 조셉 필라테스 역시 수감생활을 시작하였다. 그곳에서 조셉은 수감자들의 건강 유지를 위해 운동을 지도하였다. 수용소생활은 1918년 제 1차 세계 대전 중 세계 인구의 5분의 1을 감염시키고 5천만 명의 사망자를 낸 유행성 감기(스페인 독감)로부터 조셉의 운동요법은 수용자들의 생명을 지켜내었다. 수용소에 들어오기 전보다 수용소에서 더욱 건강해진 수용자들을 대상으로 조셉은 건강과 신체에 대한 기존의 경험과 효율적인 운동재활법을 재정립하였다. 그 후, 다른 수용소로 이송된 조셉은 수용자들 중에 팔과 다리가 불편한 환자들과 부상당한 군인들을 위해 침대에 스프링을 붙여 환자가 침대 위에서도 운동을 할 수 있도록 하였고, 이것이 지금의 필라테스 기계 중 트라페즈 테이블(trapeze table)의 기원이다. 이러한 다양한 경험과 연구들 통해 운동재활요법으로써의 필라테스를 구축하였다.

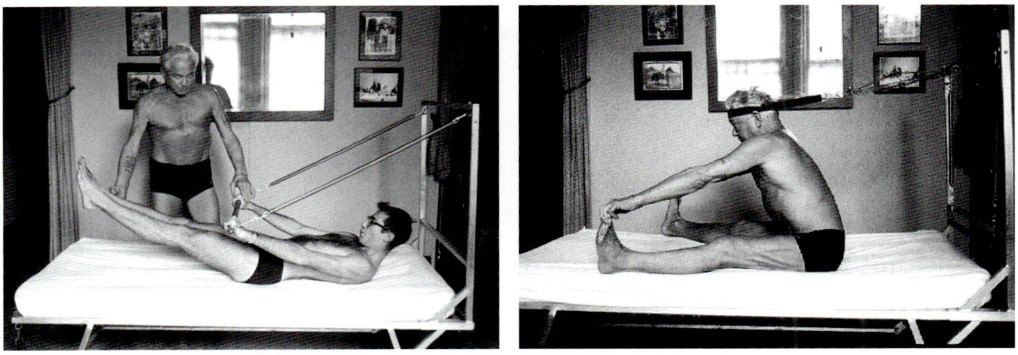

▲ 스프링을 붙인 침대

조셉 필라테스는 스프링을 단 침대에서 하는 운동 동작들을 기초로 필라테스 매트 운동들을 만들었다. 현재 개발되어 있는 필라테스 운동요법의 기계로는 캐딜락(cadillac), 유니버샬 리포머(universal reformer), 체어(chair) 그리고 레더 베럴(ladder barrel) 등이 있다. 이 기계들의 공통점은 중력의 도움을 받아 기능적으로 신체를 재교육시킬 수 있다는 점이다. 또한 척추와 골반이 안정된 상태로 운동할 수 있으며 기계를 활용하고 스프링의 탄성력을 이용하여 근신경계를 자극하는 운동을 하며 기계가 필요하지 않은 매트 운동요법도 개발되었다.

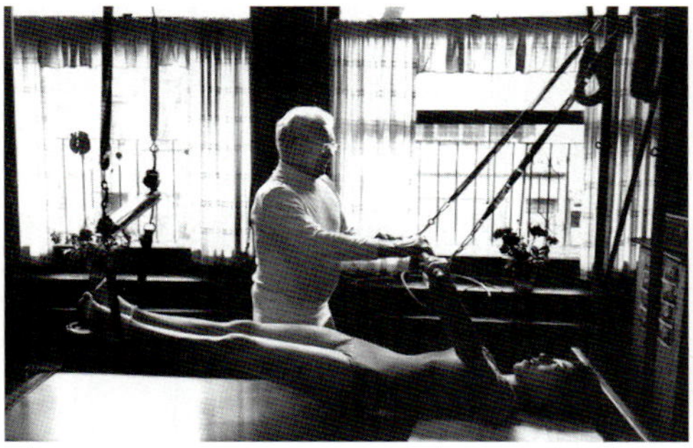

▲ cadillac

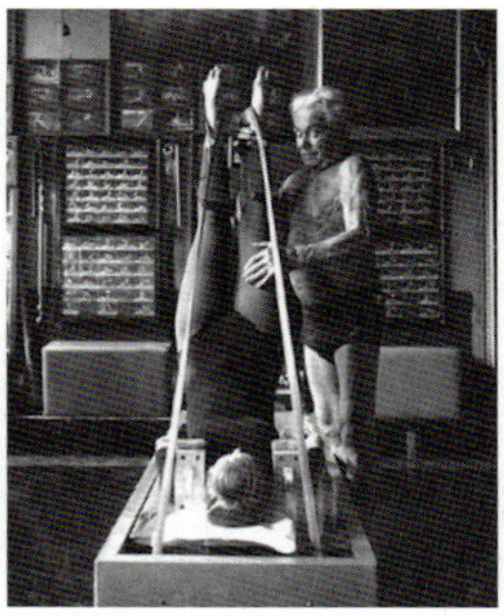

▲ universal reformer

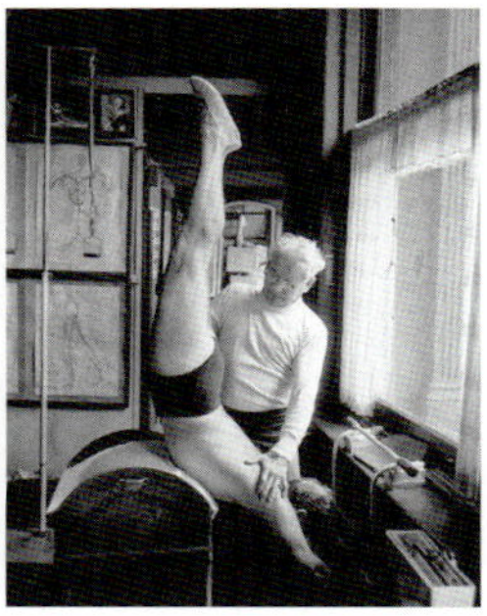

▲ ladder barrel

조셉 필라테스는 자신의 운동요법이 신체의 균형, 교정, 에너지 충전 및 정신적 건강의 향상에도 많은 도움을 준다고 주장했다. 1923년 미국 뉴욕으로 이주한 조셉은 자신의 부인 클라라와 맨하튼 8번가에 스튜디오를 열었다. 당대의 유명한 안무가이며 무용수인 조지 발란신(George Balanchine)과 마사 그라함(Martha Graham)은 조셉 필라테스의 도움을 받아 무용수들의 부상을 성공적으로 재활하였다.

조셉 필라테스는 1967년 세상을 떠났지만, 그의 운동요법은 잦은 부상과 과다한 운동으로 근육 및 신체의 재활과 건강을 필수로 생각하는 스포츠인 또는 무용인뿐만 아니라 남녀노소 모두에게 적합한 운동으로 전 세계에 알려지고 있다. 특히 일반인들의 자세교정을 위해 또는 재활 및 일반 체력단련에도 널리 적용되고 있으며 많은 사람들에게 관심받는 운동요법 중에 하나이다.

Tip

조지 발란신(George Balanchine, 1904~1983)

"안무의 모차르트"라고 불리는 20세기 최고의 안무가.
미국식 '신고전주의발레(neo-classic ballet)'의 창시자.
1935년 현 '뉴욕시티발레단'의 전신인 아메리칸 발레단을 조직함.

마사 그라함(Martha Graham, 1893~1991)

현대 무용의 움직임을 창조한 미국 현대 무용가.
근육의 수축과 이완(contraction & release)을 무용의 극적인 표현으로 사용함.

3 필라테스의 계보도

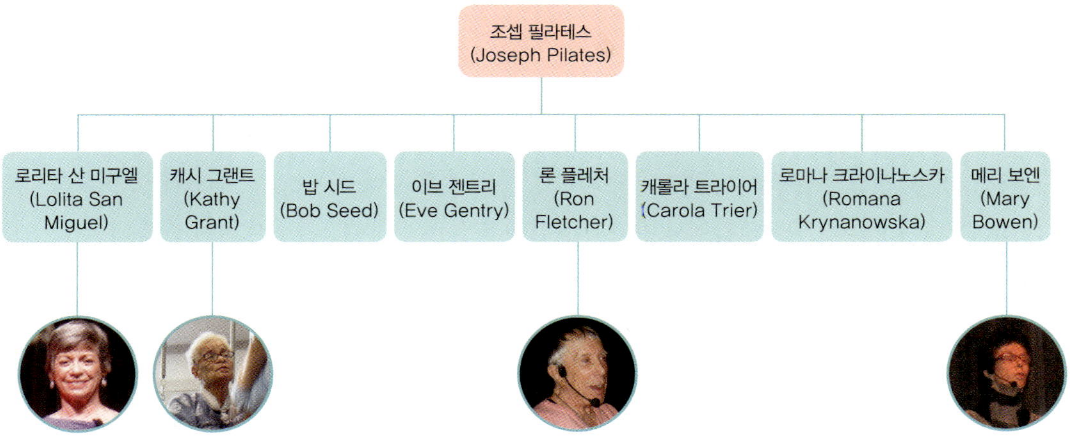

■ 1세대 선생님

필라테스의 1세대 선생님(the first generation teachers)은 조셉 필라테스와 그의 부인 클라라로부터 필라테스 운동요법을 함께 연구하고 공부한 여덟 명을 말한다. 현재 1세대 선생님들 중에 메리 보엔(Mary Bowen)과 로리타 산 미구엘(Lolita San Miguel) 두 명이 생존해 있으며, 필라테스연맹(Pilates Method Alliance, PMA)에서 후배 양성을 위해 왕성한 활동을 하고 있다.

4 필라테스의 6가지 기본원리

모든 운동이 그 운동에 대한 기본 원리가 있듯이 필라테스 역시 기본 원리를 가지고 있다. 전 세계적으로 변하지 않는 필라테스 여섯 가지 원리는 조절, 호흡, 흐름, 정확성, 중심화 그리고 집중이다. 필라테스 교육기관 또는 협회가 추구하는 목적에 따라 기본적인 여섯 가지 원리 외에 추가적인 원리를 포함하기도 한다. 필라테스 기본 원리를 습득하고 이를 바탕으로 운동을 시작한다면, 신체를 건강하고 안전하게 움직일 수 있을 것이다.

■ 호흡

모든 운동에서 가장 필수적인 호흡(breath)은 필라테스의 중요한 원리 중의 하나이다. 필라테스에서 추구하는 호흡은 3차원 호흡 또는 측면 호흡 등으로 불린다. 산소를 최대한 들이마시고 이산화탄소를 최대한 내뱉을 수 있도록 폐의 기능을 개선하는 호흡 방식이다. 신체적 운동을 하는 동안 호흡을 의식적으로 지속하기 때문에 폐활량을 증가시키고 운동 기능을 향상시킬 뿐 아니라 긴장된 근육을 유연하고 부드럽게 하며 약한 근육을 강화시켜 신체의 기능 개선에 도움이 된다. 일상에서의 얕은 호흡과 차이가 있는 필라테스 호흡을 의식적으로 수행하면 일상생활에서 야기되는 신체 긴장과 스트레스를 풀어줄 수 있는 효과가 있다.

■ 조절

필라테스 원리 중에서 조절(control)은 신체를 자유롭게 움직일 수 있는 능력을 의미하며, 필라테스의 창시자인 조셉 필라테스는 자신의 운동법을 컨트롤로지(contrology)라고 불렀다. 조절은 필라테스 운동을 하는 순간에서부터 운동을 끝마칠 때까지 매 순간 이루어진다. 운동 조절은 작은 근육의 활성화와 신체균형을 개선할 수 있기 때문에 작은 근육을 더욱 신축성 있는 근육으로 향상시키는 기능적인 운동효과를 가져다준다.

■ 정확성

정확성(precision)은 신체를 바르게 유지하고 올바르게 움직이는 것을 의미하는 필라테스 원리이다. 필라테스 운동에서 신체 부위의 위치, 각도, 회전, 속도 등에 의해 신체 움직임은 정확성이 달라진다. 정확성의 의미는 "빠르게 잘못된 동작을 여러 번 하는 것보다 느리지만 정확한 한 번의 동작이 더욱 효과적이다"라는 것이다. 정확한 동작의 습득은 신경계와 근육계 간의 소통을 원활하게 하여 신체를 올바르게 사용할 수 있도록 유도한다.

■ 중심화

필라테스 원리 중 중심화(centering)는 신체 중심[코어, 파워하우스 또는 몸통(torso)]의 강화를 의미한다. 척추를 둘러싸고 있는 신체 부위가 강해야 머리, 팔 그리고 다리를 자유롭게 움직일 수 있다. 모든 신체 움직임이 복부를 둘러싸고 있는 부위에서 이루어진다는 표현은 중심화를 뜻하는 것으로 복부와 허리 주변 근력의 강화를 중요시한다. 필라테스 운동의 모든 동작은 호흡을 통한 신체 움직임을 신체 중심 근육의 근력을 강화시키는 것을 기초로 한다. 중심화는 보다 높은 강도의 어려운 동작을 안전하게 수행할 수 있게 하는 기초와도 같다.

■ 흐름

필라테스 원리 중 흐름(flowing movement)은 흐르는 물결과 같이 자연스럽게 지속되는 신체 움직임을 의미한다. 흥겨운 춤을 추는 것처럼 신체 부위를 연속적으로 움직여 물이 흐르듯 신체의 에너지를 계속 발산하고 유지하는 것이다. 올바른 필라테스 운동수행은 신경조직이 활성화된 상태에서 신체의 근육들을 효율적으로 움직여 신체의 움직임이 자연스럽게 보인다. 특히 정지되어 있는 듯한 자세에서도 신체 에너지가 끊임없이 흐르고 근육과 관절이 지속적으로 움직여 유지하는 것이 바로 흐름의 원리이다.

■ 집중

필라테스 운동이 정신과 신체의 통합 운동(mind-body integration)이라고 불리는 것은 필라테스 원리 중에 집중(concentration)이 있어서이다. 집중은 신체를 움직이는 행위가 정신(마음)에서 시작되어야 한다는 것을 뜻한다. 동작을 수행할 때 신체 부위의 근육들이 어떻게 반응하는지 알아가고 자신의 신체가 어떠한 수준에 있는지 파악하기 위해서는 정신적 집중이 필요하고, 그 안에서 성공적으로 신체를 움직일 수 있다. 집중은 정신적으로 깨어있어야 하고, 무엇을 하고 있고, 왜 하는지, 그렇다면 어떻게 해야 하는지에 대해 지속적으로 자신에게 질문하고 답하는 과정이라 할 수 있다.

5 소메틱필라테스 5가지 추가 원리

지금의 필라테스 6가지 기본 원리는 1980년 조셉 필라테스의 제자들에 의해 소개되었으며, 현재까지도 필라테스를 배우는 모든 이들이 알아야 하는 이론 중의 하나이다. 필라테스 교육기관 또는 협회가 추구하는 교육 내용에 따라 추가적인 원리를 도입하고 소개하고 있다. 재활컨셉의 필라테스를 교육하는 소메틱필라테스협회는 6가지 기본 원리 외에 추가적으로 5가지 원리를 채택하고 있다. 5가지 추가 원리는 다음과 같다.

1. 정렬(alignment)
2. 척추 분절(spine articulation)
3. 척추 신장(spine elongation)
4. 안정성(stability)
5. 관절의 가동 범위(range of motion, ROM)

■ 정렬(alignment)

필라테스 기본자세에는 누운 자세, 앉은 자세 그리고 선 자세가 있다. 기본자세는 신체를 올바르게 유지하는 방법과 그 자세 안에서 신체 움직임을 기능적으로 수행하는 방법을 학습하게 한다. 기본 자세는 중립 자세라고도 하는데 신체에 가해지는 부하를 최소화하는 효율적인 자세라 한다. 등을 대고 누운 자세를 예를 들어 보면, 머리가 한쪽으로 치우쳐 있거나 무릎이 안쪽으로 모여 있거나, 바깥쪽으로 벌어져 있거나 혹은 턱이 들려 있는 경우가 있는데 정렬이 깨졌다 혹은 자세가 바르지 않다고 얘기한다. 정렬을 맞춘다는 것은 올바른 자세를 취할 수 있는 능력을 향상시킨다. 조셉 필라테스는 자신의 저서(Return to Life through Contrology)에서 현대인들의 라이프 스타일, 비효율적인 호흡 그리고 올바르지 못한 자세가 인간의 건강을 위협하는 3가지 요인이라고 하였다. 사람들은 바른 자세에 대해 알고 있다고 생각한다. 하지만 자세를 올바로 취하고 움직일 수 있느냐는 또 다른 이슈이다.

■ 척추 분절(spine articulation)

필라테스 이론 교육 중에 해부학 또는 움직임의 해부학이 있다. 해부학은 인간의 신체를 이해하고 움직임을 분석하기 위해 필요하다. 특히 필라테스에서는 척추의 움직임을 중요시 여기는데, 척추 마디마디 관절이 기능적으로 움직이는 것을 척추 분절이라 한다. 예를 들어 몸을 앞으로 숙이거나 뒤로 젖히는 경우 등의 일정 부위 혹은 허리의 일정 부위가 통으로 움직이거나 일정 부위가 과도하게 움직임이 일어나는 것을 쉽게 볼 수 있다. 척추 분절은 각각의 척추 관절이 가질 수 있는 움직임의 여부를 의미하며, 대나무가 아주 우아한 곡선을 가지고 휘어지듯이 척추도 부드러운 곡선을 가져야 한다. 진주 목걸이의 진주를 하나하나 바닥에 내려 놓는 것처럼 척추 마디를 나누어 움직일 수 있다면, 보다 건강한 신체를 가질 수 있다.

■ 척추 신장(spine elongation)

뼈와 뼈를 연결하는 부위를 관절이라 한다. 건강한 관절은 그렇지 못한 관절에 비해 충분한 공간을 갖고 있다. 관절에서의 공간은 혈액이 필요한 영양분을 공급할 수 있도록 하며 신경정보를 교환하는 데 장애가 없다. 척추 신장은 척추 관절 간의 공간을 확보하는 것이다. 학교에서 선생님이 학생들에게 "똑바로 앉으세요"라고 하면 갑작스레 구부정했던 학생들의 키가 쭉 커지는 것을 경험했을 것이다. 척추 신장은 척추 주변의 근육을 자극하여 척추 관절 간의 공간을 확보하는 것이다. "키가 커진다고 생각하세요"라는 표현이나, "정수리에 풍선을 매달았다고 상상하세요" 등의 지시어는 척추를 스스로 늘리는 효과를 가져 온다.

■ 안정성(stability)

안정성은 의료적 용어 중에 몸통의 안정성 혹은 체간의 안정성이라 할 수 있다. 필라테스를 몸통의 안정성을 추구하는 운동요법이라 한다. 조셉 필라테스는 생전에 신체의 중심이 튼튼해야 팔과 다리를 자유롭게 움직일 수 있다고 했다. 몸통의 안정성은 신체의 기둥이 되는 척추, 다리가 빠져나오는 골반 그리고 팔이 빠져나오는 어깨가 안정될 때를 의미한다. 척추 안정성은 경추, 흉추, 요추, 천골 그리고 미추로 이루어진 척추를 정면에서 보았을 때는 바르게 서야 하고, 측면에서 보았을 때는 부위별로 굴곡이 있어야 하는데 이를 척추의 s 라인이라 한다. 골반의 안정성은 골반의 기울기가 한쪽으로 치우치지 않고 골반의 비틀림이 없는 최적의 상태를 말한다. 하이힐과 같이 굽이 높은 신발을 신거나 배를 깔고 누워 있으면 골반이 앞쪽으로 기울어진다. 의자나 소파에 푹 파묻혀 있거나 쭈그려서 앉아 있는 경우 골반은 뒤쪽으로 기울어진다. 골반의 기울기는 생활 습관, 자세, 질환 등의 요인으로 인해 나타난다. 골반이 비틀어지면 골반의 높이가 다르게 나타나고 한쪽 다리가 길어 보인다. 골반의 높이가 다르게 보이는 것은 골반에 붙어 있는 하지 안쪽 근육들이 활성도가 불균형할 때 나타난다. 어깨 관절의 움직임을 살펴보면, 어깨는 위, 아래, 앞 그리고 뒤로 움직인다. 그러나 어깨가 불편한 사람들을 살펴보면 대체적으로 어깨가 앞쪽과 위쪽에 머물러 있고 그 위치에서 움직임이 일어나는 것을 볼 수 있다. 어깨 안정성은 어깨 관절의 중립 위치를 의미한다. 어깨 관절이 상하로 움직일 때 그 범위 안에서의 이상적인 중간 위치 그리고 전후로 움직일 때 그 범위 안에서 이상적인 중간 위치가 교차하는 곳에 어깨 관절이 제자리에 머문다고 하고 이 상태를 어깨 안정성이라 한다.

■ 관절의 가동 범위(range of motion, ROM)

인간의 모든 관절은 움직임이 일어난다. 그리고 각 관절은 움직임의 범위가 정해져 있다. 이를 관절의 가동범위라 한다. 건강한 관절은 움직임의 범위가 그렇지 못한 관절에 비해 크다. 즉, 신체적 불편함이 있는 사람의 경우는 관절 움직임에 제한을 받게 된다. 소메틱필라테스의 추가이론으로서의 관절 가동범위는 신체 움직임의 균형을 의미한다. 통증이 일어나지 않는 범위에서 균형적인 신체 움직임을 수행할 수 있는 능력을 개선하는 것이 필요하다.

소메틱필라테스에서 추구하는 5가지 추가 원리는 기본 원리를 뒷받침하고 재해석하는 데 유용하다. 필라테스의 원리 안에서 동작을 이해하고 수행함으로써 건강한 신체와 마음을 유지할 수 있게 한다.

6 필라테스의 효과

▪ 건강하고 균형 잡힌 신체—체지방 소비에 따른 다이어트 효과

필라테스 운동요법에 대한 가장 큰 매력 중 하나는 남녀노소 누구나 쉽고 즐겁게 할 수 있다는 것이다. 또한 자연스럽게 근육강화를 통해 균형 잡힌 신체를 갖게 한다. 특히 자세를 바르게 하는 심부 근육을 사용하여 가늘고 긴 근육들을 단련시켜 신체 각 부위별 운동에 따라 놀라운 효과를 얻을 수 있다. 필라테스 운동요법은 날씬하고 탄력 있는 팔다리와 단단한 복부 등을 자연스럽고 건강하게 만드는 데 이상적인 운동이라고 할 수 있다.

▪ 건강한 척추—바른 자세와 유연성 증가

필라테스 운동요법은 척추와 척추 사이의 간격을 늘려주고 척추를 유연하게 만들어 주며, 자세를 올바르게 개선시켜 신체를 보다 건강하게 한다. 필라테스 운동요법은 골반을 바른 위치에 위치하도록 하고, 복부근육을 단련시켜 곧고 바르게 척추를 받쳐줄 수 있도록 하여 바른 자세를 만들어 준다. 이렇게 바른 자세를 만들게 되면 키가 더 커지고, 척추 사이의 공간으로 인해 유연성 또한 향상시킬 수 있다. 필라테스 운동요법으로 근력과 유연성을 되찾은 척추는 바른 자세 유지는 물론 디스크나 여러 가지 척추 질환을 예방할 수 있고, 노인들의 골다공증을 예방하는 데 효과적이다.

▪ 통증감소와 안정성 강화—최상의 컨디션

필라테스 운동요법은 누구나 쉽게 따라할 수 있는 안전한 운동이다. 뛰거나 격렬한 동작들이 없기 때문에 관절 및 근육의 통증이나 근력이 약한 사람들에게 특히 많은 도움이 되는 이상적인 운동이라 할 수 있다. 또한 호흡과 함께하는 동작들은 효과의 극대화를 가져와 호흡계, 순환계, 소화계의 효율성을 증진시킨다. 또한 필라테스 호흡법은 신체의 컨디션을 최적의 상태로 유지할 수 있도록 해 준다. 이런 상태를 유지하면 스트레스를 해소하는 효과를 볼 수 있다. 더불어 정서적으로 안정을 취할 수 있어 관절뿐만이 아닌 두통과 같은 신경성 통증의 감소에도 많은 도움이 되고 나아가 노화방지에도 큰 효과가 있다.

▪ 상해예방과 운동능력의 향상

필라테스 운동요법은 바른 자세로 근력을 강화시키는 것을 기본원칙으로 하기 때문에 상해방지에 효과가 있다. 즉, 관절과 관절 사이를 길게 늘려주고 몸의 근육과 뼈의 자세를 바르게 잡아주어 격렬한 운동으로 인한 상해의 위험에서 신체를 안전하게 지킬 수 있다. 또한 부분적으로 자신이 원하는 신체부위를 몸과 마음을 통합하고 집중하여 근력강화 운동을 하면 운동능력도 향상된다.

7 필라테스의 호흡법

인간이 살아가는 데 호흡은 가장 중요하다. 운동생리학적 측면에서 호흡은 인체 내에서 이산화탄소와 산소의 균형적인 교환을 의미한다. 호흡은 중추신경계통의 지배를 받아 반복적으로 리듬감 있게 행해지지만, 기능적인 호흡법으로 호흡의 깊이와 속도를 조절할 수 있다. 호흡으로 질병을 치유할 수 있다고 하는 것은 그만한 가치가 있다.

사람들은 숨을 깊게 마시고 내뱉는 의식적인 호흡에 익숙하지 않다. 불행하게도 현대인들은 평소 얕은 호흡을 하는 경향이 있다. 이런 사람들에게 깊은 호흡을 지시하면, 대부분 가슴을 위로 들어 올리는 동작을 취한다. 이때 갈비뼈가 위로 벌어지면서 흉추 뒤쪽이 눌리게 된다. 이러한 호흡 패턴은 오히려 신체를 불균형을 야기하여 우리의 건강에 해를 끼칠 수 있다. 그러므로 바른 자세에서 기능적으로 호흡을 할 수 있게 하는 교육이 필요하다.

바른 호흡을 습득하기 위해서는 호흡 방법을 배우고, 자신의 호흡의 잘못된 점을 발견해야 하며, 지속적으로 수행을 해야 한다. 호흡에 집중하여 정확히 숨을 들이마시고 내쉴 때, 폐의 기능을 향상시켜 신체를 건강하게 한다. 배우, 가수, 클래식 관현악기 연주자 그리고 연설가들은 자신들의 음량, 타이밍, 소리의 질을 향상시키기 위해서 호흡법을 배우고 있다. 그리고 운동선수, 체조선수 그리고 무용수들 또한 자신들의 신체적인 몸짓을 강조하고, 예측 가능한 부상을 예방하기 위해 바른 호흡법을 지속적으로 수행하고 있다. 바른 호흡은 정신적인 안정감을 주고, 신체적인 향상을 이끌어 낸다.

우울한 사람의 호흡을 관찰하면, 특히 목과 어깨의 근육이 긴장되고 아랫배에 힘이 없는 구부정한 자세를 취하고, 매우 불안한 호흡을 하고 있음을 알 수 있다. 그리고 사람이 너무 무서운 상황에 있게 되면 순간적으로 호흡을 멈춘다. 즉, 호흡은 상황이나 감정으로 인해 다양한 형태로 나타나게 되는데, 깊고 바른 호흡을 하면 정신적인 안정감을 주고, 신체적인 표현의 장애를 극복하는 데 도움을 준다.

일반적으로 사람들의 호흡이 빠르고 얕은 것은 갈비뼈를 움직이는 늑간근이 경직되어 있기 때문이다. 호흡을 기능적으로 수행함으로써 경직된 늑간근과 호흡과 연관된 근육들을 풀어 주고 긴장을 이완시킬 수 있으며 정상적인 호흡 깊이와 리듬을 회복시켜 줄 것이다. 따라서 꾸준한 바른 호흡법의 수행으로 잘못된 호흡을 개선하는 것이 필요하다.

필라테스의 바른 호흡법 익히기

조셉 필라테스는 바른 호흡을 통해 신체를 청결하게 하고 몸의 에너지를 생성할 수 있다고 말하였다. 필라테스의 호흡을 측면 호흡, 3차원 호흡이라고 말하는 이유는 기능적으로 움직이지 않는 호흡 관련 근육들을 활성화시키기 때문이다. 필라테스 호흡법은 평소에 굳어 있는 갈비뼈 측면을 팽창시켜 안정된 호흡을 추구하고, 흉추부분을 유연하게 해주어 신체 움직임을 부드럽게 해줄 뿐 아니라 복부근육과 골반저근을 강화시키는 효과가 있다. 이러한 호흡법은 항상 코로 들이마시고 입으로 내쉬는 패턴을 따른다. 준비 동작에서 숨을 들이마시면서 척추를 신장시켜 신체를 안정되게 유지하는 데 심혈을 기울이며, 숨을 내쉴 때 자신의 근력을 활성화시키는 동작을 수행함으로써 균형되게 근육을 사용한다.

호흡을 깊고 풍부하며 자연스럽게 할 때, 살아가는 데 필요한 에너지와 생기, 열정을 더 많이 얻을 수 있다. 호흡이라는 것은 몸과 마음을 연결하는 중요한 열쇠로서, 숨 쉬는 습관은 우리의 기분과 신체에 지대한 영향을 미친다. 가슴으로 쉬는 얕은 호흡은 불안정하여 신체가 요구하는 필요한 산소와 이산화탄소의 교환의 불균형을 야기한다.

해부학적 관점에서 신체에 산소를 충분히 공급하기 위하여 횡격막의 상하 움직임이 중요하다. 횡격막은 가슴과 복부 사이에 위치한 근육으로 숨을 들이마실 때 아래로 내려와 가슴에 충분한 공간을 만들어 폐에 산소를 가득 채운다. 숨을 내쉴 때, 횡격막이 위로 올라가면서 폐를 밀어 올려 신체 밖으로 공기를 내보낸다. 필라테스 호흡에서 횡경막을 움직인다는 상상을 하면, 호흡을 보다 기능적이고 효율적으로 할 수 있게 한다.

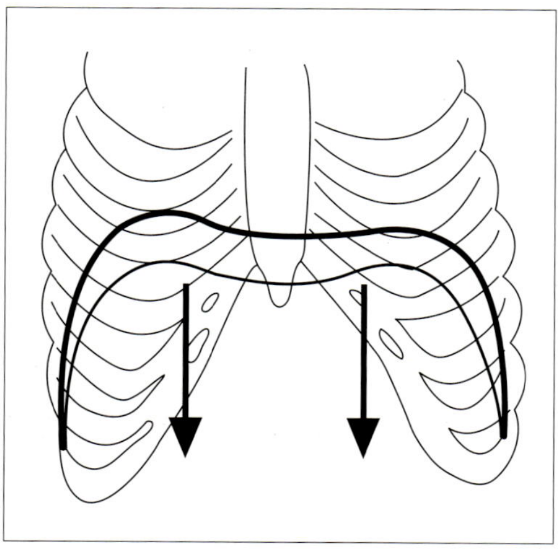

호흡을 깊게 들이마시면, 횡격막이 아래로 내려간다.

- 굵은 실선 : 평상시 횡격막 위치
- 가는 실선 : 호흡을 깊게 들이마실 때 횡격막 위치

따라서 필라테스의 기능적인 호흡법은 자신의 나쁜 호흡 습관을 고칠 수 있으며 신체를 바른게 하는 데 도움을 준다.

필라테스 동작을 성공적으로 수행하기 위해서는 각 동작의 목적에 맞게 호흡 패턴을 다르게 하기도 한다.

다음으로 필라테스 호흡법의 들숨과 날숨에 대해 해부학적인 측면에서 신체의 변화에 대해 알아보자.

❶ 들숨(코로 숨 들이마시기, inhale)

코로 숨을 마시면, 신체의 중심부인 복부의 긴장을 완화시켜, 횡격막의 하강을 순조롭게 한다. 그로 인해 폐에 충분한 공기가 원활하게 유입된다. 몸통이 정면, 후면, 측면의 세 방향으로 넓게 부풀려 뒤쪽 갈비뼈 하단을 옆으로 팽창시키고, 그로 인해 폐의 중간 부위까지 공기가 유입된다. 쇄골이 상승하고 어깨의 긴장이 풀리면서 폐 속의 상층부까지 공기가 유입된다.

❷ 날숨(입으로 숨 내쉬기, exhale)

날숨은 신체 해부학적인 측면에서 들숨과는 반대 순서로 진행된다.

코로 숨을 내쉬면, 쇄골이 하강한다. 어깨가 약간 앞으로 이동하면서 흉곽의 긴장이 풀리고 늑골도 하강한다. 그로 인해 가슴의 세 방향(전면, 측면 그리고 후면)으로 부풀어졌던 흉곽이 다시 전체적으로 좁아진다. 복부근육이 평평해지면서 수축하게 된다.

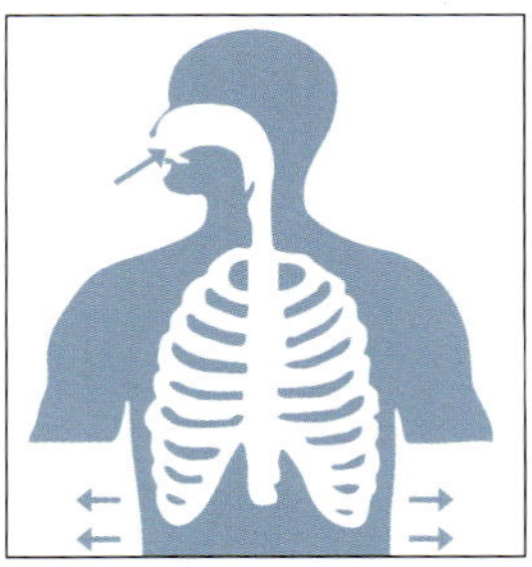

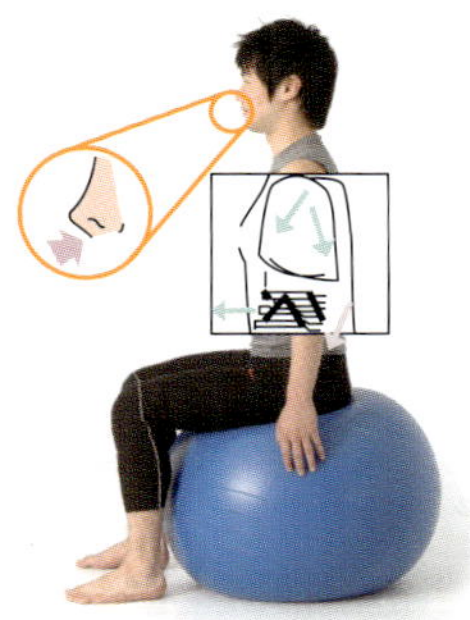

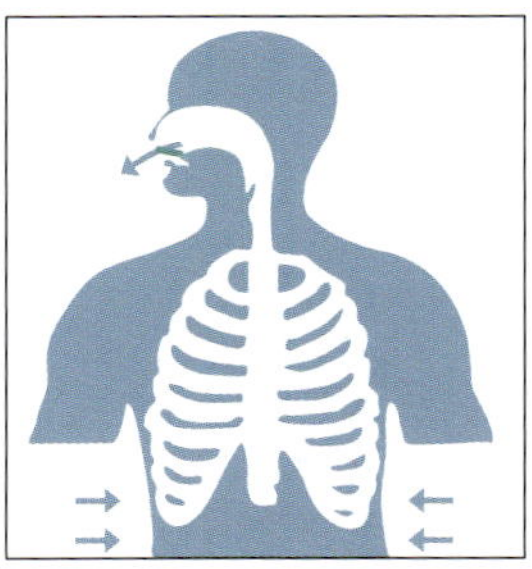

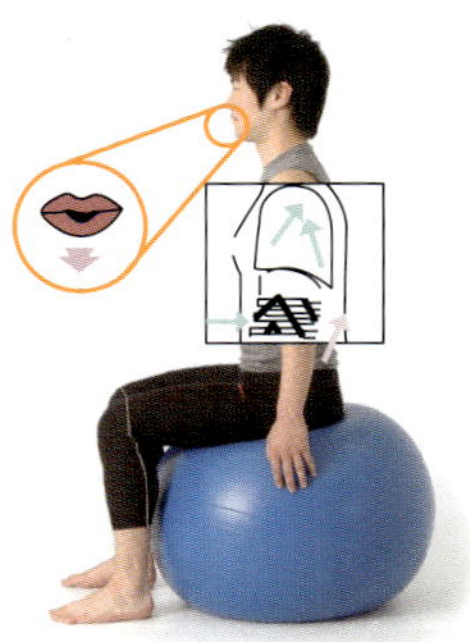

Tip

많은 사람들에게서 발견되는 날숨의 실수는 복부근육의 과잉수축이 있다. 복부근육의 과잉수축은 횡경막의 상승을 방해하고 결과적으로 충분한 공기 배출을 방해하는 결과를 초래한다.

■ 타월을 이용한 필라테스의 올바른 호흡법 익히기

필라테스 호흡을 제대로 느끼기 위해서 두 손을 갈비뼈 측면에 대거나 필라테스 타월로 갈비뼈 부위를 감싸고 호흡을 한다. 타월은 호흡 시 갈비뼈가 입체적으로 팽창하는지 쉽게 느낄 수 있게 도와준다. 숨을 코로 들이마실 때, 갈비뼈가 양 옆으로 충분이 팽창되도록 타월을 느슨하게 잡고, 숨을 입으로 내쉴 때, 숨을 충분히 내쉴 수 있도록 타월을 잡아 당겨 갈비뼈를 조여 준다.

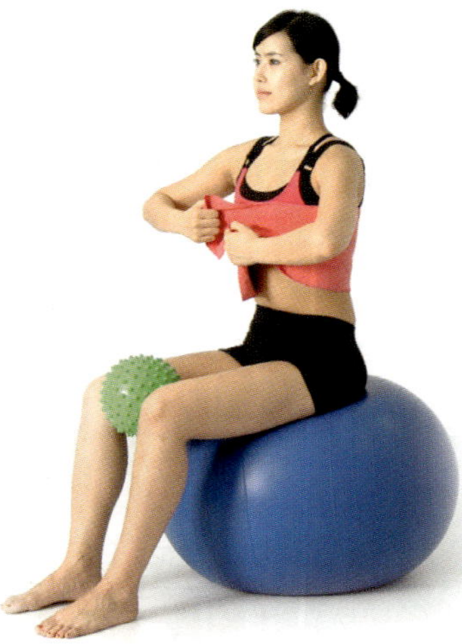

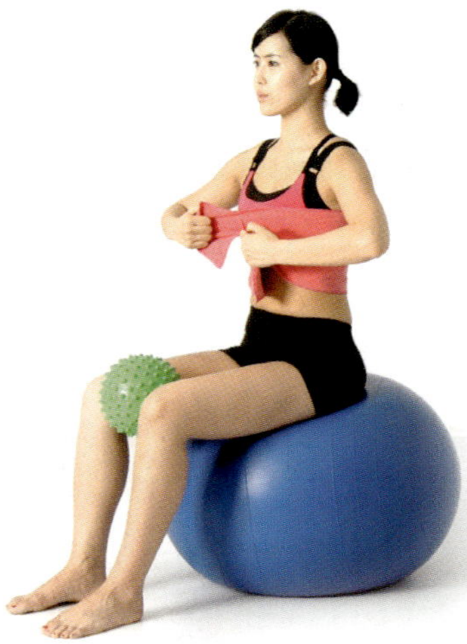

Tip

우리 몸이 필라테스 호흡을 쉽게 느끼도록 하기 위한 이미지가 있다. 예를 들면, 비닐봉지에 공기를 가득 채운 뒤 부푼 봉지의 아래쪽을 두 손으로 잡아 누르면, 입으로 공기를 내뱉는 것처럼 비닐봉지의 벌어진 윗부분으로 공기가 빠져나간다. 처음에는 필라테스 호흡을 배우고 인지하는 것이 힘들지만 점차적으로 연습하면 자연스럽게 진행할 수 있다.

호흡은 인간의 삶의 첫 액션이다. 올바른 호흡을 통해 신체를 움직이면, 신체를 조절할 수 있는 집중력이 개선된다. 필라테스의 호흡은 운동뿐만 아니라 일상생활, 업무에서 활용할 수 있으며 신체적 · 정신적 스트레스를 감소시켜 보다 활기찬 하루를 보낼 수 있게 도움을 준다.

8 필라테스의 올바른 자세

많은 사람들은 타인의 자세가 바른지 혹은 잘못되었는지 쉽게 알아본다. 그러나 정작 자신의 자세에 대해서는 인지를 못하고 있다. 일상생활에서 내가 알고 있는 자세가 정말 바른 자세일까?

바른 자세는 중력으로 인해 척추에 가해지는 부하를 최소화하여 신체를 이상적으로 유지하는 자세로서 필라테스의 기본자세 또는 중립자세라고 한다.

▪ 필라테스 기본 자세

필라테스 기본자세는 선 자세, 앉은 자세, 누운 자세르 구분된다. 대부분의 필라테스 동작은 누운 자세에서 시작되며, 동작의 목적에 따라 선 자세와 앉은 자세에서도 수행할 수 있다. 필라테스 동작을 성공적으로 수행하기 위해서는 동작을 하기 전에 필라테스 기본자세를 꼭 익혀야 한다.

❶ 선 자세

두 발을 골반 넓이만큼 벌리고, 발을 11자로 평행하게 한다. 고관절, 무릎, 두 번째 발가락이 일직선상에 오도록 자세를 유지한다. 시선은 정면에서 약 15도 정도 위를 바라보고, 턱을 아래로 약간 당겨 턱과 바닥이 평행이 되도록 한다. 이때, 목에 주름이 지지 않도록 주의

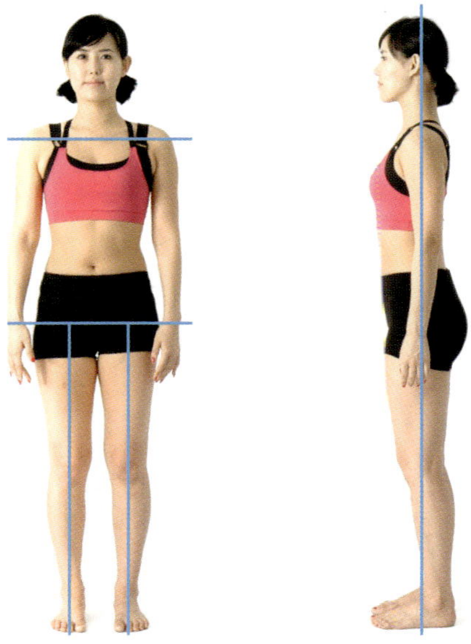

한다. 어깨를 뒤쪽으로 약간 젖혀서 가슴을 펴주고 어깨를 귀에서부터 멀어진다는 느낌으로 아래로 편안하게 내린다. 옆에서 보았을 때, 귀 뒤에 있는 돌출된 뼈와 엉치뼈가 일직선상에 오도록 상체를 바르게 세운다.

❷ 앉은 자세

바르게 선 자세에서 의자 또는 짐볼에 앉는다. 선 자세와 동일하게 자세를 취한다. 이때 짐볼에 앉았을 때 골반이 무릎과 같은 높이를 같게 유지한다. 짐볼의 크기가 너무 작아 골반의 높이가 무릎보다 지나치게 낮은 상태에서 짐볼 유산소 운동을 하면 무릎에 과도한 부하가 걸려 무릎 통증을 야기할 수 있으므로 주의하도록 한다.

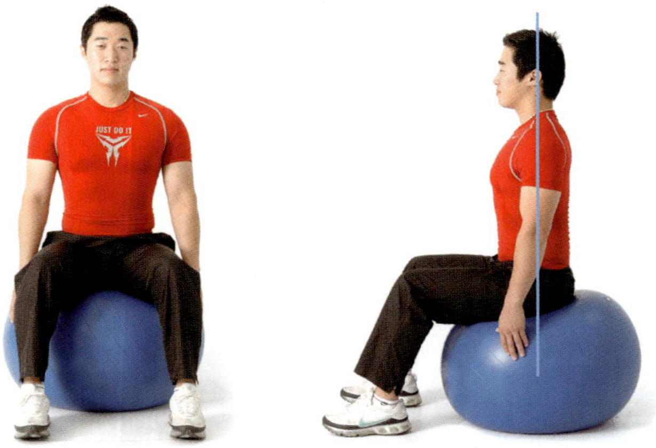

Tip

자세를 바르게 유지할 수 있도록 하는 자세유지근육(내외복사근, 복횡근, 척추기립근, 골반 굴곡근, 골반 저근)이 약한 경우 앉은 자세는 허리, 다리, 어깨 등의 통증을 유발할 수 있다. 자세유지근육을 강화하는 운동이 필요하고 20~30분에 한 번씩 자리에서 일어나 간단한 스트레칭으로 신체의 통증을 예방할 수 있다.

❸ 누운 자세

바닥에 등을 대고 누워서 무릎을 굽히고 두 손은 골반 옆에 놓는다. 이때, 고관절, 무릎, 두 번째 발가락이 일직선상에 오도록 하고 턱을 가슴 쪽으로 약간 당기고 시선은 천장을 본다. 어깨가 귀에서부터 멀어진다는 느낌으로 어깨를 편안하게 유지한다. 종종 무릎이 가운데로 모여지거나 벌어지는 경우에 폼롤러를 무릎에 끼워 신체 정렬을 인식시킬 수 있다.

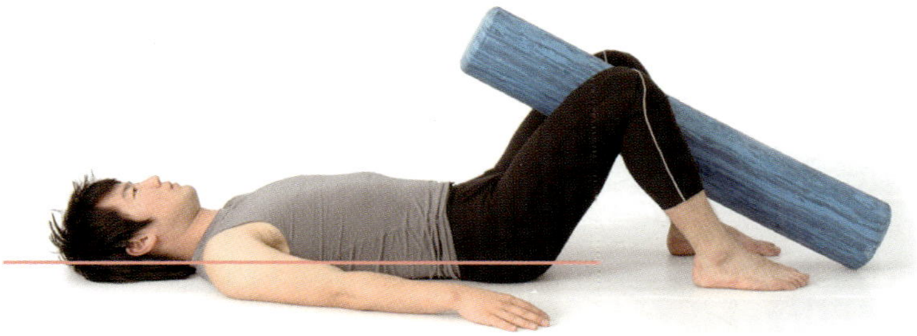

■ 하루에 한 번 이상 필라테스의 기본자세를!

평소에 거울을 통해 자신의 자세를 살펴본 적이 있는가? 올바른 자세를 얻기 위해서는 자신의 자세와 걸음걸이를 면밀히 검토해야 할 필요가 있다. 아래의 질문을 통해 자신의 자세를 진단하도록 한다.

서거나 앉은 자세가 구부정한가? 머리가 몸통보다 앞으로 나와 있는가? 배가 앞으로 많이 나오고 허리에도 통증이 있는가?

오른쪽 어깨가 왼쪽 어깨보다 올라가 있거나 혹은 내려가 있는가? 양어깨가 앞으로 말려 있는가? 어깨 근육이 긴장되어 어깨가 위로 솟구쳐 있는가?

다리가 안 또는 바깥으로 휘어졌는가? 걸을 때 발이 바깥쪽을 향하는 팔자걸음 혹은 안쪽을 향하는 안짱걸음을 하는가?

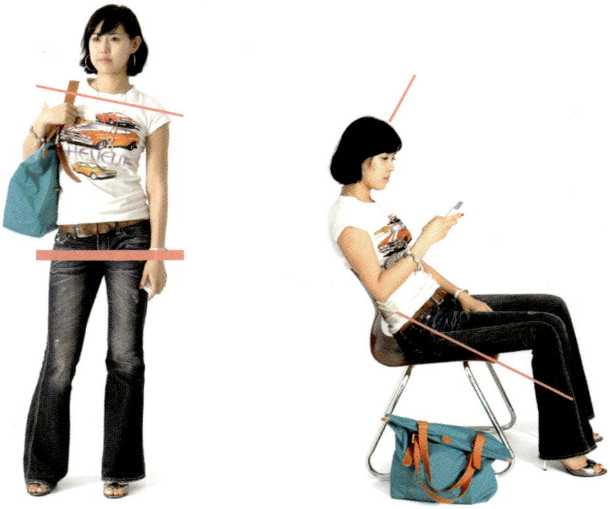

Tip

나쁜 자세는 신체의 불균형을 초래한다. 예를 들어, 체중이 한쪽 하체 부위(엉덩이, 다리, 무릎 발목, 발)에 집중되면 골반을 비틀어 자세를 유지하게 된다. 앞으로 배를 과도하게 내민 자세는 요추와 골반에 통증을 유발하며, 앞쪽으로 굽은 어깨는 가슴과 등 근육에 과도한 부하를 줄 수 있다. 또한 긴장된 목은 짧아지고 앞쪽으로 내밀어진 머리는 목에 과도한 압력을 준다.

이러한 나쁜 자세들은 신체의 통증을 유발하고 정신적 신체적 스트레스를 야기한다. 스트레스는 혈액순환 장애를 일으키고 칼슘과 젖산이 증가되어 히알루론산(hyaluronic)을 축적시켜 근육의 긴장도(tone)를 증가시킨다. 또한, 혈류량 감소로 인한 산소결핍과 에너지원의 감소는 근형질 세망(sarcoplasmic reticulum)을 손상시켜 신체 에너지 결핍으로 인한 근 수축을 일으킨다. 자세를 바르게 하는 필라테스는 긴장된 근육을 이완시키고 근육의 활성도를 향상시켜 자세유지근육을 강화시킨다.

■ 올바른 자세 습득하기

중력에 의해 척추에 가해지는 하중을 최소화하는 자세에서 척추 뼈들은 이상적인 굴곡을 유지한다. 일상생활 또는 운동 중에 이러한 자세에서 신체를 움직일 수 있어야 한다. 오랜 시간 동안 잘못된 자세에 노출된 사람은 신체 통증이 있으며 신체 부상을 입을 확률이 높아진다. 즉 바른 자세는 척추가 중립을 이루기 때문에 신체를 기능적이고 편안하게 움직일 수 있게 한다.

필라테스에서는 시선을 중요시하는 데 시선을 어디에 두느냐에 따라 근육들이 다르게 움직인다. 시선은 바른 자세에서 정면을 향하고 15도 위를 바라본다.

어깨를 귀로부터 멀리한다는 느낌으로 어깨를 편안하게 내리고, 어깨를 약간 돌려 뒤쪽으로 밀어 가슴이 넓어지게 한다.

두 발의 폭을 엉덩이 넓이만큼 유지하고 엄지발가락은 약간 바깥쪽을 향하게 한다. 무릎은 과도하게 신전되지 않은 상태를 유지한다. 신체의 무게중심(center of gravity, COG)이 흔들리지 않도록 하고 체중이 발바닥을 통해 균등하게 분산되도록 한다.

호흡을 천천히 코로 들이마시고 입으로 내뱉는다.

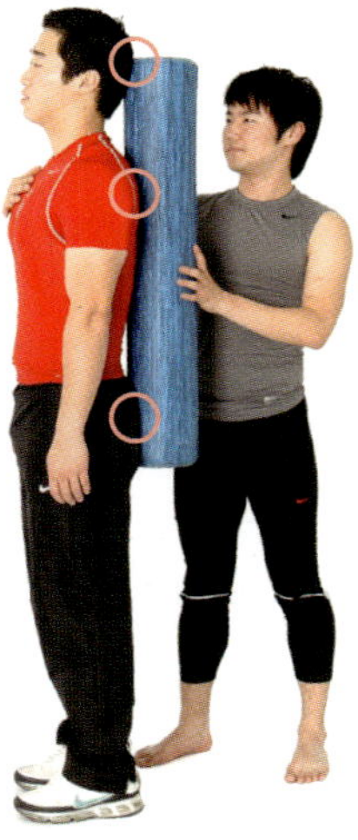

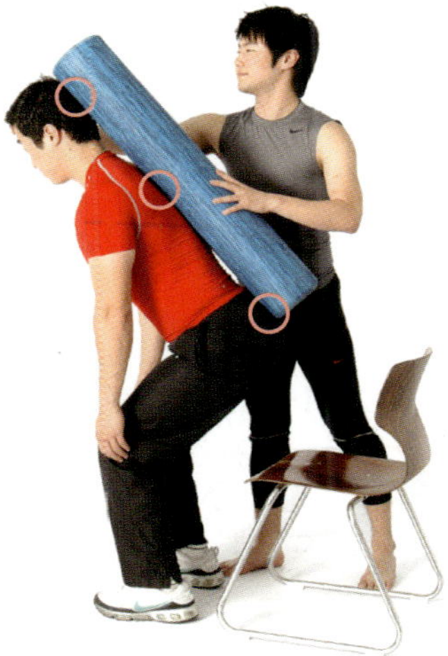

Tip

필라테스 소도구인 폼롤러를 이용하여 중립 자세를 쉽게 인지할 수 있다.
필라테스의 바른 자세에서는 폼롤러를 등 뒤에 놓았을 때 뒷머리, 등 그리고 천골 세 곳의 부위가 폼롤러에 동시에 닿는 뒷머리, 등, 또는 천골이 폼롤러에 닿은 자세를 인지하는 것이 자세를 교정하는 데 도움이 된다.
즉, 척추의 중립 자세는 서 있을 때, 앉았을 때 그리고 누워있을 때도 동일하다.

PART 2

근골격계질환 예방 운동 프로그램:

재활순환운동

1 근골격계질환

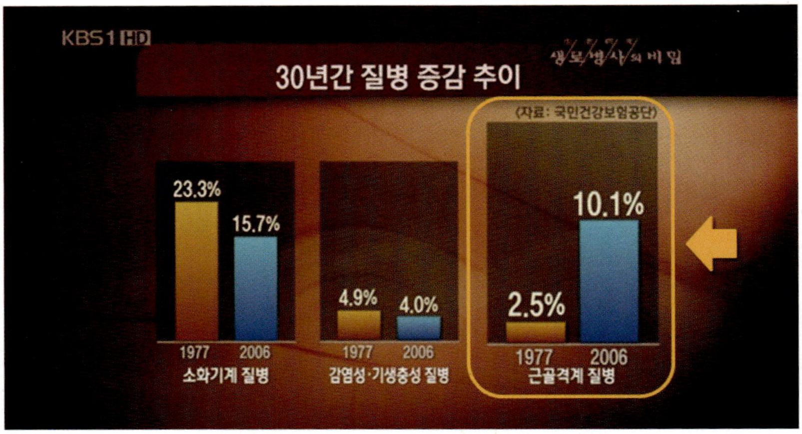

근골격계질환(musculoskeletal disorders, MSD)은 우리 사회에 중요한 건강문제로서 최근 많은 근로자들이 근골격계질환 증상을 호소하고 있는 실정으로, 이로 인해 막대한 사회적 비용이 발생하고 있다. 특히 농업인의 근골격계질환의 자각증상 호소율이 84~92%에 이르고 있으며, 이는 비농업인에 비해 약 2.4배 높은 수준이라고 보고되고 있다(농촌진흥청, 2004). 농업인의 직업성 질환 연구에 따르면 근골격계질환 유병률이 과수농업인 67%, 밭작물

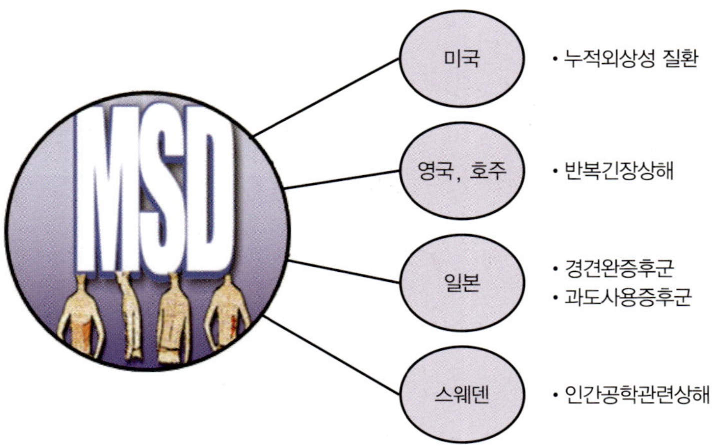

농업인 60%, 축산농업인 35%인 데 비해 비농업인은 31%로 나타났다(농촌생활연구소, 2003). 농업인에게서 많이 나타나는 근골격계질환 증상은 허리, 무릎, 어깨에서 나타나며 유병률은 1999년 28.5%(안옥선, 2000)에서 2004년에는 42.7%(농림부, 2004)로 지속적으로 증가하고 있는 추세이다.

농촌의 여성화와 농업인의 고령화는 근골격계질환과 밀접한 관계를 가지고 있는 것으로 보인다. 근골격계질환(이하 MSD)은 누적외상병(cumulative trauma disorders)으로 사고성 재해가 아닌 신체 부위를 반복적으로(김경록, 1997) 사용하고 휴식 없이 지속적으로 사용하였을 때 발생되는 질환으로, 어원은 누적(cumulative), 외상(trauma), 질환(disorders)으로 나누어진 세 단어의 조합으로 정의하였다(권영국, 1999). 여기서 누적(cumulative)이란 특정 신체 부위에 반복적인 압박 및 스트레스를, 외상(trauma)이란 과도한 사용으로 인해 생긴 손상을 뜻하며, 질환(disorders)은 비정상적인 상태를 말한다(김철홍, 1996).

2 농업인의 근골격계질환

▪ 어깨질환

앉아있는 시간이 많은 현대인에게 어깨의 부담이 날로 늘어난다. 주위에서 흔히 많이 볼 수 있는 증상 중에 어깨 통증이 있으며, 목 주위와 어깨가 뻐근한 가벼운 증상부터 밤마다 극심한 어깨 통증을 호소하는 심한 증상까지 아주 다양하다. 어깨는 기능적으로 올바르게 사용하지 않으면 두통, 편두통, 소화불량, 혈압상승, 가슴 답답, 우울, 체력 저하, 어지럼증 등을 일으킬 수 있는, 신체에서 아주 중요한 부분이다.

우리나라 인구의 약 7%가 어깨관절통으로 통증을 호소하고 있으며, 성인 인구의 20% 이상이 평생에 한 번 이상 어깨관절통으로 고통스러워한다. 또한 어깨 통증은 60~69세 사이에서 가장 높게 나타나는 것으로 알려져 있다. 특히 어깨 회전근개는 속에 깊숙이 위치한 4개 근육의 힘줄(극상근, 극하근, 견갑하근, 소원근)을 말하는데, 위팔뼈(상완골 근위부)에 붙어있어서, 팔을 들고 움직이는 데 가장 중요한 역할을 한다. 우리 신체에서 어깨는 운동 활동범위가 가장 큰 부위이지만 손상이 되거나 약해지기가 쉽다. 따라서 특별히 다친 적도 없는데 어깨가 아프고, 시간이 경과함에 따라 움직임에 제한이 생긴다면 오십견으로 의심해 보아야 할 것이다.

오십견은 어깨 주위의 극심한 통증과 움직임의 제한을 수반하는 증상으로 대개 50대에 발병한다고 하여 이름이 붙여졌다. 그러나 최근에는 20대부터 70대까지 모든 연령에서 발병하는 흔한 증상이기도 하다. 일반적으로 오십견은 관절낭과 활액막의 염증 반응에 의한 유착

질환이지만, 최근에는 그 원인이 운동부족, 단순 반복 작업, 스트레스로 인한 혈액순환의 불균형으로 20, 30대에서도 발병하고 있다.

■ 요통

요통은 두 발로 서서 활동하는 인간에게만 나타나는 질병으로 일반인의 60~80%가 일생에서 한 번 이상은 허리 통증으로 고생한다고 할 만큼 흔한 증상이기도 하다. 최근에는 잘못된 자세의 습관으로 청소년부터 노년층에 이르기까지 모든 연령대에서 나타나고 있다.

척추는 신체의 기둥이자 신경과 에너지 흐름의 통로로 몸의 중심에 자리하고 있다. 26개의 척추(경추 7개, 흉추 12개, 요추 5개, 천추 및 미추)가 차곡히 쌓여 경추에서부터 미추까지 완만한 S자 곡선을 두 번 그리는 모양을 하고 있다. 요추 아래쪽 두 개와 천추에서 주로 발생하는 요통은 뼈, 그리고 뼈와 뼈가 부딪치는 것을 막아주는 말랑말랑한 쿠션 역할의 추간판(디스크), 뼈와 뼈를 연결해주는 인대, 척주 한가운데 뻥 구멍 뚫린 통로(척주관)를 지나가는 척수, 마지막으로 이 모든 걸 감싸는 근육 중에 하나만 문제가 생겨도 발생한다. 그러나 5개의 요추 자체의 문제라기보다는 요추를 받치고 있는 근육과 인대의 기능 저하로 인해 발생하는 것이 일반적이다.

■ 골다공증

골다공증이란 신체에서 뼈가 생성되는 양보다 흡수되어 소실되는 양이 더 많아 골조직의 밀도가 떨어지게 되는 증상으로 작은 충격에도 뼈의 미세구조가 파괴되어 쉽게 골절이 되는 질환을 말한다. 일반적으로 골다공증은 평상시에 통증이나 증상이 나타나지 않는다. 하지만 일단 골다공증은 골절 이후에 치명적이기 때문에 사전 예방이나 치료가 절실히 필요하다.

골밀도를 연령대별로 보면, 20대 중반에서 30대 중반이 최대의 골밀도를 유지하고, 그 이후에는 매년 0.3~0.5%씩 감소된다고 한다. 특히 50대 이상의 경우 골다공증으로 인한 골절률을 보면 여성 40%, 남성 13%로 나타나서 여성이 남성보다 상대적으로 골다공증 위험에 노출되어 있다는 것을 알 수 있다. 이는 여성이 폐경기 이후 골밀도가 매년 2, 3%씩 급속히 감소하기 때문이다.

골다공증을 위한 치료는 일차적으로 골절을 예방하고 통증을 완화시켜주는 데 그 목적이 있다. 다양한 약물요법, 식이요법, 운동요법이 소개되고 있지만, 운동요법은 근육의 발달을 자극, 골생성을 촉진시켜 골밀도를 향상시키기 때문에 골다공증 예방에 효과적이다. 또한 이는 농업인들의 심폐기능을 강화하고 근력을 키워주기 때문에 건강한 삶을 위해 매우 중요하다. 그러나 대부분의 농업인들은 반복 작업으로 인한 신경, 근육 그리고 주변 신체 조직의 통증으로 고생을 한다. 비록 운동으로 인한 신체 통증 감소를 인식하지만 반복적인 생활로 인해 운동을 기피하는 경향이 있다. 이는 농업인들의 골밀도 감소를 가속시키는 요인이라고 할 수 있다.

농업인들의 골절은 척추, 손목 골절 그리고 대퇴골 경부골절 순으로 빈도가 높게 나타난다. 특히 척추의 경우는 65세 이상에서는 50% 이상이 경험한다고 한다. 농업인들은 대부분 순발력, 지구력, 근력, 그리고 유연성이 부족하여 미끄러운 지면에서 균형감각을 잃어버려 잘 넘어지게 되고 뼈의 밀도가 낮아 작은 충격에도 쉽게 부러진다.

■ 관절염

인간이 두 발로 서서 보행을 시작하면서 두 손이 자유롭게 되었다. 인간은 자유로워진 손으로 도구를 만들어 지금과 같은 편리한 생활을 이루었다. 하지만 두 발로 서는 신체적 구조는 허리, 엉덩이, 무릎에 모든 체중 부하를 주게 되었고, 손과 팔의 과도한 사용으로 손목, 팔의 신체적 문제를 발생시킨다.

장시간 앉아서 작업을 하고, 짧은 거리도 차를 타고 다니는 등의 생활 습관은 운동 부족을 초래하고 현대인들의 무릎 관절 주변 근육을 약화시키고 있다. 결국 약해진 근육은 신체를 지탱하는 뼈와 뼈끝을 감싸고 있는 연골에 큰 압력을 주게 되므로 관절염이 쉽게 올 수 있다.

골관절염이란 관절운동에 필요한 관절조직이 손상되는 질환이다. 정상적인 관절은 2개의 뼈의 배가 만나는 끝부분에는 단단하고 탄력 있는 관절 연골로 이루어져 있다. 이것은 관절 운동 시에 윤활면으로 작용하고 충격을 흡수한다. 또한, 뼈를 싸고 있는 관절낭의 내면은 활막으로 덮여 있는데 이 활막은 활액을 생산하여 관절연골에 영양을 공급하고 관절의 윤활 작용을 한다.

골관절염이 발생하면 관절연골이 퇴행성 변화를 일으켜서 탄력성이 없어지고 균열이 일어난다. 이는 연골을 파괴시켜 관절의 모양을 변화시킨다. 손실된 연골의 가장자리에서는 관절면이 고르지 않기 때문에 움직임을 시도할 때 통증을 유발하며, 염증을 일으킬 수도 있다.

규칙적인 운동은 관절염의 악화되는 것을 막아주는 데 도움이 된다. 먼저 관절 주위 근육을 강화시키면서 관절에 대한 보호막 역할을 하여 관절에 무리가 가는 것을 막아주게 된다. 관절을 구부리고 펴는 동작을 통해 관절에 적절한 자극을 주면, 관절 내에서 윤활액이 적절하게 분비되어 관절이 부드러워진다.

올바르고 기능적인 운동을 통해 근육이 강화되면 비뚤어진 뼈의 위치를 바로 잡아 관절의 부담을 줄이게 된다. 결과적으로 통증이 감소하게 되고, 뼈도 10대, 20대처럼 단단해지게 된다. 그러므로 관절을 사전에 건강하게 지키려면 규칙적이고 올바르게 운동하는 것이 제일 좋은 방법이다.

3 근골격계질환 예방 운동 프로그램

근골격계질환 증상을 완화시키기 위해서는 운동, 교육 그리고 도수치료(manual therapy)가 조합된 프로그램이 효과적이라고 보고되고 있다(Gross 등, 2007; Van Tulder 등, 1997). 근골격계질환 예방을 위해서는 작업도구, 작업방법 및 작업환경의 개선 등의 공학적 대책 이외에 작업과정에서의 적절한 휴식분배, 신체부담을 완화시킬 수 있는 근력운동과 근력 이완운동, 조기 발견조치 치료 및 재활치료와 관련된 교육 등의 관리적 개선방안이 병행되어야 한다(Cromie 등, 2000). 농작업 시의 피로회복에 효과가 있는 농민을 위한 피로회복 체조(전태원, 1995)와 농업인의 효율적인 피로회복을 위한 휴식방법(정성태, 1995) 연구에서는 가벼운 운동과 같은 활동성 휴식방법이 일반적으로 앉거나 눕는 정적 휴식방법에 비해 보다 효과적이라고 보고되었다.

이와 같은 선행연구들을 살펴볼 때, 운동이 근골격계질환 예방에 도움이 되지만, 근골격계질환 증상을 가지고 있는 농업인에게 적절한 운동 프로그램이 매우 미흡한 실정이며, 특히 근골격계질환을 예방하는 데 필수적인 안정성 운동 교육의 연구 및 보급이 무엇보다 절실히 필요하다고 판단된다.

안정성 운동(stability exercise) 중의 하나인 재활순환운동 프로그램은 신체 중심근육을 기능적으로 사용할 수 있도록 재활운동(rehabilitation) 원리를 바탕으로 하고 있다. 다양한 소메틱 필라테스 운동 동작을 기능적이면서도 쉽게 변형시켜 근골격계질환 증상을 가지고 있는 농업인들이 보다 쉽고 안전하게 적용할 수 있도록 개발되었다. 또한 짐볼, 폼롤러 그리고 튜빙 등 소도구를 활용하여 신체 움직임을 보다 쉽게 인지할 수 있게 함으로써 신체안정성을 효과적으로 향상시킨다. 재활순환운동은 관절에 지나친 스트레스를 배제하고 교육을 통해 바른 자세로 기능적인 관절 운동 안에서 신체 움직임이 일어날 수 있도록 한다(Kim hye jin, 2010).

4 재활순환운동

재활순환운동은 농업인의 근골격계질환 예방을 위한 운동 프로그램으로, 소메틱 필라테스 원리를 기반으로 국내 실정에 맞게 개발된 운동요법이다. 현장 교육에서 일반적으로 사용하지 않는 소도구(짐볼, 폼롤러, 튜빙밴드)를 활용하여 평소 운동을 접하기 어려운 환경에 있는 농업인들이 보다 쉽게, 재미있게, 기능적으로 신체활동을 개선시킬 수 있도록 운동 수행 방법을 제시함으로써 농업인들의 근골격계 질환을 예방하는 데 목적을 두고 있다.

근골격계질환에 노출된 농업인들의 비율이 90% 이상이라는 사실은 농작업 환경의 열악함을 의미한다. 농업인들의 신체 및 정신 건강을 지속하고 관리하는 방법 중에 운동을 통한 신체적 활동이 있다. 농업인들이 무리없이 지속적으로 수행할 수 있는 맞춤형 운동이 근골격계 질환을 예방하고 신체적 통증을 감소시킬 수 있다.

초기 재활순환운동은 농업인들의 신체 통증을 감소시키기 위한 목적으로 근이완 및 근육 기능성 향상 운동을 재활 개념으로 도입하였다. 이후 농업인들의 신체 불균형성을 개선하기 위해 탄성 저항 운동을 추가적으로 도입하였다. 또한 농업인들의 심폐지구력 향상을 위한 유산소 운동을 도입함으로써 지금의 재활순환운동으로 거듭나게 되었다.

다양한 목적의 운동 프로그램들은 농업인들의 신체 인지 능력을 향상시키는 데 최종적인 목표를 두고 있다. 탄성 저항을 이용한 튜빙밴드 운동은 상하체의 근력을 기능적으로 사용할 수 있도록 하며 동시에 관절을 유연하게 하는 데 탁월한 효과가 있다. 근막 마사지 요법을 이용한 폼롤러 운동은 긴장되고 뭉친 근육을 이완시킬 수 있는 셀프마사지 효과가 있다. 심폐 기능을 향상시키는 짐볼 운동은 고관절, 무릎 및 발목의 불편함을 호소하는 농업인들이 통증없이 유산소 운동 효과를 얻게 하는 데 매우 좋을 뿐 아니라 신경계를 자극하는 운동으로 신체 균형성을 개선한다. 9년간 3천여 명의 농업인들의 피로회복과 체력 증진에 도움이 되었던 아주 효과적인 운동요법이다.

> 이 운동은 활기가 있고 동적입니다.
> 참여하는 사람들이 화기애애하고 웃는 소리가 들리지 않습니까?
> 참여하고 나면 또 해보고 싶고 기다려집니다.
> 운동이 재미있으니 본인들이 스스로 찾아오는 겁니다.
>
> (여주시 참여 인터뷰 중에서)

농업인들은 일반인들에 비해 부적절한 자세로 반복적인 작업을 무리하게 수행함으로써 근육 불균형이 일어난다. 그로 인해 근육과 관절에 많은 무리가 오고 있으며, 통증을 느끼고 있다.

농업인들에게 가장 절실하게 필요한 것은 기본적인 운동의 필요성을 알리는 계몽운동과 근골격계질환을 예방할 수 있는 맞춤형 운동이다. 즉, 일상생활에서 실천할 수 있는 운동이어야 한다. 아랫배에 힘을 주고 척추를 곧고 올바르게 세우고, 머리끝을 천장 쪽으로 쭉 늘려 신체 관절 부하를 최소화하도록 노력해야 한다. 이러한 운동이 관절 간의 공간을 만들어 주어 혈액 순환을 원활히 하여 통증을 감소시키고 올바른 자세를 유지할 수 있는 기본이 된다.

농업인들은 나이가 들어감에 따라 체력이 떨어져 몸을 지탱하는 골반이 앞 또는 뒤로 기울어지는 현상이 명확히 나타난다. 즉, 복부근육의 안쪽 깊숙이 위치한 복횡근의 약화가 골반의 기울기를 결정한다. 이러한 환경에 노출된 농업인들은 요추 부위의 변형이 일어나므로 허리가 굽어 요통을 빈번하게 호소한다.

체력을 강화할 수 있는 근력과 관절의 유연성의 향상은 이러한 농업인들의 신체 중심부 근육을 강화시킬 뿐 아니라 신체를 올바르게 유지시켜 에너지를 상승시킨다. 대부분의 농업인들이 서 있을 때 구부정한 자세를 취하게 되는 것은 과도하게 반복적인 작업과 부적절한 자세 때문이다. 허리가 지나치게 구부정해지거나 상체가 앞쪽으로 쏠려 어깨와 앞가슴 근육이 경직되기 전에 적절한 휴식 또는 등을 뒤로 젖힐 수 있는 몇 분간의 운동이라도 한다면 농업인의 잘못된 자세로부터 오는 부상과 근골격계 질환을 예방하는 지름길이다.

근골격계질환 예방 운동은 신체에 가장 중심이 되는 신체 중심부 근육(심부근, 뼈에서 가장 가까이 붙어 있는 근육)을 강화시킨다. 이렇게 강화된 심부 근육은 한쪽으로 치우친 신체의 불균형을 개선시킨다. 근골격계질환 예방 운동 프로그램은 신체 혈류 순환을 촉진시키고, 수동적 혹은 능동적으로 근육을 수축시키고 이완시킨다. 관절의 가동범위와 유연성을 증가시켜 신체의 기능적, 구조적 장애를 갖고 있는 부분을 정상화시키는 데 도움이 된다. 근골격계질환 예방 운동은 뇌를 자극하여 천천히 생각을 하면서 자기 신체를 스스로 조절하는 운동이며 누구나 할 수 있는 안전한 운동 요법이다.

5 재활순환운동 프로그램 구성 및 소개

재활순환운동은 짐볼(gym ball), 폼롤러(foam roller) 그리고 튜빙(tubing)과 같은 소도구를 활용하여 필라테스 요법과 안정성 운동 원리를 바탕으로 한 운동이다.

▪ 짐볼 운동

볼 운동이 임상에서 사용된 것은 1960년대 스위스의 물리치료사가 뇌성마비 어린이의 균형, 평형반응을 촉진하기 위해서였다. 이후 1990년대에는 미국의 대학, 도시의 시민을 위한 정규 프로그램에 이르기까지 그 사용이 확대되었으며, 의료기관에서도 정형외과나 신경계 질환의 기능장애 치료, 특히 척추 안정화가 요구되는 척주 질환을 앓고 있는 많은 환자들의 재활치료에 사용되었다. 볼을 이용한 운동 시에는 운동기구나 매트와는 달리, 불안정한 지지면이 제공되므로 평형성이 많이 요구된다. 균형을 잡으려면 평소에 사용하지 않는 다양한 소안정화근육(smaller stabilizing muscle)을 많이 동원하여 신체 평형성이 향상된다. 운동을 하는 사람들조차도 소안정화근육을 경시하여 부상을 당하기 일쑤이다. 많은 사람들이 TV 시청이나 컴퓨터 작업으로 구부정한 자세를 장시간 취하는 생활 패턴 때문에 요통이 유발한다. 따라서 필라테스 볼 운동은 파워하우스(power house) 근육 중심부 근육을 사용하여 근육을 강화 · 안정화시키는 데 유용한 운동방법으로, 좋은 자세로 교정하며 심부에 있는 복부근육을 강화시켜 요통의 예방 및 치료에 유용하다. 필라테스 기계 운동 원리 안에서 볼을 이용하면 동작의 유용한 대안이 된다. 또한 볼은 열

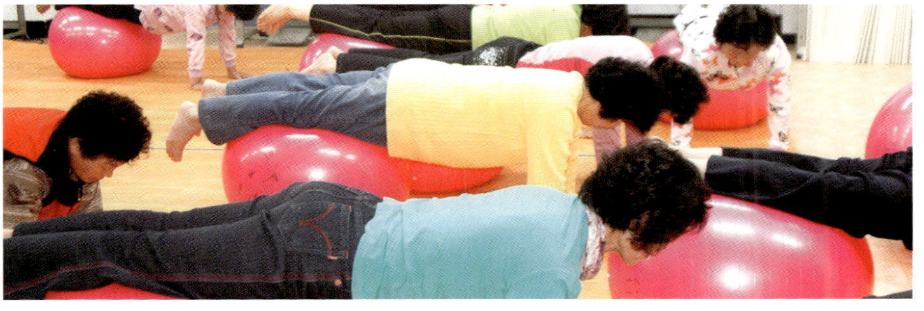

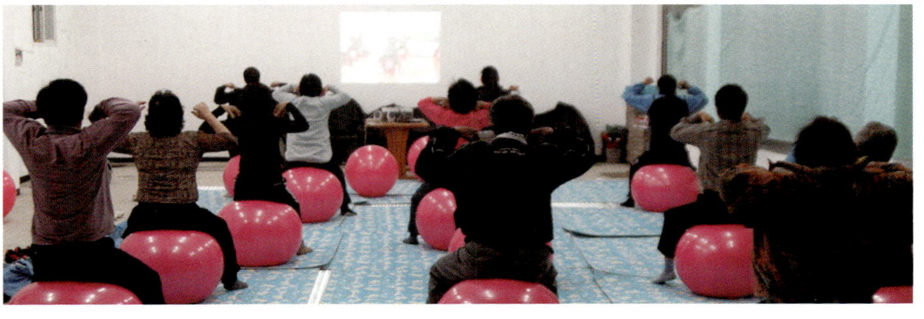

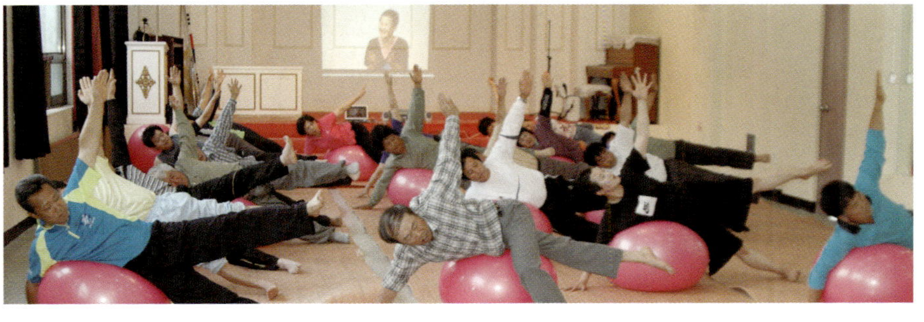

량, 궁극적으로 지방을 연소시키는 도구로 사용될 수 있다. 볼에 장시간 앉아 있으려면 허리를 펴고 있어야 하는데, 이것이 열량 소비를 촉진할 뿐만 아니라 허리를 강화시키는 역할을 한다. 단순히 볼에 앉아서 튕기는 것만으로도 역동적이고 안전한 유산소성 운동이 되어 대사량을 증가시킴으로써 비만 예방 및 치료에 유용하다. 볼은 무릎관절에 부하를 줄일 수 있으며, 또한 볼을 들고 하는 동작은 볼 자체가 중량을 제공하므로 운동의 강도에도 변화를 줄 수 있다.

1 바운스

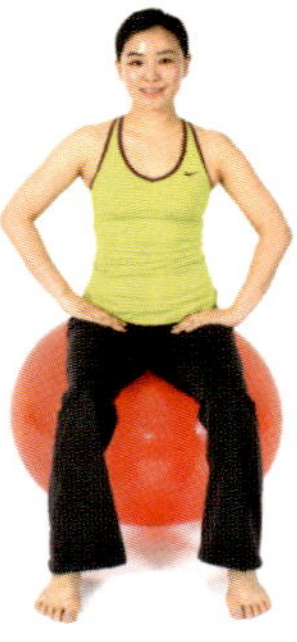

2 위로 박수

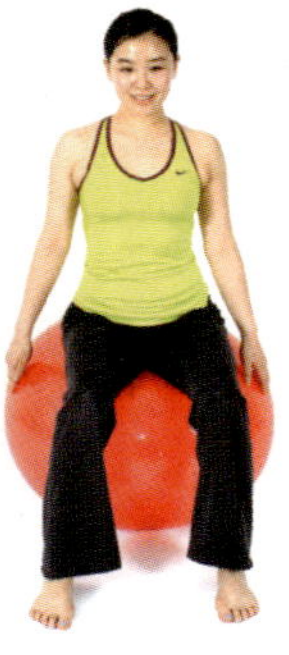

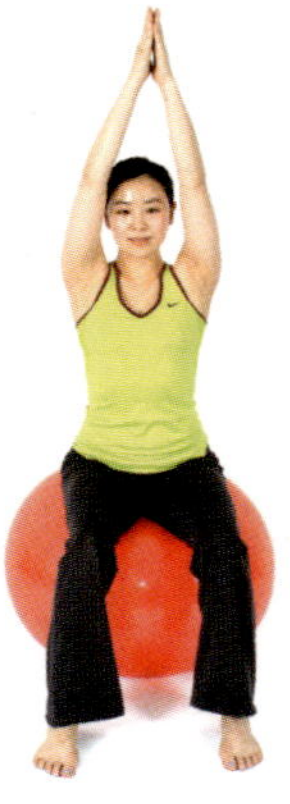

3 두 팔 뻗기

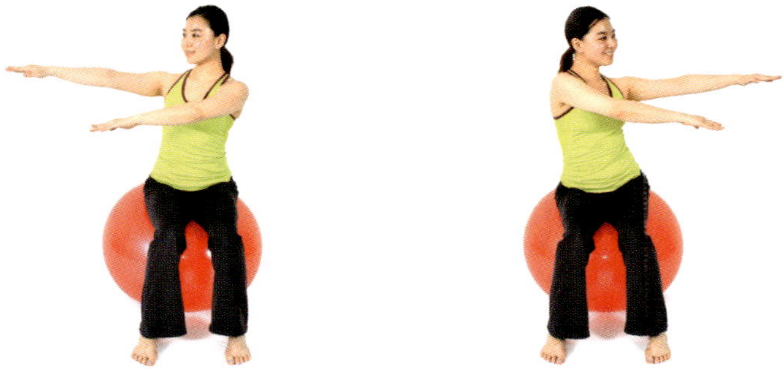

4 어깨 돌리기

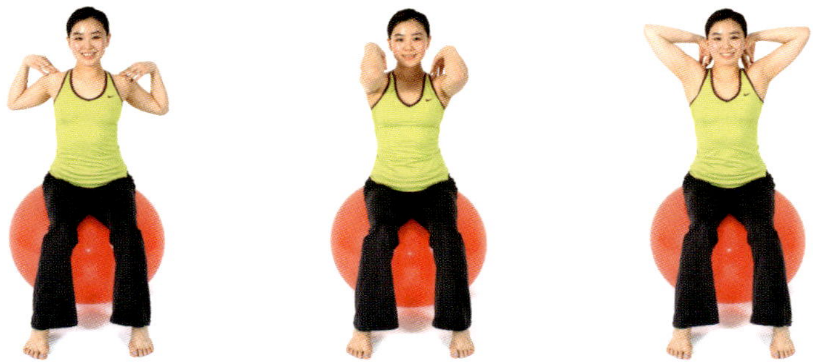

5 팔꿈치 모으기

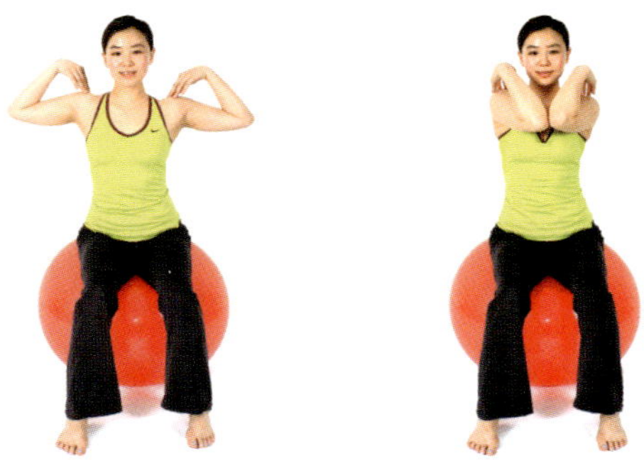

6 옆구리 늘리기

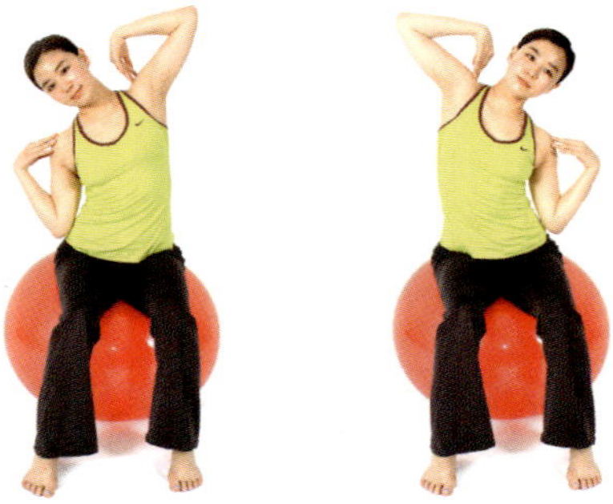

7 도리도리

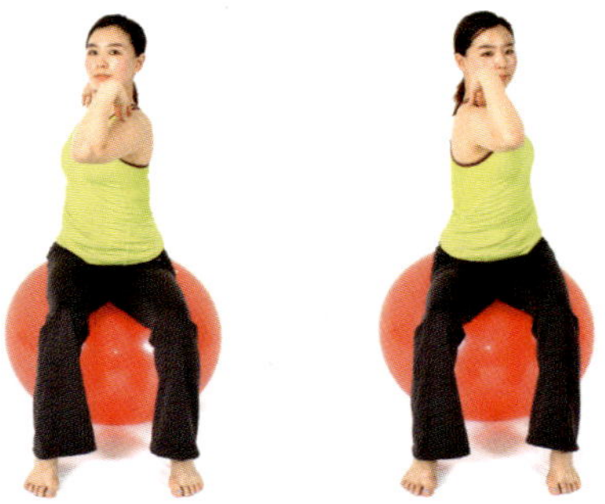

8 얼씨구 절씨구

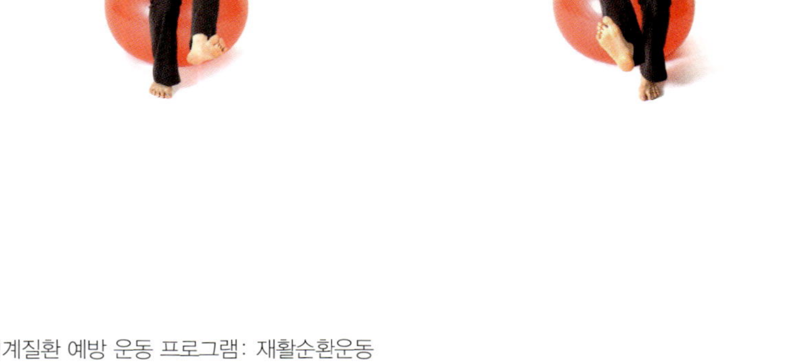

9 날아가기

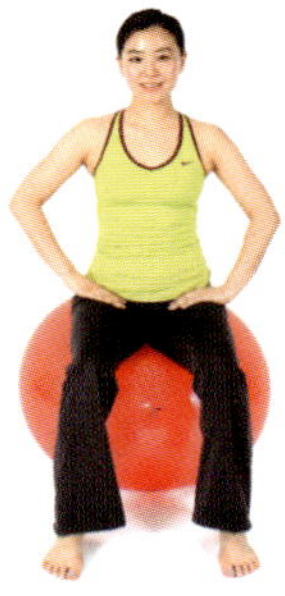

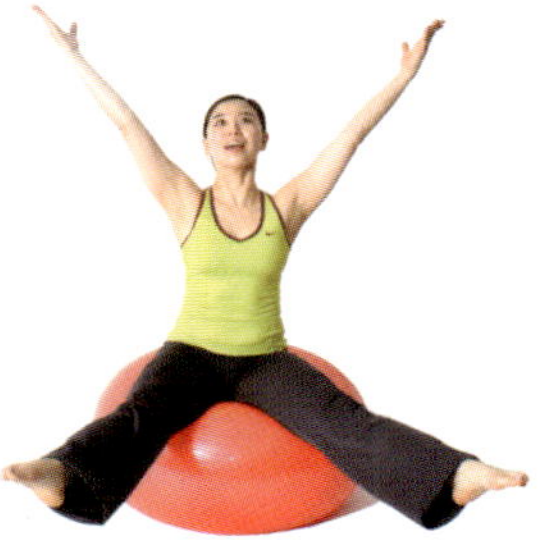

10 개구리

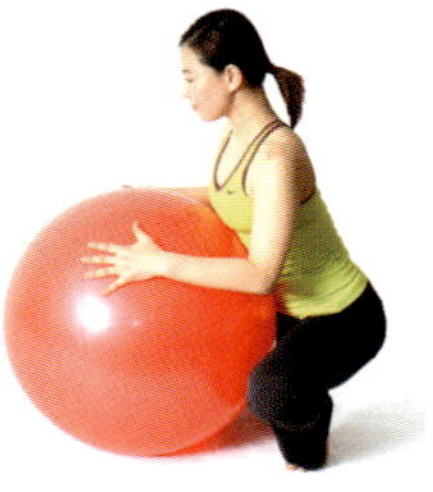

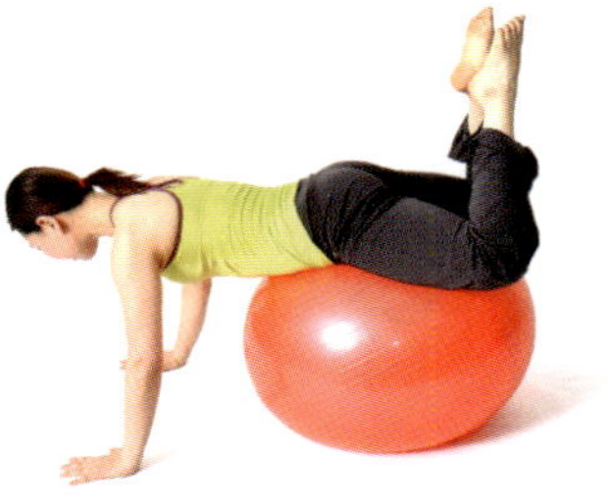

11 수영하기

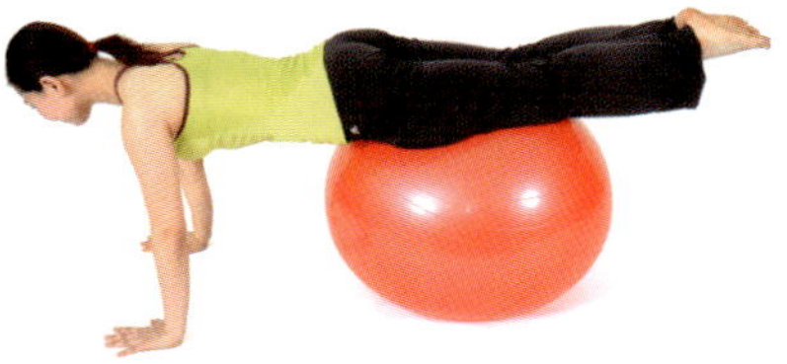

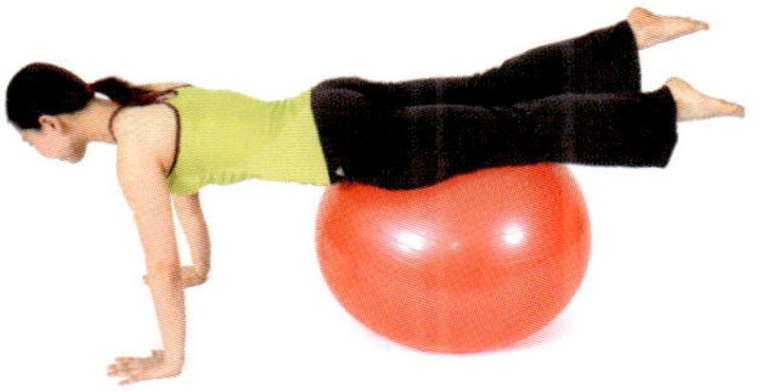

12 옆으로 중심잡기

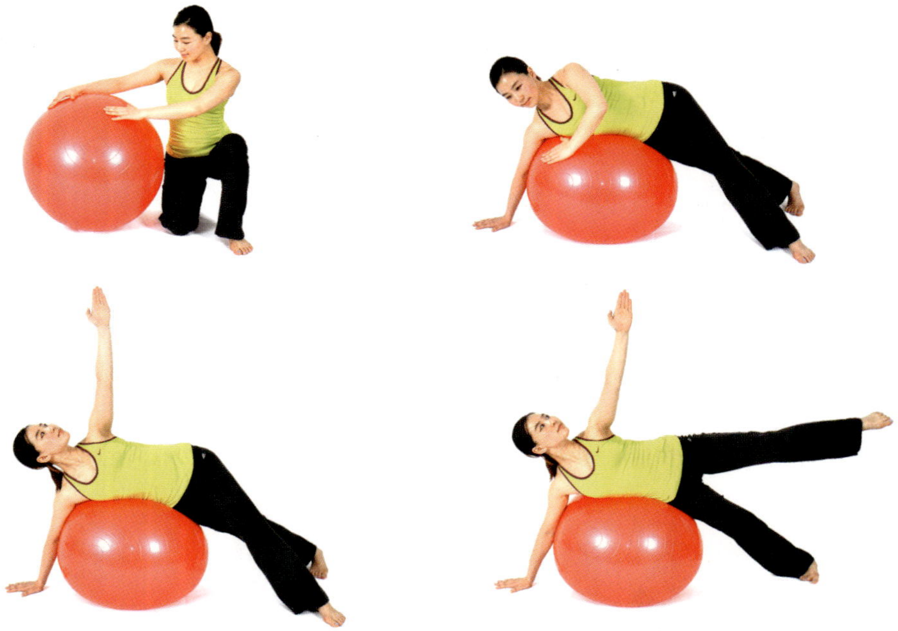

13 허리펴기

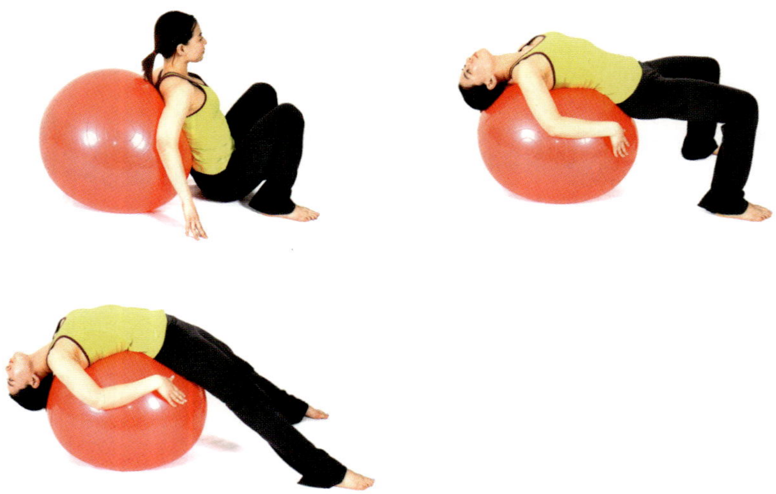

▪ 폼롤러 운동

소도구 폼롤러(foam roller)는 물리치료사들이 수년간 재활치료와 환자들의 가정 운동 프로그램에 사용해왔으며 경제적이고 휴대성이 있어 어디서든 쉽게 운동할 수 있는 특징이 있다. 신체의 수축된 근육과 근막을 신체의 무게를 이용하여 이완시켜 스트레칭이 되도록 한다. 특정 근육을 목표로 소도구 폼롤러를 이용하면 더 쉽게 이완시킬 수 있다. 재활순환운동에서 폼롤러 운동은 자신의 신체 무게를 이용하여 스스로 근육을 이완시키고 평형성을 유지시키는 운동에 중점을 두고 있다. 또한 폼롤러를 이용하면 보다 쉽고 정확하게 동작을 인지할 수 있는 요소가 된다. 폼롤러 운동은 신체 불균형성을 인지하게 하므로 근육의 균형 능력을 재교육시키며, 약해진 근육을 강화시키고 뭉친 근육을 이완시킨다.

소도구 폼롤러를 이용한 기본 동작은 올바르게 근육과 관절을 사용하고 인지함으로써, 잘못된 자세를 교정하고 몸의 긴장과 피로를 해소시킨다. 또한 기능적으로 근력을 사용할 수 있도록 도와주며 근육과 근막을 스트레칭하여 신체 유연성 향상에 도움을 준다.

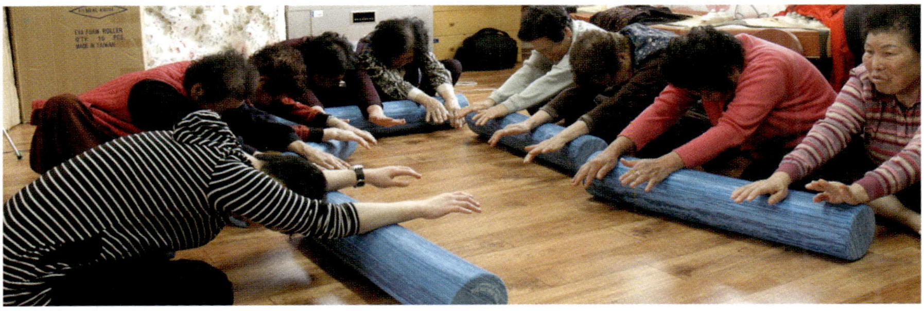

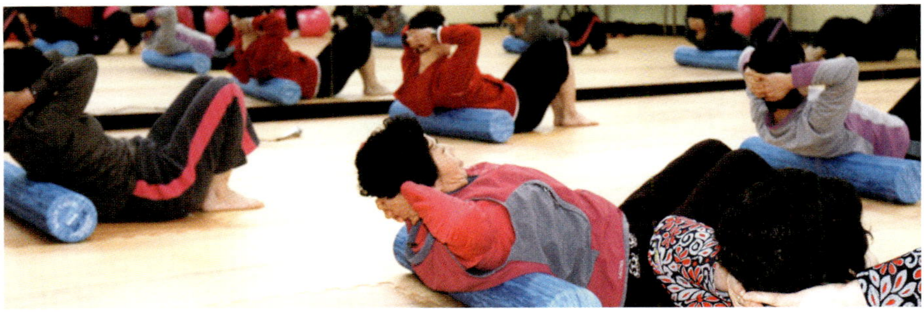

1 꽈배기

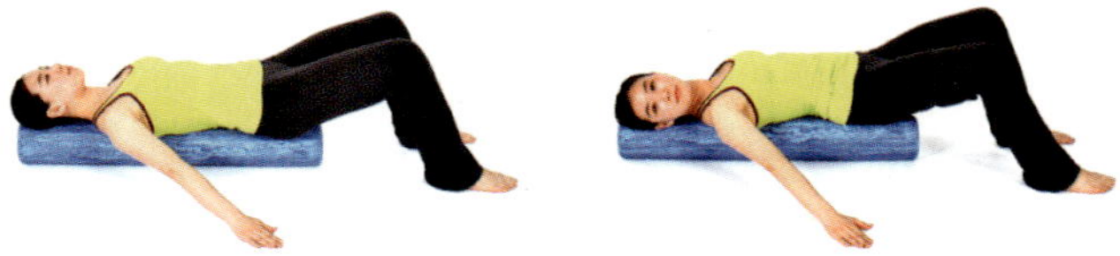

2 두 팔 돌리기

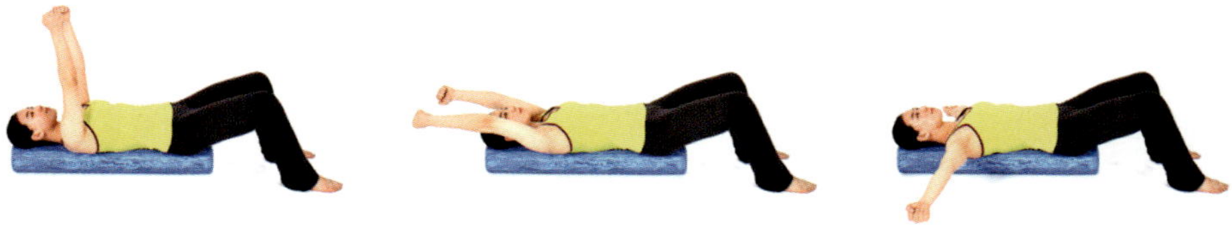

3 엉덩이 들기

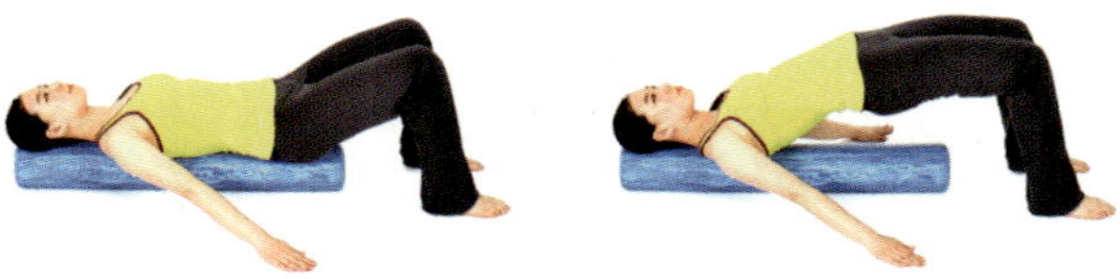

4 골반 조이기

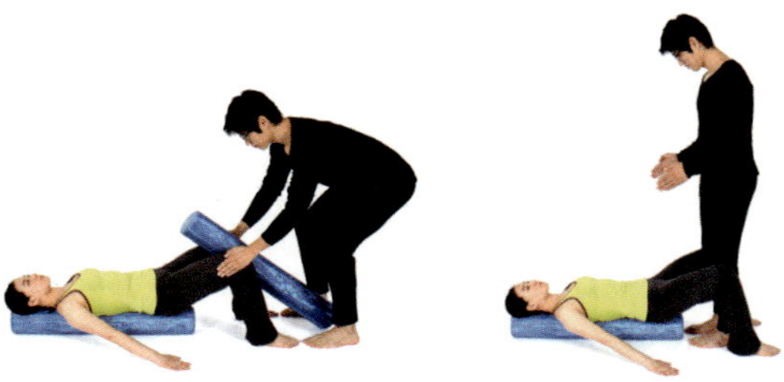

5 목 돌리기

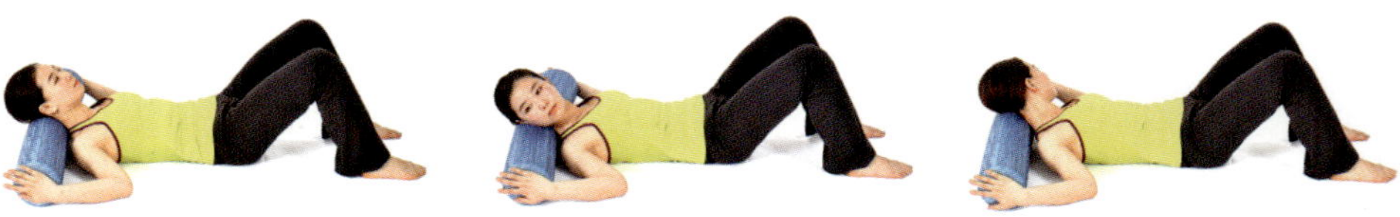

6 몸 비틀기

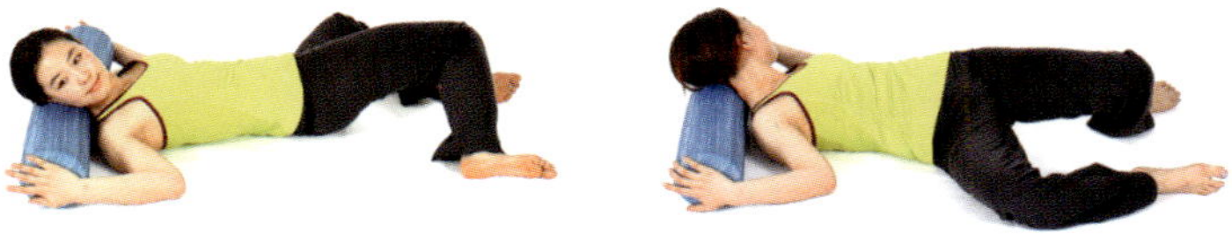

7 옆으로 누워 한 팔 돌리기

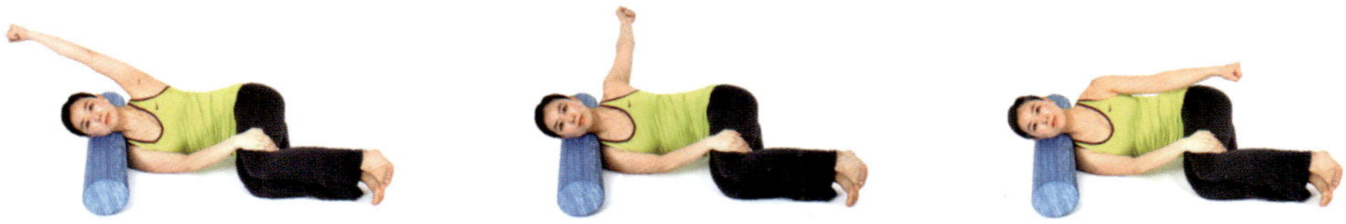

8 옆으로 누워 한 팔 뒤로 보내기

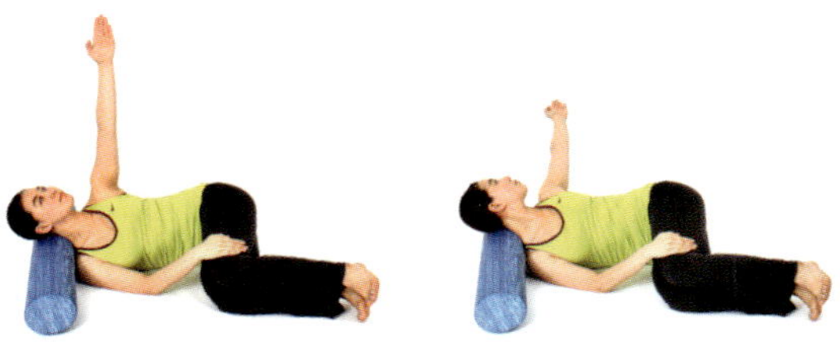

9 옆으로 누워 어깨 밀기

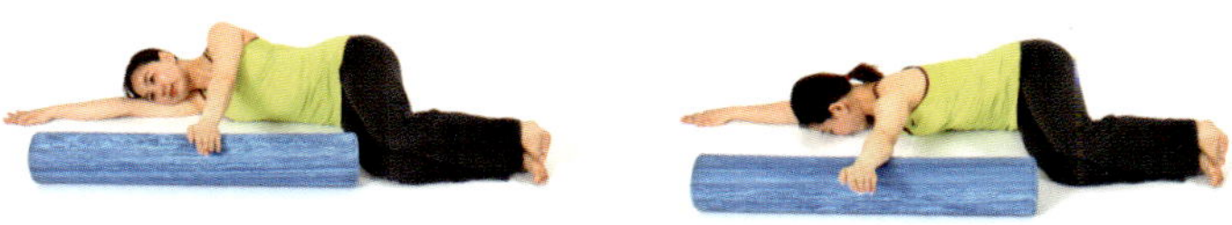

10 상체 앞으로 숙이기

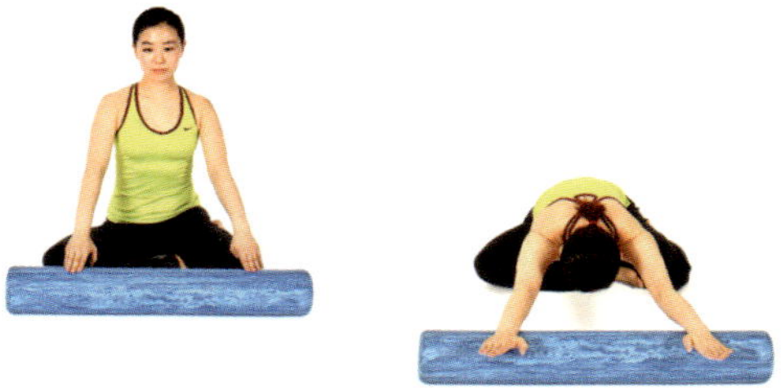

11 옆구리 늘리기

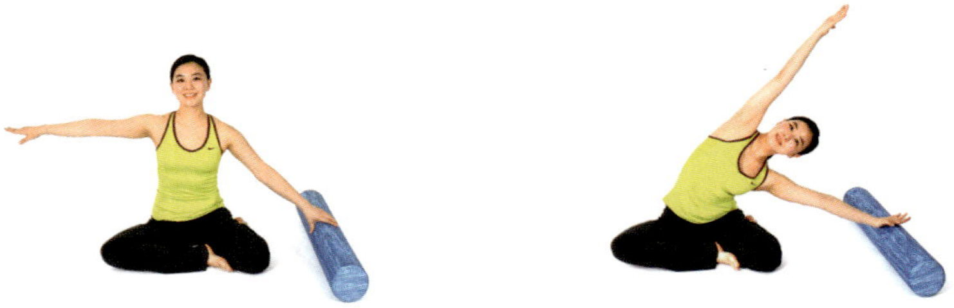

12 무릎 마사지

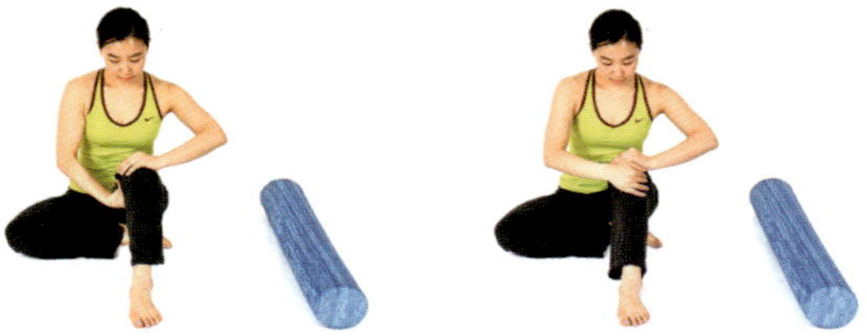

13 등 마사지

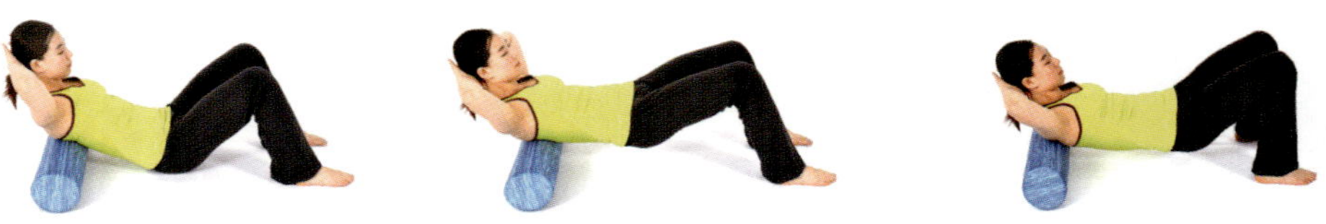

14 상체 젖히기

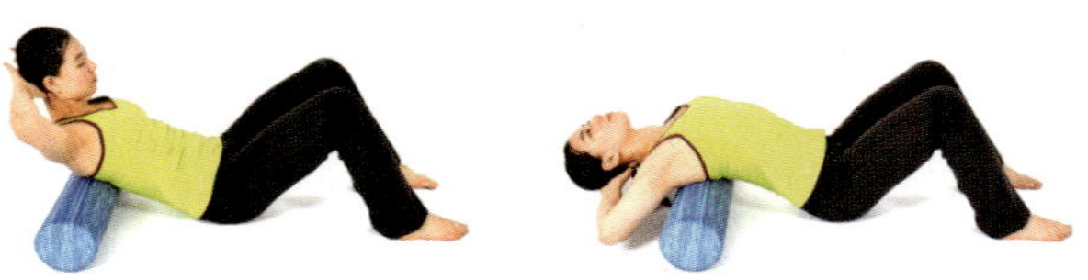

15 겨드랑이 마사지

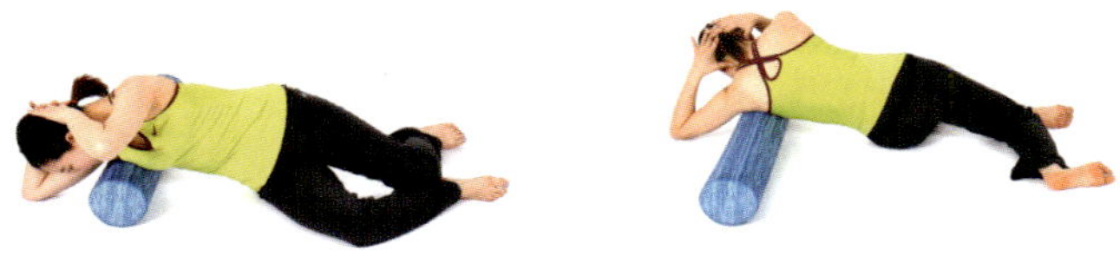

16 허벅지 마사지(측면)

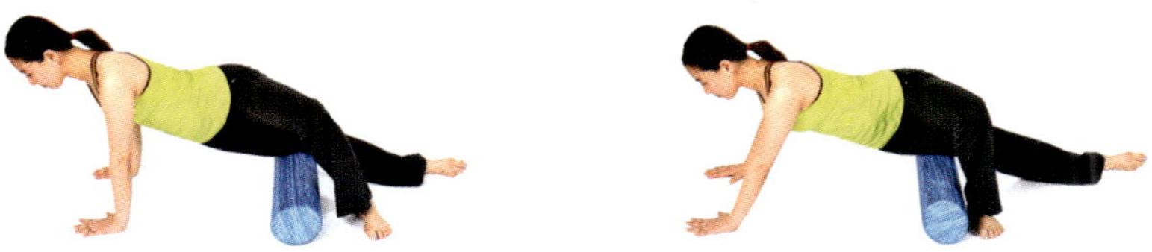

17 허벅지 마사지

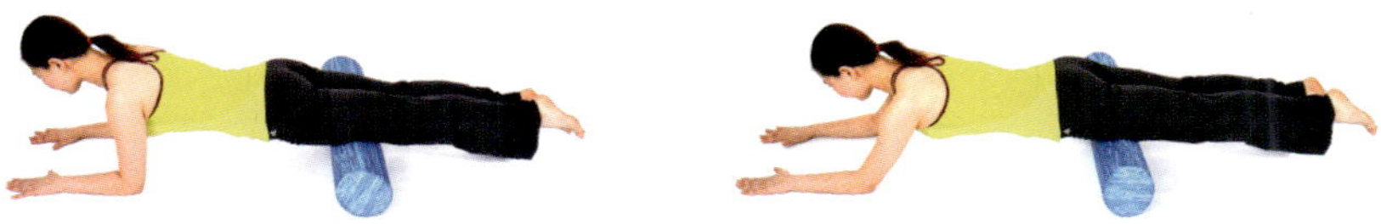

18 배 마사지

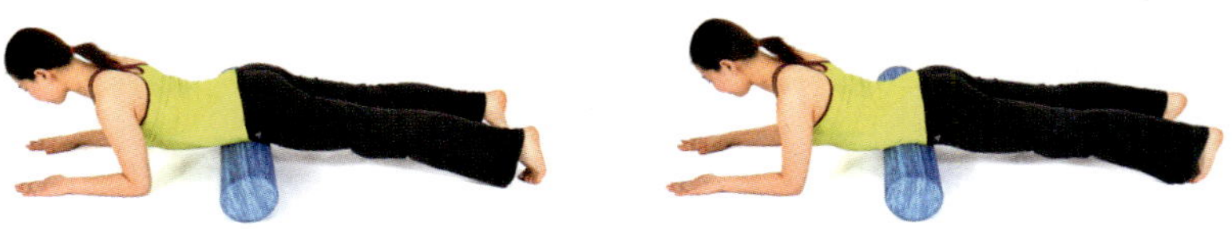

19 정강이 마사지

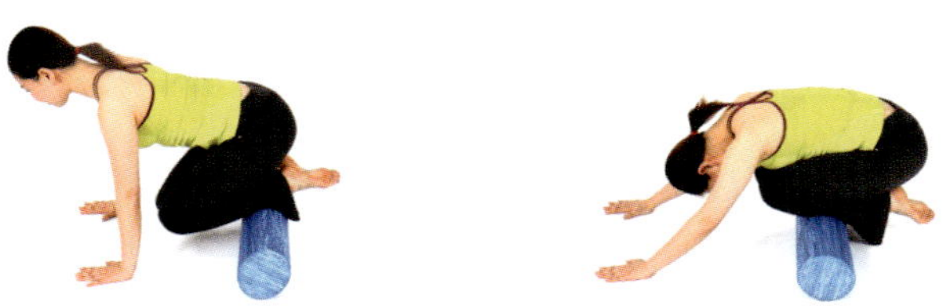

튜빙밴드 운동

서양의 물리치료사들이 수년간 재활치료와 환자들의 가정 프로그램에 사용한 튜빙밴드(elastic tubing exercise band)는 경제적이고 휴대성이 있어 어디서든 쉽게 운동할 수 있다. 튜빙밴드의 운동저항(resistance)과 운동도움(assistance)의 방법은 신체 특정 근육을 강화시키고 조절할 수 있도록 한다. 재활순환운동의 폼롤러 운동 프로그램이 근육의 이완과 신체 균형에 중점을 두고 있다면, 튜빙밴드 운동 프로그램은 척추의 부하를 최소화하는 누운 자세에서 어깨와 고관절을 안정되게 하는 근육군을 강화하는 운동이라고 할 수 있다. 호흡을 통해 복부 근육을 활성화시킨 상태에서 관절의 유연성을 향상시킴으로써 요통을 최소화한다(Chaitow, 2004). 관절 근력과 균형 조절 능력향상으로 활동체력이 증진되고 신체를 지탱하는 체간 근육 강화를 통해 자세 교정 효과를 얻을 수 있다. 본 연구에서는 필라테스 매트운동 동작에 이러한 특징을 연관시켜 프로그래밍하였다. 밴드의 색깔과 길이 그리고 밴드를 고정한 위치와 거리를 다르게 함으로써 체형과 근력의 상태에 따라 다양한 저항과 도움을 운동에서 적용할 수 있다.

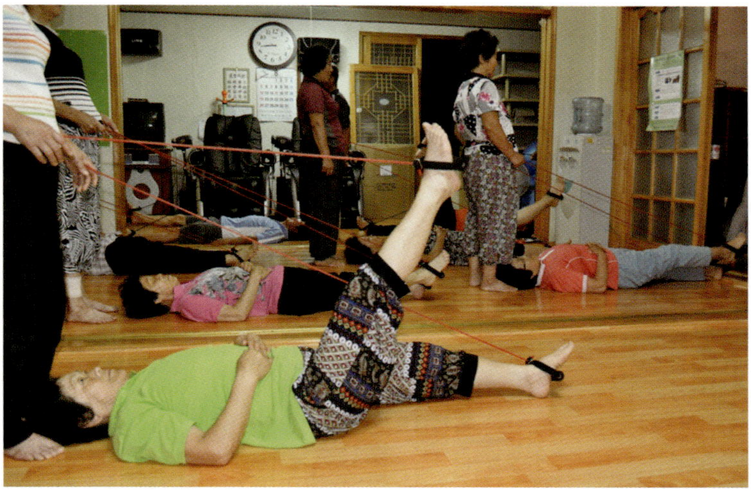

▲ 파트너 형식의 튜빙밴드 운동

1 한 발 들기

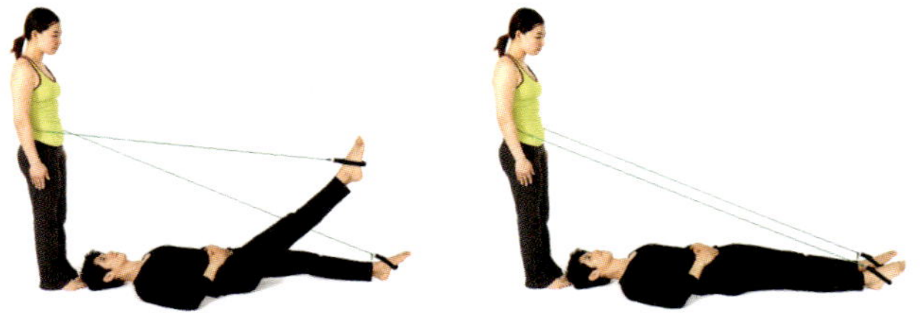

2 두 발 들기

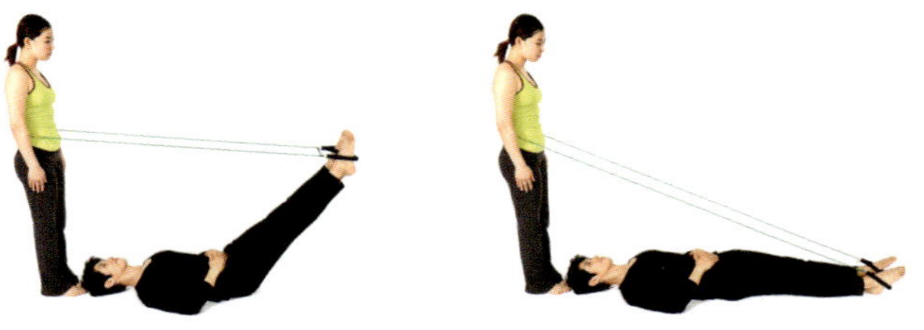

3 한 발 돌리기

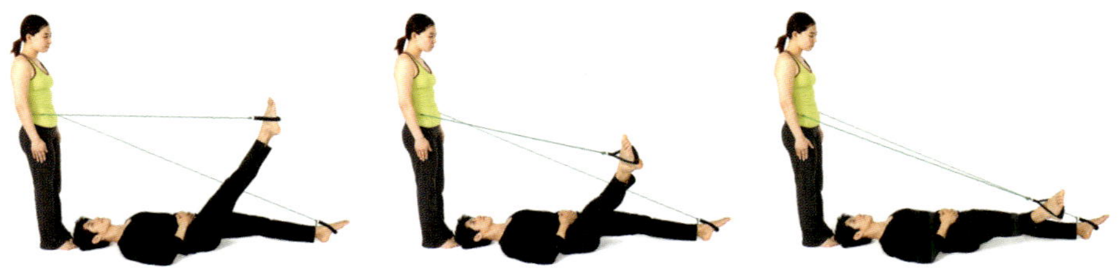

4 자전거 타기

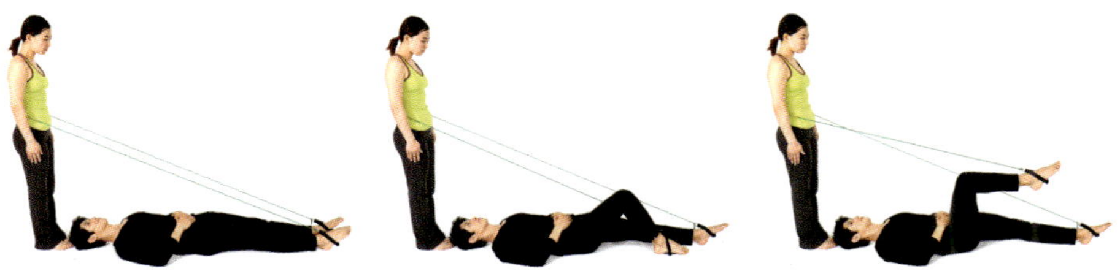

6 재활순환운동 참여자 인터뷰

J씨(여, 62세)	운동이 너무 재미있어서 한 번도 빠지지 않았습니다. 전에 목이 오른쪽으로 돌아가지 않았는데 이제는 목을 돌릴 수 있습니다. 또한 팔을 돌리지도 못하였지만, 현재는 팔을 돌릴 수 있습니다. 아주 많이 좋아졌습니다. 아침에 일어나면 폼롤러 운동을 집에서 하고 있습니다.
Y씨(여, 53세)	몸이 길어진 느낌이 들고 평소에 편안합니다. 특히 걸을 때(신체) 감각이 달라졌다고 느낍니다. 서 있을 때도 자세를 의식해서 바르게 하려고 노력합니다. 운동이 경쾌하여(기분이) 밝아지고 즐거웠습니다. 교육 중에 많이 웃었습니다.
G씨(여, 51세)	우선 생활 습관에 변화가 있습니다. 일할 때 다리를 11자로 앉도록 노력합니다. 전보다 허리가 매우 좋아졌습니다. 전에 있던 허리 통증이 없어지고, 허리가 튼튼해진 것 같습니다. 마을 사람들도 운동이 좋다고 말씀하십니다. 특히 H씨는 허리가 많이 좋아졌다고 말씀하십니다. 먼저 운동(일반운동: 요가, 에어로빅, 기공…)도 좋기는 한데, 이번 재활순환운동은 웃으면서 하니까 재미있습니다.
J씨(여, 45세)	누군가 마사지를 해준 것 같이 몸이 가볍고 시원합니다. 교육을 받는 동안 생활 습관에 변화가 있었습니다. 구부리고 앉아서 하는 작업을 할 때, 작업을 하면서 신체의 균형을 잡거나 바로 서거나 앉기 위해 생각을 집중합니다. 공에서 하는 운동이 생동감이 있어서 매우 재미있었습니다. 운동을 따라하는 것이 어렵지 않았습니다. 어머니들이 많이 협조해주시는 것 같습니다. 출석률이 80%~90% 한다는 것은 운동 프로그램이 좋기 때문입니다. 어머니들이 항상 입꼬리가 귀에 걸리도록 웃으십니다.
H씨(여, 61세)	운동으로 몸이 매우 개운해졌습니다. 그러나 작업을 하면 다시 몸이 아픕니다. 이러한 증상은 농작업 강도가 점점 높아지기 때문입니다.
J씨(여, 66세)	몸이 가벼워졌습니다. 어깨와 목 부위의 통증이 감소하고 매우 가벼워졌습니다.
H씨(여, 64세)	몸이 가벼워졌습니다. 어깨가 매우 아팠는데 그 부위가 좋아지고 가벼워졌습니다. 운동 중에 다리에 쥐가 나기도 하였습니다.

L씨(여, 42세)	운동하니까 좋습니다. 뭉쳐있던 몸이 많이 풀어지고 개운해진 것 같습니다. 허리가 많이 좋아졌습니다. 허리를 구부리고 하는 일이라 몸이 아팠는데, 운동을 하고 나서 몸이 개운해졌습니다.
L씨(여, 55세)	몸이 유연해졌습니다. 일어나면 몸이 둔했는데, 유연해지고 허리도 덜 아픕니다. 전에는 허리가 아파서 허리수술을 해야 되는지 말아야 하는지 갈림길에 있었습니다.
C씨(남, 46세)	몸이 개운해지고 건강해지고, 삶의 활력이 생깁니다. 이 운동은 활기가 있고 동적입니다. 참여하는 사람들이 화기애애하고 웃는 소리가 들리지 않습니까? 사람들의 움직임도 좋고 활력이 있습니다. 참여하고 나면 또 해보고 싶고 기다려집니다. 이 운동에는 주민들이 자발적으로 참여하고 있습니다. 운동이 재미있으니 본인들이 스스로 찾아오는 겁니다.
C씨(남, 64세)	운동은 몸이 유연해지고, 정신이 맑아지는 것 같은 효과가 있습니다. 또한, 교육에 대한 열의가 생겨 능동적으로 참여하였습니다. 운동 후 숙면을 취할 수 있어 좋았습니다. 개인적으로 귀에서 귀뚜라미 소리가 나는 이명으로 고생하였는데, 지금은 수면 시 그런 것이 없어졌습니다.
L씨(남, 67세)	운동에 참가해보니까 몸이 풀리고 아주 좋습니다. 팔 다리(근육)가 굳었던 것이 풀려서 생활과 작업에서 팔, 다리, 허리가 아프지 않습니다. 운동이 좀 힘들기도 했지만, 운동 후에 기분이 좋고 잠을 푹 잘 수 있었습니다. 이번 교육으로 운동이 필요하다는 것을 많이 느꼈습니다. 특히 공 운동으로 많이 웃고 즐거웠습니다.
L씨(남, 64세)	운동을 하고 나면 몸이 매우 개운합니다. 운동하는 것은 좋은데 할 시간이 없습니다. 농한기에 하면 좋겠다고 생각합니다.

7 전체 측정 결과-신체 안정성(전후방)

2008년~현재까지 약 2,000여 명의 농업인들이 재활순환운동 교육에 참여하였으며, 교육 전후 통증 및 신체 안정성 변화에 대한 사례는 다음 아래와 같다(강원도 G군, 2012).

"근골격계질환 예방 운동교육: 재활순환운동" 프로그램에 참여한 강원도 G군 농업인에 관한 신체안정성 측정대상자에 대한 자료는 다음과 같다.

신체안정성 보고서는 신체안정성 1차와 2차에 모두 참여한 21명(평균 출석률 87%)을 대상으로 한다.

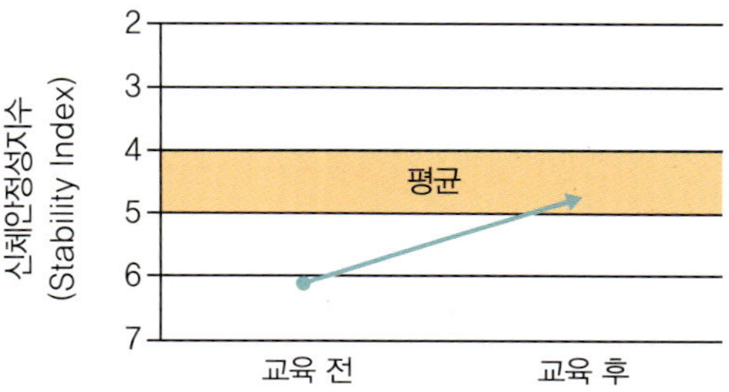

- 교육 전 6.5 (일반인 평균의 64%)
- 교육 후 5.0 (일반인 평균의 96%)
- 전후방 안정성 32% 향상

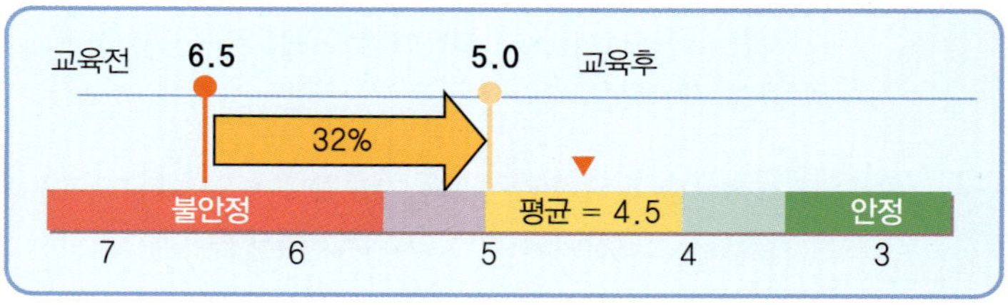

전후방 안정성 향상도

▪ 신체 부위별 주관적 통증 변화 결과

1차 및 2차 설문에 참여한 20명(평균연령 64.4세)의 농업인에 관한 주관적 통증지수(Pain Index, Numerical Rating Scale, 10척도)의 운동 전후 변화 결과는 다음과 같다.

1. **통증감소 여부**

   신체의 통증 또는 불편함을 호소하였던 참가자들은 운동 교육 후 어깨, 허리, 무릎(발목), 손목(팔꿈치) 부위에서 통증이 감소한 것으로 나타났다.

2. **신체 부위별 통증 감소율**

   - 허리: 운동 전 6.2에서 운동 후 2.7로 주관적 통증지수는 3.5 감소하였고, 통증 감소율은 35%이다.
   - 어깨: 운동 전 4.0에서 운동 후 1.8로 주관적 통증지수는 2.2 감소하였고, 통증 감소율은 22%이다.
   - 손목/팔꿈치: 운동 전 4.0에서 운동 후 1.7로 주관적 통증지수는 2.3 감소하였고, 통증 감소율은 23%이다.
   - 무릎/발목: 운동 전 3.6에서 운동 후 1.9로 주관적 통증지수는 1.7 감소하였고, 통증 감소율은 17%이다.

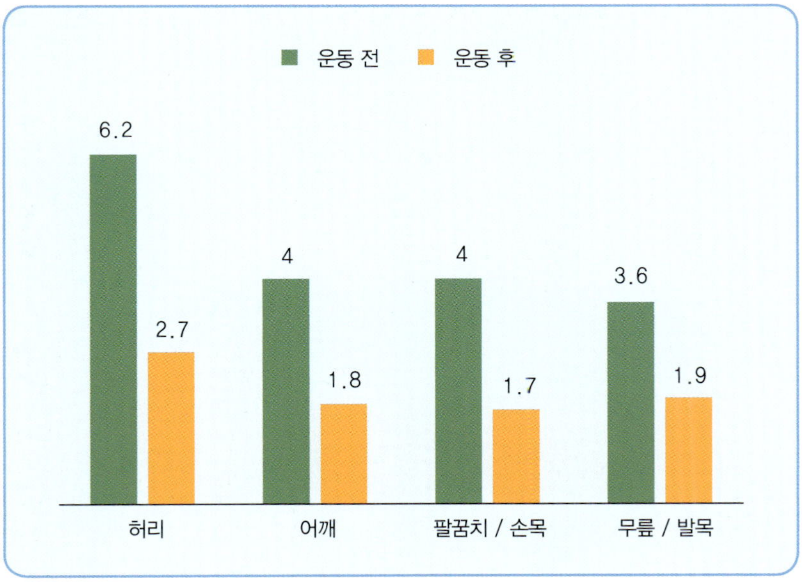

주관적 통증지수 감소율

PART 3

소메틱 재활필라테스 동작

짐볼을 이용한 필라테스

사선으로 한팔 뻗기 Spiral Reaching Fingers
무릎 옆으로 틀기 Knee Twist
앉아 앞으로 걷기 Seated Walking
한 발 앞으로 차기 Kick Front
옆구리 스트레칭 Side Stretching
뛰어 올라 사지 펴기 Star
골반 좌우로 튀기기 Hip Side To Side
엉덩이 좌우로 흔들면서 양팔 돌리기 Weight Shift & Arms Circles
캥거루처럼 뛰어 오르기 Kangaroo
가슴 펴기 Open & Close
한 발로 서기 Standing Star
척추 비틀며 서기 Standing Spine Twist
공 주위 걷기 Walking Around
팔 굽혀 펴기 Flank
수영하기 Swimming
상체 들어 올리기 Abs Curl
옆으로 누워 팔다리 펴기 Side Star

폼롤러를 이용한 필라테스

목 근육 늘이기 Neck Release
등 상부 근육 늘이기 Thoracic Release
옆구리 스트레칭 Mermaid Modification
가슴 근육 늘이기 Pec Stretching
다리 들어 엉덩이 돌리기 Hip Circles
다리 교차하기 Scissor
헬리콥터 Helicopter
자전거 타기 Bicycle
개구리 다리 Frog Legs
찰리 채플린 Charlie Chaplin
누워 고관절 돌리기 Hip Joint Circles
누워 엉덩이 들어 올리기 Bridge with Feet
공처럼 구르기 Rolling Like A Ball
무릎 펴기 Knee Extension
허벅지 바깥 근육 늘이기 Side Thigh Massage
허벅지 앞 근육 늘이기 Quadriceps Massage
옆으로 팔다리 늘이기 Half Body Release
상체 들어 올리기 Swan
상체 비틀어 옆구리 스트레칭 Twist Mermaid
몸통 옆으로 굴리기 Side Rolling
어깨 들어 올리기 Shoulder Slaps
두 팔 돌리기 Arms Circles
가슴 늘이기 Chest Stretching
팔꿈치 당기기 Pulling Elbows
테트리스 Tetrix
팔 엇갈려서 원 그리기 Arms Split & Circles
한 다리 바닥 찍기 Dip Toes
누워 팔다리 들기 Dying Bugs
누워 엉덩이 들어 올리기 Bridge
상체 뒤로 올리고 내리기 Roll Up & Down
앞쪽으로 척추 스트레칭 Spine Stretch Forward
척추 비틀기 Spine Twist
머리 뒤로 팔 내리기 Lats Pull
앉아서 상체 숙여 스트레칭 Frog Stretching

튜빙밴드를 이용한 필라테스

두 팔 돌리기 Double Arms Circles
공처럼 구르기 Rolling Like A Ball
척추 비틀어 팔 펴기 Spine Twist & Arm Extension
옆구리 스트레칭 Mermaid
헤엄치기 Swimming
엎드려 상체 들어 올려 앞으로 구르기 Swan
고양이 자세에서 팔 다리 들기 Cat with Arm & Leg Extension
무릎 꿇어 상체 뒤로 젖히기 Thigh Stretching
서서 두 팔 벌려 상체 비틀기 Hug A Tree & Butterfly
앉고 일어서기 Squat
다리 올려 팔 100회 흔들기 The Hundred
다리 교차하며 내리기 Walking Like Scissors
누워 두 팔 내리기 Lats Pull Three Ways
헬리콥터 Helicopter
옆으로 누워 다리 내리기 Side Lying Back Extension

소도구 컴비네이션

공 들고 전신펴기 Ball Lifting (Double Stretch)
전신 스트레칭 Full Body Stretching
두 팔 돌리기 Arms Circles
엉덩이 들어 올리기 Bridge
드럼치기 Drumming
팔다리 돌리기 Extremity Circles
반원 돌리기 Half Arms Circles
무릎 펴기 Leg Extension
두 발 돌리기 Legs Circles
두 발로 공들기 Lifting Ball
두 발 내리고 올리기 Hip Extension

CHAPTER 01

소도구필라테스
Props Pilates

팔다리 내리기 Pulling Down Leg & Arm
롤링 브릿지 Rolling Bridge
엉덩이 쉽게 들기 Lift Hip-Easy
엉덩이 들기 Lift Hip
롤 오버 Roll Over
롤 업 앤 다운 Roll Up & Down
가위자세 Scissor
팔 뒤로 밀기 Shoulder Extension
어깨 으쓱하기 Shoulder Slap
상체 뒤로 비틀기 Spine Rotation
척추 비틀어 팔 펴기 Spine Twist & One Arm Extension
몸통 좌우로 비틀기 Spine Twist
100번 호흡하기 The Hundred
상체 앞으로 숙이기 Torso Flexion
상체 늘이기 Upper Body Release

Somatic Pilates 컨셉을 이용한 Elastiband 운동법

스완 다이브 Swan Dive
발 벌려 상체 비틀기 Spine Twist
상체 비틀기 Roll Down & Twist
한발 돌리기 Leg Circle
상체 들어올리기 Upper Abs Curls
아라베스크 Stand Arabesque
누운 아라베스크 Prone Arabesque
발들어 상체 틀기 Three Hip Ways
양팔 펴기 Arm Stretch
옆구리 늘리기 Sitting Side Stretch
가슴 늘리기 Pec Stretch
한팔과 다리 들어 올리기 Cat with Arm & Leg Extension
팔꿈치 펴기 Mermaid Arm Stretch
옆으로 누워 상체 비틀기 Side Lying with band
엉덩이 올리기 Bridge with Band
한발 차기 Single Leg Stretch
두발 펴기 Double Legs Stretch
티저 자세 Teaser Band
한발 차기 Back Kick with Band
옆구리 늘리기 Back Kick & Side
상체 젖히기 Boat & Pec Stretching
상체 비틀기 Mermaid Twist
팔 옆 벌리기 Shoulder Rotation
상체 뒤로 젖치기 Arch Back
한발 들기 Mountain
슈퍼맨 Superman
도마뱀 Lizard

짐볼을 이용한 필라테스

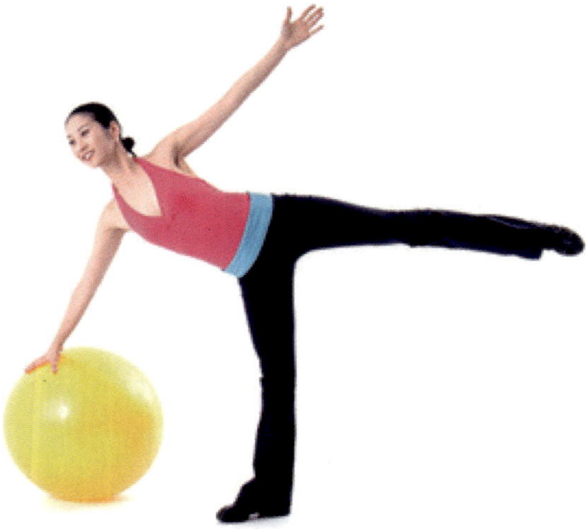

짐볼이란 무엇인가?

짐볼은 신체 균형성을 향상하는 데 효과적인 피트니스 소도구일 뿐 아니라 근신경계를 활성화시키는 재활 도구로서 스위스볼(Swiss Ball)로 알려져 있다.

짐볼로 할 수 있는 운동 및 효과는?

짐볼은 가볍고, 휴대가 간편하며, 저렴한 운동 소도구 중의 하나이다. 짐볼 위에 신체를 지지하면 지면이 불안정해져서 신체의 균형성을 요구하는데, 이때 신체의 심부 근육과 안정화 근육을 활성화시킨다. 이 근육들이 일반적으로 불편함을 호소하는 무릎, 어깨, 허리 관절의 과도한 사용을 제한하는 역할을 하여 부상을 예방한다.

짐볼의 크기는 신장에 따라 선택할 수 있다. 일반적으로 성인의 경우 중간 크기(65 cm)의 짐볼을 선택하고, 공기를 덜 넣거나 조금 더 넣으면 된다. 신장과 짐볼 크기에 따른 분류는 다음과 같다.

신장(cm)	짐볼 크기(cm)
160 ~ 175	Small (55)
175 ~ 195	Medium (65)
196 +	Large (75)

짐볼 사용 시 Tip

짐볼을 이용한 운동은 필라테스가 기본적으로 추구하는 몸통의 안정성을 요구한다. 짐볼을 활용한 운동법은 코어 및 전신 근육의 강화, 유연성 향상, 균형성 등의 향상을 가져오며, 즐거움을 바탕으로 하는 스트레칭과 근력 운동을 앉은 자세, 등 대고 누운 자세, 배 깔고 누운 자세 그리고 옆으로 누운 자세에서 다양하게 할 수 있도록 한다.

01 : Gym Ball

사선으로 한 팔 뻗기

Spiral Reaching Fingers

운동효과

코어[1] 근육 강화, 하체 근육 강화

옆구리 스트레칭, 척추 유연성 향상

신체 관절의 움직임

척추 회전, 고관절 및 무릎 신전

어깨 굴곡과 신전 및 내전과 외전

준비자세

짐볼 위에 앉아 필라테스 기본 앉은 자세를 취한다. 호흡은 자연스럽게 코로 들이마시고 입으로 내쉰다.

동작

1 호흡을 자연스럽게 하면서 가벼운 반동으로 짐볼을 4번 바운스[2]한다.

2 5번째 바운스에서 4박자 동안 일어선다. 이때 왼팔을 오른쪽 사선 방향으로 올려 편다. 상체는 오른쪽으로 자연스럽게 비틀어지고 시선은 짐볼을 본다. 오른손으로 짐볼이 굴러가지 않도록 잡는다.

1

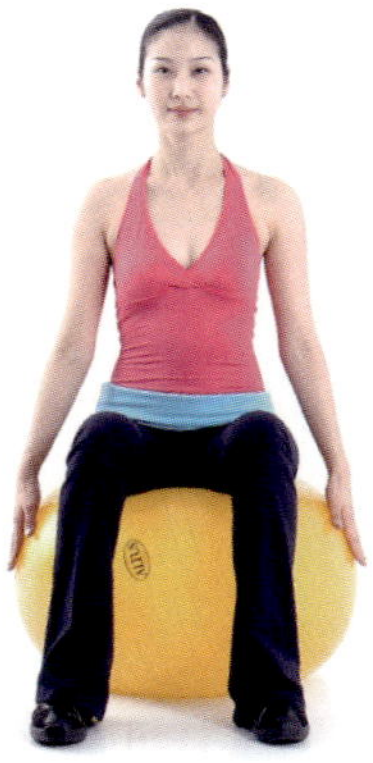

2

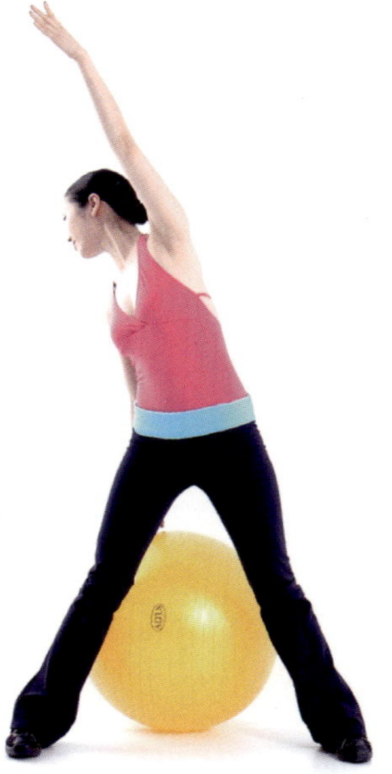

1 코어(Core Muscles): 자세를 유지하는 신체 중심 근육
2 바운스(Bounce): 짐볼 위에서 몸을 위아래로 튕기는 동작

3 준비자세에서 짐볼을 다시 4번 바운스 한다.

4 동일한 방법으로, 5번째 바운스에서 4 박자 동안 일어선다. 이때 오른팔을 왼쪽 사선 방향으로 올려 편다.
이 동작을 6회에서 10회 반복한다.

Tip

- 팔을 머리 위로 들어 올릴 때, 호흡과 끊임없는 에너지를 사용하여 무릎 관절에 무리가 없도록 한다. 상체를 비틀면서 시선은 뒤쪽을 멀리 바라본다. 이때 뒤쪽 손으로 짐볼이 굴러가지 않도록 잡는다.

3

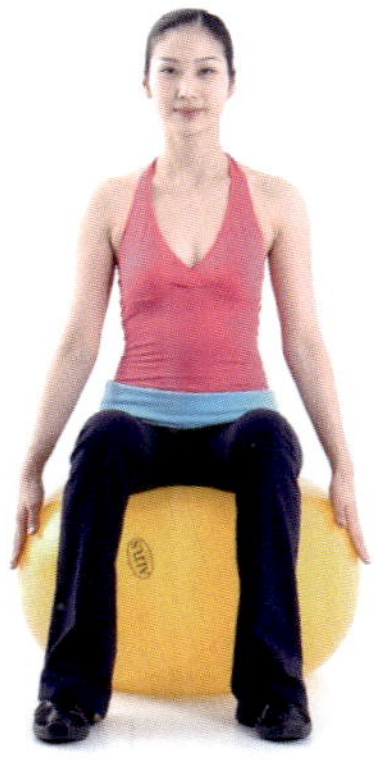

4

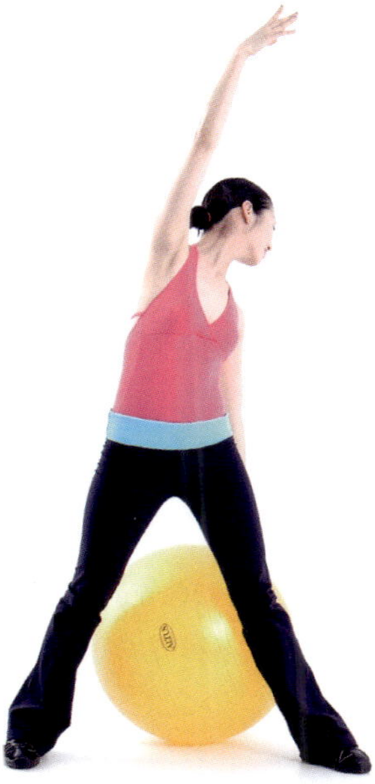

02 : Gym Ball

무릎 옆으로 틀기
Knee Twist

운동효과

신체 균형 향상, 골반 근육 강화
내외복사근 강화, 하체 근육 강화
무릎과 발목 강화

신체 관절의 움직임

고관절 내회전 외회전, 무릎 굴절
발목 외번 내번, 경추 회전

준비자세

짐볼 위에 앉아 필라테스 기본 앉은 자세를 취한다.

동작

1. 호흡을 자연스럽게 하면서 가벼운 반동으로 짐볼을 4번 바운스한다.
2. 5번째 바운스에서 양발 뒤꿈치를 오른쪽으로 틀어 4번 바운스한다. 이때 시선은 오른쪽을 본다.
3. 준비자세에서 짐볼을 다시 4번 바운스한다.
4. 동일한 방법으로, 5번째 바운스에서 양발 뒤꿈치를 왼쪽으로 틀어 4번 바운스한다. 이때 시선은 왼쪽을 본다.
   이 동작을 6회에서 10회 반복한다.

Tip
- 양발을 틀어 짐볼에서 떨어지지 않도록 신체 균형을 유지한다.

동작순서 1-2-1-3

1

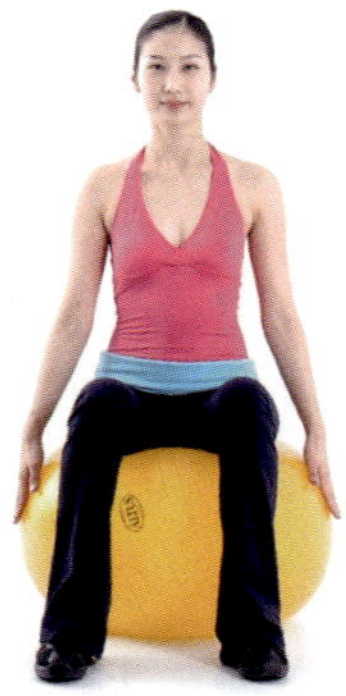

2

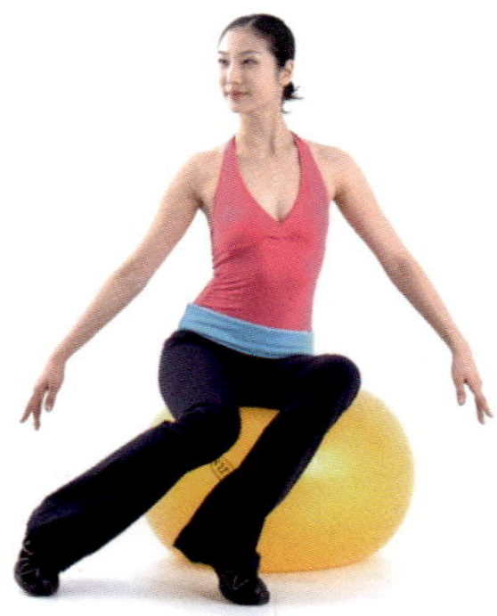

3

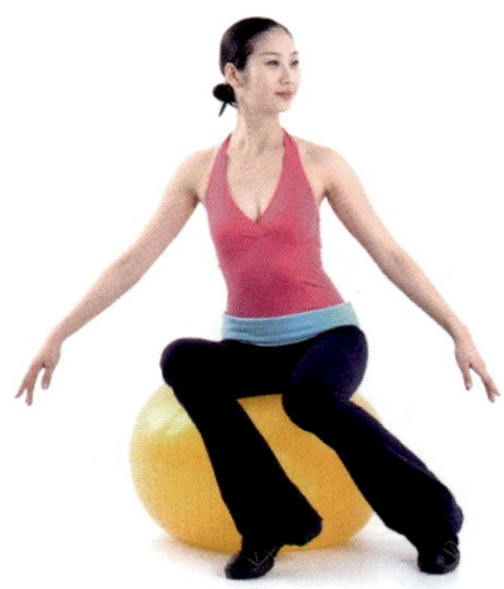

03 : Gym Ball

앉아 앞으로 걷기
Seated Walking

운동효과

하체 균형 향상

좌,우뇌 발달의 활성화

팔 근육 강화

신체 관절의 움직임

어깨 굴곡 및 신전

고관절 굴곡과 신전, 무릎 굴곡과 신전

준비자세

짐볼 위에 앉아 필라테스 기본 앉은 자세를 취한다.

양 손을 옆구리에 둔다.

동작

1 호흡을 자연스럽게 하면서 가벼운 반동으로 짐볼을 4번 바운스한다.

2 바운스를 하면서 오른발부터 8걸음 앞으로 나간다. 이때 양팔을 앞뒤로 크게 흔든다.

3 다시 뒷걸음질하여 준비 자세로 돌아간다. 이 동작을 6회에서 10회 반복한다.

1

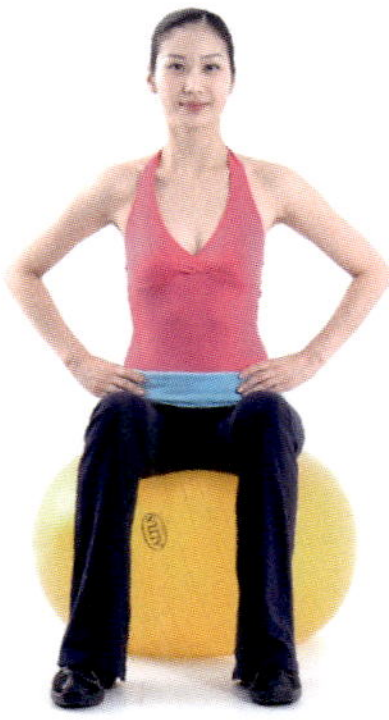

2

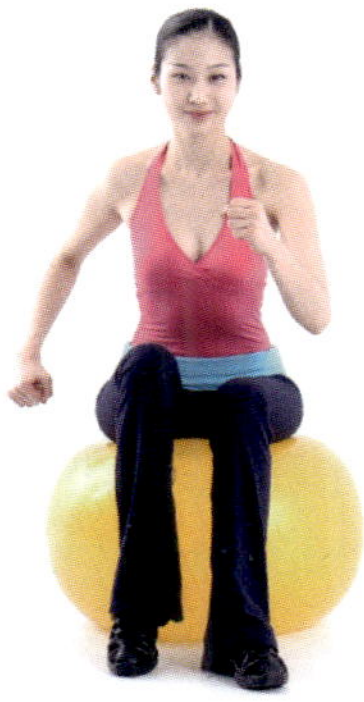

3

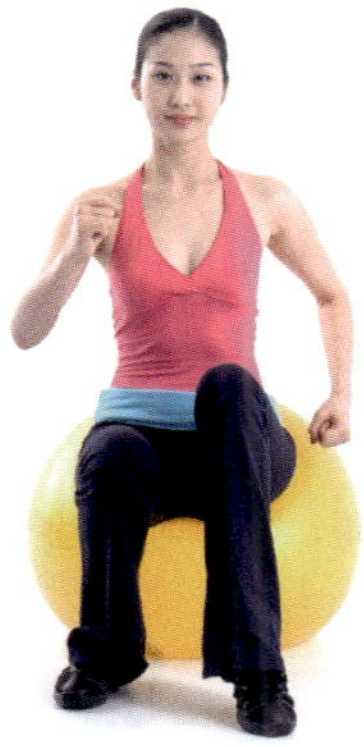

Tip

- 앞으로 걸어 나갈 때, 짐볼에서 떨어지지 않도록 신체 균형을 유지한다.
- 걸어가는 동안, 발과 다리가 11자 평행이 되도록 유지한다.

04 : Gym Ball

한 발 앞으로 차기

Kick Front

운동효과

골반의 안정성 향상, 코어 근육 향상
다리 근육 강화, 신체 균형 향상

신체 관절의 움직임

고관절 굴곡 및 신전
무릎 굴곡 및 신전

준비자세

짐볼 위에 앉아 필라테스 기본 앉은 자세를 취한다.
양손을 옆구리에 둔다.

동작

1. 호흡을 자연스럽게 하면서 가벼운 반동으로 짐볼을 3번 바운스한다.
2. 4번째 바운스에서 오른발을 앞으로 찬다.
3. 준비자세에서 짐볼을 다시 4번 바운스 한다.
4. 동일한 방법으로, 5번째 바운스에서 왼발을 앞으로 찬다.

이 동작을 6회에서 10회 반복한다.

동작순서 1-2-1-3

1

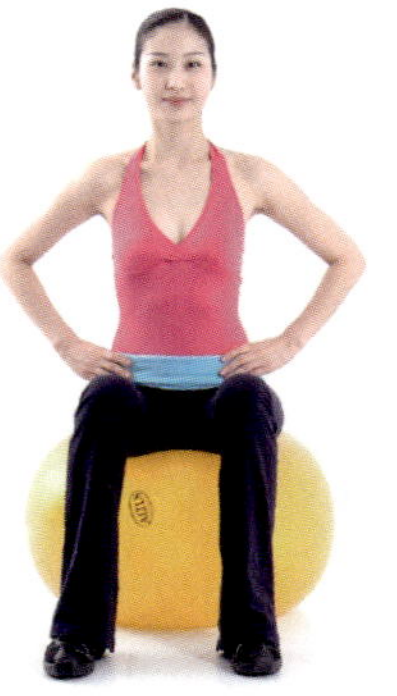

2

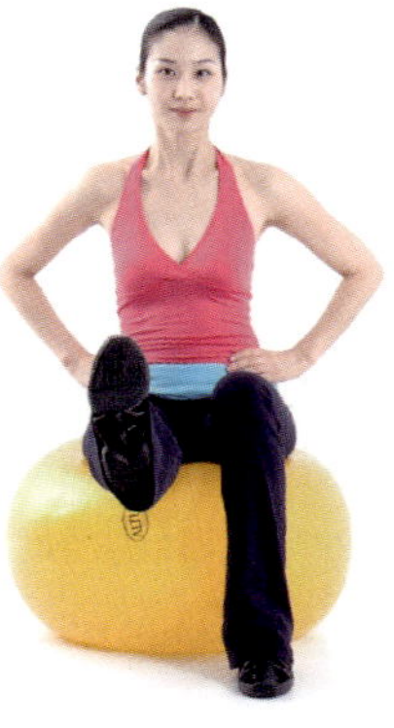

3

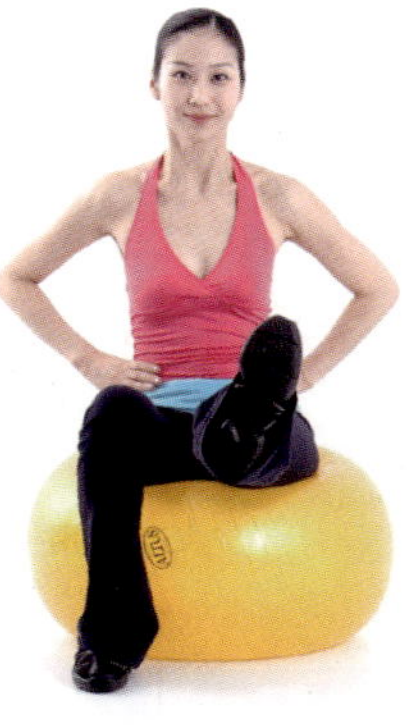

Tip

- 한 발을 앞으로 찰 때, 반대 발로 균형을 잡아 넘어지지 않도록 하고, 척추를 위로 늘리는 상상을 하면서 동작을 한다.

05 : Gym Ball

옆구리 스트레칭
Side Stretching

운동효과

복부, 다리 근육, 등 신전근 강화

어깨 안정성 향상, 옆구리 스트레칭

신체 관절의 움직임

척추 측면 굴곡

고관절 외회전과 내회전

어깨 외전과 내전

준비자세

짐볼 위에 앉아 필라테스 기본 앉은 자세를 취한다.

동작

1. 호흡을 자연스럽게 하면서 가벼운 반동으로 짐볼을 3번 바운스한다.
2. 4번째 바운스에서 양발 뒤꿈치를 오른쪽으로 틀면서 양팔을 옆으로 펴고 상체를 오른쪽으로 기울인다.
3. 준비자세에서 짐볼을 다시 3번 바운스한다.
4. 동일한 방법으로, 4번째 바운스에서 양발 뒤꿈치를 왼쪽으로 틀면서 양팔을 옆으로 펴고 상체를 왼쪽으로 기울인다.

이 동작을 6회에서 10회 반복한다.

Tip

- 상체를 옆으로 기울일 때, 옆구리를 충분히 늘린다.
- 양팔을 양 옆으로 들어 올릴 때, 어깨가 올라가지 않도록 한다.

동작순서 1-2-1-3

1
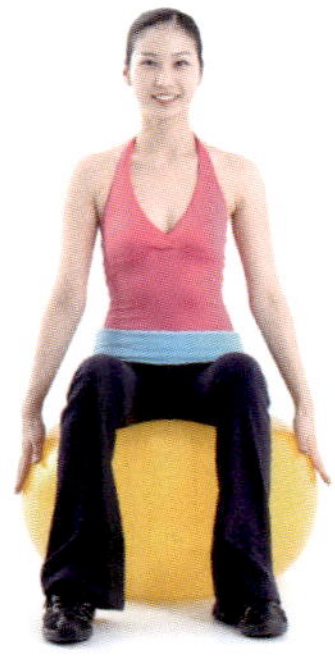

2
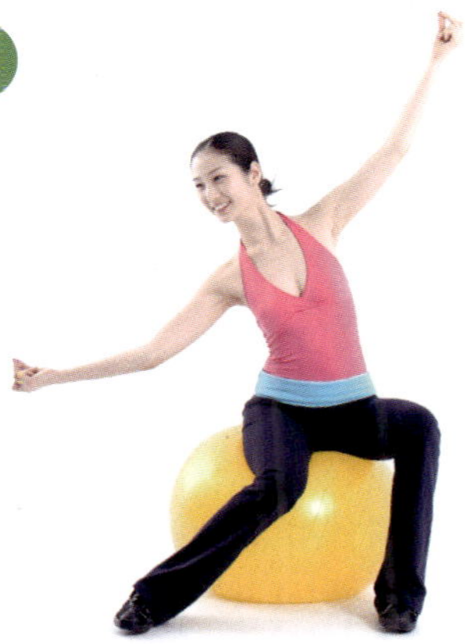

3
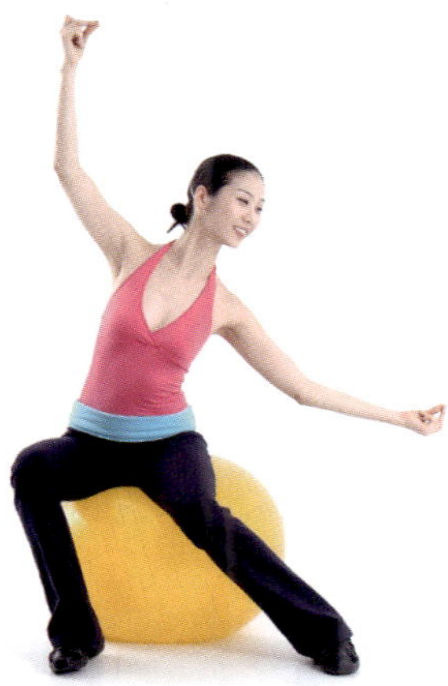

06 : Gym Ball

뛰어 올라 사지 펴기
Star

운동효과

즐거움을 유발, 신체 균형 향상
복부 강화 향상, 팔 · 다리 근육 향상

신체 관절의 움직임

척추신전, 고관절과 무릎 신전
어깨굴곡, 팔꿈치 신전

준비자세

짐볼 위에 앉아 필라테스 기본 앉은 자세를 취한다. 양 손을 옆구리에 둔다.

동작

1 호흡을 자연스럽게 하면서 가벼운 반동으로 짐볼을 3번 바운스한다.
2 4번째 바운스에서 짐볼의 반동을 이용하여 공중에서 양팔과 다리를 편다.
3 준비자세에서 짐볼을 바운스한다.
이 동작을 3회에서 5회 반복한다.

Tip

- 짐볼 위에서 양팔과 다리를 펼 때, 짐볼에서 떨어지지 않도록 주의한다.
- 신체 중심을 유지할 수 있도록 작은 동작으로 연습한다.
- 자신이 공중으로 날아간다는 상상을 통해 성공적인 동작을 할 수 있다.

1

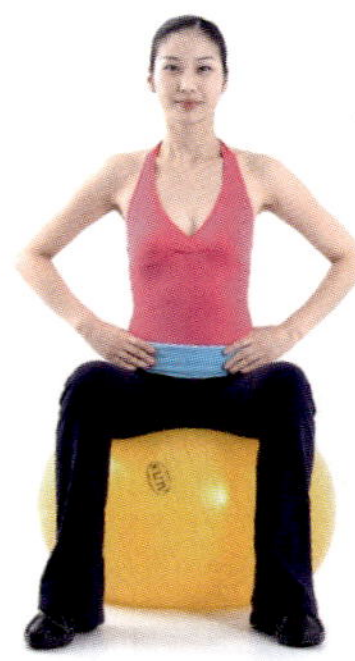

2

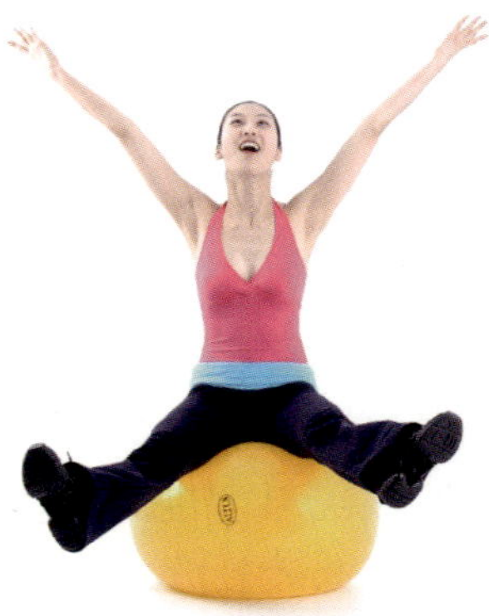

3

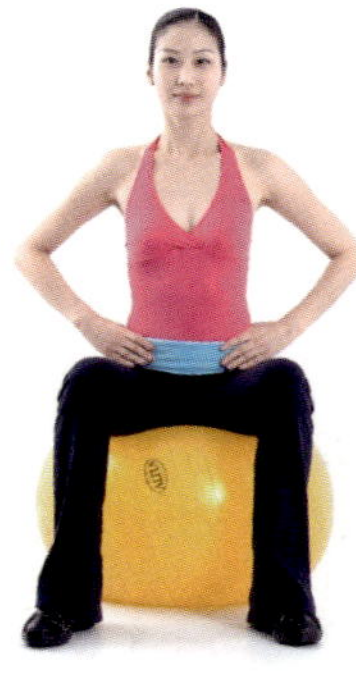

07 : Gym Ball

골반 좌우로 튀기기
Hip Side To Side

운동효과

골반의 유연성 향상, 골반 근육 강화
신체 균형 향상, 고관절의 유연성 및 강화 향상

신체 관절의 움직임

척추 측면굴곡
고관절 내 · 외전, 어깨 내 · 외전

준비자세

짐볼 위에 앉아 필라테스 기본 앉은 자세를 취한다. 양 손을 옆구리에 둔다.

동작

1 호흡을 자연스럽게 하면서 가벼운 반동으로 짐볼을 4번 바운스한다.
2 골반을 오른쪽으로 밀어 4번 바운스한다. 이때 시선은 정면을 향한다.
3 준비자세에서 짐볼을 바운스한다.
4 골반을 왼쪽으로 밀어 4번 바운스한다.
5 위와 동일한 방법으로, 골반을 앞뒤로 미는 동작을 한다.
이 동작을 6회에서 10회 반복한다.

Tip

- 동작을 하는 동안 최대한 척추를 위로 늘린다.
- 골반의 측굴, 전, 후굴은 골반의 안정성을 향상시키는 데 효과적이다. 골반의 움직임을 인지하는 데 집중하도록 한다.

동작순서 1-4-1-2

1
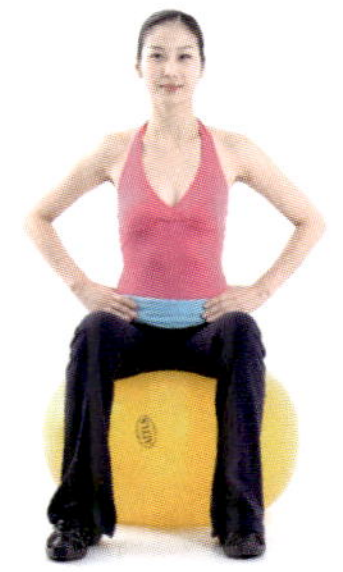

2
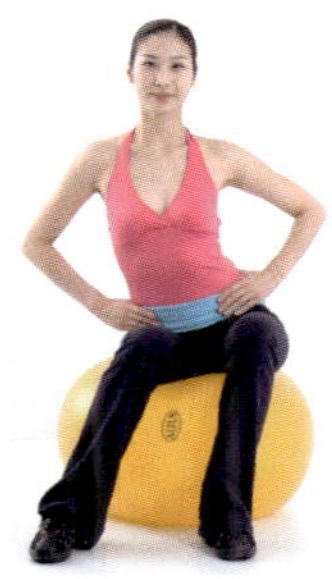

3
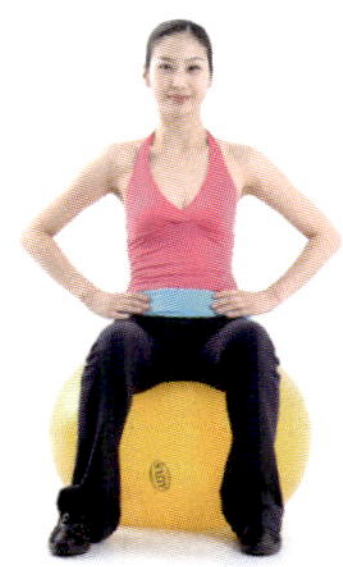

4
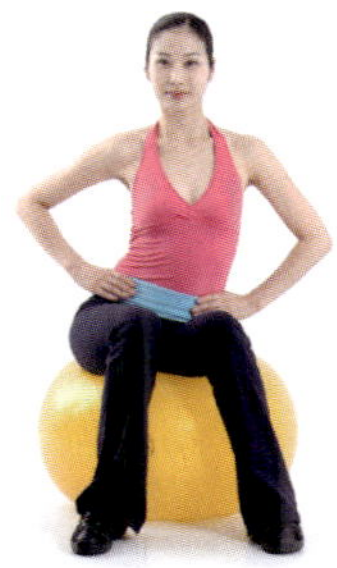

08 : Gym Ball

엉덩이 좌우로 흔들면서 양팔 돌리기

Weight Shift & Arms Circles

운동효과

어깨관절 유연성 향상, 골반의 유연성 향상
허리유연성 향상, 다리관절의 유연성 향상
즐거운 감정을 유발

신체 관절의 움직임

고관절 내 · 외 회전, 어깨 회전
발목 내번 · 외번

준비자세

짐볼 위에 앉아 필라테스 기본 앉은 자세를 취한다.

동작

1 호흡을 자연스럽게 하면서 가벼운 반동으로 짐볼을 8번 바운스한다.

2 골반을 좌우로 흔들면서 양팔을 아래위로 돌린다.
이 동작을 3회에서 5회 반복한다.

Tip

- 짐볼의 반동을 이용하여 골반을 반복적으로 좌우로 민다.
- 양팔을 옆으로 원을 그리면서 올리고 내린다.

동작순서 1-5-4-3-2

1
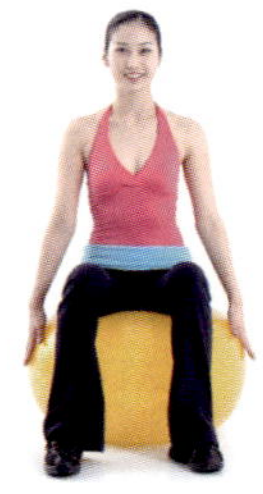

2
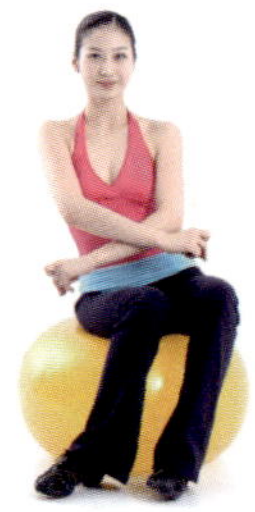

3
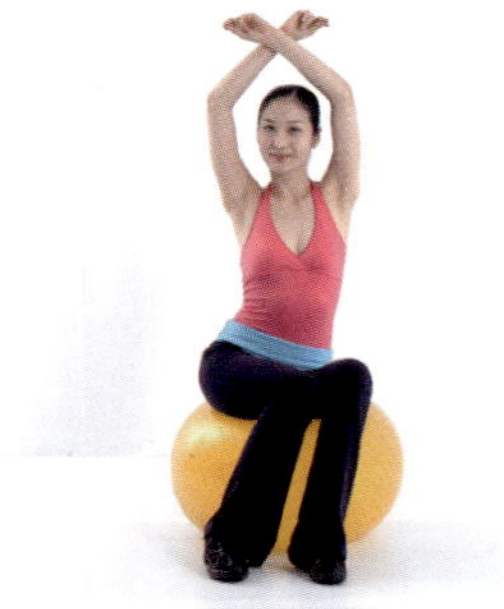

4
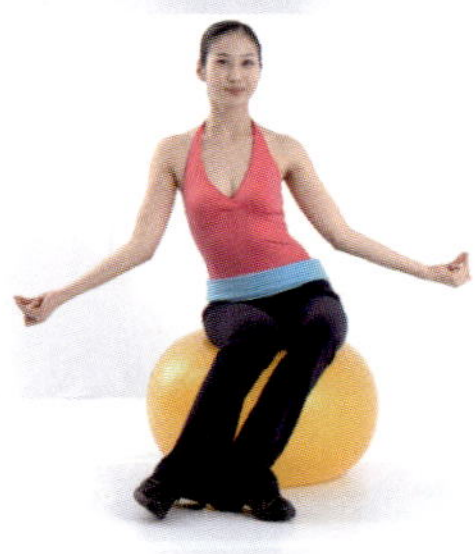

5
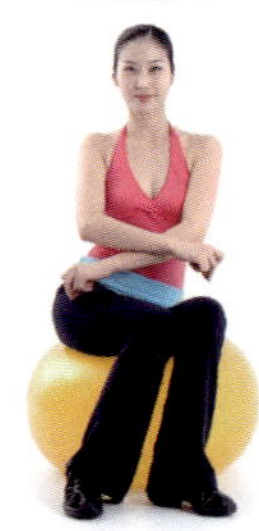

09 : Gym Ball

캥거루처럼 뛰어 오르기
Kangaroo

운동효과

복부강화, 점프력 향상
신체균형 향상, 어깨 근력 향상

신체 관절의 움직임

척추 굴곡, 고관절 굴곡
고관절 굴곡, 어깨 굴곡

준비자세

짐볼 위에 앉아 필라테스 기본 앉은 자세를 취한다.

동작

1. 호흡을 자연스럽게 하면서 가벼운 반동으로 짐볼을 3번 바운스한다.
2. 4번째 바운스에서 위로 뛰어 오른다.
3. 준비자세에서 짐볼을 바운스 고 동작을 반복한다.
   이 동작을 3회에서 5회 반복한다.

Tip

- 짐볼 위에서 양팔과 다리를 펼 때, 짐볼에서 떨어지지 않도록 주의한다.
- 누군가 등을 끌어 올린다는 이미지 작업을 통해 성공적인 동작을 할 수 있다.
- 착지할 때, 짐볼에서 떨어지지 않도록 주의한다.

1

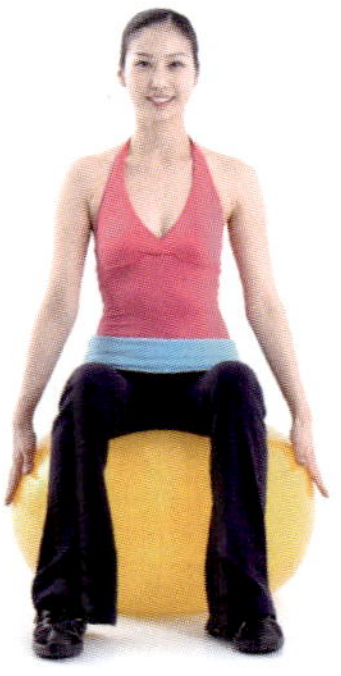

2

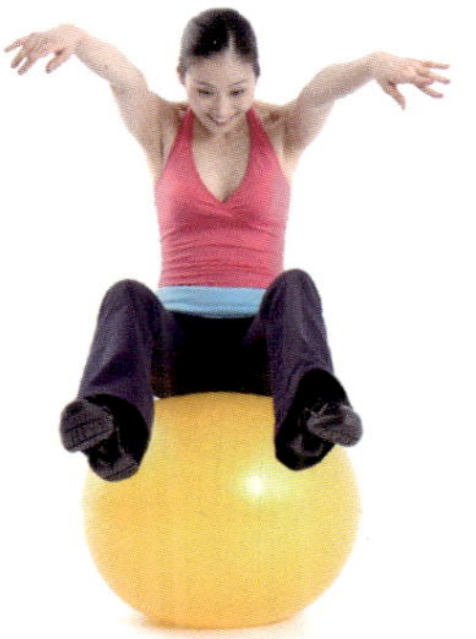

3

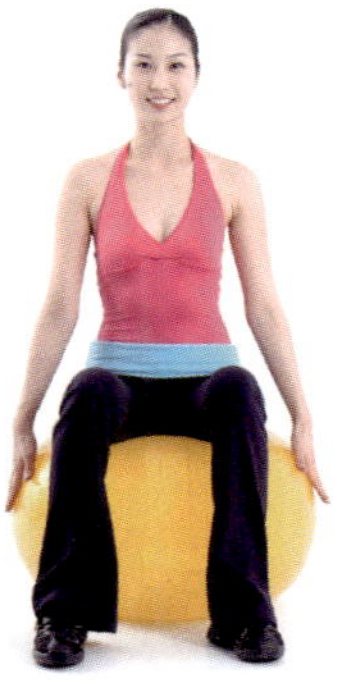

10 : Gym Ball

가슴 펴기
Open & Close

운동효과

등 근육 스트레칭 및 근력 향상
복부 근력 향상, 팔 근력 향상

신체 관절의 움직임

척추 굴곡, 어깨 수평 내전,
고관절 수평 내전, 다리의 내 · 외전

준비자세

짐볼 위에 앉아 필라테스 기본 앉은 자세를 취한다.

동작

1 호흡을 자연스럽게 하면서 가벼운 반동으로 짐볼을 3번 바운스한다.

2 상체를 앞으로 구부리면서 팔과 다리를 움츠린다. 그리고 바운스를 3번 한다.

3 움츠렸던 팔과 다리를 그림과 같이 편다. 그리고 바운스를 3번 한다.

이 동작을 3회에서 5회 반복한다.

Tip

- 몸을 움츠리고 펼 때, 신체의 중심을 잃어 짐볼에서 떨어지지 않도록 한다.
- 양팔을 벌릴 때, 가슴을 충분히 늘리도록 한다.

1

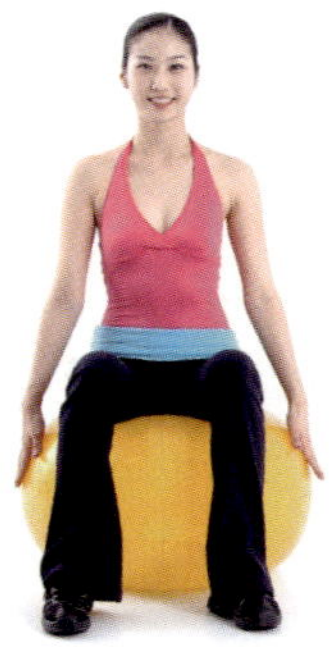

2

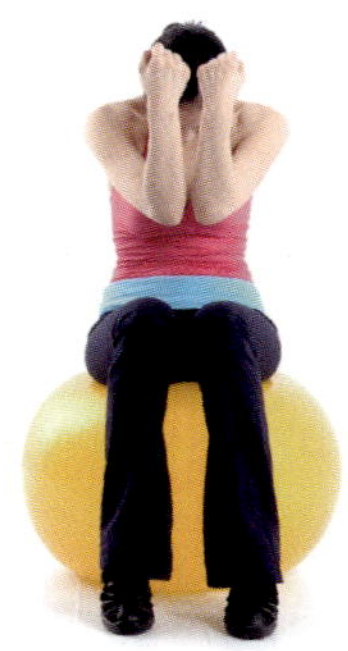

3

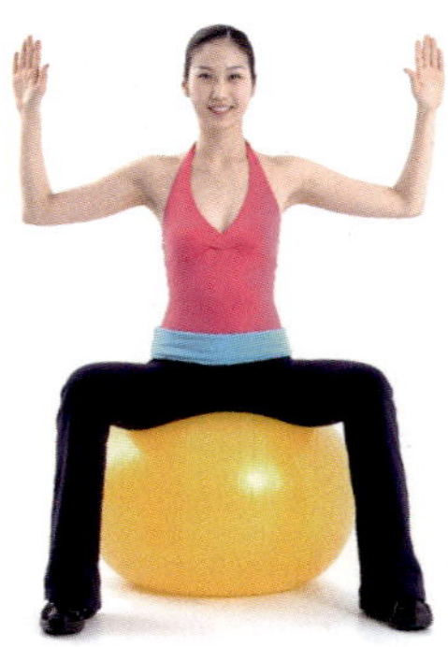

11 : Gym Ball

한 발로 서기

Standing Star

운동효과

복부 근력 향상, 신체 중심 근육 강화

신체 균형성 향상, 신체 지구력 향상

신체 관절의 움직임

고관절 외회전, 무릎 신전, 어깨 외전

준비자세

짐볼 위에 앉아 필라테스 기본 앉은 자세를 취한다.

동작

1 호흡을 자연스럽게 하면서 가벼운 반동으로 짐볼을 4번 바운스한다.

2 왼쪽으로 3번 바운스하면서 중심을 이동한다.

3 오른발로 균형을 서고 왼발을 바닥에서 들어 올린다. 이때, 오른손을 짐볼 위에 살짝 올려 놓아 짐볼이 다른 데로 이동하는 것을 막는다.

4 준비자세에서 짐볼을 바운스한다. 동일한 방법으로 반대쪽을 수행한다.
이 동작을 3회에서 5회 반복한다.

Tip

- 바운스를 3회 하면서 옆으로 이동할 때, 신체 중심을 잃지 않도록 주의한다.
- 일어서는 자세에서는 자신이 별 모양을 만든다고 이미지 작업을 한다.

1

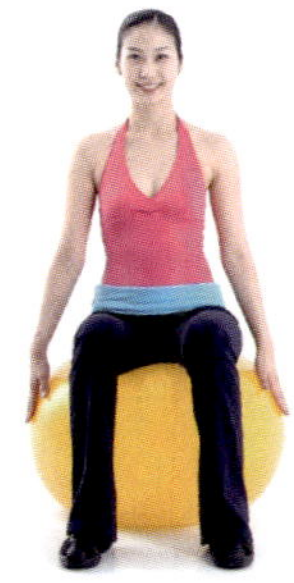

2

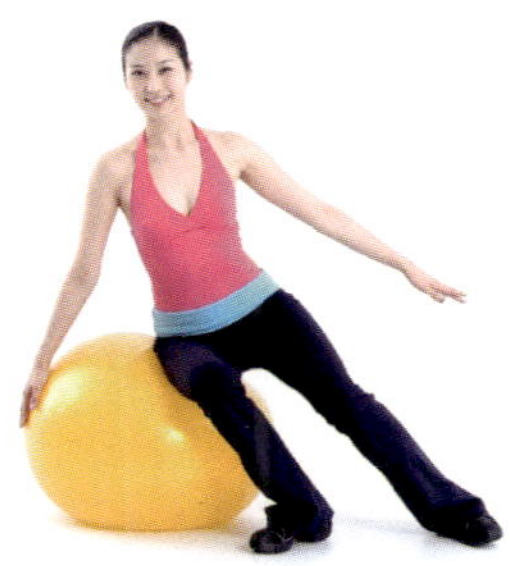

3

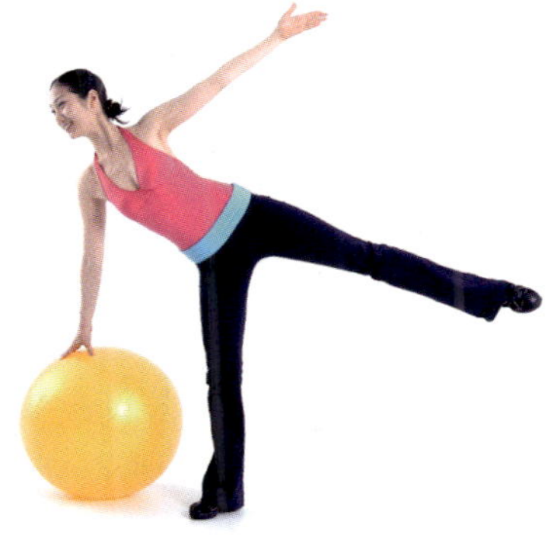

4

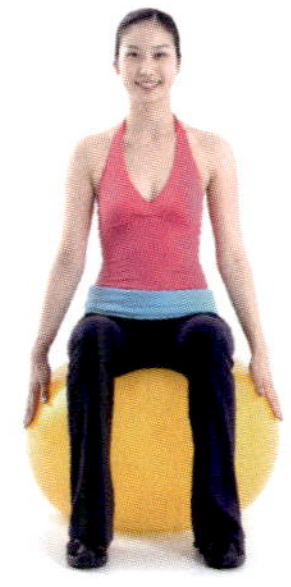

12 : Gym Ball

척추 비틀며 서기

Standing Spine Twist

운동효과

내 · 외 복사근 근력 향상, 신체 중심 근육 강화
척추의 유연성 향상, 하체 근력 향상
신체 균형 향상

신체 관절의 움직임

척추 회전, 어깨, 팔꿈치 굴곡
고관절 내 · 외전과 내 · 외회전, 무릎 신전

준비자세

짐볼 위에 앉아 필라테스 기본 앉은 자세를 취한다.

동작

1. 호흡을 자연스럽게 하면서 가벼운 반동으로 짐볼을 3번 바운스한다.
2. 4번째 바운스에서 일어서면서 상체를 오른쪽으로 비튼다. 이때 왼손을 오른쪽 어깨에 올려 민다.
3. 준비자세에서 짐볼을 3번 바운스한다.
4. 위와 동일한 방법으로, 4번째 바운스에서 일어서면서 상체를 왼쪽으로 비튼다.
이 동작을 6회에서 10회 반복한다.

Tip

- 한 손으로 반대쪽 어깨를 밀어줌으로써 상체의 비틀림을 인지한다.

1

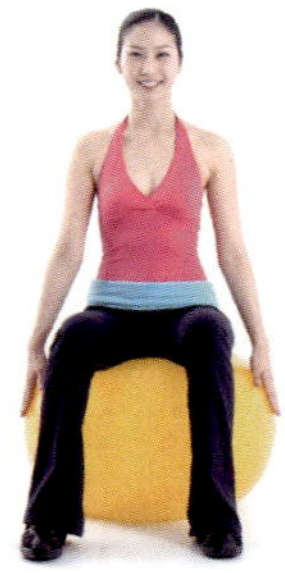

2

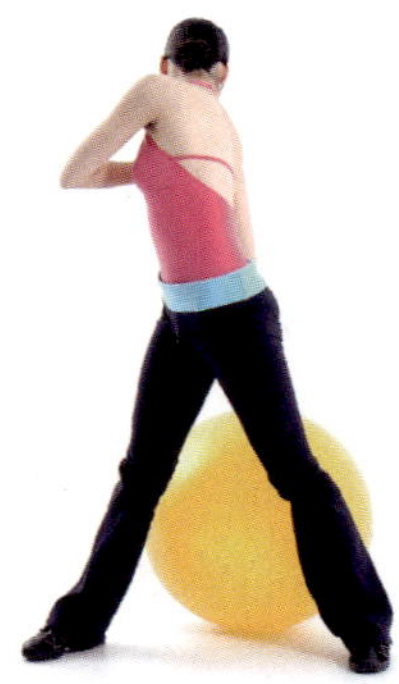

3

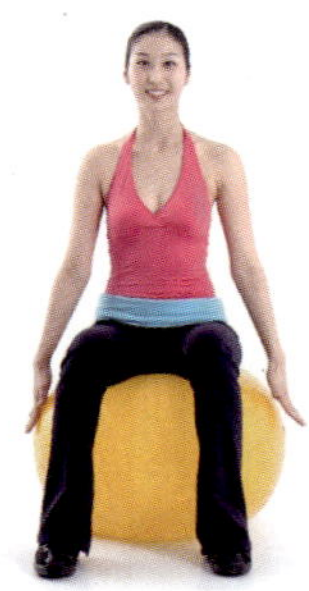

4

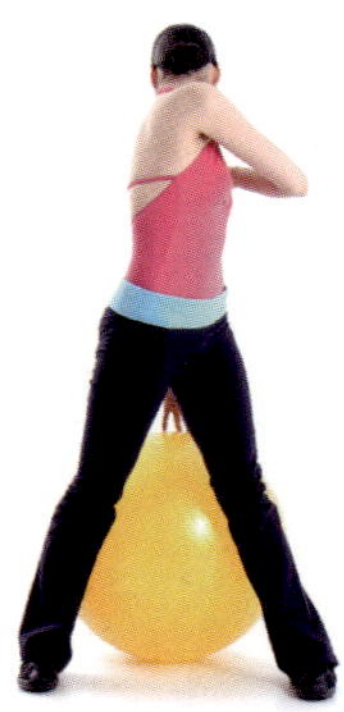

13 : Gym Ball

공 주위 걷기

Walking Around

운동효과

다리, 복부, 신체 중심 근력 향상

몸통의 안정성 향상, 신체 인지력 향상

신체 관절의 움직임

척추 중립

고관절, 무릎 굴곡 및 신전

준비자세(Starting Position)

짐볼 위에 앉아 필라테스 기본 앉은 자세를 취한다.

동작

1 호흡을 자연스럽게 하면서 가벼운 반동으로 짐볼을 3번 바운스한다.

2 3 4번째 바운스에서 뛰어오르면서 선다. 짐볼 오른쪽으로 돈다(그림 2&3).

4 짐볼 위에 다시 앉아 가벼운 반동으로 짐볼을 3번 바운스한다. 동일한 방법으로, 4번째 바운스에서 뛰어올라 서서 짐볼 왼쪽으로 돈다.

이 동작을 3회에서 6회 반복한다.

Tip

- 짐볼 주위를 돌 때, 짐볼이 달아나지 않도록 한 손을 살짝 올려 놓는다.

동작순서 1-2-3-1

1

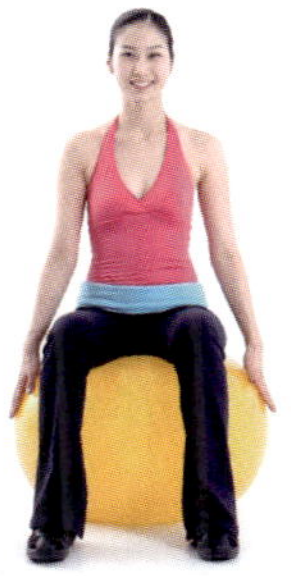

2

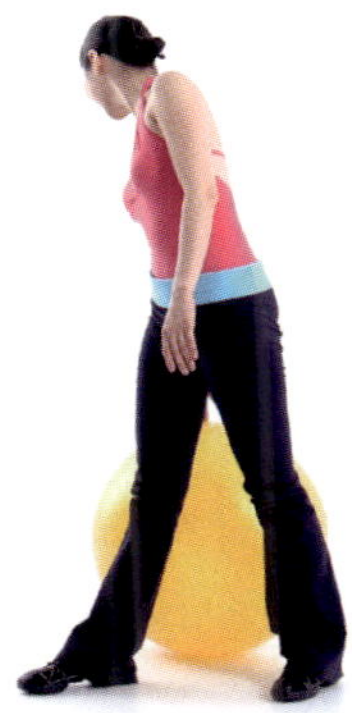

3

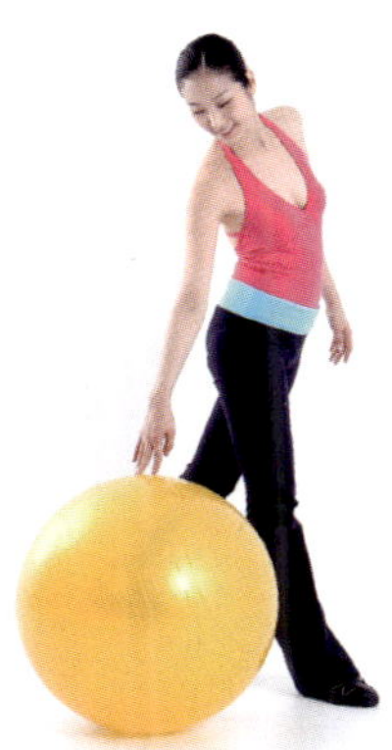

14 : Gym Ball

팔 굽혀 펴기
Flank

운동효과

복부 근육 강화, 어깨 근육 강화
가슴 근육 강화, 둔부 근육 강화

신체 관절의 움직임

어깨, 어깨 신전, 팔꿈치 굴곡
척추중립

준비자세

무릎을 꿇고 앉아 짐볼을 위에 양 손을 올린다.

동작

1. 준비자세를 취한다.
2. 짐볼이 허벅지 아래에 오도록 상체를 앞으로 간다. 이때, 양손으로 상체를 지지한다.
3. 양 팔꿈치를 굽혀 상체를 아래로 내린다.
상체를 들어 올린다.
이 동작을 6회에서 10회 반복한다.

Tip
- 팔꿈치와 허리가 과신전되지 않도록 한다.
- 양다리를 붙이고 무릎을 펴서 다리를 길게 뻗는다.
- 상체를 내릴 때, 어깨가 찌그러지지 않도록 한다.

1

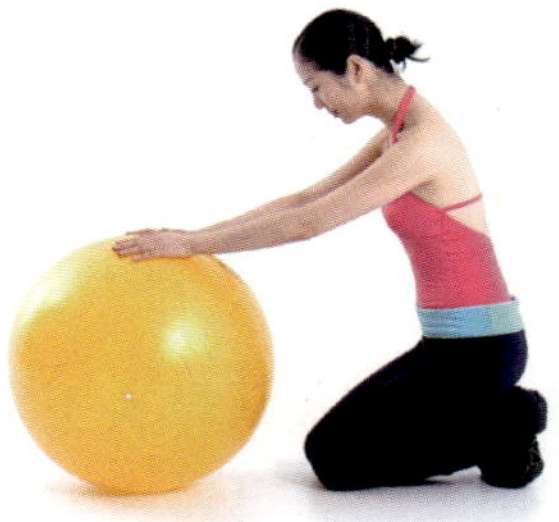

2

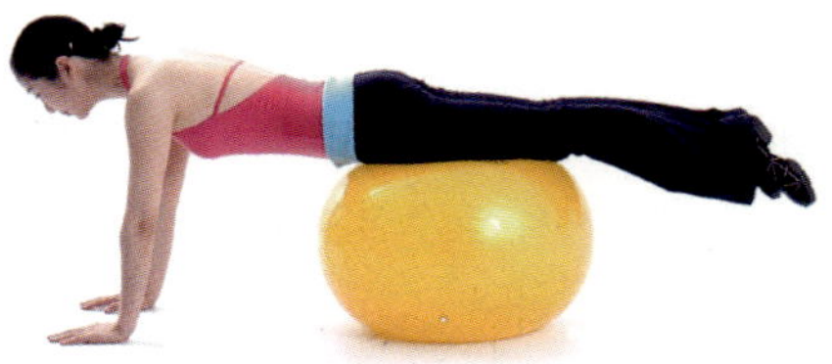

3

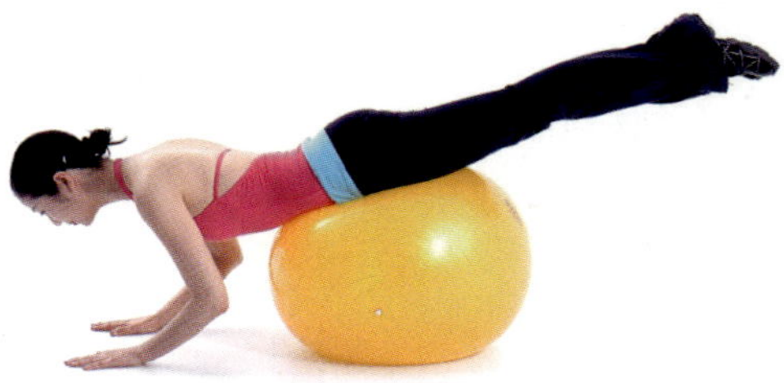

15 : Gym Ball

수영하기
Swimming

운동효과

신체 중심 근육 강화
팔, 다리 근육 강화
신체 균형 향상

신체 관절의 움직임

어깨 굴곡
고관절 신전, 무릎 신전

준비자세

짐볼 위에 상체를 올리고 사지를 자연스럽게 내려 놓는다.

동작

1 준비자세를 취한다. Push-Up 자세를 취한다. 이때 공은 배 아래에 온다.

2 오른발과 왼쪽 다리를 들어 올려 길게 편다. 팔과 다리를 내려 Push-Up 자세를 취한다.

3 왼발과 오른쪽 다리를 들어 올려 길게 편다. 팔과 다리를 내려 Push-Up 자세를 취한다.
이 동작을 3회에서 6회 반복한다.

Tip
- 팔과 다리를 내리고 올리는 동안, 몸통이 흔들리지 않도록 한다. 골반이 한쪽으로 기울어지지 않은 상태에서 팔과 다리를 길게 늘인다고 이미지 작업을 한다.

동작순서 1-3-2

1
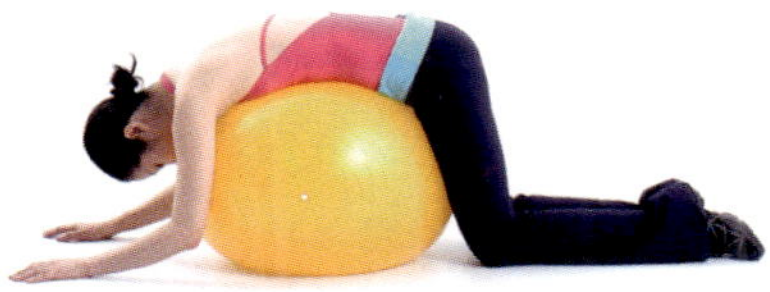

2
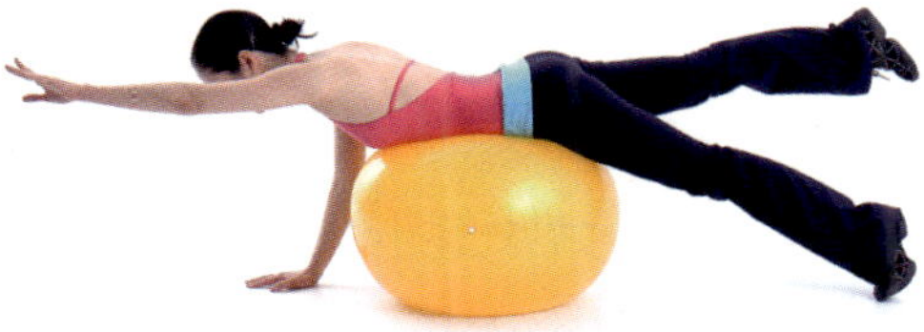

3
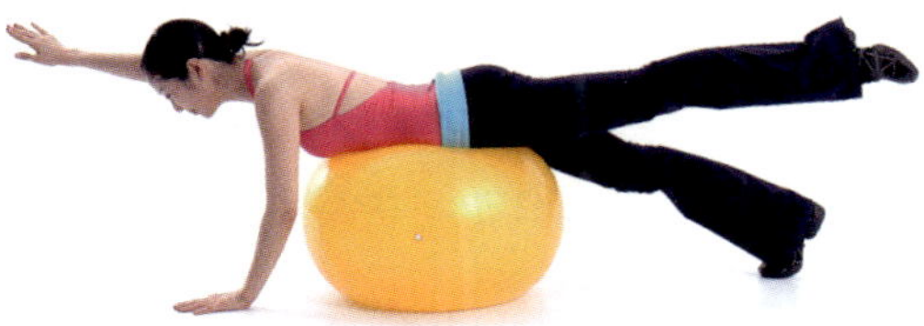

16 : Gym Ball

상체 들어 올리기

Abs Curl

운동효과

허벅지 내외 근육 강화
신체 중심 근육 강화
등 근육 스트레칭

신체 관절의 움직임

척추 굴곡과 신전
고관절 신전

준비자세

짐볼 위에 앉아 필라테스 기본 앉은 자세를 취한다. 머리 뒤에 양손을 둔다.

동작

1. 준비자세를 취하고 척추를 늘린다.
2. 상체를 천천히 뒤로 내려 등 뒤에 짐볼이 오도록 한다.
3. 상체를 뒤로 젖혀서 짐볼 위에 척추가 닿도록 한다.
4. 상체를 위로 들어 올린다.

이 동작을 6회에서 10회 반복한다.

Tip

- 호흡을 내쉬면서 상체를 들어 올릴 때, 배꼽을 등쪽으로 밀어 넣으면서 복부를 수축시킨다.

1

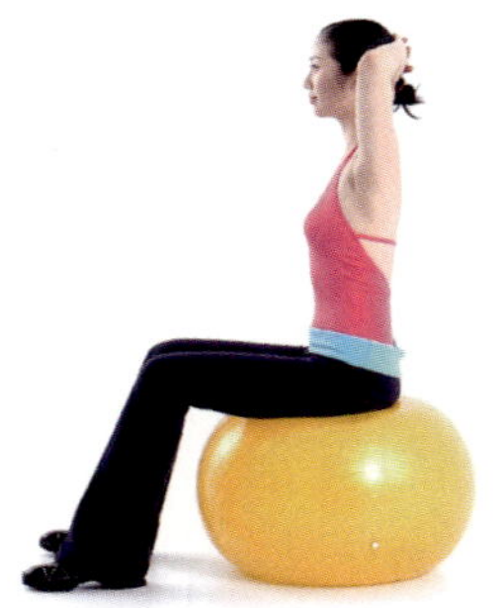

2

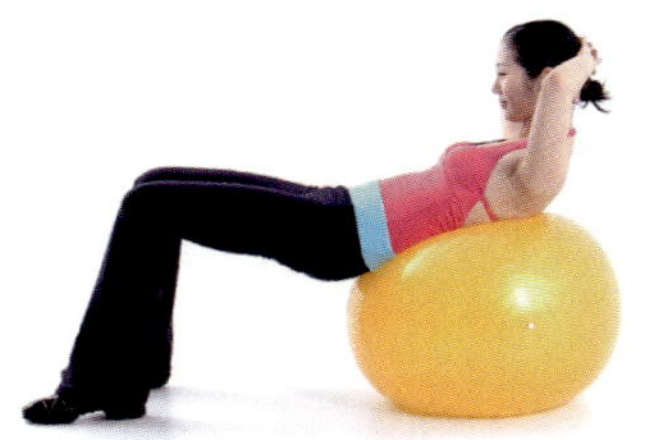

3

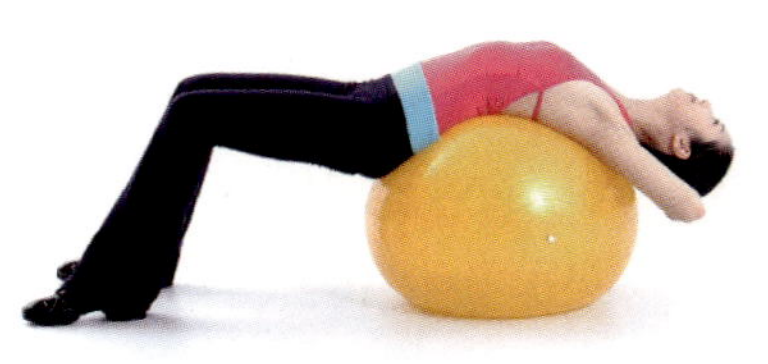

4

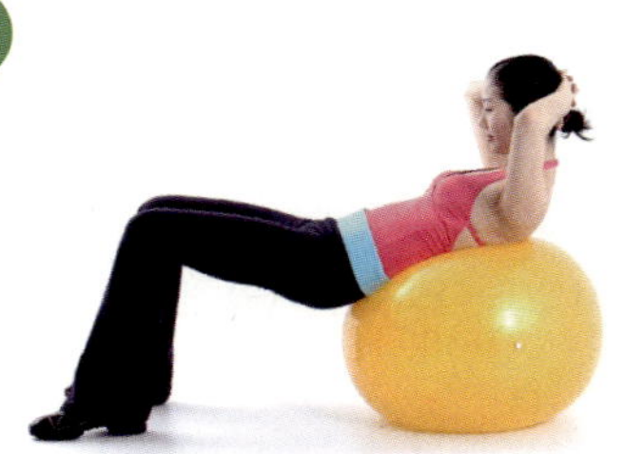

17 : Gym Ball

옆으로 누워 팔다리 펴기

Side Star

운동효과

신체 중심 근육 강화

신체 균형 향상, 어깨 근육 강화

신체 관절의 움직임

척추 중립, 고관절 외전

어깨 외전

준비자세

무릎을 꿇고 앉아 짐볼을 위에 양손을 올린다.

동작

1 준비자세를 취한다.

2 짐볼을 앞으로 굴려 짐볼이 골반 아래에 오도록 양손으로 상체를 지탱한다.

3 상체를 오른쪽으로 틀어 짐볼이 옆구리에 오도록 하고, 오른팔과 오른발을 펴서 들어 올린다.

4 짐볼이 골반 아래에 오도록 양손으로 상체를 지탱한다.

5 상체를 왼쪽으로 틀어 짐볼이 옆구리에 오도록 하고, 왼팔과 왼쪽 발을 펴서 들어 올린다.

이 동작을 3회에서 5회 반복한다.

Tip

- 다리를 내리고 올리는 동안, 몸통이 흔들리지 않도록 한다. 골반이 한쪽으로 기울어지지 않도록 골반의 중립을 유지한다.

1

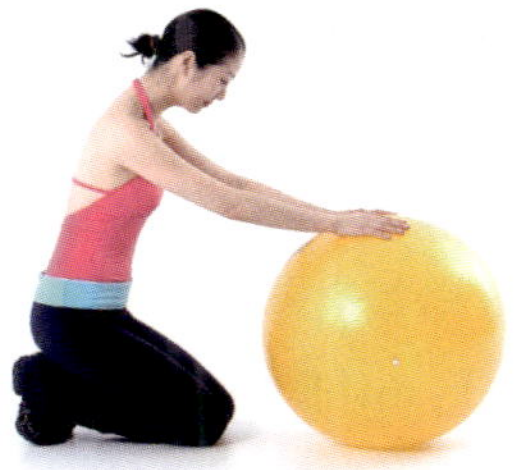

2

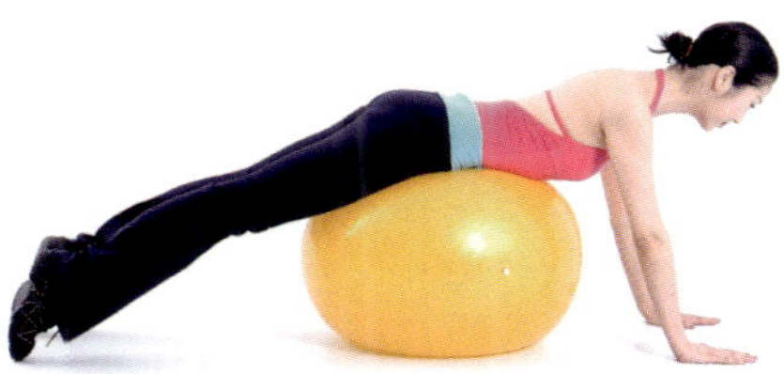

3

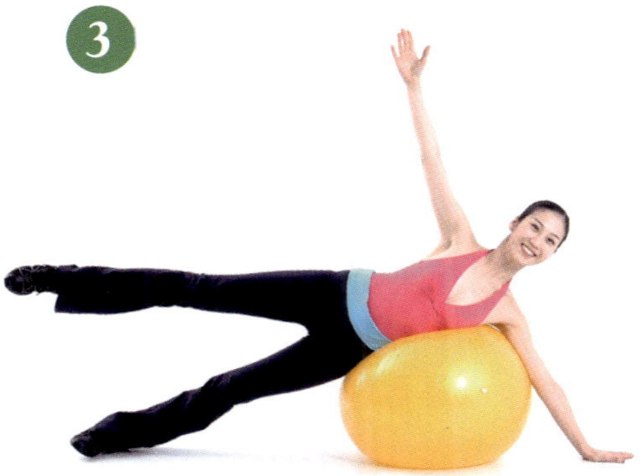

폼롤러를 이용한 필라테스

폼롤러란 무엇인가?

폼롤러(foam roller)는 롤러(roller)로도 불리는 필라테스 소도구로, 전신을 스트레칭하고 손에 닿지 않는 긴장된 근육을 쉽게 이완시켜 주는 특징이 있다. 또한 신체 각 관절의 가동범위를 증가시키는 데 탁월한 효과가 있다. 예를 들어 폼롤러 위에 올라 등을 대고 눕는 자세만으로 뭉쳐있는 가슴과 어깨 그리고 척추 부위의 긴장된 근육을 완화시킨다.

폼롤러를 천천히 굴리면서 긴장된 근육을 이완시키는 폼롤러 운동은 자가근막이완기법(self myofacial release technique, SMRT)으로 운동선수들과 일반인들이 스스로 긴장된 근육을 쉽게 이완시킬 수 있을 뿐 아니라 목적에 따라 재활치료, 자세 교정 그리고 운동 등의 여러 용도로 알려져 있다.

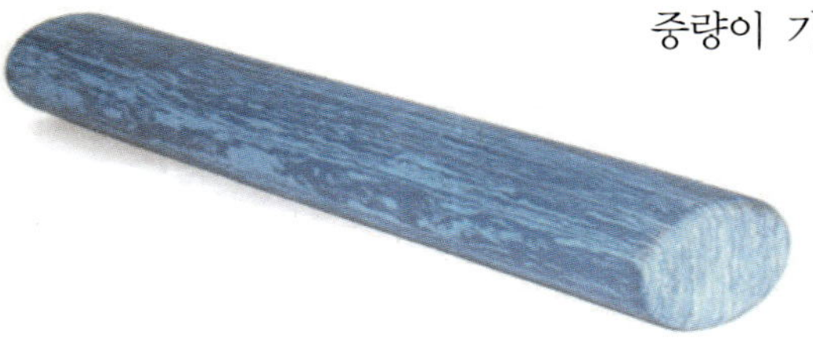

중량이 가볍고 충격흡수력이 좋은 고급 스펀지 재질인 EVA로 만들어진 폼롤러는 길이 90 cm, 지름 15 cm의 긴 원형 막대기 모양을 가지고 있으며 우리나라 전통 도구인 죽부인처럼 생겼다.

폼롤러로 할 수 있는 운동 및 효과는?

폼롤러는 신체의 관절가동범위(range of motion, ROM) 증진 및 각 신체 부위의 스트레칭에 유용하게 활용할 수 있다. 또한, 신체 여러 부위의 근육들을 이완시키는 셀프마사지, 밸런스 능력 향상, 근력강화 운동프로그램과 함께 다양한 방법으로 사용할 수 있다.

이러한 장점을 가진 폼롤러는 임상적 활용으로 오십견, 근(근막)협착증, 근경화(muscle tightness)의 개선에 도움을 주며 근육피로 회복과 상해 예방에 도움을 주고 뇌졸중, 소아마비 등의 환자에게 치료적 운동요법으로 적용하여 신체의 기능적인 움직임을 습득하는 데 도움을 준다.

폼롤러 사용 시 Tip

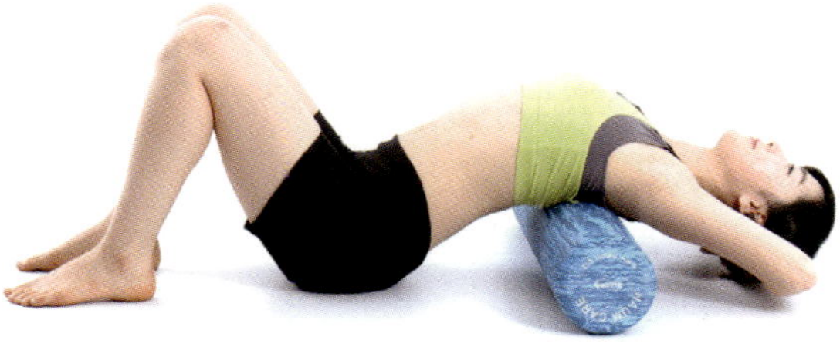

모든 운동과 운동도구 사용 시에는 항상 일반적으로 주의해야 할 점이 있다. 폼롤러를 사용하는 운동 시에도 다음과 같은 주의사항을 요한다.

- 먼저 정확한 운동의 목적을 인지한다.
- 각종 관절, 인대, 골격 위에 직접 놓고 장시간 사용하면 통증유발 위험이 있으므로 주의한다.
- 과도한 스트레칭이나 운동은 피한다.
- 폼롤러는 규칙적으로 지속적인 활용을 하여 최대의 효과를 얻을 수 있도록 한다.
- 폼롤러는 화기, 인화성 물질 등에 변형될 위험이 있으므로 보관 시 주의한다.

01 : Foam Roller

목 근육 늘이기
Neck Release

운동효과

목, 등 상부 근육 스트레칭 및 긴장 완화
경추 회전 능력 향상

신체 관절의 움직임

경추 회전

준비자세

필라테스 기본 누운 자세에서 폼롤러를 베개처럼 목 뒤에 대고 눕는다. 두 손으로 폼롤러 양쪽을 잡는다.

동작

1 척추를 신장시켜 늘인다.
2 한쪽 방향으로 고개를 돌린다.
3 준비자세로 돌아간다.
4 반대편으로 고개를 돌린다.
준비자세로 돌아간다.
이 동작을 6~10회 반복한다.

Tip

- 어깨를 고정한 상태에서 시선에 따라 고개만 천천히 돌리도록 한다.
- 긴장된 목 부위를 풀어 줄 수 있도록, 신체 움직임에 집중한다.

1
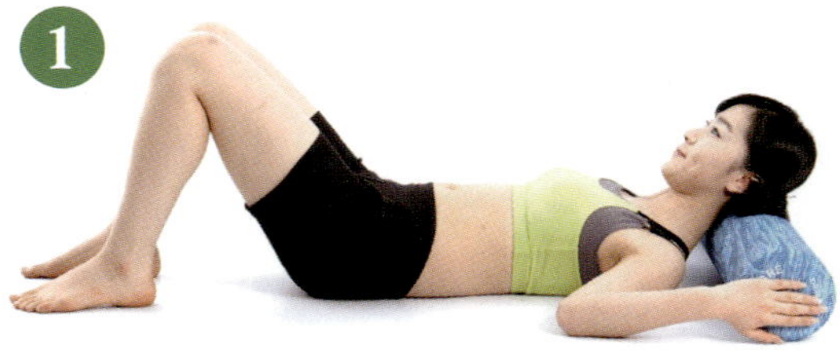

2
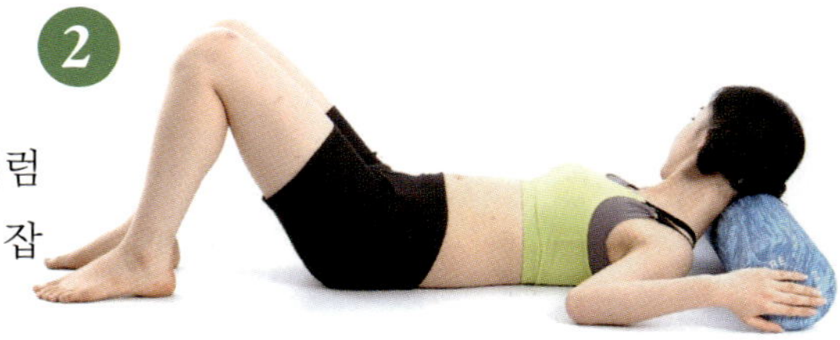

3
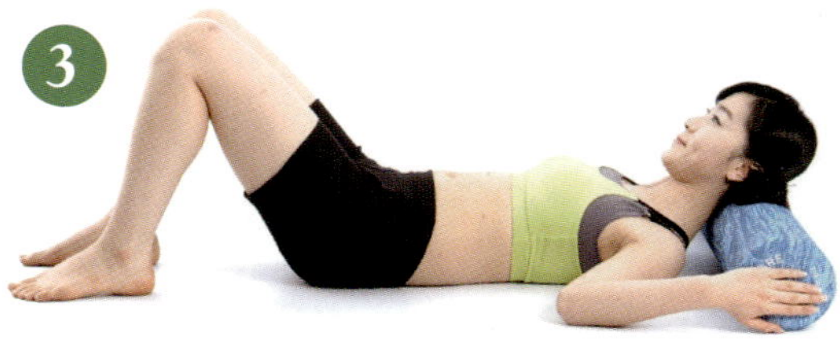

4
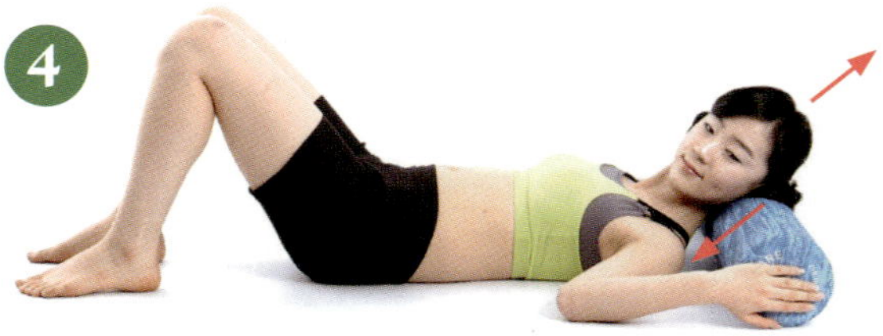

02 : Foam Roller

등 상부 근육 늘이기
Thoracic Release

운동효과

등 상부 근육 마사지, 흉추 유연성 향상
둔부, 슬건, 복부 강화, 신체 균형 감각 향상

신체 관절의 움직임

무릎 굴곡과 신전

준비자세

필라테스 기본 누운 자세에서 폼롤러를 견갑골 하각 아래에 놓는다. 두 손은 깍지를 껴서 머리를 받치고, 엉덩이를 바닥에서 들어 올린다.

동작

1 척추를 신장시켜 늘인다.
2 무릎을 천천히 펴고 굽히면서 폼롤러를 굴린다.
3 준비자세로 돌아간다.
이 동작을 6~10회 반복한다.

1

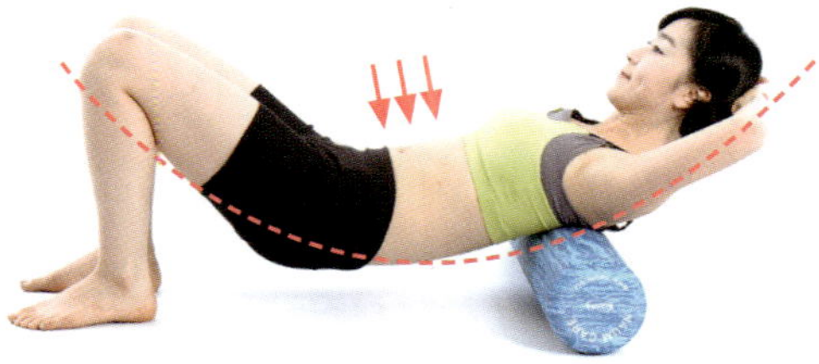

2

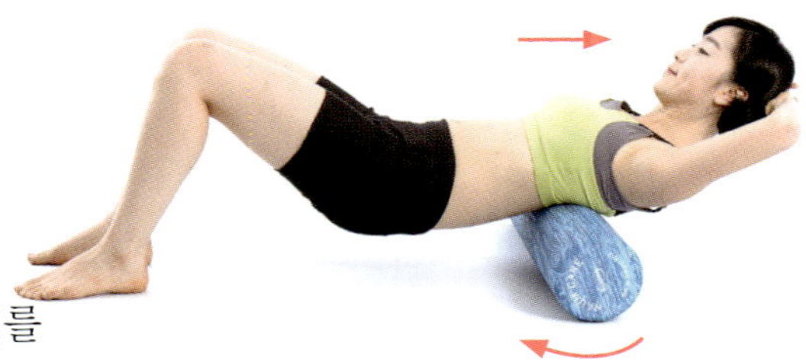

3

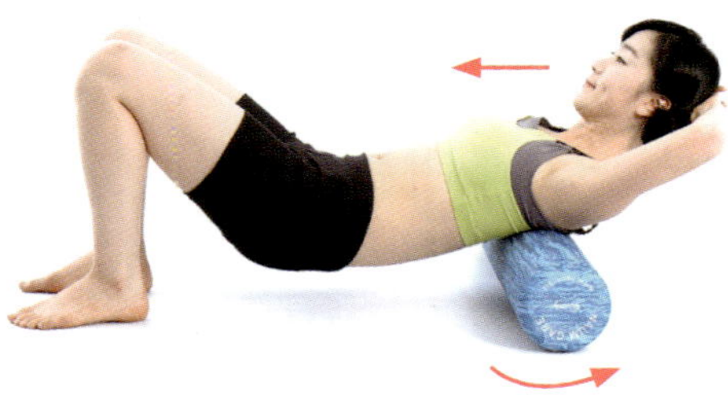

Tip

- 엉덩이를 들어 올린 상태에서 골반의 후방굴곡(posterior pelvic tilt)을 유지하여 허리가 꺾이지 않도록 한다.
- 목 근육이 과도하게 긴장되지 않도록 한다.
- 어깨를 안정시켜 어깨를 귀에서부터 멀리 떨어뜨린다.
- 동작을 수행하는 동안, 시선은 무릎을 바라본다.

03 : Foam Roller

옆구리 스트레칭
Mermaid Modification

운동효과

고관절 내회전력 향상
옆구리 근육 스트레칭
척추 유연성 향상
어깨관절 유연성 향상

신체 관절의 움직임

척추 측면 굴곡, 굴곡
어깨 회전
고관절 회전

준비자세

필라테스 기본 앉은 자세를 취한다. 허리를 곧게 펴고 양반 다리로 앉아 두 팔을 양 옆으로 벌린다.

동작

1 척추를 신장시켜 늘인다.
2 상체를 옆으로 구부려 옆구리를 늘인다.
3 옆으로 구부린 상체를 정면으로 숙인다.
4 상체를 천천히 들어 올린다.
준비자세로 돌아간다. 반대편 방향으로 동일하게 동작을 실행한다.
이 동작을 3~5회 반복한다.

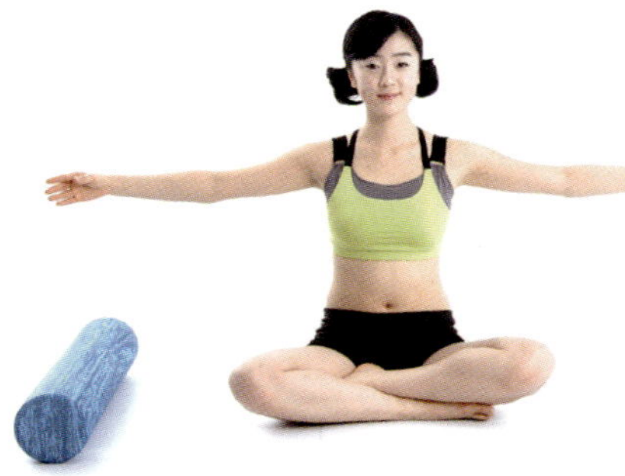
1

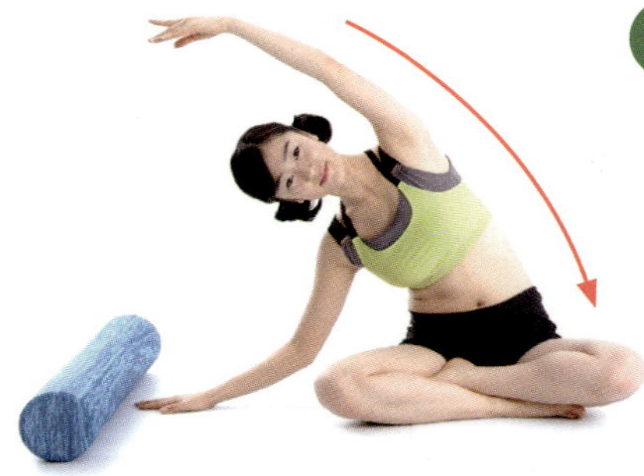
2

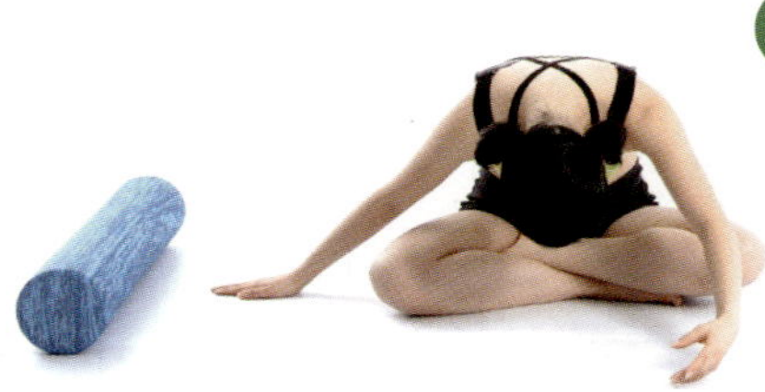
3

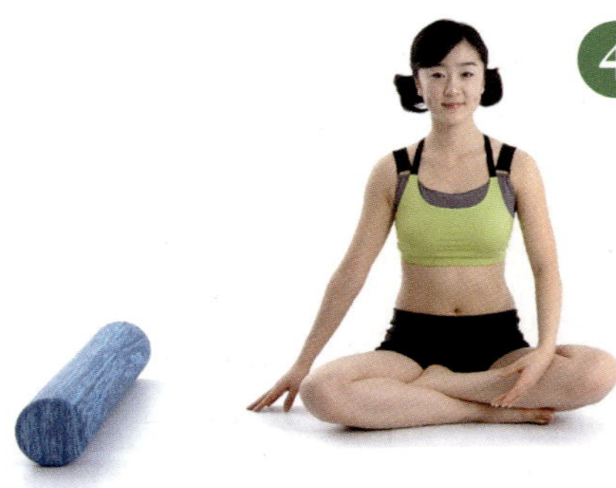
4

Tip

- 상체를 옆으로 구부릴 때, 엉덩이가 바닥에서 들리지 않도록 한다.
- 어깨가 귀로부터 멀리 떨어지도록, 어깨의 안정성을 유지한다.
- 상체를 들어올리는 동작에서 척추의 분절을 인지한다.

04 : Foam Roller

가슴 근육 늘이기
Pec Stretching

운동효과

가슴 근육 스트레칭
복부 근육 강화
척추 분절 및 복부 근육 인지 능력 향상
흉추 유연성

신체 관절의 움직임

척추 신전 및 굴곡

준비자세

필라테스 기본 누운 자세에서 폼롤러를 견갑골 하각(브래지어 라인) 아래에 놓는다. 엉덩이가 바닥에 닿은 상태에서 두 손은 깍지를 끼고 상체를 뒤로 젖힌다.

동작

1 척추를 신장시켜 늘인다.
2 상체를 들어 올린다. 상체를 들어 올릴 때, 호흡을 통해 갈비뼈를 모으고, 골반이 후굴하면서 시선부터 머리, 어깨, 등을 따라 차례로 들어 올린다. 옆모습이 C 커브를 유지한다.
3 복부를 긴장시킨 상태에서 올라온 순서의 반대로 천천히 상체를 뒤로 제쳐 준비자세로 돌아간다.
이 동작을 6~10회 반복한다.

1
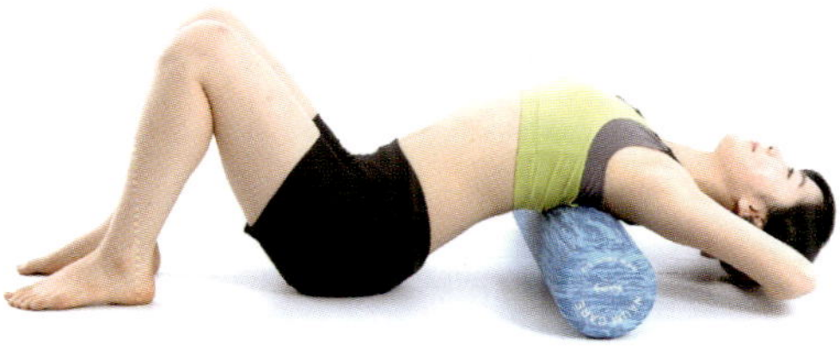

2
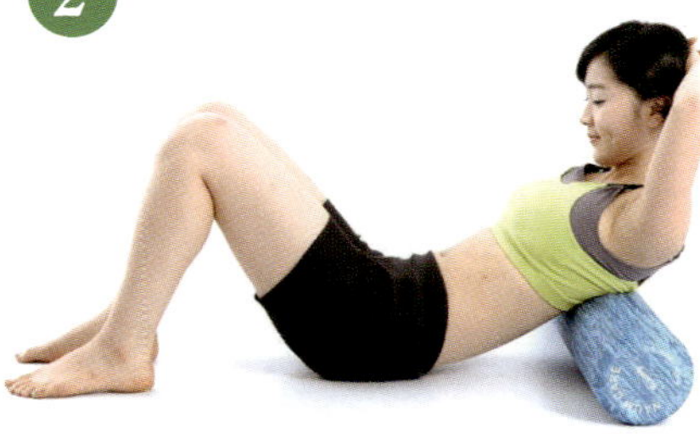

3
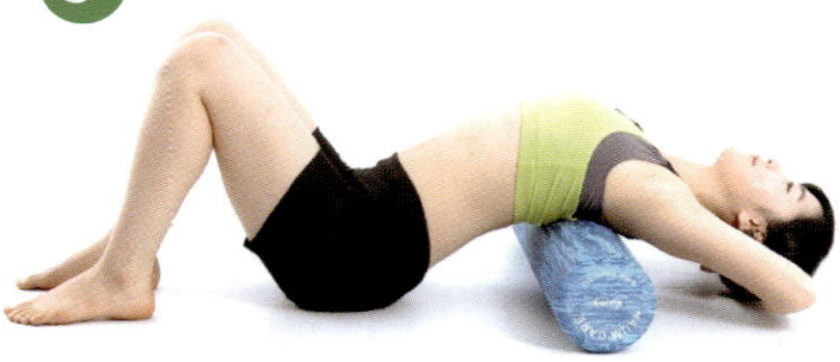

Tip
- 신체가 유연하지 않으면, 상체를 뒤로 과도하게 젖히지 않도록 주의한다.
- 목과 어깨 근육이 긴장되지 않도록 한다.

05 : Foam Roller

다리 들어 엉덩이 돌리기
Hip Circles

운동효과

엉덩이 근육 마사지 복부 근력 향상
척추 회전력 향상 몸통 안정성 향상

신체 관절의 움직임

척추 회전
고관절 회전

준비자세

필라테스 기본 누운 자세에서 폼롤러를 엉덩이 아래에 놓는다. 두 손으로 폼롤러 양쪽을 잡아 자세를 안정시키고, 두 발을 가슴 쪽으로 들어 올려 무릎을 90도로 굽힌다. 이때 두 다리는 서로 붙인다.

동작

1 척추를 신장시켜 늘인다.
2 무릎을 모아 한쪽 방향으로 원을 그리면서 돌리고 준비자세로 돌아간다. 이때 복부는 긴장된 상태를 계속 유지한다.
3 반대 방향으로도 동일하게 실행한다. 이 동작을 6~10회 반복한다.

1
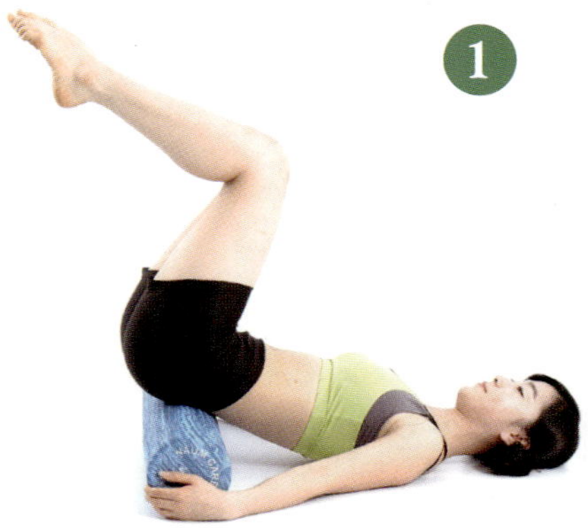

2
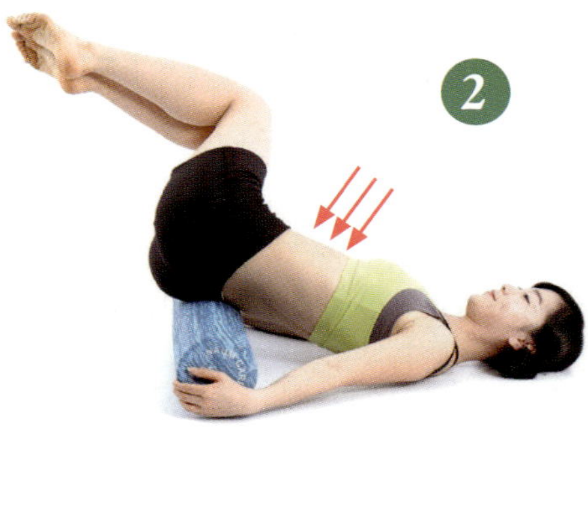

3
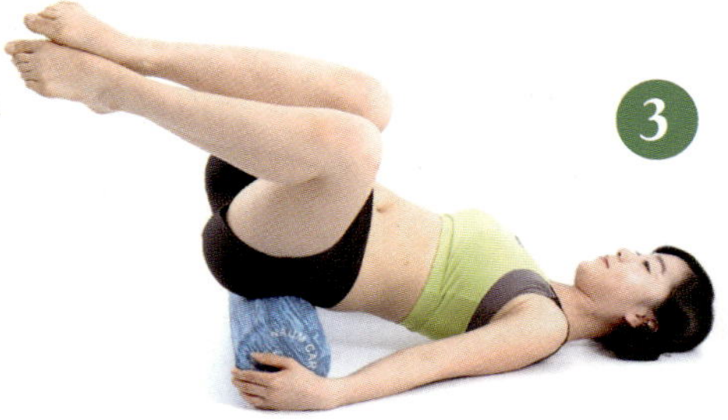

Tip
- 두 무릎을 돌릴 때 허리가 꺾이지 않도록 한다.

06 : Foam Roller

다리 교차하기
Scissor

운동효과
다리 근육 강화, 복근 강화
몸통의 안정성 향상, 엉덩이 마사지

신체 관절의 움직임
고관절 굴곡 및 신전

준비자세
필라테스 기본 누운 자세에서 폼롤러를 엉덩이 아래에 놓는다. 두 손으로 폼롤러 양쪽을 잡아 자세를 안정시키고, 두 발을 천장 쪽으로 들어 올린다. 이때 두 다리는 서로 붙인다.

동작
1 척추를 신장시켜 늘인다.
2 한쪽 다리는 가슴 쪽으로 올리고, 반대쪽 다리는 바닥 쪽으로 내린다.
3 다리를 모아서 준비자세로 돌아간다.
다리를 바꾸어 동일하게 수행한다. 두 다리가 가위질하는 모양을 상상하면서 동작을 실행한다.
이 동작을 6~10회 반복한다.

Tip
- 다리를 벌릴 때 이루는 각이 45도를 유지하도록 동작을 일정하게 수행한다.
- 복부를 수축하여 몸통이 흔들리지 않도록 한다.
- 어깨의 긴장을 풀고, 허리가 꺾이지 않은 상태를 유지한다.

1
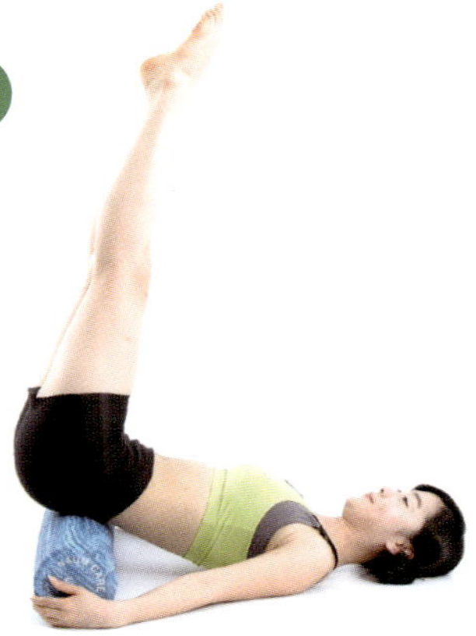
2
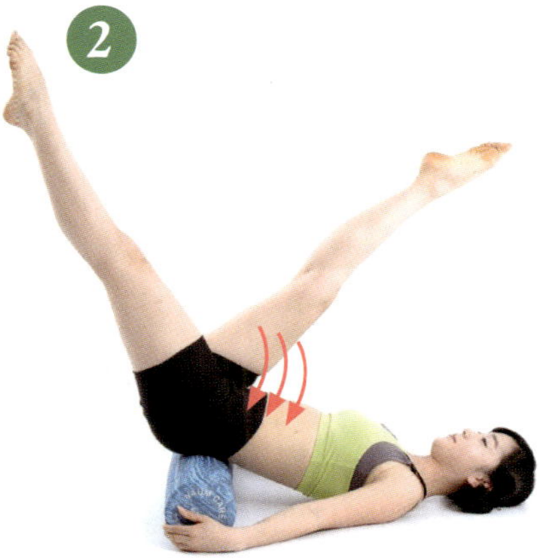
3
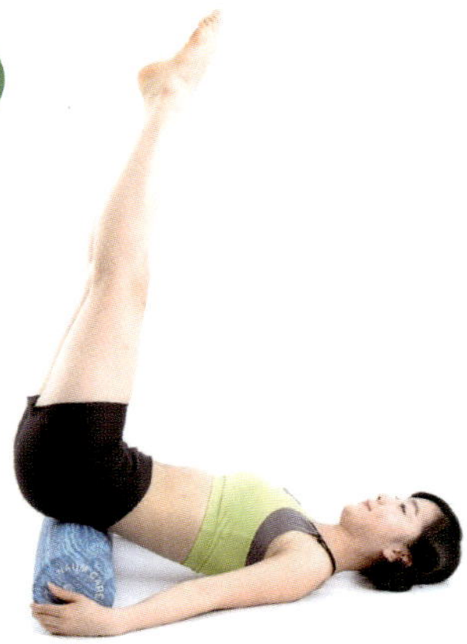

07 : Foam Roller

헬리콥터

Helicopter

운동효과

하체 근육 조절 능력 향상
복근 강화
몸통의 안정성 향상

신체 관절의 움직임

고관절 회전

준비자세

필라테스 기본 누운 자세에서 폼롤러를 엉덩이 아래에 놓는다. 두 손으로 폼롤러 양쪽을 잡아 자세를 안정시키고, 두 발을 천장 쪽으로 들어 올린다. 이때, 두 다리는 서로 붙인다.

동작

1 척추를 신장시켜 늘인다.
2 한쪽 다리는 가슴 쪽으로 올리고, 반대쪽 다리는 바닥 쪽으로 내려 다리를 벌린다.
3 4 두 다리를 45도를 유지하면서 시계방향과 반시계방향으로 돌려 제자리로 돌아온다.
반대 방향으로도 동일하게 실행한다.
이 동작을 6~10회 반복한다.

1

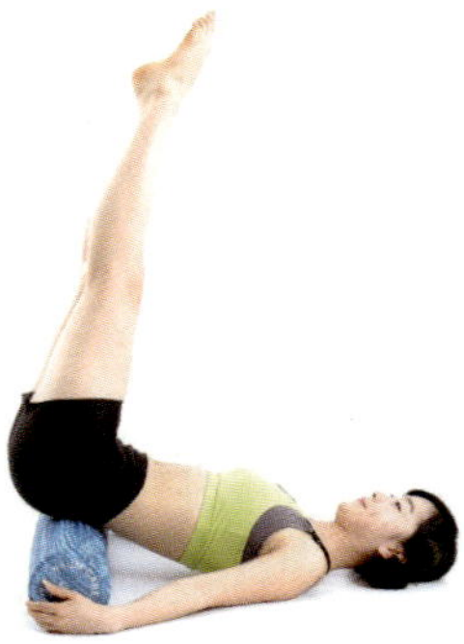

2

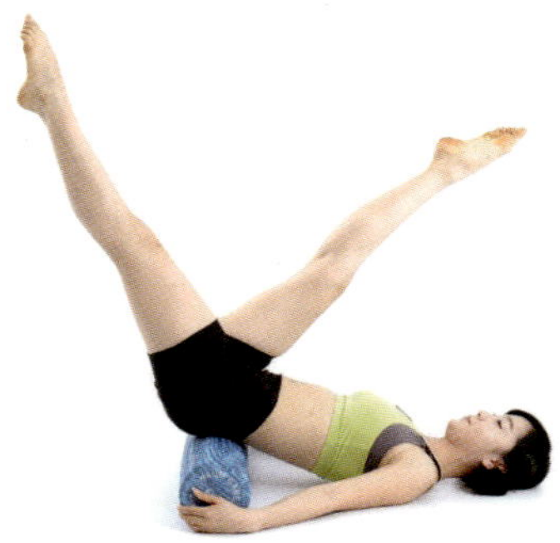

3

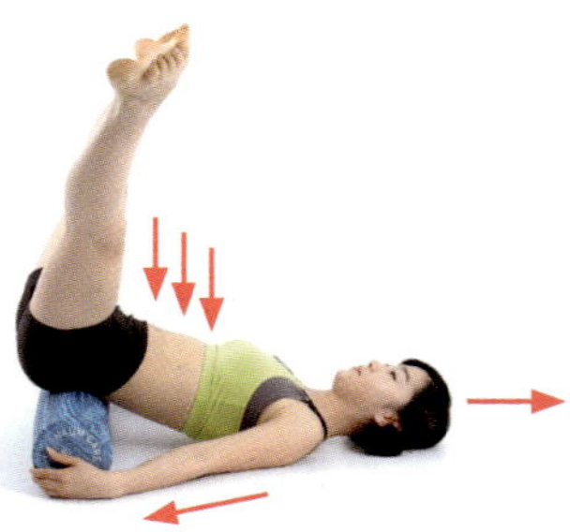

4

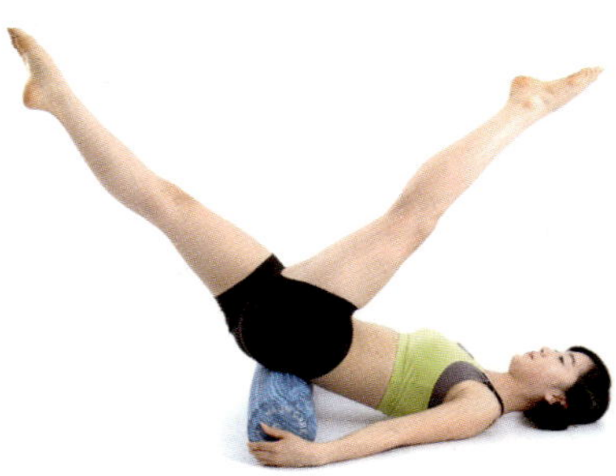

Tip

- 다리를 돌릴 때, 몸통이 안정된 상태를 유지하고 두발이 둥근 원을 그릴 수 있도록 한다.

08 : Foam Roller

자전거 타기
Bicycle

운동효과

몸통 심부, 엉덩이의 근력 강화
고관절, 무릎 관절의 유연성 향상
하체 정렬의 인지 능력 향상

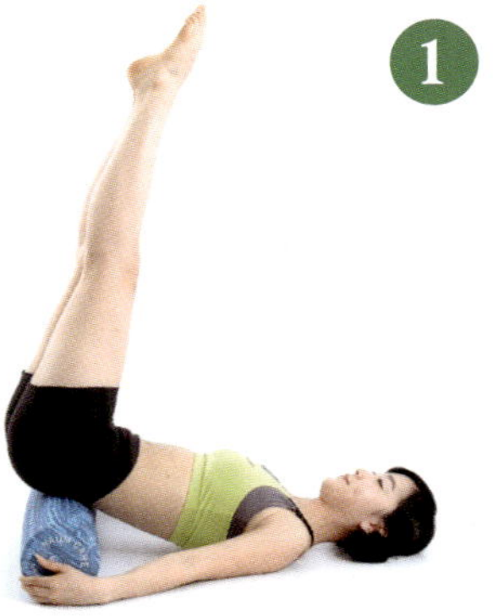

신체 관절의 움직임

고관절 신전과 굴곡
무릎 신전과 굴곡

준비자세

필라테스 기본 누운 자세에서 폼롤러를 엉덩이 아래에 놓는다. 두 손으로 폼롤러 양쪽을 잡아 자세를 안정시키고, 두 발을 천장 쪽으로 들어 올린다. 이때 두 다리는 서로 붙인다.

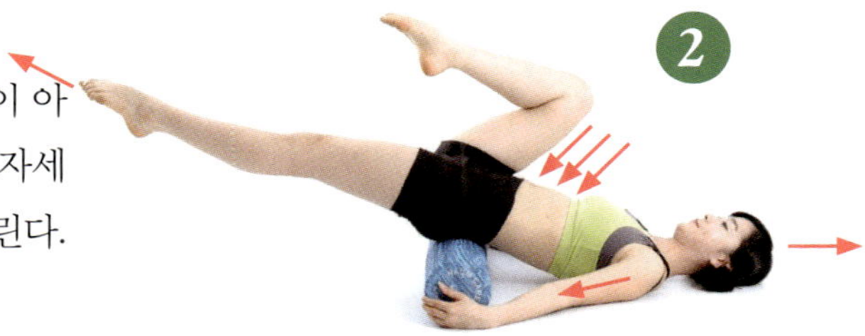

동작

1. 척추를 신장시켜 늘인다.
2. 한쪽 다리는 매트바닥 쪽으로 내리면서 쭉 뻗고, 반대쪽 다리는 무릎을 굽히면서 가슴 쪽으로 당긴다.
   자세를 유지한다.
3. 다리를 바꾸어, 한쪽 다리는 매트바닥 쪽으로 내리면서 쭉 뻗고, 반대쪽 다리는 무릎을 굽히면서 가슴 쪽으로 당긴다.
   이 동작을 6~10회 반복한다.

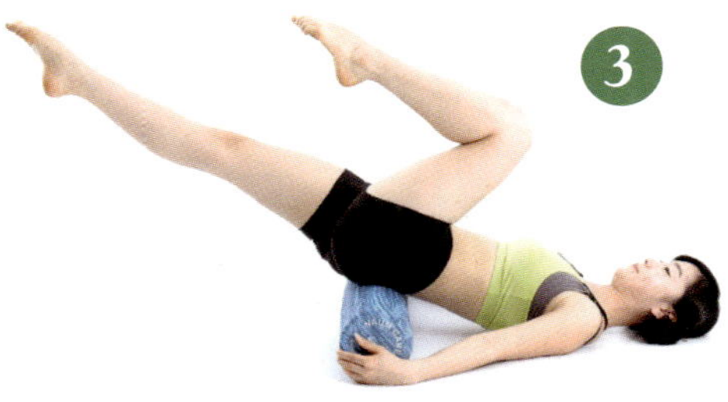

Tip

- 엉덩이를 폼롤러 위에 올린 상태에서 신체 정렬을 안정성을 유지한다.
- 다리를 움직이는 동안 골반이 흔들리지 않도록 골반의 안정성을 유지해야 한다.

09 : Foam Roller

개구리 다리
Frog Legs

운동효과

하체 근육 조절능력 향상
다리, 복부의 근력 강화
몸통의 안정성 향상

신체 관절의 움직임

고관절, 무릎 굴곡 및 신전

준비자세

필라테스 기본 누운 자세에서 폼롤러를 엉덩이 아래에 놓는다. 두 손으로 폼롤러 양쪽을 잡아 자세를 안정시키고, 두 발을 천장 쪽으로 들어 올려 펴준다. 이때, 두 발은 V자 모양이 되도록 다리를 외회전한다.

동작

1 척추를 신장시켜 늘인다.
2 두 발꿈치를 붙인 상태로 무릎을 가슴 쪽으로 구부려서 내린다. 즉 개구리가 쪼그린 자세를 취한다.
3 다리를 사선 방향으로 쭉 뻗는다. 이때 두 발꿈치가 떨어지지 않도록 한다.
이 동작을 6~10회 반복한다.

1
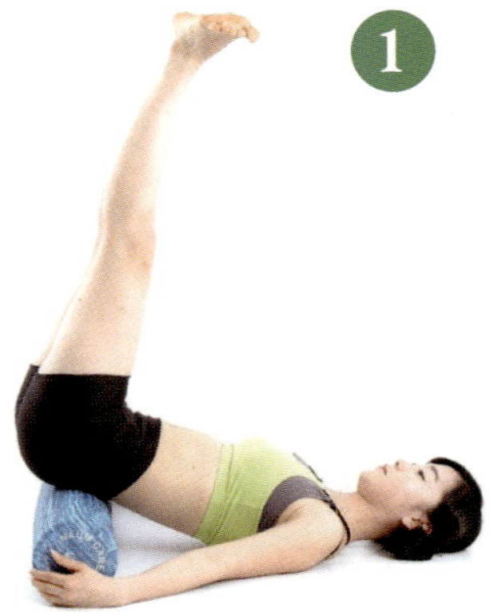

2
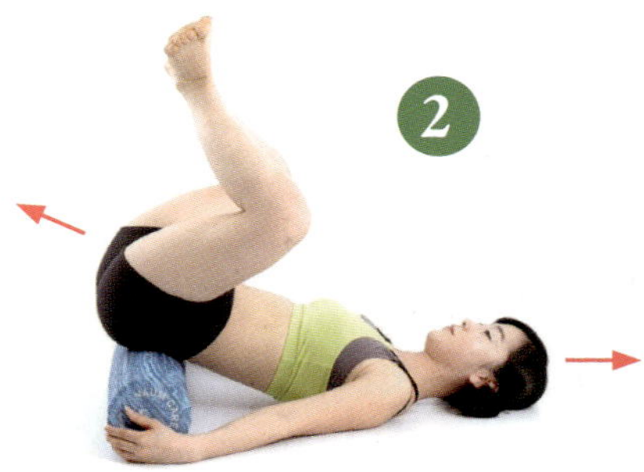

3
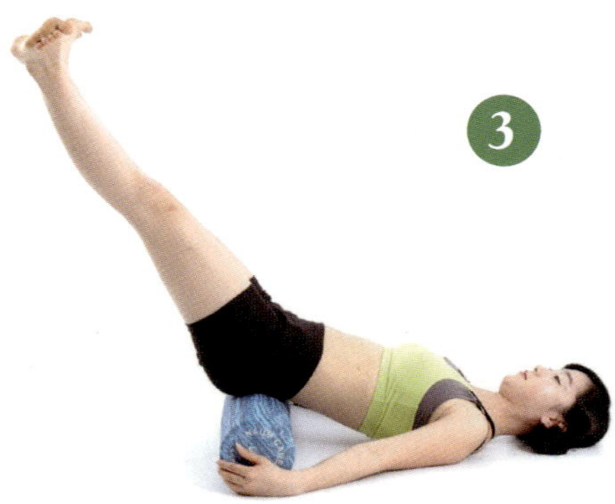

Tip
- 다리를 가슴 쪽으로 당겨 가져올 때, 근육을 조절하면서 같은 템포로 가져온다.
- 뻗은 다리가 45도 아래로 떨어지지 않도록 하고, 허리가 꺾이지 않도록 한다.

10 : Foam Roller

찰리 채플린
Charlie Chaplin

운동효과

하체 근육 조절능력 향상
다리, 복부의 근력 강화
몸통의 안정성 향상

신체 관절의 움직임

고관절 굴곡 및 신전
고관절 내 · 외전
발목 등측 굴곡 · 배측 굴곡

준비자세

필라테스 기본 누운 자세에서 폼롤러를 엉덩이 아래에 놓는다. 두 손으로 폼롤러 양쪽을 잡아 자세를 안정시키고, 두 발을 천장 쪽으로 들어 올린다. 이때 두 다리는 서로 붙이고, 두 발은 V자 모양이 되도록 다리를 외회전한다.

동작

1 척추를 신장시켜 늘인다.
2 두 발꿈치를 가볍게 8번 치면서, 다리를 내린다.
3 작고 빠른 동작으로 두 발을 앞뒤로 8번 교차하면서 다리를 올린다.
이 동작을 6~10회 반복한다.

Tip
- 다리를 내리고 올릴 때, 복부를 수축시켜 허리가 꺾이지 않도록 한다.

1
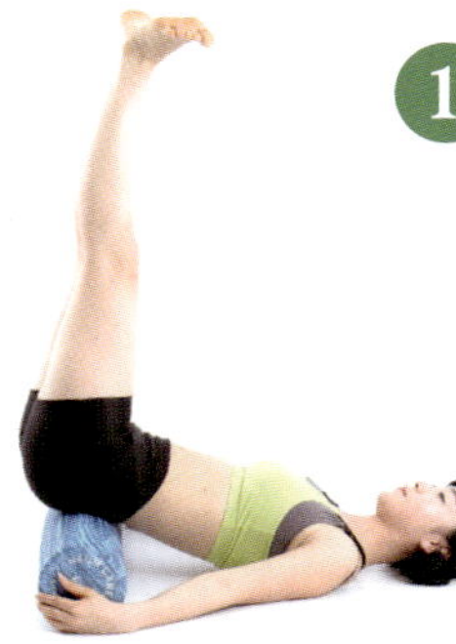
2
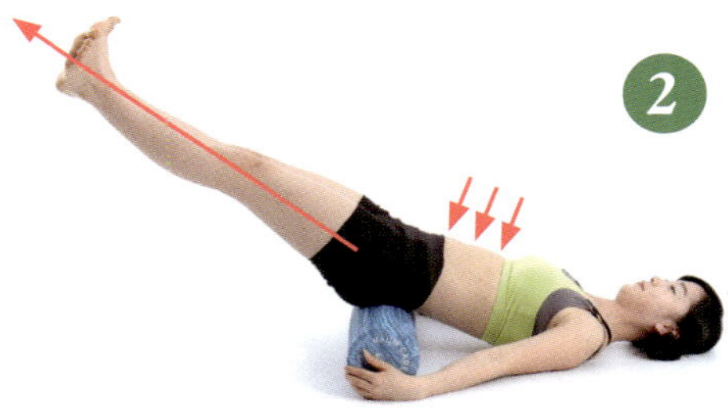
3
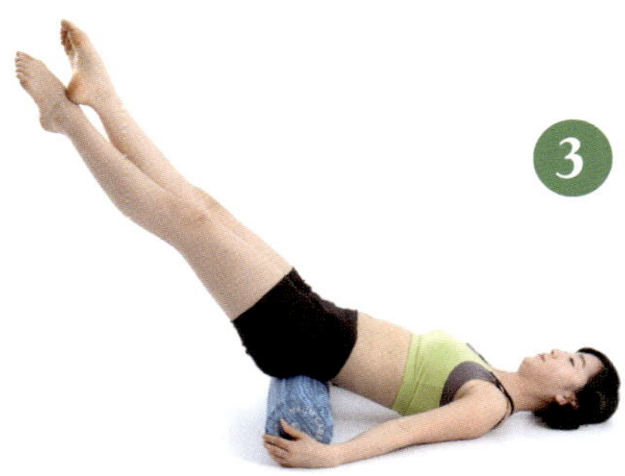
4
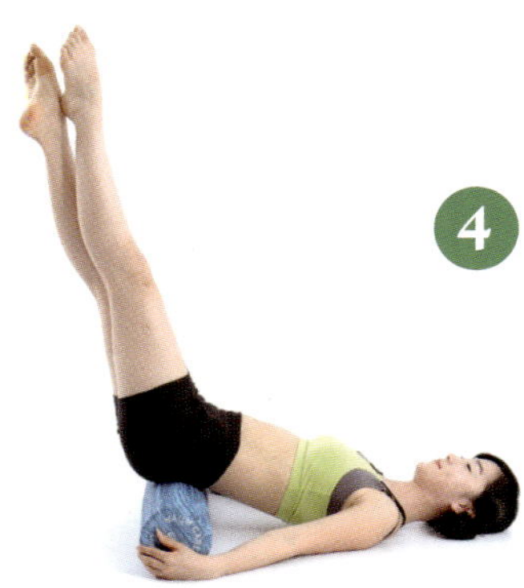

11 : Foam Roller

누워 고관절 돌리기

Hip Joint Circles

운동효과

골반의 안정성 향상
고관절 유연성 향상
골반과 고관절의 분리능력 향상

신체 관절의 움직임

고관절 회전
무릎 굴곡과 신전

준비자세

필라테스 기본 누운 자세에서 폼롤러를 발바닥 아래에 놓는다. 두 다리는 골반 넓이만큼 벌려 발이 평행이 되도록 한다.

동작

1 척추를 신장시켜 늘인다.
2 무릎을 천천히 편다.
3 4 두 다리를 바깥쪽 외회전하고, 무릎을 굽히면서 두 발을 엉덩이 쪽으로 가져와 준비자세로 돌아간다. 반대 방향으로도 동일하게 실행한다.
이 동작을 3~5회 반복한다.

1

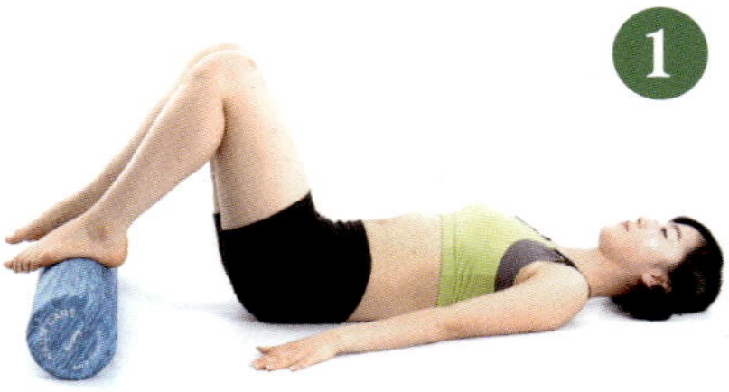

2

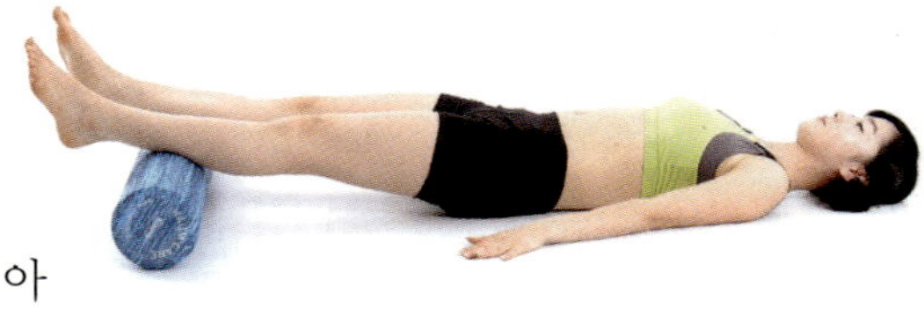

3

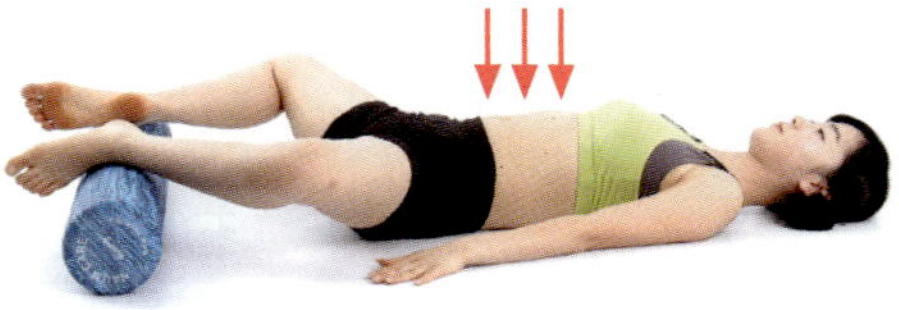

4

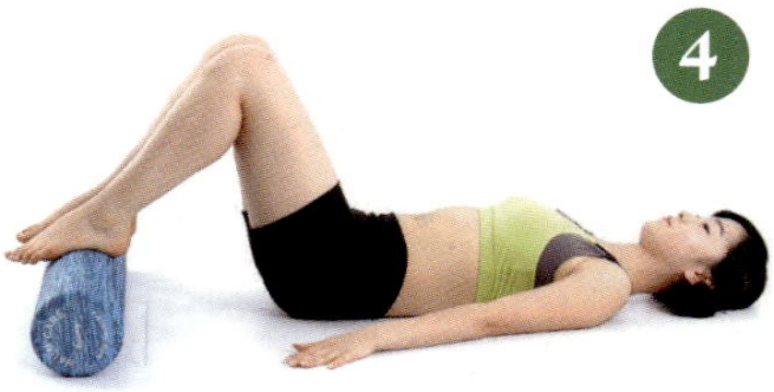

Tip

- 고관절을 자연스럽게 돌린다고 상상한다.
- 다리를 움직이는 동안 다리의 힘을 이용하지 말고 몸통의 심부근육을 이용해야 한다.

12 : Foam Roller

누워 엉덩이 들어 올리기
Bridge with Feet

운동효과

신체정렬 인식능력 향상
복부, 둔부, 슬건 근력 강화
신체 균형감각 향상
척추 유연성 향상

신체 관절의 움직임

척추 굴곡
고관절 신전
어깨 신전

준비자세

필라테스 기본 누운 자세에서 폼롤러를 발바닥 아래에 놓는다. 두 다리는 골반 넓이만큼 벌려 발이 평행이 되도록 한다.

동작

1 척추를 신장시켜 늘인다.

2 3 김밥을 말듯이 꼬리뼈부터 척추를 천천히 끌어 올려 엉덩이를 들어준다.

4 자세를 유지하면서 척추를 신장시켜 늘인다.

5 등, 허리, 골반 순으로 엉덩이를 바닥에 내려 준비자세로 돌아간다.

이 동작을 6~10회 반복한다.

Tip

- 엉덩이를 들어 올리고 내릴 때, 폼롤러가 구르지 않도록 한다.

1
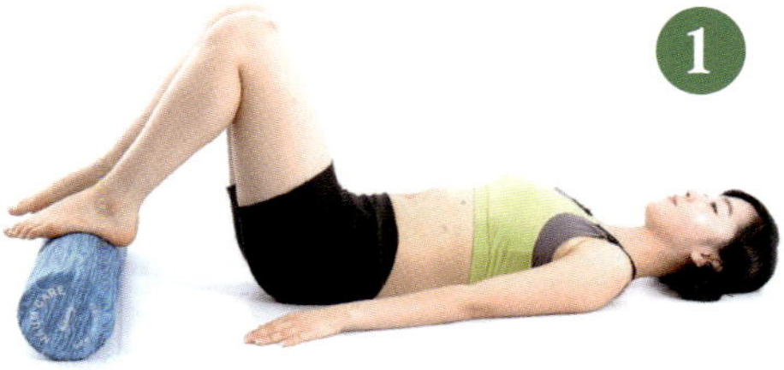

2
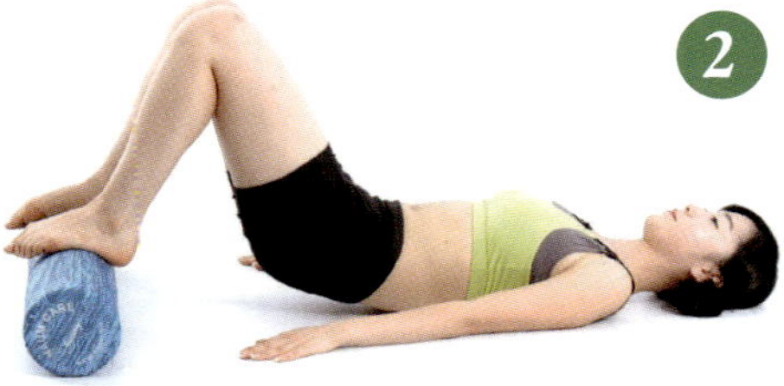

3
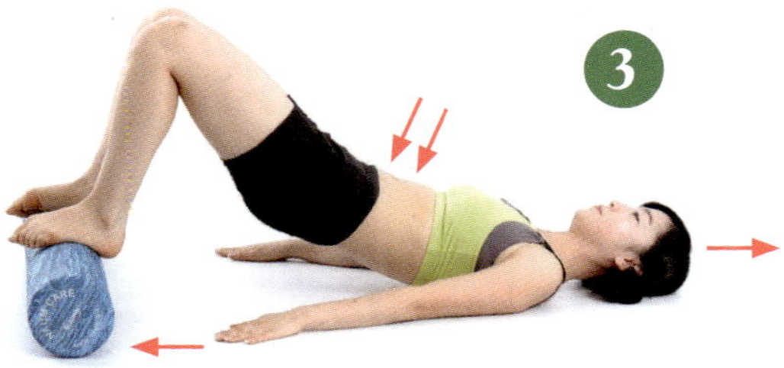

4
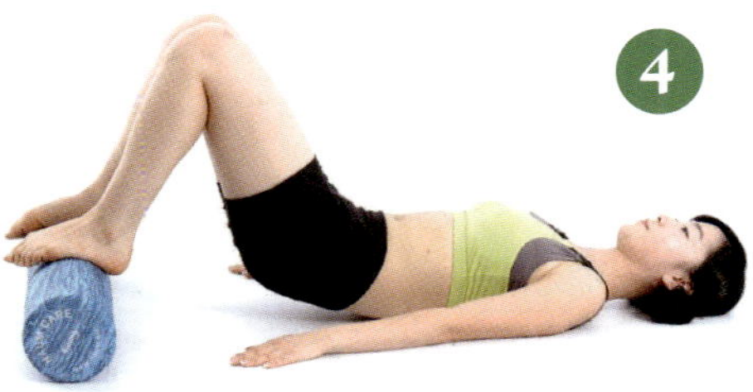

5
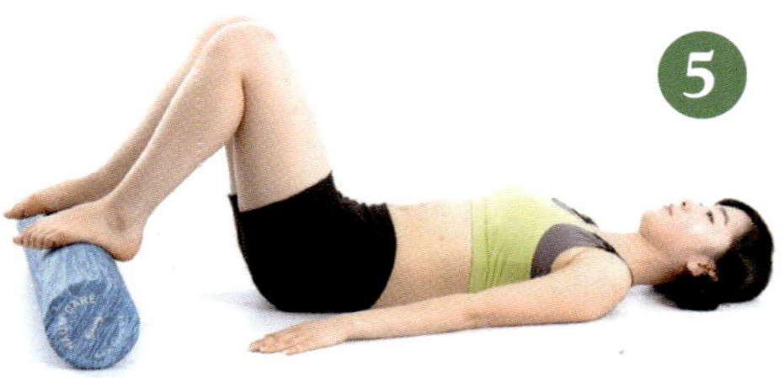

13 : Foam Roller

공처럼 구르기
Rolling Like A Ball

운동효과

척추 마사지
복부의 근력 강화
어깨 안정성 향상
신체 균형감각 향상

신체 관절의 움직임

척추 굴곡 어깨 굴곡
고관절 굴곡 무릎 굴곡

준비자세

앉은 자세에서 두 무릎을 굽힌다. 두 손으로 허벅지 뒤쪽을 잡고, 두 발을 바닥에서 들어 올리면서 무게 중심을 잡는다. 이때 옆모습의 몸통이 C커브를 유지한다.

동작

1 척추를 신장시켜 늘인다.
2 상체를 뒤로 굴린다.
3 상체를 앞으로 굴려 중심을 잡고 준비자세로 돌아간다.
이 동작을 6~10회 반복한다.

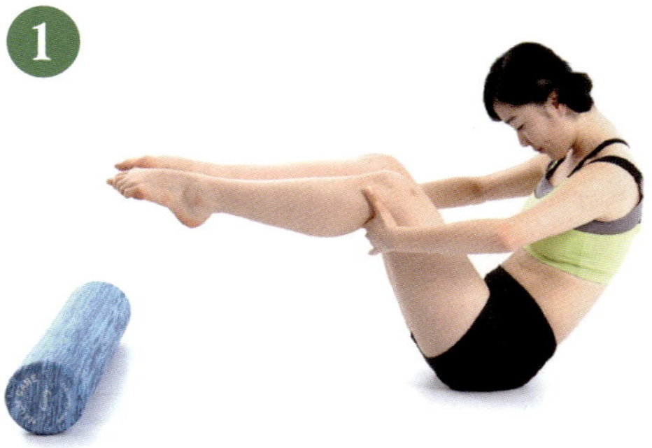

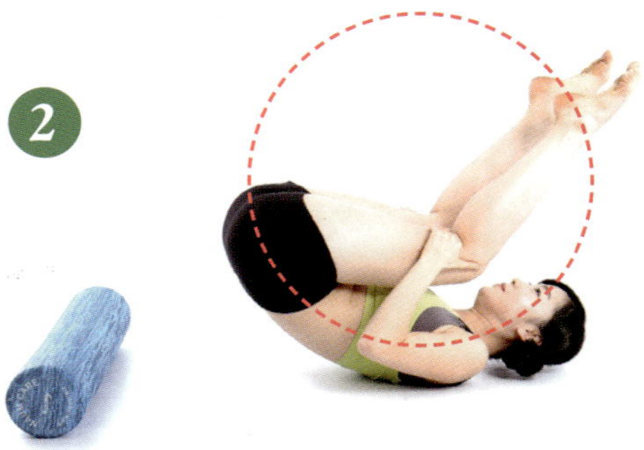

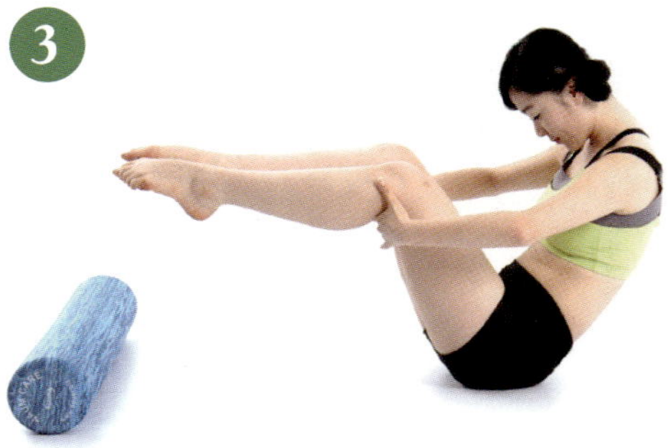

Tip
- 상체를 뒤로 구를 때, 머리 뒷부분이 매트 바닥에 닿지 않도록 한다.
- 동작을 하는 동안 옆모습이 C커브를 유지하도록 한다.
- 어깨는 귀에서 멀리 떨어지게 한다.

14 : Foam Roller

무릎 펴기
Knee Extension

운동효과

종아리 마사지
무릎 관절 유연성 향상
하체 정렬의 인지능력 향상
몸통의 안정성 강화

신체 관절의 움직임

무릎 신전과 굴곡
고관절 신전과 굴곡

준비자세

필라테스 기본 앉은 자세를 취한다. 허리를 곧게 펴고 앉아 폼롤러를 종아리 아래에 놓는다.
다리는 골반 넓이만큼 평행이 되게 벌리고 무릎을 자연스럽게 굽힌다.

동작

1 척추를 신장시켜 늘인다.
2 천천히 다리를 평행을 유지하면서 쭉 편다.
3 무릎을 굽혀 준비자세로 돌아간다.
이 동작을 6~10회 반복한다.

1
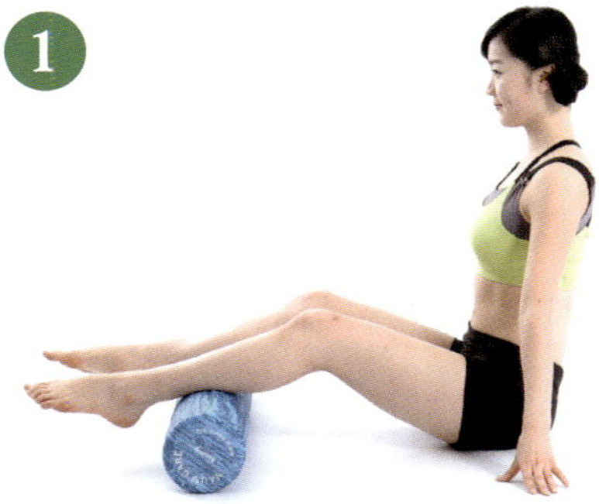

2
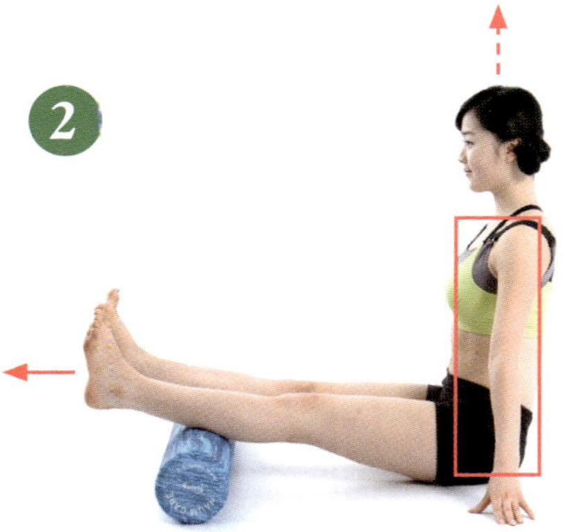

3
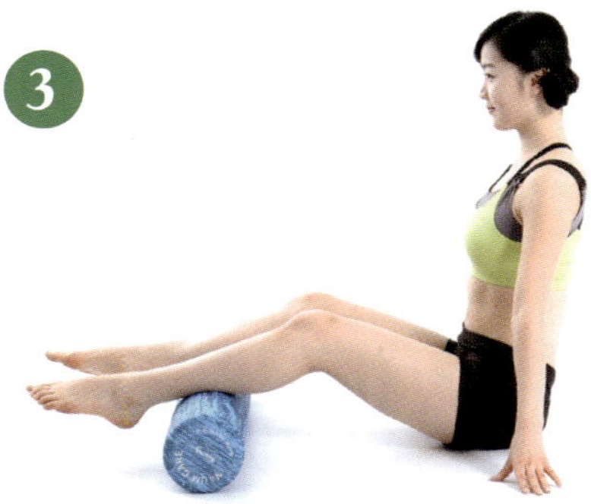

Tip

- 무릎을 펼 때, 골반의 중립을 지키면서 무릎이 기능적으로 움직이도록 한다(고관절 → 무릎 → 두 번째 발가락이 일직선 상에 놓여 있도록 자세를 유지한다).
- 무릎을 굽히고 펼 때, 두 다리가 평행을 유지해야 한다.

15 : Foam Roller

허벅지 바깥 근육 늘이기
Side Thigh Massage

운동효과

장경인대 마사지
옆구리 근육 스트레칭
어깨 근력 강화
어깨안정성 인지능력 향상
복부 근력 향상

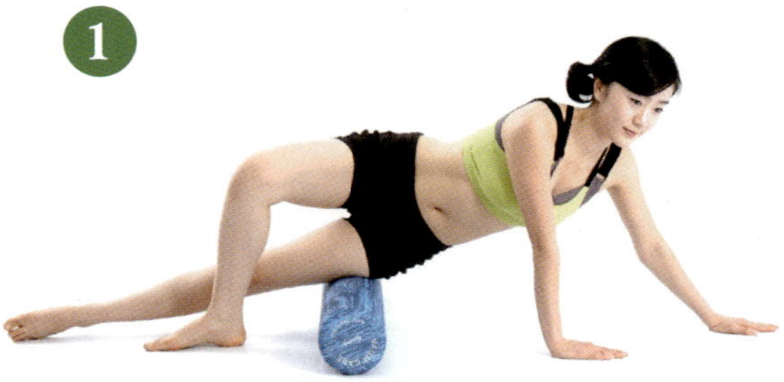

신체 관절의 움직임

어깨, 고관절, 무릎 굴곡 및 신전

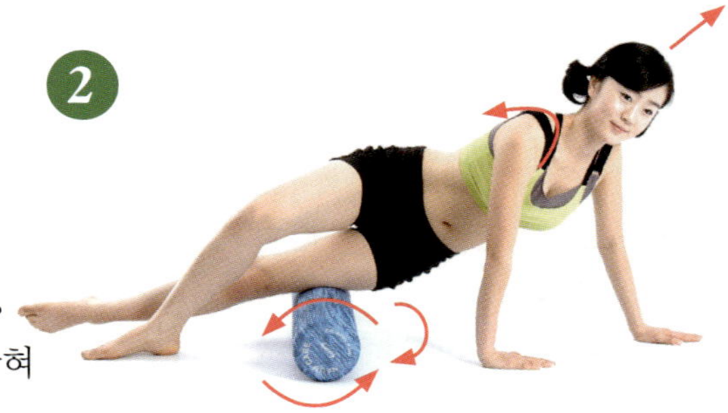

준비자세

폼롤러 위에 허벅지 바깥 부분을 대고, 양손은 어깨 넓이만큼 벌린다. 아래쪽 다리를 쭉 펴고, 위쪽 다리는 신체 균형을 잡기 위해 90도로 굽혀 아래쪽 다리 앞에 둔다.

동작

1. 척추를 신장시켜 늘인다.
2. 상체를 머리 쪽 방향으로 움직인다.
3. 상체를 다리 쪽으로 움직인다. 반대쪽 허벅지도 동일하게 실행한다.
   이 동작을 6~10회 반복한다.

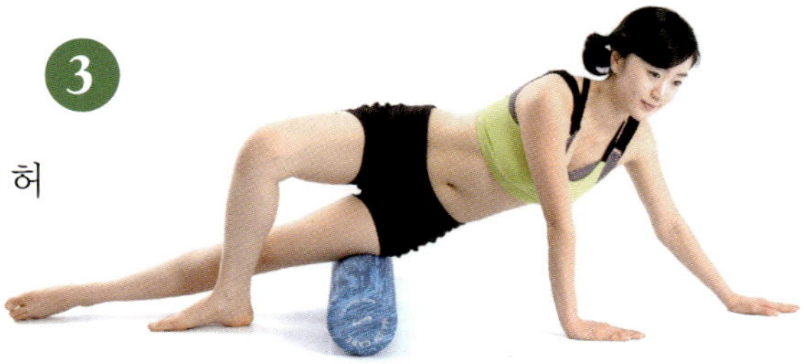

Tip

- 폼롤러에 닿는 허벅지 옆 부위의 통증이 심하면, 두 팔과 한 다리로 지지면을 넓게 하여 신체의 하중을 분산시킨다.
- 동작을 수행하는 동안, 어깨의 안정성을 유지한다.

16 : Foam Roller

허벅지 앞 근육 늘이기
Quadriceps Massage

운동효과

대퇴사두근 근육 마사지
어깨 안정성 향상
어깨, 복부의 근력 향상

1

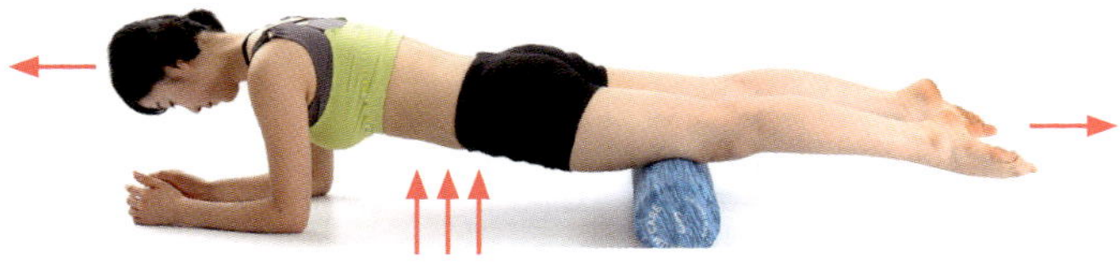

신체 관절의 움직임

어깨 굴곡 및 신전
척추 중립

2

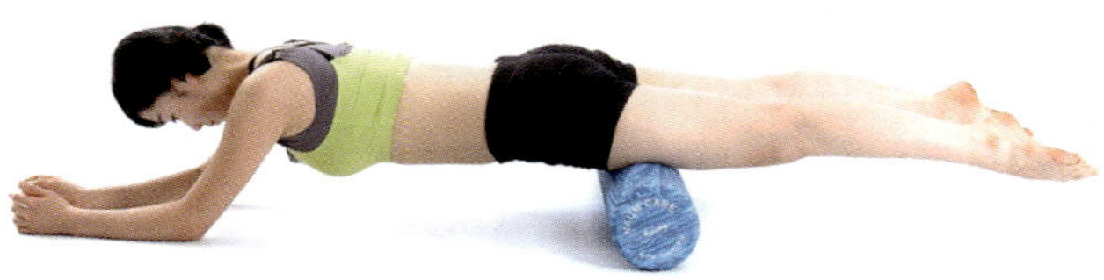

준비자세

엎드려 누워, 허벅지를 폼롤러 위에 올리고, 다리를 골반 넓이만큼 벌리고 쭉 편다.
팔꿈치를 구부려 두 손을 바닥 아래에 놓고 체중을 지탱한다.

3

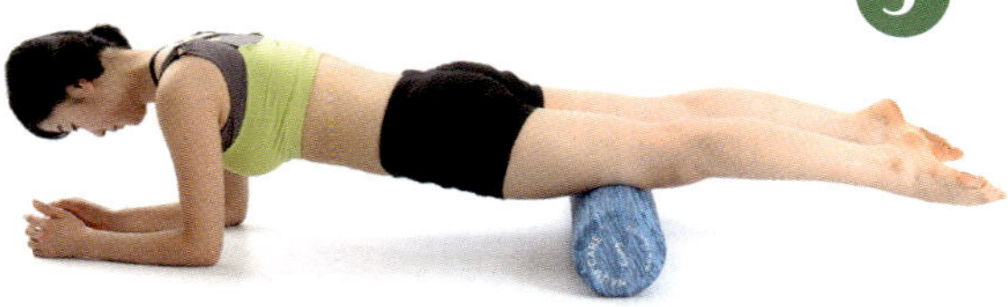

동작

1. 척추를 신장시켜 늘인다.
2. 상체를 앞뒤로 움직인다.

이 동작을 6~10회 반복한다.

Tip

- 어깨의 안정성을 유지하고 복부근육을 수축하여 허리가 아래로 꺾이지 않도록 한다.
- 머리가 뒤로 과도하게 젖혀지지 않도록 한다.

17 : Foam Roller

옆으로 팔다리 늘이기

Half Body Release

운동효과

전신 근육 스트레칭
허벅지 안쪽, 팔 안쪽 부위 마사지

신체 관절의 움직임

어깨 수평 외전
고관절 수평 외전

준비자세

옆으로 누워 아래쪽 팔과 다리를 곧게 편다. 폼롤러를 앞에 두고 위쪽 팔을 앞으로 뻗어 폼롤러에 올리고, 위쪽 다리의 무릎을 90도로 굽혀 폼롤러에 올린다.

동작

1. 척추를 신장시켜 늘인다.
2. 위쪽 팔과 다리를 앞으로 밀어 폼롤러를 굴린다. 이때, 시선과 상체가 바닥을 향하도록 한다.
3. 위쪽 팔과 다리를 당겨 준비자세로 돌아간다.

이 동작을 6~10회 반복한다.
같은 방법으로 반대쪽도 실행한다.

1

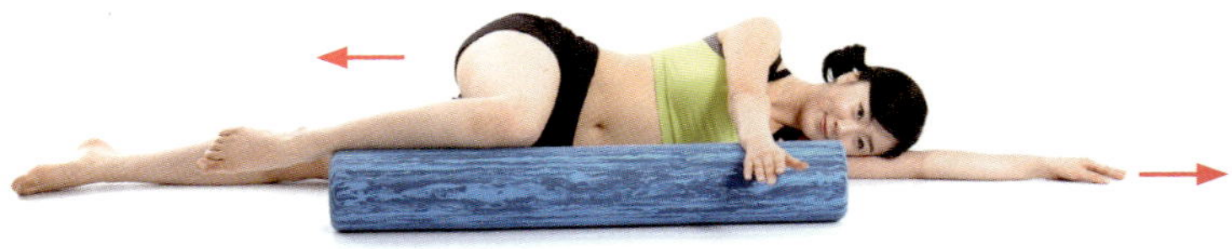

2

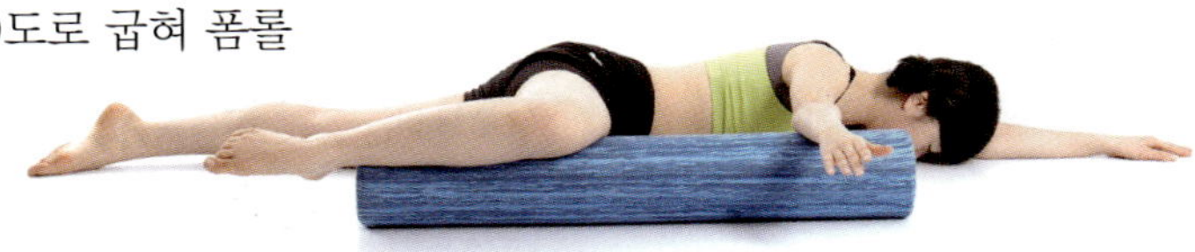

3

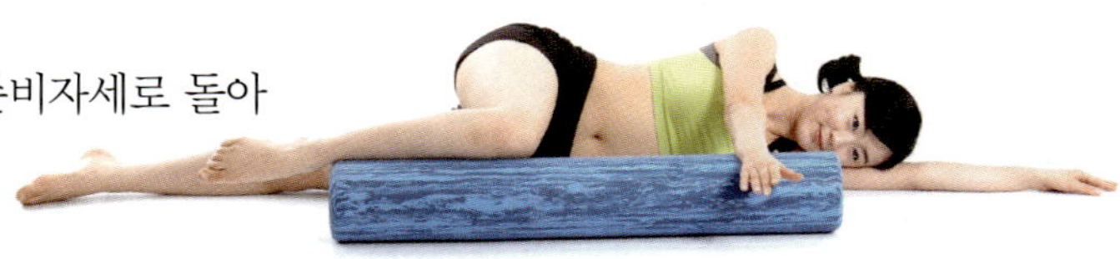

Tip

- 몸통의 안정성을 유지하도록 한다.
- 신체 움직임은 호흡을 통해 코어근육을 먼저 수축해야 한다.

18 : Foam Roller

상체 들어 올리기
Swan

운동효과

어깨 안정성 향상
복부, 팔의 근력 강화

신체 관절의 움직임

척추 신전
어깨 신전, 고관절 신전

준비자세

엎드려 누워 두 팔을 어깨 넓이만큼 벌리고 머리 위로 쭉 편다. 폼롤러 위에 손목과 팔꿈치 사이의 부위를 올린다. 두 발은 골반 넓이만큼 벌리고 발이 평행이 되게 한다.

동작

1 두 팔을 신장시켜 늘인다.
2 두 팔로 폼롤러를 당기면서 복부의 힘으로 상체를 들어 올린다.
3 준비자세로 돌아간다.
이 동작을 6~10회 반복한다.

1
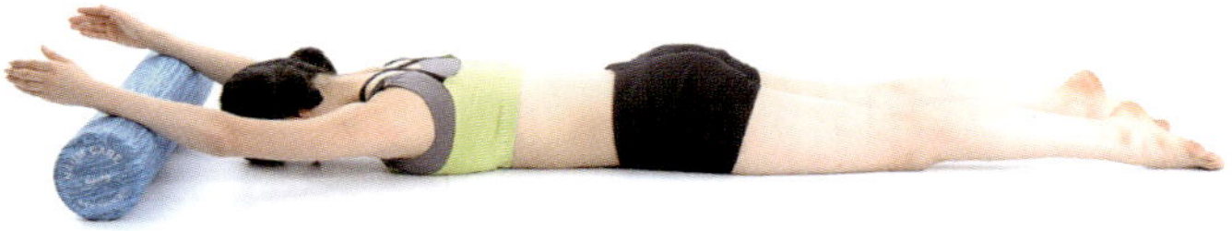

2
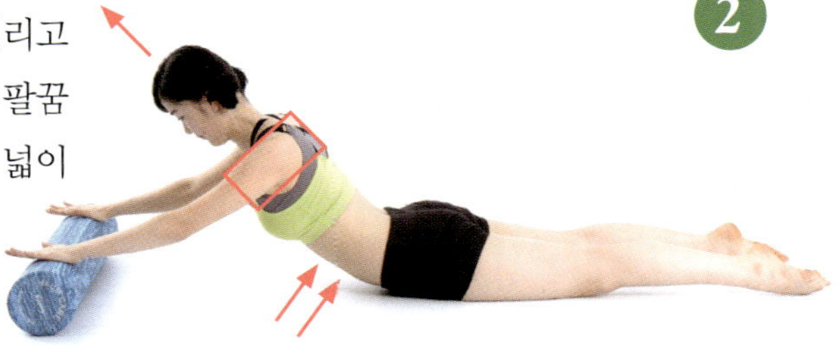

3
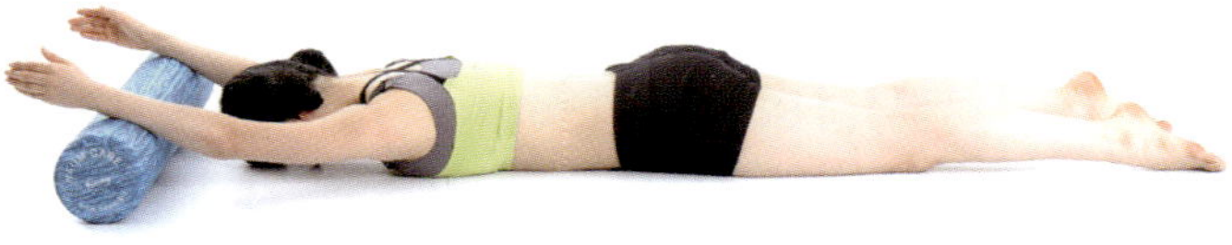

Tip
어깨가 들리지 않도록 어깨의 안정성을 유지하고 복부근육을 수축시켜 허리가 꺾이지 않도록 한다.

19 : Foam Roller

상체 비틀어 옆구리 스트레칭

Twist Mermaid

운동효과

척추 회전력 향상

옆구리 근육 스트레칭

어깨관절, 옆구리 유연성 향상

고관절 내외 회전력 향상

골반 스트레칭

신체 관절의 움직임

척추 측면 굴곡 및 굴곡

척추 회전

고관절 회전

어깨 회전

준비자세

한쪽 다리는 앞으로, 반대쪽 다리는 뒤로 접어 앉아 인어 자세를 취한다. 한쪽 팔을 펴서 옆으로 들어 올리고, 반대쪽 팔을 앞으로 뻗어 폼롤러 위에 손목을 올려놓는다.

1

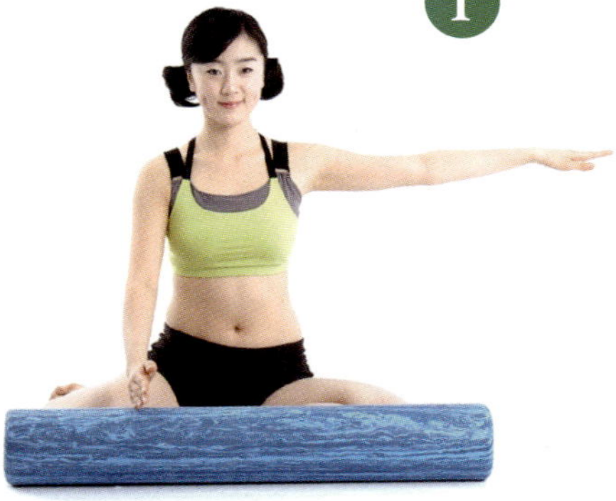

2

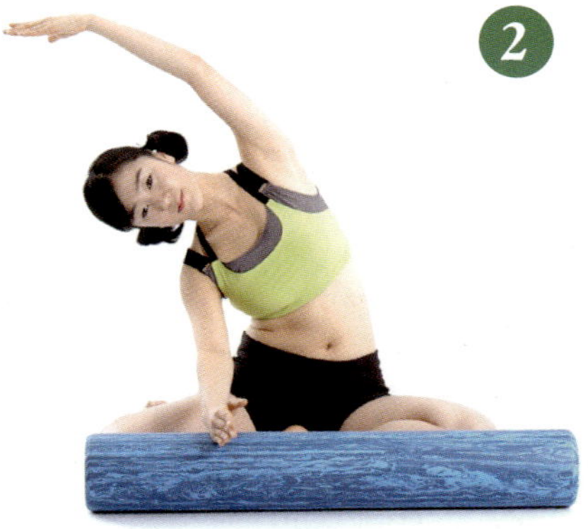

3

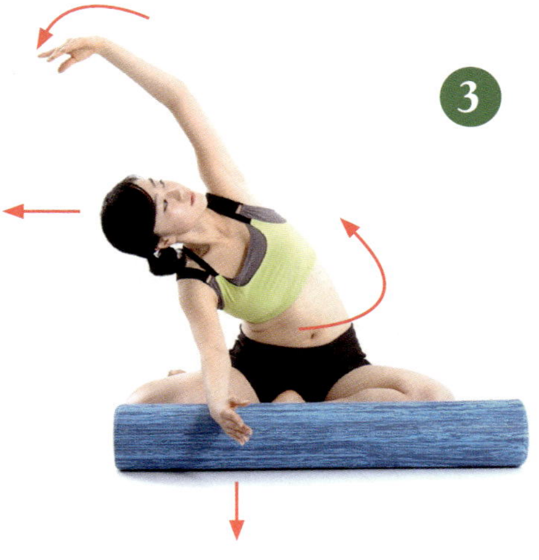

동작

1. 척추를 신장시켜 늘인다.
2. 상체를 옆으로 구부린다.
3. 상체가 위를 향하도록 척추를 비튼다.
4. 상체를 앞으로 숙인다.
5. 양팔을 정면으로 폼롤러를 민다. 4박자 동안 스트레칭한다. 척추를 늘인다.
6. 상체를 들어 올려 준비자세로 돌아간다. 이 동작을 6~10회 반복한다.

Tip

- 인어 자세에서 양쪽 골반의 좌골뼈가 매트바닥에 닿도록 한다.
- 동작을 하는 동안 갈비뼈가 벌어지지 않게 한다. 상체를 비틀어 위를 향할 때 시선도 역시 위를 바라보도록 한다.
- 상체를 정면으로 스트레칭하고 올라올 때 시초의 움직임은 호흡을 함으로써 복부의 심부근육을 이용해야 한다.

4

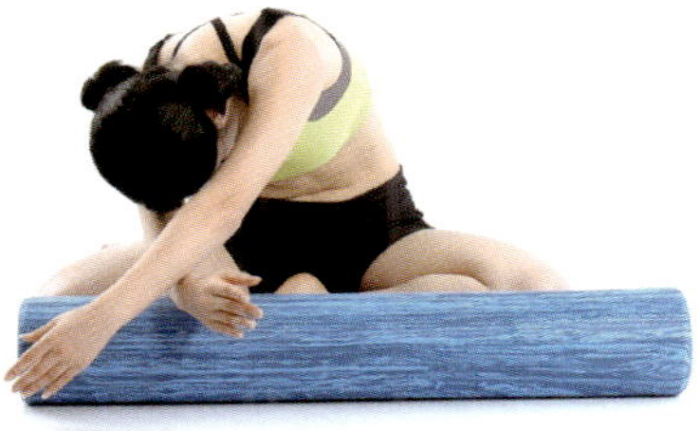

5

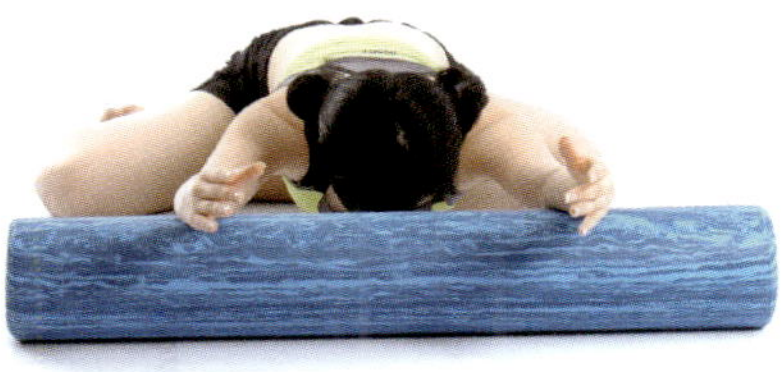

6

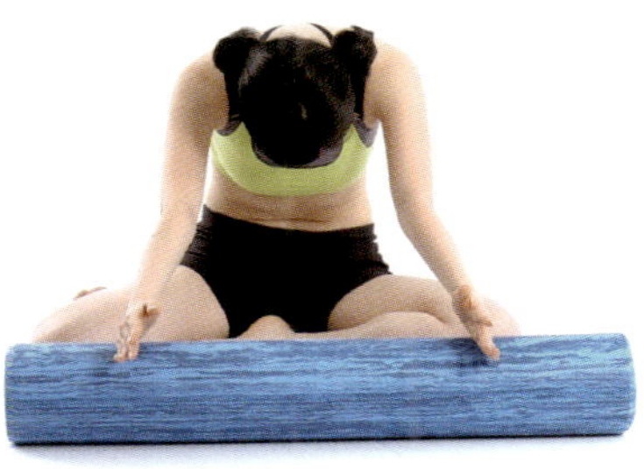

20 : Foam Roller

몸통 옆으로 굴리기
Side Rolling

운동효과

목, 등 상부 근육 스트레칭
신체 정렬의 인지 능력 향상
척추기립근 이완

신체 관절의 움직임

경추 회전
어깨 수평 내 · 외전
고관절 수평 내 · 외전

준비자세

폼롤러 위에서 필라테스 기본 누운 자세를 취한다.

동작

1. 두 팔을 골반 옆에 놓고 척추를 신장시켜 늘인다.
2. 몸통을 한쪽 옆으로 굴리고, 시선은 반대쪽 방향으로 본다.
3. 준비자세로 돌아온다.
4. 동작을 반대로 수행한다.
   제자리로 돌아온다.
   이 동작을 6~10회 반복한다.

1
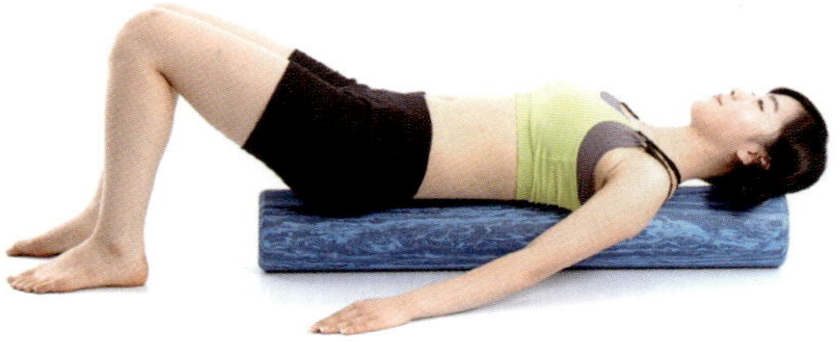

2
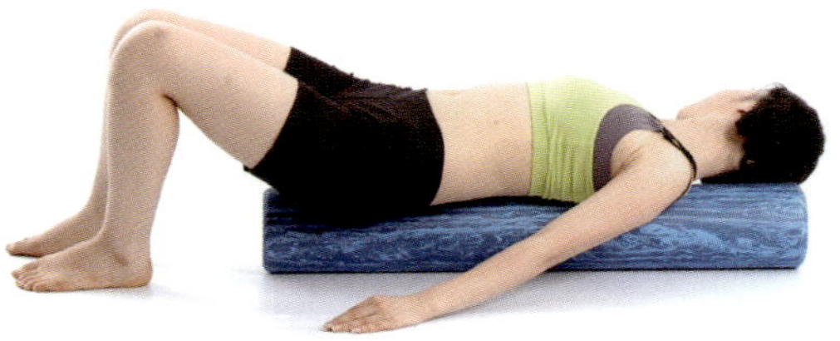

3
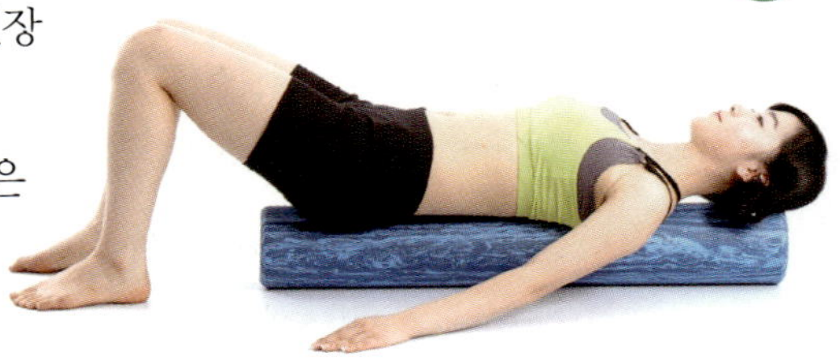

4
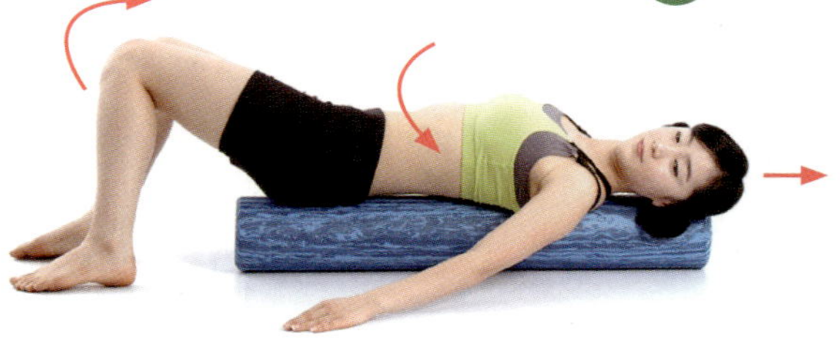

Tip

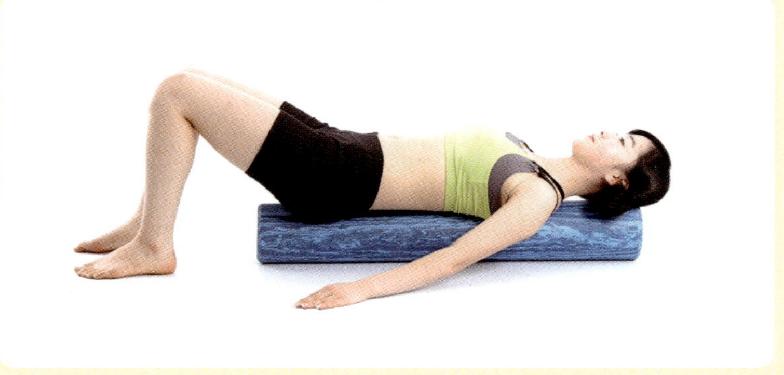

- 폼롤러 위에 누울 때, 중심잡기가 힘들면 두 다리의 넓이를 골반 넓이보다 더 벌린다.
- 동작이 너무 과도하게 크면 균형을 잃기 쉬우니 주의한다.

폼롤러 위에 안전하게 눕는 법

- 폼롤러 한쪽 끝에 엉덩이를 대고 앉는다.
- 등을 천천히 뒤로 밀면서 꼬리뼈부터 척추를 하나씩 폼롤러 위에 내려놓으면서 눕는다. 이때, 두 손과 두 발로 바닥을 지지해서 균형을 잡도록 한다.
- 폼롤러 위에 누웠다면 두 발은 골반 넓이만큼 벌리고, 두 손은 골반 옆에 둔다.

21 : Foam Roller

어깨 들어 올리기
Shoulder Slaps

운동효과

어깨, 등 상부 근육 스트레칭
견갑골대 정렬 인지 능력 향상
어깨관절 유연성 향상

신체 관절의 움직임

어깨 전진과 후퇴

준비자세

폼롤러 위에서 필라테스 기본 누운 자세를 취한다. 두 팔을 천장 쪽으로 어깨 넓이만큼 벌려 들어 올린다.

동작

1. 척추를 신장시켜 늘인다.
2. 어깨를 천장 쪽으로 밀어 올린다.
3. 어깨를 바닥 쪽으로 내린다.

이 동작을 6~10회 반복한다.

1
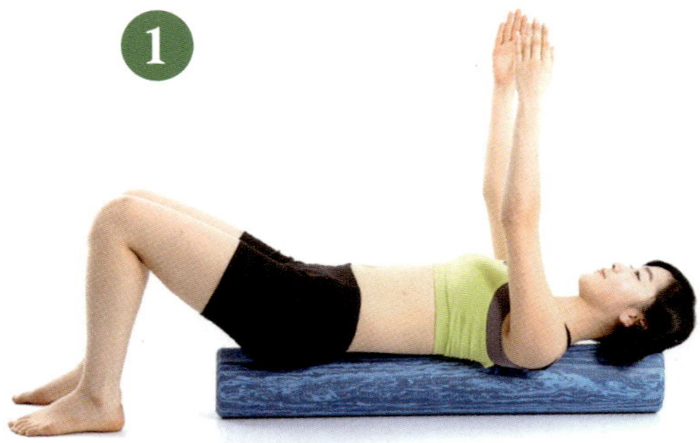

2
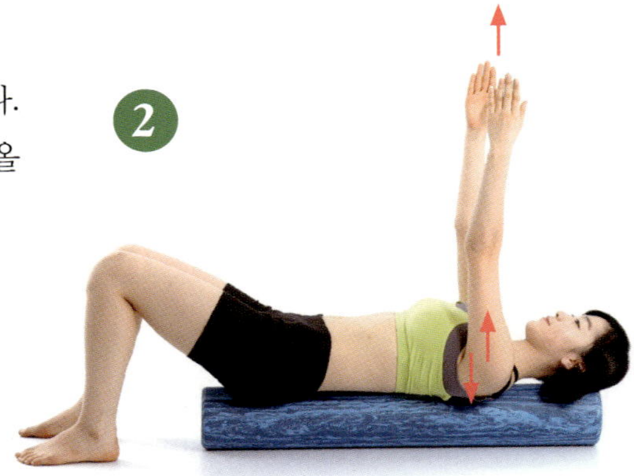

3
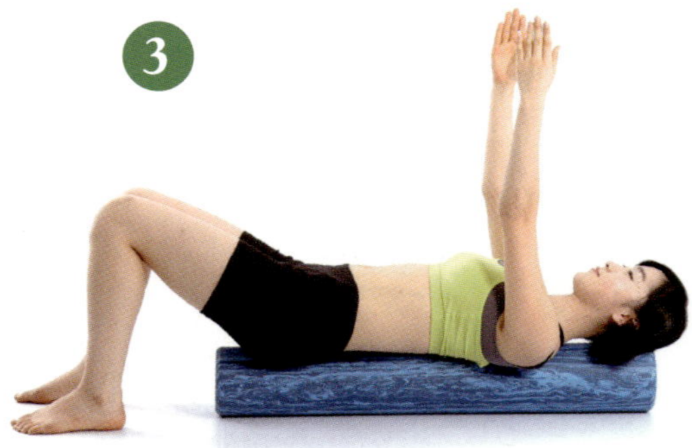

Tip

- 호흡을 통해 견갑골의 기능적인 움직임에 집중해야 한다.
- 팔이 길게 늘어나 있다고 상상하면서 팔꿈치를 굽히지 않도록 한다.
- 어깨를 밀어 올리거나 내릴 때, 견갑골과 팔의 무게를 느끼도록 한다.

22 : Foam Roller

두 팔 돌리기
Arms Circles

운동효과

어깨관절 활동능력 향상
어깨 안정성 향상
몸통 심부근력 강화

신체 관절의 움직임

어깨 회전

준비자세

폼롤러 위에서 필라테스 기본 누운 자세를 취한다. 두 팔을 위로 들어 올린다.

동작

1 척추를 신장시켜 늘인다.

2 두 팔을 머리 위로 올린다.

3 4 두 팔을 옆으로 내려, 두 손이 골반 옆에 오도록 큰 원을 그린다. 준비자세로 돌아간다. 이 동작을 6~10회 반복한다.

1

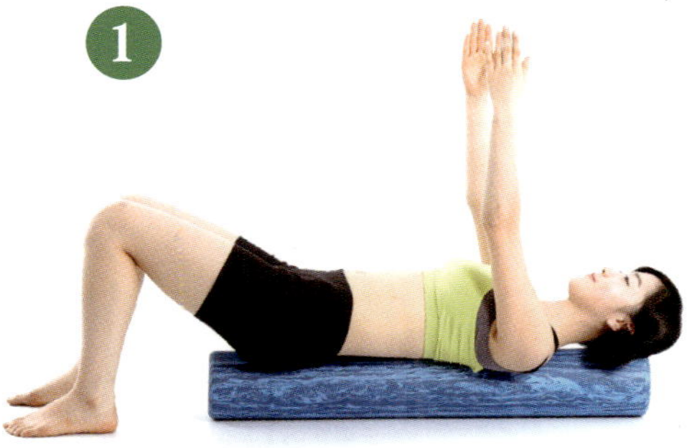

2

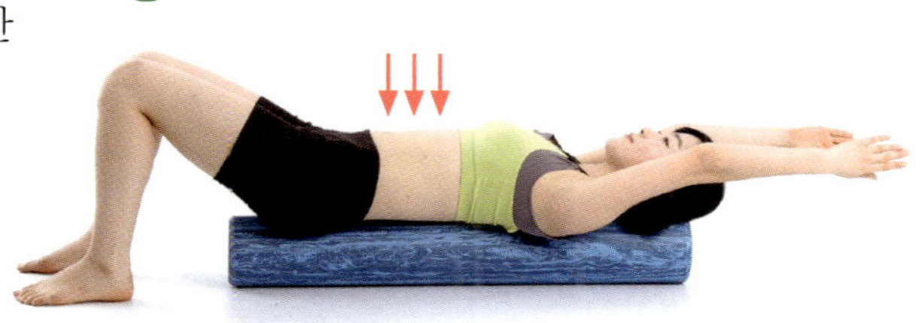

3

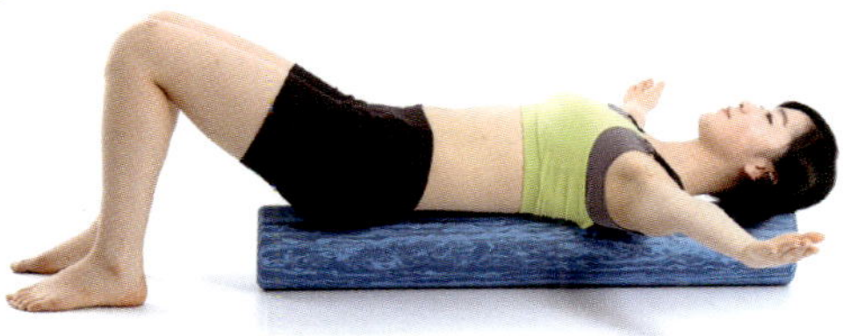

4

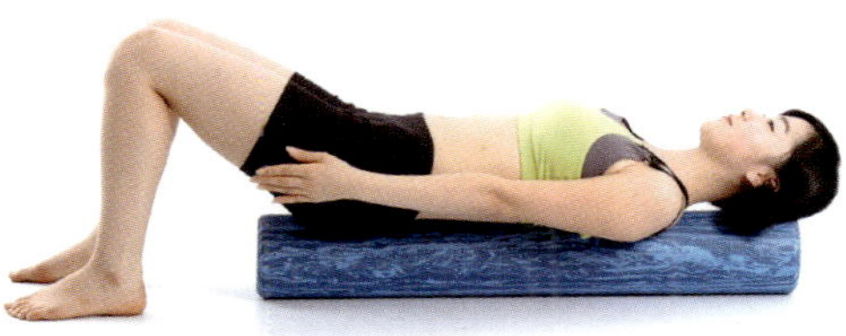

Tip

- 팔을 머리 위로 올릴 때, 갈비뼈 뒤 하단부위가 폼롤러에서 들려 떨어지지 않도록 한다.
- 어깨가 귀로부터 멀리 떨어지도록, 어깨의 긴장을 풀고, 가슴을 넓게 펴도록 한다.
- 자신의 어깨관절의 유연성 활동범위만큼 동작을 실행한다.
- 만약 두 팔을 돌리는 동안 몸통의 안정성이 깨진다면, 한 팔씩 기능적으로 동작을 습득해야 한다.

23 : Foam Roller

가슴 늘이기
Chest Stretching

운동효과

가슴 근육 스트레칭
어깨, 몸통 안정성 향상

신체 관절의 움직임

척추 중립
어깨 외전과 수평 외전

준비자세

폼롤러 위에서 필라테스 기본 누운 자세를 취한다. 두 팔을 위로 들어 올린다.

동작

1 척추를 신장시켜 늘인다.
2 팔꿈치가 직각을 이루도록 팔꿈치를 바닥으로 끌어 내린다.
3 두 손을 머리 위쪽 방향으로 내린다. 자연스럽게 호흡을 하면서 10초간 자세를 유지한 후, 준비자세로 돌아간다. 이 동작을 3~5회 반복한다.

1

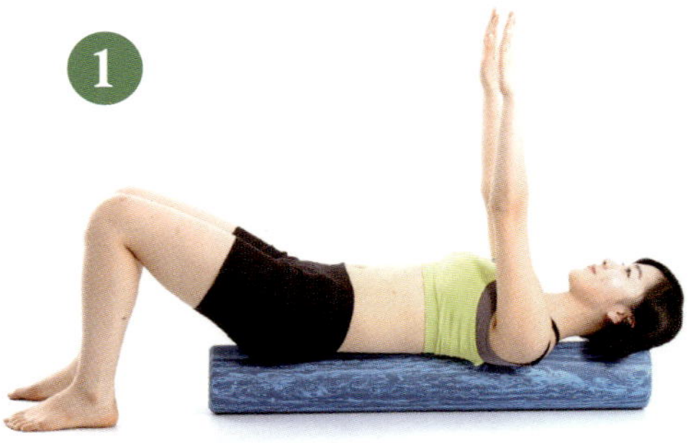

2

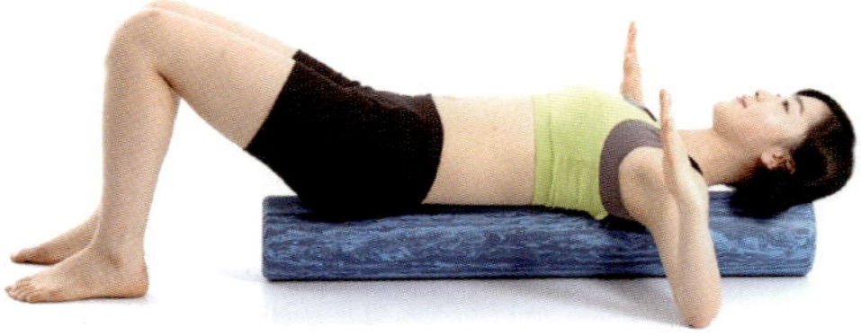

3

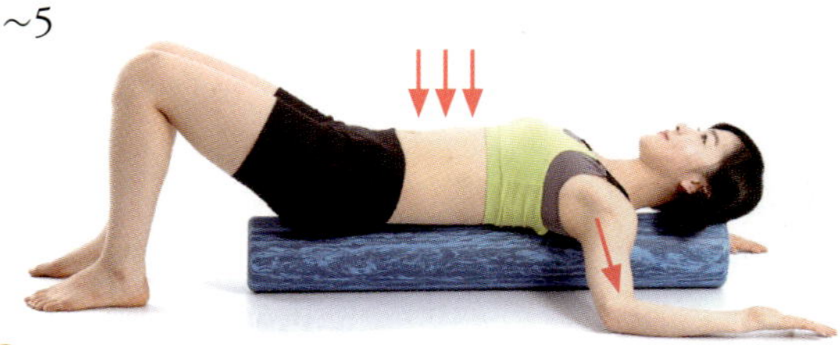

Tip

- 어깨의 안정성을 유지하고 갈비뼈가 벌어지지 않도록 한다. 이때, 팔꿈치를 최대한 매트바닥에 닿도록 내린다.
- 팔의 동작을 하는 동안 두 다리가 바깥쪽 또는 안쪽으로 벌어지지 않도록 한다.

24 : Foam Roller

팔꿈치 당기기
Pulling Elbows

운동효과

가슴근육 스트레칭
견갑골대, 등 근육 정렬 인지 능력 향상

신체 관절의 움직임

어깨 내전

준비자세

폼롤러 위에서 필라테스 기본 누운 자세를 취한다.
두 팔을 위로 들어 올린다.

동작

1 척추를 신장시켜 늘인다.
2 팔꿈치가 직각을 이루도록 팔꿈치를 매트바닥으로 끌어 내린다.
3 두 손을 매트바닥 방향으로 내린다.
자세를 유지한다.
4 팔꿈치를 옆구리 쪽 방향으로 끌어당긴다.
준비자세로 돌아간다. 이 동작을 6~10회 반복한다.

Tip
- 호흡을 통해 어깨의 기능적인 움직임에 집중하면서 가슴근육을 스트레칭한다.

1
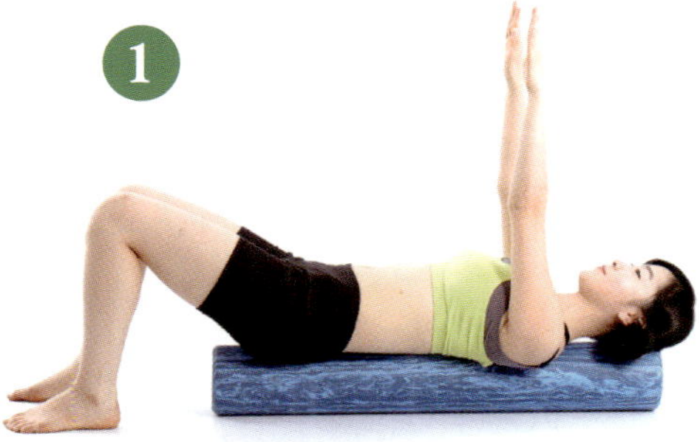

2
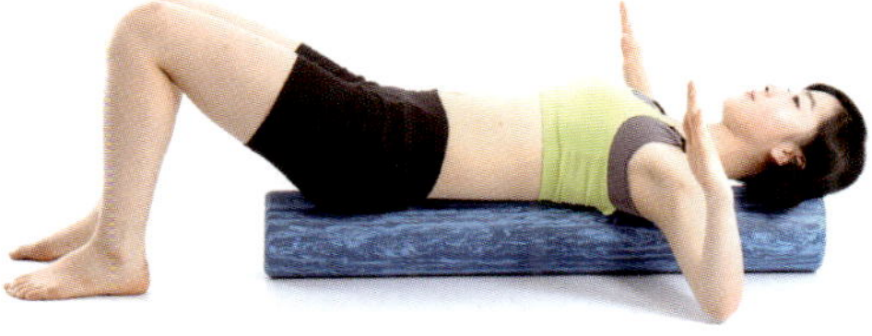

3
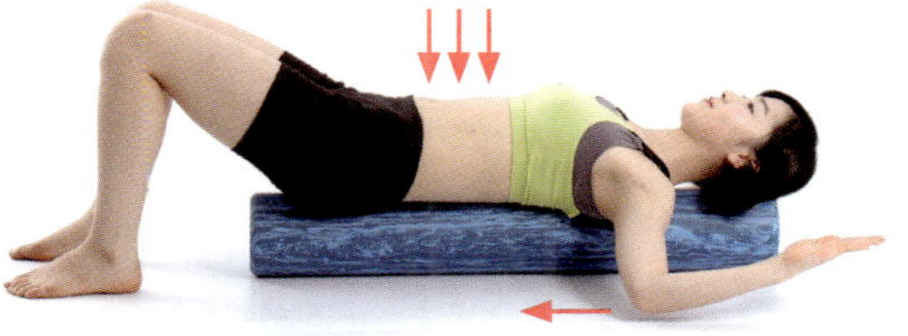

4
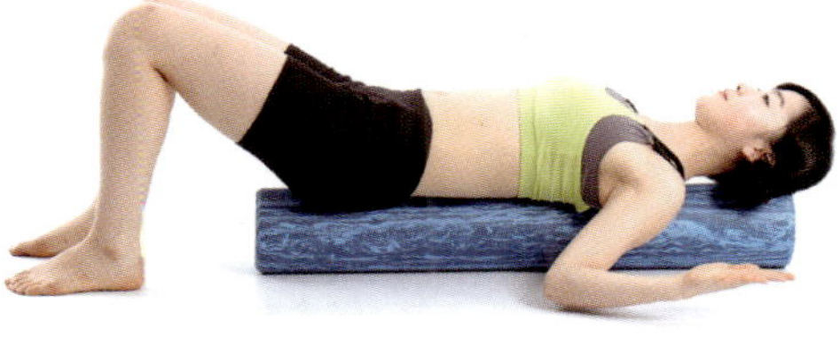

25 : Foam Roller

테트리스
Tetrix

운동효과

어깨관절의 기능적인 활동능력 향상
어깨, 가슴, 등 근육 스트레칭

신체 관절의 움직임

어깨 내회전과 외회전

준비자세

폼롤러 위에서 필라테스 기본 누운 자세를 취한다.
양팔의 팔꿈치를 직각으로 유지한다.

동작

1 준비자세에서, 척추를 신장시켜 늘인다.
2 팔꿈치가 직각을 유지하면서, 오른쪽 손을 머리 위쪽 방향으로 내리고, 왼쪽 손은 골반 쪽으로 내린다.
3 준비자세로 돌아간다.
4 팔꿈치는 계속 직각을 유지하면서, 손을 바꾸어 내린다.
준비자세로 돌아간다.
이 동작을 6~10회 반복한다.

1

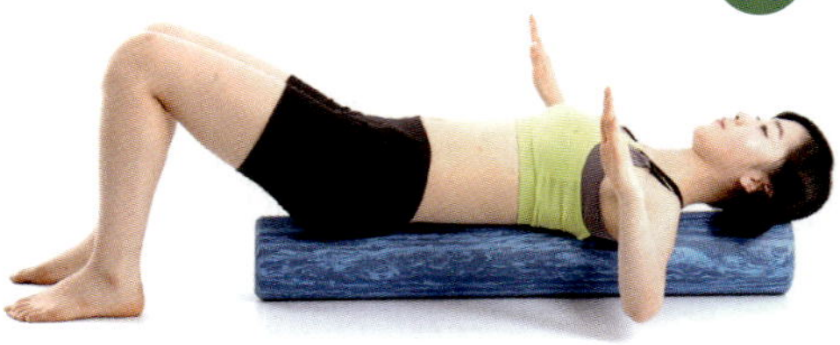

2

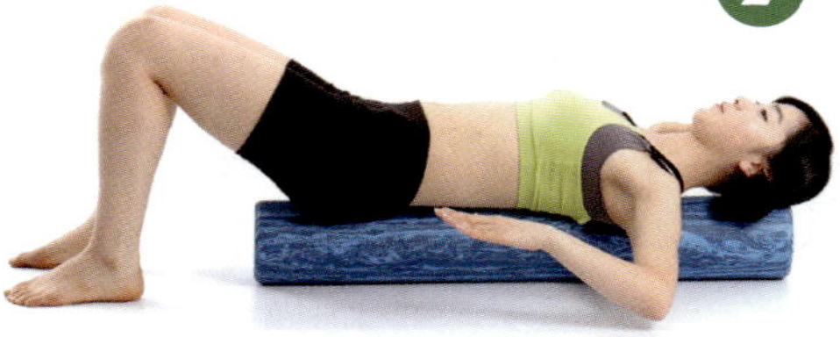

3

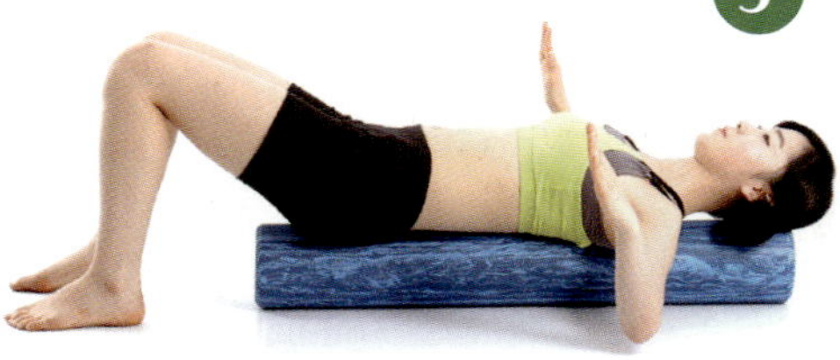

4

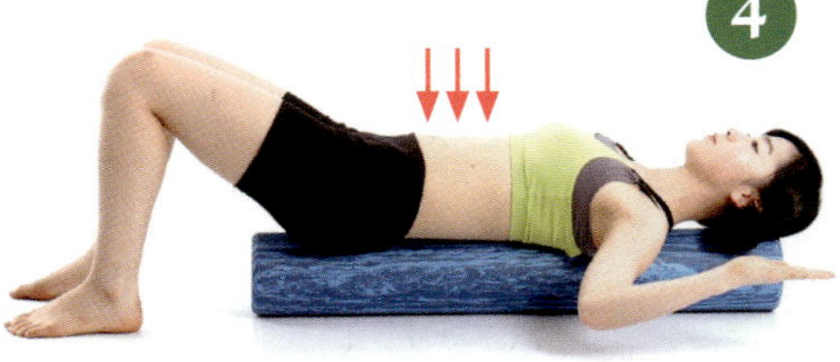

Tip

- 어깨가 귀에서 멀리 떨어지도록, 어깨의 긴장을 풀어 준다.
- 어깨의 안정성을 유지한다.
- 호흡을 집중하면서 어깨의 기능적인 움직임을 실행한다.

26 : Foam Roller

팔 엇갈려서 원 그리기
Arms Split & Circles

운동효과

어깨관절의 기능적 활동능력 향상
가슴, 등 상부 근육 스트레칭

신체 관절의 움직임

어깨 회선

준비자세

폼롤러 위에서 필라테스 기본 누운 자세를 취한다. 두 팔을 위로 들어 올린다.

동작

1 척추를 신장시켜 늘인다.

2 오른쪽 팔을 머리 위로 올리고, 왼쪽 팔은 골반 아래로 내린다.

3 4 오른쪽 팔은 시계방향으로 왼쪽 팔은 반시계방향으로 팔을 돌리고 준비자세로 돌아간다. 팔을 바꾸어 동일한 방법으로 동작을 실행한다. 이 동작을 3~5회 반복한다.

1

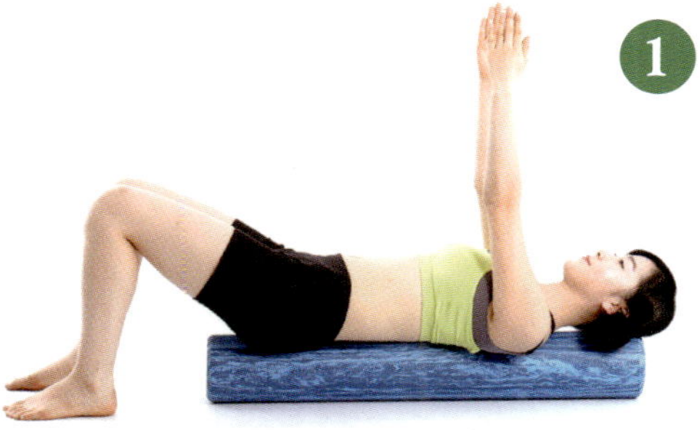

2

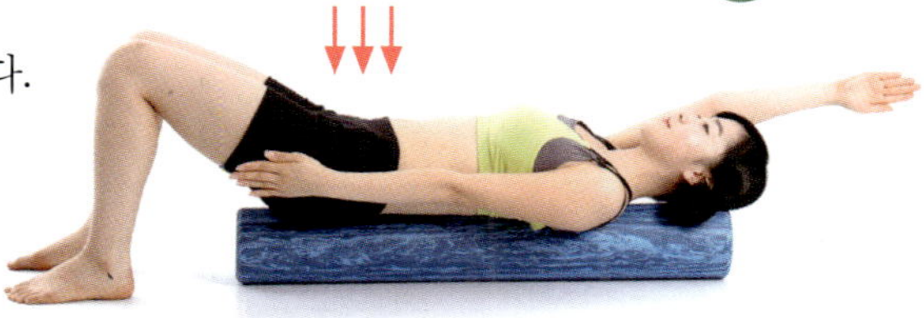

3

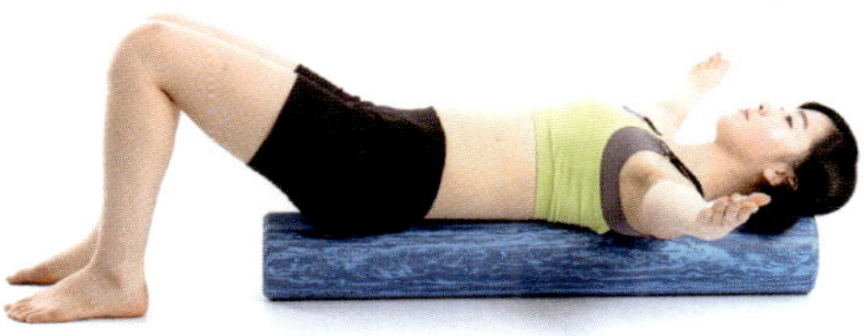

4

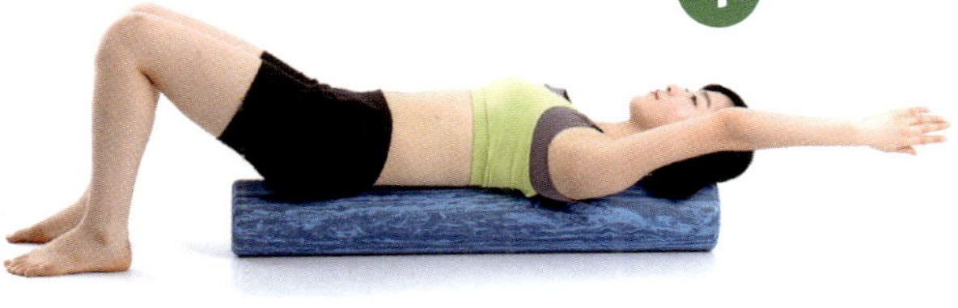

Tip

- 두 손이 반원을 크게 그리는 동안, 갈비뼈 앞 부위가 과도하게 벌어지거나, 갈비뼈 뒤쪽 하단 부위가 폼롤러에서 들리지 않도록 한다.

27 : Foam Roller

한 다리 바닥 찍기
Dip Toes

운동효과

몸통 심부 근력 강화
몸통의 안정성 향상
골반굴근 강화

신체 관절의 움직임

고관절 신전과 굴곡

준비자세

폼롤러 위에서 필라테스 기본 누운 자세를 취한다. 두 손으로 균형을 잡은 상태에서 구부린 두 다리를 매트바닥에서 천장 쪽으로 들어 올린다.
이때, 다리의 각도가 90도가 되고 다리가 평행이 되어야 한다.

동작

1 척추를 신장시켜 늘인다.
2 한쪽 발끝을 매트바닥에 내려 살짝 찍는다.
3 내렸던 발을 들어 준비자세로 돌아간다.
4 매트바닥에 같은 발의 뒤꿈치를 내려 살짝 찍는다.
준비자세로 돌아간다. 발을 바꾸어 동일한 방법으로 동작을 실행한다.
이 동작을 3~5회 반복한다.

1
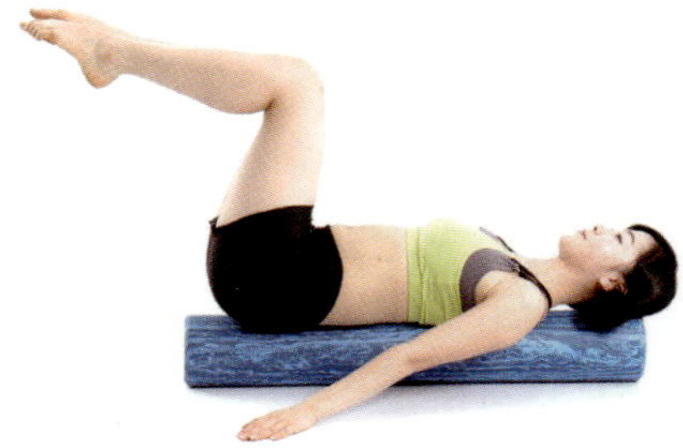

2
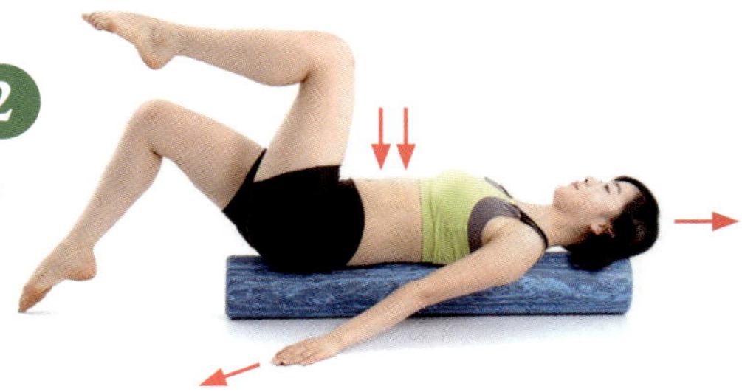

3
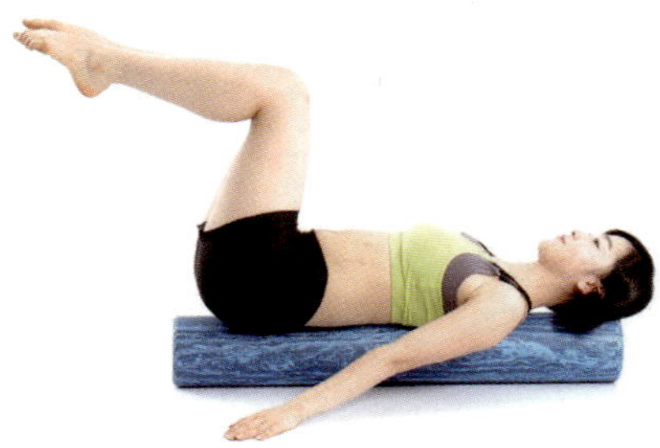

4
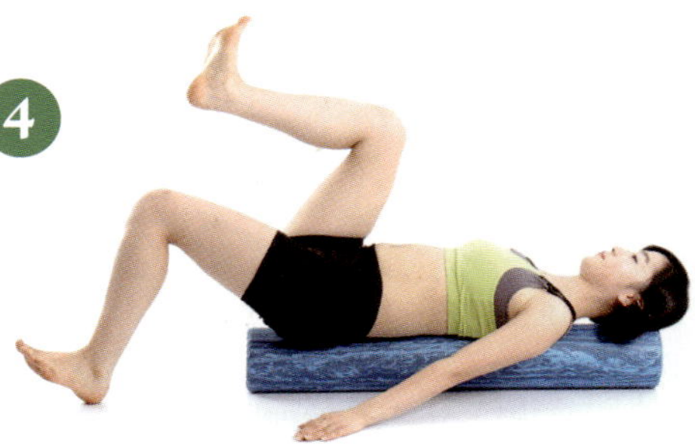

Tip

- 발을 올리고 내리는 동안, 허리가 폼롤러에서 들려 안정성을 잃지 않도록 한다.
- 폼롤러에서 두 손으로 균형을 유지하도록 한다. 어깨의 긴장을 풀어 어깨가 귀에서 멀리 떨어지도록 한다.
- 동작을 하는 동안 손 끝의 에너지를 이용하여 팔을 늘인다.

28 : Foam Roller

누워 팔다리 들기

Dying Bugs

운동효과

몸통 심부근력 강화
몸통의 안정성 향상
골반굴근 강화
고관절, 어깨관절의 유연성

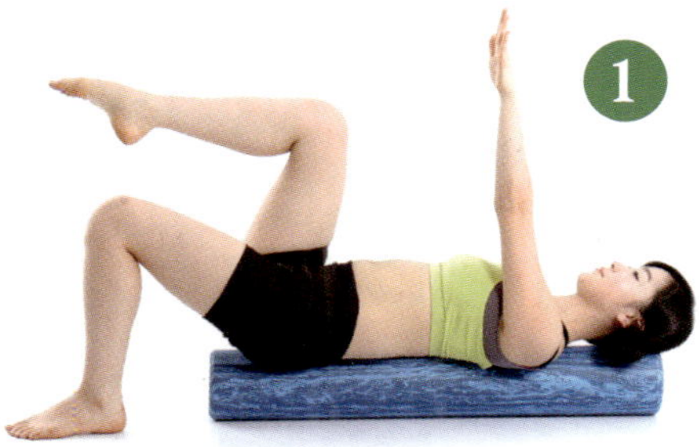

1

신체 관절의 움직임

어깨 굴곡
고관절 신전
무릎 신전

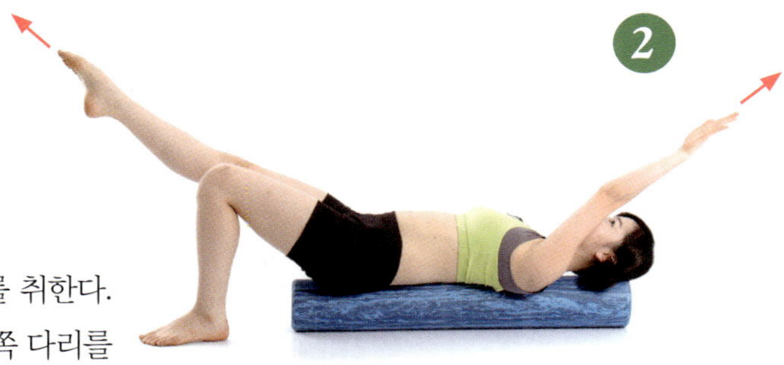

2

준비자세

폼롤러 위에서 필라테스 기본 누운 자세를 취한다. 왼쪽 팔은 천장 쪽으로 들어 올리고, 오른쪽 다리를 매트바닥으로부터 천장 쪽으로 들어 올린다. 이때, 무릎을 굽혀 90도가 되도록 한다.

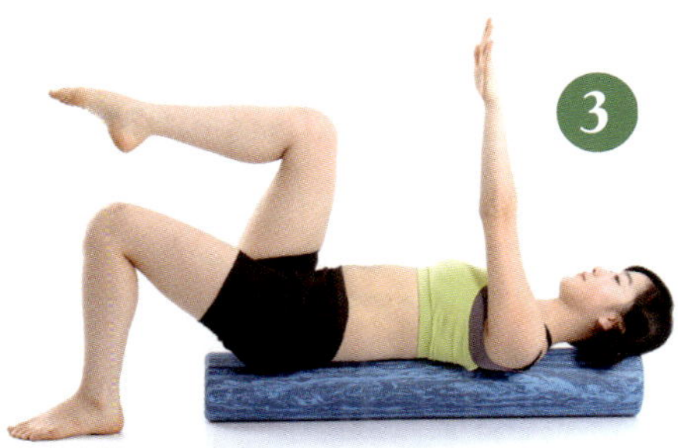

3

동작

1 척추를 신장시켜 늘인다.

2 들어 올린 팔과 다리를 서로 반대방향 사선으로 길게 편다. 이때, 팔과 다리가 매트바닥으로부터 45도를 이루도록 한다.

3 준비자세로 돌아간다. 팔과 다리를 바꾸어 동일하게 동작을 실행한다. 이 동작을 3~5회 반복한다.

Tip

- 팔과 다리를 사선 아래로 동작하는 동안, 허리가 폼롤러에서 들려 안정성을 잃지 않도록 한다.
- 팔과 다리를 서로 당기는 동안 어깨와 골반의 안정성을 유지해야 한다.

29 : Foam Roller

누워 엉덩이 들어 올리기

Bridge

운동효과

척추 분절 인지 능력 향상
척추기립근 마사지
복부, 둔부, 슬건 근력 강화
척추 유연성 향상

신체 관절의 움직임

척추 굴곡
고관절 신전
어깨 신전

준비자세

폼롤러 위에서 필라테스 기본 누운 자세를 취한다.

동작

1 준비자세에서, 척추를 신장시켜 늘인다.

2 꼬리뼈를 김밥을 말듯이 척추를 천천히 끌어 올려 엉덩이를 들어 준다.
자세를 유지하면서, 척추를 신장시켜 늘인다.

3 등쪽 척추부터 차례로 바닥에 내려놓아, 준비자세로 돌아간다.
이 동작을 6~10회 반복한다.

1

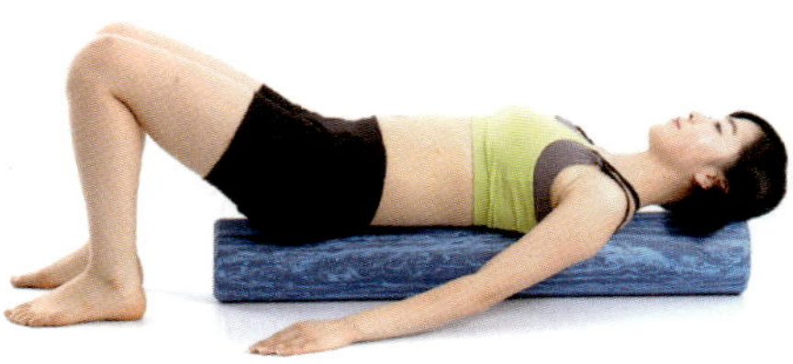

2

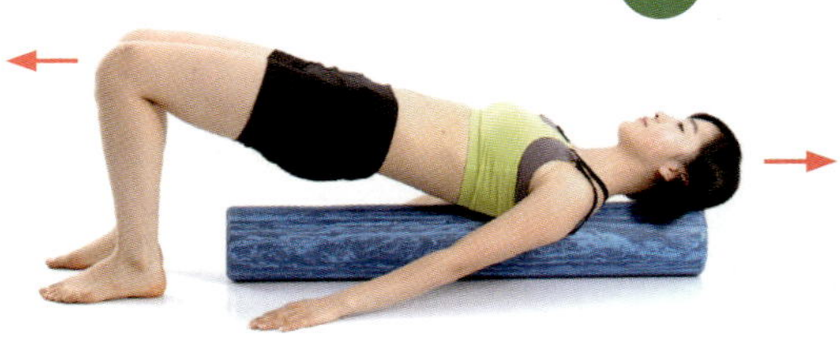

3

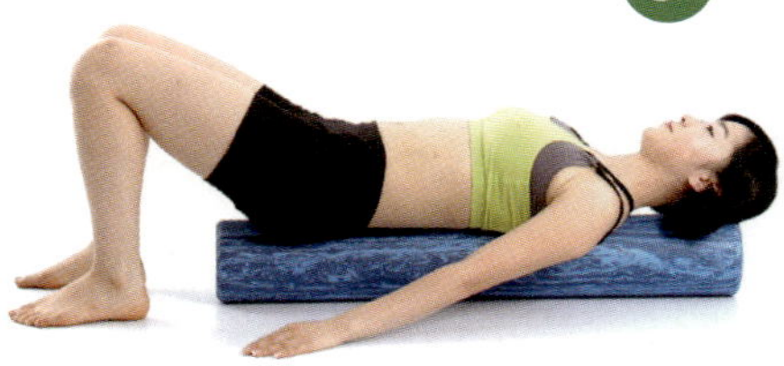

Tip

- 동작을 하는 동안 척추 마디마디의 분절을 몸소 느낄 수 있어야 한다.
- 어깨의 긴장을 풀고 가슴을 넓게 펴도록 한다. 무릎의 간격을 유지하여 무릎이 밖으로 벌어지지 않도록 한다.

30 : Foam Roller

상체 뒤로 올리고 내리기
Roll Up & Down

운동효과

복부, 슬건 근력 강화　　하체 강화

척추 유연성 향상

신체 관절의 움직임

척추 굴곡

어깨 신전과 굴곡

고관절 굴곡

준비자세

폼롤러 위에서 필라테스 기본 누운 자세를 취한다.

두 팔을 천장 쪽으로 들어 올린다.

동작

1 척추를 신장시켜 늘인다.

2 3 복부를 수축하면서 머리부터 가슴, 등 순으로 들어 올려 앉는다.

4 자세를 유지하면서, 척추를 신장시켜 늘인다.

갈은 방법으로 올라온 신체를 복부를 수축하면서 꼬리뼈부터 골반, 허리, 등, 머리 순으로 내려간다.

이 동작을 6~10회 반복한다.

1

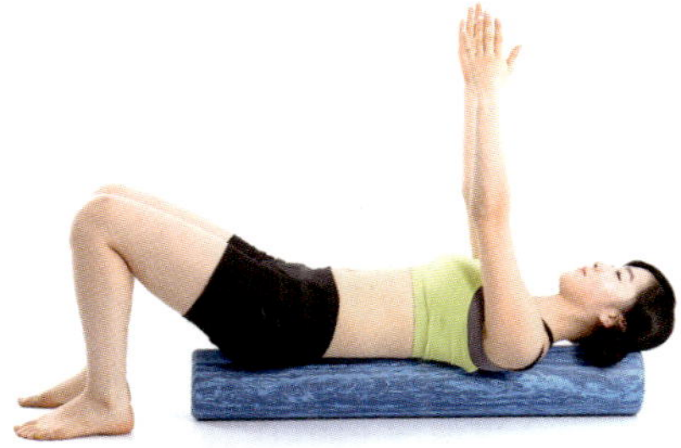

2

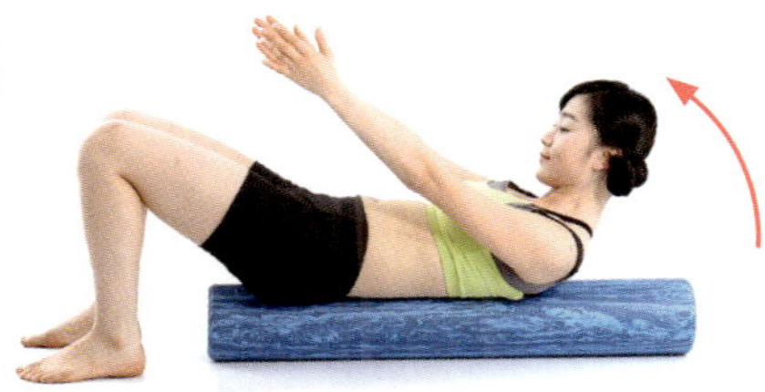

3

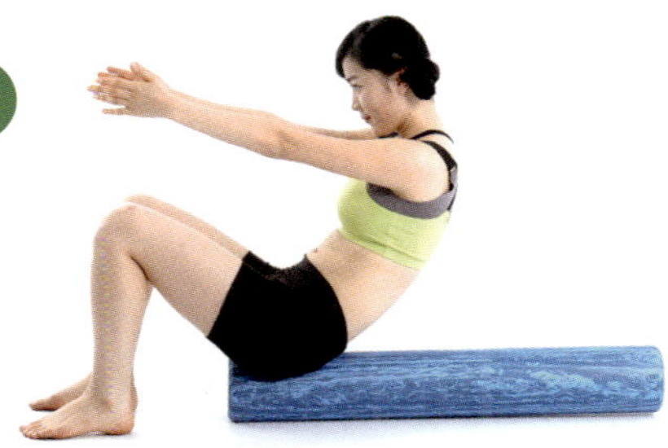

4

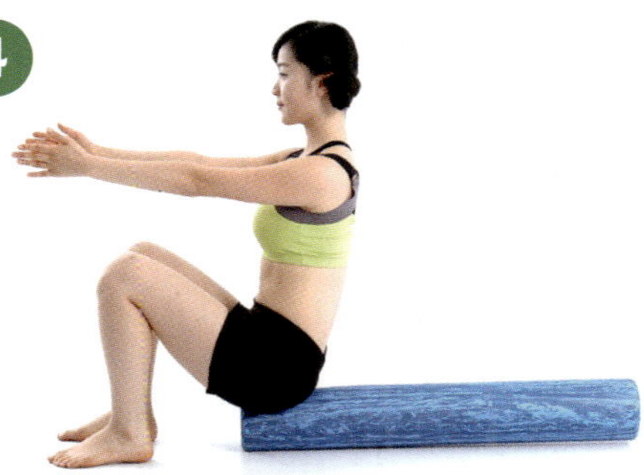

Tip

- 골반이 뒤로 후굴하면서 상체를 폼롤러 위에 내릴 때, 척추 마디를 늘인다고 연상하고 복부 근력을 조절하여 천천히 내리도록 한다.
- 복부근육을 사용하지 않으면 과도하게 허벅지 근육을 사용할 수 있으므로 주의한다.

31 : Foam Roller

앞쪽으로 척추 스트레칭

Spine Stretch Forward

운동효과

척추 유연성 향상
등, 슬건 근육 스트레칭
어깨 유연성 향상
복부근육 인지 능력 향상

신체 관절의 움직임

척추, 어깨 굴곡
고관절 굴곡

준비자세

필라테스 기본 앉은 자세를 취한다. 허리를 곧게 펴고 두 다리는 골반 넓이만큼 벌린다.
허벅지 위에 폼롤러를 두고 그 위에 두 손목을 올린다.

동작

1 척추를 신장시켜 늘인다.

2 상체를 앞으로 구부리면서 시선, 머리, 상체 순으로 폼롤러를 앞으로 굴리면서 내려간다.

3 자세를 유지하면서 앞으로 더 스트레칭한다.

이 동작을 6~10회 반복한다.

1
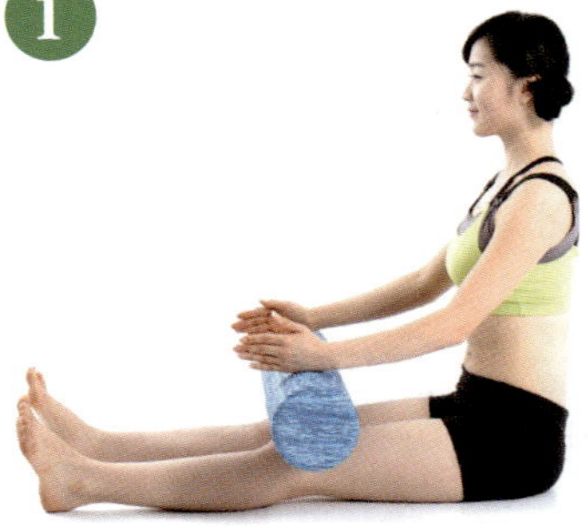

2
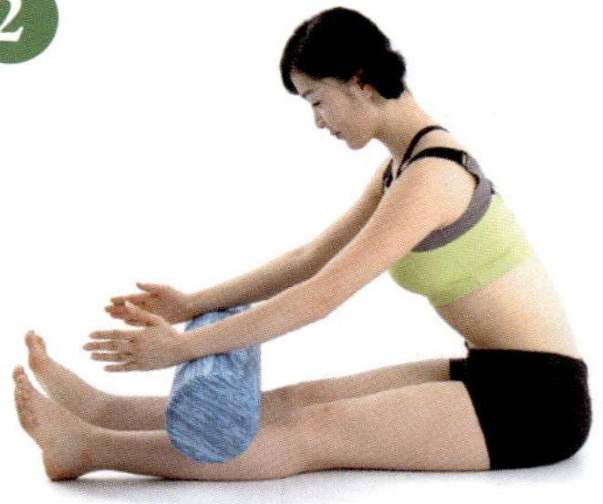

3
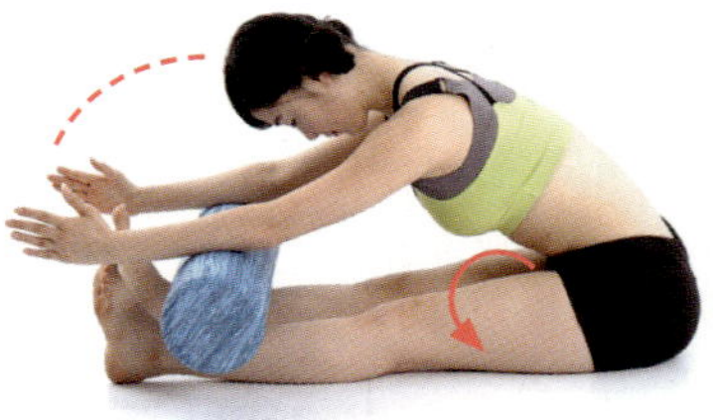

Tip

- 상체를 구부릴 때, 목과 어깨 근육이 긴장되지 않도록 해야 한다.
- 옆에서 보았을 때, C자 형태를 유지해 복부근육을 인지할 수 있어야 한다.

32 : Foam Roller

척추 비틀기
Spine Twist

운동효과

척추 회전력 향상
등, 허리, 엉덩이, 슬건 근육 스트레칭

신체 관절의 움직임

척추 회전
고관절 굴곡과 신전

준비자세

필라테스 기본 앉은 자세를 취한다. 허리를 곧게 펴고 두 다리는 골반 넓이만큼 벌린다.
폼롤러를 두 손에 들어 정면으로 어깨 높이만큼 들어 올린다.

동작

1 척추를 신장시켜 늘인다.
2 오른쪽 방향으로 몸통을 비튼다.
3 준비자세로 돌아간다.
4 왼쪽 방향으로 몸통을 비튼다.
이 동작을 3~5회 반복한다.

Tip

- 몸통을 비틀 때, 엉덩이가 바닥에서 떨어지지 않도록 한다.
- 어깨가 귀에서 멀리 떨어지도록, 어깨의 긴장을 풀고 동작을 실행한다.

1

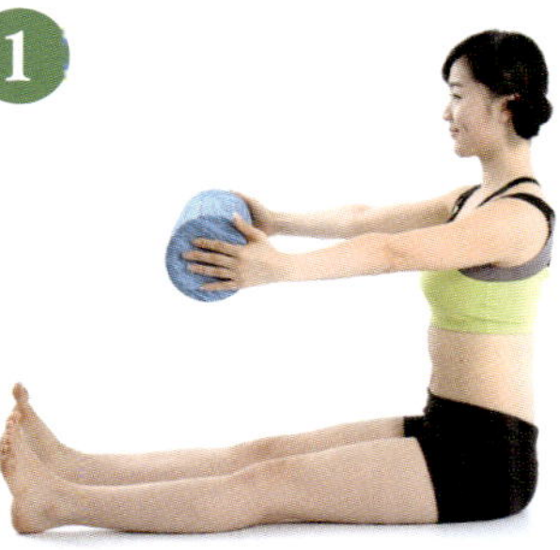

2

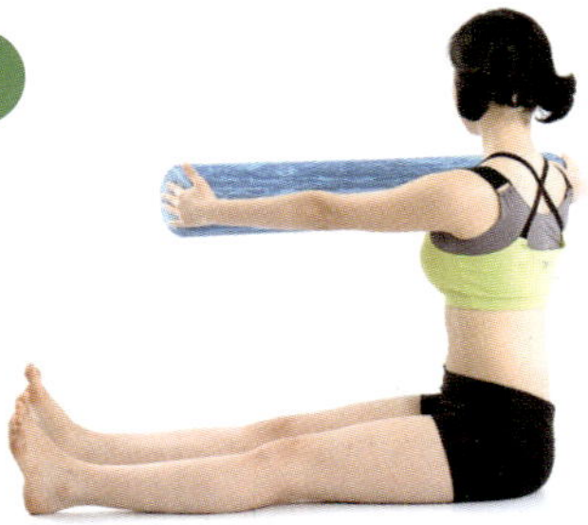

3

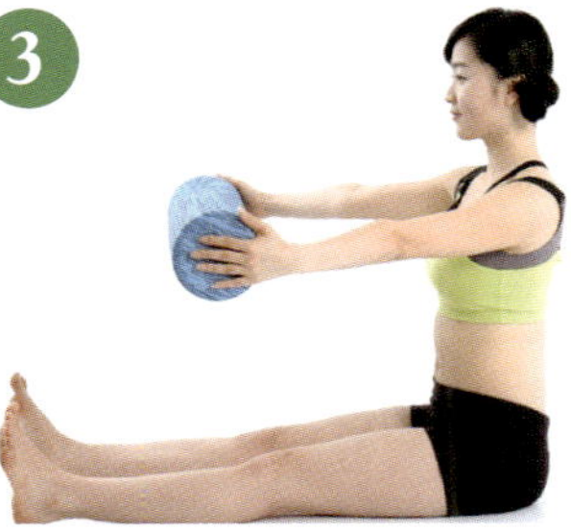

4

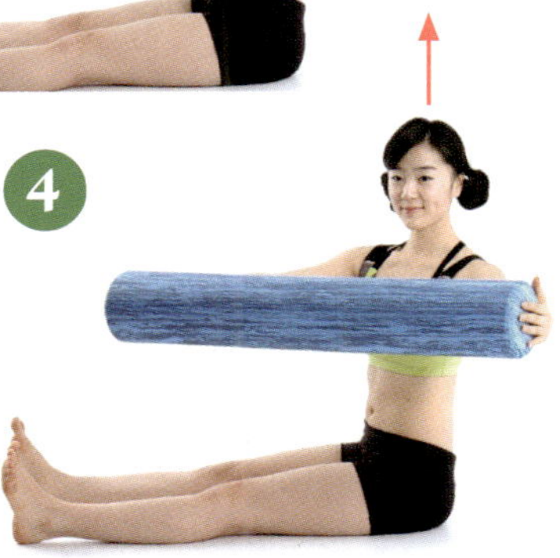

33 : Foam Roller

머리 뒤로 팔 내리기
Lats Pull

운동효과

가슴, 광배근 근력을 향상
광배근 인지 능력 향상
어깨안정성 인지 능력 향상

신체 관절의 움직임

어깨 내전
팔꿈치 굴곡

준비자세

필라테스 기본 앉은 자세를 취한다.
허리를 곧게 펴고 두 다리는 골반 넓이만큼 벌린다. 폼롤러를 양손으로 들어 머리 위 천장 쪽으로 팔을 뻗는다.

동작

1. 척추를 신장시켜 늘인다.
2. 폼롤러를 머리 뒤쪽으로 내린다.
3. 준비자세로 돌아간다.
   이 동작을 6~10회 반복한다.

Tip

- 폼롤러를 머리 뒤쪽으로 내리는 동작을 할 때, 어깨의 긴장을 풀고 가슴을 넓게 펴서 갈비뼈 부위가 벌어지지 않도록 한다.
- 호흡을 집중하면서 견갑골의 기능적인 움직임의 인지가 필요하다.

1
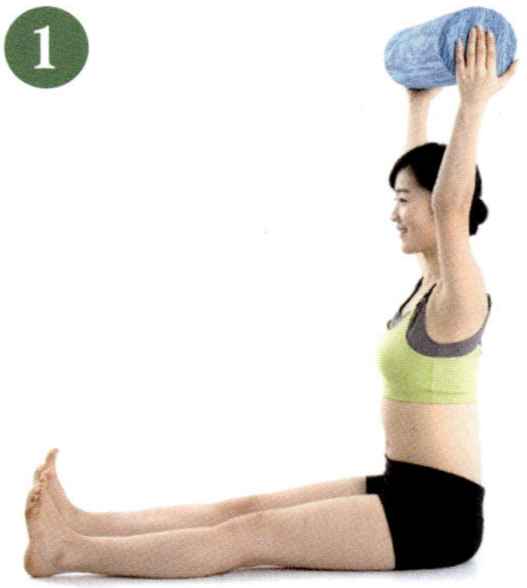

2
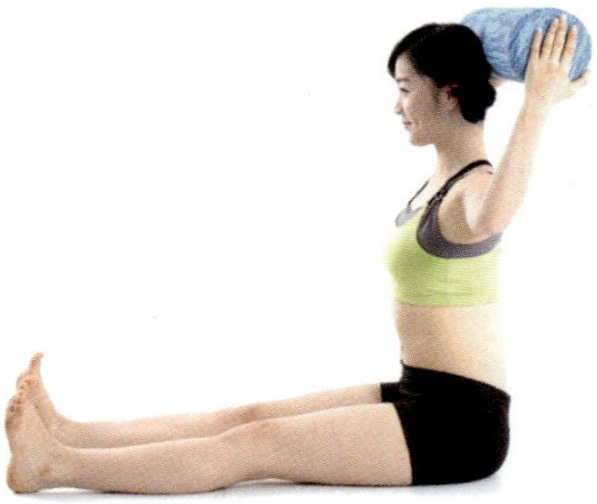

3
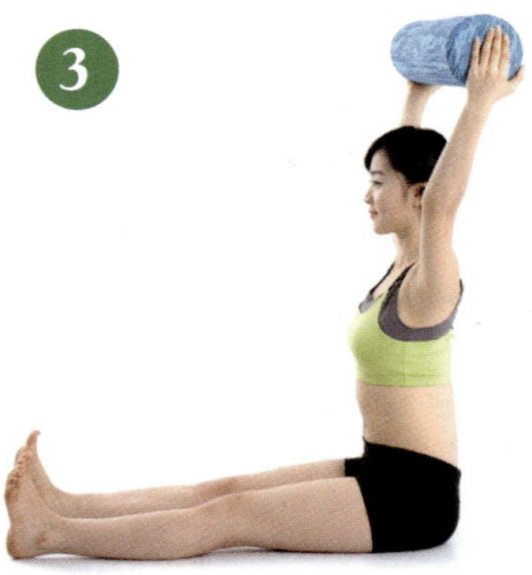

34 : Foam Roller

앉아서 상체 숙여 스트레칭

Frog Stretching

운동효과

골반, 등, 다리 근육 스트레칭
복부근육 인지 능력 향상

신체 관절의 움직임

척추 굴곡, 어깨 굴곡, 고관절 굴곡

준비자세

필라테스 기본 원리에 입각한 앉은 자세를 취한다. 허리를 곧게 펴고 두 다리는 다이아몬드 자세를 취한다. 폼롤러를 발 앞에 놓고 두 손을 폼롤러 위에 올려 놓는다.

동작

1 준비자세에서, 척추를 신장시켜 늘인다.

2 상체를 앞으로 구부리면서 폼롤러를 정면으로 굴린다. 스트레칭을 더 한다. 상체를 들어 올린다.

3 몸통을 오른쪽 방향으로 비튼 상태에서, 준비자세를 취한다.

4 몸통을 비튼 상체를 앞으로 구부리면서 폼롤러를 굴린다. 스트레칭을 더 한다. 상체를 들어 올린다. 몸통을 반대쪽 방향으로 비튼 상태에서 동일하게 동작을 실행한다. 이 동작을 3~5회 반복한다.

1
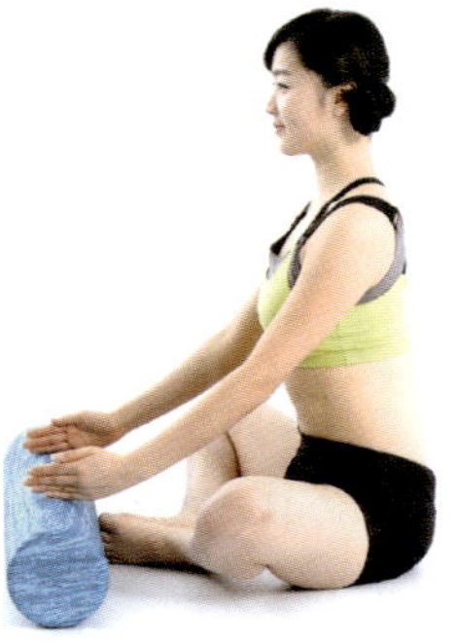

2
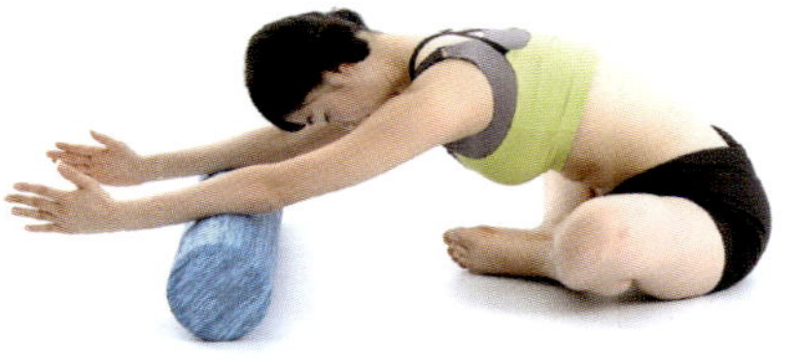

3
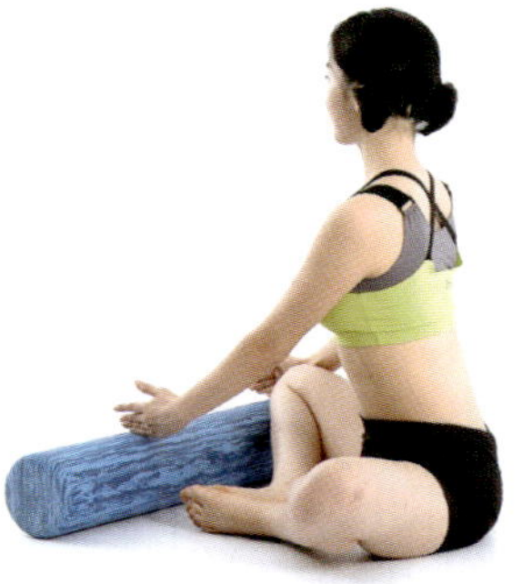

4
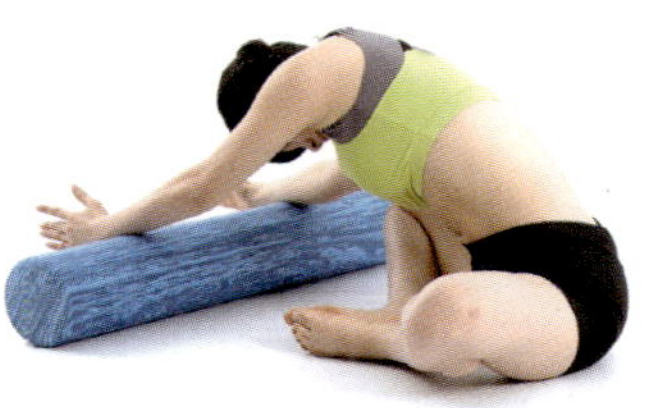

Tip

- 상체를 앞으로 구부릴 때, 목과 어깨 근육이 긴장되지 않도록 한다.
- 어깨가 귀에서 멀리 떨어져야 한다.

튜빙밴드를 이용한 필라테스

튜빙밴드란 무엇인가?

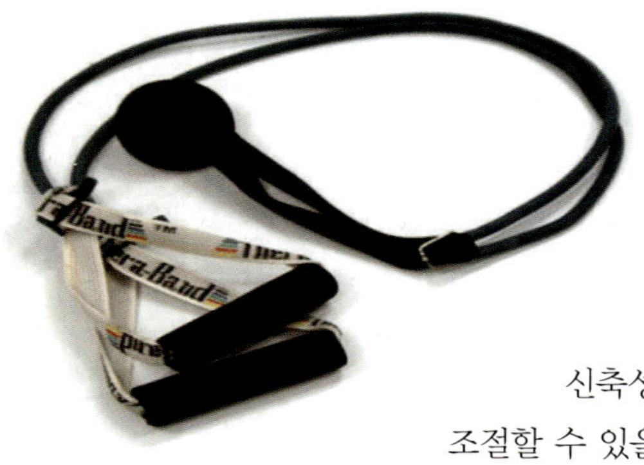

탄성 저항 운동 소도구인 튜빙밴드(tubing band)는 이미 세라밴드라는 비슷한 유형의 운동 소품으로 대중들에게 널리 알려져 있으며, 재활치료나 반복동작 훈련을 통한 근력 향상을 위한 소도구이다. 폼롤러가 스트레칭, 마사지, 밸런스에 중점을 두고 있다면 튜빙밴드는 근력 강화 운동이 주라 할 수 있다.

신축성 있는 고무재질로 되어 있어 탄력도를 자유자재로 조절할 수 있을 뿐만 아니라 가볍고 부피가 작으며 내구성이 높아서 장기간 사용 시에도 손상되는 것을 최소화할 수 있다. 또한 타 운동기구에 비해 관절 및 근육에 상해의 가능성이 적고 자신의 근력이나 체력에 맞추어 강도를 자유롭게 조절하며 언제 어디서나 사용할 수 있다.

튜빙밴드로 할 수 있는 운동 및 효과는?

체육인, 일반인 등 모든 이에게 적용할 수 있는 운동 기구로 어느 공간에서나 이용이 가능 하다. 복부 근력 강화와 유연성 향상으로 요통 감소 효과를 얻을 수 있다. 관절 근력과 균형 조절 능력 향상으로 활동체력증진과 신체를 지탱하는 체간 근육 강화를 통해 자세 교정 효과를 얻을 수 있다.

튜빙밴드 사용 시 Tip

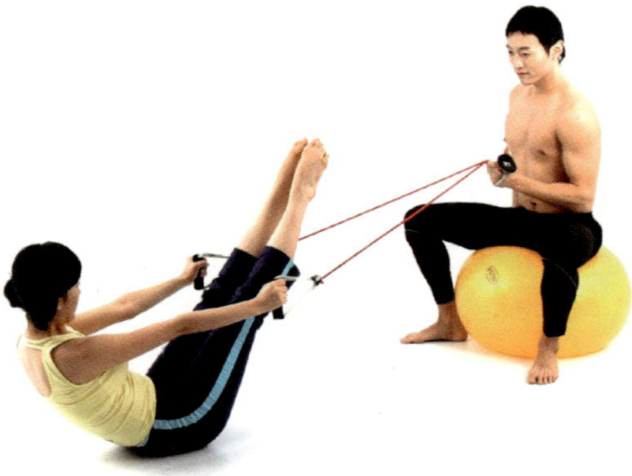

- 튜빙의 두께가 얇아 손잡이, 문걸이 지지대 등과 함께 사용하는 것을 권장한다.
- 고무제품으로, 사용하기 전에 반드시 육안 체크가 필요하다(찢어지거나 변색되었는지 확인하여 운동 시 끊어져서 생길 수 있는 부상을 예방한다).
- 물에 젖은 경우 부드러운 헝겊으로 닦아내고 그늘에서 건조시킨다(건조시키기 전 파우더 처리를 해주면 제품의 수명이 더욱 길어진다).
- 튜빙밴드에 땀이 많이 묻었을 경우 물로 세정하고 부드러운 헝겊으로 물기를 제거한 후 그늘에 건조시키면 제품의 변질을 막는 데 도움이 된다.
- 사용 후 직사광선, 형광등의 빛, 습기에 장시간 방치하지 않도록 주의하고 이물질이 묻었을 경우 시너, 왁스, 아세톤 등의 물질로 닦지 않는다.
- 뜨거운 물체나 화기 주위에 튜빙밴드를 방치하면 제품이 변질될 수도 있다.

01 : Tubing Band

두 팔 돌리기
Double Arms Circles

운동효과

어깨 관절 유동성 향상
어깨, 몸통 심부 근육 강화
어깨 안정성 향상

신체 관절의 움직임

어깨 회선

준비자세

필라테스 기본 누운 자세에서 두 다리를 쭉 편다.
두 발은 골반 넓이만큼 벌리고, 두 손으로 튜빙밴드 손잡이를 잡아 골반 옆에 둔다.

동작

1. 척추를 신장시켜 늘인다.
2. 두 팔을 머리 위로 들어 올린다.
3. 두 팔을 옆으로 내린다.
4. 두 손을 골반 옆까지 내려 준비자세로 돌아간다. 이 동작을 6~10회 반복한다.

1

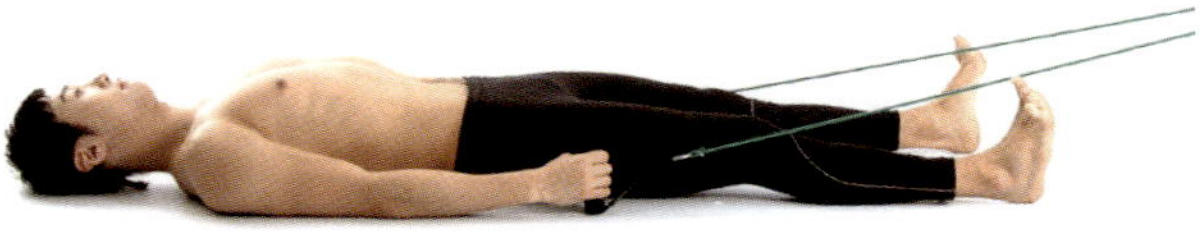

2

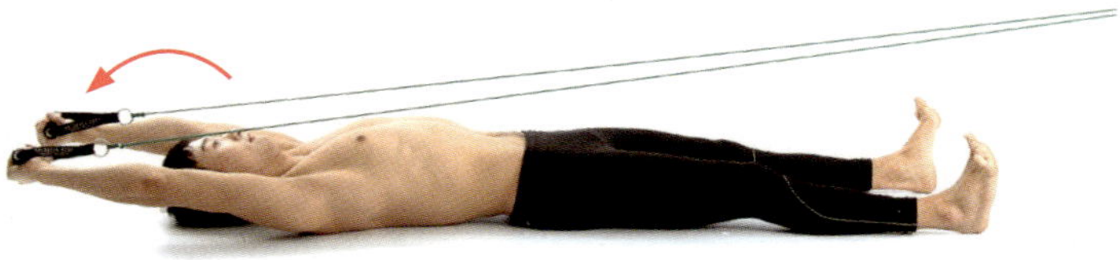

3

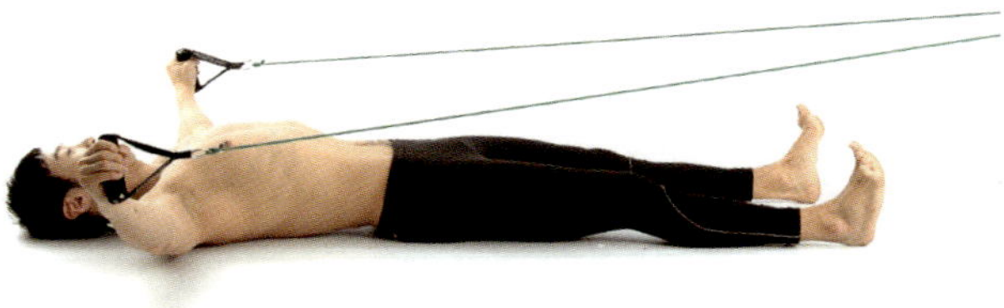

4

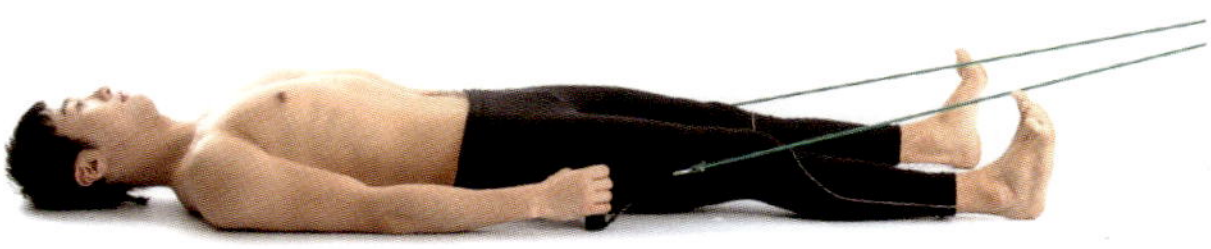

Tip

- 두 팔을 머리 위로 올릴 때, 갈비뼈가 바닥에서 떨어지지 않도록 한다.
- 두 팔을 머리 위에서 옆으로 내릴 때, 두 손이 큰 원을 그리듯이 내린다.
- 손목 관절에 과도한 부하가 걸리지 않도록 거리를 적절히 조정한다.

02 : Tubing Band

공처럼 구르기
Rolling Like A Ball

운동효과

척추 마사지
복부의 근력 강화
어깨 안정성 향상
신체 균형 감각 향상

1

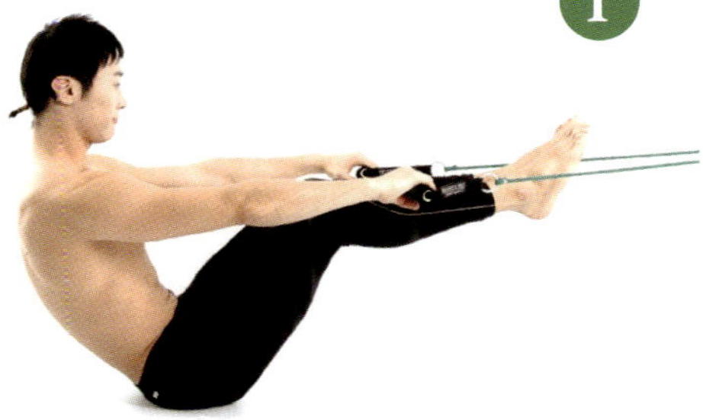

신체 관절의 움직임

척추 굴곡
고관절 굴곡
어깨 굴곡

2

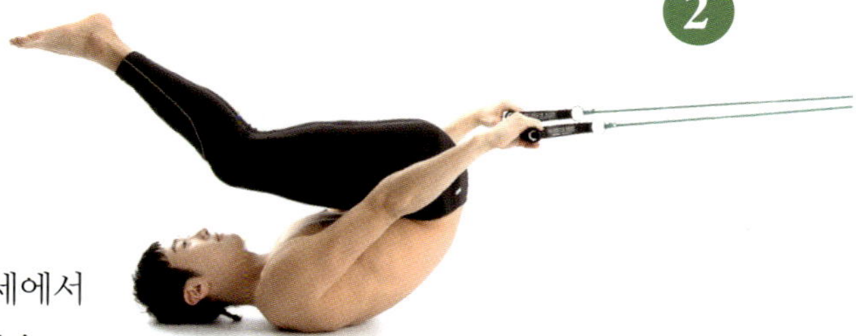

준비자세

필라테스 기본 동작인 "공처럼 구르기" 자세에서 튜빙밴드 손잡이를 잡고 두 팔을 편다. 두 발을 모으고 바닥에서 들어 올린다. 이때, 상체를 C자 모양으로 하여 신체 중심을 잡는다.

3

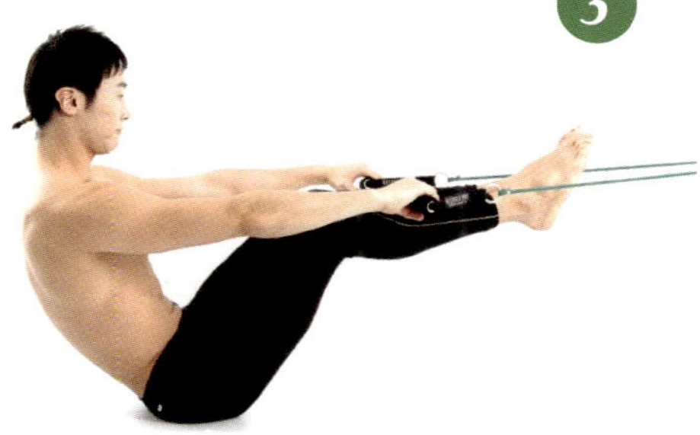

동작

1 척추를 신장시켜 늘이면서 균형을 잡는다.
2 자세를 유지하면서 상체를 뒤로 굴린다.
3 상체를 앞으로 굴려 신체 균형을 잡는다.
준비자세로 돌아간다.
이 동작을 6~10회 반복한다.

Tip

튜빙밴드는 신체 중심을 잡는 데 도움을 준다. 상체를 뒤로 구를 때, 상체의 C자 모양을 일정하게 유지하도록 한다.

03 : Tubing Band

척추 비틀어 팔 펴기
Spine Twist & Arm Extension

운동효과

척추 유연성 향상
복부 내외 복사근, 팔 근육 강화
어깨, 골반 안정성 향상

신체 관절의 움직임

척추 회전, 어깨 수평 외전
팔꿈치 신전, 고관절 내 · 외전

준비자세

필라테스 기본 앉은 자세를 취하고, 허리를 곧게 하고 다리를 편다. 두 발은 골반 넓이만큼 벌리고, 튜빙밴드의 손잡이를 잡고 가슴 쪽으로 당긴다.

동작

1 척추를 신장시켜 늘인다.
2 3 몸통을 오른쪽으로 비튼 다음 오른팔을 쭉 펴서 튜빙밴드를 늘인다.
4 팔을 굽혀 가슴 쪽으로 가져오고, 준비자세로 돌아간다. 반대쪽도 같은 방법으로 실행한다. 이 동작을 6~10회 반복한다.

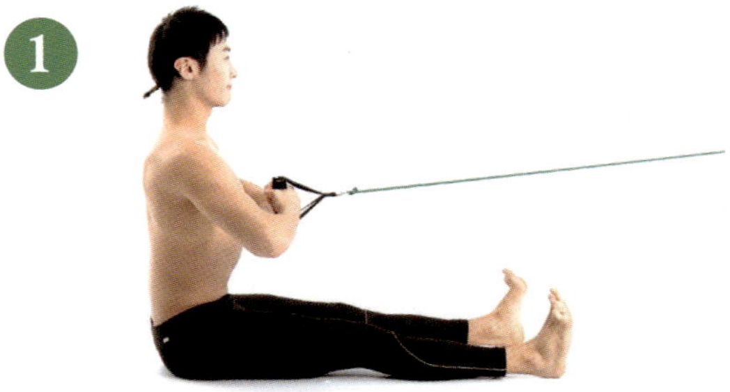

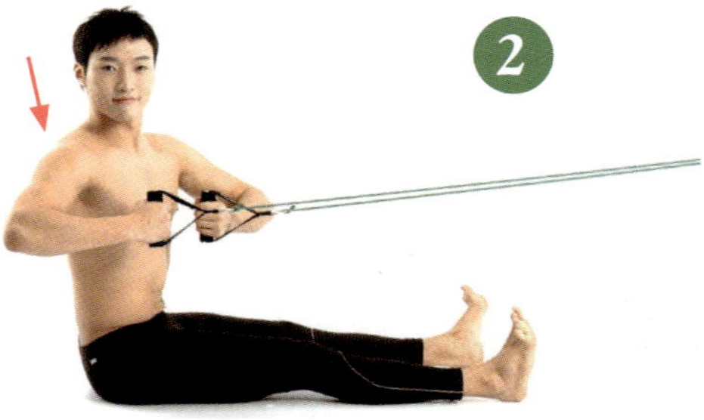

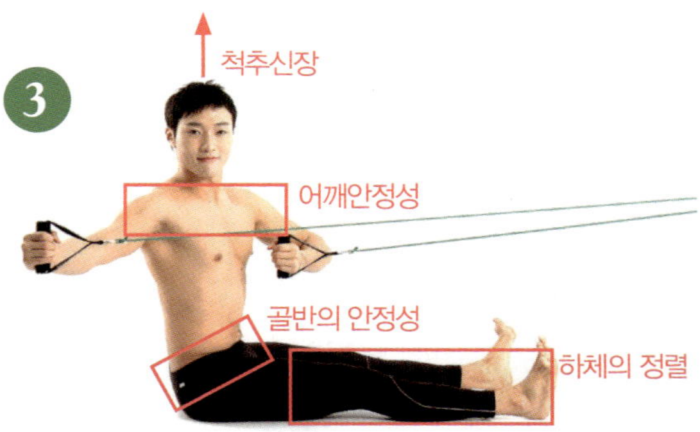

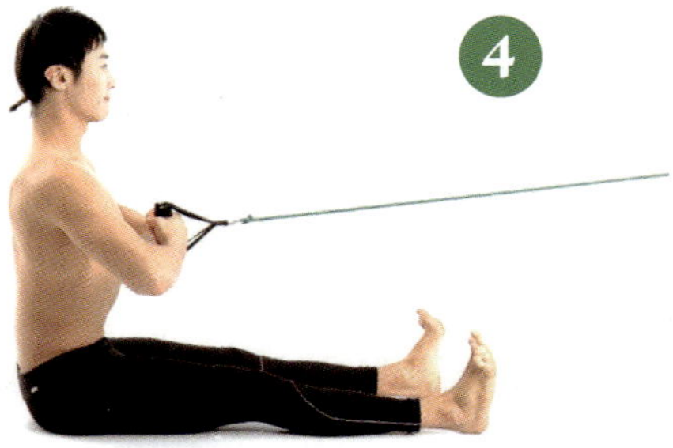

Tip

- 폐에 남아있는 공기를 신체 밖으로 내보내는 데 효과적이다.
- 몸통을 비틀 때, 엉덩이가 바닥에서 들리지 않도록 한다.
- 어깨가 올라오지 않도록 어깨의 안정성을 유지한다. 튜빙밴드의 강도가 높으면, 자세를 불안정하게 할 수 있으므로 자신에게 맞는 강도의 튜빙밴드를 선택한다.

04 : Tubing Band

옆구리 스트레칭

Mermaid

운동효과

고관절 내회전력 향상

옆구리 근육 스트레칭

팔 근육 강화, 팔 근육 조절 능력 향상

신체 관절의 움직임

척추 측면 굴곡, 어깨 내 · 외전

고관절 내 · 외전, 팔꿈치 굴곡과 신전

준비자세

필라테스 기본 원리에 입각한 앉은 자세를 취한다. 오른쪽 다리는 앞으로, 왼쪽 다리는 뒤로 접어 앉는다. 튜빙밴드의 손잡이를 잡고 두 팔을 양 옆으로 벌린다.

동작

1 척추를 신장시켜 늘인다.

2 오른쪽 방향으로 상체를 구부린다. 이때, 오른팔을 바닥에 두어 몸통을 지지한다.

3 준비자세로 돌아간다.

4 왼쪽 방향으로 상체를 구부린다. 이때, 오른손을 옆으로 쭉 밀어 늘인다.

준비자세로 돌아간다. 다리를 바꾸어 앉은 자세를 취하고 같은 방법으로 실행한다.

이 동작을 3~5회 반복한다.

1

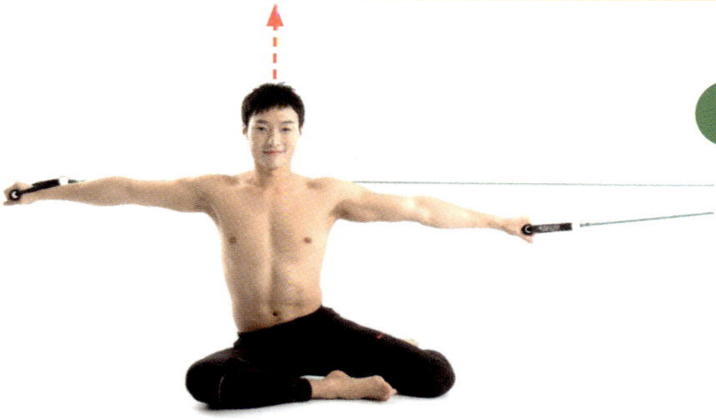

2

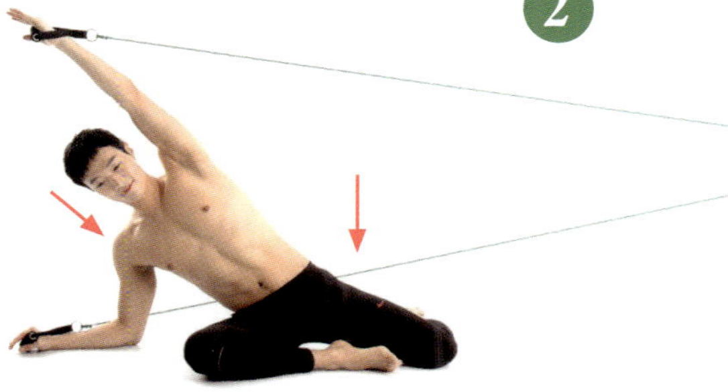

3

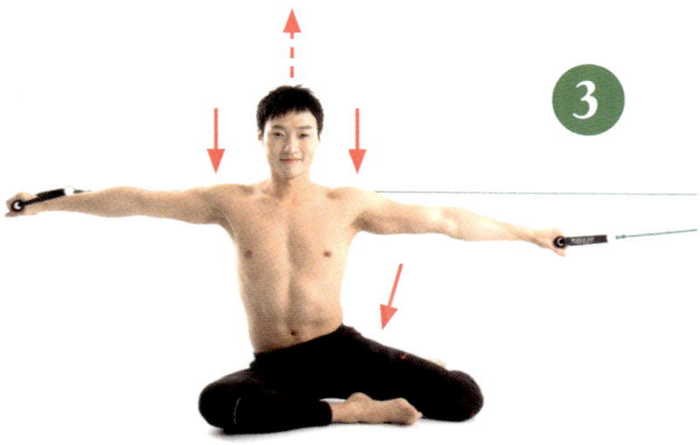

4

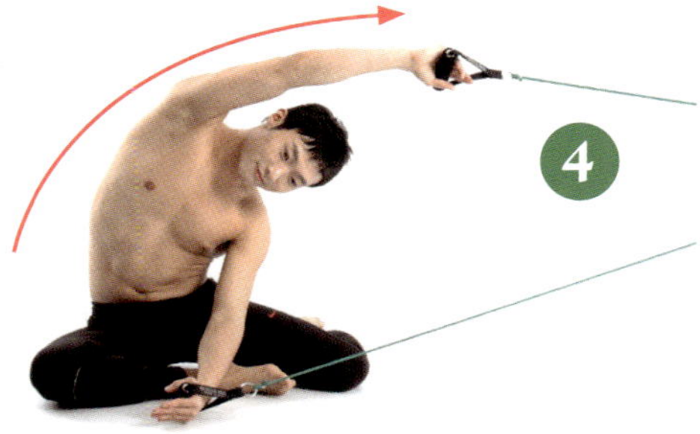

Tip

- 두 팔을 벌리거나 움직일 때 어깨는 항상 귀에서 멀리 떨어져야 한다.
- 만약 뒤로 접은 다리의 무릎 관절에 무리가 온다면 무리가 없는 양반 다리 자세로 한다.

05 : Tubing Band

헤엄치기
Swimming

운동효과

복부, 다리 근육, 등 신전근 강화
어깨 안정성 향상

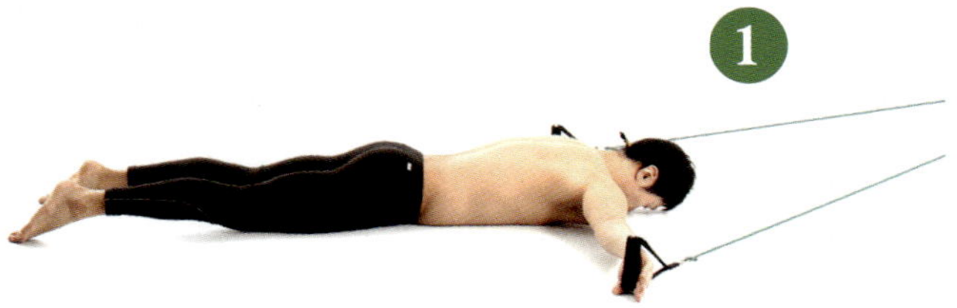

신체 관절의 움직임

고관절 굴곡과 신전
어깨 내전과 외전

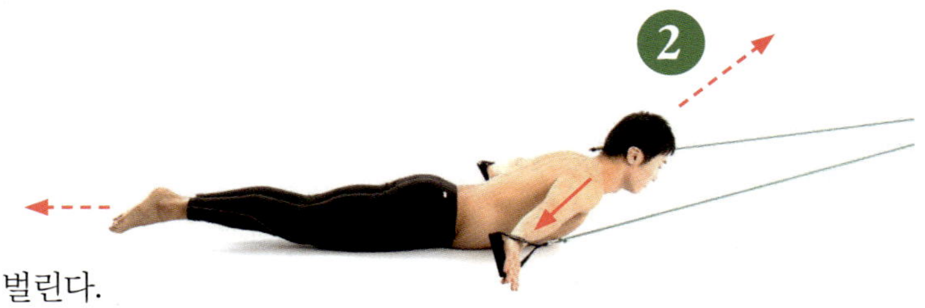

준비자세

엎드려 누워 두 발은 골반 넓이만큼 벌린다.
두 손은 튜빙밴드 손잡이를 잡고, 두 팔을 양 옆으로 수평이 되게 벌린다.

동작

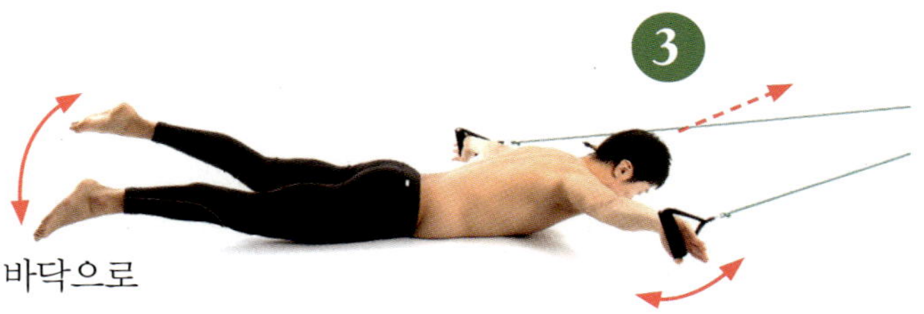

1. 척추를 신장시켜 늘인다.
2. 복부의 힘으로 상체와 하체를 바닥으로부터 들어 올린다.
3. 두 팔과 다리를 수영하듯이 8회 흔든다.
4. 준비자세로 돌아간다.
   이 동작을 3~5회 반복한다.

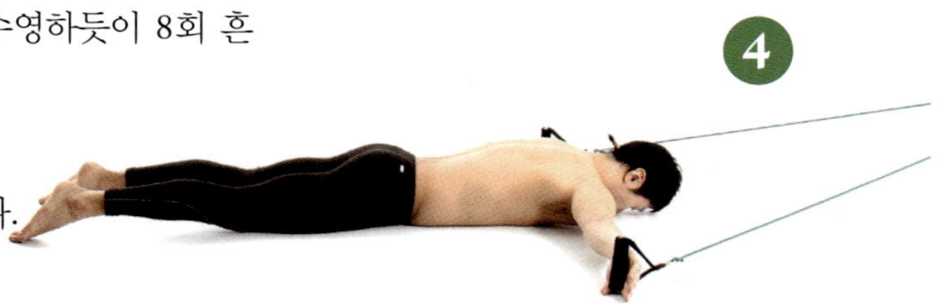

Tip

- 상·하체를 들어 올린 상태에서 허리가 과도하게 꺾이지 않도록 한다.
- 동작을 할 때 손과 발의 움직임이 신체균형을 잃지 않도록 집중한다.

06 : Tubing Band

엎드려 상체 들어 올려 앞으로 구르기

Swan

운동효과

어깨 안정성 향상

다리, 엉덩이 근육, 등 신전근 강화

신체 관절의 움직임

어깨 신전

팔꿈치 굴곡

준비자세

엎드려 누워, 두 발은 골반 넓이만큼 벌린다.

두 손목에 튜빙밴드를 끼우고 가슴 옆에 둔다.

동작

1 척추를 신장시켜 늘인다.

2 두 팔을 펴면서 복부의 힘으로 상체를 들어 올린다.

3 두 손을 가슴 옆으로 올리면서 상체를 앞으로 굴린다.

4 두 팔을 펴면서 상체를 들어 올려 준비자세로 돌아간다. 이 동작을 6~10회 반복한다.

1
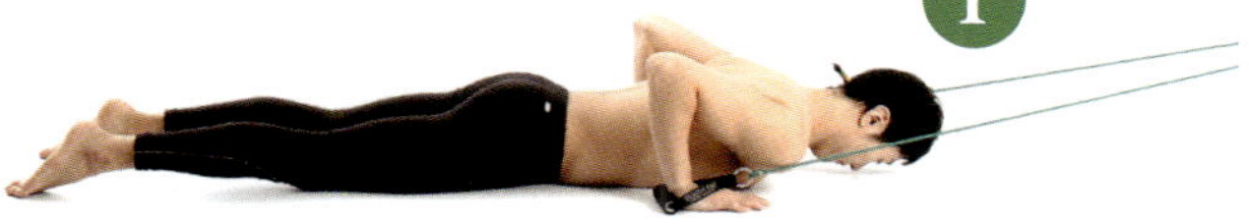

2
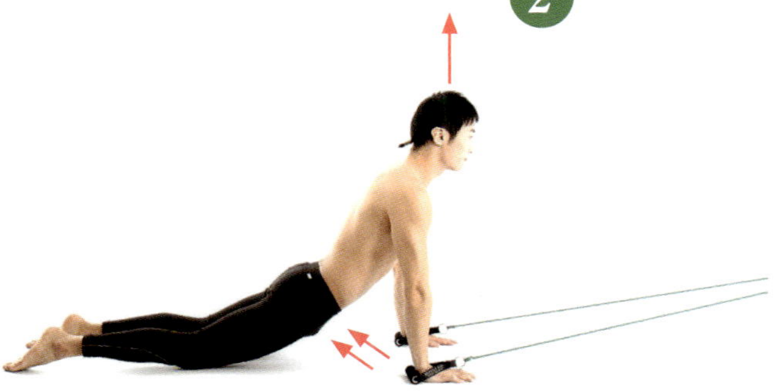

3
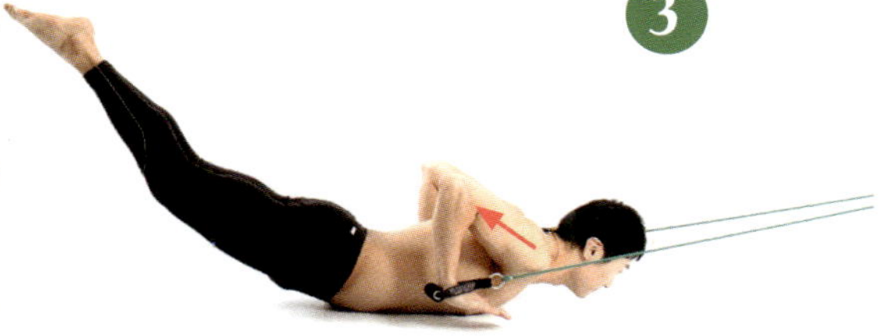

4
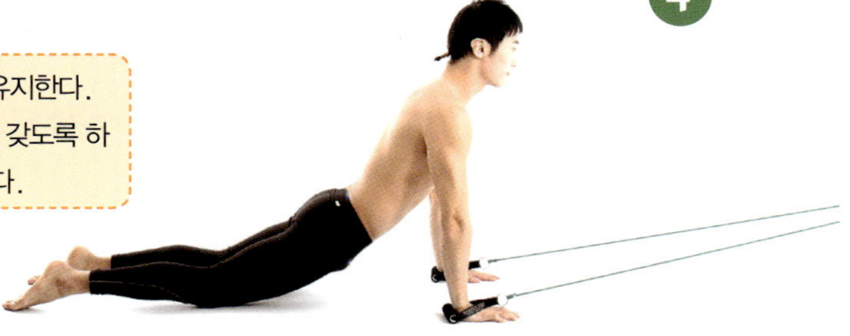

Tip

- 상체를 들어 올릴 때 어깨의 안정성을 유지한다.
- 상체를 앞으로 굴릴 때 동작이 리듬감을 갖도록 하고, 허리가 과도하게 꺾이지 않도록 한다.

07 : Tubing Band

고양이 자세에서 팔다리 들기

Cat with Arm & Leg Extension

운동효과

몸통의 안정성 향상
신체 균형성 향상
몸통 심부 근육 강화

신체 관절의 움직임

어깨 굴곡
고관절 신전
무릎 신전

준비자세

어깨 밑에 손을 두고 무릎을 굽혀 골반 아래 오도록 자세를 취한다. 튜빙밴드 손잡이를 두 손목에 끼운다.

동작

1 척추를 신장시켜 늘인다.
2 복부의 힘으로 오른 팔과 왼쪽 다리를 동시에 천천히 들어 올린다.
3 준비자세로 돌아간다.
4 복부의 힘으로 팔과 다리를 바꾸어 같은 방법으로 실행한다.
준비자세로 돌아간다.
이 동작을 3~5회 반복한다.

1
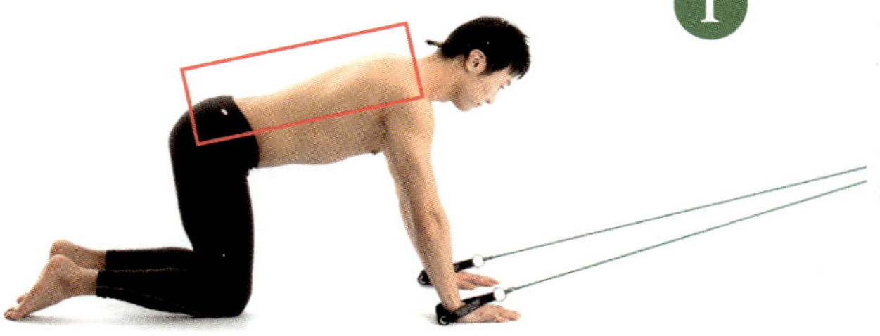

2
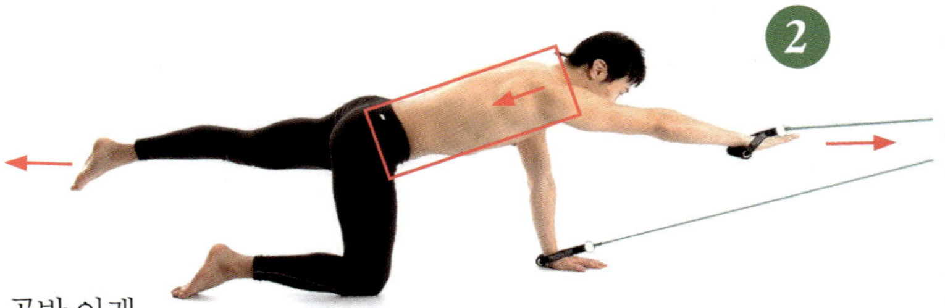

3
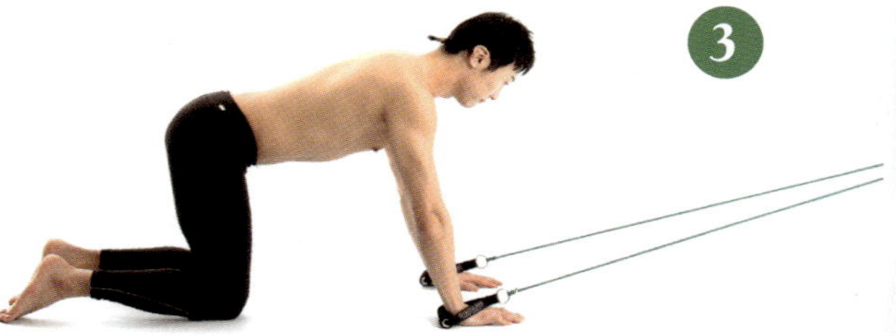

4
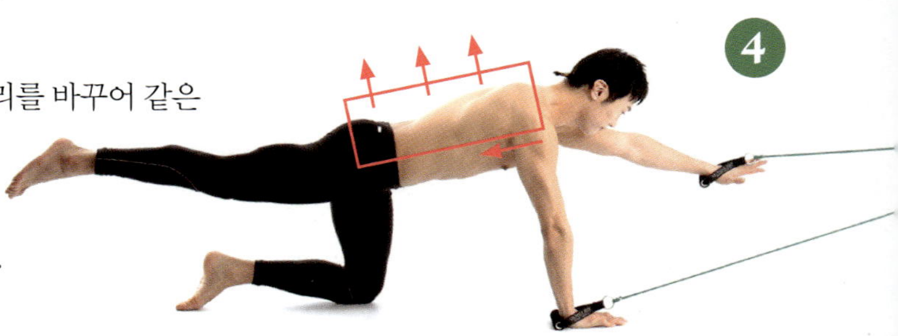

Tip

- 팔과 다리를 들어 올릴 때 몸통이 흔들리지 않도록 신체 균형을 유지한다. 이때 팔과 다리를 늘이면서 들어 올리는 것이 중요하다.

08 : Tubing Band

무릎 꿇어 상체 뒤로 젖히기
Thigh Stretching

운동효과

허벅지 스트레칭

어깨, 팔, 골반 근육, 몸통 심부 근육 강화

신체 관절의 움직임

무릎 굴곡

어깨 수평 외전

팔꿈치 신전

준비자세

두 무릎을 꿇고 필라테스 바른 선 자세를 취한다. 두 손으로 튜빙밴드 손잡이를 잡고 가슴 쪽으로 잡아당긴다.

동작

1. 척추를 신장시켜 늘인다.
2. 상체를 곧게 편 상태로 뒤로 기울인다.
3. 준비자세로 돌아간다.
4. 자세를 유지하면서 두 손으로 튜빙밴드를 당겨 두 팔을 옆으로 벌린다(그림 4의 동그라미 안은 두 팔을 옆으로 벌릴 때 뒷모습이다).

   준비자세로 돌아간다.

   이 동작을 6~10회 반복한다.

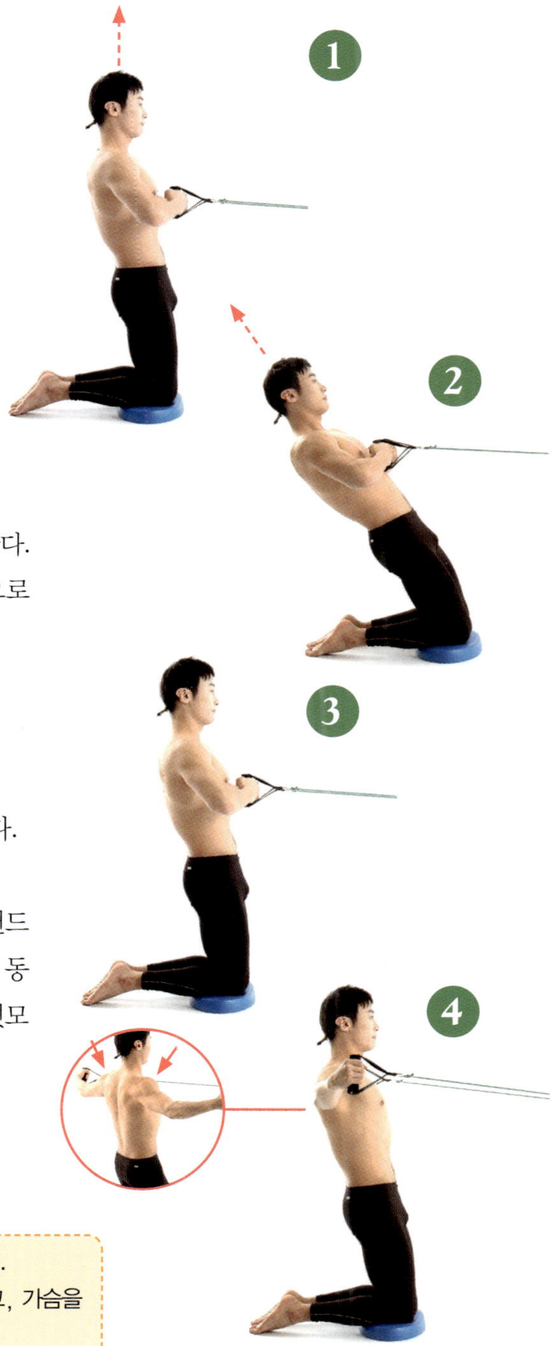

Tip

- 상체를 뒤로 기울일 때, 척추 중립 상태를 유지한다.
- 어깨가 귀에서 멀리 떨어지도록 어깨의 긴장을 풀고, 가슴을 넓게 펴도록 한다.

09 : Tubing Band

서서 두 팔 벌려 상체 비틀기

Hug A Tree & Butterfly

운동효과

척추 유연성 향상, 복부, 팔 근육 강화
척추 회전력 향상

신체 관절의 움직임

어깨 수평 내전, 어깨 내 · 외전
척추 회전과 굴곡

준비자세

필라테스 기본 선 자세에서 두 손으로 튜빙밴드 손잡이를 잡고 두 팔을 옆으로 벌린다.

동작

1. 척추를 신장시켜 늘인다.
2. 커다란 나무를 감싸듯이 두 팔을 앞으로 당긴다.
3. 준비자세로 돌아간다.
4. 상체를 왼쪽으로 비틀면서 앞으로 굽힌다.
   준비자세로 돌아간다.
   상체를 오른쪽으로 비틀면서 앞으로 굽힌다. 이 동작을 3~5회 반복한다.

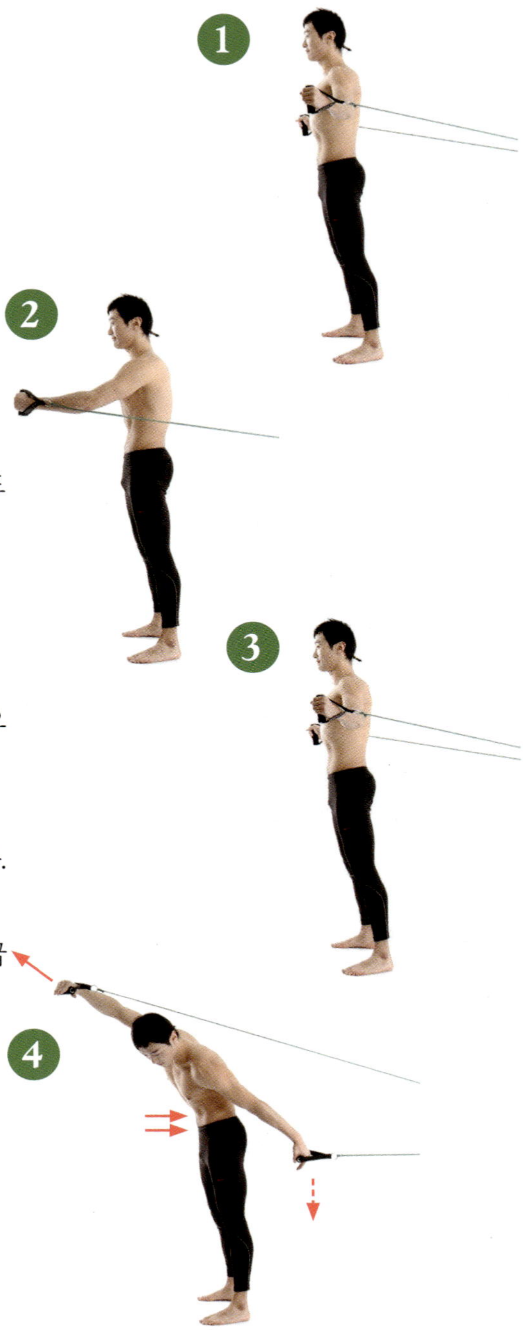

Tip

- 두 손을 앞으로 당길 때 갈비뼈가 과도하게 벌어지지 않게 한다. 상체를 비트는 동안 하체의 정렬을 유지하도록 한다.

10 : Tubing Band

앉고 일어서기
Squat

운동효과

골반, 다리 근육 강화
신체 통제력 향상

신체 관절의 움직임

고관절 굴곡
무릎굴곡

준비자세

필라테스 기본 선 자세에서 두 손으로 튜빙밴드 손잡이를 잡고, 두 팔을 앞으로 뻗는다.

동작

1 척추를 신장시켜 늘인다.
2 의자에 앉듯이 엉덩이를 뒤로 빼고, 상체를 앞으로 약간 숙여 내린다.
3 준비자세로 돌아간다.
이 동작을 6~10회 반복한다.

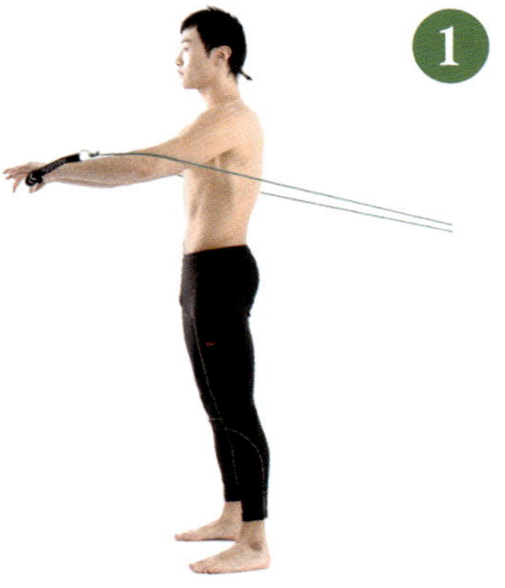

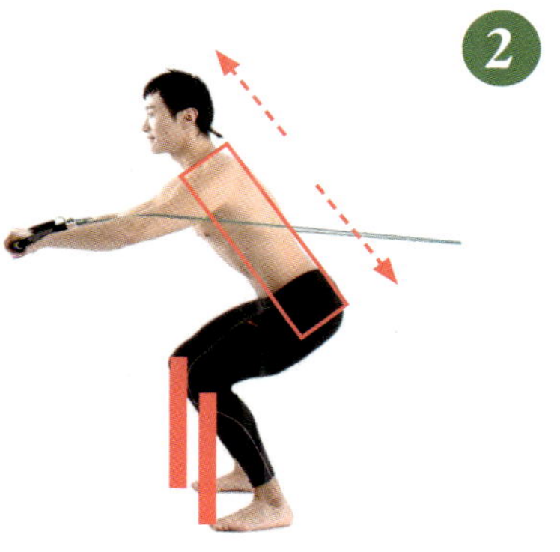

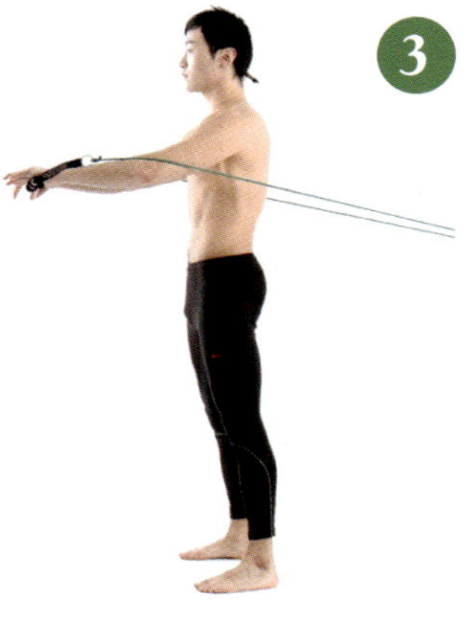

Tip

- 상체를 내릴 때 하체 정렬을 유지한다.
- 무릎이 발 끝보다 앞으로 나오지 않아야 관절에 무리가 없다.

11 : Tubing Band

다리 올려 팔 100회 흔들기

The Hundred

운동효과

복부 근육 강화

어깨 관절 유연성 향상

신체 지구력 향상

1

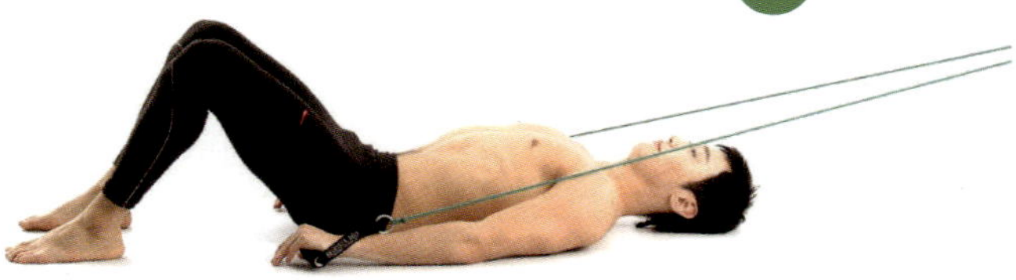

신체 관절의 움직임

어깨 굴곡과 신전

2

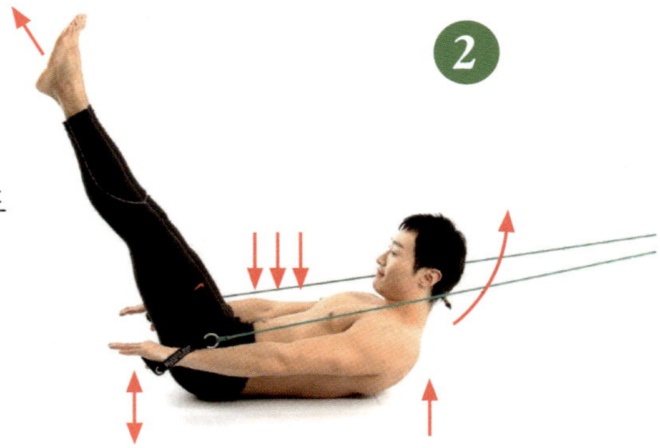

준비자세

필라테스 기본 누운 자세에서 두 손으로 튜빙밴드 손잡이를 잡고 골반 옆에 둔다.

동작

1. 척추를 신장시켜 늘인다.
2. 복부의 힘으로 상체와 두 다리를 들어 올린다. 이때, 두 손은 골반 옆쪽으로 길게 뻗는다.

   호흡을 하는 동안 두 팔을 위아래로 100회 흔든다.

   이 동작을 6~10회 반복한다.

Tip

- 상체를 들어 올릴 때 견갑골 하각까지 바닥에서 들어 올리도록 하여 목 근육의 긴장을 완화시킨다.
- 동작을 하는 동안 시선은 자신의 허벅지를 향한다. 호흡을 하는 동안 복부근육이 불룩하게 튀어 나오지 않도록 안쪽으로 밀어 넣는다.
- 어깨 관절을 기점으로 두 팔을 위아래로 흔든다.

변형동작

네모 안의 그림과 같이 다리를 내려 놓으면, 보다 쉽게 동작을 실행할 수 있다.

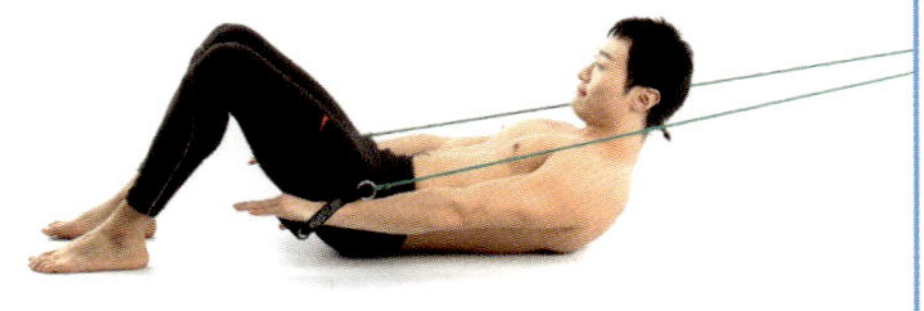

12 : Tubing Band

다리 교차하며 내리기

Walking Like Scissors

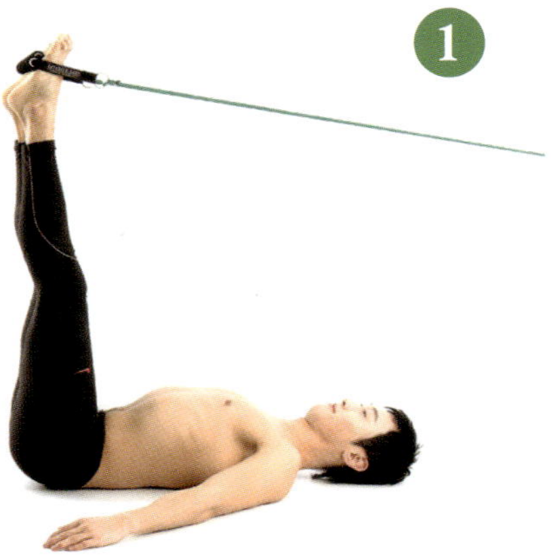

운동효과

다리, 복부, 몸통 심부 근육 강화

몸통의 안정성 향상

신체 관절의 움직임

고관절 굴곡과 신전

준비자세

필라테스 기본 누운 자세에서 튜빙밴드 손잡이를 발에 끼운다. 두 다리를 펴서 천장 쪽으로 들어 올린다. 두 손은 골반 옆에 둔다.

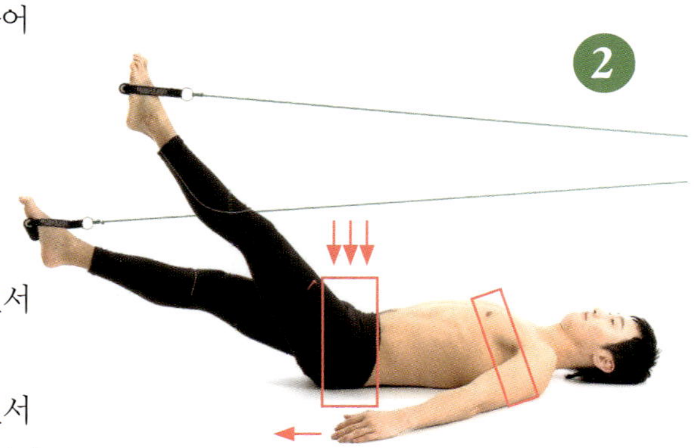

동작

1 척추를 신장시켜 늘인다.

2 3 두 다리를 반복적으로 교차하면서 바닥 쪽으로 내린다.

두 다리를 반복적으로 교차하면서 천장 쪽으로 올려 준비자세로 돌아간다.

이 동작을 6~10회 반복한다.

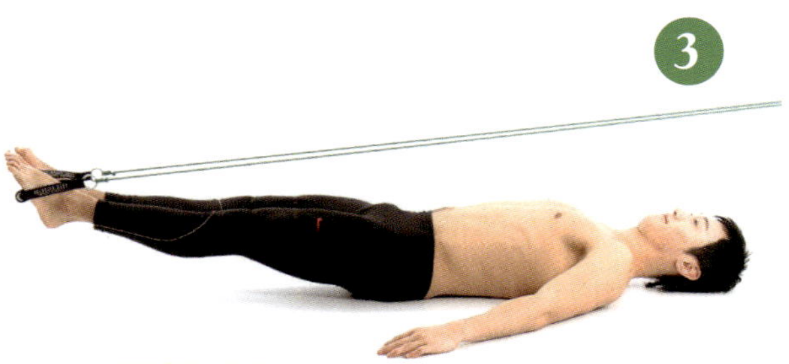

Tip

- 다리를 교차하는 동안 몸통이 흔들리지 않도록 안정성을 유지한다.
- 어깨의 긴장을 풀고 가슴을 넓게 펴도록 한다.
- 두 손은 가만히 있지 않고 계속 다리 방향으로 뻗어 준다.

13 : Tubing Band

누워 두 팔 내리기

Lats Pull Three Ways

운동효과

어깨 안정성 향상

어깨 활동 능력 향상 , 팔, 등 신전 근육 강화

1

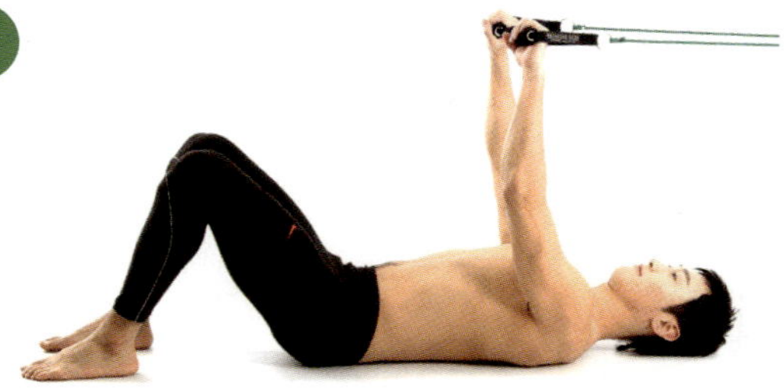

신체 관절의 움직임

어깨 굴곡과 신전, 어깨 내전과 외전

준비자세

필라테스 기본 누운 자세에서 두 손으로 튜빙밴드 손잡이를 잡고, 두 팔을 펴서 천장 쪽으로 들어 올린다.

2

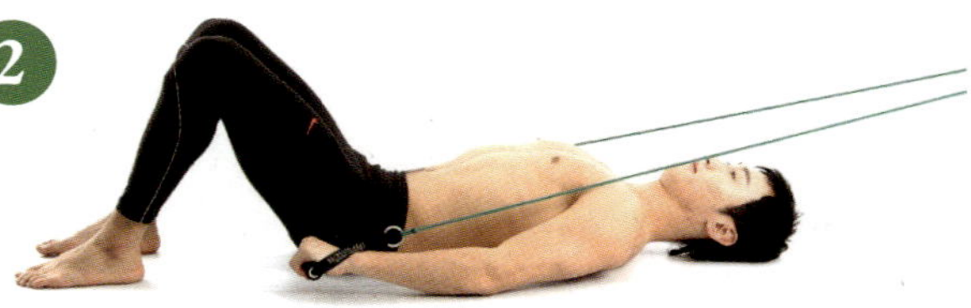

동작

1. 척추를 신장시켜 늘인다.
2. 두 팔을 골반 옆으로 바로 내린다.
   이 동작을 4회 반복한다.
3. 두 팔을 들어 올려 45도로 벌린다.
2. 두 팔을 골반 옆으로 바로 내린다.
   이 동작을 4회 반복한다.
4. 두 팔을 들어 올려 160도로 벌린다.
2. 두 팔을 골반 옆으로 바로 내린다.
   이 동작을 4회 반복한다.
   준비자세로 돌아간다.
   전체 동작을 3~5회 반복한다.

3

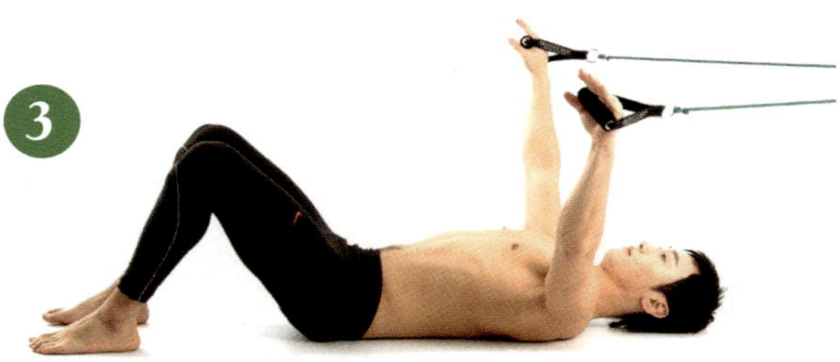

4

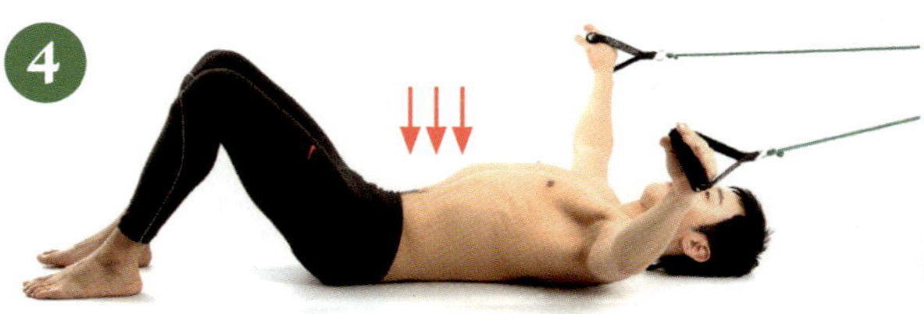

Tip

- 두 팔을 들어 올릴 때 허리가 바닥에서 과도하게 꺾이지 않도록 한다.
- 어깨가 올라가지 않도록 한다.
- 동작을 실행할 때 호흡을 좀 더 신경쓰면 몸통의 안정성을 향상시킬 수 있다.

14 : Tubing Band

헬리콥터
Helicopter

운동효과

하체 근육 조절 능력 향상
고관절 유연성 향상, 복부 근육 강화

신체 관절의 움직임

고관절 회선

준비자세

필라테스 기본 누운 자세에서 튜빙밴드 손잡이를 발에 끼운다. 두 다리를 펴서 천장 쪽으로 들어 올린다. 두 손은 골반 옆에 둔다.

동작

1 척추를 신장시켜 늘인다.
2 오른쪽 다리는 가슴 쪽으로 올리고, 반대 다리는 바닥 쪽으로 내려 다리를 벌린다.
3 두 다리가 벌려진 각도를 유지하면서 옆으로 돌린다.
4 오른쪽 다리는 바닥 쪽으로 내리고, 반대 다리는 가슴 쪽으로 올린다. 이때 두 발은 큰 원을 그려서, 마치 헬리콥터의 프로펠러를 천천히 돌린다고 상상한다.
반대쪽 방향으로도 같은 방법으로 실행한다.
이 동작을 3~5회 반복한다.

1
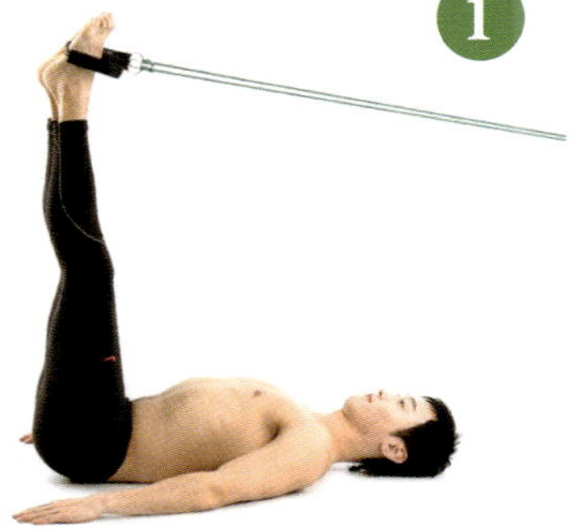

2
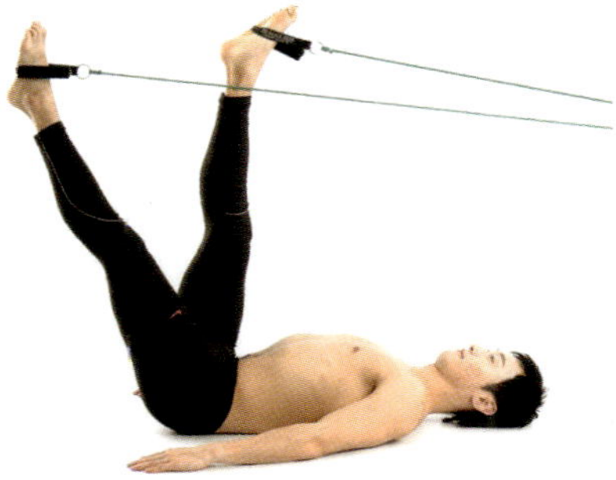

3
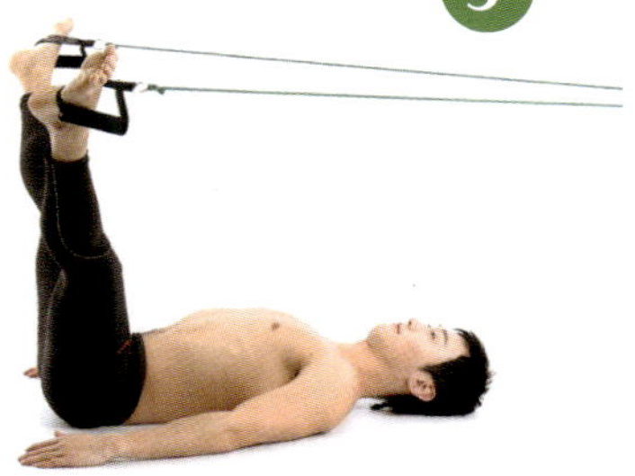

4
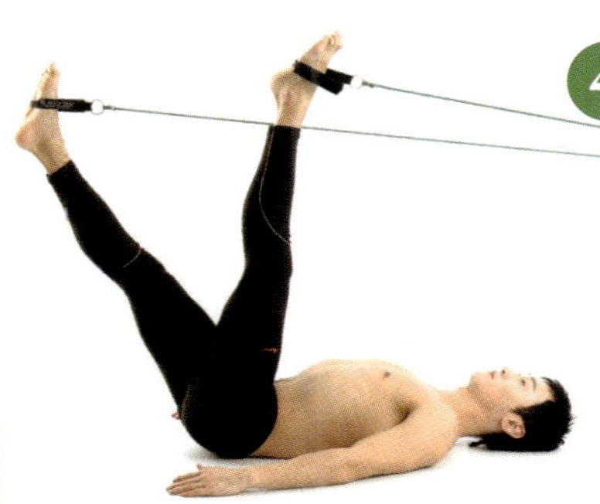

Tip

- 두 발이 원을 그리는 동안, 두 다리가 이루는 각도가 일정하게 유지되고 상체가 흔들리지 않도록 몸통의 안정성에 집중한다.

15 : Tubing Band

옆으로 누워 다리 내리기

Side Lying Back Extension

운동효과

허벅지 내외 근육, 몸통 심부 근육 강화
허벅지 근육 스트레칭

신체 관절의 움직임

고관절 내전, 고관절 신전
척추 회전, 어깨 굴곡, 팔꿈치 신전

준비자세

귀, 어깨, 엉덩이, 발목이 일직선상에 오도록 옆으로 눕는다. 튜빙밴드 손잡이를 오른발에 걸고, 다리를 천장 쪽으로 들어 올린다. 오른손은 가슴 앞쪽으로 두어 균형을 잡고 반대 팔은 머리 위로 쭉 펴 준다.

동작

1 척추를 신장시켜 늘인다.

2 오른쪽 다리는 편 채로 아래로 내린다.
준비자세로 돌아간다. 이 동작을 3회 반복 실행 후 준비자세로 돌아간다.

3 오른쪽 다리를 뒤쪽 사선 방향으로 늘려 펴고, 상체를 바닥쪽을 비틀면서 오른팔을 사선 방향으로 늘린다.
준비자세로 돌아간다.
반대로 누워 같은 방법으로 실행한다.
이 동작을 3~5회 반복한다.

1

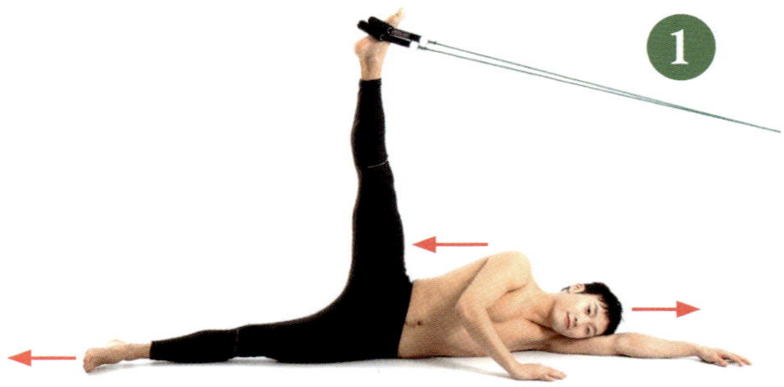

2

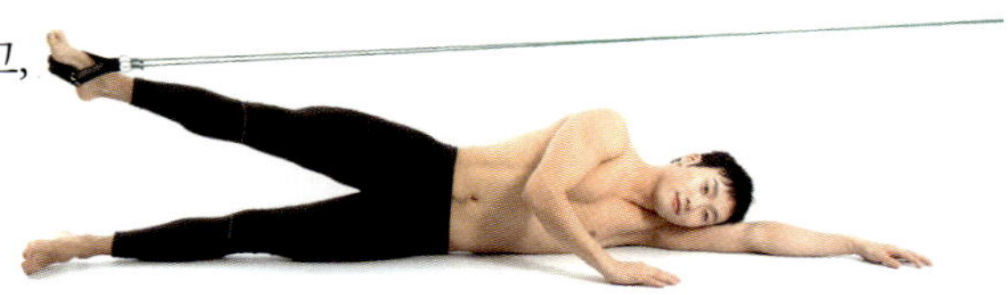

3

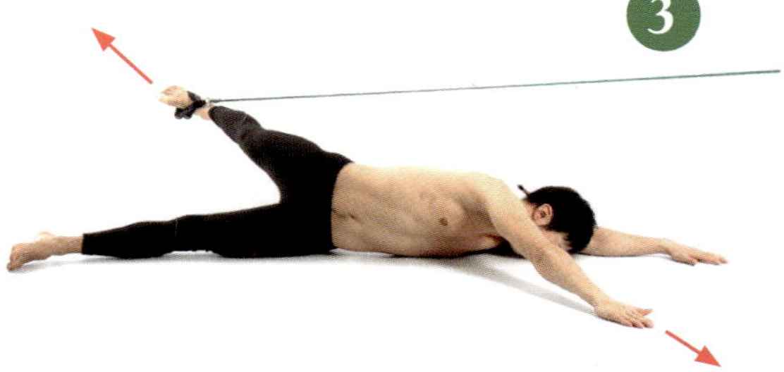

Tip

- 다리를 내리고 올리는 동안, 몸통이 흔들리지 않도록 한다.
- 골반이 한쪽으로 기울어지지 않도록 골반의 중립을 유지한다.
- 오른쪽 다리를 뒤로 넘길 때, 오른쪽 손 끝과 오른쪽 발 끝을 길게 늘인다고 상상한다.

소도구 필라테스 컴비네이션 props pilates combination

지금 세계는 슬로우 엑서사이즈(slow exercise)가 운동 트랜드로 각광받고 있다. 슬로우 엑서사이즈는 신체의 움직임이 정신적인 의지와 집중에서 시작되고, 그러한 신체 운동을 통해 건강한 삶을 추구하는 웰빙 운동요법(well-being exercise)으로 필라테스 역시 그중 하나로 널리 알려져 있다.

국내에 처음 소개된 필라테스는 2003년 이후 피트니스 개념에 바탕을 둔 매트 필라테스(mat pilates)로 대중에게 보급되었다. 그러나 매트 필라테스는 일반인에게는 어려운 고난이도 동작으로 구성되어 있어 이에 대한 대안이 요구되었다. 그래서 2008년에 '누구나(anyone), 어디서든(anywhere), 언제든지(anytime) 쉽고 안전하게 할 수 있는 운동'이라는 타이틀 아래 소도구필라테스(props pilates)를 출간하였다. 그 이후 매트 운동을 기반으로 하는 국내 필라테스 시장에서 새로운 변화가 서서히 일어나게 되었다. 지금 현장에서는 다양한 형태의 소도구를 활용한 교육이 필라테스, 웨이트 트레이닝, 요가 및 운동재활분야 등에서 이루어지고 있다.

소도구컴비네이션은 필라테스 이론에 바탕으로 소도구들을 복합적으로 사용하여 신체를 정확하게 움직이기 위한 조절 능력을 향상하는 운동법이다. 소도구의 조합으로 운동의 목적에 따라 동작의 난이도를 낮추거나 혹은 높일 수 있어, 필라테스 기계에서 신체를 기능적으로 사용할 수 있는 방법을 터득하는 것과 유사한 효과를 얻을 수 있다. 여러 가지 소도구들의 특성을 활용한 소도구 컴비네이션은 자신의 신체를 이용하는 어려운 매트 동작을 보다 쉽고 효율적으로 운동을 할 수 있게 한다. 또한 필라테스 기계에서 하는 동작을 집에서 흔히 사용할 수 있는 소도구를 통해 유사한 조건에서 동일한 운동 목적으로 수행할 수 있다. 여기에서 제시하는 동작들은 다양한 운동 효과를 동시에 추구할 수 있어 신체 에너지의 효율에 효과적이며 여러 가지 소도구를 활용함으로써 지루함 없이 운동의 재미를 극대화시킨다.

01 : Combination

공 들고 전신펴기
Ball Lifting (Double Stretch)

준비자세

공을 양다리 사이에 위치하고, 양팔을 펴서
공을 들어 올린다.
견갑골 하각까지 상체를 들어 올린다.

동작

1 팔과 다리를 서로 가까이 모은다.
2 팔과 다리를 사선으로 편다.

1

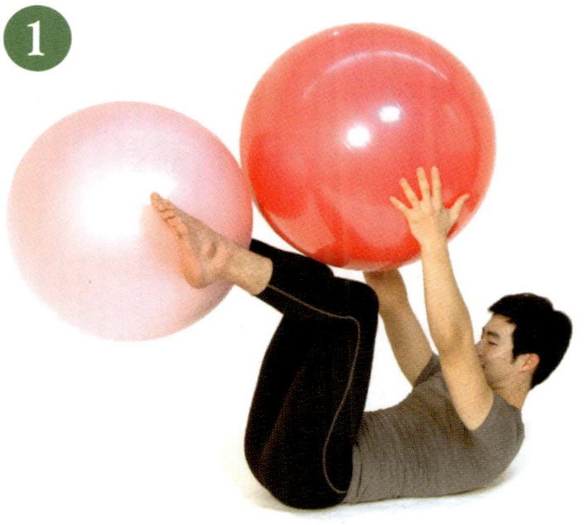

2

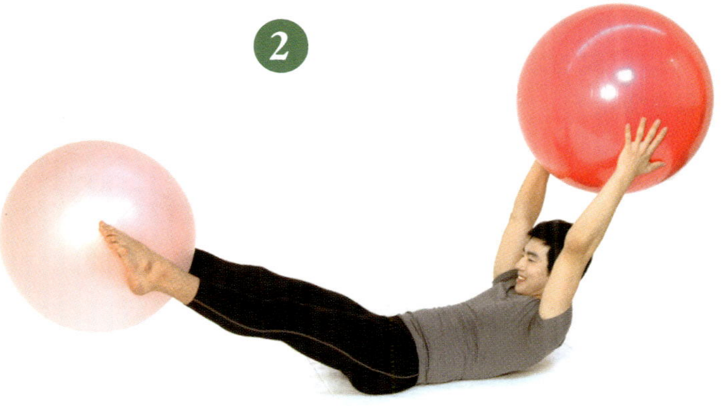

02 : Combination

전신 스트레칭
Full Body Stretching

준비자세

옆으로 누운 필라테스 자세를 유지한다. 한 발에 튜빙 손잡이 두 개를 동시에 건다. 두 번째 튜빙 밴드의 손잡이를 두 손으로 잡는다.

1
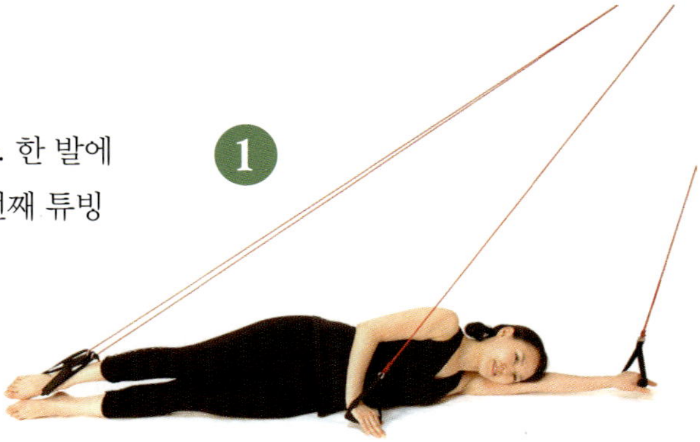

동작

1. 필라테스의 기본자세를 유지하면서 신장이 길어짐을 상상한다.
2. 한 다리를 뒤로 천천히 뻗을 때, 같은 쪽 팔을 사선 위로 길게 뻗는다.

Tip
- 동작을 할 때, 움직임을 천천히 하도록 한다. 팔과 다리가 서로 잡아당기듯이 해야 관절의 무리를 줄일 수 있다.

2
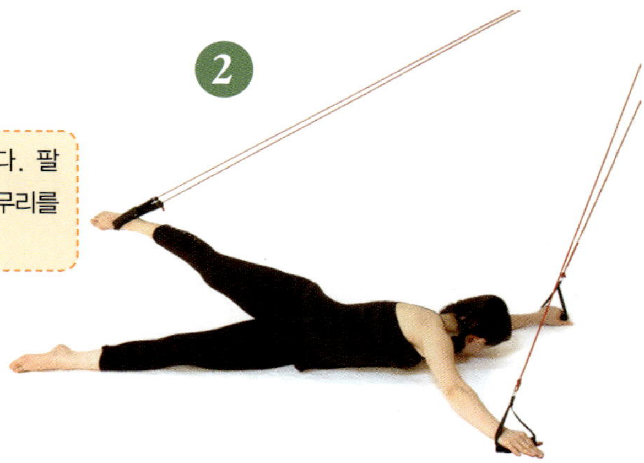

03 : Combination

두 팔 돌리기
Arms Circles

준비자세

폼롤러를 세로로 놓고 그 위에 눕는다. 이때 다리는 골반 넓이만큼 또는 더 넓게 벌려 두 다리가 평행하게 위치하도록 한다. 두 손으로 튜빙 손잡이를 잡는다.

동작

1. 두 팔을 머리 쪽 방향으로 돌린다.
2. 두 팔을 옆으로 아래로 부드럽게 원을 그리면서 내린다.

Tip

- 올바른 자세를 유지한다. 폼롤러에서 떨어지지 않도록 균형을 잡기 위해 두 다리의 간격을 조금 더 넓게 벌린다.
- 두 팔의 크기를 동일하게 돌리며, 갈비뼈가 들려 올라가지 않도록 한다.

1

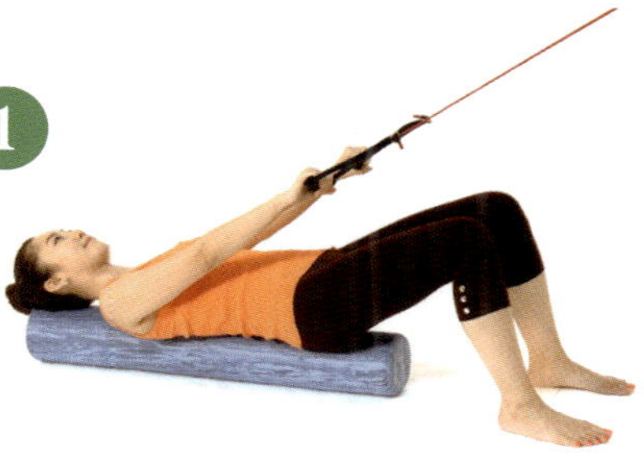

2

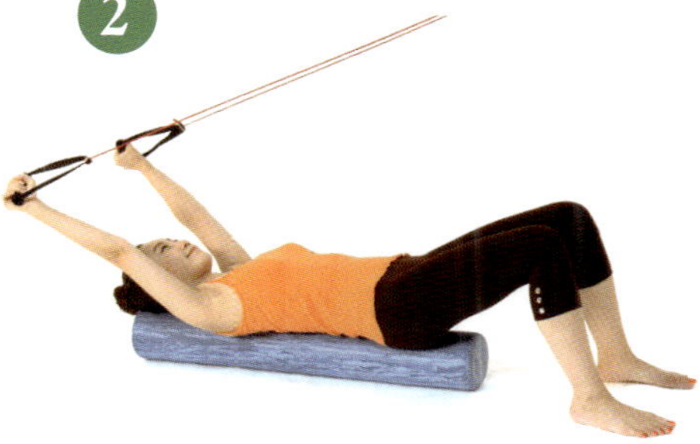

3

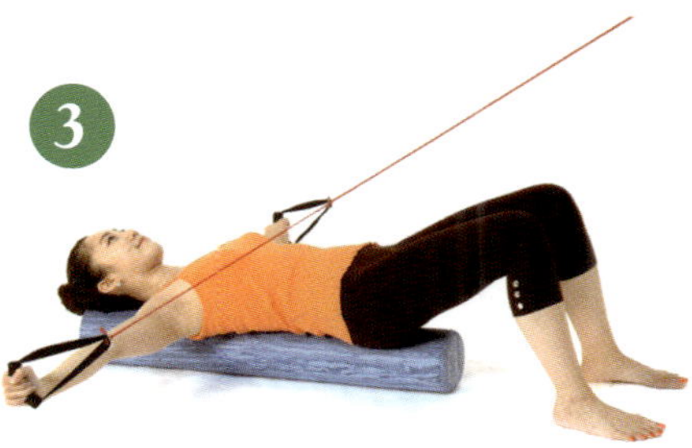

4

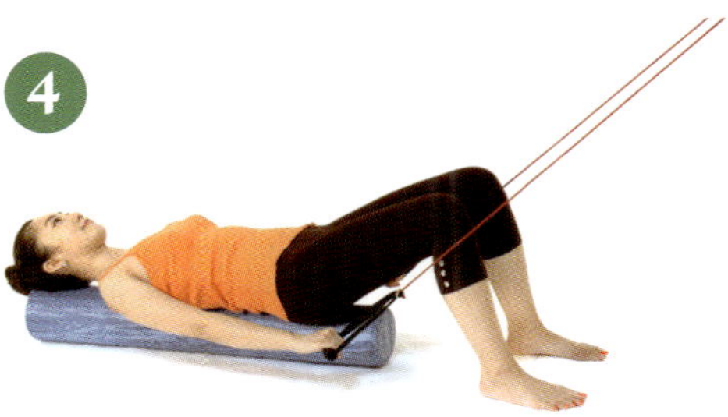

04 : Combination

엉덩이 들어 올리기
Bridge

준비자세

머리가 튜빙의 축 방향으로 향하도록 폼롤러 위에 눕는다. 두 손으로 튜빙 손잡이를 잡는다.

동작

1. 자세 정렬을 유지한다.
2. 꼬리뼈를 김밥 말듯이 엉덩이를 들어올린다.
3. 자세를 유지한다.
4. 척추의 분절을 느끼면서 한 마디씩 내린다.

Tip

- 엉덩이를 들어 올릴 때, 너무 많이 올려 허리가 꺾이지 않게 한다. 두 손의 튜빙의 저항을 느끼면서 어깨의 안정성을 더욱 더 유지시킨다.

1

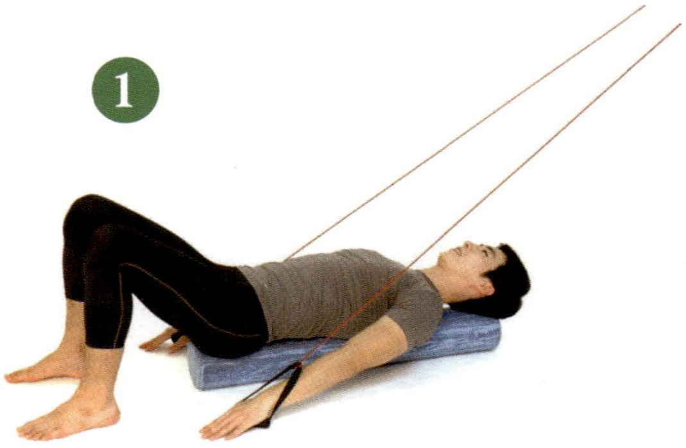

2

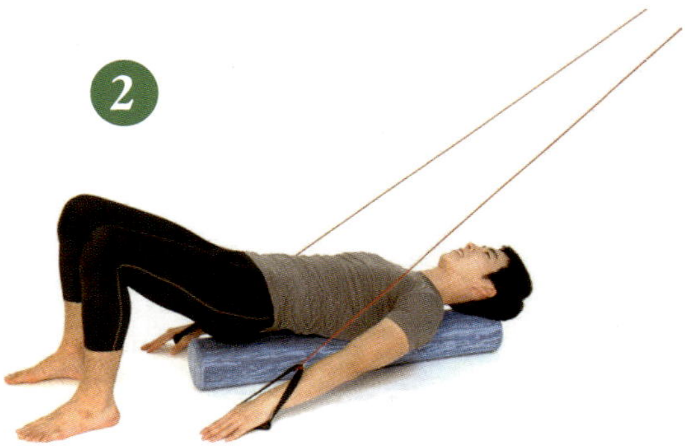

3

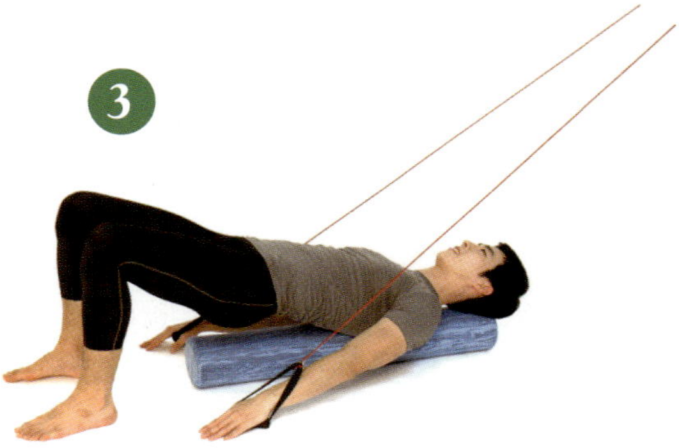

05 : Combination

드럼치기
Drumming

준비자세

폼롤러 위에서 필라테스 기본 누운 자세를 취한다.
두 팔은 균형을 잡는다. 두 발을 짐볼 위에 올리고 엉덩이 쪽으로 밀착시킨다.
튜빙 손잡이를 두 발에 끼운다.

1

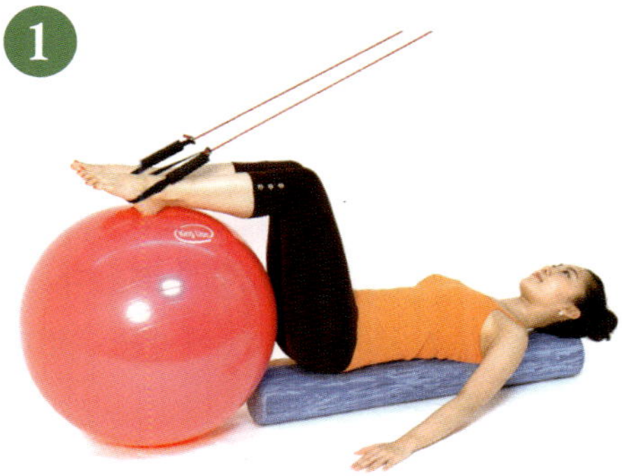

동작

1 호흡은 자연스럽게 한다. 두 발을 드럼치듯이 공을 두드린다.

2

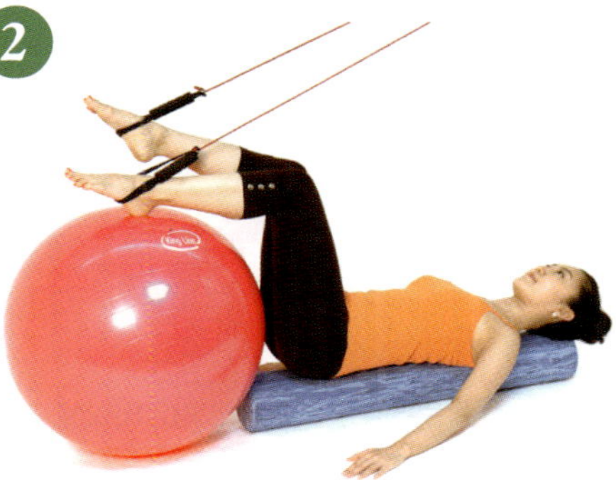

3

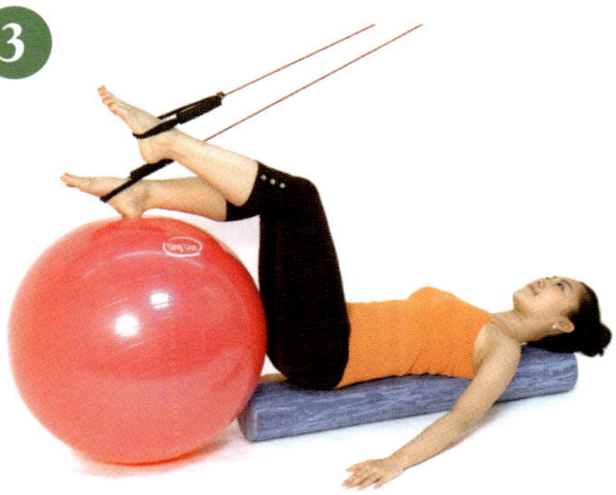

06 : Combination

팔다리 돌리기
Extremity Circles

준비자세

등을 대고 눕는다. 두 발에 첫 번째 튜빙 손잡이를 걸고 두 손으로 두 번째 튜빙 손잡이를 잡는다. 두 다리는 천천히 천장을 향해 뻗는다. 두 팔을 어깨 넓이만큼 벌려 어깨 높이만큼 올린다.

동작

1 바른 자세를 유지한다.
2 두 팔과 두 다리가 옆으로 벌리면서 아래 방향으로 원을 그리면서 제자리로 돌아온다.

Tip
- 양팔과 다리가 움직이는 동안 몸통이 바닥에서 흔들리지 않아야 한다.

1

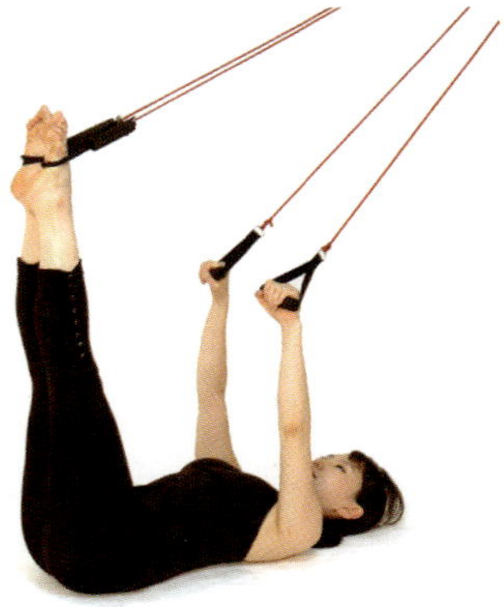

2

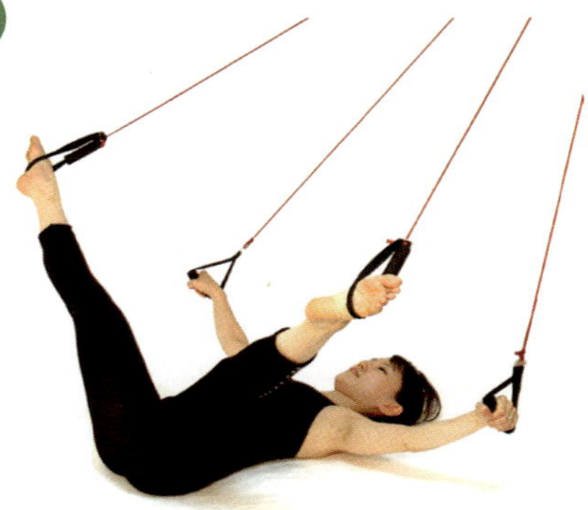

3

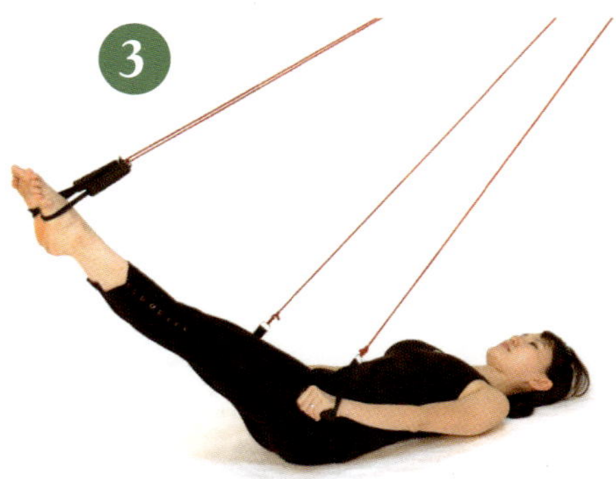

07 : Combination

반원 돌리기
Half Arms Circles

준비자세

튜빙의 축 방향으로 등을 대고 폼롤러 위에 바르게 눕는다. 두 손으로 튜빙 손잡이를 잡는다.

동작

1 필라테스 눕는 자세를 취한다.

2 두 팔을 옆으로 벌려 아래 방향으로 돌린다.

1

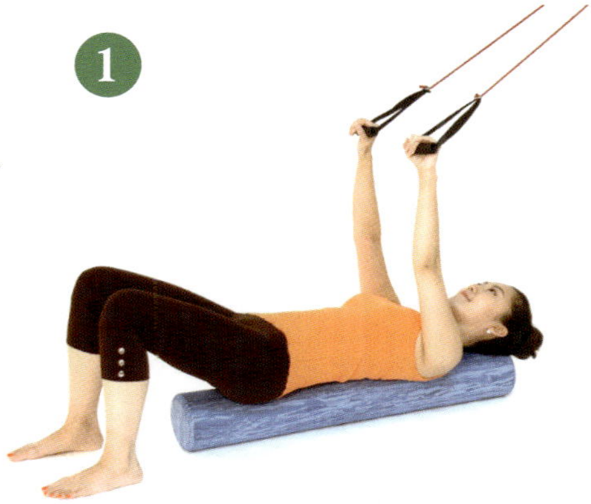

2

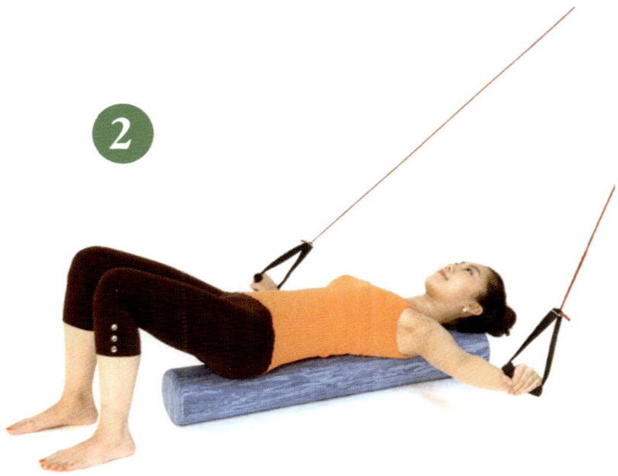

3

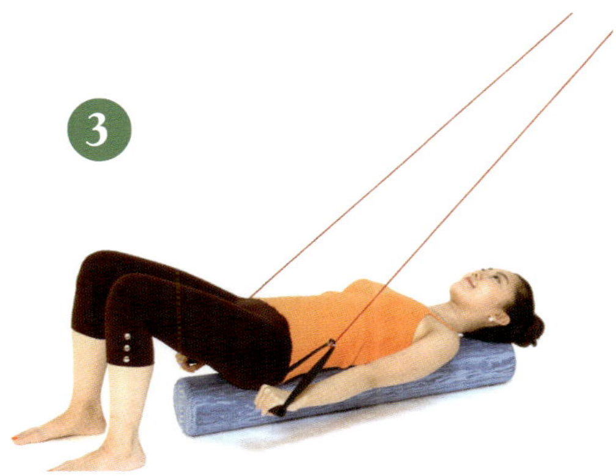

08 : Combination

무릎 펴기
Leg Extension

준비자세

튜빙의 축 방향으로 등을 대고 폼롤러 위에 눕는다. 튜빙 손잡이를 발에 건다. 두 무릎을 90도로 굽히고 두 발바닥을 짐볼 위에 올려놓는다.

동작

1. 준비 자세를 취한다.
2. 두 발을 쭉 편다.
3. 두 다리를 구부린다.

Tip

- 폼롤러에서 떨어지지 않도록 두 팔로 잘 지지한다. 어깨가 올라가지 않도록 한다.

1

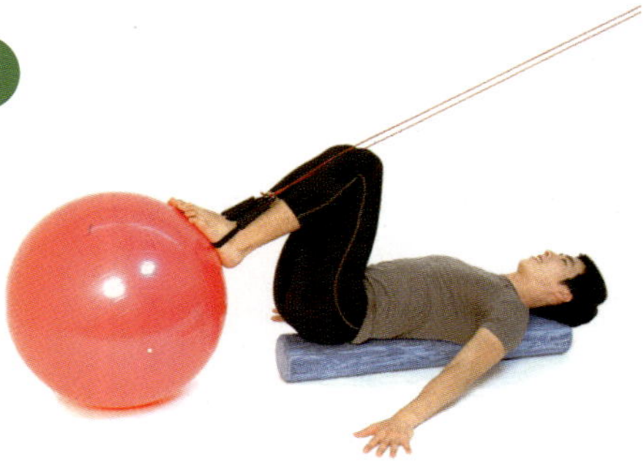

2

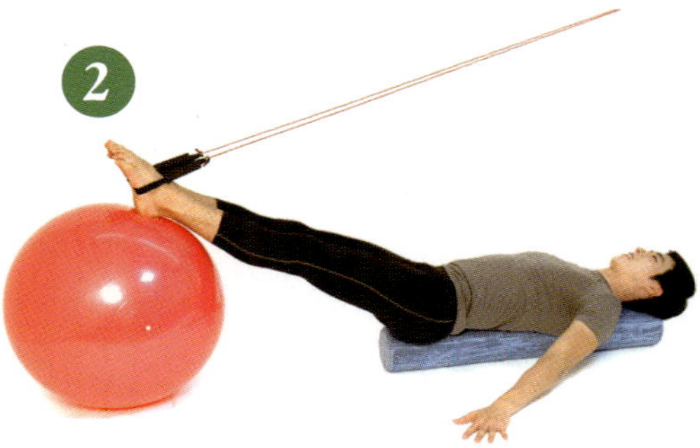

3

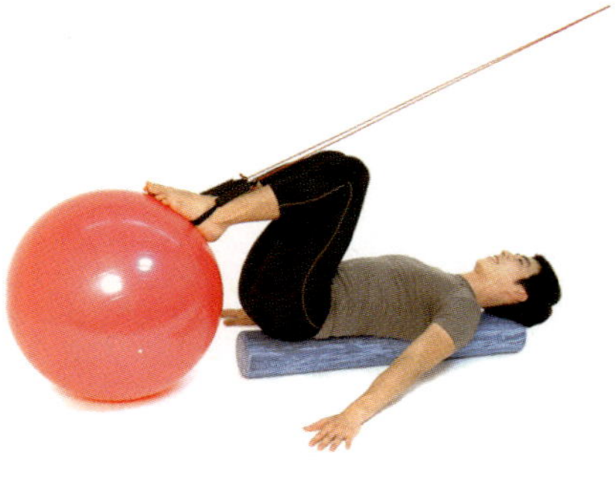

09 : Combination

두 발 돌리기
Legs Circles

준비자세

폼롤러를 세로로 놓고 눕는다. 두 발에 튜빙 손잡이를 끼운다. 두 손으로 바닥을 지지한다.

동작

1. 준비 자세를 취한다.
2. 두 다리를 옆으로 벌려 아래에서 모아 다시 천장 쪽으로 가져온다.

1

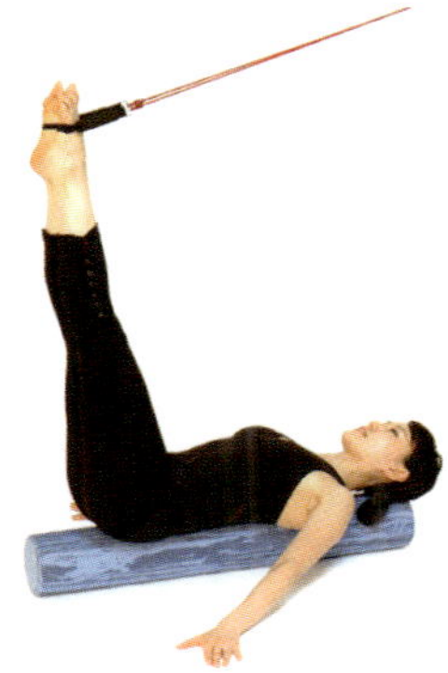

2

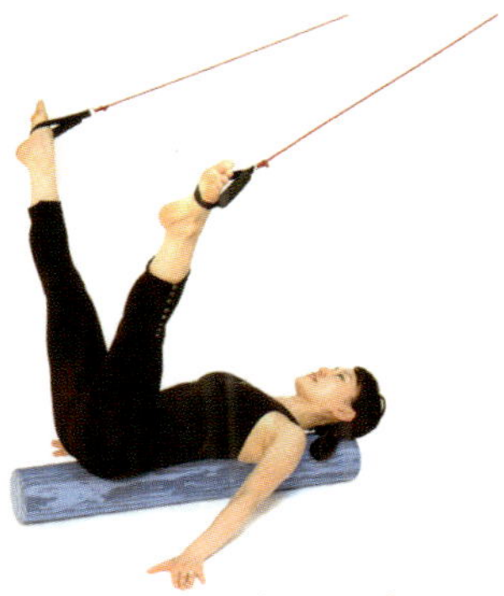

3

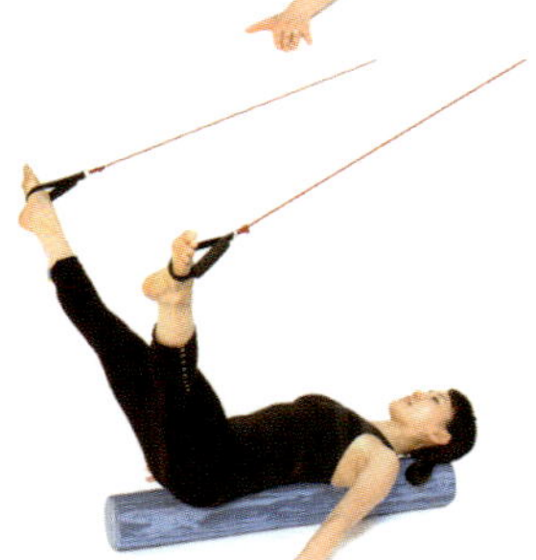

4

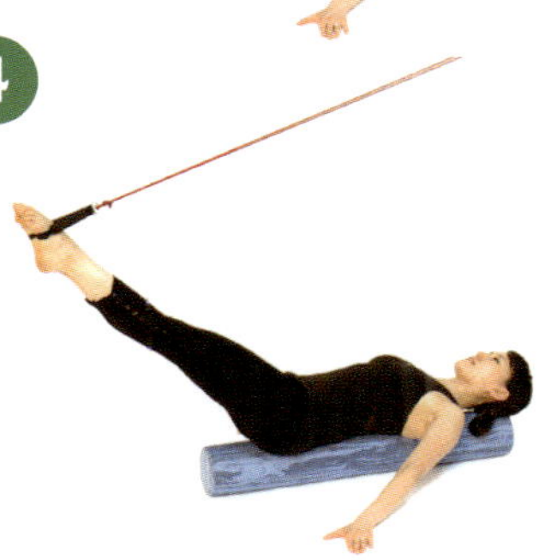

10 : Combination

두 발로 공들기
Lifting Ball

준비자세

폼롤러를 세로로 놓고 눕는다. 다리 사이에 공을 위치하고 천장 쪽으로 두 다리를 들어 올린다.

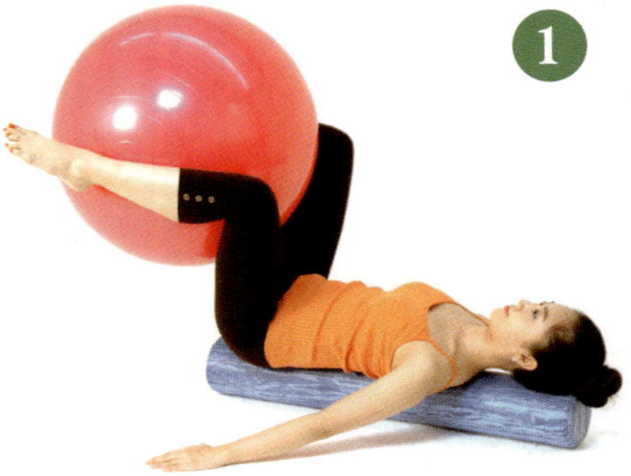

동작

1. 준비 자세를 유지한다.
2. 매트 바닥으로 내린다.

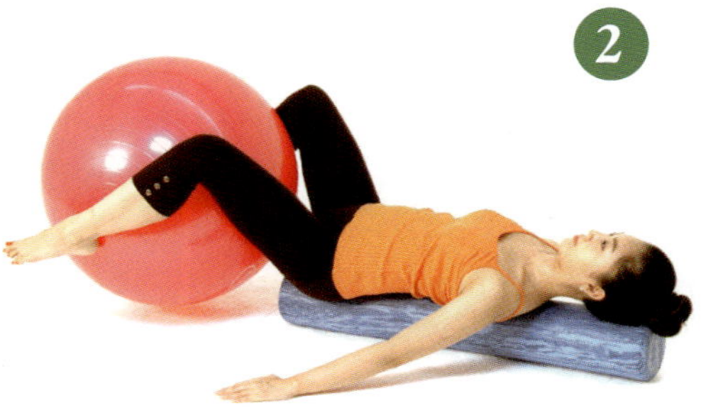

Tip

- 다리를 내릴 때, 허리가 아치로 꺾이지 않도록 한다. 두 손을 매트 바닥에 지지하는 동안 어깨의 힘이 들어가지 않도록 한다.

11 : Combination

두 발 내리고 올리기
Hip Extension

준비자세

폼롤러를 세로로 놓고 눕는다. 두 발에 튜빙 손잡이를 끼운다. 두 손으로 중심을 유지한다.

동작

1. 준비 자세를 유지한다.
2. 두 다리를 바닥 쪽으로 내린다.

Tip

- 다리를 내릴 때, 허리가 아치로 꺾이지 않도록 한다. 어깨에 힘이 들어가지 않도록 한다. 튜빙의 축과 신체 중심선이 잘 맞도록 해야 한다.

1
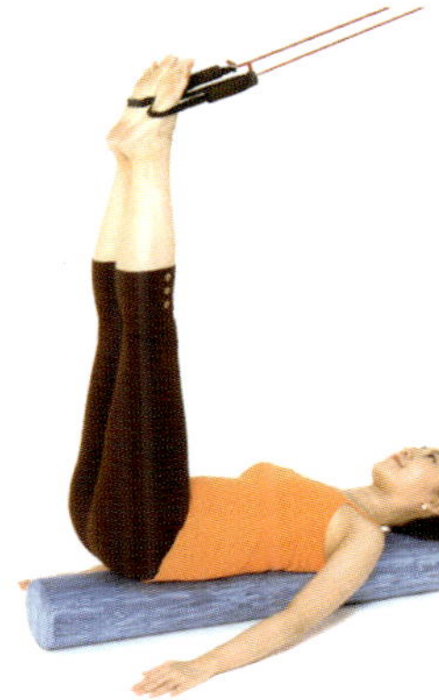

2
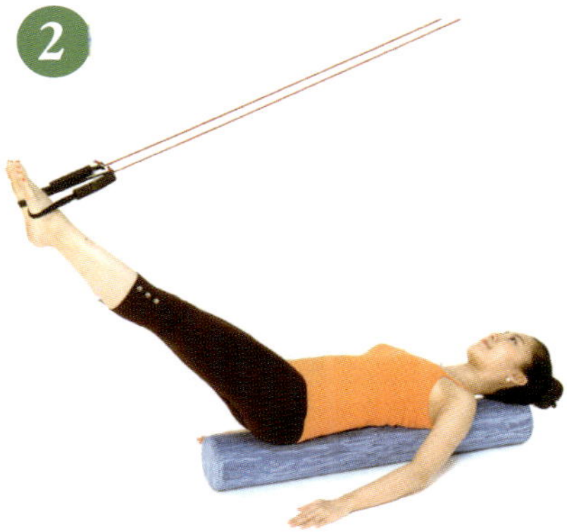

3
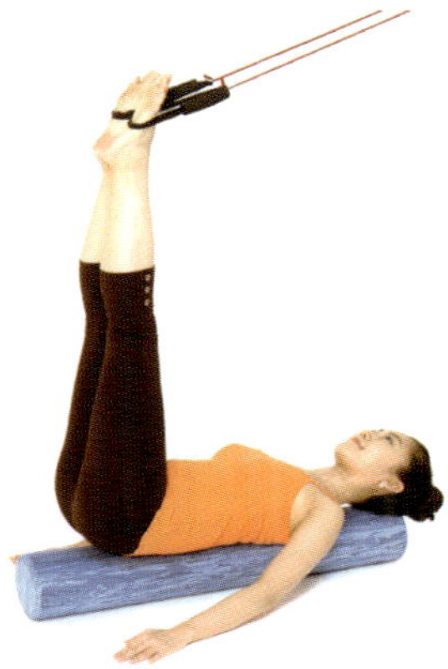

12 : Combination

팔다리 내리기
Pulling Down Leg & Arm

준비자세

폼롤러를 세로로 놓고 등을 대고 눕는다. 한쪽 발에 튜빙 손잡이를 끼우고 반대쪽 손으로 튜빙 손잡이를 잡는다. 한쪽 다리는 들어 올려 무릎을 90도로 구부리고 팔은 천장으로 편다.

1

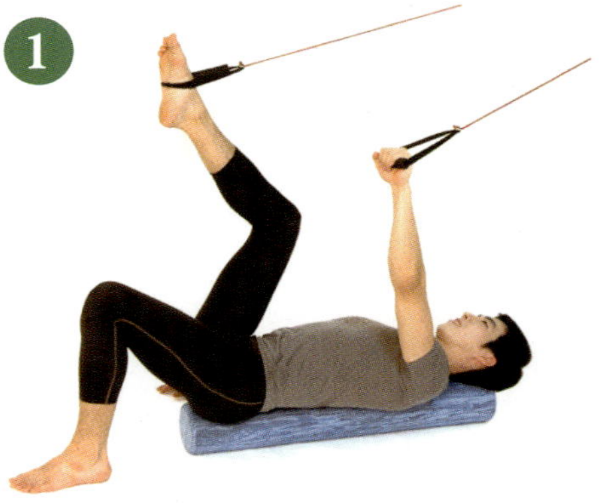

동작

1 준비 자세를 취한다.

2 한쪽 팔과 다리를 바닥 쪽으로 내린다. 이때 다리는 무릎을 펴서 내린다.

Tip

- 동작을 하는 동안 몸통이 뒤틀리지 않도록 한다.

2

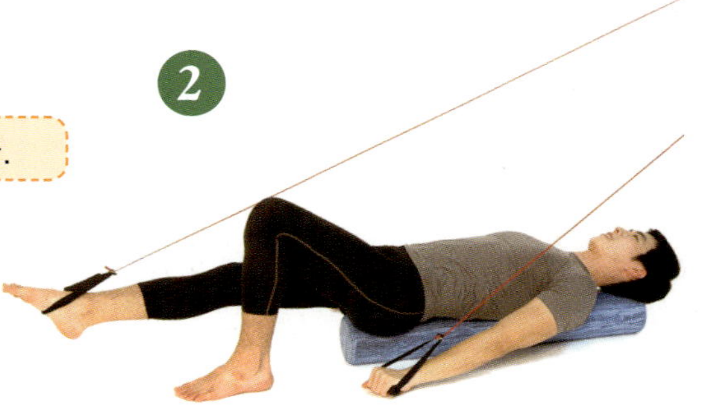

13 : Combination

롤링 브릿지
Rolling Bridge

준비자세

폼롤러를 세로로 놓고 등을 대고 눕는다. 다른 폼롤러를 가로로 두고 그 위에 두 발을 올린다. 두 손으로 지지를 한다.

1

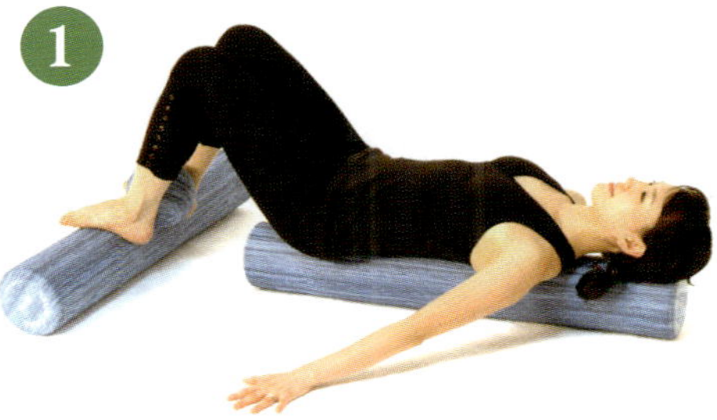

동작

1. 준비 자세를 취한다.
2. 꼬리뼈를 김밥 말듯이 엉덩이를 들어 올린다.
3. 엉덩이를 들어 올린 상태에서 두 다리를 편다.

2

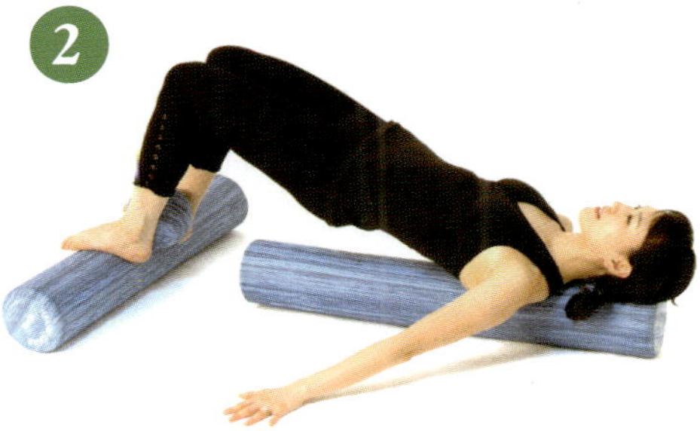

변형동작

수행자가 골반을 중립을 이룬 상태에서 들어 올릴 수 있도록, 도움자가 동작을 리드한다.

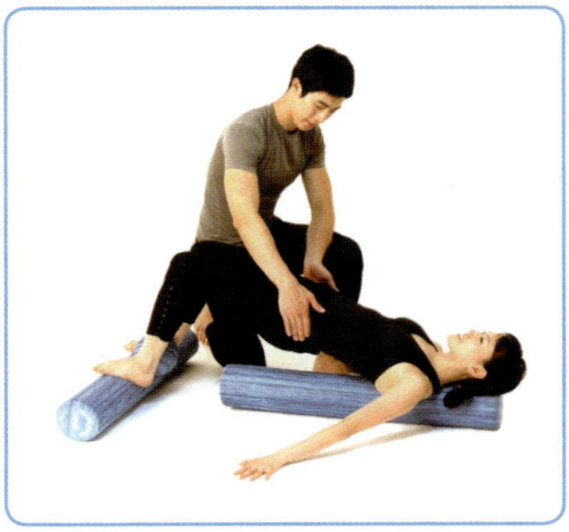

3

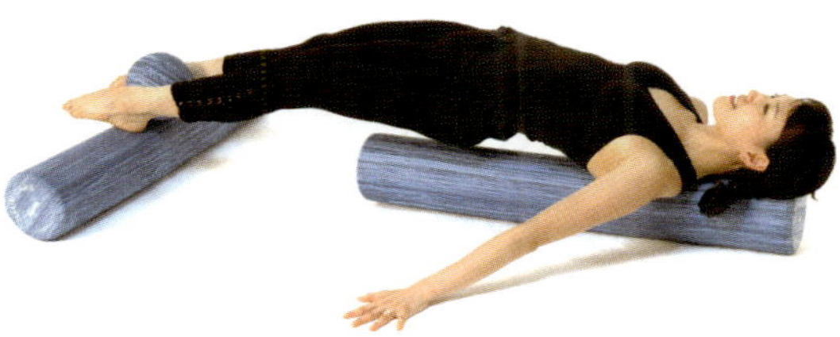

14 : Combination

엉덩이 쉽게 들기

Lift Hip-Easy

준비자세

폼롤러를 세로로 놓고 등을 대고 눕는다. 튜빙 손잡이를 발에 끼운다. 공 위에 두 발을 올린다.

동작

1. 준비 자세를 취한다.
2. 꼬리뼈를 김밥 말듯이 엉덩이를 들어 올린다.

Tip

- 엉덩이를 들어 올린 상태에서 두 다리를 편다.

1

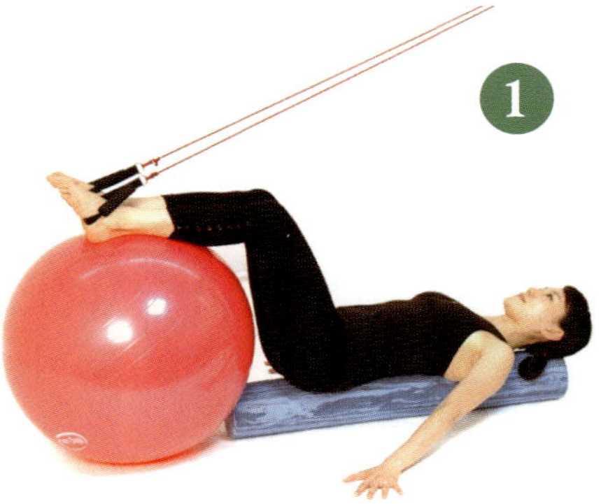

2

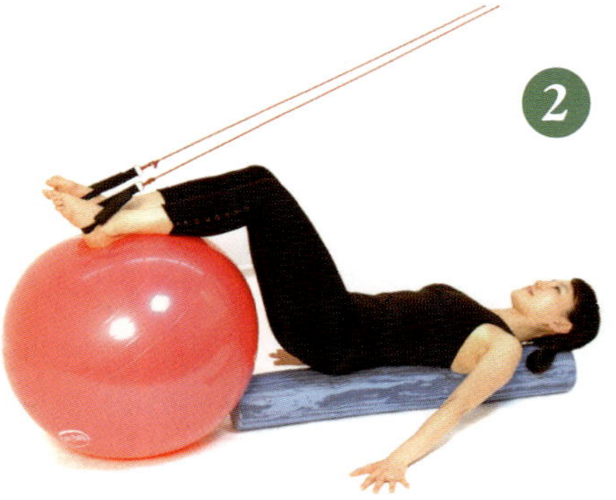

3

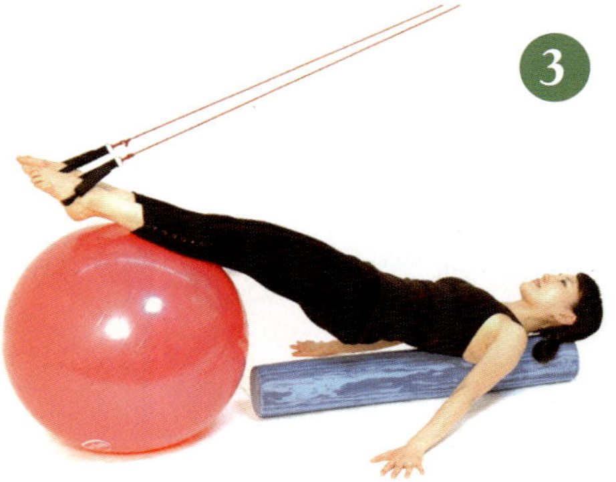

15 : Combination

엉덩이 들기

Lift Hip

준비자세

폼롤러를 세로로 놓고 등을 대고 눕는다. 튜빙 손잡이를 발에 끼운다. 무릎을 굽혀 가슴 쪽으로 당긴 상태에서 공 위에 두 발을 올린다.

동작

1. 준비 자세를 취한다.
2. 꼬리뼈를 김밥 말듯이 엉덩이를 들어 올린다.
3. 엉덩이를 들어 올린 상태에서 두 다리를 편다.

1

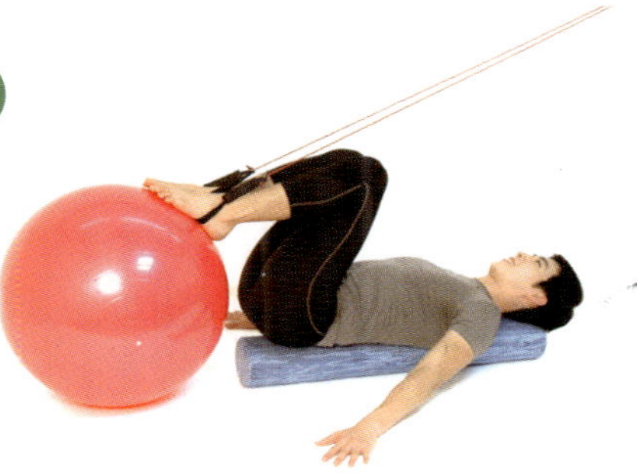

2

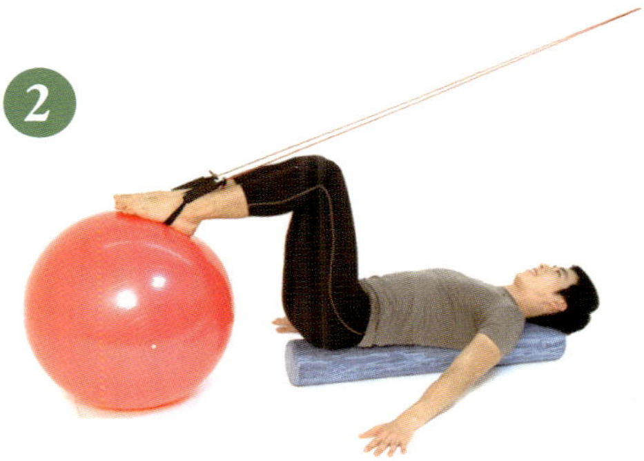

3

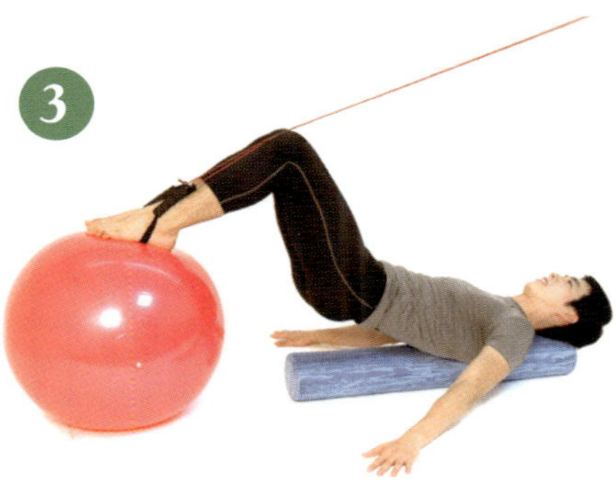

4

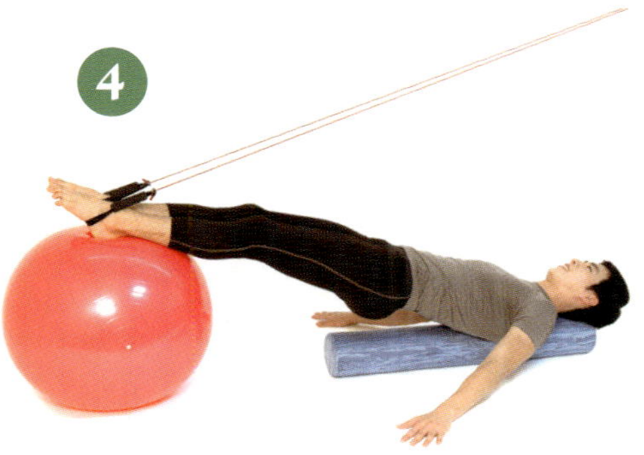

16 : Combination

롤 오버
Roll Over

준비자세

튜빙의 축 방향으로 등을 대고 눕는다.
어시스트의 도움을 받아 튜빙 손잡이를 두 발에 끼우고 두 손으로 튜빙 손잡이를 잡는다.
두 발은 펴서 천장을 향하도록 하고 두 손은 골반 옆에 놓는다.

동작

1. 준비 자세를 취한다.
2. 꼬리뼈를 김밥 말듯이 엉덩이를 들어 올린다.
3. 자세를 유지하면서 두 발을 어깨 넓이만큼 벌린다.
4. 천천히 엉덩이를 바닥에 내리면서 두 발을 모아 준비 자세로 돌아간다.

1
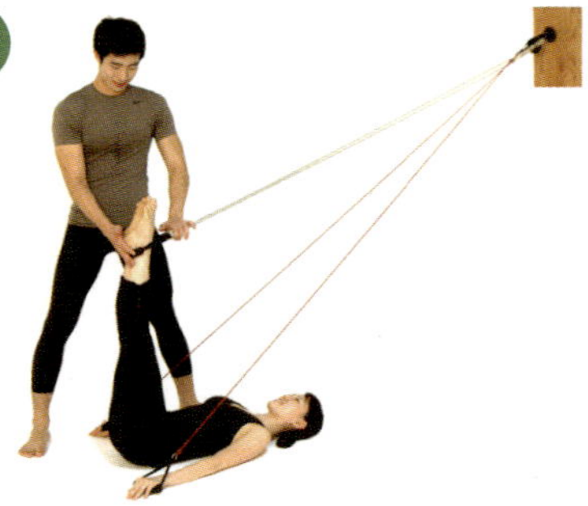

2
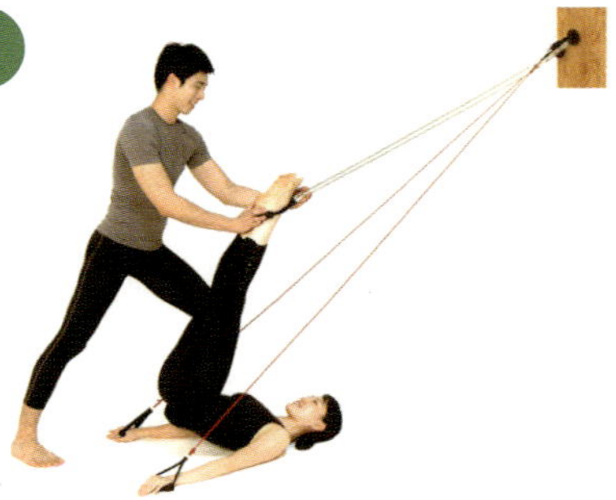

3
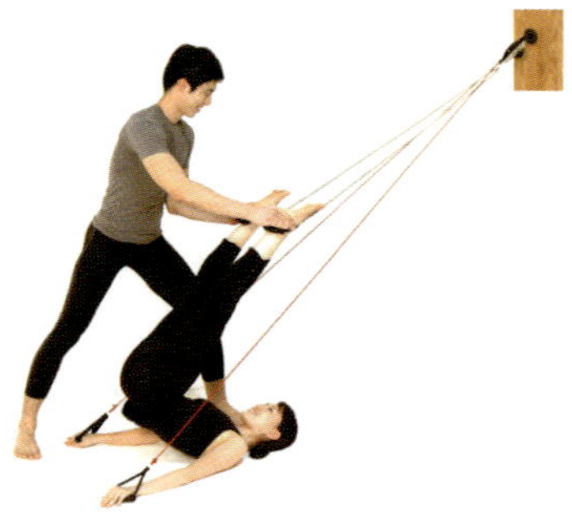

4
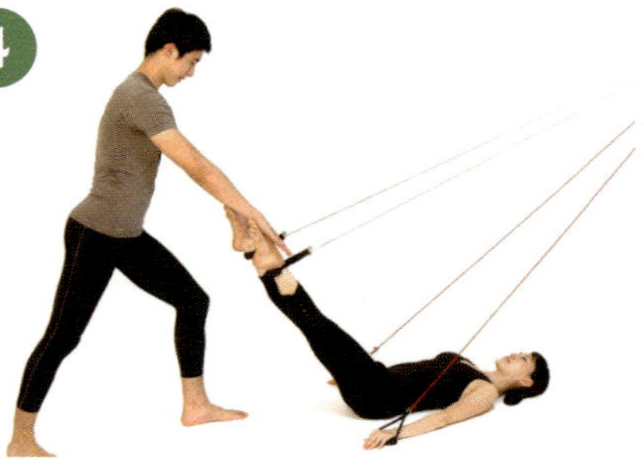

17 : Combination

롤 업 앤 다운

Roll Up & Down

준비자세

튜빙 축 방향을 향하게 폼롤러를 놓고 튜빙 손잡이를 잡은 상태로 바르게 앉는다.

동작

1. 준비 자세를 취한다.
2. 꼬리뼈를 김밥 말듯이 후굴하면서 천천히 폼롤러 위에 눕는다.

1

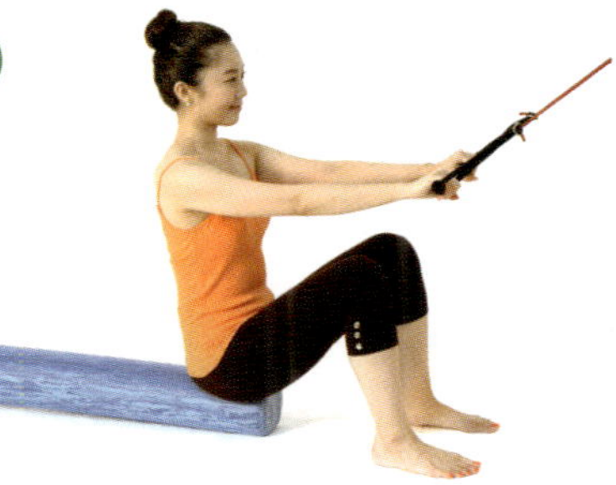

2

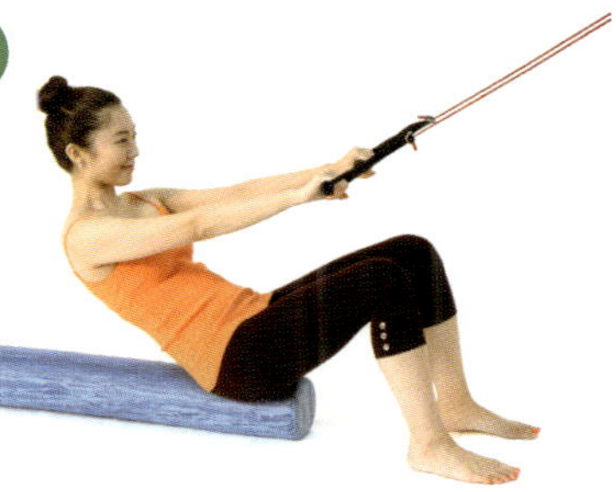

3

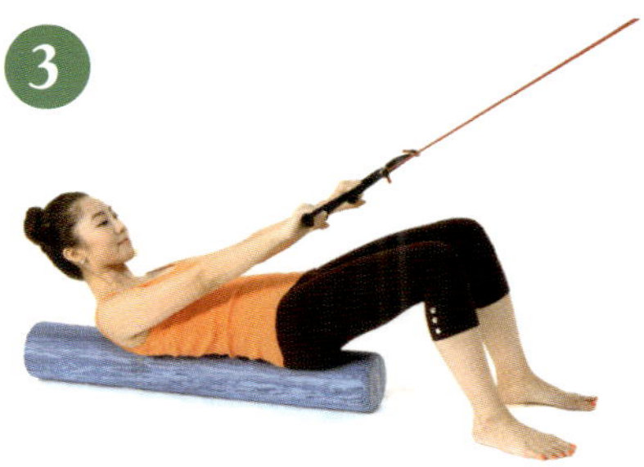

4

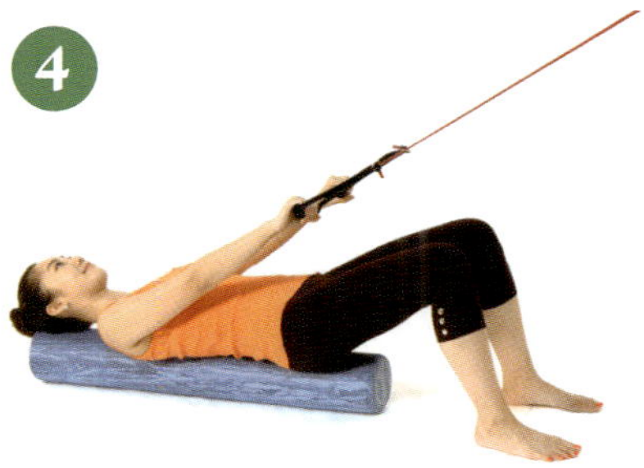

18 : Combination

가위자세

Scissor

준비자세

튜빙의 축 방향으로 등지고 눕는다. 튜빙 손잡이를 두 발에 끼우고 어시스트의 도움을 받아 두 손으로 튜빙 손잡이를 잡는다. 두 발은 펴서 천장을 향하도록 하고 두 손은 골반 옆에 놓는다.

동작

1 준비 자세를 취한다.

2 두 발을 엇갈리며 8박자에 맞춰 내리고 다시 올린다.

1

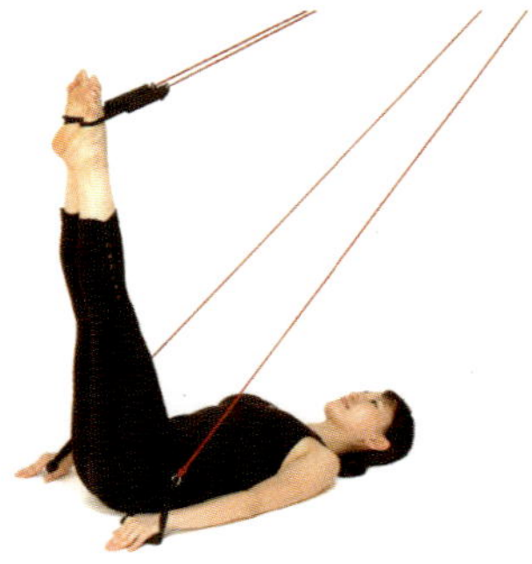

2

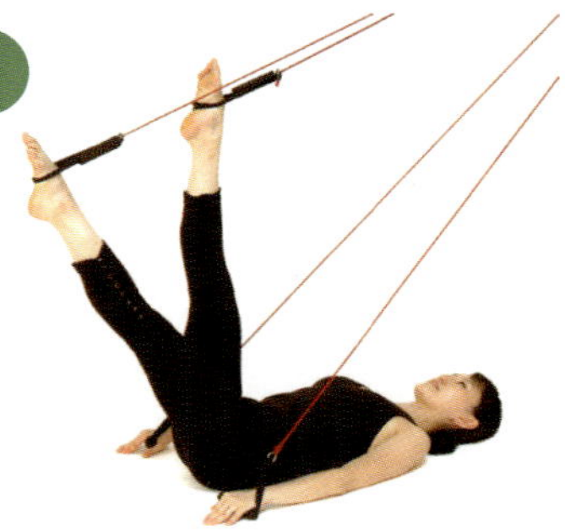

3

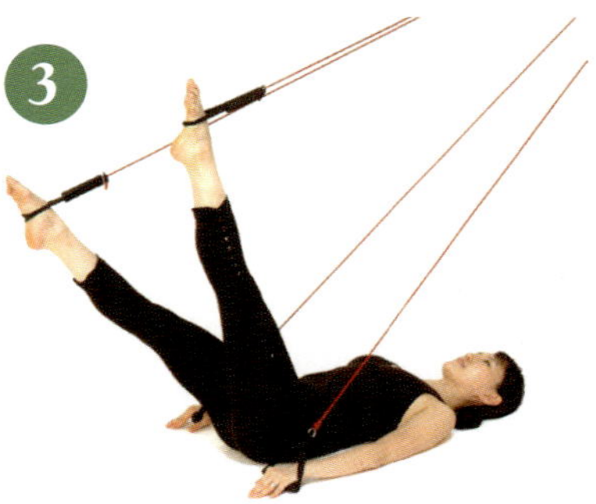

4

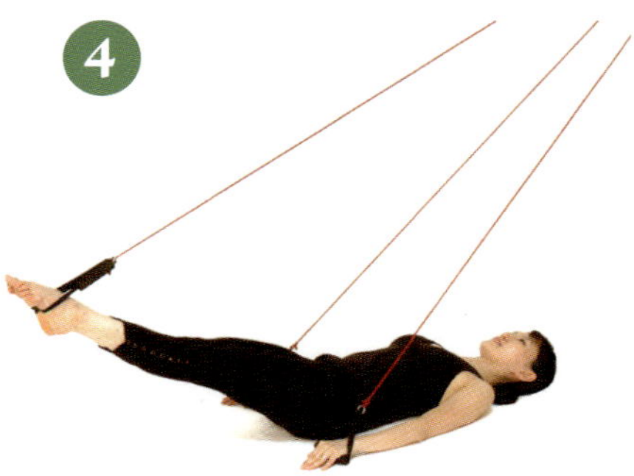

19 : Combination

팔 뒤로 밀기
Shoulder Extension

준비자세

공 위에 앉아서 튜빙 손잡이를 잡고 팔꿈치를 편다.

동작

1. 준비 자세를 취한다.
2. 두 손을 등 뒤로 민다.

1

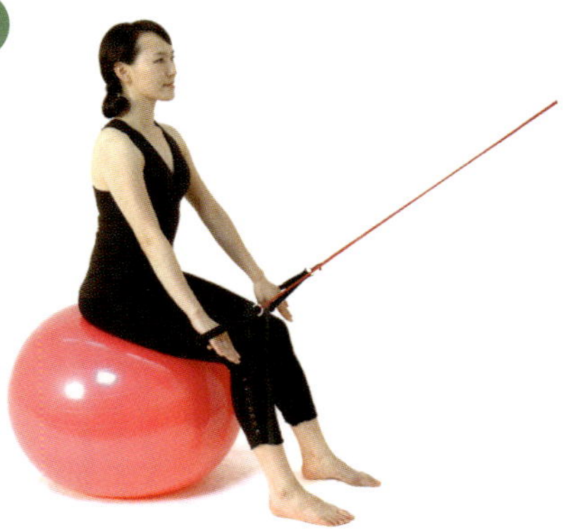

2

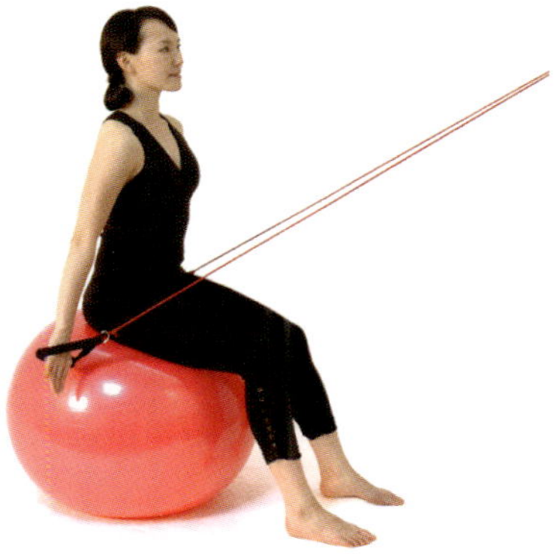

3

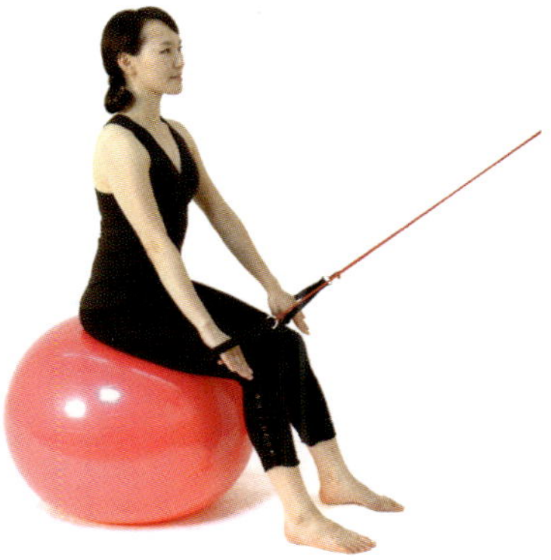

20 : Combination

어깨 으쓱하기

Shoulder Slap

준비자세

튜빙의 축 방향으로 폼롤러 위에 눕는다. 어시스트의 도움을 받아 두 손으로 튜빙 손잡이를 잡는다. 두 손은 골반 옆에 놓는다.

1

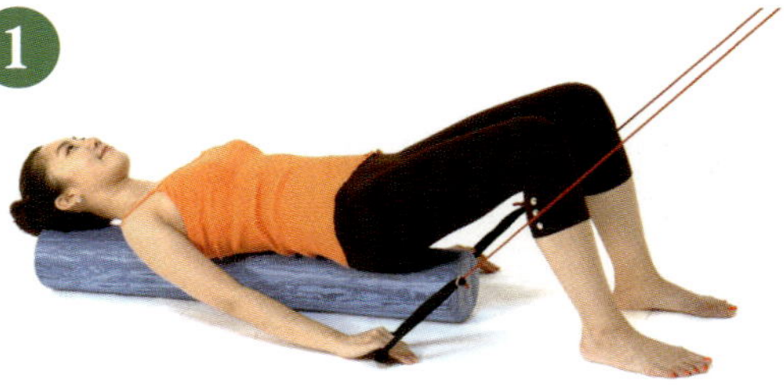

동작

1 준비 자세를 취하고 어깨를 머리 방향으로 당긴다.

2 튜빙의 도움을 받으며 어깨를 엉덩이 방향으로 내린다.

2

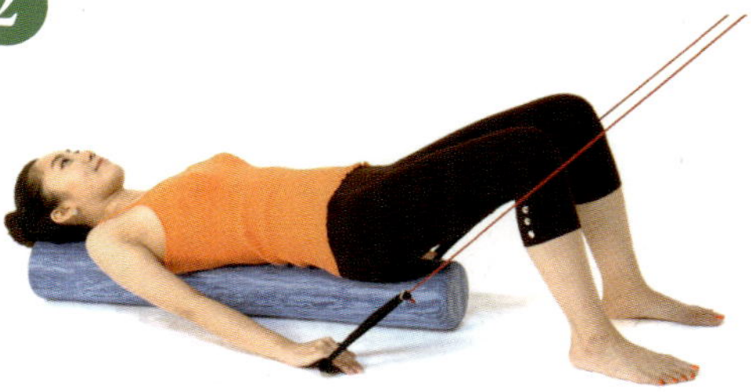

3

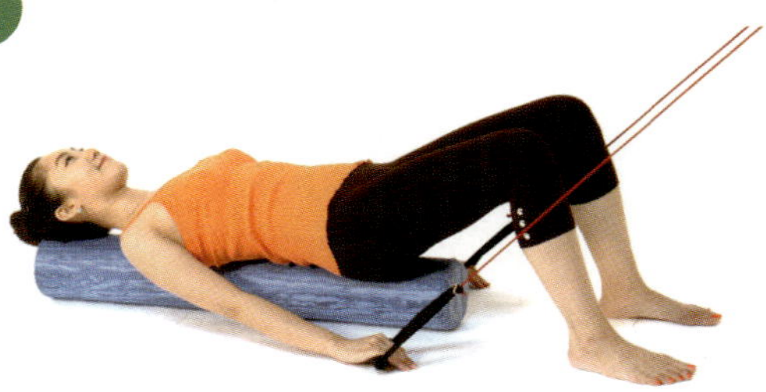

변형동작

튜빙의 축 방향에 등진 자세로 shoulder slap을 하면 어깨를 으쓱할 때 튜빙의 도움을 받을 수 있다.

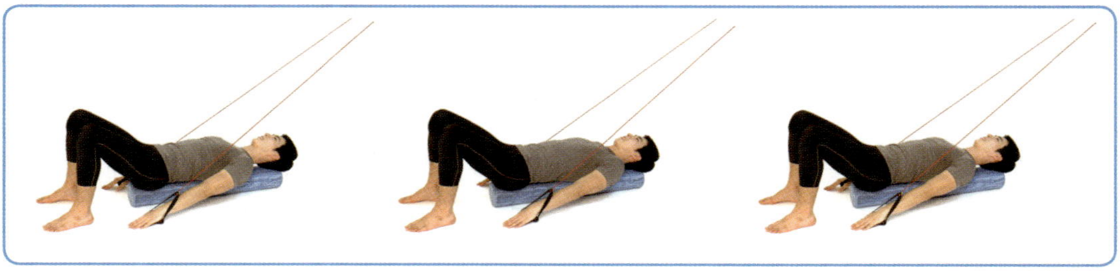

21 : Combination

상체 뒤로 비틀기

Spine Rotation

준비자세

옆으로 누워 폼롤러를 앞쪽에 놓는다. 오른쪽 다리를 폼롤러 위에 올리고 무릎을 굽혀 90도를 유지한다. 오른손으로 무게볼을 잡고 팔을 앞으로 편다.

1

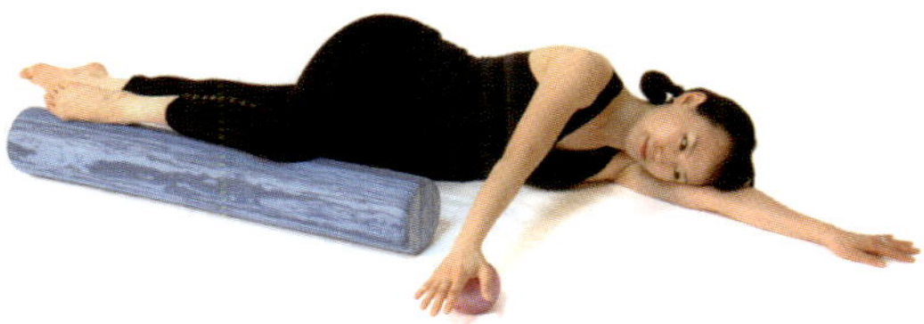

동작

1 준비 자세를 취한다.

2 하체를 고정한 상태에서 상체를 천천히 틀어 뒤쪽을 향한다.

3 오른쪽 무릎을 편다.

4 무릎을 다시 굽혀 자세를 유지한다.

5 하체를 고정한 상태에서 상체를 천천히 틀어 준비 자세로 돌아온다.

2

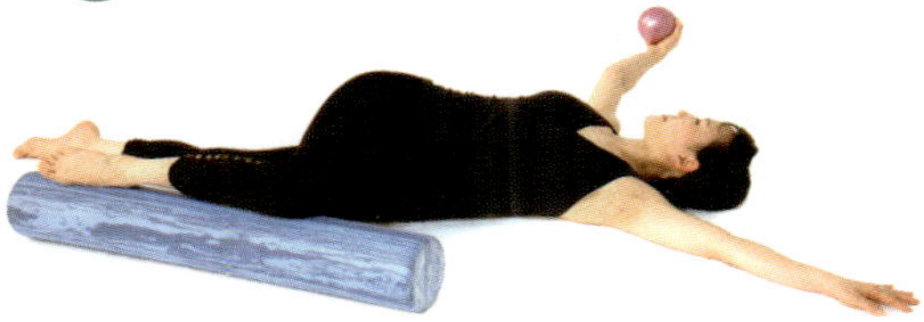

3

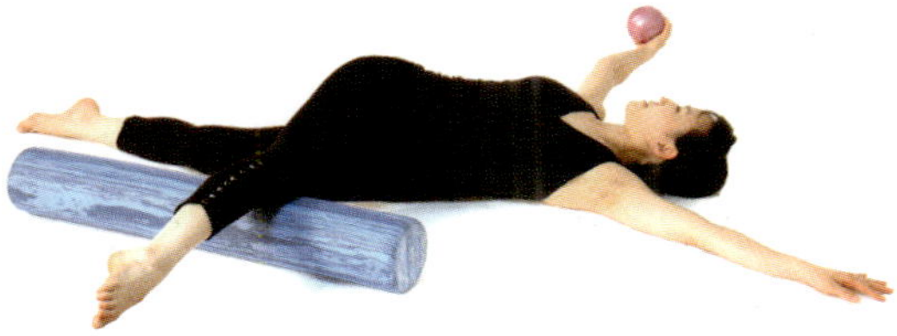

22 : Combination

척추 비틀어 팔 펴기

Spine Twist & One Arm Extension

준비자세

공 위에 앉아서 튜빙 손잡이를 잡고 가슴 앞으로 당긴다.

동작

1. 준비 자세를 취한다.
2. 하체를 고정한 상태에서 상체를 오른쪽으로 튼다.
3. 오른팔을 편다.

1

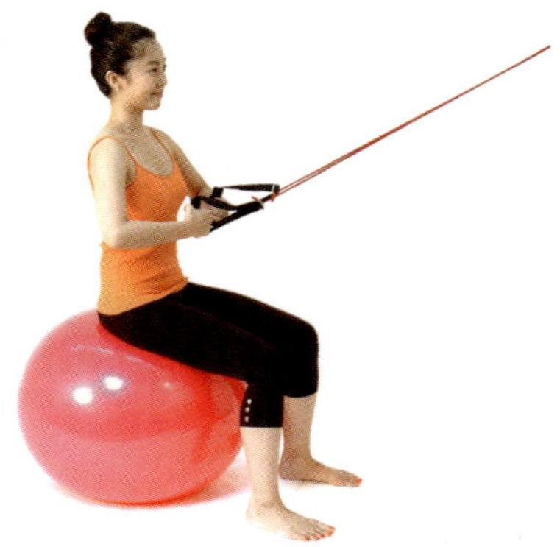

2

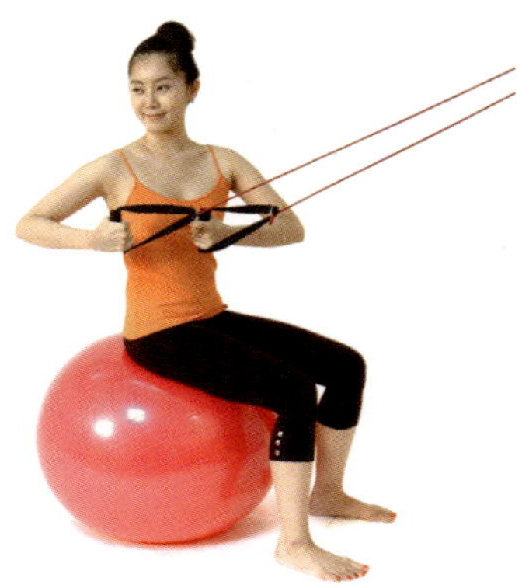

3

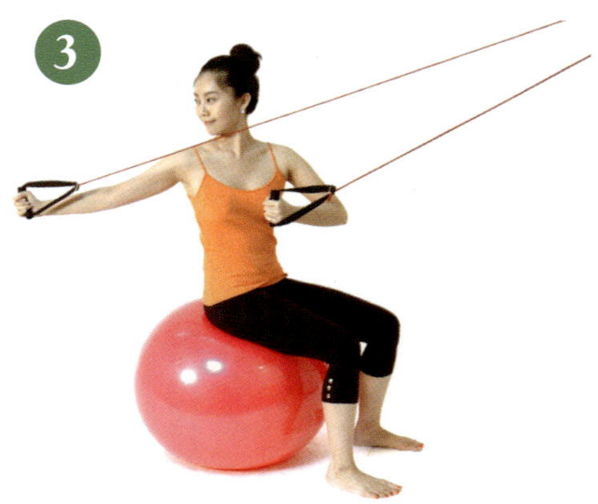

23 : Combination

몸통 좌우로 비틀기

Spine Twist

준비자세

폼롤러 위에 눕는다. 어시스트의 도움을 받아 두 번째 폼롤러 위에 두 발을 올린다. 두 손으로 중심을 잡는다.

동작

1. 준비 자세를 취한다.
2. 무릎을 천천히 오른쪽으로 내린다. 동시에 머리는 왼쪽으로 돌린다.
3. 다시 준비 자세로 돌아온다.
4. 무릎을 천천히 왼쪽으로 내리면서 머리는 오른쪽으로 돌린다.

1

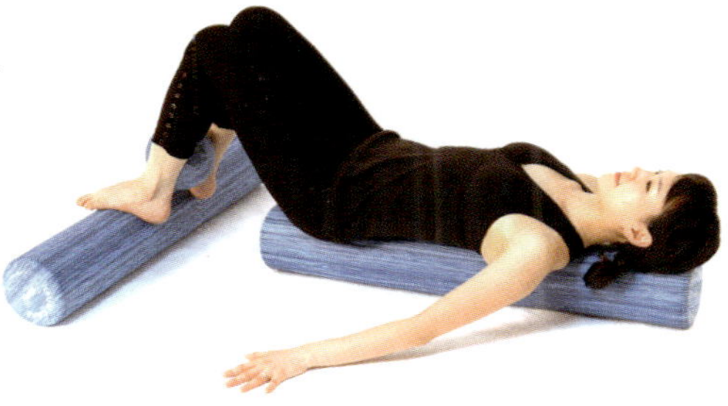

2

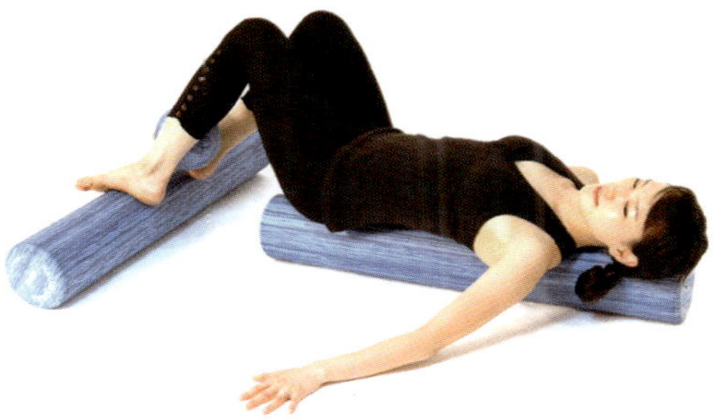

3

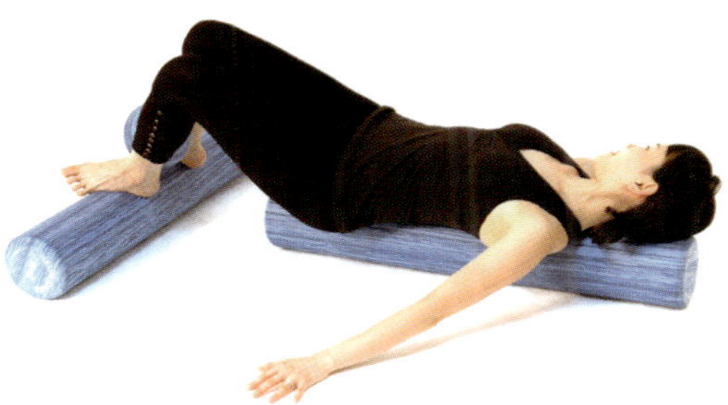

24 : Combination

100번 호흡하기

The Hundred

준비자세

튜빙 축 방향에 등지고 눕는다. 튜빙 손잡이를 두 발에 끼운다. 어시스트의 도움을 받아 두 손은 두 번째 튜빙의 손잡이를 잡는다. 상체를 들어 올리고 두 팔은 펴서 골반 옆까지 내린다. 두 다리는 무릎을 펴서 45도를 유지한다.

1

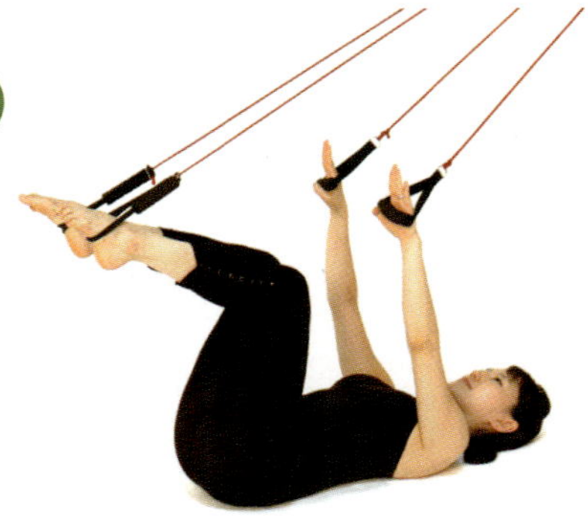

동작

1 준비 자세를 취한다.

2 팔꿈치를 편 상태에서 손을 아래위로 힘차게 100번 흔든다.

2

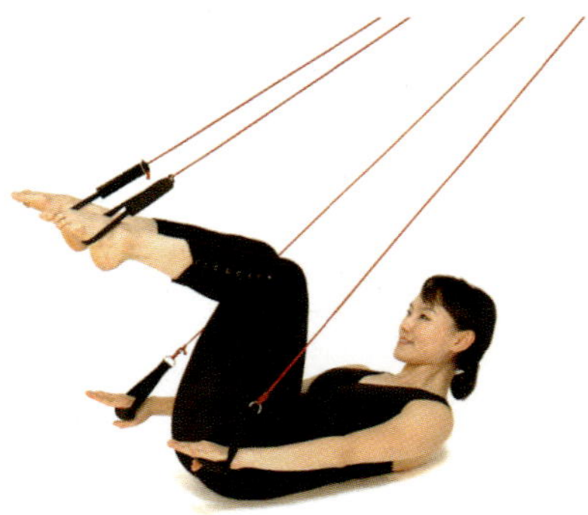

3

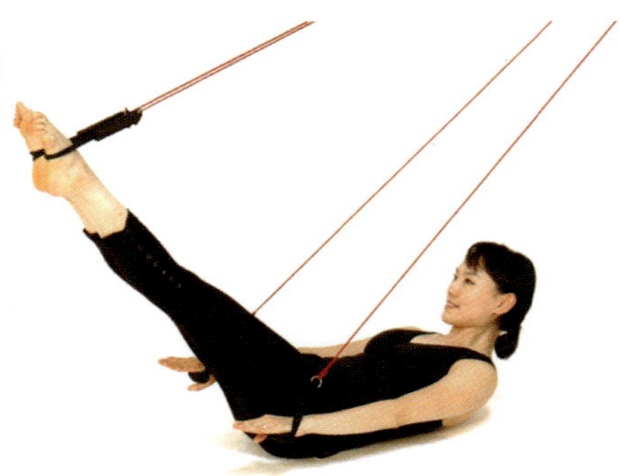

25 : Combination

상체 앞으로 숙이기
Torso Flexion

준비자세

튜빙 축 방향을 등지고 공 위에 앉는다.
튜빙 손잡이를 두 손으로 잡는다. 팔꿈치를 굽히고 두 손을 허리 옆에 둔다.

동작

1. 준비 자세를 취한다.
2. 두 팔을 앞으로 펴면서 상체를 숙인다. 이때 자연스럽게 무릎을 편다.
3. 다시 준비 자세로 돌아온다.

1
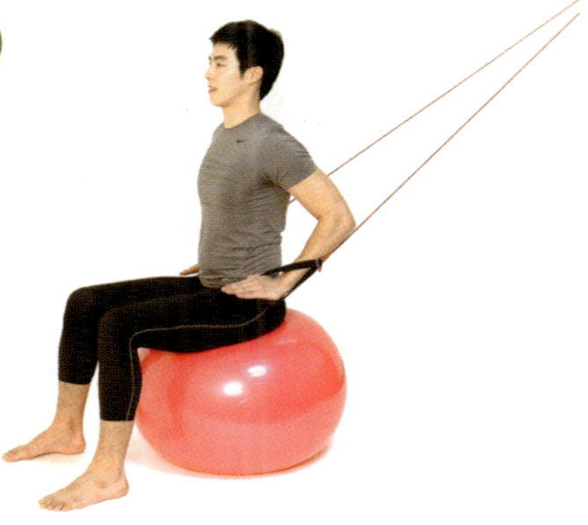

2
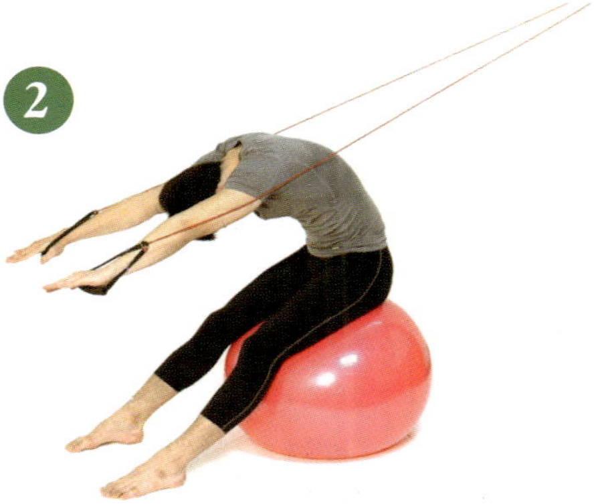

3
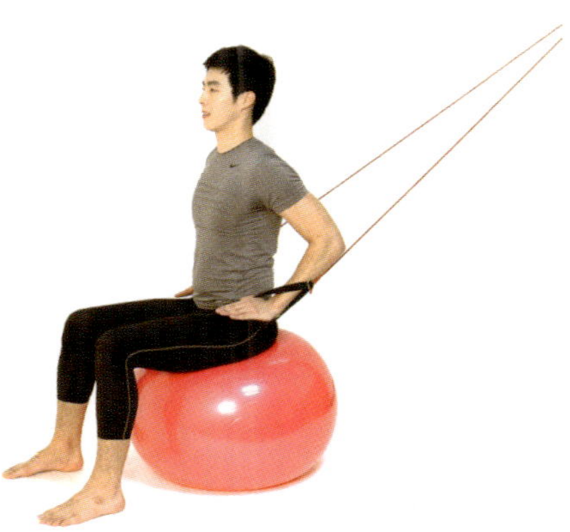

26 : Combination

상체 늘이기

Upper Body Release

준비자세

옆으로 누워 무릎은 굽힌다. 폼롤러를 상체 앞에 두고 왼팔을 그 위에 놓는다.

동작

1. 준비 자세를 취한다.
2. 팔꿈치를 편 상태로 팔을 앞으로 민다. 이때 시선은 자연스럽게 바닥을 향한다.

변형동작

폼롤러 위에 다리를 올리고 무게볼 위에 손을 올린 동작은 상체와 하체를 동시에 유연하게 한다.

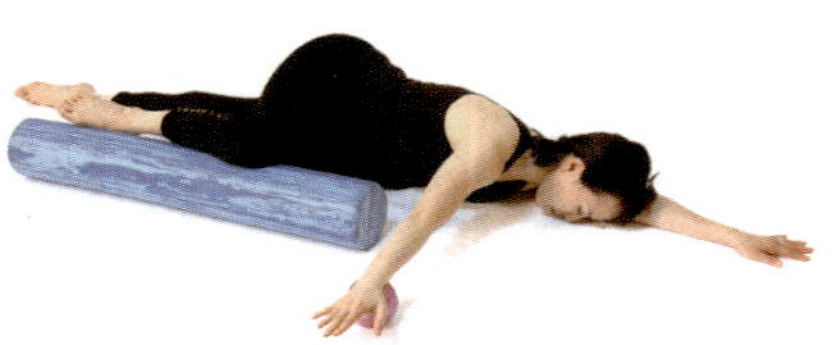

1

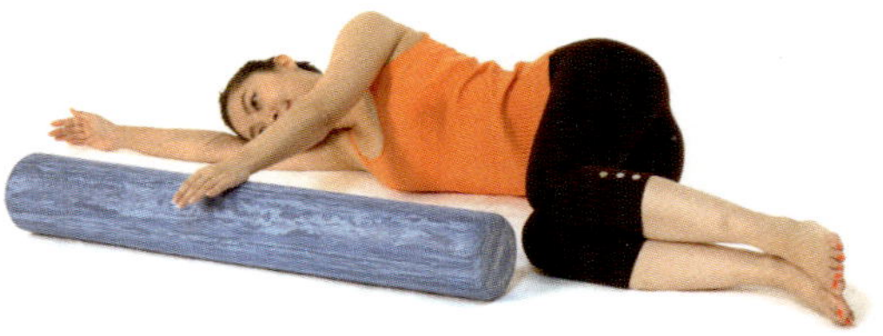

2

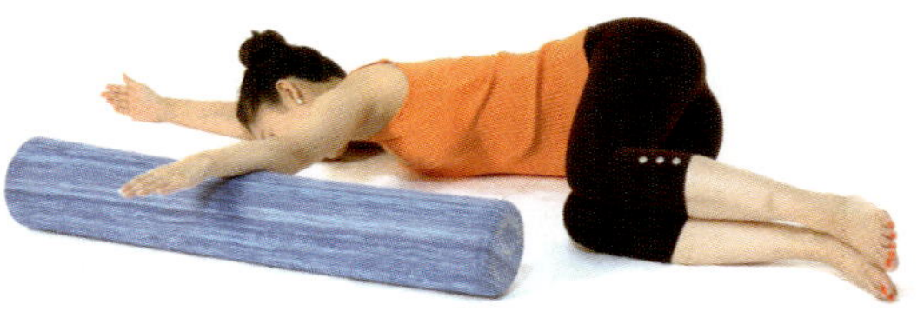

3

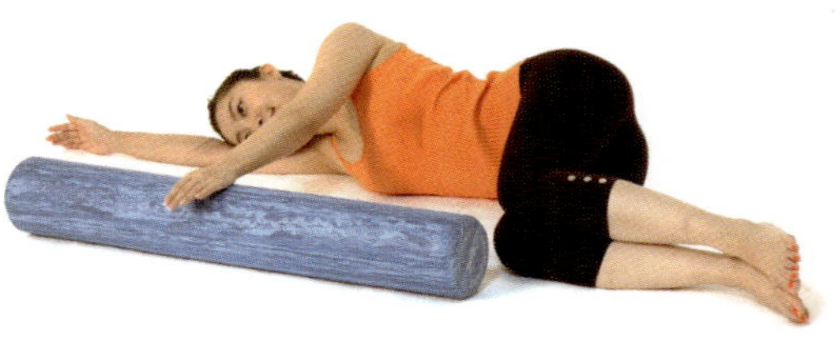

Somatic Pilates 컨셉을 이용한 Elastiband 운동법

일라스틱 밴드(Elastiband)의 이해

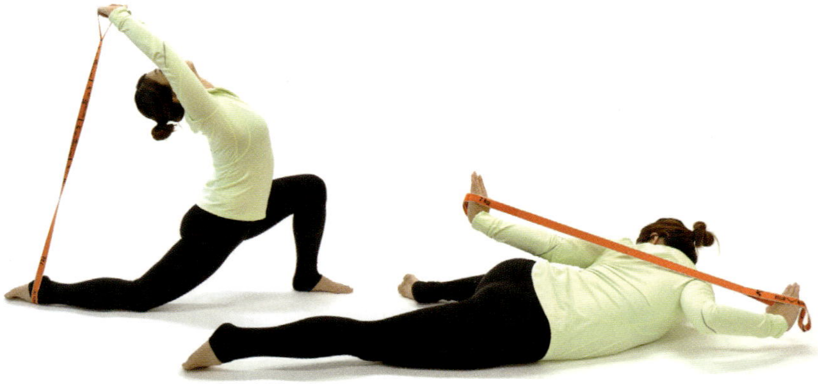

일라스틱 밴드는 탄성을 활용하여 근육을 강화시키는데 적합한 운동소도구이다. 장소에 구애받지 않고 사용할 수 있는 일라스틱 밴드는 신체 유연성을 향상시키고 근육의 탄력을 높여 보다 슬림하고 강인한 신체를 디자인 할 수 있게 한다.

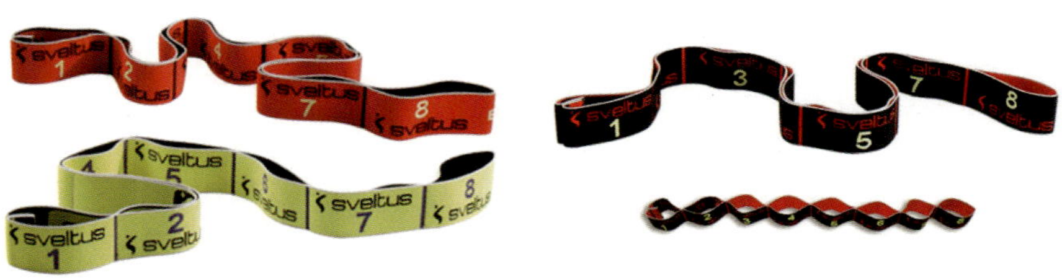

일라스틱 밴드는 탄성력(7Kg, 10Kg, 15Kg, 20Kg)을 기준으로 4가지 제품이 있으며, 각각 색상, 길이 그리고 너비가 다르다. 일라스틱 밴드는 8개의 영역으로 나누어져 있어 자세와 동작에 따라 밴드를 잡는 위치를 다르게 할 수 있다. 원하는 신체 부위 근육 부위(엉덩이, 복부, 허벅지, 팔, 허리와 가슴 근육)를 기능적으로 훈련시킬 수 있다.

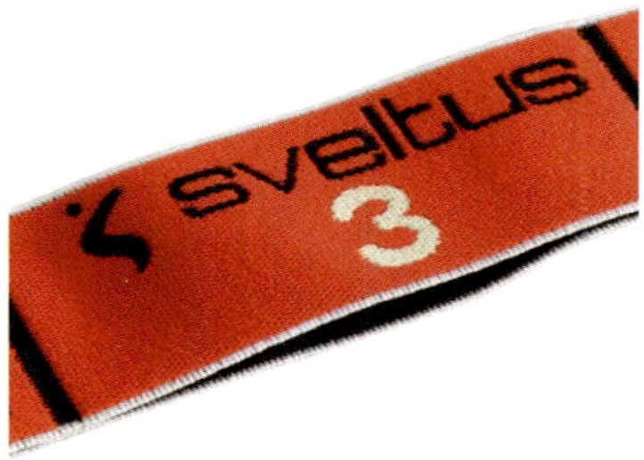

제품	탄성력	색상	사이즈	
Elastiband	7 Kg	오렌지색	80 x 2.5 cm	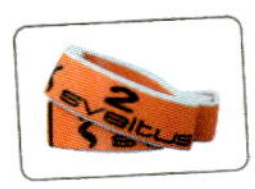
	10 Kg	연두색 또는 빨간색	80 x 4 cm	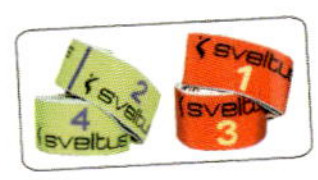
	15 Kg	검정색	80 x 4 cm	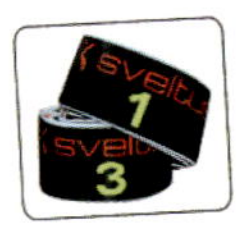
	20 Kg	파란색	95 x 4 cm	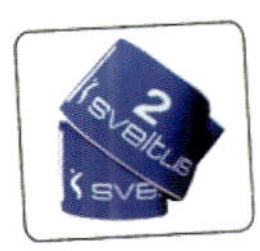

일라스틱 밴드(Elastiband®)는 아래와 같은 특징이 있다.

- 여러 가지 목적을 위해 활용할 수 있어 재미있게 기능적인 운동을 할 수 있다.
- 매우 부피가 적어서 어디서나 휴대하고 언제든지 손쉽게 사용할 수 있다.
- 내구성이 높은 저렴한 운동 소도구다.
- 재활 컨셉의 운동 교육에 사용할 수 있다.

소메틱 필라테스 컨셉인 유동성(Flowing Movement), 호흡(Breathing), 집중(concentration) 원리 안에서 일라스틱 밴드를 활용한 다양한 피트니스 동작들을 소개한다.

List of Movement

1. Swan Dive(스완 다이브)
2. Spine Twist(발 벌려 상체 비틀기)
3. Rolldown & Twist(상체 비틀기)
4. Leg Circle(한발 돌리기)
5. Upper Abs Curls(상체 들어올리기)
6. Stand Arabesque(아라베스크)
7. Prone Arabesque(누운 아라베스크)
8. Three Hip Ways(발들어 상체 틀기)
9. Arm Stretch(양팔 펴기)
10. Sitting Side Stretch(옆구리 늘리기)
11. Pec Stretch(가슴 늘리기)
12. Cat with Arm & Leg Extension (한팔과 다리 들어 올리기)
13. Mermaid Arm Stretch(팔꿈치 펴기)
14. Side Lying with band(옆으로 누워 상체 비틀기)
15. Bridge with Band(엉덩이 올리기)
16. Single Leg Stretch(한발 차기)
17. Double Legs Stretch(두발 펴기)
18. Teaser Band(티저 자세)
19. Back Kick with Band(한발 차기)
20. Back Kick & Side(옆구리 늘리기)
21. Boat & Pec Stretching(상체 젖히기)
22. Mermaid Twist(상체 비틀기)
23. Shoulder Rotation(팔 옆 벌리기)
24. Arch Back(상체 뒤로 젖치기)
25. Mountain(한발 들기)
26. Superman(슈퍼맨)
27. Lizard(도마뱀)

01 : Elasti Band

스완 다이브
Swan Dive

Starting Position

일라스틱밴드를 왼쪽 손과 발에 끼운다.
필라테스 스완 자세를 취한다.

- Spine Extension
- Shoulder Flexion
- Hip Extension & Abduction
- Ankle Planta Flexion

Movement Description

Inhlae 두 팔을 머리 위로 뻗으면 전신을 앞으로 굴린다.
Shoulder Hyper Flexion
Exhale 두 손으로 바닥을 밀면서 천천히 올라와 시작자세를 취한다.

- Shoulder Extension
- Elbow Flexion & Extension

Action Plane

Sagittal Plane

Watching For

어깨가 올라가지 않는다.
허리가 과하게 꺾이지 않는다.
이마가 바닥에 부딪치지 않는다.
동작을 하는 동안 한쪽으로 기울어지지 않는다.

1

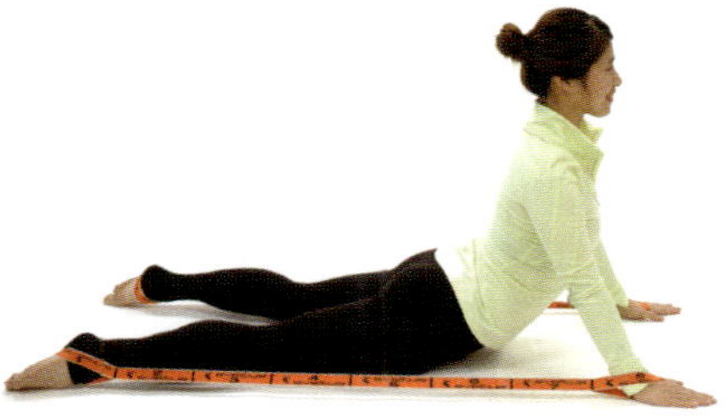

2

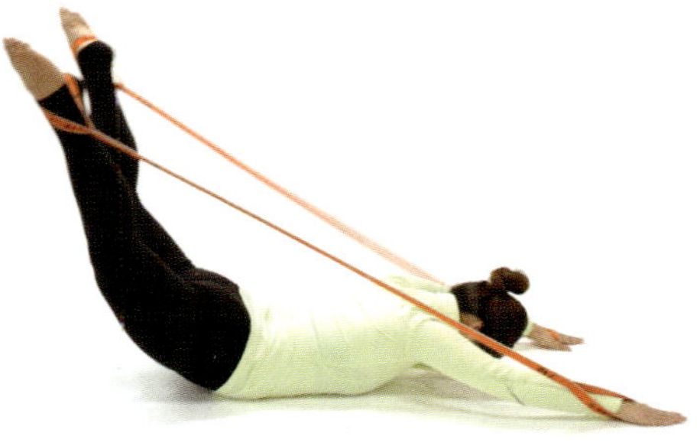

02 : Elasti Band

발 벌려 상체 비틀기
Spine Twist

Starting Position

바닥에 양쪽엉덩이를 붙인뒤 다리를 90도로 벌린다.

양손으로 엘라스틱 밴드 양끝부분에 넣어준다.

hip flexion

pronation

planta flexion

Movement Description

inhale 양팔을 벌린다 어깨를 안정화시킨다.

exhale 몸통을 트위스트 시키면서 회전시킨 팔꿈치를 접는다.

Action Plane

transvers

Watching For

팔꿈치의 위치가 어깨보다 높게 들리지 않는다.

허리를 굽히지 않는다.

다리를 과하게 많이 벌리지 않는다.

1

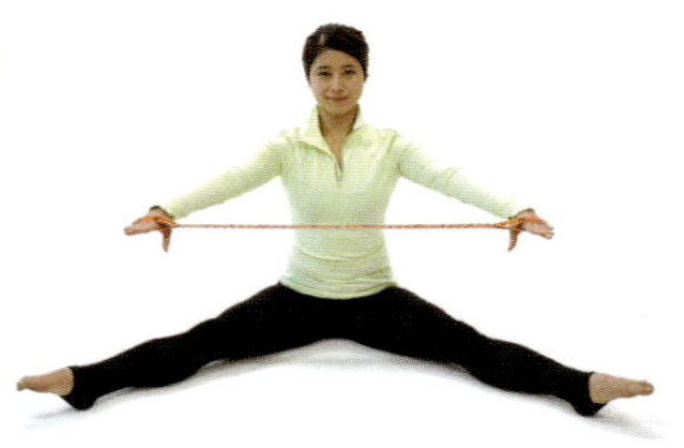

2

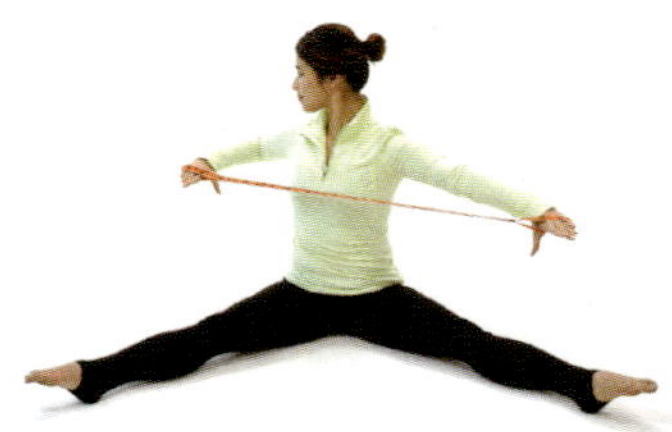

3

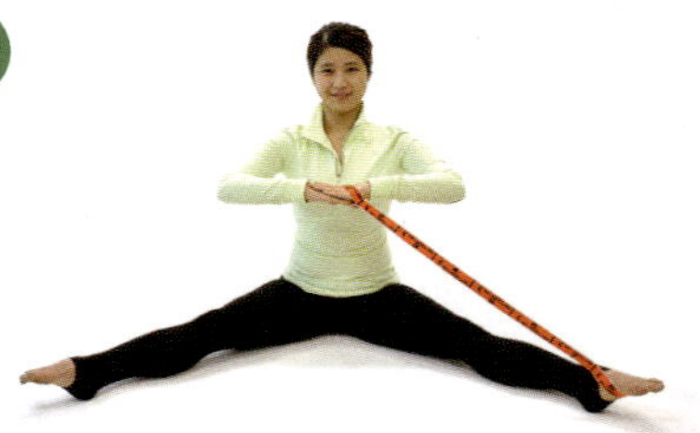

4

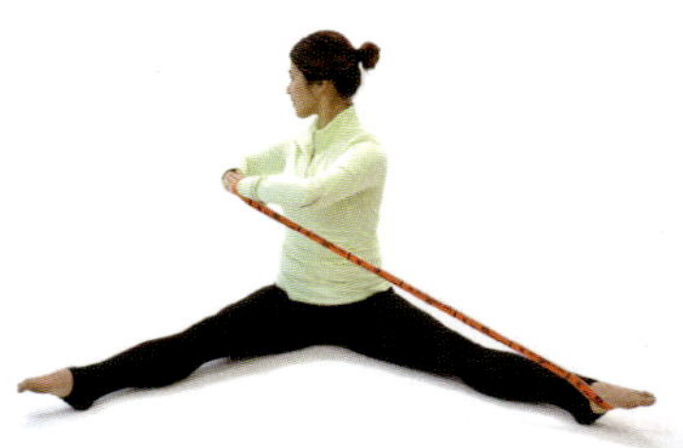

03 : Elasti Band

상체 비틀기
Roll Down & Twist

Starting Position

양발을 어깨넓비로 벌린상태에서 엘라스틱밴드를 1번와 8번에 발을 넣는다.
양손으로 밴드가운데 부분을 잡는다.

Movement Description

inhale 척추를 곧게 세워준다.
exhale 시선을 배꼽을 바라보며 등을 동그랗게 말아 허리시작점까지만 내려간다.

Action Plane

sagittal · transevers

Watching For

허리가 너무 많이 내려가지 않는다.
한쪽 엉덩이가 들리지 않게 주의한다.
어깨가 너무 올라가지 않는다.

1

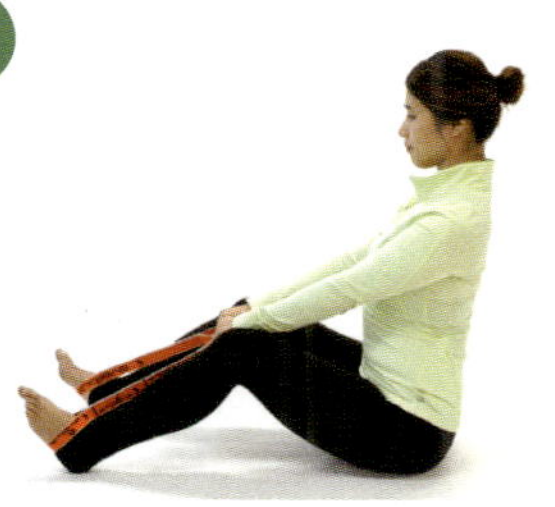

2

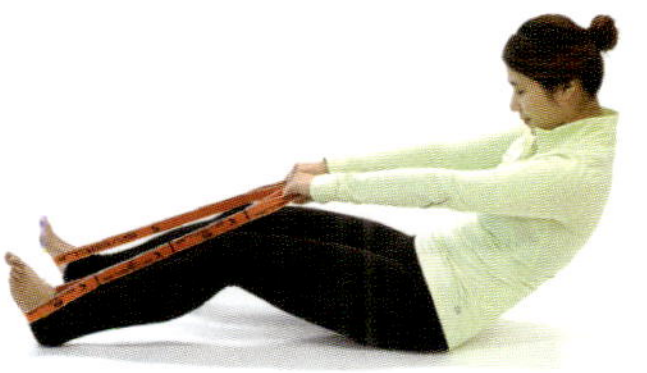

3

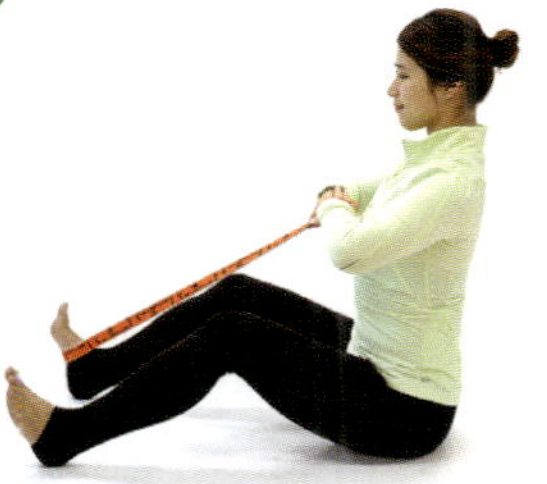

3

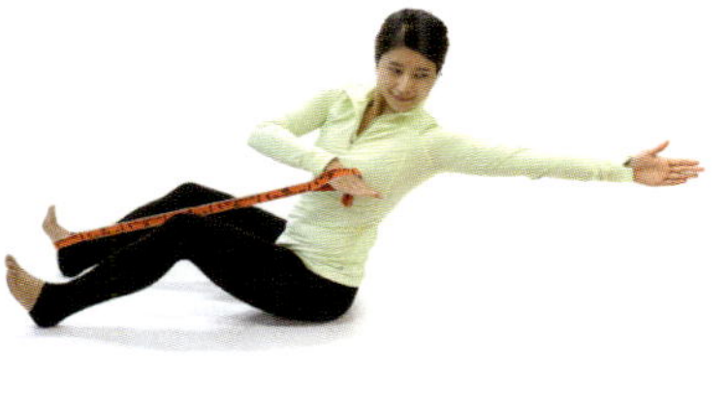

04 : Elasti Band

한발 돌리기
Leg Circle

Starting Position

등을 바닥에 누운 뒤에 한쪽 발을 들어서 발에 엘라스틱밴드을 건다.
양손으로 밴드 끝부분을 잡는다.

Movement Description

inhale 가슴방향으로 잡아당긴다 허벅지 뒤쪽이 늘어날 수 있도록
exhale 발을 바깥쪽으로 돌린다.

Action Plane

coronal

Watching For

한쪽 골반이 들리지 않게 해야한다.
어깨가 발의 움직임에 따라 가지 않도록 진행해야 한다.

1

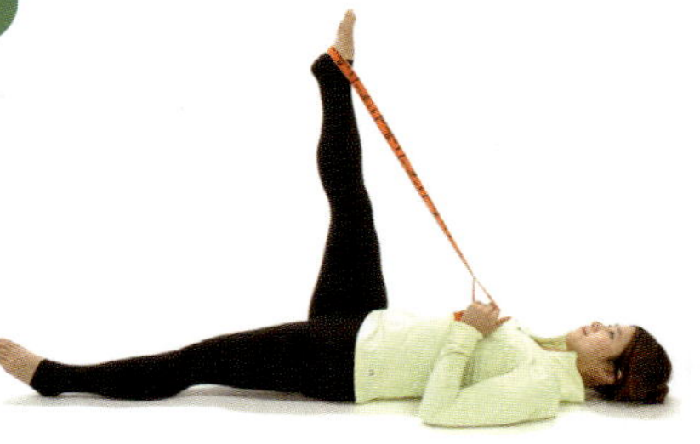

2

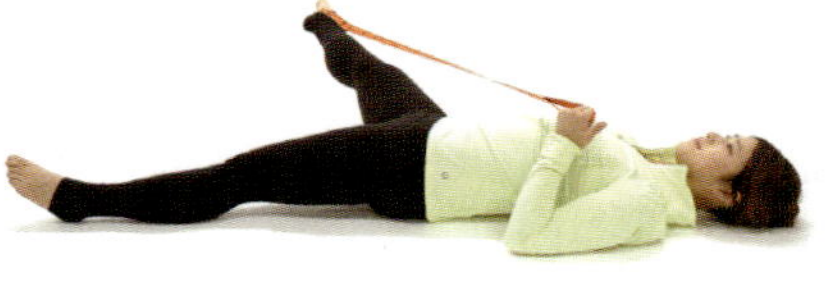

05 : Elasti Band

상체 들어올리기
Upper Abs Curls

Starting Position

등을 바닥에 누운 뒤에 머리 뒤쪽에 밴드를 놓고
양손으로 밴드를 잡는다
어깨를 안정화시킨다.
다리 사이는 어깨 너비를 유지한다.

Movement Description

inhale 밴드를 잡고
exhale 시선을 배꼽을 향하게 하여 흉추까지 올린다.

Action Plane

sagittal

Watching For

허리가 들리지 않게 한다.
어깨가 너무 올라가지 않도록 주의한다.

1

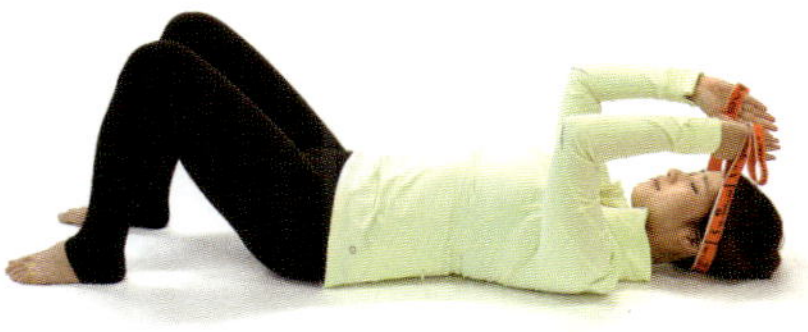

2

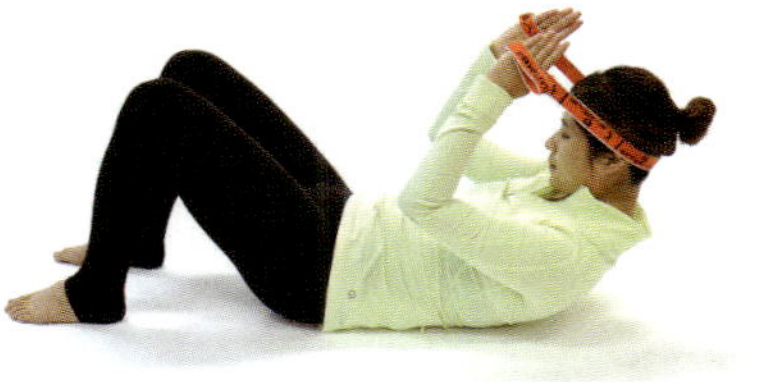

06 : Elasti Band

아라베스크
Stand Arabesque

Starting Position

밴드를 발에 넣고 같은쪽 손에 밴드 끝부분을 잡는다.

Movement Description

inhale 밴드를 잡아당긴다.
exhale 균형을 맞추면서 상체는 내려가고 하체는 올라간다.

Action Plane

sagittal

Watching For

허리를 과하게 꺽지않는다.
상체나 하체쪽으로 많이 치우치지 않도록 주의한다.

1
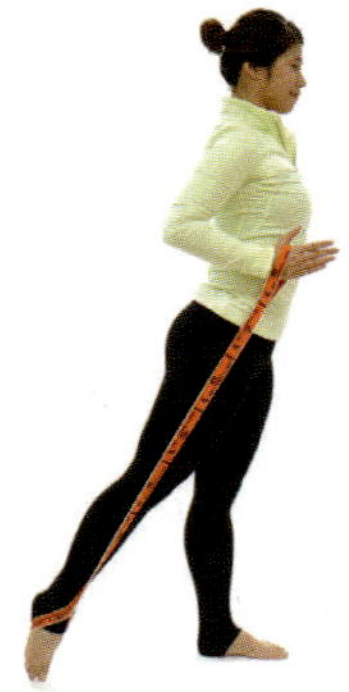

2
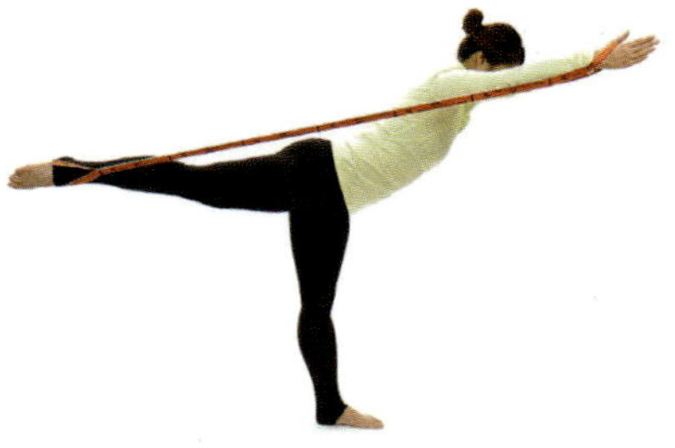

3
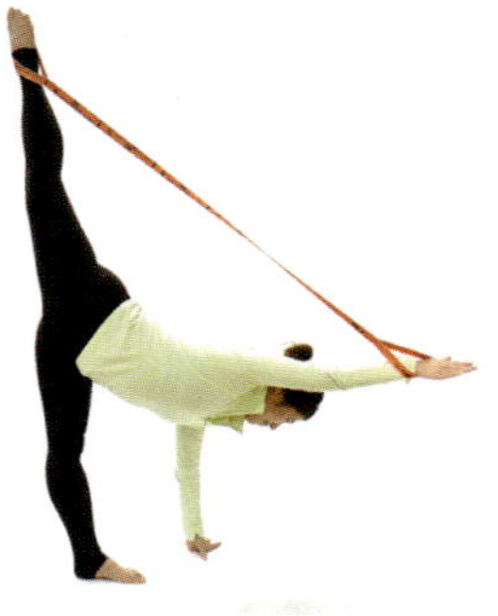

4
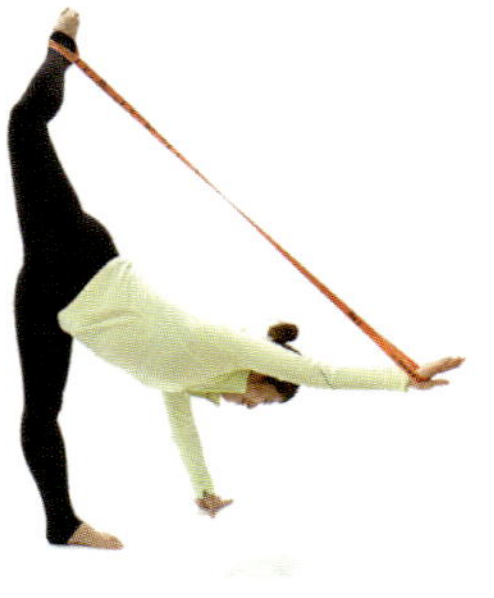

07 : Elasti Band

누운 아라베스크

Prone Arabesque

Starting Position

엘라스틱 밴드를 한쪽 발에 끼우고 엎드려서
양손으로 엘라스틱 밴드를 잡는다.

Movement Description

inhale 양손으로 밴드를 잡는다.
exhale 양손으로 밴드를 앞으로 잡아당겨서 발이 위로 올라갈 수 있게 만든다.

Action Plane

sagittal

Watching For

허리가 과신전 되지 않게 한다.
한쪽으로 치우치지 않게 만든다.

1

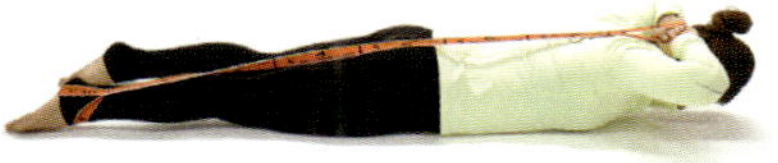

2

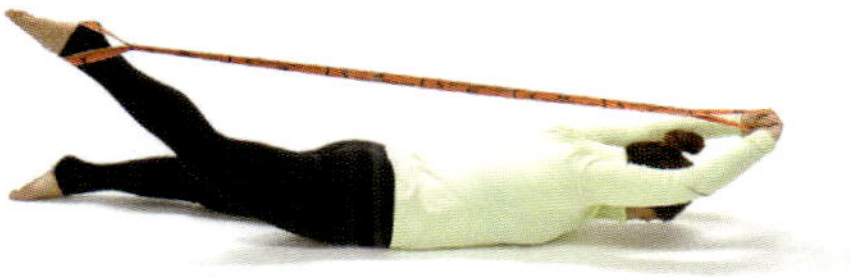

3

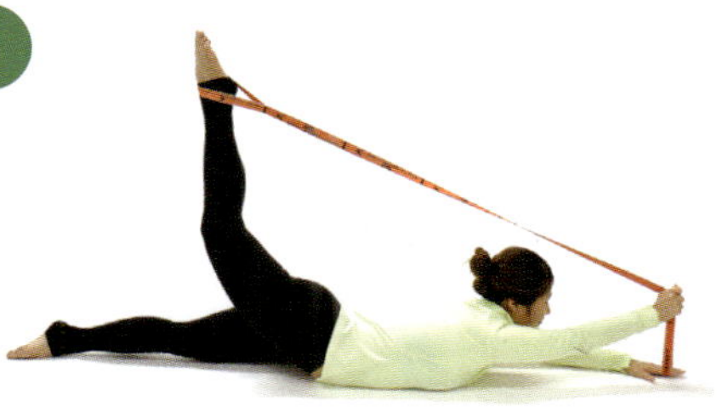

08 : Pilates RIng

발들어 상체 틀기
Three Hip Ways

Starting Position

등을 바닥에 두고 누운 뒤에 발에 엘라스틱 밴드를 끼운다.
반대쪽 손으로 밴드를 잡는다.

Movement Description

inhale 다리를 천장쪽으로 올리고 밴드를 잡는다.
exhale 밴드를 잡아 당겨 가슴 앞쪽으로 다리를 잡아 당긴다.

Action Plane

coronal

Watching For

한쪽 엉덩이가 들리지 않도록 주의한다.
어깨가 올라가지 않도록 한다.

1

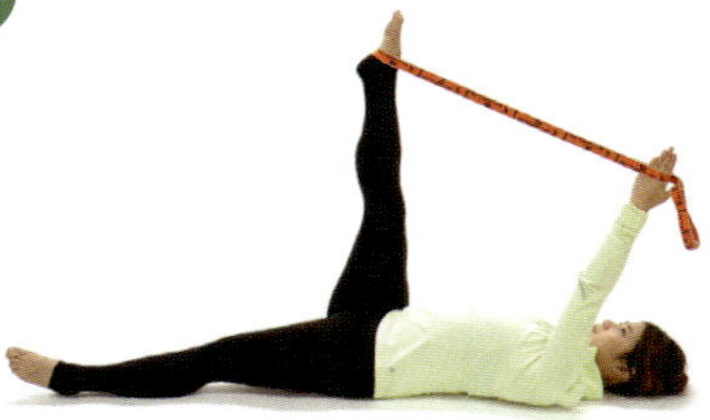

2

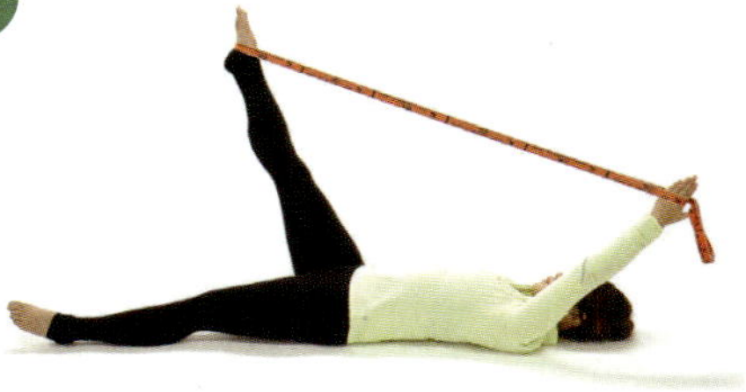

3

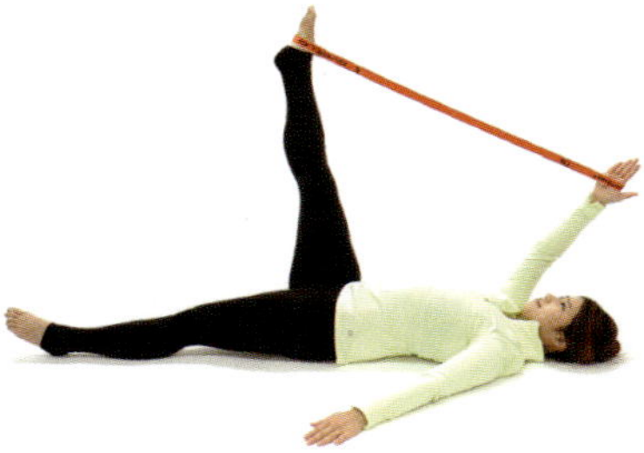

4

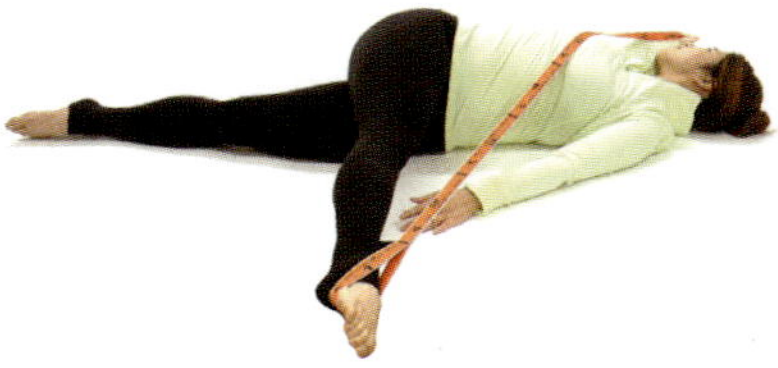

09 : Pilates RIng

양팔 펴기

Arm Stretch

Starting Position

양다리를 가부좌를 틀어준 뒤 밴드를 등쪽으로 놓고 양손으로 엘라스틱 밴드를 잡는다.

Movement Description

inhale 등쪽으로 밴드를 놓고 양손으로 밴드를 잡고

exhale 밴드를 양쪽 바깥쪽으로 밀어낸다.

Action Plane

coronal

Watching For

어깨가 올라가지 않도록 주의한다.

가슴을 앞으로 내밀지 않는다.

1

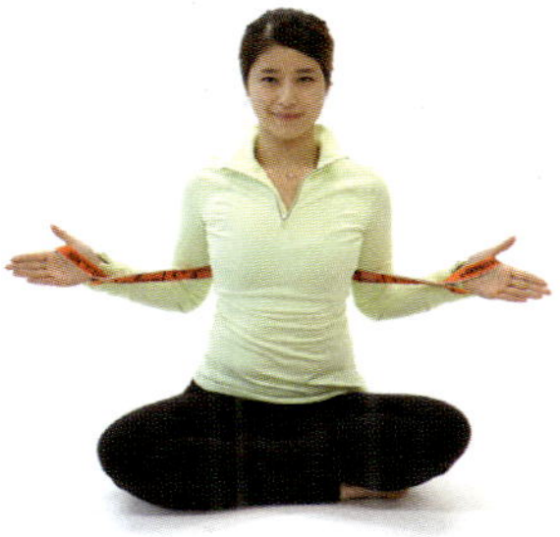

2

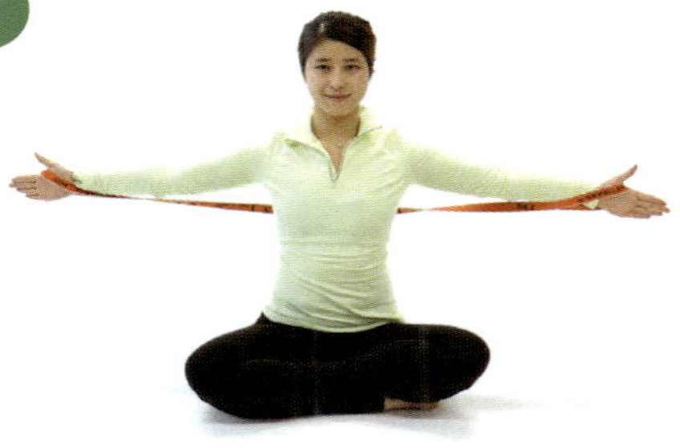

10 : Pilates RIng

옆구리 늘리기

Sitting Side Stretch

Starting Position

한쪽다리를 회음부 쪽으로 잡아 당기고 한쪽다리는 바깥으로 뻗는다 .

밴드를 발에 넣고 발과 반대쪽 손으로 밴드를 잡는다.

Movement Description

inhale 밴드를 잡고 상체를 밴드를 건 다리쪽으로 향해 옆으로 숙인다.

exhale 상체를 옆으로 숙인 상태에서 밴드를 위로 밀어내 팔을 천장쪽으로 편다.

Action Plane

coronal

Watching For

허리를 꺽지 않는다.

밴드를 너무 짧게 잡지 않는다.

1

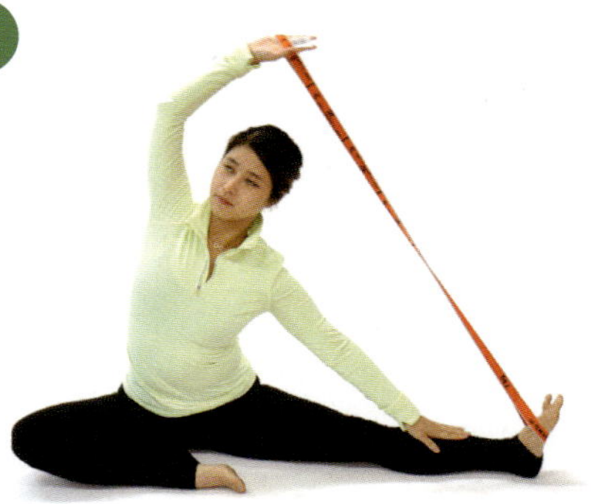

2

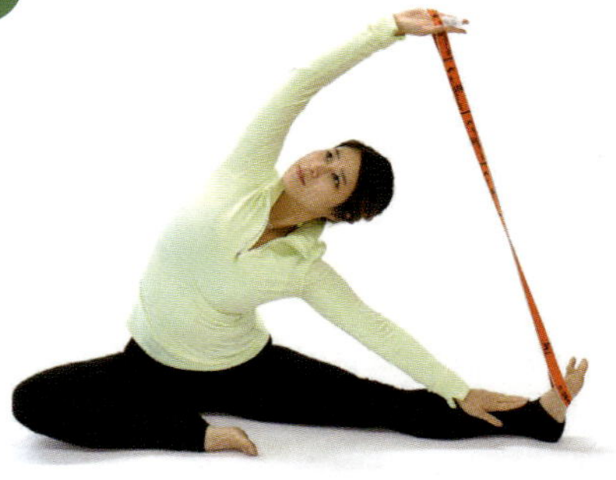

11 : Pilates RIng

가슴 늘리기

Pec Stretch

Starting Position

양손에 엘라스틱밴드를 2와 7에 넣은뒤 양손을 천장 쪽으로 올린다.
가슴을 살짝 앞으로 내민다.

Movement Description

inhale 양손을 천장 쪽으로 올린 뒤
exhale 손을 뒤로 내리면서 가슴을 앞으로 내민다.

Action Plane

sagittal · coronal

Watching For

가슴을 앞으로 밀지만 허리를 과하게 꺾지 않는다.

1

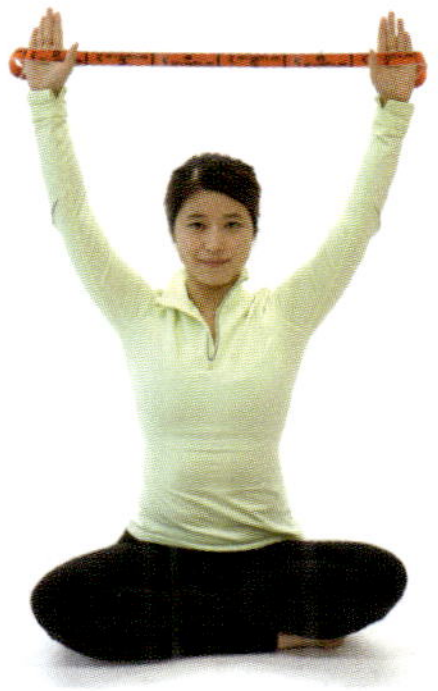

2

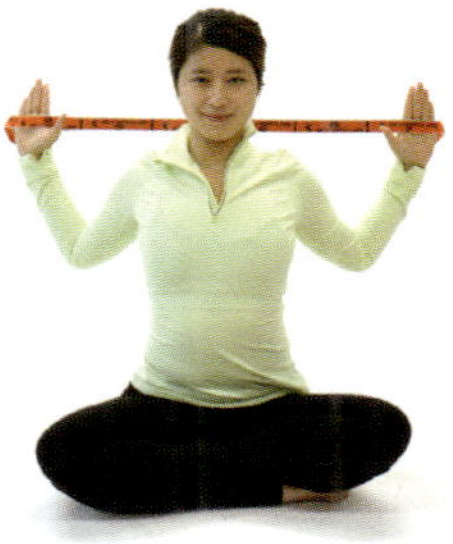

12 : Pilates RIng

한팔과 다리 들어 올리기
Cat with Arm & Leg Extension

Starting Position

바닥에 무릎을 대고 고양이 자세를 만든다.
양손과 발에 2개의 엘라스틱밴드를 넣는다.

1
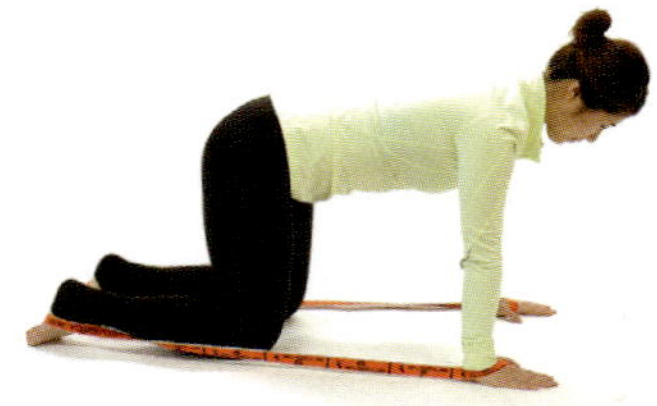

Movement Description

inhale 척추를 중립으로 만든뒤
exhale 팔과 다리를 엇갈리게 어깨높이와 엉덩이의 높이까지 올린다.
복부에 힘을 주어 중심을 잡는다.

2
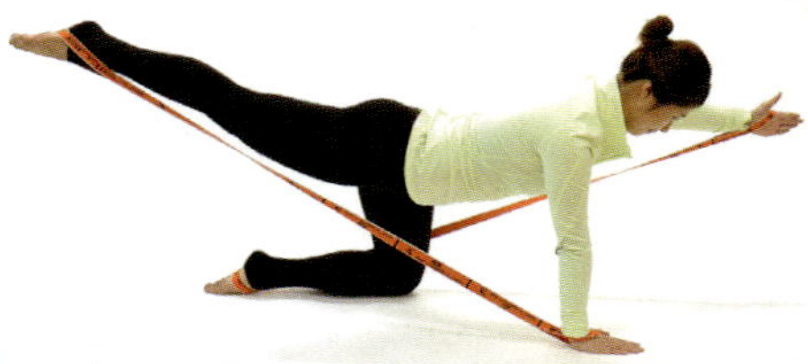

Action Plane

sagittal

Watching For

한쪽으로 치우치지 않게 만든다.
상체랑 하체가 같은 위치까지 올릴 수 있도록 한다.

13 : Pilates RIng

팔꿈치 펴기

Mermaid Arm Stretch

Starting Position

한쪽발은 회음부 쪽으로 두고 반대쪽 발은 엉덩이 옆으로 놓아 주어 양쪽 엉덩이 뼈가 바닥에 닿을수 있도록 만들어 준다. 엉덩이 옆에 놓은 발에 엘라스틱 밴드를 넣고 반대쪽 손으로 밴드를 잡는다. 밴드를 잡지 않은 손을 바닥에 두고 팔꿈치를 접어준다.

1

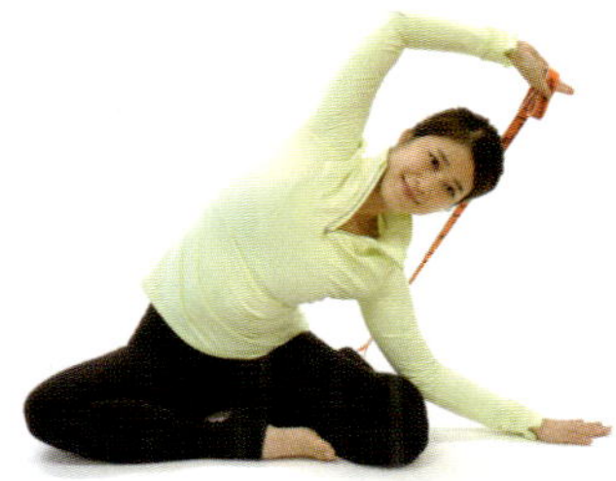

2

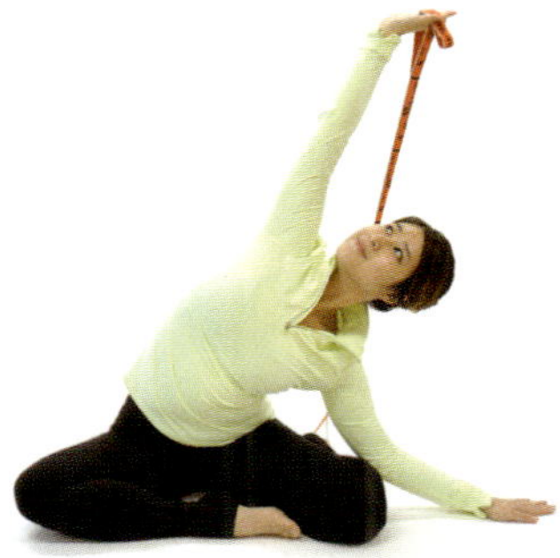

Movement Description

inhale 머메이드 동작을 진행한다.
exhale 밴드를 잡은 손을 천장 쪽으로 밀어낸다.

Action Plane

coronal

Watching For

엉덩이가 들리지 않게 진행한다.
허리가 과신전 되지 않는다.

14 : Pilates RIng

옆으로 누워 상체 비틀기

Side Lying with band

Starting Position

옆으로 누운 상태에서 한쪽 팔꿈치를 접는다.
발에 엘라스틱밴드를 끼우고 같은쪽 손으로 밴드를 잡는다.

Movement Description

inhale 손으로 밴드를 잡아당기고 상체를 들어준다.
exhale 손은 앞으로 발은 뒤쪽으로 보내서 사선으로 밴드를 밀어낸다.

Action Plane

sagittal

Watching For

어깨가 올라가지 않도록 주의한다.
상체가 무너지지 않도록 한다.

1

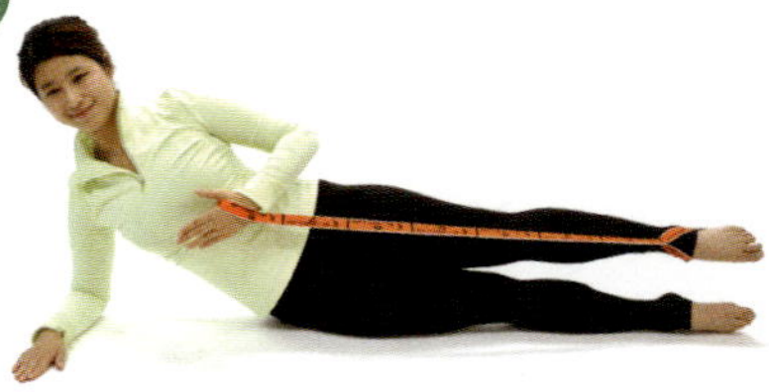

2

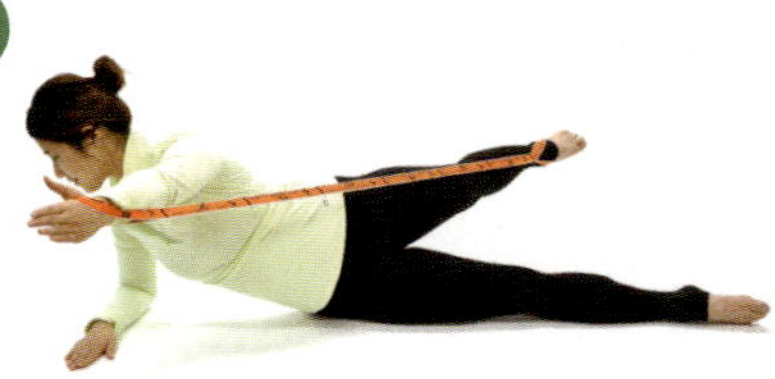

3

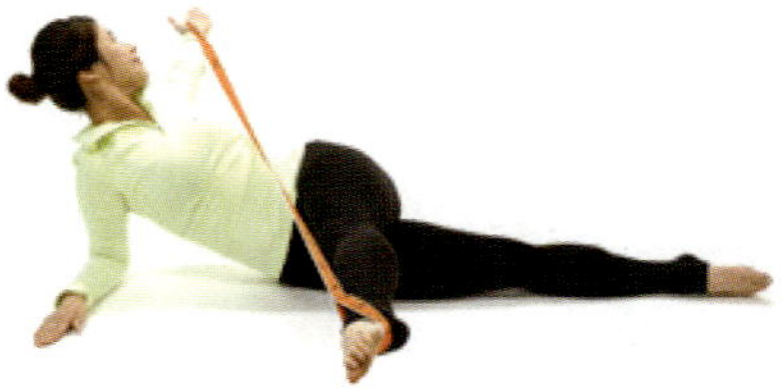

15 : Pilates RIng

엉덩이 올리기

Bridge with Band

Starting Position

등을 바닥에 두고 누운 뒤에 양다리는 접는다. 다리사이는 골반넓이를 두고 양손으로 밴드를 잡아 골반 쪽으로 놓는다.

1

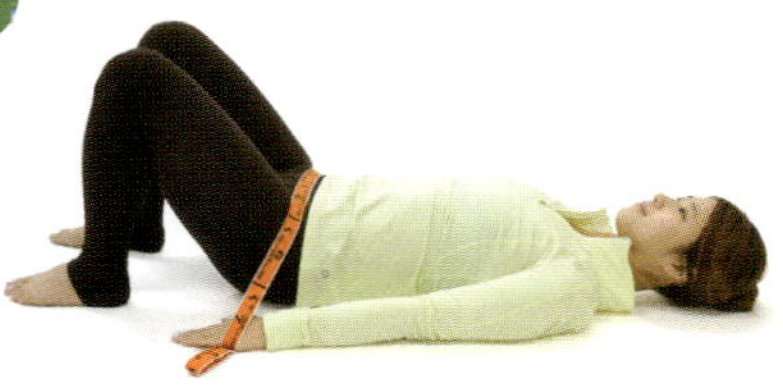

Movement Description

inhale 양손을 엉덩이 옆에 둔다.
exhale 엉덩이를 천장 쪽으로 밀어올린다. 손의 위치는 바뀌지 않는다.

2

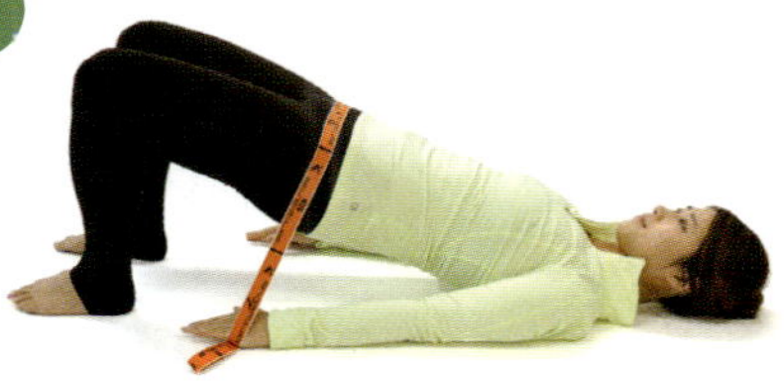

Action Plane

sagittal

Watching For

손바닥이 위로 올라가지 않는다.
턱을 쇄골 쪽으로 잡아당기지 않는다.
다리사이가 벌어지거나 모아지지 않는다.

16 : Pilates RIng

한발 차기

Single Leg Stretch

Starting Position

등을 바닥에 두고 누운상태에서 한쪽 다리를 가슴앞으로 잡아당기고 반대쪽 다리는 사선을 향해 뻗는다. 양손으로 밴드를 잡고 머리 뒤쪽에 밴드를 둔다. 그리고 상체를 올린다.

Movement Description

inhale 상체를 끌어올린다.

exhale 상체는 그대로 둔 상태에서 다리만 교차한다.

Action Plane

sagittal

Watching For

복부힘으로 상체를 올린다.

어깨가 올라가지 않도록 한다. 다리를 많이 내리지 않는다.

1

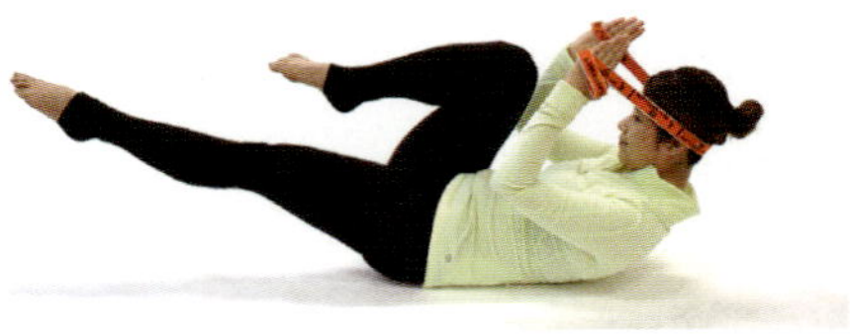

2

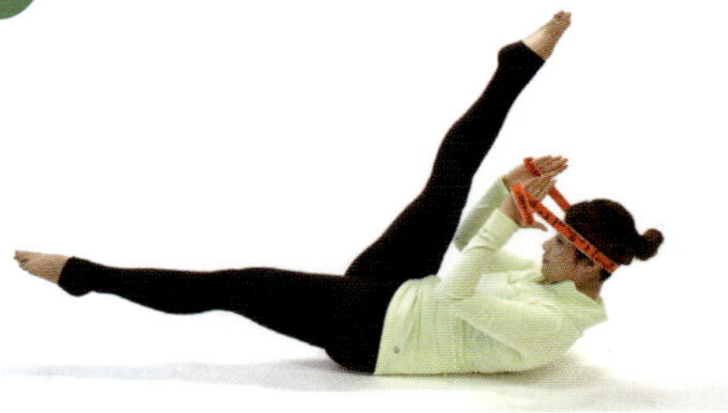

17 : Pilates RIng

두발 펴기
Double Legs Stretch

Starting Position

등을 바닥에 두고 누운 뒤 양다리를 가슴 앞쪽으로 끌어당긴다.
밴드를 머리뒤 쪽으로 두고 팔꿈치를 접어 상체를 위로 올린다.

Movement Description

inhale 상,하체가 복부 쪽으로 모아진다.
exhale 상,하체를 사선으로 뻗는다.

Action Plane

sagittal

Watching For

복부 힘으로만 동작을 진행한다.
어깨가 올라가지 않게 주의한다.
다리를 많이 벌리지 않는다.

1

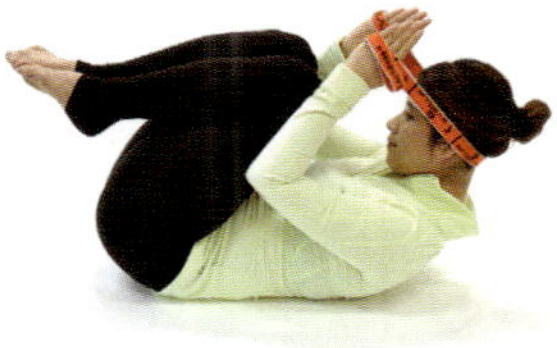

2

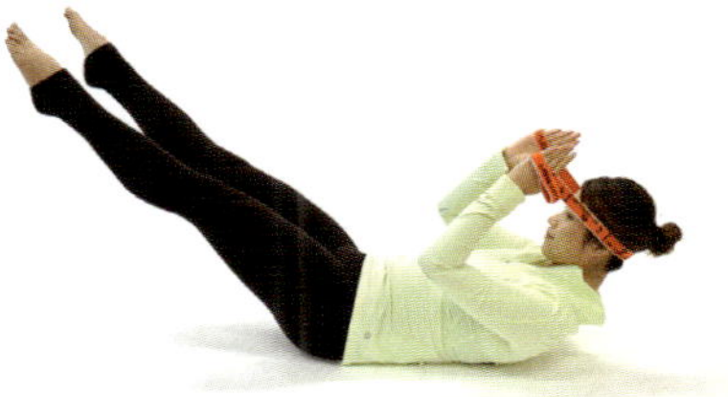

3

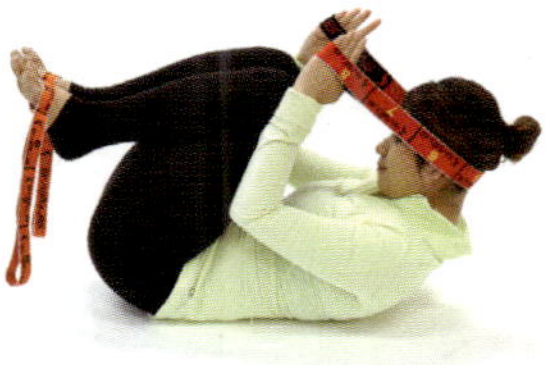

4

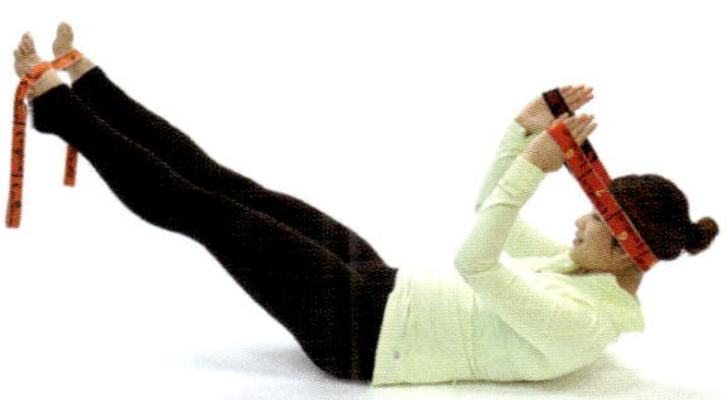

18 : Pilates RIng

티저 자세

Teaser Band

Starting Position

1

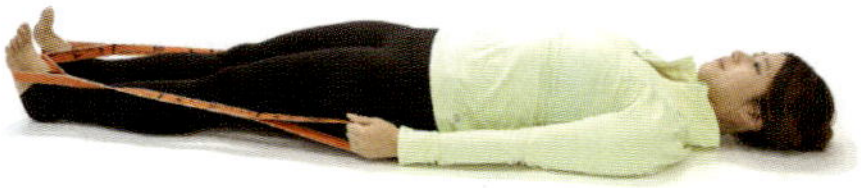

등을 바닥에 두고 누운 뒤 다리를 올려 밴드 45번을 발에 끼운다.

손으로 1과 8을 잡는다.

Movement Description

2

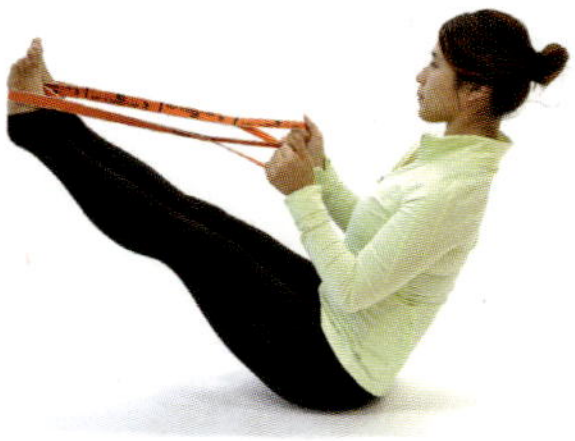

inhale 밴드를 잡는다.

exhale 밴드를 잡아당기면서 상체와 하체를 위로 올린다.

Action Plane

sagittal

Watching For

상체나 하체 둘중에 한쪽만 높게 올리지 않는다.

균형을 맞춘다.

팔 힘으로만 상체를 올리지 않는다.

어깨가 올라가지 않는다.

무릎을 구부리지 않는다.

19 : Pilates RIng

한발 차기

Back Kick with Band

Starting Position

양손과 발에 밴드를 끼운다. 그리고 고양이 자세를 취한다.

Movement Description

inhale 척추를 중립으로 유지시킨다.

exhale 척추를 중립을 유지시킨 상태에서 한쪽 발을 뒤쪽으로 밀어낸다.

Action Plane

sagittal

Watching For

얼굴을 너무 숙이지 않는다.

허리가 과신전 되지 않는다.

골반이 한쪽으로 치우치지 않는다.

다리를 너무 높게 들지 않는다.

1

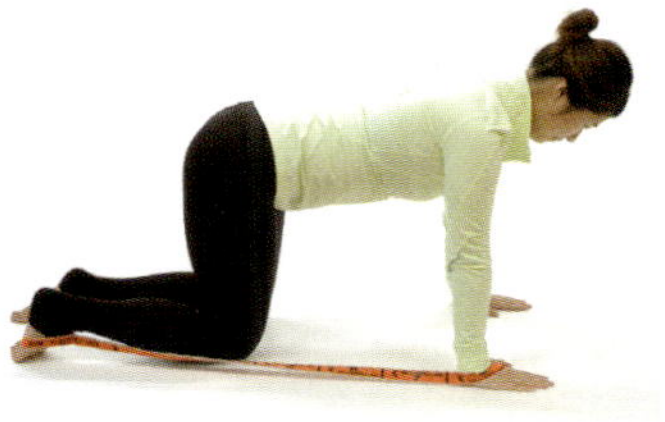

2

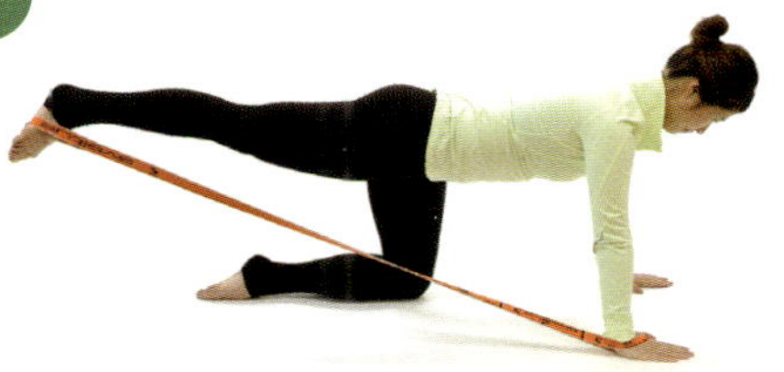

3

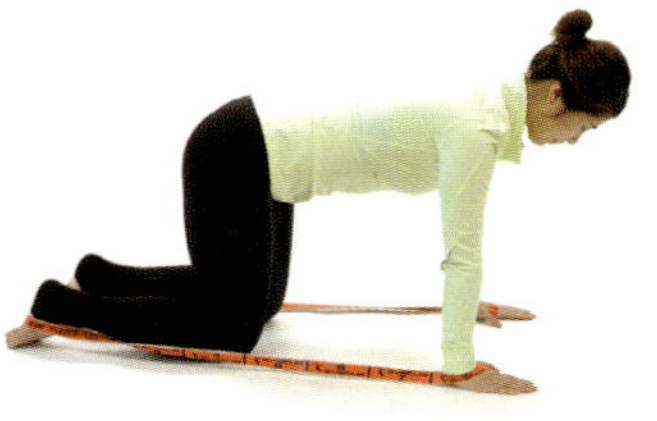

4

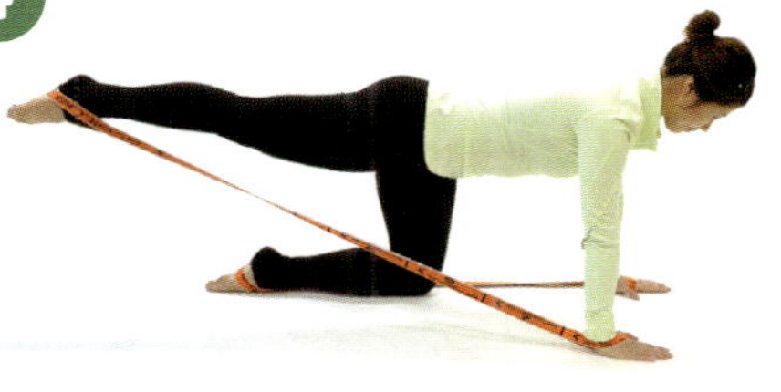

20 : Elasti Band

옆구리 늘리기
Back Kick & Side

Starting Position

양손과 발에 밴드를 끼운 뒤 고양이 자세를 취한다.
다리를 들어 엉덩이 위치에 맞춘다.

Movement Description

inhale 천천히 다리를 엉덩이 위치까지 올린다.
exhale 다리를 양쪽으로 한 번씩 번갈아 가며 동작을 진행한다 이때 시선을 발끝을 향한다.

Action Plane

sagittal · coronal

Watching For

허리가 중립되도록 유지한다.
한쪽으로 몸이 치우치지 않는다.

1

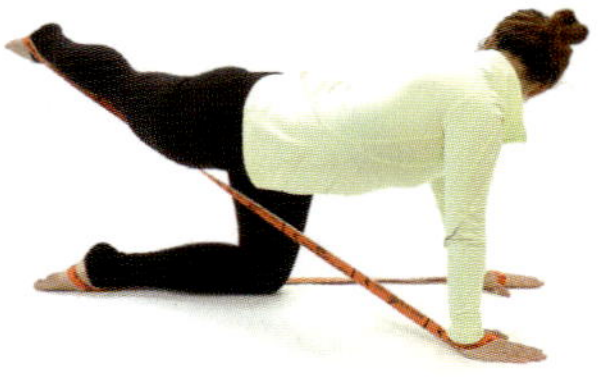

2

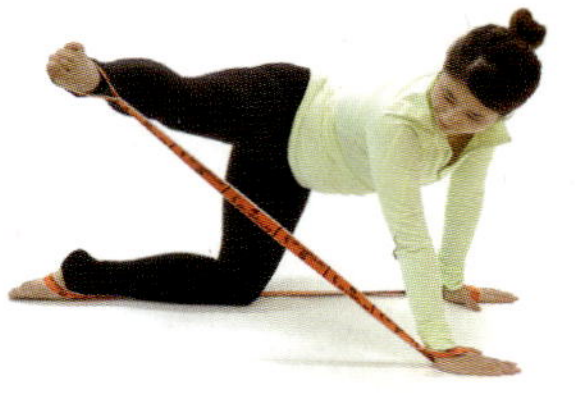

21 : Pilates RIng

상체 젖히기

Boat & Pec Stretching

Starting Position

가슴을 바닥에 두고 누운 뒤 양손으로 엘라스틱 밴드를 잡는다.
상체와 하체를 같은 위치까지 천장 쪽으로 올린다.

1

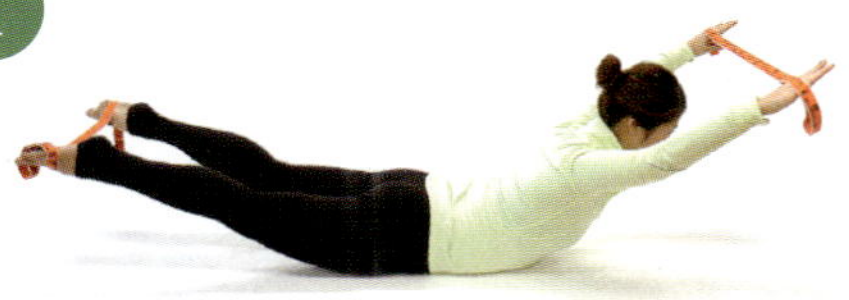

2

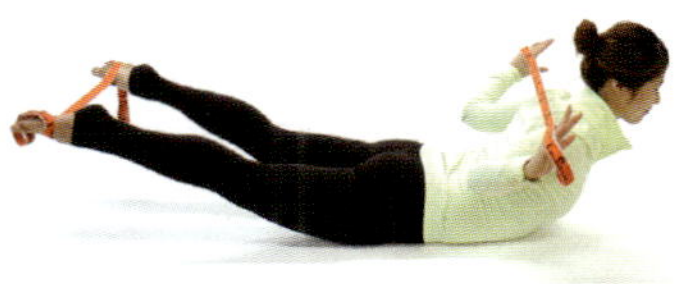

Movement Description

inhale 상체와 하체를 올린다.
exhale 손으로 밴드를 견갑골 있는 쪽까지 끌어당기면서 양쪽 어깨를 편다.

Action Plane

sagittal · coronal

Watching For

허리를 과신전 하지 않는다.
오랫동안 동작을 버티지 않는다.

22 : Elasti Band

상체 비틀기
Mermaid Twist

Starting Position

한쪽 다리를 엉덩이 옆으로 놓아 필라테스 메메이드 자세를 만든다.
뒤로 놓은 발에 엘라스틱밴드를 끼운다. 팔을 머리 뒤쪽으로 두어 양손으로 엘라스틱 밴드를 잡는다.

Movement Description

inhale 준비자세를 만든다.
exhale 상체를 회전시킨다.
inhale 상체를 회전시킨 상태에서 엉덩이 옆에 놓은 다리를 펴준다.
exhale 편다리쪽 팔을 사선으로 길게 뻗는다.

Action Plane

transerse, coronal. sagittal

Watching For

허리를 과신전 하지 않는다.

1

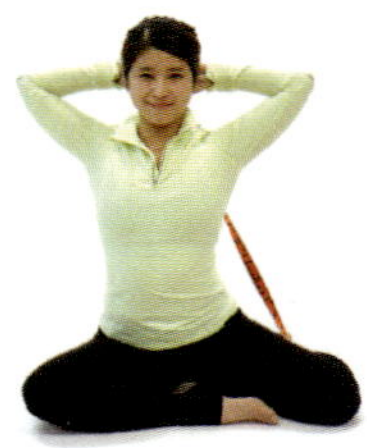

2

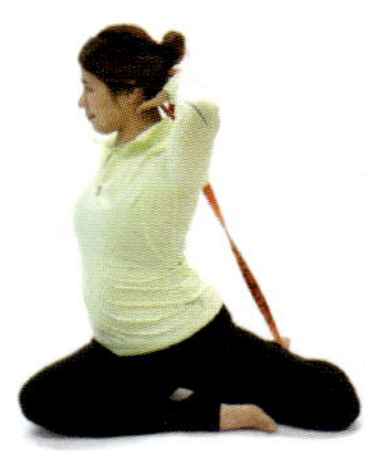

3

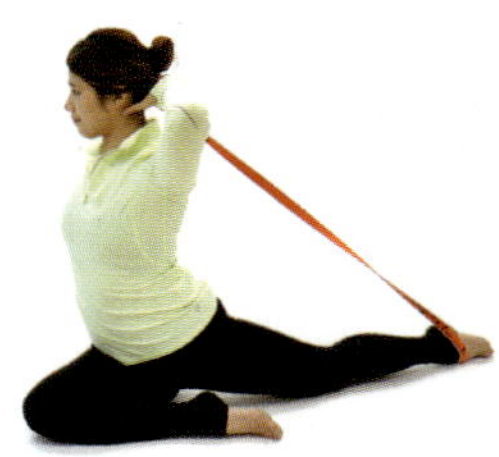

4

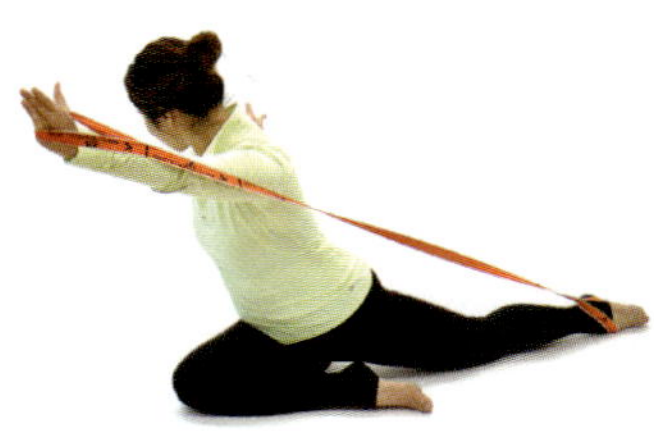

23 : Elasti Band

팔 옆 벌리기
Shoulder Rotation

Starting Position

다리를 여유있게 벌린다. 한쪽 손으로 밴드를 잡고 사선 방향 다리쪽 발에 밴드를 끼운다.

Movement Description

inhale 앉아 있는 상태에서 밴드를 잡는다.
exhale 밴드를 뒤쪽으로 보내면서 가슴을 열어 준다.

Action Plane

coronal ,sagittal

Watching For

척추가 돌아가지 않고 팔만 보낼 수 있도록 한다.
허리를 구부리지 않는다.

1

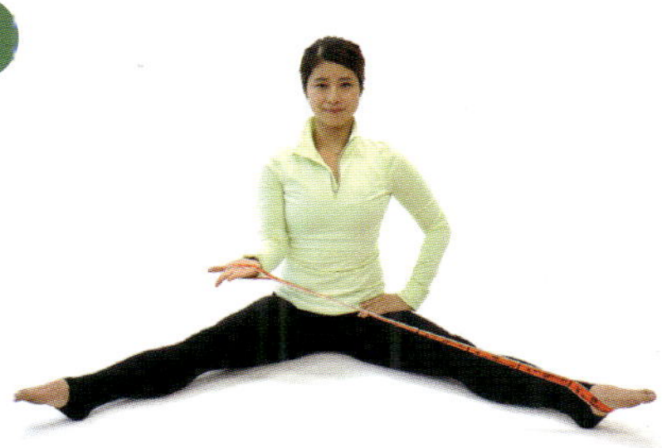

2

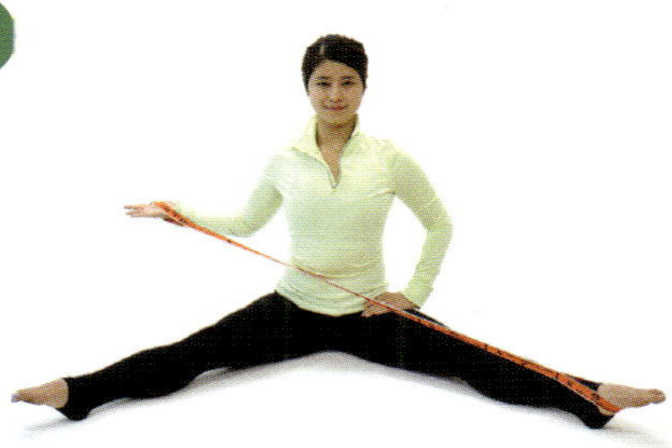

24 : Elasti Band

상체 뒤로 젖치기
Arch Back

Starting Position

한쪽 다리는 구부려 바닥을 짚고 다른쪽은 무릎을 바닥에 두어 힙스트레칭 자세를 만든다.
무릎을 바닥에 둔 발에 밴드를 끼우고 양손으로 밴드를 잡아 머리 뒤에 둔다.

1

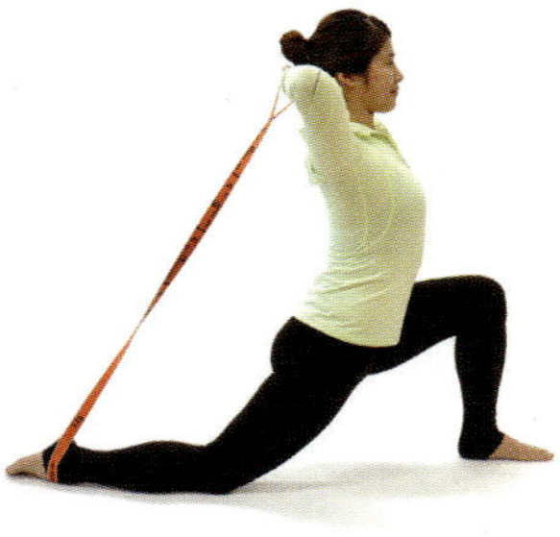

2

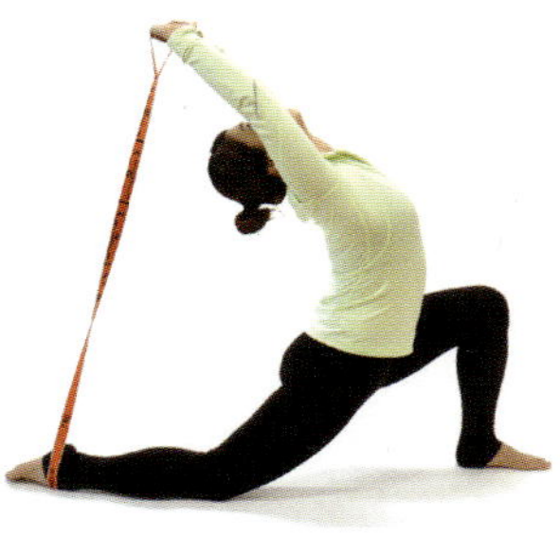

Movement Description

inhale 양손을 머리에 두어 시작자세를 만든다.
exhale 양손을 천장쪽으로 뻗어 허리를 길게 신전시킨다.

Action Plane

sagittal , coronal

Watching For

허리를 신전시켜 척추를 스트레칭 시키지만 과하게 상체가 넘어가지 않는다.
팔을 어깨위치보다 더 뒤로 보내지 않는다.

25 : Elasti Band

한발 들기
Mountain

Starting Position

양손과 양발에 각각에 밴드를 끼고 바닥에 손발을 놓고 엉덩이를 들어 산 자세를 만든다.

Movement Description

inhale 양손과 발에 밴드를 끼고 산자세를 만든다.
exhale 한쪽 발을 천장 쪽으로 든다

Action Plane

sagittal

Watching For

다리를 들지만 허리를 과하게 신천시키지 않는다.
손목 쪽으로 체중을 두지 않는다.
어깨가 올라가지 않는다.

1

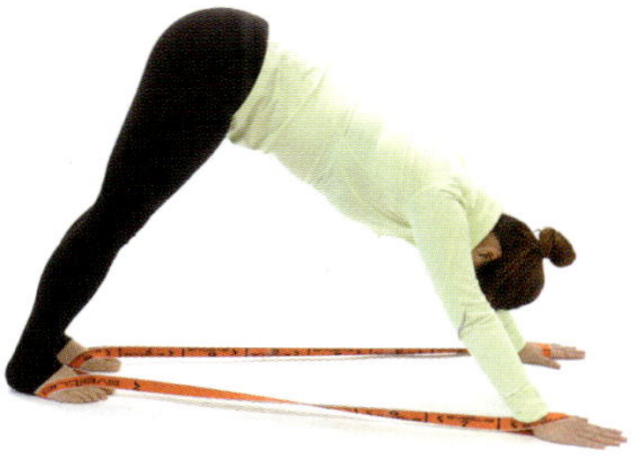

2

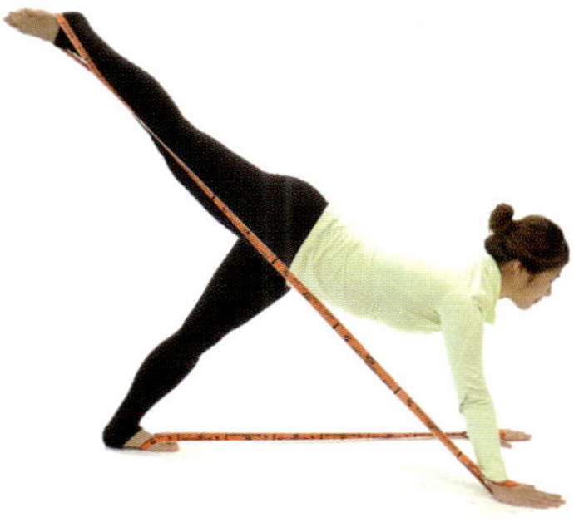

26 : Elasti Band

슈퍼맨
Superman

Starting Position

양손과 양발에 각각 엘라스틱밴드를 낀다.
가슴을 바다 쪽으로 두어 양팔과 다리를 쭉 뻗는다.

Movement Description

inhale 양팔과 다리를 쭉뻗는다.
exhale 상체와 하체를 같은 선상에 두어 척추를 신전시킨다.

Action Plane

sagittal

Watching For

허리가 과신전 되지 않게 한다.
양쪽에 균형을 잡을 수 있도록 한다.
어깨를 올리지 않는다.

1

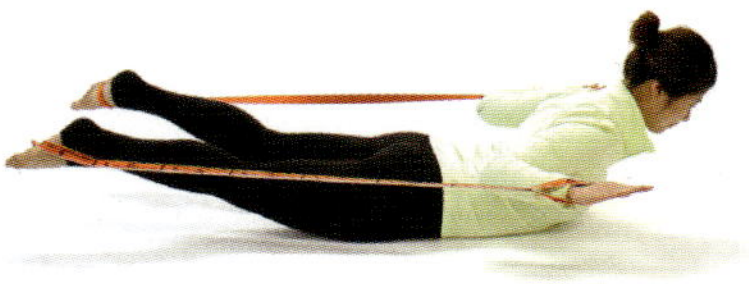

2

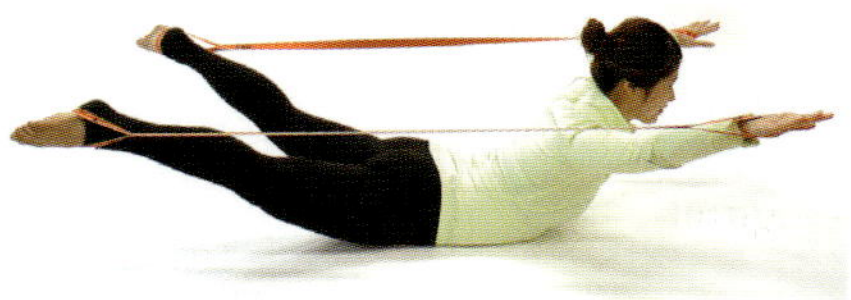

3

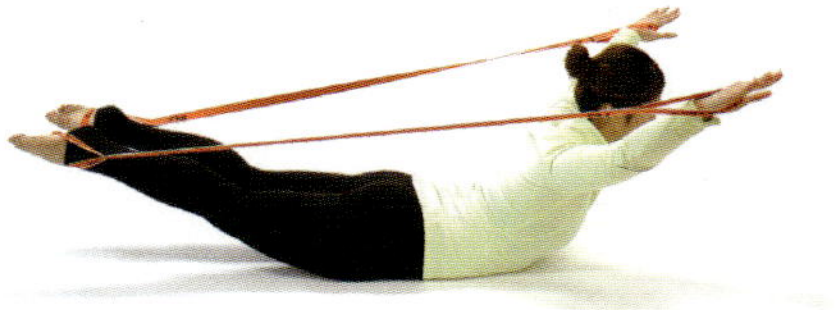

27 : Elasti Band

도마뱀

Lizard

Starting Position

양손에 엘라스틱밴드를 끼고 가슴을 바닥 쪽으로 눕는다.
상체를 들어 팔꿈치를 구부려 상체를 편다.

1

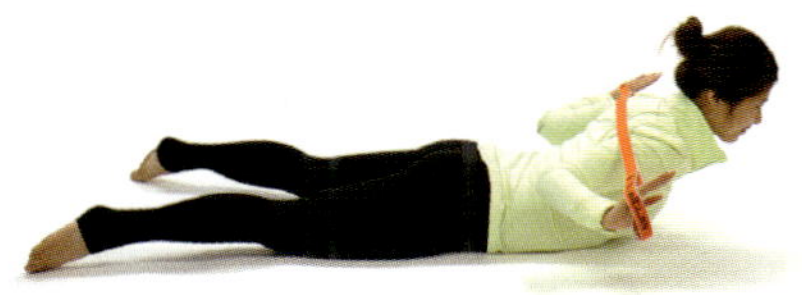

Movement Description

inhale 상체를 들어준 상대에서 준비동작을 한다.
exhale 한쪽씩 다리를 구부려 다리가 구부린 방향으로 상체를 가측 굴곡시킨다.

2

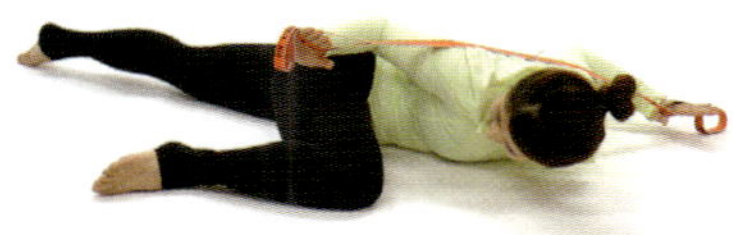

Action Plane

sagittal, coronal

Watching For

상체를 많이 들지 않는다.
어깨를 구부리지 않는다.
어깨가 올라가지 않는다.

3

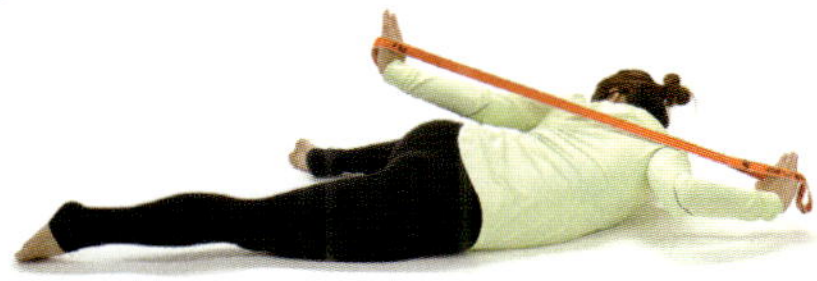

INTRO

필라테스 기계
Pilates Equipment

필라테스는 강하고 기능적인 코어 근육을 제어하는 요법이다. 그리고 조셉 필라테스가 고안한 기계는 신체의 기능성 향상시키는 데 탁월한 기능을 한다. 20세기 중반에는 "인간을 돕는 장치"를 개발하는 것이 많은 연구자들의 사명이었다. 조셉 필라테스 역시 이러한 사회적 영향을 받아 스프링을 이용한 저항 운동을 할 수 있는 기계를 고안하였다. 조셉 필라테스는 자신의 책 "Return to Your Life"에서 34가지의 매트 운동을 소개하였다. 가장 널리 소개된 필라테스 기계로는 트라페즈 테이블, 리포머, 콤보 체어, 레더 배럴이 있고 이들 기계는 필라테스 스튜디오 세트라고 불린다. 그 외 매직써클(magic circles), 길로틴 타워(guillotine tower), 페디 폴(pedi-pole), 풋 커렉터(foot corrector) 등이 있다.

이후 현대적인 필라테스 소도구들이 소개되었다. 그것은 폼롤러, 튜빙 밴드, 짐볼, 회전 디스크, 무게볼 등이 있다. 그리고 기계가 없는 경우 매트에서 이런 소도구를 이용하였다.

▪ 트라페즈 테이블(trapeze table)

캐딜락(cadillac)이라고 불리며, 병원 침대에서 영감을 얻어 조셉 필라테스가 만든 기계이다. 움직이지 않고 안정되어 신체 안정성(균형성)이 낮은 수행자(client)가 동작 수행을 하는 데 적합하다. 장착된 스프링, 프레임, 슬라이딩 크로스바를 이용하여 다양한 필라테스 동작을 편안하고 기능적으로 수행할 수 있다. 또한 매뉴얼 테라피(manual therapy) 또는 핸드 온 엑서사이즈(hand on exercise)를 수행자에게 적용하여 동작의 효과를 극대화할 수 있다.

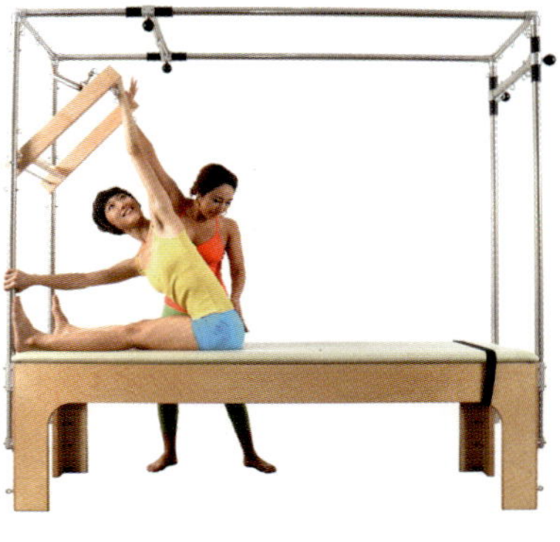

- **리포머**(reformer)

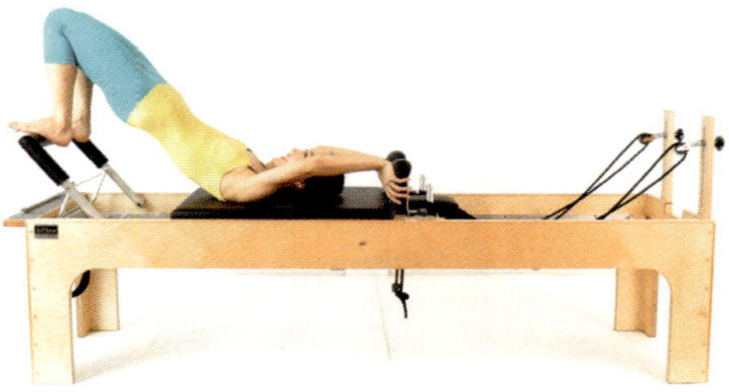

필라테스의 꽃이라고 널리 알려져 있는 기계로 유니버셜 리포머(universal reformer)로도 불린다. 리포머의 사용 목적에 따라 재활을 위한 크리니컬 리포머(clinical reformer), 피트니스를 위한 스포츠 리포머(sport reformer)가 있고, 제작자의 이름을 딴 론 플레처 리포머(Ron Fletcher reformer), 그리고 제질에 따른 목재형 리포머, 철재 리포머가 있다. 리포머에서 기초에서부터 고난이도의 필라테스 동작을 그 목적에 맞게 성공적으로 수행할 수 있게 한다. 신체를 안정화하는 데 효과적이며, 수행자의 자세 정렬과 근육의 발현을 쉽게 알 수 있다.

- **콤보 체어**(combo chair)

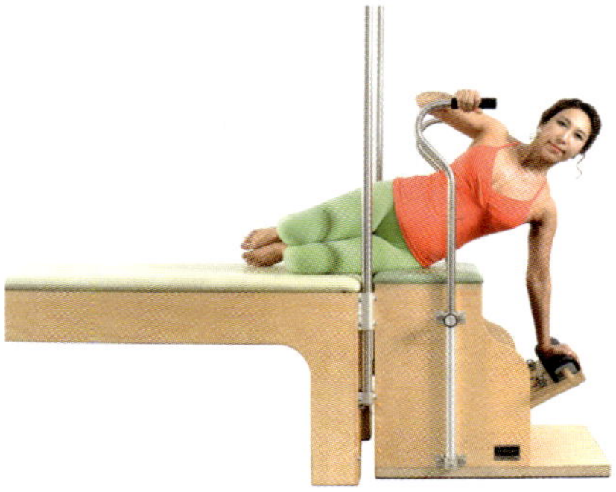

체어(chair)라고도 불리며, 필라테스 기계 중에서 처음으로 피트니스 센터에 선을 보였다. 트라페즈 테이블이나 리포머보다 높은 신체의 안정성을 요구하기 때문에 사용하기 가장 어려운 반면 신체의 균형성과 근력 강화에 효과적인 기계이다. 다른 기계에 비해 동작 범위가 제한적이다. 임산부가 앉아서 하체 근력 운동을 할 수 있다.

- **레더 배럴**(ladder barrels)

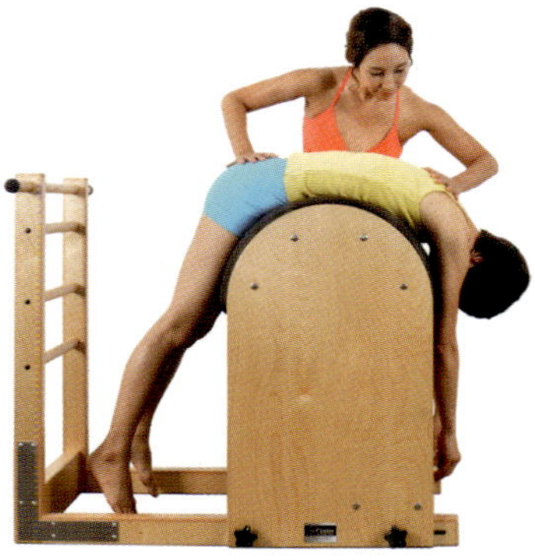

척추 신전(back extension)을 비롯한 스트레칭 동작을 하는 데 유용하여 신체 유연성 향상에 효과적이다. 매뉴얼 테라피(manual therapy) 또는 핸드 온 엑서사이즈(hand on exercise)를 수행자에게 적용하는 데 용이하다.

■ 필라테스 링(pilates ring)

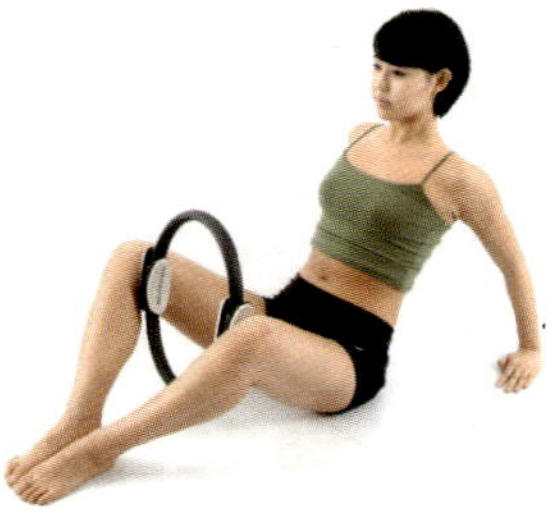

■ 길로틴 타워(guillotine tower)

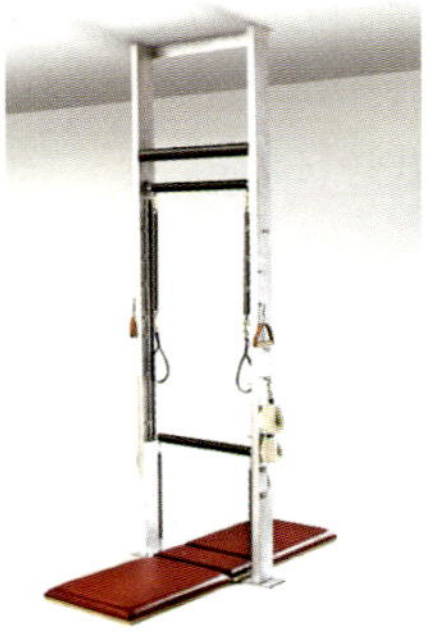

■ 페디 폴(pedi-pole)

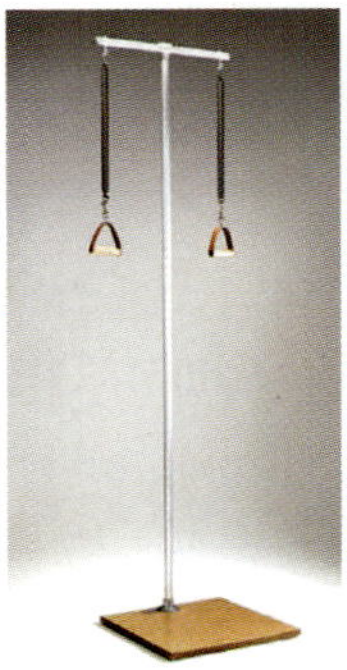

■ 풋 커렉터(foot corrector)

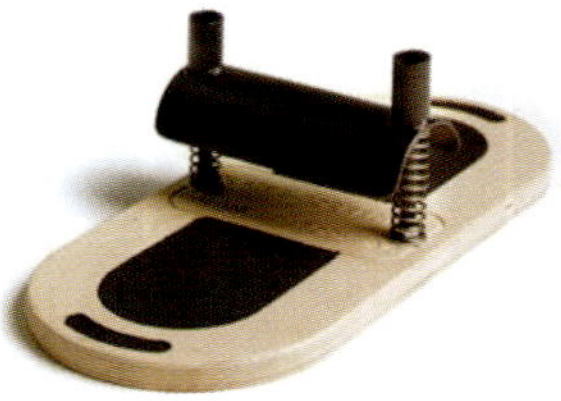

■ 폼롤러(foam roller)

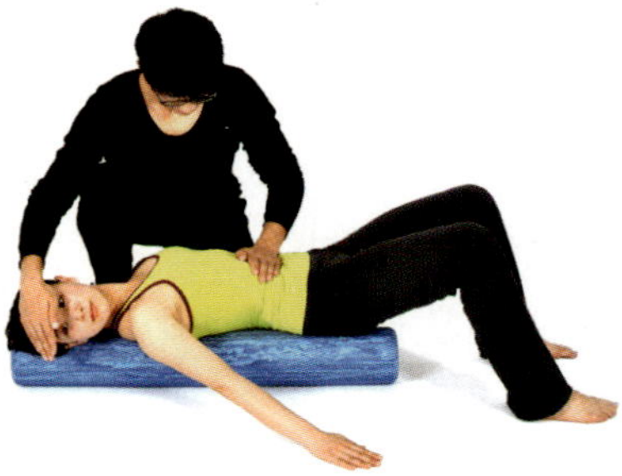

■ 튜빙 밴드(tubing band)

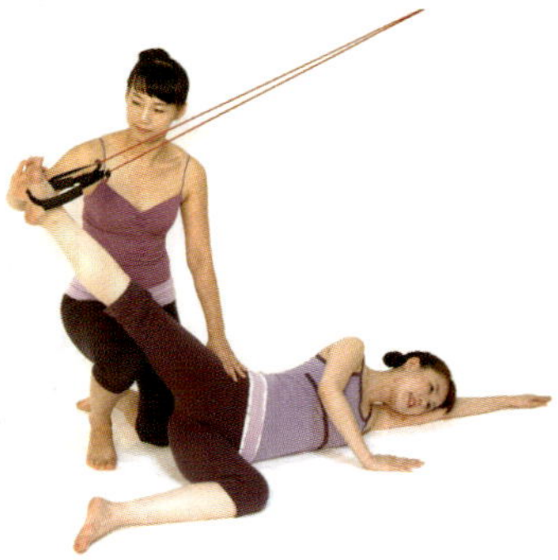

■ 짐볼(gym ball)

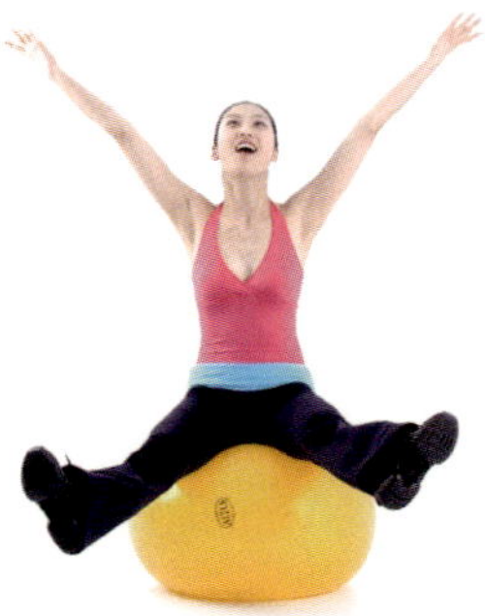

■ 미니볼(mini ball)

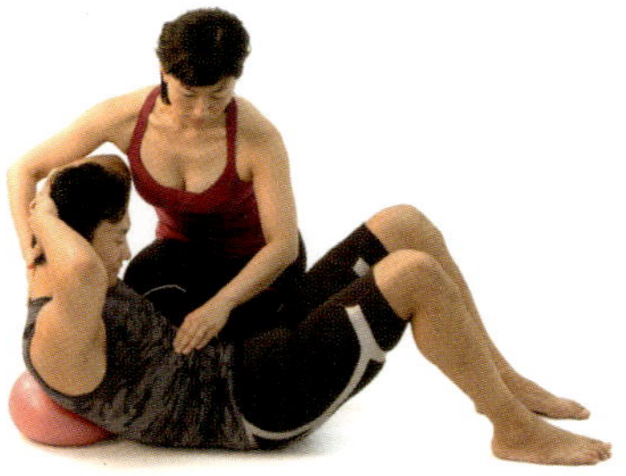

■ 로테이터 디스크(rotation disk)

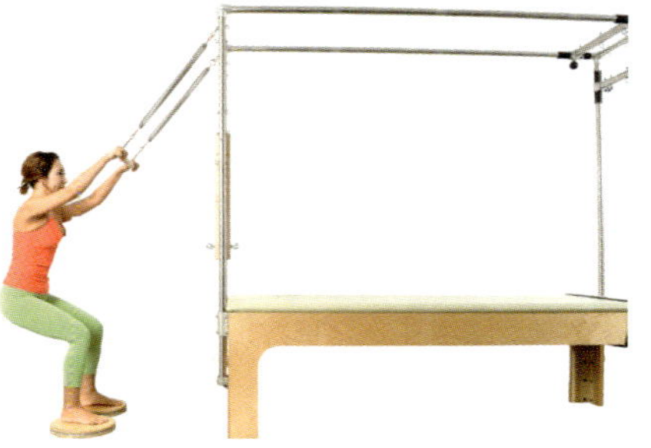

■ 웨이트 볼(weight ball)

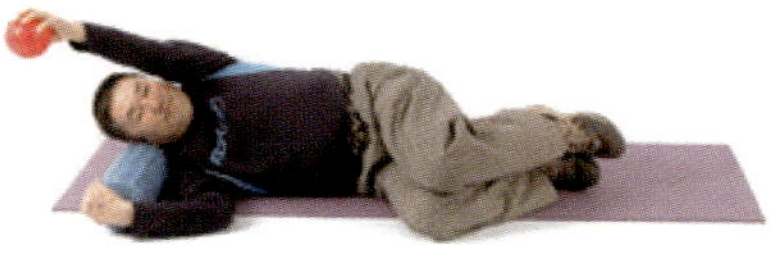

■ 매트(mat)

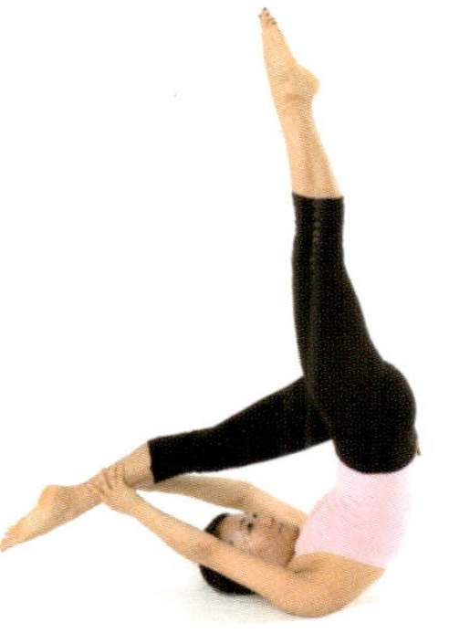

안정성 및 분리

리포머 무릎 펴기

Reformer Leg Press

리포머 다리 올리고 내리기

Reformer Hip Flexion & Extension

리포머 고관절 돌리기

Reformer Leg Circles

리포머 점핑하기

Reformer Jumping

콤보체어 싱글 레그 프레스

Combo Chair Single Leg Press

콤보체어 척추 신전

Combo Chair Spine Extension

CHAPTER 02

기계필라테스
Equipment Pilates

코어 근육 조절 능력

트라페즈 롤 다운
Trapeze Roll Down

트라페즈 다리 옆으로 내리기
Trapeze Leg Adduction

레더베럴 척추 늘이기
Ladder Barrel Spine Extension

트라페즈 흉추 굽히기
Trapeze Thoracic Flexion

척추 분절 및 신장

리포머 엉덩이 들어 무릎 펴기
Reformer Bridge with Knee Extension

리포머 척추 옆으로 굽히고 틀기
Reformer Lateral Flexion & Rotation

트라페즈 척추 늘리기
Trapeze Spine Forward

트라페즈 상체 뒤로 젖히기
Trapeze Spine Extension

콤보체어 상체 옆으로 굽히기
Combo Chair Lateral Flexion

레더베럴 척추 스트레칭
Ladder Barrel Spine Stretching

신체 통합

트라페즈 브릿지
Trapeze Bridge

트라페즈 바디 익스텐션
Trapeze Body Extension

트라페즈 스쿼트
Trapeze Squat

리포머 전신 웨이브
Reformer Pelvic Circles

리포머 플랭크
Reformer Plank

안정성 및 분리 Stabilization & Disassociation

어깨 안정성

어깨 관절은 우리 몸 중에서 가장 운동 범위가 큰 반면에 다른 관절에 비해 불안정한 위치에 있다. 어깨 안정성(shoulder stabilization)을 유지시키기 위해서는 우선 어깨가 기능적으로 움직이는지 파악하고, 어깨의 정확한 움직임을 인지하고 바르게 움직일 수 있도록 습득해야 한다. 어깨가 안정된 위치에서 상지를 움직이고 유지하는 운동을 해야 한다.

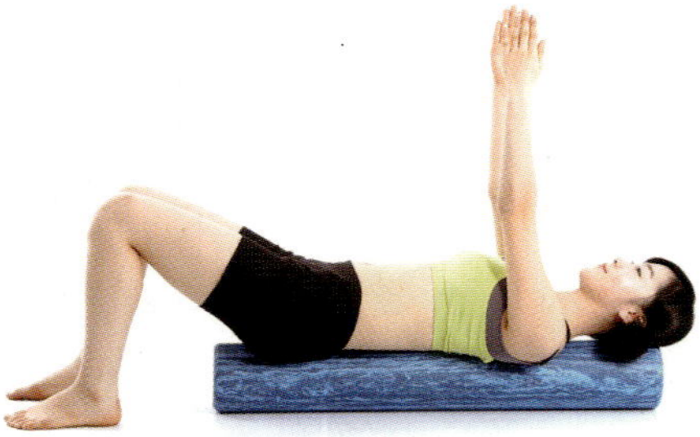

전진
(protraction)

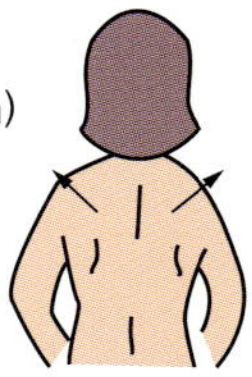

후퇴
(retraction)

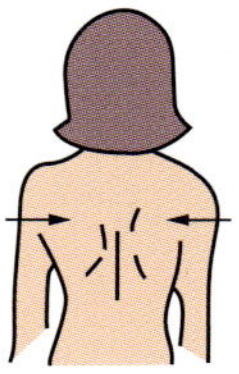

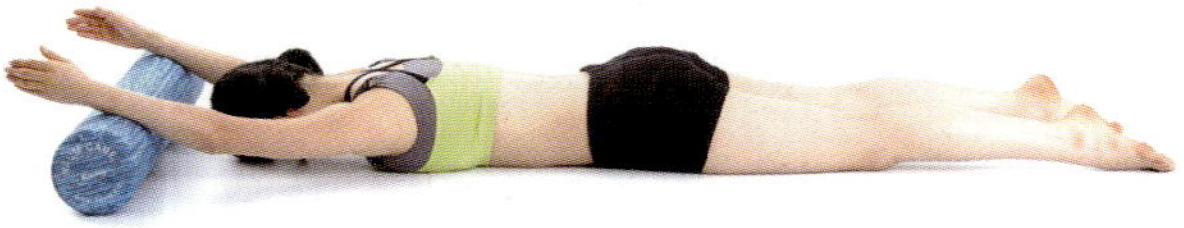

상승
(elevation)

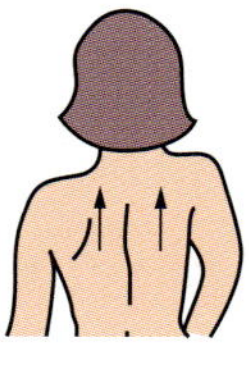

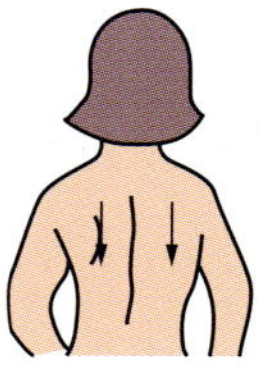

하강
(depression)

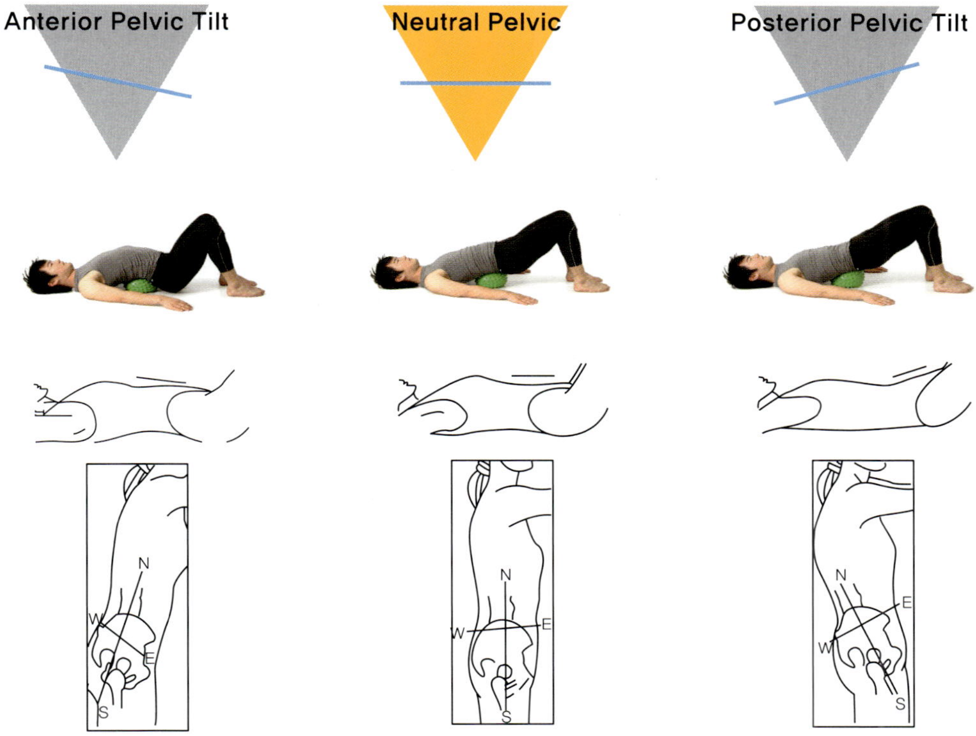

■ 골반 안정성

골반은 인간의 몸통을 지탱하는 하며 상체와 하체를 연결하는 중요한 부위이다. 일반적으로 오랜 시간 동안 의자에 앉아 생활하는 현대인들은 골반이 후굴되어 허리의 굴곡이 일자로 변형되는 경향이 있다. 허리 척추를 감싸고 있는 근육들이 불균형하게 되면서 추간판(intervertebral discs)에 비균일적인 부하가 생긴다. 이러한 현상은 골반 근육에도 영향을 미쳐 골반의 안정성(pelvic stabilization)을 떨어뜨려 쉽게 피곤을 가져오고 골반의 위치를 불균형하게 하여 상해를 일으키기 쉽게 된다. 골반의 안정성을 추구하기 위해서는 골반의 신체 역학적 움직임을 파악하고, 골반 관절에 걸리는 부하를 최소화할 수 있도록 골반 중립을 유지해야 한다.

■ 동작

1. Leg Press
2. Hip Flexion & Extension
3. Leg Circles
4. Jumping
5. Single Leg Press
6. Spine Extension (Combo Chair)

01 : Reformer_supine position

무릎 펴기
Leg Press

효과

하지 정렬 조절 능력 향상

기계 세팅

스프링 Red 2개

준비자세

리포머에 등을 대고 눕는다.
다리는 골반 넓이만큼 벌려서 무릎을 구부린다.
풋바에 두 발의 앞부분에 올려 놓는다.

동작

1 척추를 길게 늘인다.
2 호흡을 통해 두 무릎을 편다.

Tip

1 골반의 안정성을 유지한다.
하체 정렬이 깨지지 않게 한다.

2 무릎을 너무 뒤쪽으로 밀지 않는다.

1

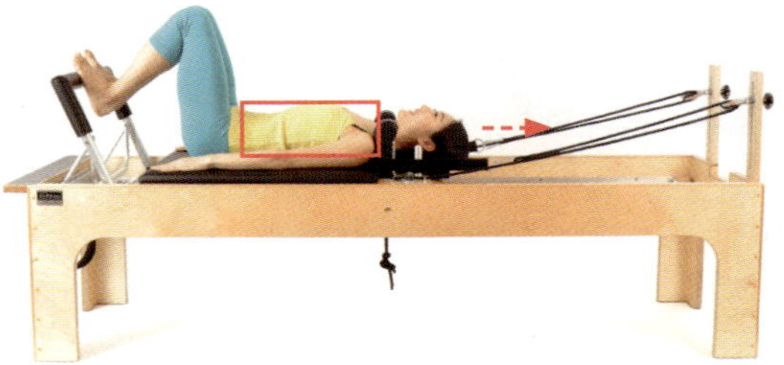

2

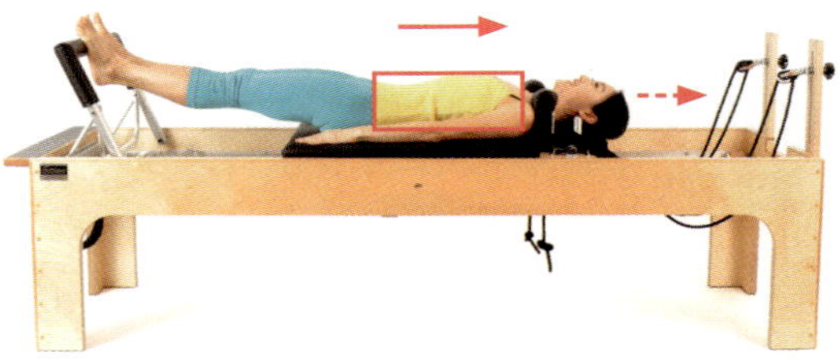

유사 효과 동작

- Leg Extension / *Gym Ball, Tubing Band, Foam Roller*

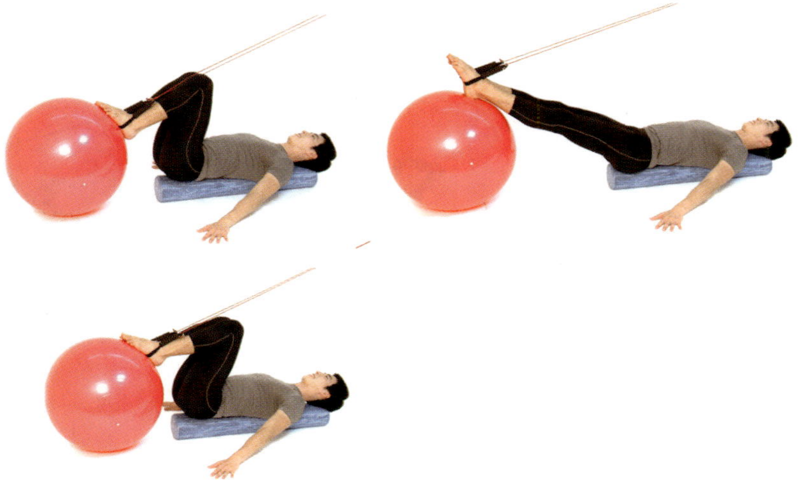

- Bicycle / *Tubing Band*

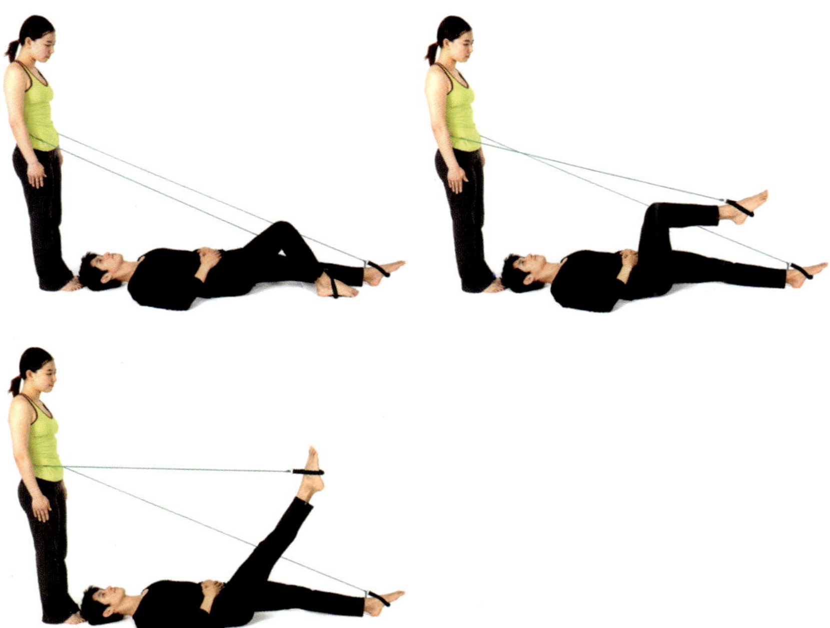

02 : Reformer_supine position

다리 올리고 내리기
Hip Flexion & Extension

효과
엉덩이 내전 및 신전 근육 강화
골반 안정성 향상

기계 세팅
스프링 Red 2개

준비자세
리포머에 등을 대고 눕는다.
리포머 줄의 손잡이에 두 발을 끼운다.

동작
1 척추를 길게 늘인다.
2 두 다리를 바닥 쪽으로 내린다.

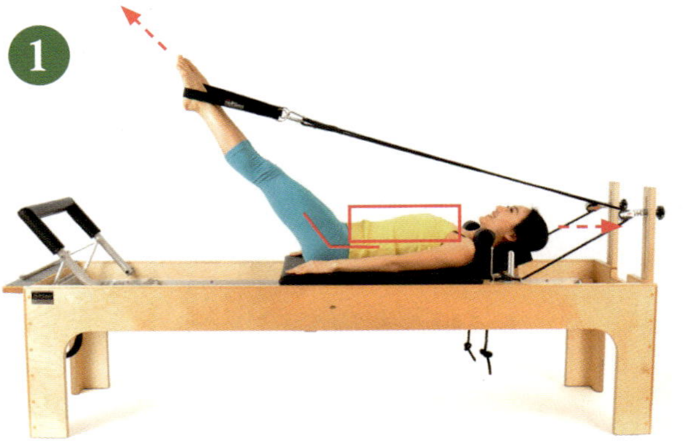

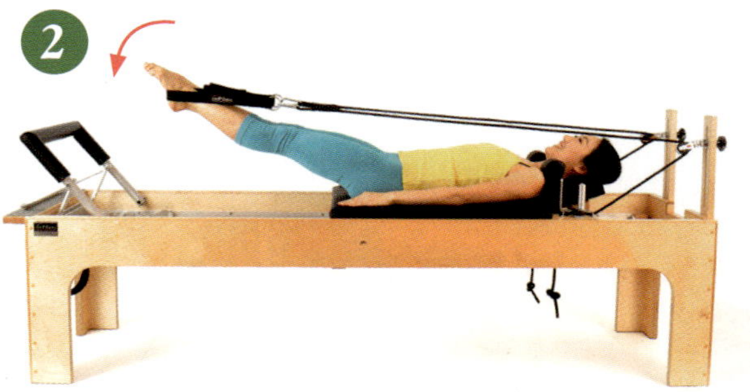

Tip

1 한쪽 방향으로 다리가 기울어지지 않게 한다.
2 골반의 안정성을 유지하고 할 수 있는 범위까지 두 다리를 내린다.

Tip

고관절의 분리가 잘 인식되지 않거나 다리펴기가 힘든 사람일 때 무릎의 활동범위를 줄여서 할 수 있다.

Hip Flexion & Extension
➲ 무릎을 굽힌 자세에서 동일하게 수행할 수 있다.

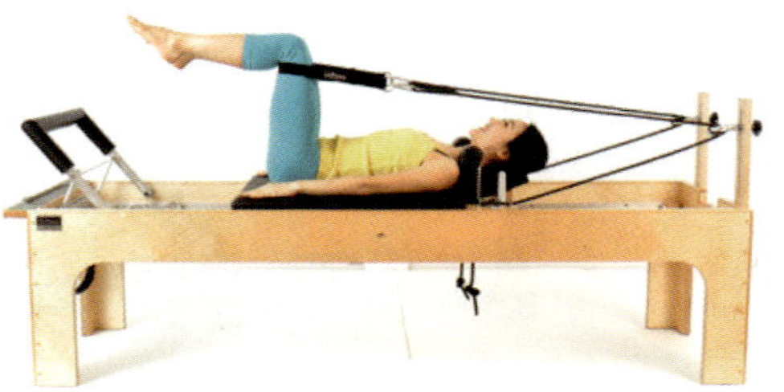

유사 효과 동작

- One Leg Circles / *Tubing Band*

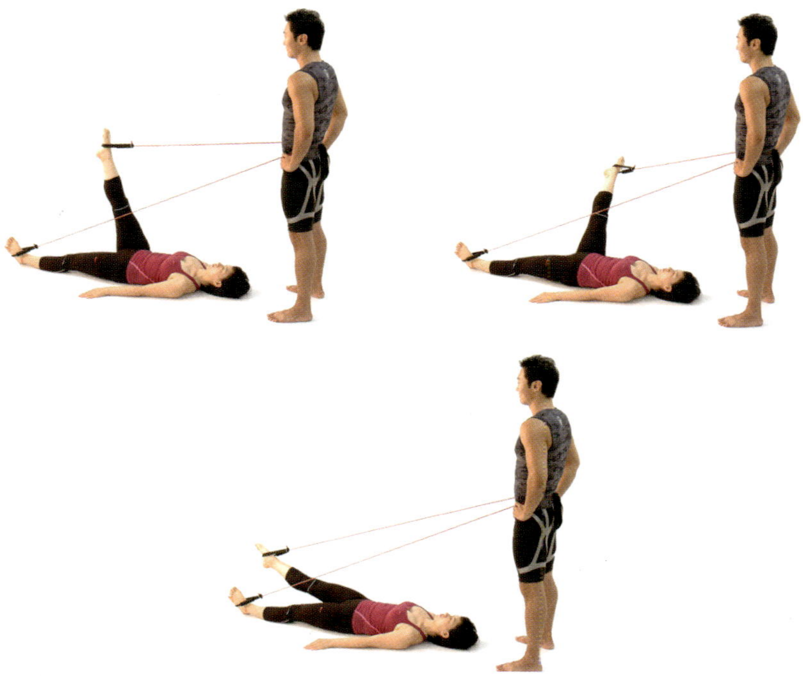

- Hip Extension / *Foam Roller, Tubing Band*

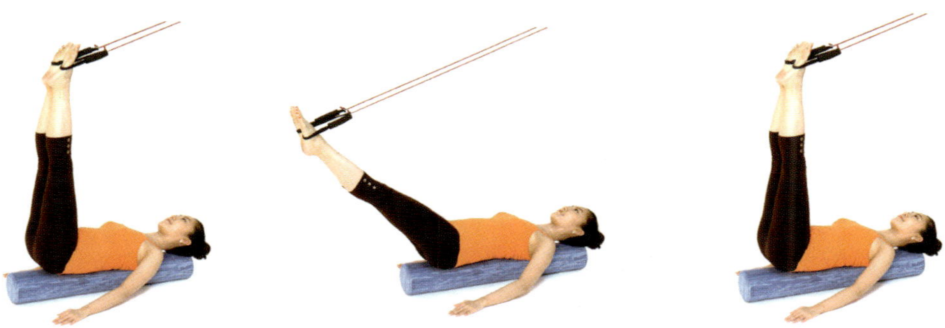

03 : Reformer_supine position

고관절 돌리기
Leg Circles

효과

골반의 내전 및 신전 근육 강화
고관절 기능 향상
골반 안정성 향상
골반 교정

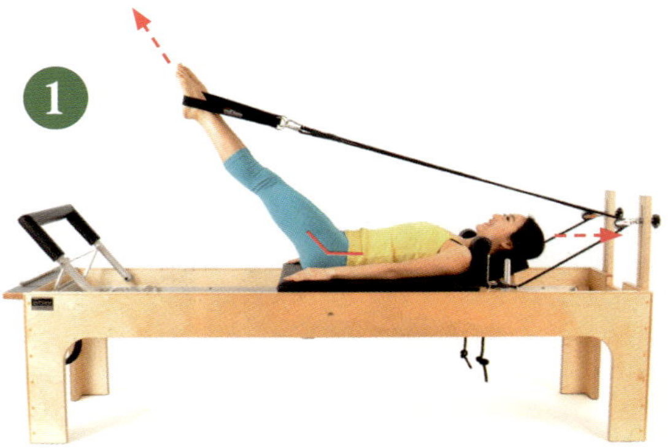

기계 세팅

스프링 Red 2개

준비자세

등을 대고 리포머 캐리지 위에 안전하게 눕는다.
발에 루프를 끼운다.
옆에서 보았을 때 두 발은 약 45도 정도 유지한다.

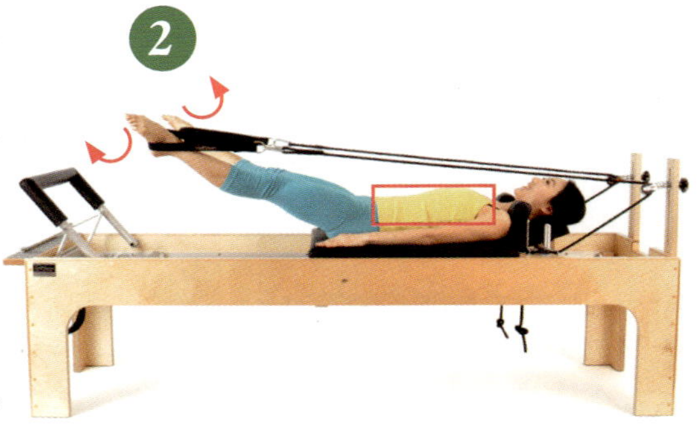

동작

1 두 발을 머리 쪽으로 올린다.
2 날숨에 두 발을 바깥쪽으로 원을 그리면서 내리고 다시 제자리로 돌아온다.

Tip

1 골반이 바닥에서 떨어지지 않도록 한다.
2 두 발이 그리는 원의 크기가 같도록 한다.
골반과 허리가 캐리지에서 들리지 않도록 한다.

유사 효과 동작

- Hip Joint Circles / *Foam Roller*

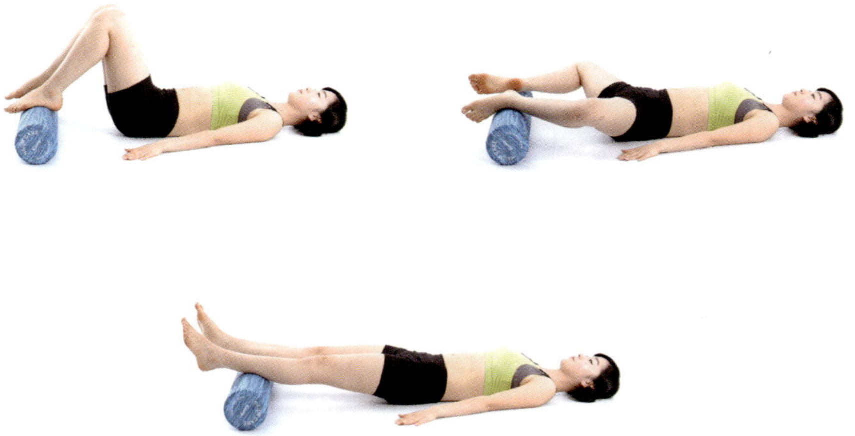

- One Leg Circles / *Tubing Band*

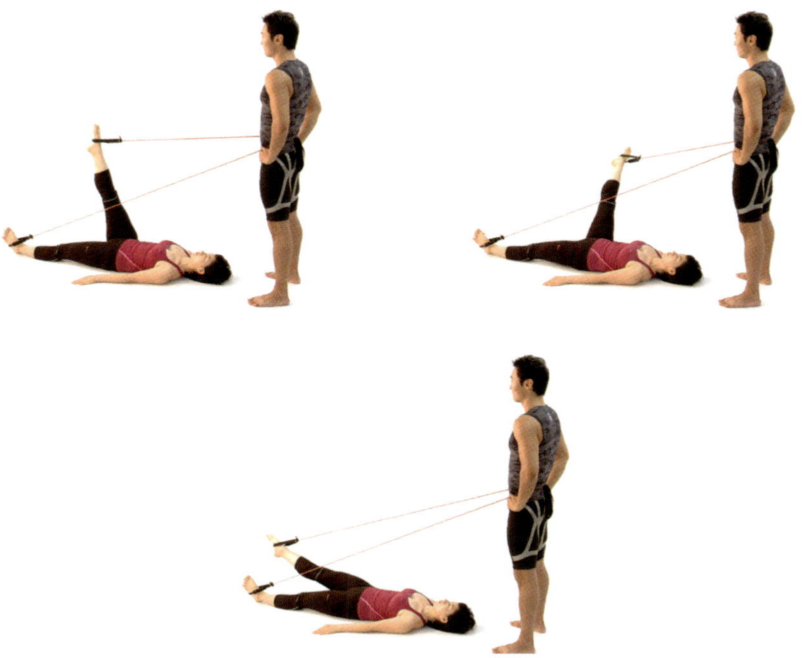

04 : Reformer_supine position

점핑하기
Jumping

효과

하지 근육 강화

무릎 및 발목 관절 조절 능력 향상

기계 세팅

스프링 Yellow 1개 또는 Red 1개

준비자세

리포머에 등을 대고 눕는다.

다리는 골반 넓이만큼 벌려서 무릎을 구부린다.

점프 보드에 두 발을 올려 놓는다.

동작

1 척추를 길게 늘인다.

2 무릎을 펴면서 점핑 보드에서 가볍게 점핑을 계속 한다.

1

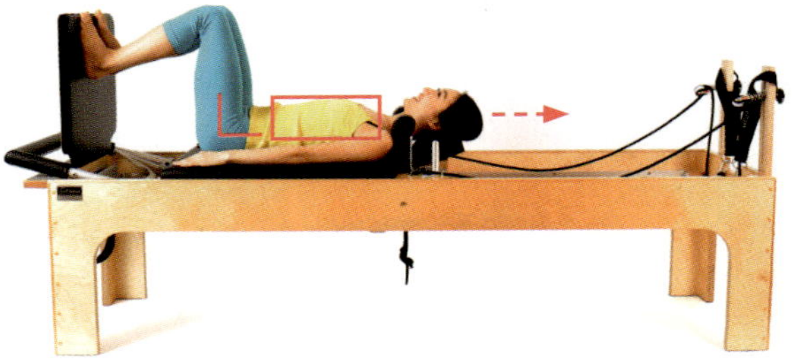

2

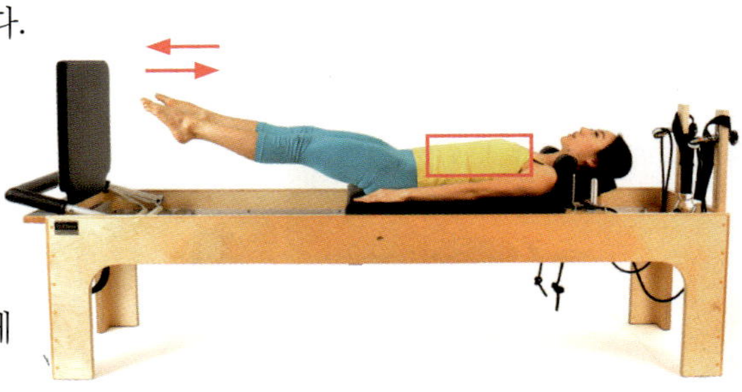

Tip

1 호흡을 자연스럽게 유지한다.

2 무릎을 너무 뒤쪽으로 밀지 않는다.

유사 효과 동작

- Leg Extension / *Gym Ball, Tubing Band, Foam Roller*

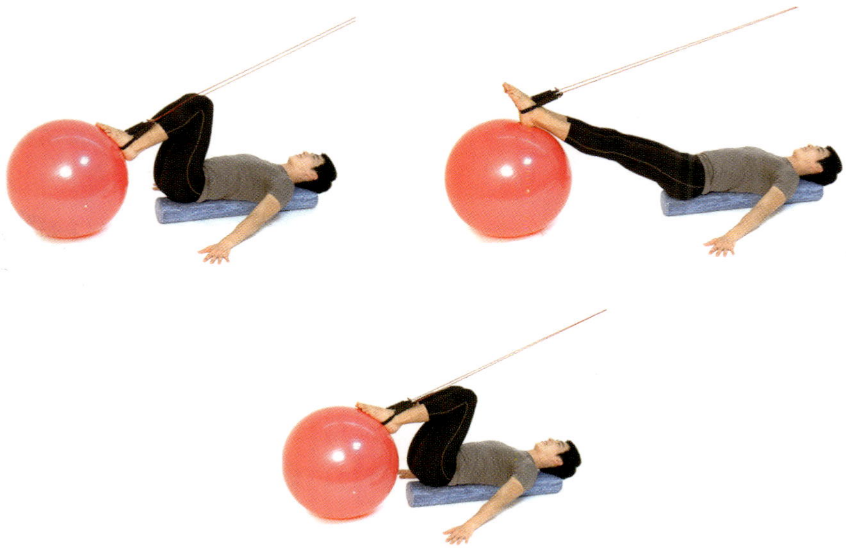

- Spine Twist V / *Two Foam Rollers*

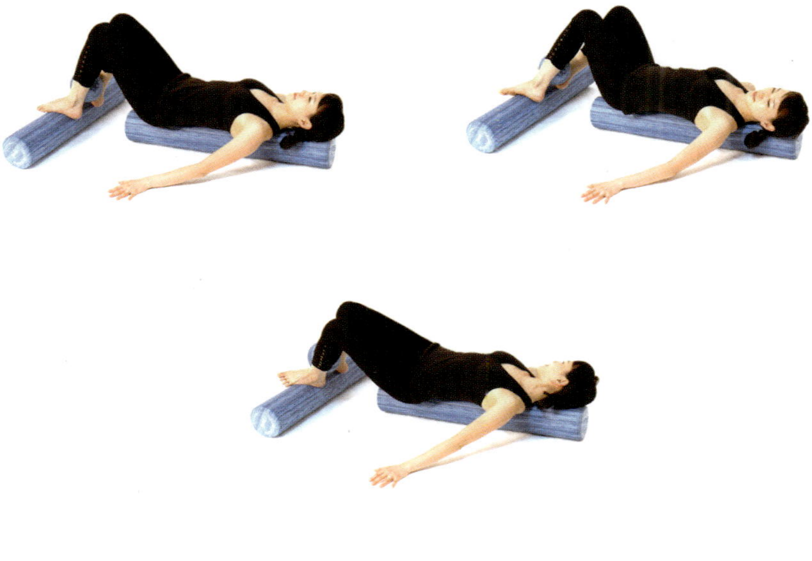

05 : Combo Chair_standing position

싱글 레그 프레스
Single Leg Press

1
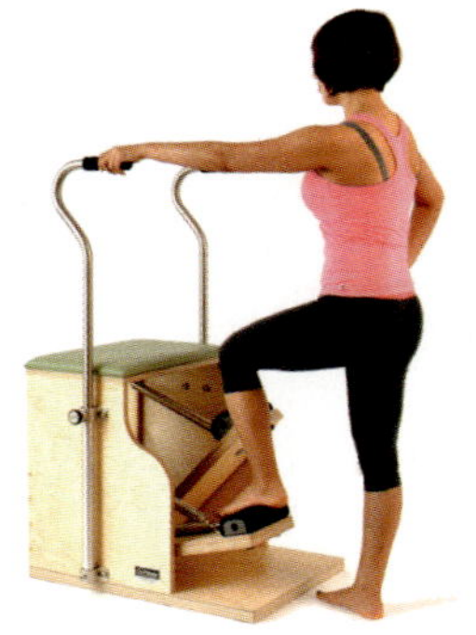

2
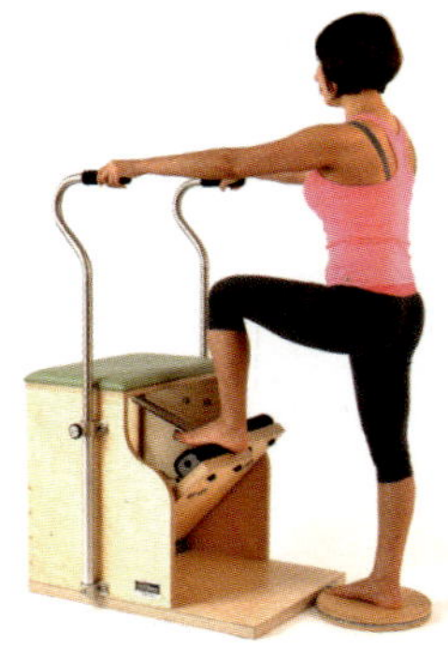

효과

엉덩이 신전 근육 강화
무릎 신전 근육 조절 능력 향상
신체 균형성 향상
골반 안정성 향상

기계 세팅

스프링 1개

준비자세

한 발을 페달 위에 올려 놓는다.
같은 쪽 손으로 손잡이를 잡는다.

동작

1 척추를 길게 늘인다.
2 페달을 내린다.

Tip

1 페달을 내릴 때, 골반이 올라가지 않도록 한다.
2 페달을 내릴 때, 회전판이 회전된다.

Variation

회전판(rotator disk) 위에 지지하는 발을 두고 선다. 한 팔을 옆으로 벌린다. 페달을 내린다.

Rotator Disk를 이용한 동작

고관절의 외회전

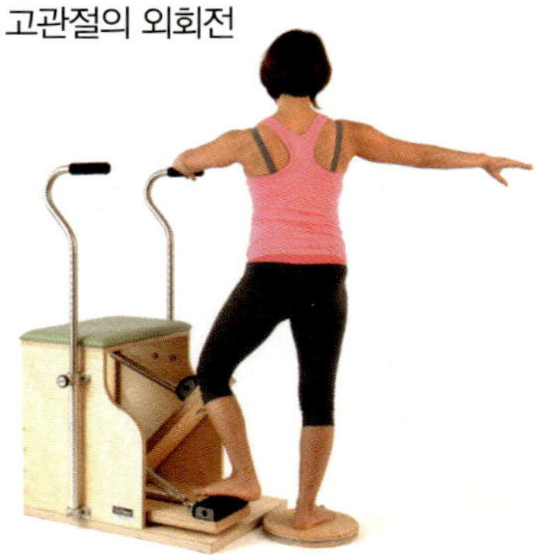

유사 효과 동작

- Frog / *Foam Roller*

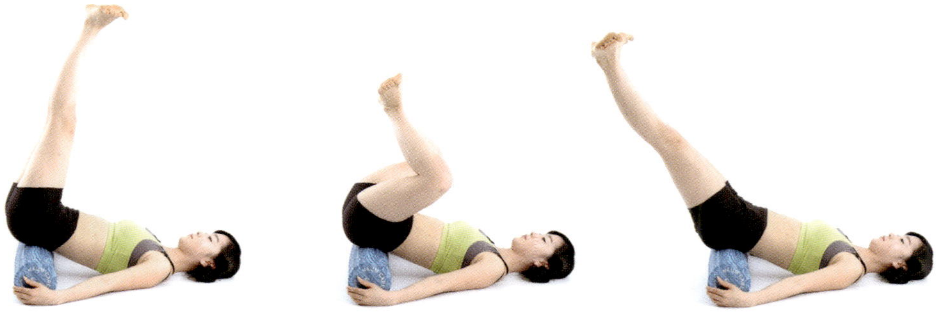

- One Leg Circles / *Tubing Band*

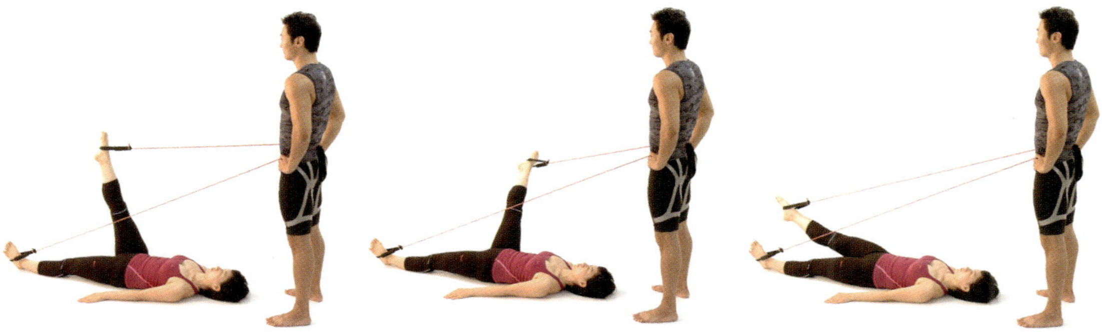

- Leg Extension / *Foam Roller*

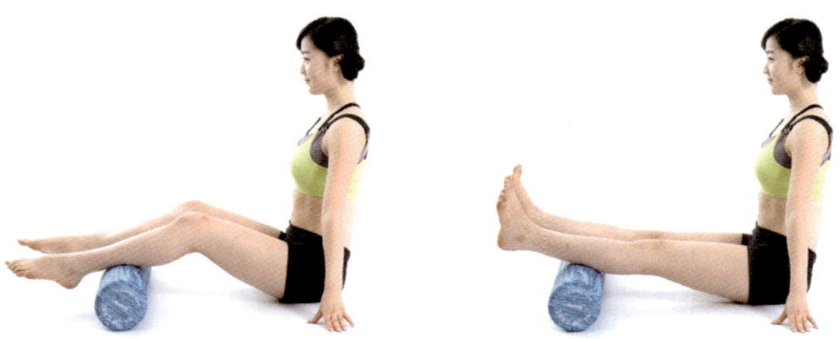

06 : Combo Chair_prone position

척추 신전
Spine Extension

효과

어깨 안정성 향상
척추 분절 인지력 향상
복부 근육 조절 능력 향상
복부, 엉덩이, 어깨 및 등 신전 근육 강화

기계 세팅

스프링 2개

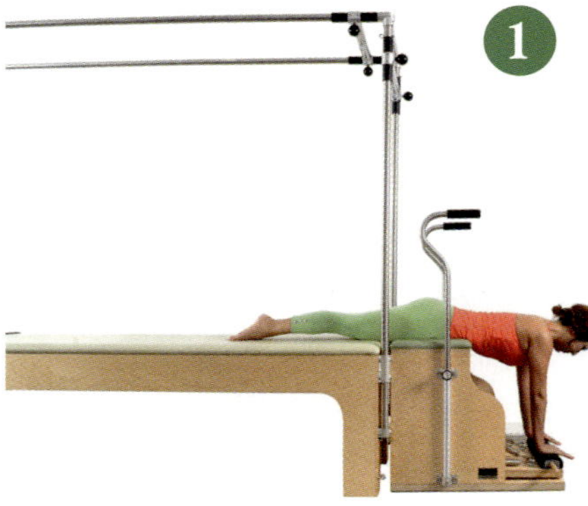

준비자세

두 손을 어깨 넓이만큼 벌려 콤보체어 페달에 올려놓은 다음 페달을 아래로 누른다.
다리를 골반 넓이만큼 벌려 자세를 안정시킨다.

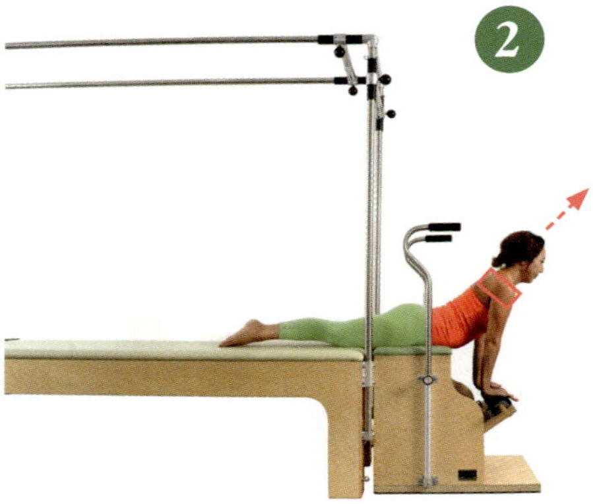

동작

1 양손을 누른 페달 위에 놓는다.
2 척추를 길게 늘이면서 상체를 들어올린다.
3 페달을 누르면서 상체를 아래로 내린다.

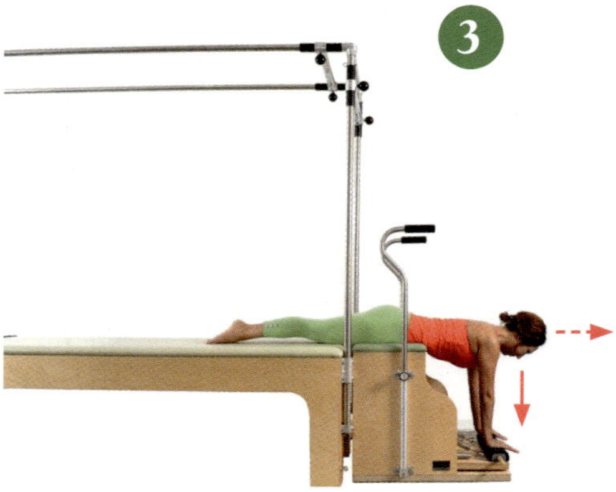

Tip

1 스프링 저항 정도는 자신이 동작을 수행할 수 있는 수준으로 결정한다.
갈비뼈가 양쪽으로 과도하게 벌어지지 않는다.
골반이 전골되지 않도록 한다.
2 어깨의 안정성을 유지할 수 있는 위치까지 페달을 눌러 내려간다.
복부 근육을 조절하여 자세를 유지한다.

유사 효과 동작

- Swan / *Foam Roller*

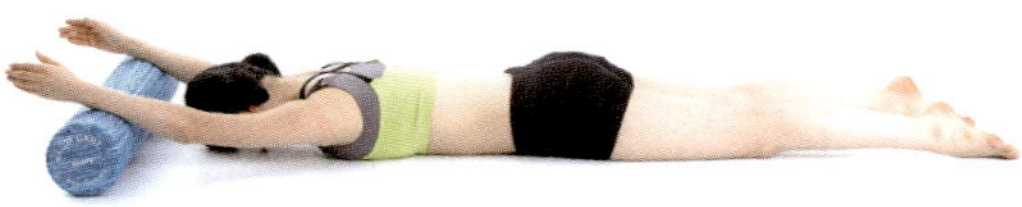
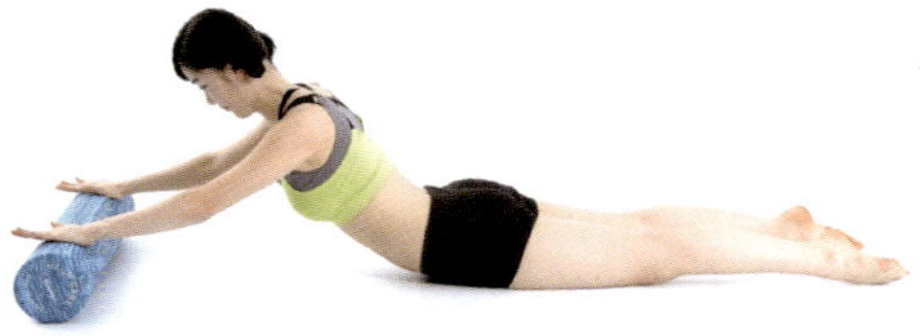

- Cobra / *Tubing*

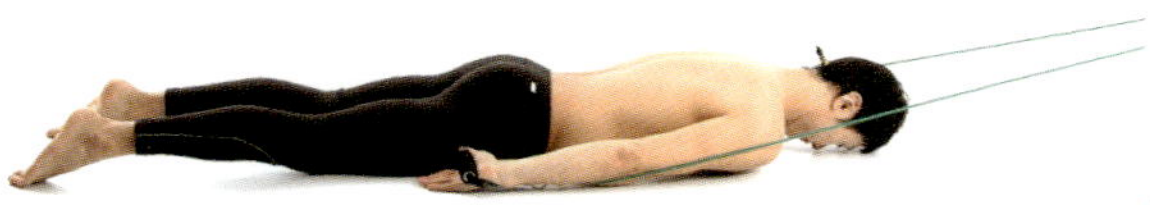
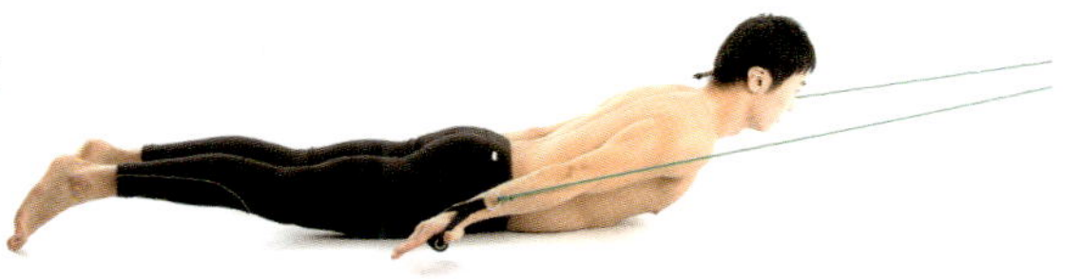

- Hug a Tree / *Tubing*

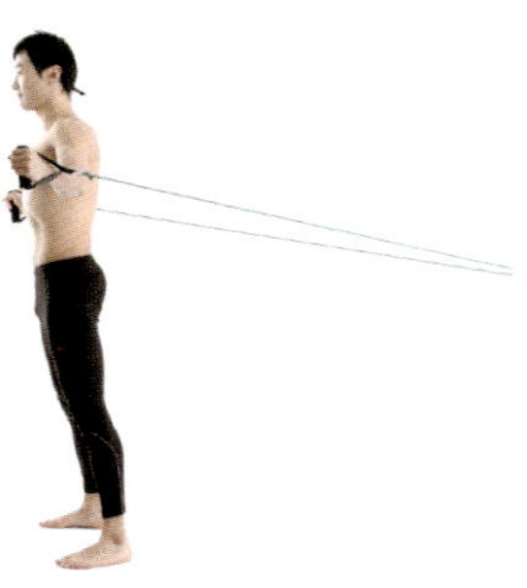
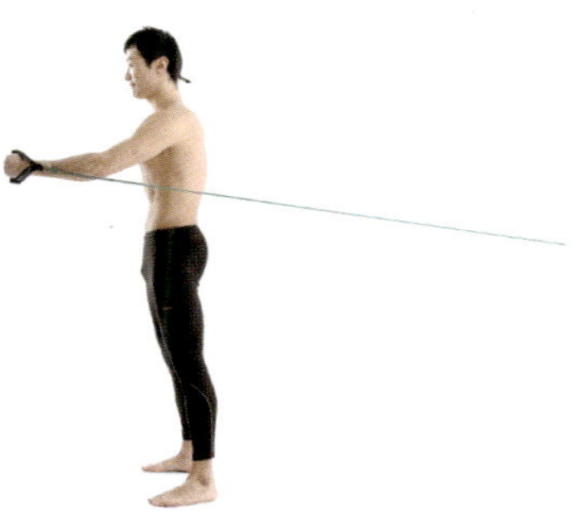

- Upper Body Release / *Foam Roller*

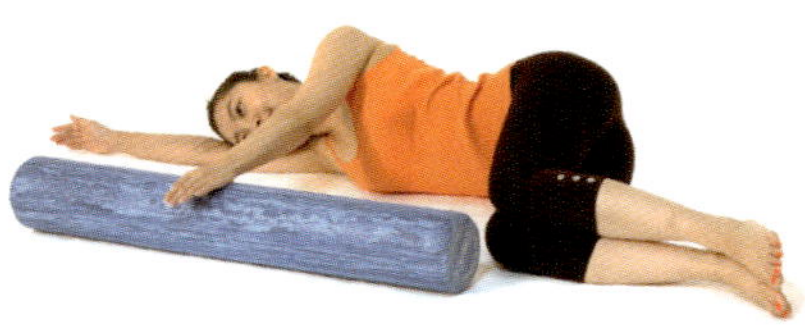
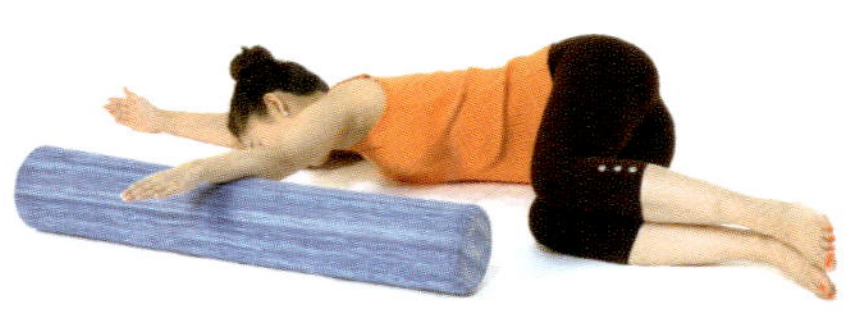

코어 근육 조절 능력 Core Control

"Contrology" 조셉 필라테스의 원제목인 조절학

코어(core)는 인체의 중심이 되는 체간 부위의 근육을 말하며, 필라테스 운동법에서는 파워하우스(power house)라고 한다. 코어는 신체를 효율적으로 움직일 수 있게 하기 위한 기초가 되는 중요한 부분이며 모든 신체 움직임에서 가장 먼저 활성화되는 신체 부위이다. 신체의 움직임이 시작될 때, 몸통의 심부근육인 코어는 척추를 안정화시키는 역할을 한다. 따라서 코어의 안정성은 상지와 하지의 안정성과 밀접한 관계를 갖고 있으며, 코어의 기능은 자세 정렬(postural alignment)을 유지하고, 기능적인 활동 시에 동적 자세 평형(dynamic postural equilibrium)을 유지한다.

동작

1. Roll Down
2. Leg Adduction
3. Spine Extension (Ladder Barrel)
4. Thoracic Flexion

Deep & Core Stabilizing Muscles

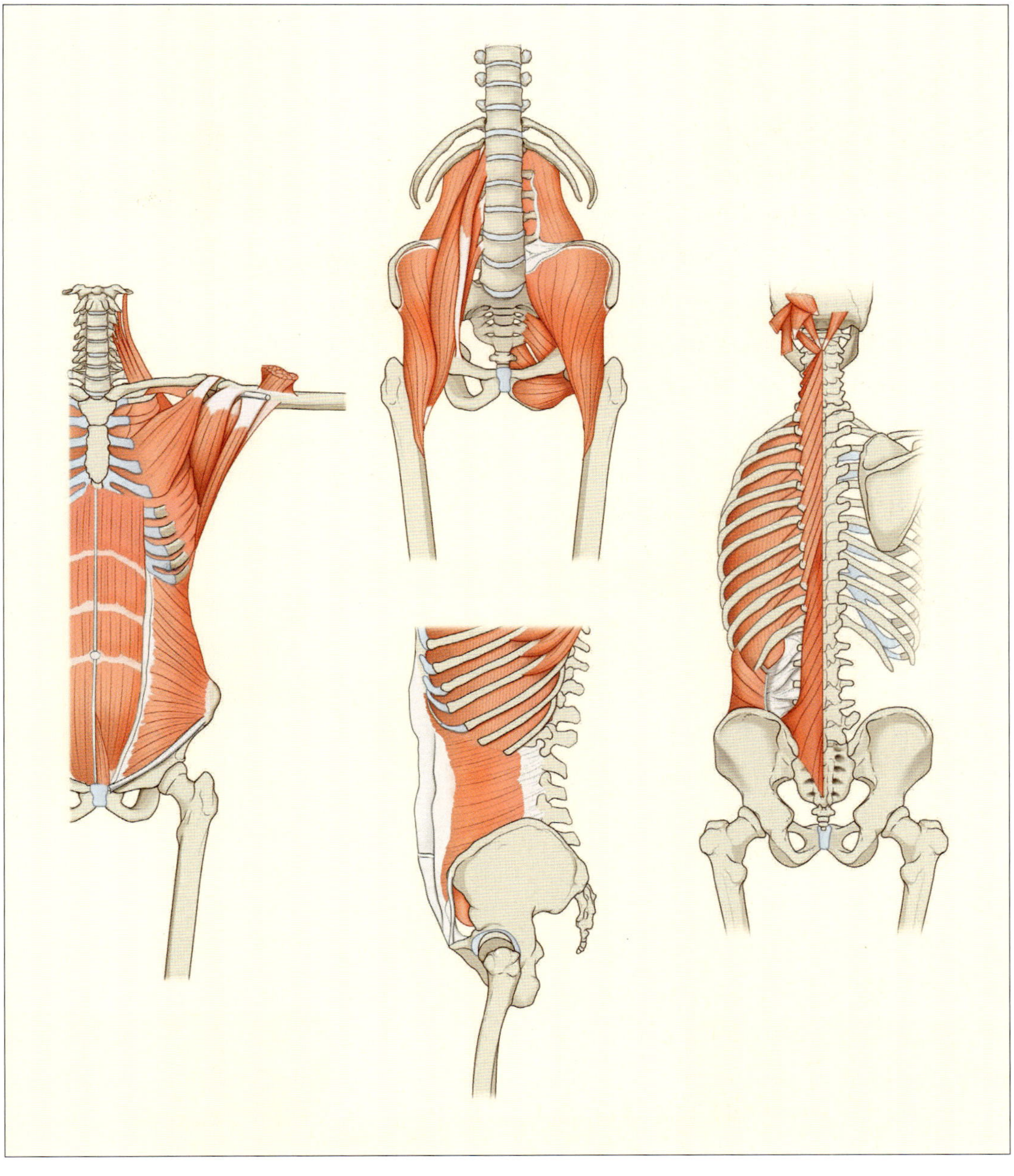

01 : Trapeze Table_supine position

롤 다운
Roll Down

효과

코어 근육 조절 능력 강화
척추 분절 능력 향상
하지 근육 강화

기계 세팅

롱스프링 2개
스프링 바 1개

준비자세

척추를 곧게 펴고 두 다리는 어깨 넓이만큼 벌린다.
두 손은 스프링 바를 잡는다.

동작

1. 척추를 길게 늘인다.
2. 골반을 후골하면서 천천히 테이블에 눕는다.

1
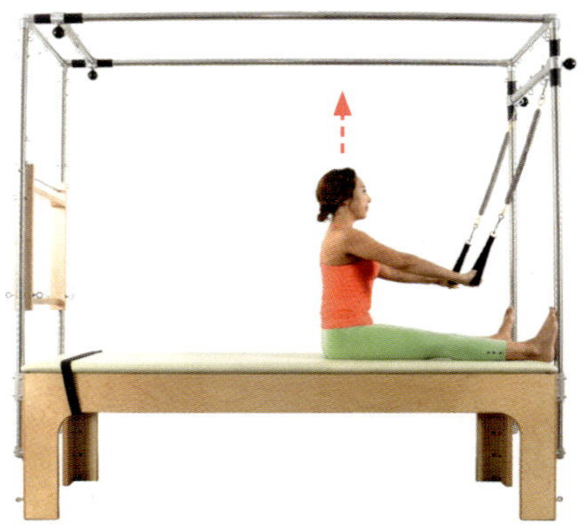

2
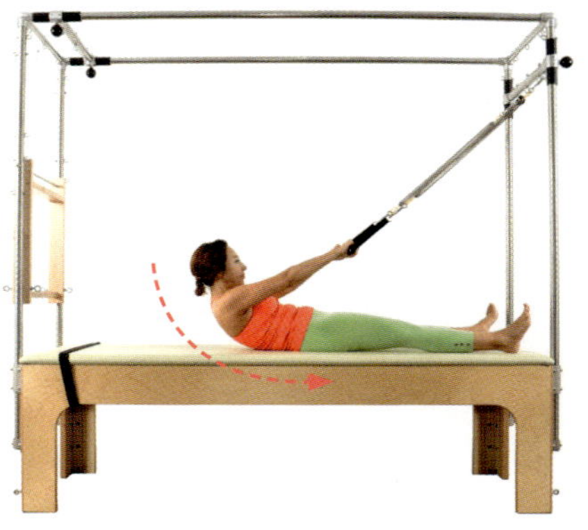

Tip

1. 척추의 중립 자세를 유지한다.
2. 척추의 분절을 인지한다.

Variation

위의 동작과 같은 원리로 하되 몸통을 한쪽 방향으로 비트면서 내린다.

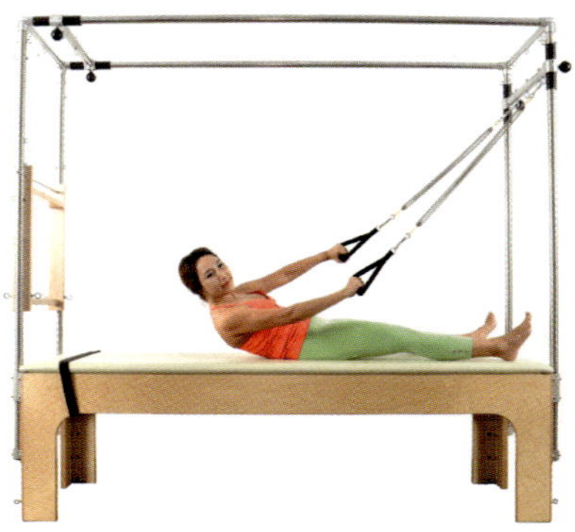

유사 효과 동작

■ Roll Up & Down / *Tubing Band, Foam Roller*

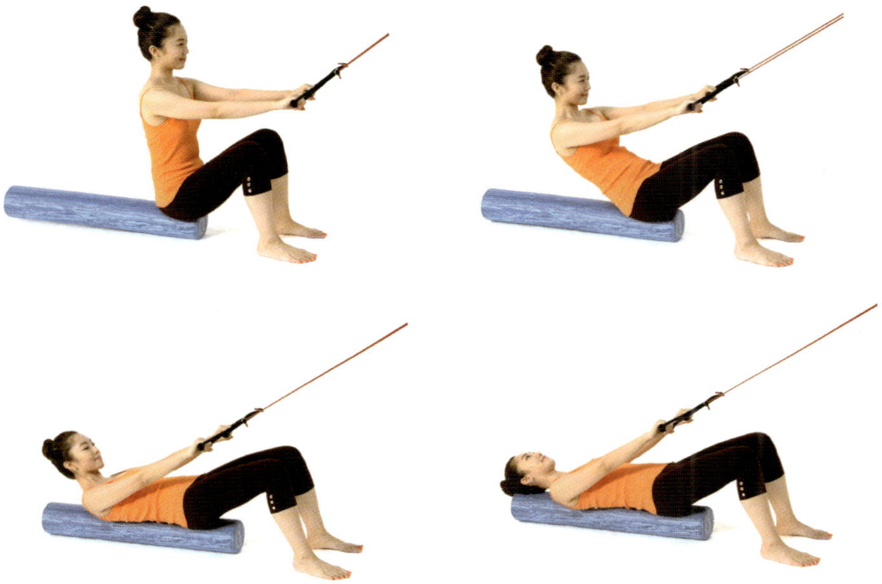

■ Bridge / *Foam Roller*

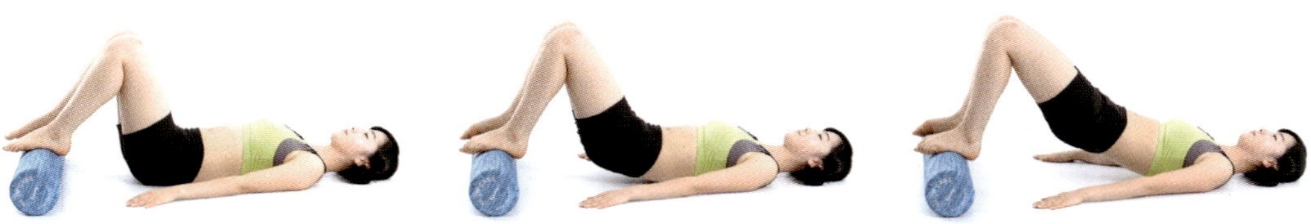

02 : Trapeze Table_side lying position

다리 옆으로 내리기

Leg Adduction

효과

코어 근육 조절 능력 향상

대퇴사두근, 햄스트링, 내전근 및 코어 근육 강화

골반 안정성 향상

기계 세팅

롱스프링 1개

준비자세

옆으로 똑바로 눕는다. 한 손으로 철봉을 잡는다.

오른손으로 몸을 지탱한다.

오른발을 롱스프링의 손잡이에 끼운다.

스프링의 강도가 강하다면, 튜빙 밴드를 사용한다.

동작

1 (들숨) 척추가 길어지는 것을 인지한다.
몸통의 안정성을 더욱 유지시킨다.

2 (날숨) 다리를 바닥 쪽으로 내린다.

3 (들숨) 다리를 앞으로 보낸다.
(날숨) 앞으로 보낸 다리를 뒤로 보낸다.

1

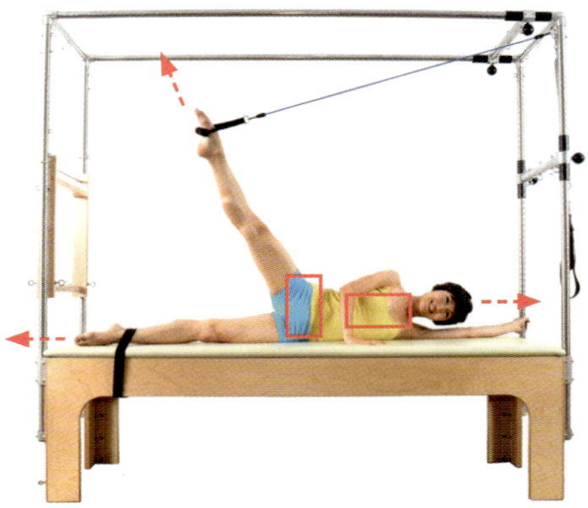

2

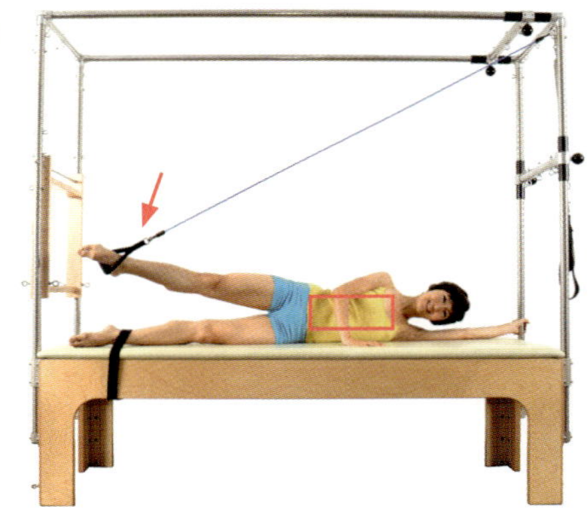

3

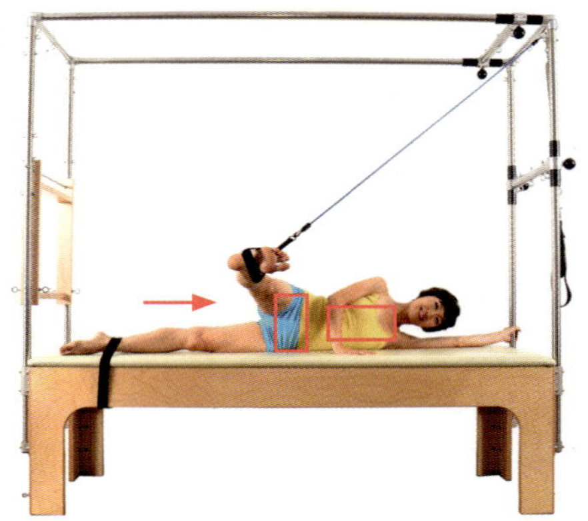

Tip

1 어깨의 안정성을 유지한다.
갈비뼈가 벌어지지 않게 한다.
허리가 꺾이지 않게 한다.

2 어깨 및 골반의 안정성을 유지한다.

유사 효과 동작

- Spine Rotation / *Foam Roller, Weight Ball*

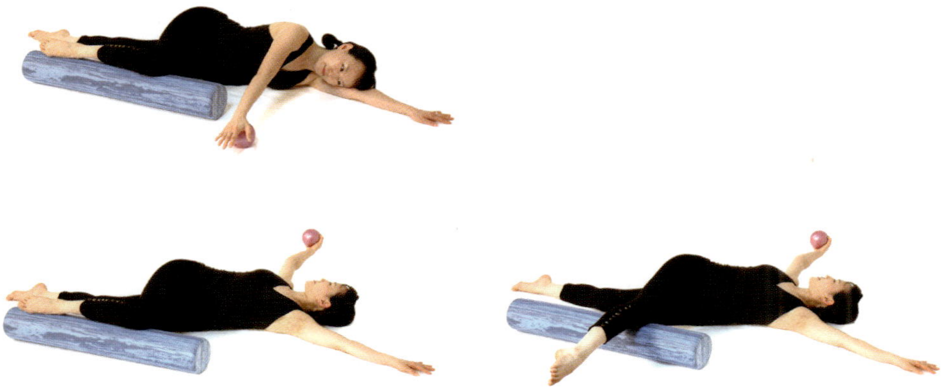

- Full Body Stretching / *Two Tubing Bands*

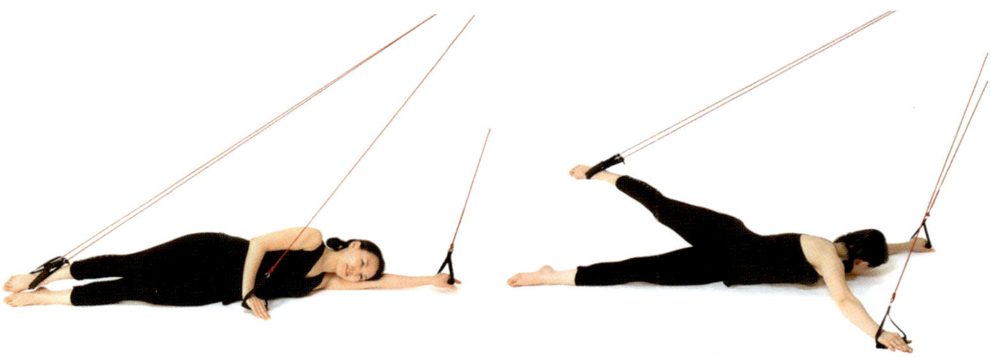

03 : Ladder Barrel_prone position

척추 늘이기
Spine Extension

효과

하지 근육 강화
무릎 및 발목 관절 조절 능력 향상

기계 세팅

준비자세

골반의 치골 부분을 베럴 가운데에 올린다.
두 발을 사다리에 고정한다.

동작

1 두 손을 머리 뒤에 놓고 상체를 신전시킨다.

2 두 손을 천장 쪽으로 뻗는다. 어깨를 내리면서 안정화를 시킨다.
등 뒤쪽으로 조금 더 신전시킨다.

3 오른팔을 옆으로 내린다.
몸통을 오른쪽 방향으로 튼다.

1
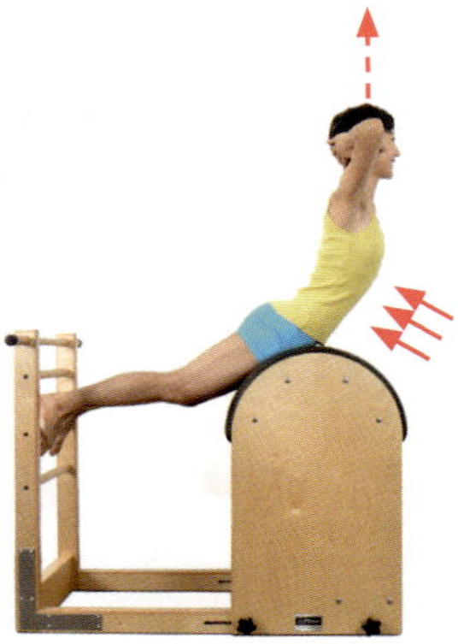

2
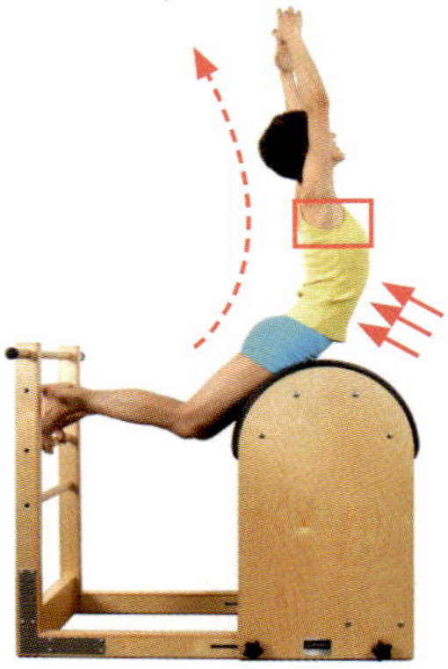

3
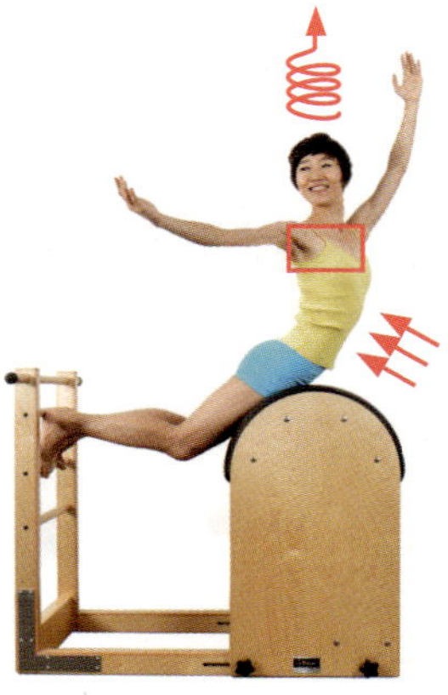

Tip

1 상체를 들어 올릴 때, 복부 수축을 활성화시켜 양쪽 어깨가 같은 높이를 유지해야 한다.
2 복부의 수축을 활성화시켜 허리를 보호해야 한다.
3 할 수 있는 능력만큼 동작을 수행한다.
골반의 비틀림을 인지한다.
어깨 안정성을 유지시킨다.

유사 효과 동작

- Swan / *Foam Roller*

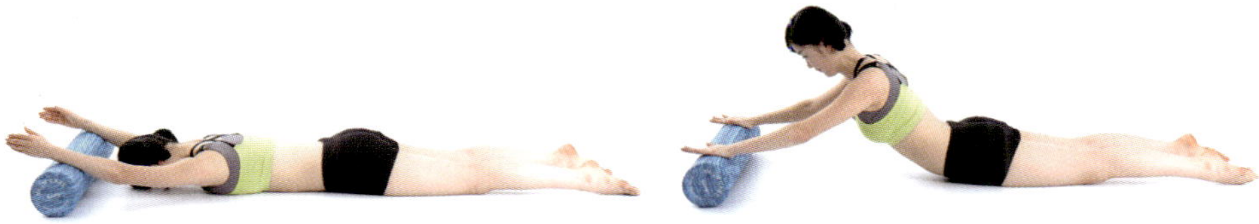

- Thigh Stretch / *Tubing Band*

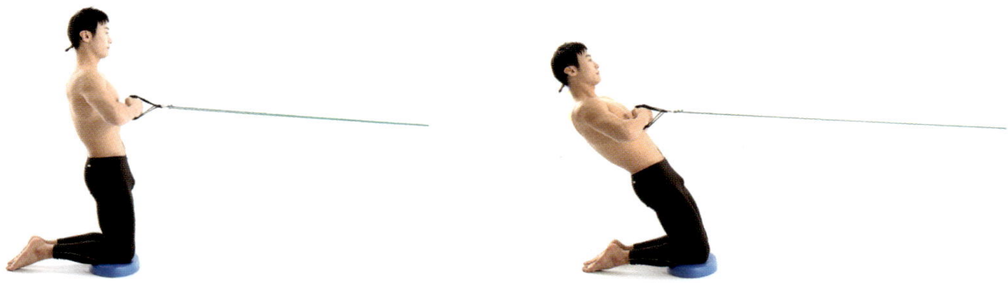

- Double Kick / *Mat*

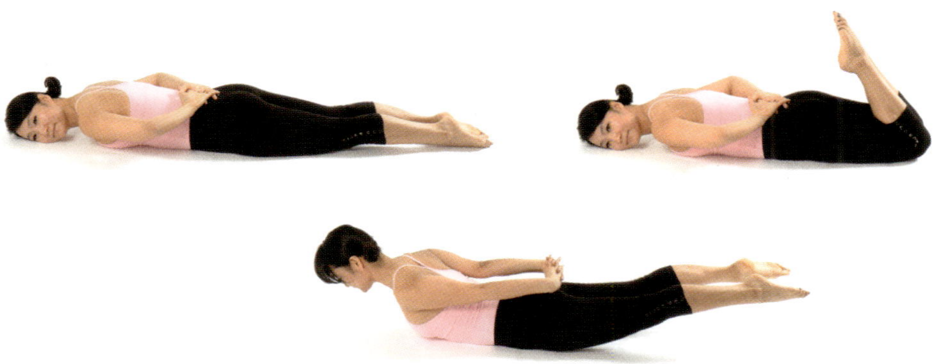

04 : Trapeze Table_supine position

흉추 굽히기
Thoracic Flexion

효과

복부 근육 강화
척추 분절 인지력 개선
척추 유연성 향상
어깨 안정성 향상

기계 세팅

푸시바 쪽으로 머리를 두고 눕는다.
두 발은 골반 넓이만큼 벌리고 무릎을 구부린다.
두 손으로 푸시바를 잡는다.

준비자세

스프링 Red 2개

동작

1 어깨를 중립 상태를 유지한다.
2 시선을 배꼽에 향하면서 상체를 들어 올린다.

1
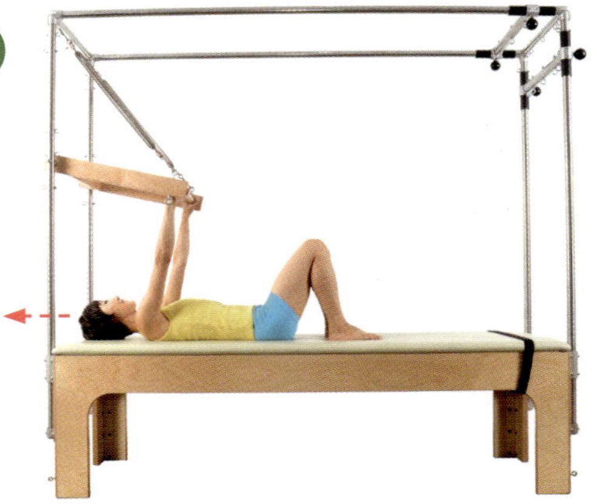

2
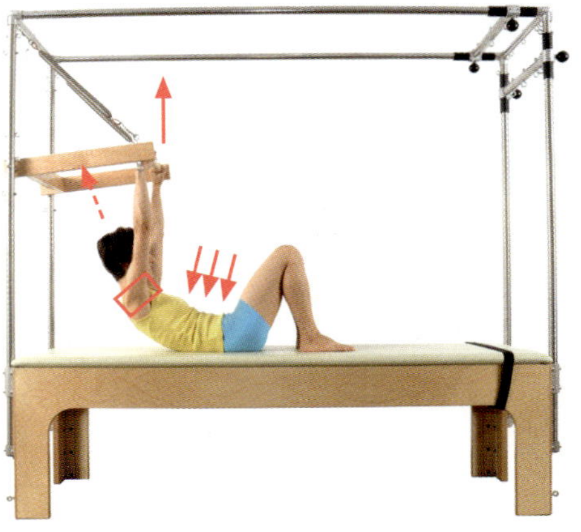

Tip

1 어깨의 긴장을 푼다.
두 발을 평행으로 유지한다.
2 상체를 들어 올릴 때, 척추가 분절됨을 인지하며 이때 어깨에 힘이 들어가지 않도록 한다.

유사 효과 동작

- Bridge / *Foam Roller*

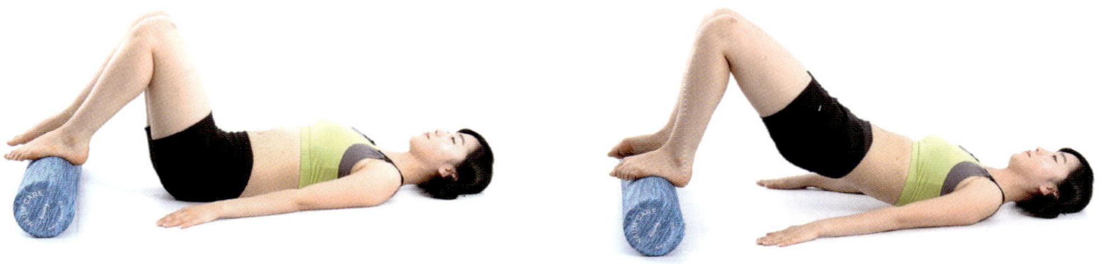

- Spine Twist / *Tubing Band, Gym Ball*

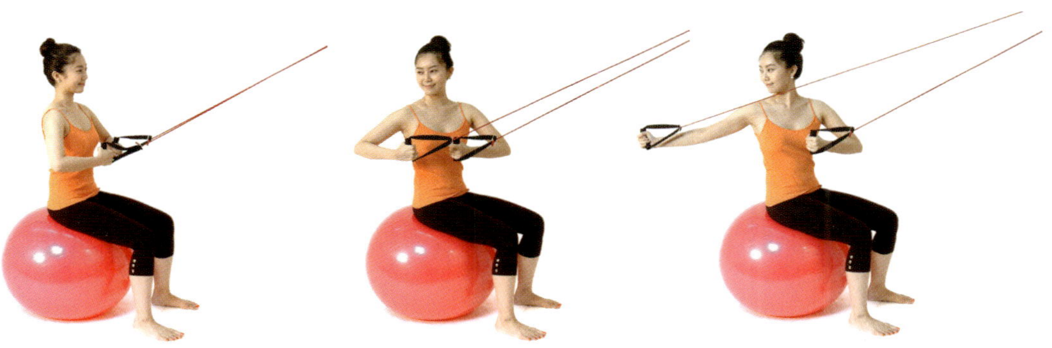

- Torso Flexion / *Tubing Band, Gym Ball*

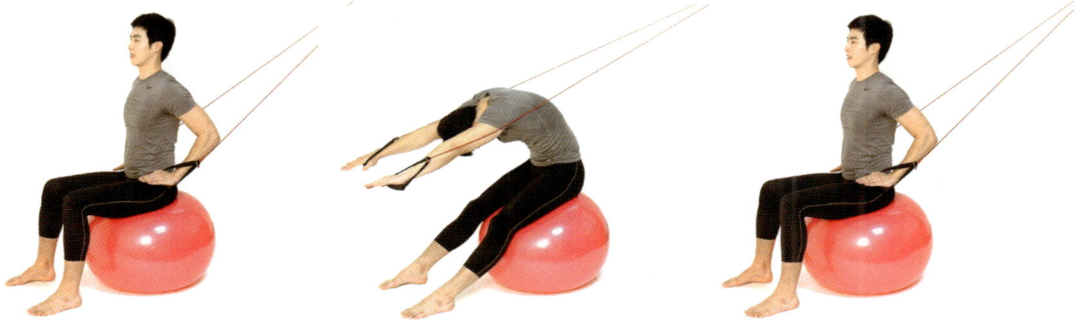

척추 분절 및 신장 Spine Articulation & Elongation

척추는 경추 7개, 흉추 12개 요추 5개로 구성되어 있고 각 척추 간에는 관절이 있다. 척추는 비교적 자유롭게 움직이지만, 각 척추 마디의 관절 범위는 다양한 유형으로 나타난다. 척추의 관절 범위를 파악하고 그 범위 이상의 부하를 주지 않도록 한다.

척추 신장은 척추 관절 간에 충분한 공간을 유지하는 것으로, 척추 신장을 통해 관절에 걸리는 부하를 줄일 수 있으며, 이는 신체 통증을 감소시킬 수 있다.

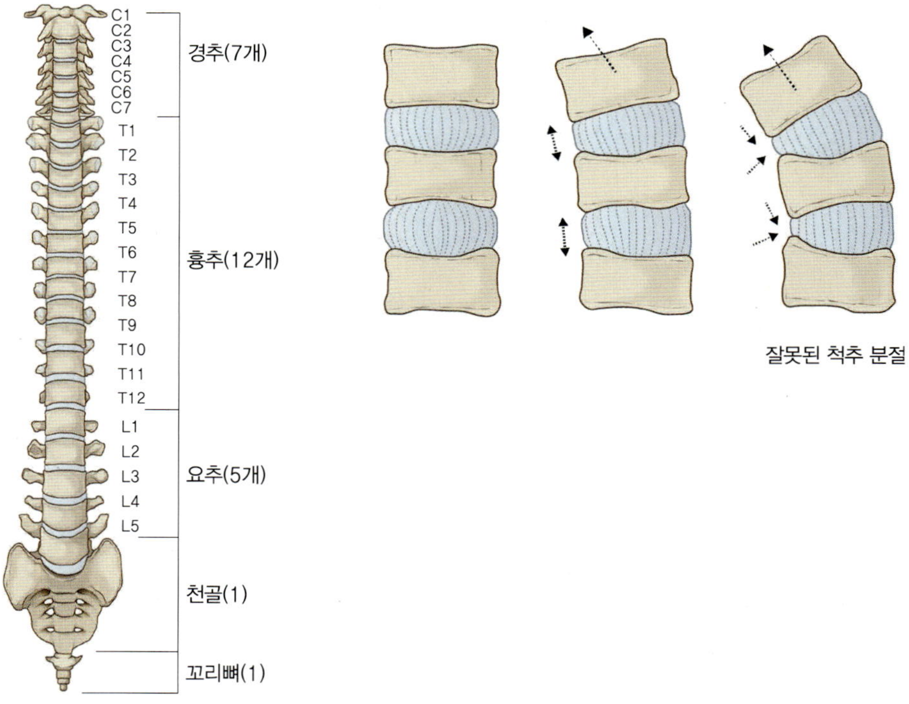

잘못된 척추 분절

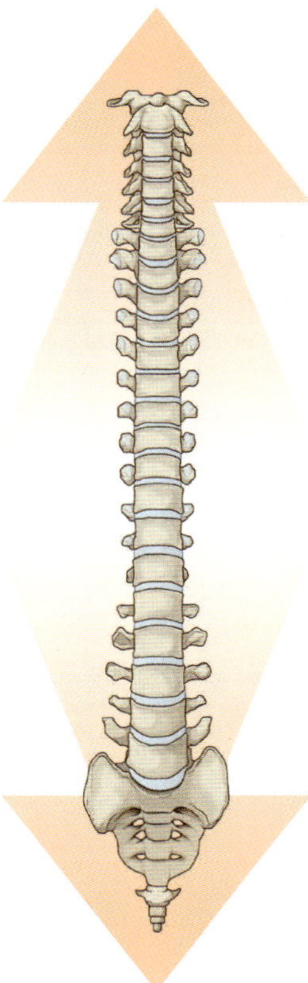

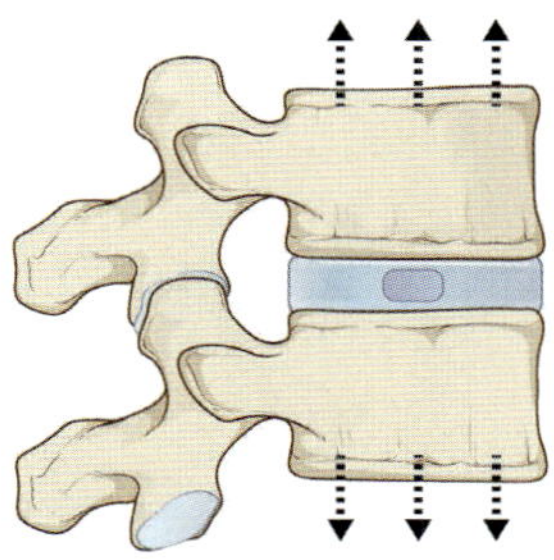

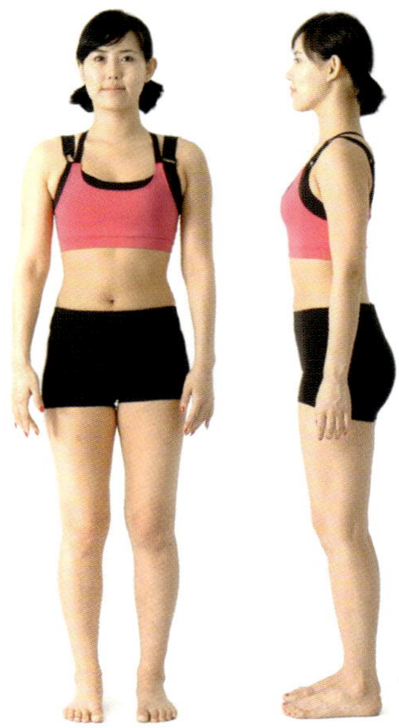

■ 동작

1. Bridge with Knee Extension
2. Lateral Flexion & Rotation
3. Spine Forward
4. Spine Extension
5. Lateral Flexion
6. Spine Stretching

01 : Reformer_supine position

엉덩이 들어 무릎 펴기
Bridge with Knee Extension

효과

코어 근육, 엉덩이 신전근 및 등신전근 근력 강화
척추 분절 능력 향상
척추 및 어깨 유연성 향상

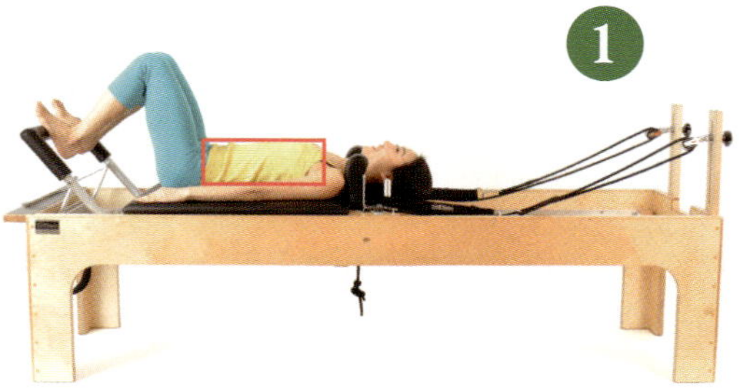

기계 세팅

스프링 Red 2개

준비자세

리포머 캐리지 위에 등을 대고 눕는다.
두 발은 골반 넓이만큼 벌려 평행으로 풋바에 올린다.

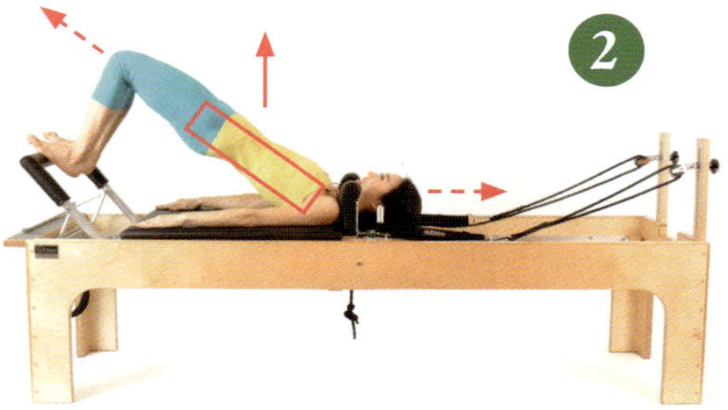

동작

1 자세를 정렬하고 척추를 늘인다.
2 엉덩이를 천장 쪽으로 들어 올린다.
브리징 자세에서 몸통의 안정성을 유지한다.
3 캐리지를 머리 쪽으로 민다.

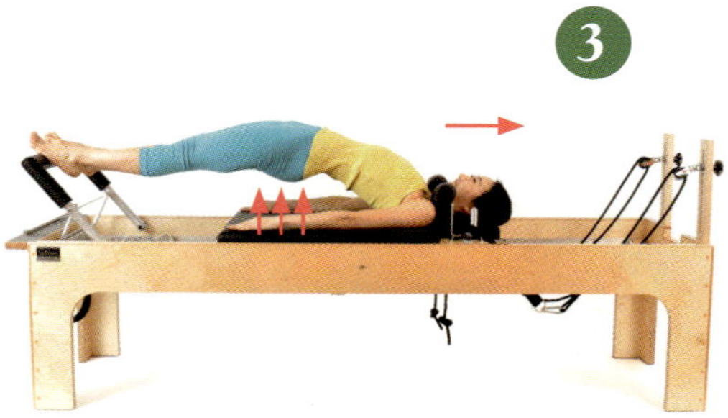

Tip

1 무릎이 벌어지지 않도록 한다.
척추 중립을 유지한다.
2 척추의 분절을 인지하면서 꼬리뼈부터 요추, 흉추 순으로 올린다.
무릎과 발이 벌어지지 않도록 한다.
3 동작을 하는 동안 골반이 아래로 떨어지지 않도록 한다.

유사 효과 동작

- Lift Hip-Easy / *Gym Ball, Tubing Band, Foam Roller*

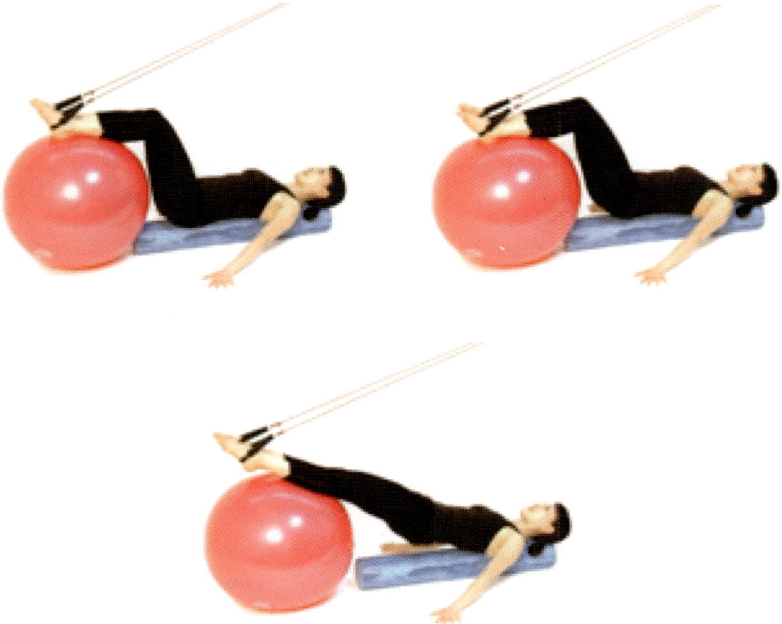

- Rolling Bridge / *Two Foam Rollers*

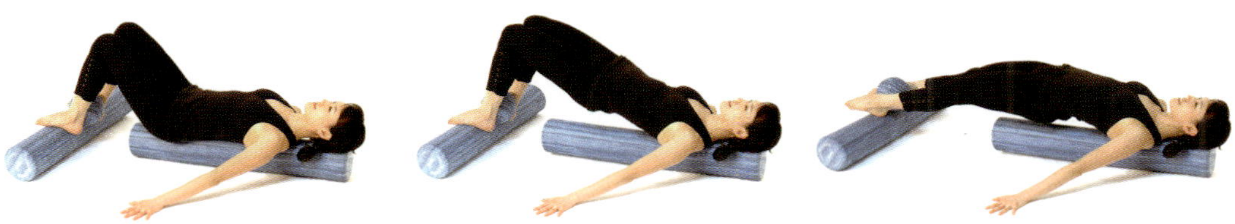

02 : Reformer_side sitting position

척추 옆으로 굽히고 틀기
Lateral Flexion & Rotation

효과

척추 분절의 유동성 향상

내외 복사근 및 어깨 안정화 근육 강화

기계 세팅

스프링 Red 1개

준비자세

리포머 캐리지에 옆으로 앉는다.

척추를 바르게 펴고 오른손을 풋바 위에 올리고, 왼팔을 옆으로 벌린다.

동작

1 준비자세를 취한다.

2 왼팔을 천장 쪽으로 들어 올린다.
오른손으로 풋바를 밀면서 상체를 오른쪽으로 구부린다.

3 두 손을 어깨 넓이만큼 벌려 풋바에 올려 놓는다.
두 팔을 펴면서 최대한 풋바를 민다.

1

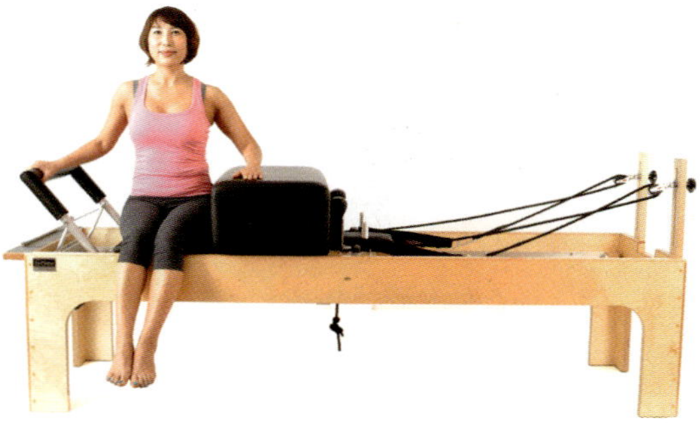

2

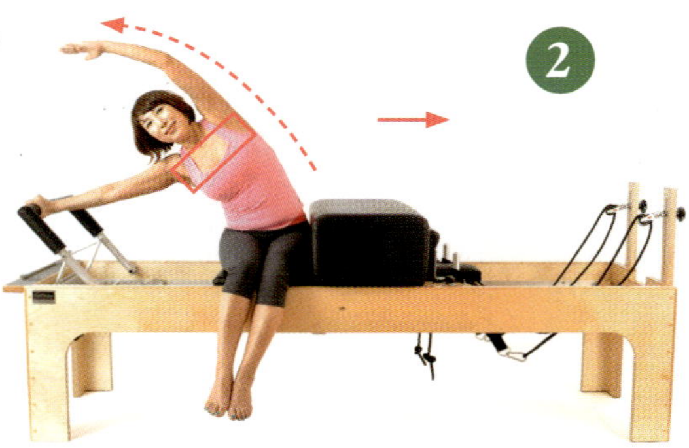

3

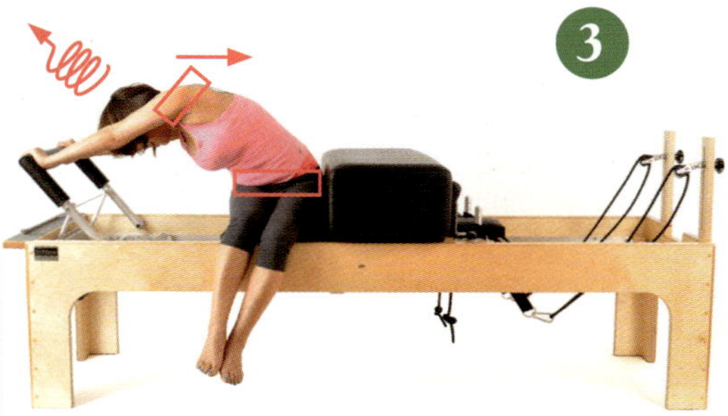

Tip

1 상체를 옆으로 구부릴 때 골반이 밀려 움직이지 않도록 한다.

2 골반이 정면을 향한 상태를 유지한다.
어깨가 올라가지 않도록 한다.

유사 효과 동작

■ Spine Lateral Flextion & Spine Flexion / *Foam Roller*

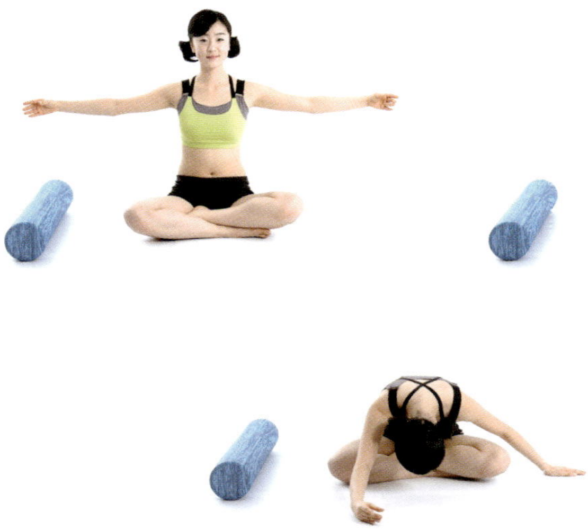

■ Mermaid / *Tubing Band*

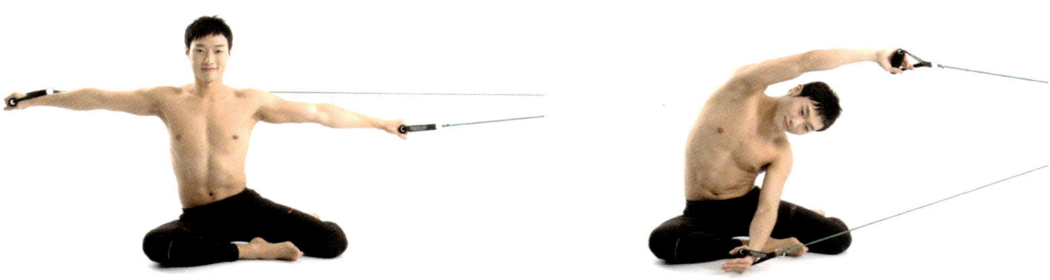

03 : Trapeze Table_sitting position

척추 늘이기
Spine Stretch Forward

효과

척추 분절 인지력 개선
척추 및 어깨 유연성 향상
어깨 안정성 향상
햄스트링 근육 스트레칭 향상
복부 근육 조절 능력 향상

기계 세팅

스프링 Red 1개(사선 방향)

준비자세

푸시바 쪽을 향해 트라페즈 테이블에 앉는다. 두 발을 기둥에 위치하고, 두 손으로 푸시바를 잡는다.

동작

1 척추가 늘어난다고 생각한다.

2 정수리부터 시선 그리고 목 순서대로 고개를 숙이고 상체를 아래로 내린다.

3 푸시바를 밀면서, 척추를 더 늘인다.
준비자세로 되돌아간다.

1
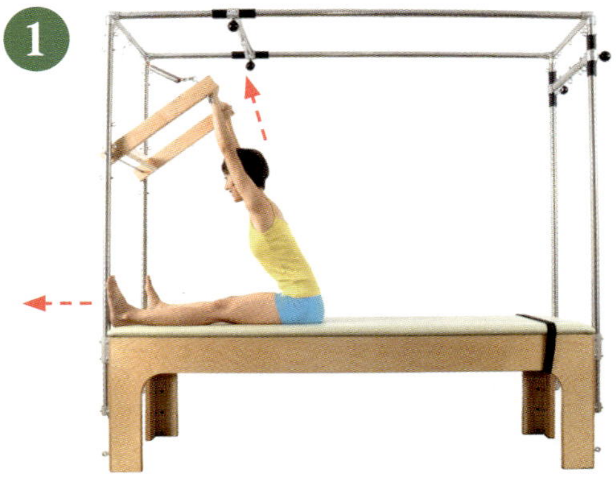

2
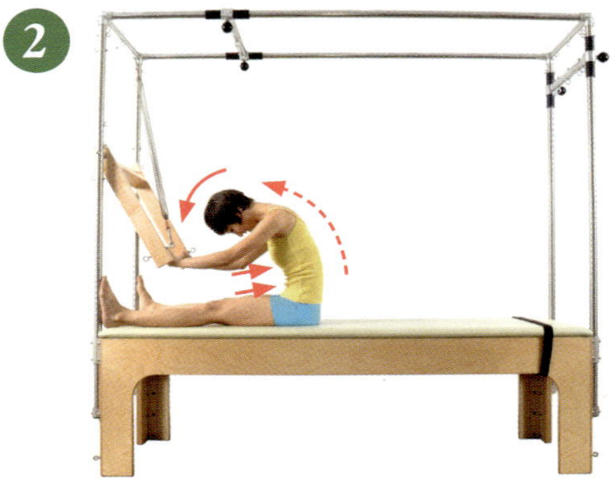

3
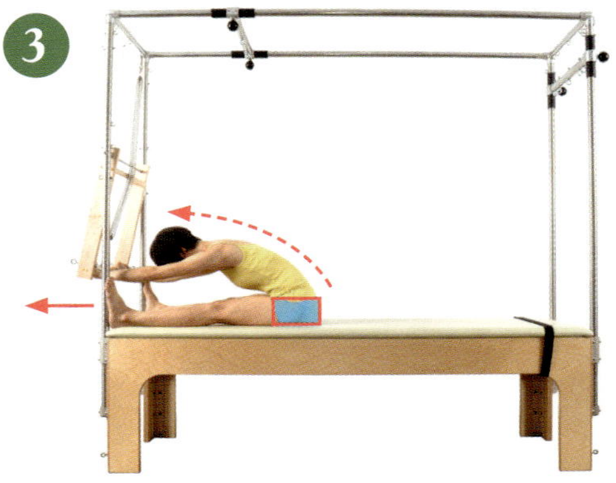

Tip

1 갈비뼈가 양쪽으로 과도하게 벌어지지 않는다.

2 머리를 숙일 때, 중심이 골반 뒤쪽으로 밀리지 않는다.

3 어깨를 귀에서 멀어지게 하고 어깨의 안정성을 유지한다.

유사 효과 동작

- Spine Stretch Forward / *Foam Roller*

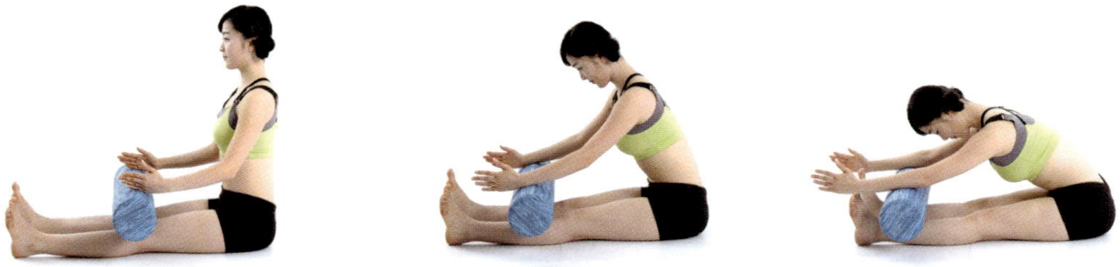

- Shoulder Movement / *Foam Roller*

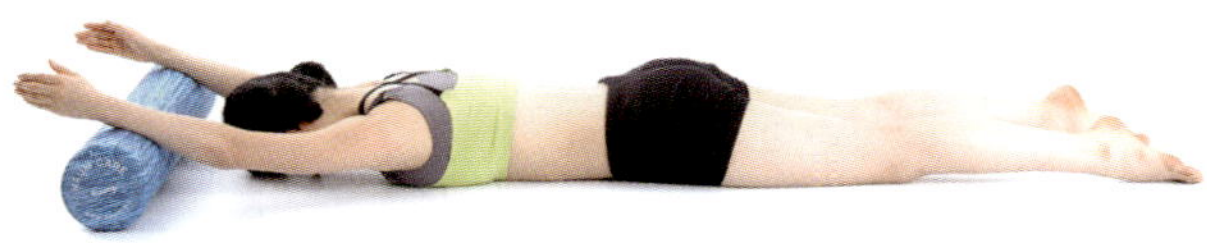

- Lats 3 Ways / *Tubing Band*

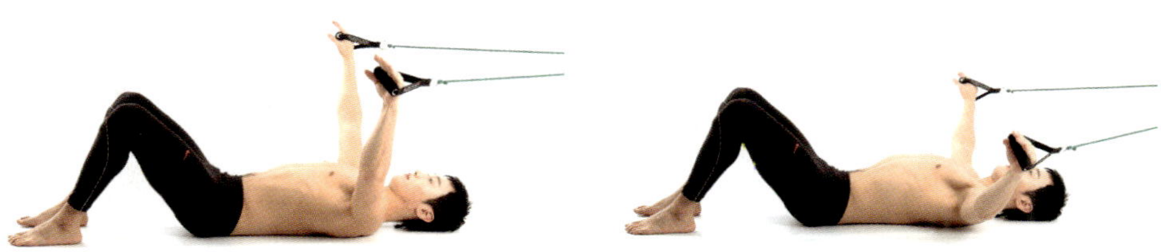

04 : Trapeze Table_prone position

상체 뒤로 젖히기
Spine Extension

효과

등 신전 근육 강화
어깨 및 복부 근육 조절 능력 향상
어깨 유연성 향상

기계 세팅

스프링 Red 1개

준비자세

트라페즈 테이블에 배를 대고 엎드린다.
두 팔을 어깨 넓이만큼 벌리고 푸시바를 잡는다.

동작

1 어깨를 안정성을 유지하면서 목을 길게 늘인다.

2 어깨에 힘을 빼면서 푸시바의 도움으로 상체를 들어 올린다.

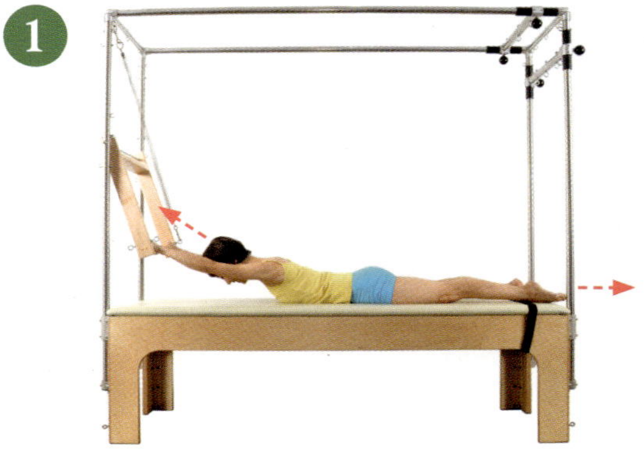

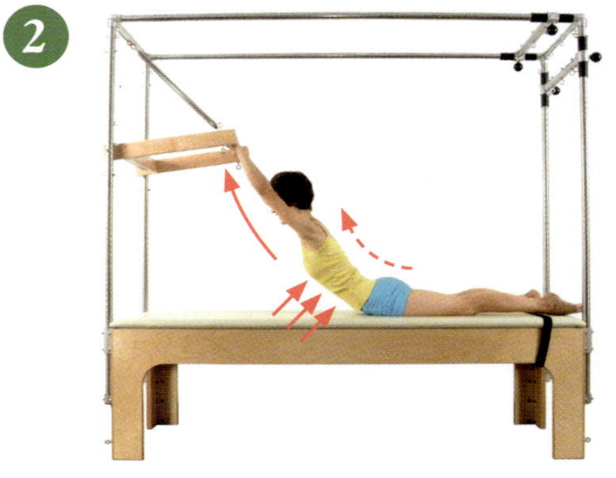

Tip

1 골반이 전방 전굴되지 않게 한다.
2 복부 근육의 수축을 활성화시켜 허리 통증 유발을 방지한다.

Variation

불안정한 표면인 볼에서 그림과 같이 운동 동작을 수행한다.

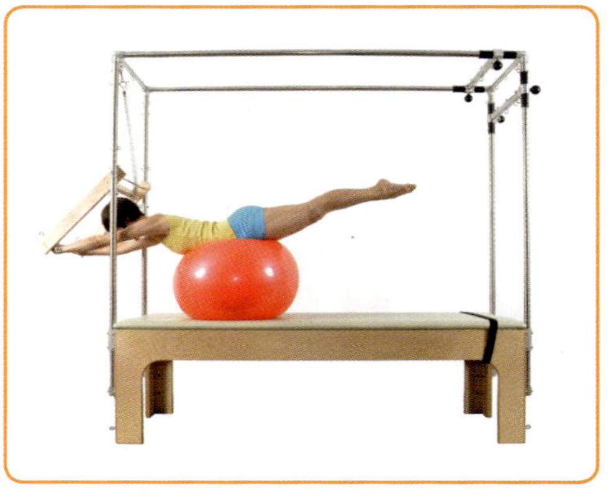

유사 효과 동작

- Swan / *Foam Roller*

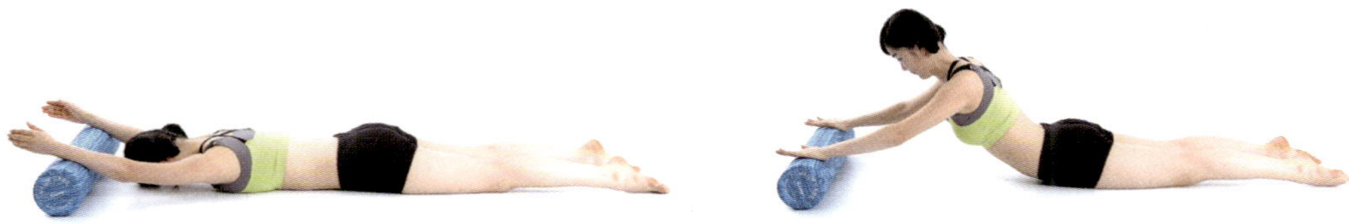

- Cobra / *Tubing Band*

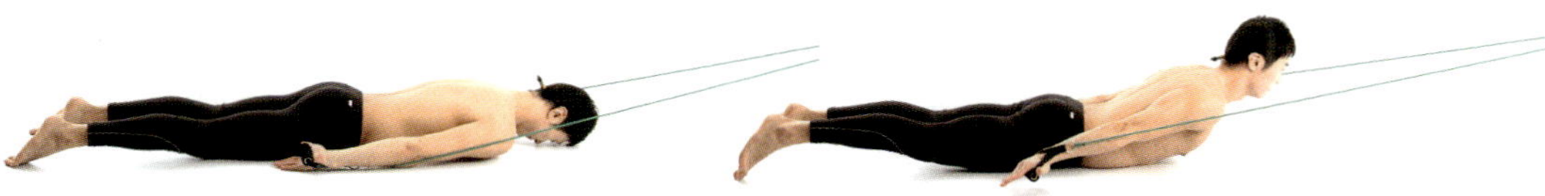

05 : Combo Chair_side lying position

상체 옆으로 굽히기
Lateral Flexion

효과

외복사근 강화
어깨 안정성 향상
코어 근육 조절 능력 향상

기계 세팅

스프링 Red 1개

준비자세

콤보 체어와 트라페즈 테이블을 연결시킨다.
왼쪽 손을 콤보 체어의 페달에 위치한다.
무릎을 구부리고 머리에서부터 무릎까지
일직선이 되게 한다.

동작

1. 준비자세를 취한다.
2. 척추를 길게 늘이면서 상체가 옆으로 올라간다.
3. 상체를 옆으로 내린다.

Tip

1. 어깨 관절과 손의 위치가 일직선이 되게 한다.
2. 어깨 안정성을 유지한다.
몸통의 안정성을 유지한다.
복부 근육의 수축을 활성화시키고 균형성을 유지한다.

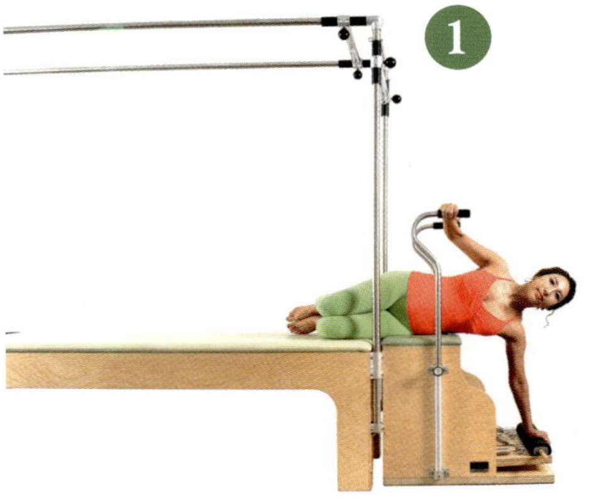

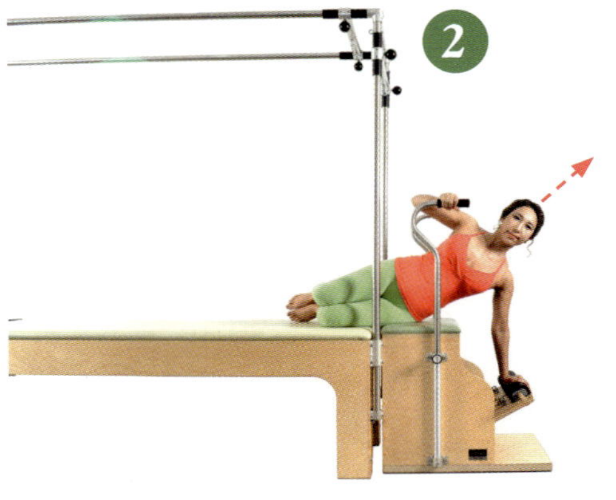

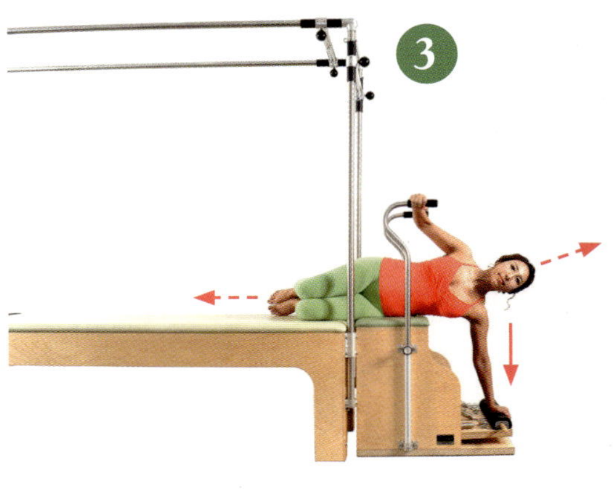

유사 효과 동작

▪ Mermaid / *Foam Roller*

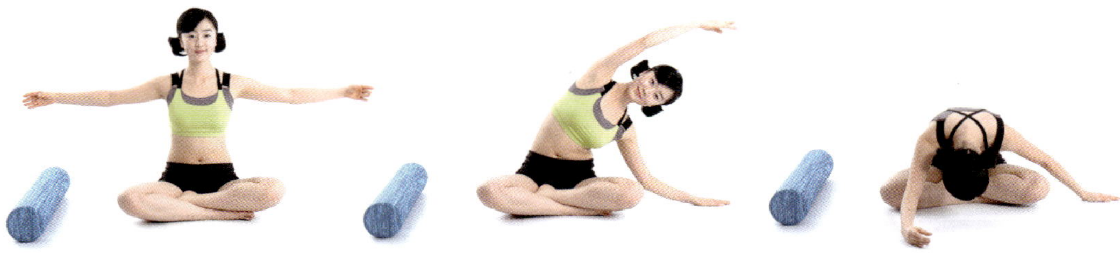

▪ Mermaid / *Tubing Band*

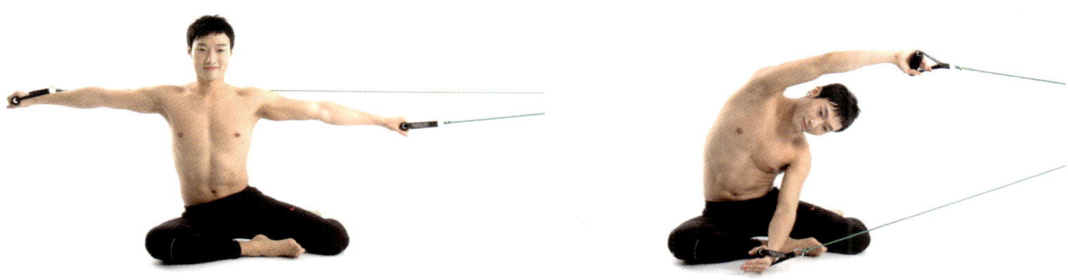

▪ Star / *Gym Ball*

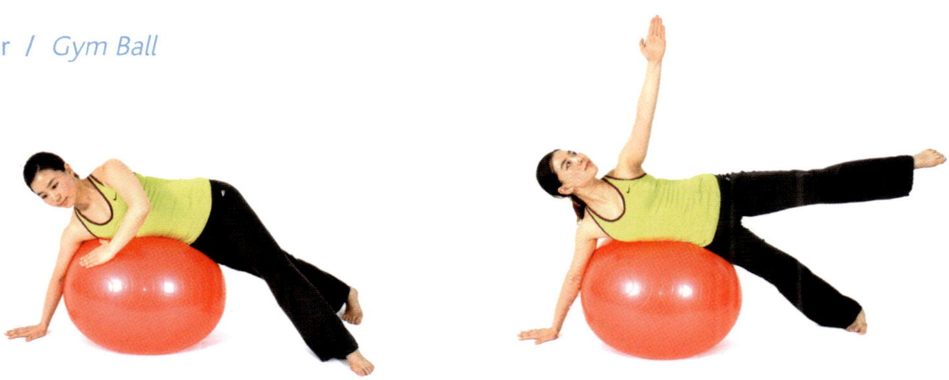

06 : Ladder Barrel_prone position

척추 스트레칭
Spine Stretching

효과

척추 유연성 향상

기계 세팅

레더 배럴(사다리쪽 방향 또는 반대 방향)

준비자세

레더 베럴에 배를 대고 엎드린다.
두 발은 사다리 쪽에 두어 신체를 지지한다.

동작

1 호흡을 하는 동안, 신체에 힘을 빼면서 척추를 늘인다(머리를 사다리 반대방향).

2 두 손으로 사다리 쪽을 잡고 엎드린다. 호흡을 하는 동안, 신체에 힘을 빼면서 척추를 늘인다(머리를 사다리 방향).

1

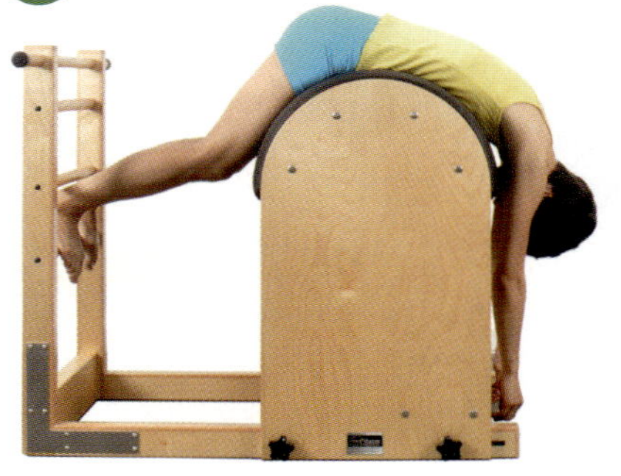

2

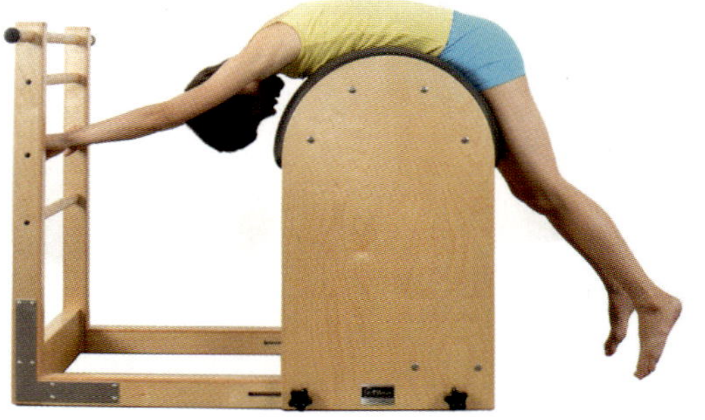

Tip

1 너무 오래 엎드려 있으면 혈액이 머리 쪽으로 쏠릴 수 있으므로 주의한다.

2 어깨 관절의 활동 범위보다 과도하게 굴곡하면, 상해를 입을 수 있으므로 주의한다.

유사 효과 동작

- Side Rolling & Twist / *Foam Roller*

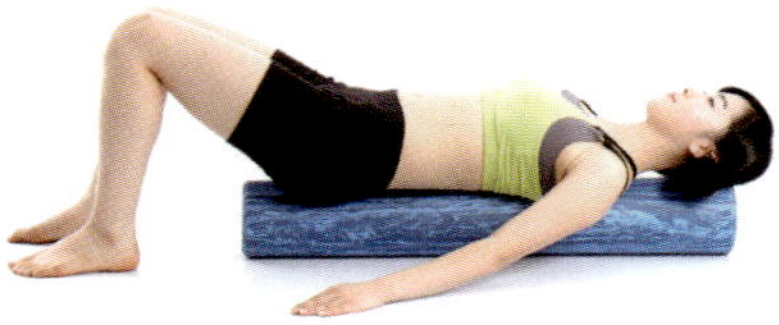
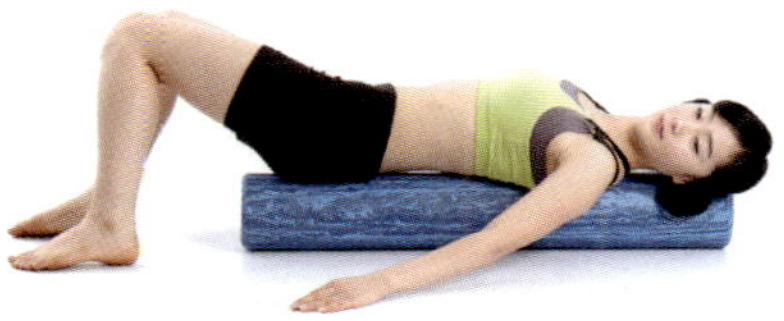

- Spine Flexion / *Trapeze Table*

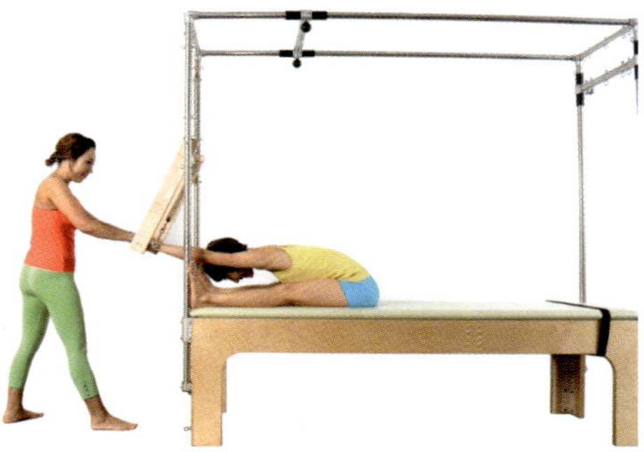

- Spine Stretching / *Gym Ball*

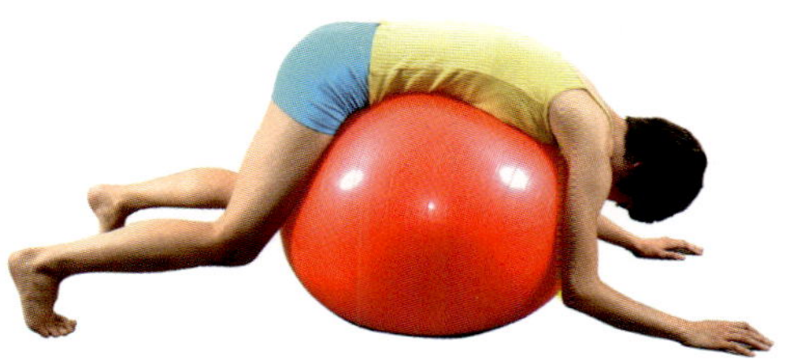

신체 통합 Full Body Movement Integration, Functional Movement

신체 통합은 신경계, 근육계 그리고 골격계가 조화롭게 소통할 때 기능적인 신체 움직임으로 나타난다. 필라테스 운동법에서 "마음-신체 통합(mind-body integration)"이라는 개념은 마음과 신체의 조화로운 소통이 신체를 효율적으로 움직이게 하고, 운동을 통해 효과를 극대화할 수 있다.

▪ 동작

1. Bridge
2. Body Extension
3. Squat
4. Pelvic Circles
5. Plank

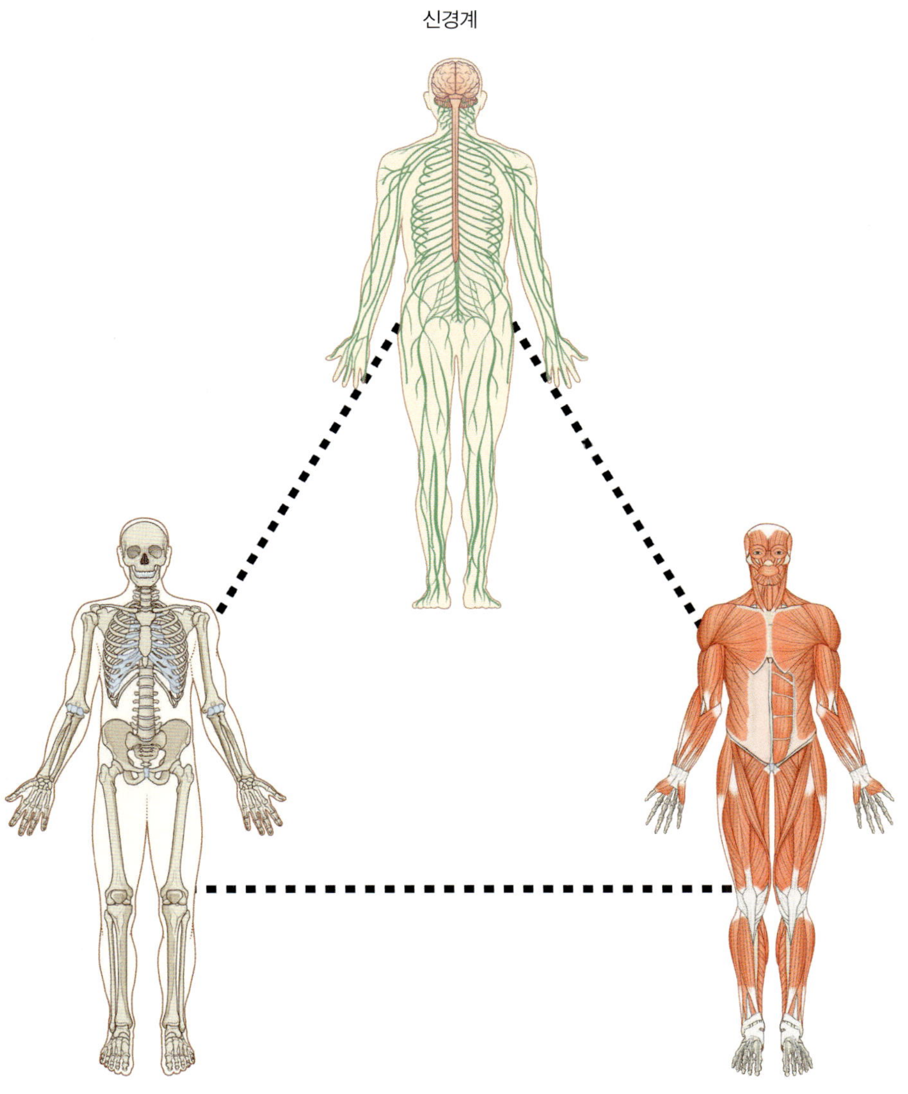
신경계
골격계
근육계

01 : Trapeze Table_supine position

브릿지
Bridge

효과

어깨, 등 및 엉덩이 신전 근육 강화
신체 균형성 향상
어깨 안정성 향상

기계 세팅

롤 다운바
트라페즈 슬링

준비자세

등을 대고 트라페즈 테이블에 눕는다.
두 다리는 슬링에 올린다.
두 손으로 롤다운 바를 잡는다.

동작

1 자세를 정렬한다.
신체의 안정성을 유지한다.

2 엉덩이를 천장 쪽으로 들어 올린다.
두 팔을 몸쪽으로 내린다.

1
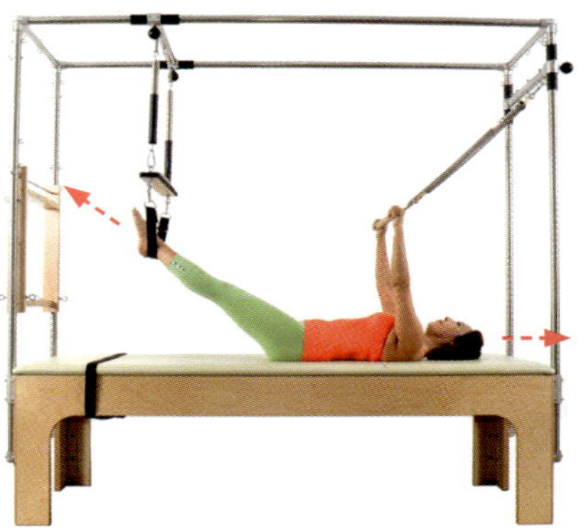

2
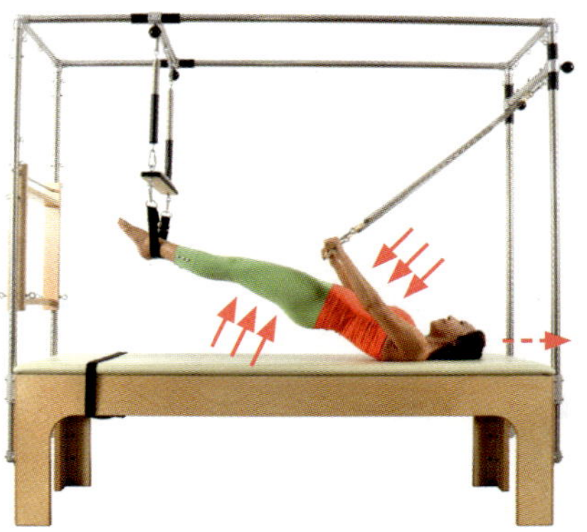

Tip

1 롤다운 바의 스프링 강도는 자신에 맞는 것을 택한다.

2 골반을 너무 올리지 않는다.
옆에서 보았을 때, 신체가 사선을 유지하도록 한다.

유사 효과 동작

- Lats Pull 3 Ways / *Tubing Band*

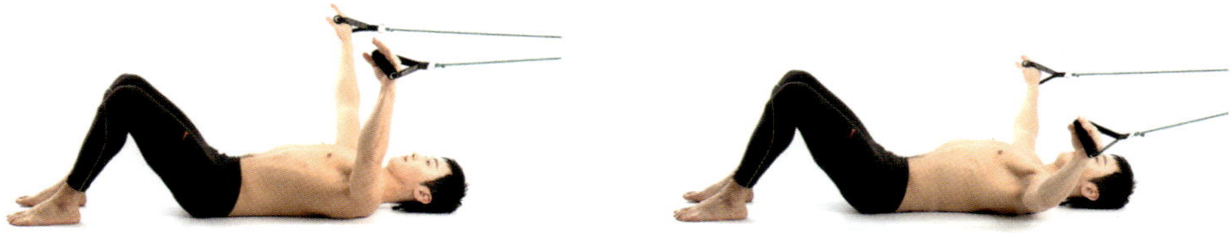

- Lift Hip / *Gym Ball, Tubing Band, Foam Roller*

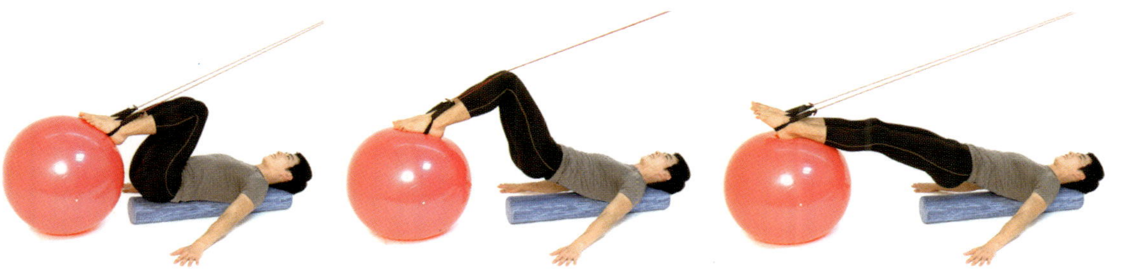

- Swimming / *Tubing Band*

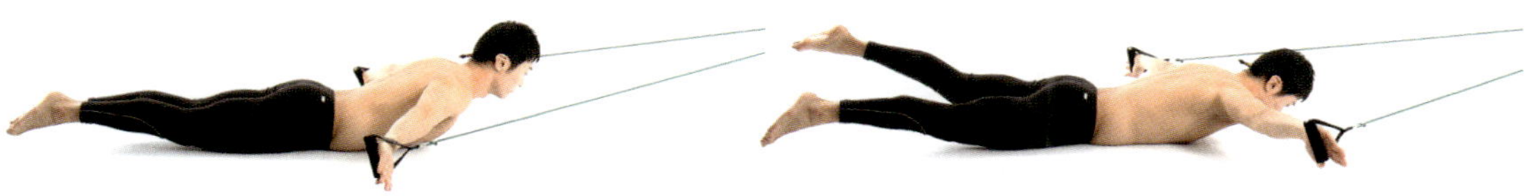

02 : Trapeze Table_hanging position

바디 익스텐션

Body Extension

효과

등 신전 근육 강화

가슴 근육 스트레칭

고관절 신전근 조절 능력 향상

기계 세팅

매달리는 스트랩(hanging straps) 2개

준비자세

두 손으로 트라페즈 테이블 위쪽 프레임(철봉)을 잡는다.

발을 차례로 매달리는 스트랩(hanging straps)에 넣고 매달린다.

몸통을 아래로 내린다.

동작

1 신체에 힘을 빼고 몸통을 아래로 내린다.

2 골반을 천장 쪽으로 밀어 올린다.

척추를 신전시킨 상태를 유지한다.

3 무릎과 팔꿈치를 구부리면서 골반을 천장 쪽으로 더 들어 올린다.

준비자세로 돌아간다.

1

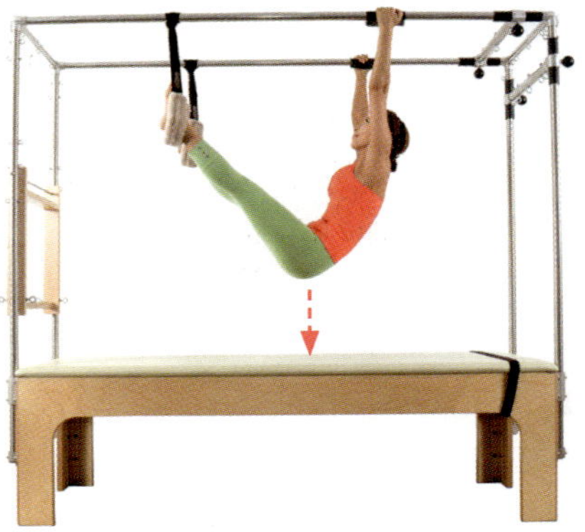

2

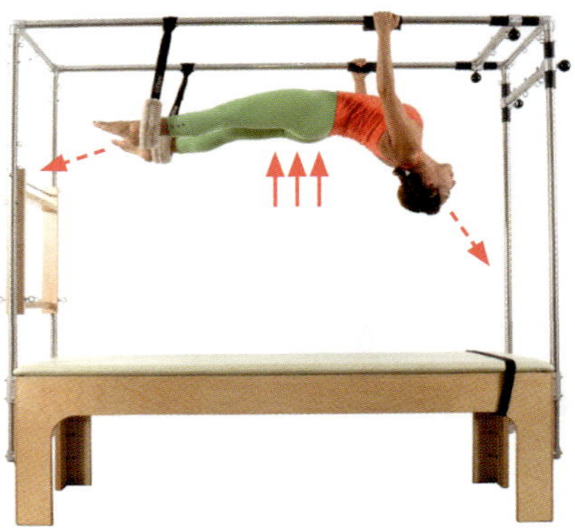

3

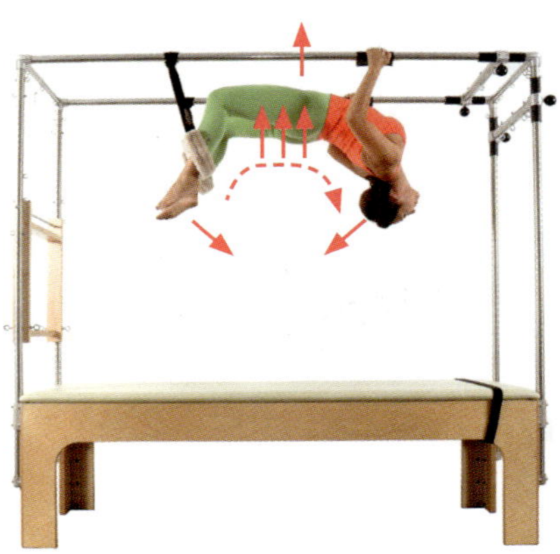

Tip

1 위쪽 프레임을 손으로 잡을 때 미끄럼방지용 천을 이용한다.

2 팔과 손에 힘이 약하다면, 동작을 나누어 수행한다.

유사 효과 동작

- Swan with Elbow Flexion / *Foam Roller*

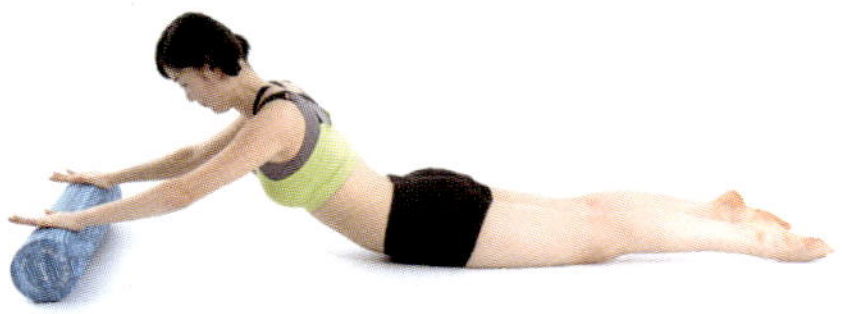

- Cobra / *Tubing Band*

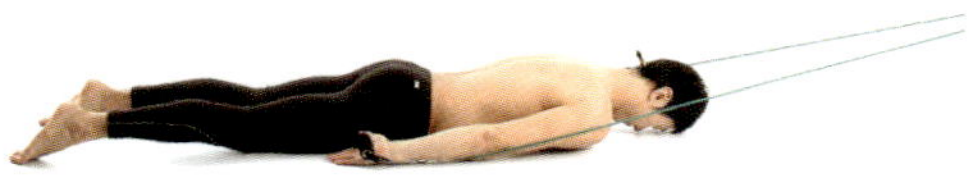

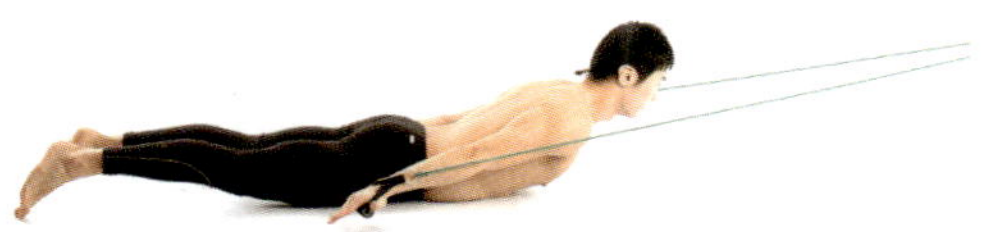

- Thigh Stretching / *Tubing Band*

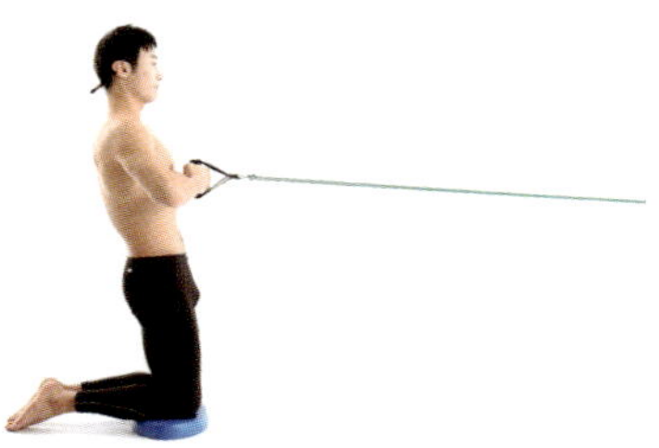

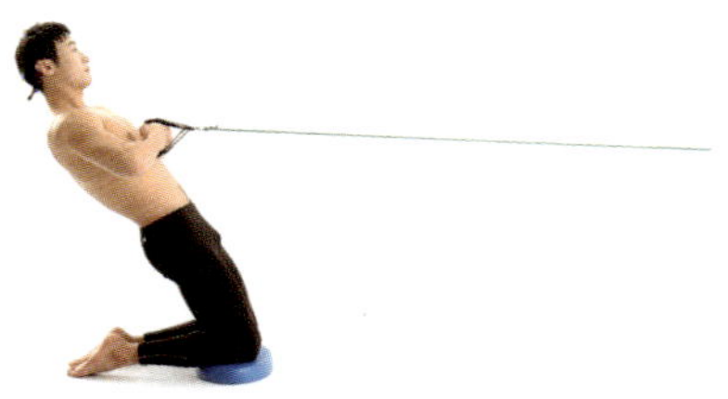

- Swan / *Trapeze Table*

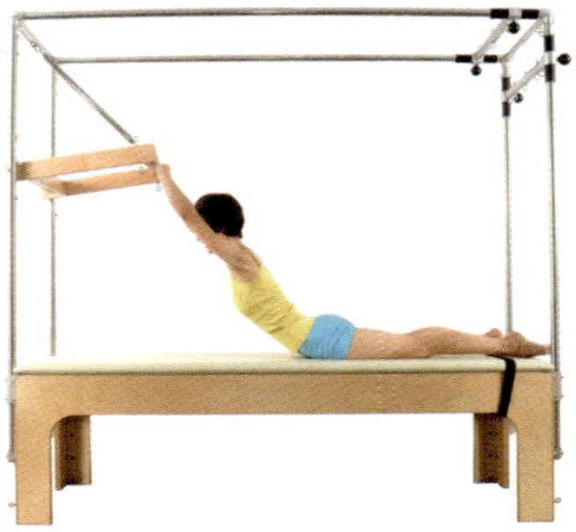

03 : Trapeze Table_standing position

스쿼트
Squat

효과

대퇴사두근 및 코어 근육 강화
신체 균형성 향상
무릎 관절의 안정성 향상
자세 정렬 및 신체 안정성 향상

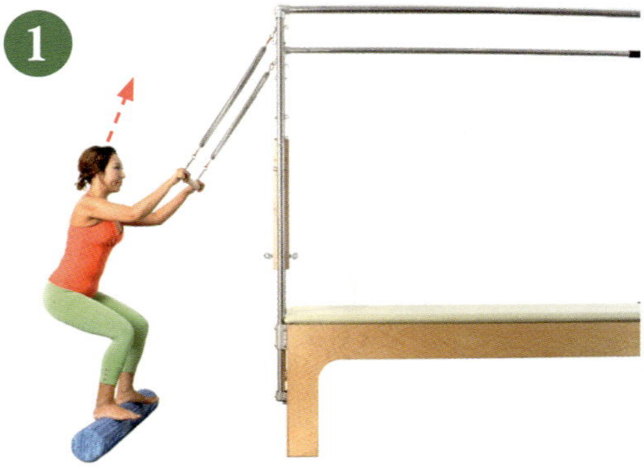

기계 세팅

스프링 Red 2개
롤다운 바 1개

준비자세

두 손으로 롤다운 바(roll down bar)를 잡는다.
가로로 놓인 폼롤러 위에 올라선다.

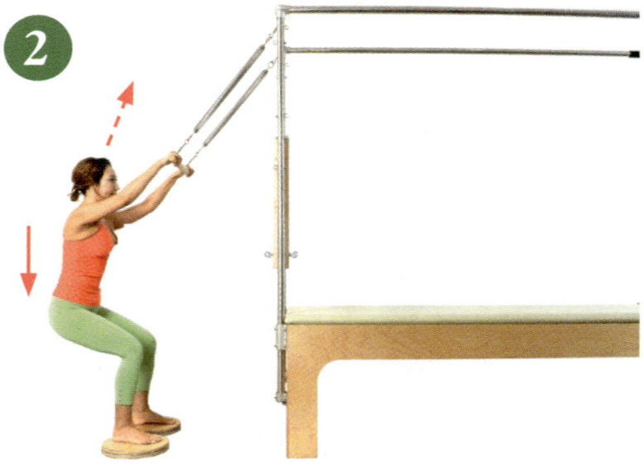

동작

1 자세를 정렬한다.
스쿼트 자세를 취한다.

2 회전판(rotator disk) 위에 올라선다.
스쿼트 자세를 취한다.

Tip

1 호흡을 자연스럽게 하고 중심을 잡는다.
2 넘어지지 않도록 중심을 잡는다.
어깨가 올라가지 않도록 안정성을 유지한다.

유사 효과 동작

- Squat / *Tubing Band*

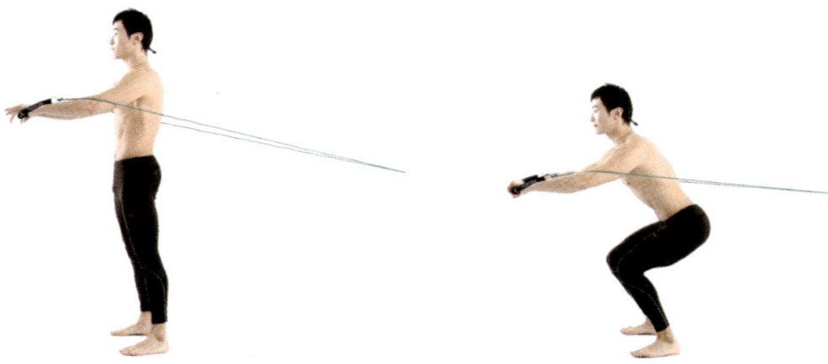

- Push Up / *Gym Ball*

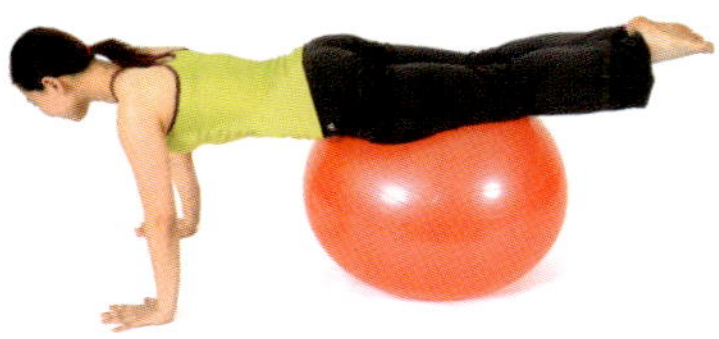

- Bridge / *Foam Roller*

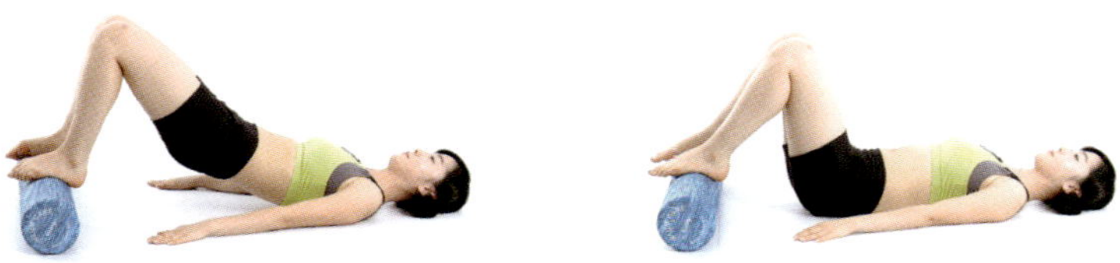

- Spine Twist V / *Two Foam Rollers*

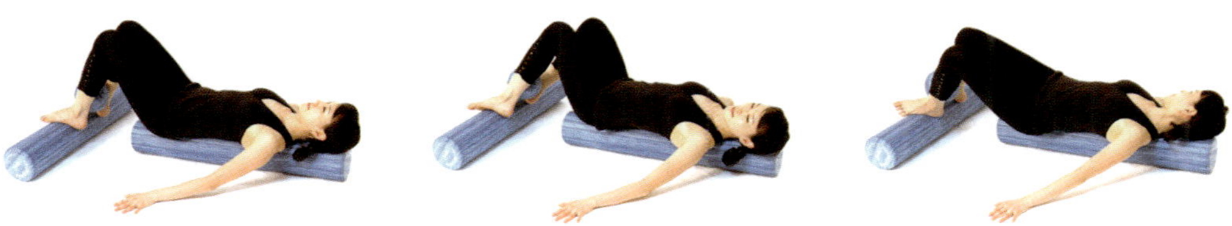

04 : Reformer_supine position

전신 웨이브
Pelvic Circles

1

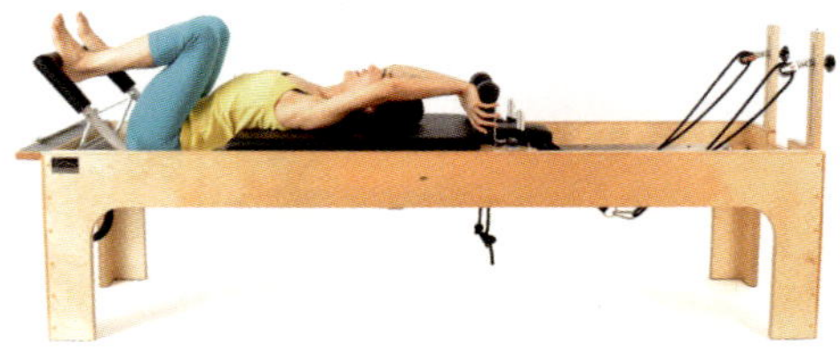

2

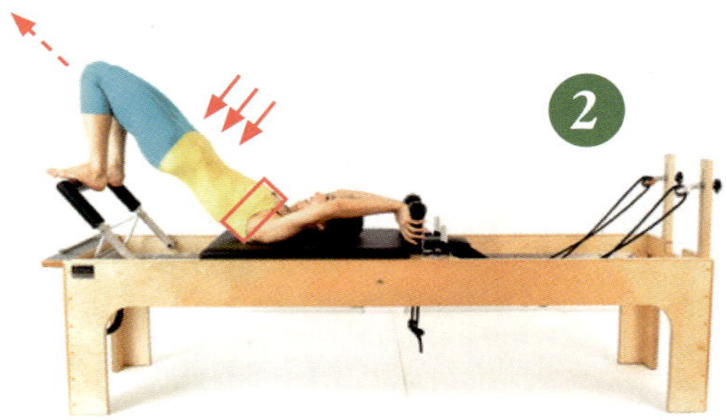

3

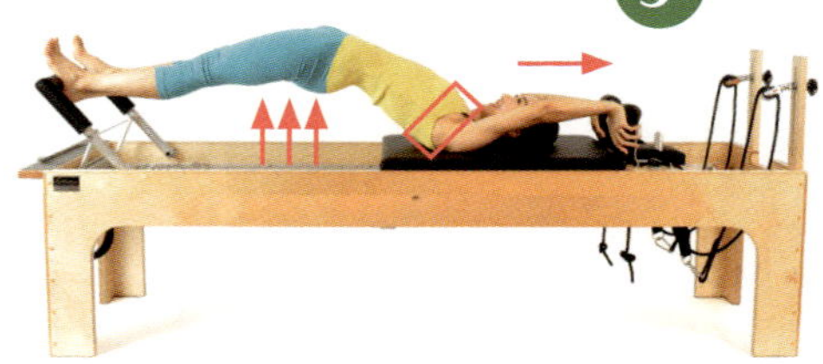

4

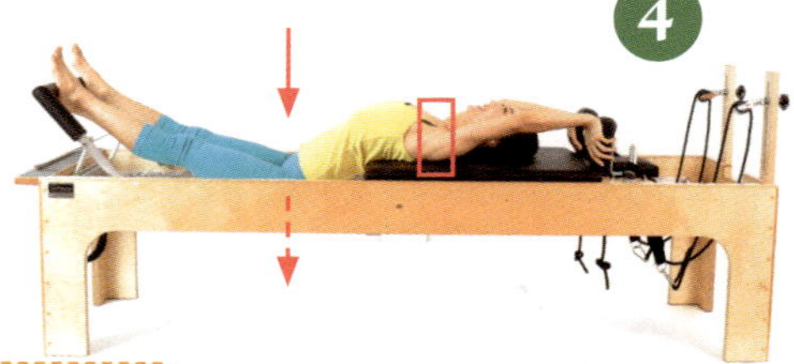

효과

코어 근육, 엉덩이 신전근 및 등신전근 근력 강화
척추 분절 능력 향상
척추 및 어깨 유연성 향상

기계 세팅

스프링 Red 2개

준비자세

리포머 캐리지 위에 등을 대고 눕는다.
두 발은 골반 넓이만큼 벌려 무릎을 구부려 평행으로 풋바에 올린다.
두 손으로 어깨 고정바를 잡는다.
팔을 펴고 엉덩이를 스프링 쪽으로 내린다.

동작

1. 자세를 정렬하고 척추를 늘인다.
2. 엉덩이를 천장 쪽으로 들어 올린다.
3. 브리징 자세에서 몸통의 안정성을 유지한다.
   무릎을 펴면서 캐리지를 리포머 뒤편으로 밀어 올린다.
4. 캐리지를 머리 쪽으로 민다.

Tip

1. 상체를 과도하게 신전하지 않는다.
2. 척추의 분절을 인지하면서 꼬리뼈부터 요추, 흉추 순으로 올린다. 무릎과 발이 벌어지지 않도록 한다.

유사 효과 동작

- Bridge on FR / *Foam Roller*

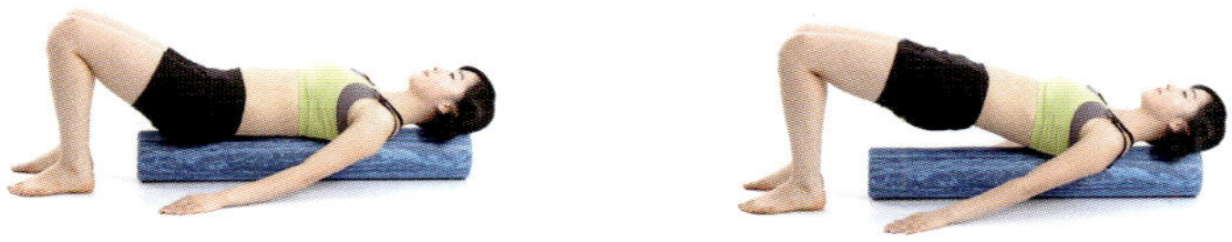

- Swimming / *Tubing*

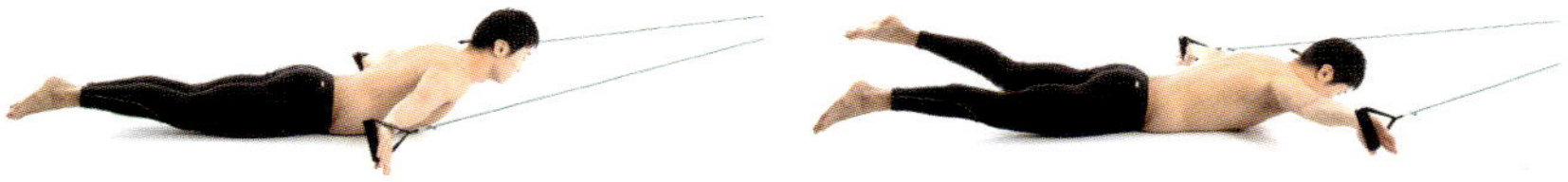

- Bridge / *Gym Ball, Tubing, Foam Roller*

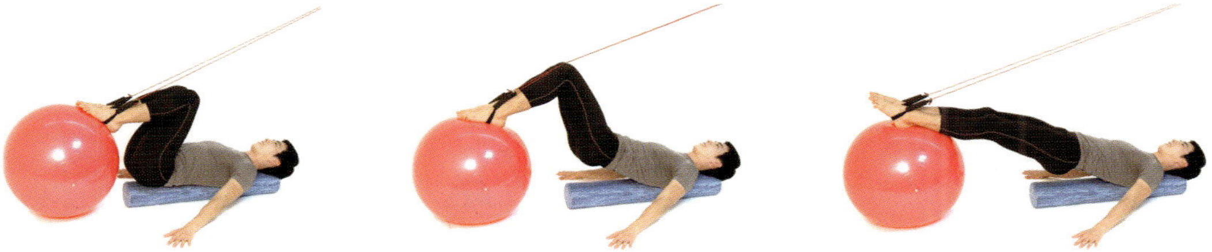

- Rolling Bridge / *Two Foam Rollers*

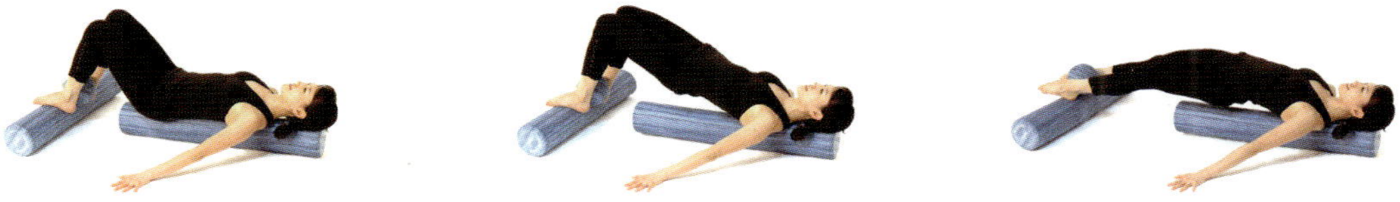

05 : Reformer_plank position

플랭크
Plank

효과

코어 근육 강화
견갑골 안정화 근육 강화
어깨 안정성 향상

기계 세팅

스프링 Red 2개

준비자세

리포머 정면을 향해 캐리지에 올라간다.
두 팔을 어깨 넓이만큼 벌려 두 손으로 리포머 풋바를 잡는다.
두 발은 어깨 고정바(shoulder stops)에 놓는다.
상체와 하체를 "∧" 자세로 유지한다.

동작

1. 호흡을 하는 동안 척추를 늘인다.
2. 캐리지를 리포머 뒤쪽으로 민다.
3. 자세를 유지한 상태로 캐리지를 리포머 앞쪽으로 움직인다. 준비자세("∧")로 돌아간다.

Tip

1. 척추를 중립 상태로 유지한다.
   어깨가 올라가지 않게 어깨 안정성을 유지한다.
2. 코어 근육을 활성화시킨다.
   엉덩이가 들리지 않도록 한다.
3. 신체 움직임이 부드럽게 이루어지도록 한다.
   호흡을 멈추지 않는다.

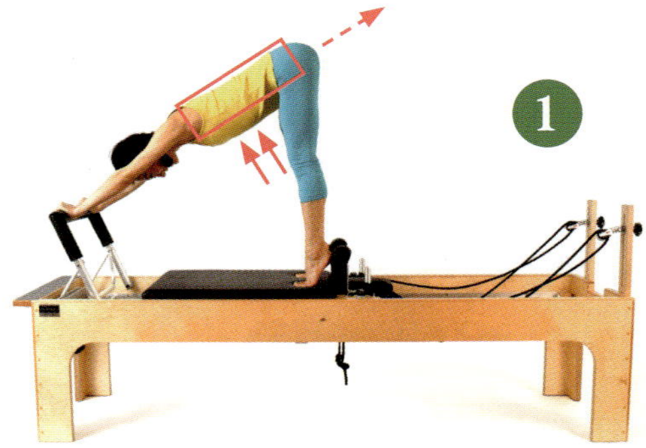
1

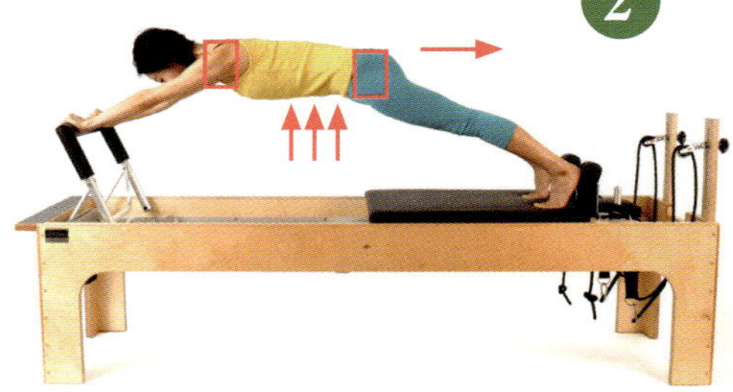
2

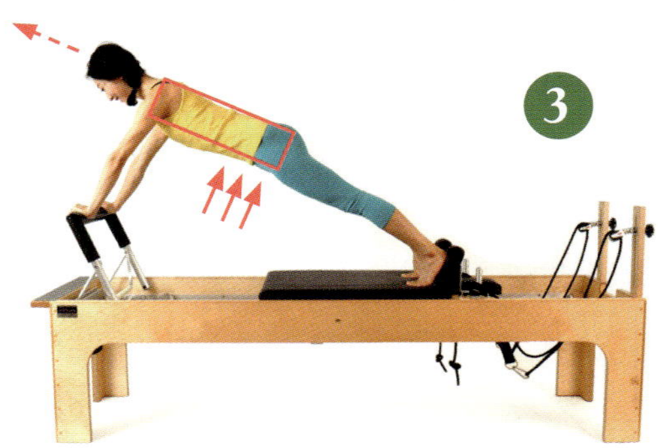
3

유사 효과 동작

- Swan with Elbow Flexion / *Foam Roller*

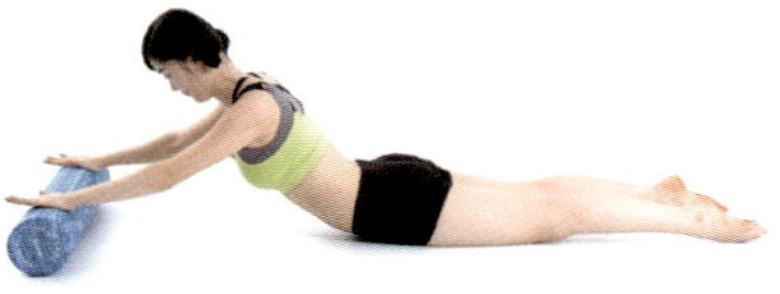

- Leg Circles / *Tubing Band*

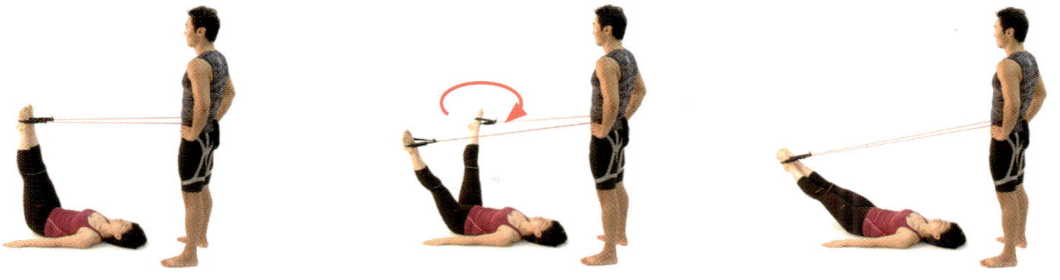

- Cat with Arm and Leg Extension / *Tubing Band*

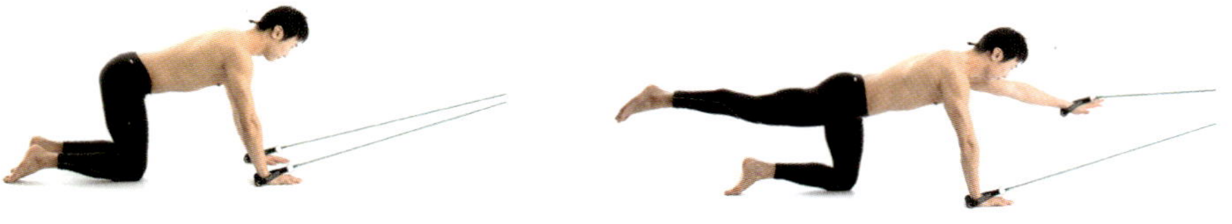

- Push Up / *Gym Ball*

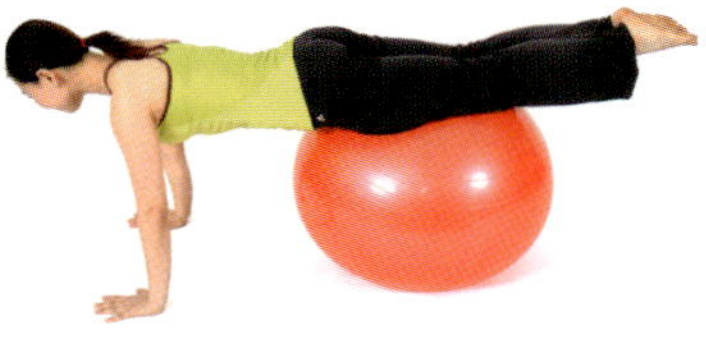

CHAPTER 03

매트필라테스
Mat Pilates

100번 호흡하기 The Hundred
한 다리 스트레칭 The One Leg Stretch
롤링 백 Rolling Back
롤 업 The Roll Up
척추 늘이기 The Spine Stretch
두 발 스트레칭 The Double Leg Stretch
한 발 돌리기 The One Leg Circles
두 발 벌려 롤오버 The Roll-Over with Legs Spread
두 발 벌려 록커 Rocker with Open Legs
쏘우 The Saw
한 발 차기 The One Leg Kick
더블 킥 The Double Kick
넥풀 The Neck Pull
잭나이프 The Jack-Knife
가위 자세 The Scissors
자전거 타기 The Bicycle
숄더 브릿지 The Shoulder Bridge
물개처럼 박수치기 The Seal
락킹 The Rocking
수영하기 Swimmimg
옆으로 차기 The Side Kick
컨트롤 발란스 The Control Balance
티저 The Teaser
몸통 비틀기 The Spine Twist
무릎굽혀 옆으로 발차기 The Side Kick Kneeling
엎드려 한 발 들기 The Leg-Pull Front
레그 풀 The Leg-Pull

01 : Mat

100번 호흡하기

The Hundred

효과

코어 근육 강화
어깨 안정성 향상 및 어깨 근력 향상
하지 근력 향상

준비자세

등을 대고 눕는다.

동작

1. 척추의 길어짐을 인지한다.
2. 상체와 하체를 바닥에서 들어 올린다. 두 팔은 펴서 골반 옆에 위치한다.
3. 어깨 관절을 기준으로 팔을 위아래로 흔든다.

1

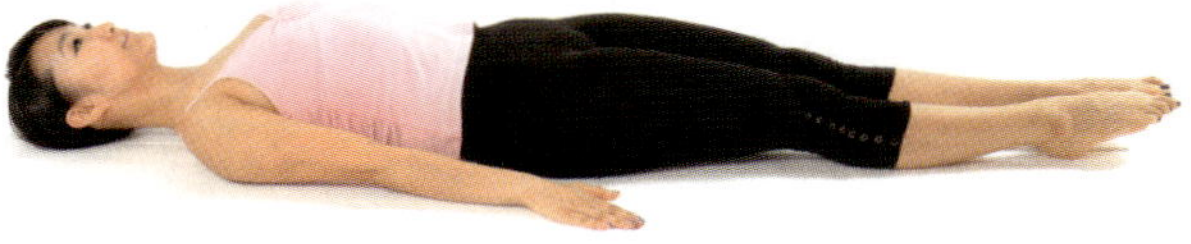

2

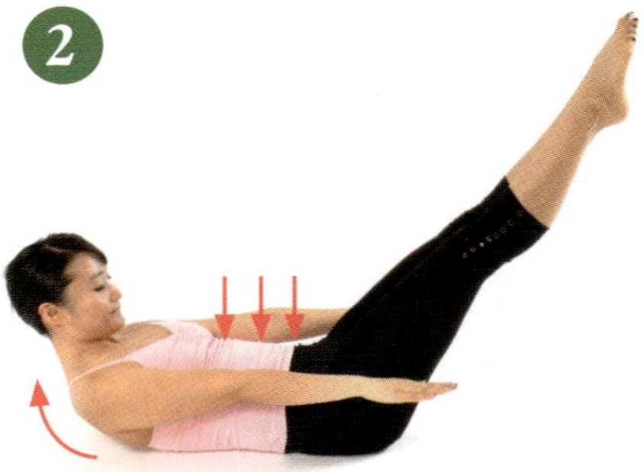

3

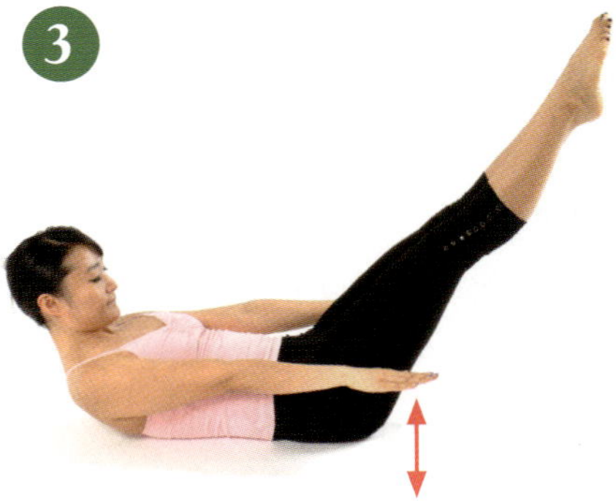

Tip

1. 허리를 바닥에 붙여야 허리 통증 유발을 감소시킨다. 복부를 수축하여 배가 볼록하게 나오지 않도록 한다.
2. 동작을 하는 동안 목 통증을 줄이기 위해서는 상체의 견갑골 하각이 지면으로부터 올라와야 한다.

성공적 수행을 위한 도움 동작

▪ Pec Stretch / *Foam Roller*

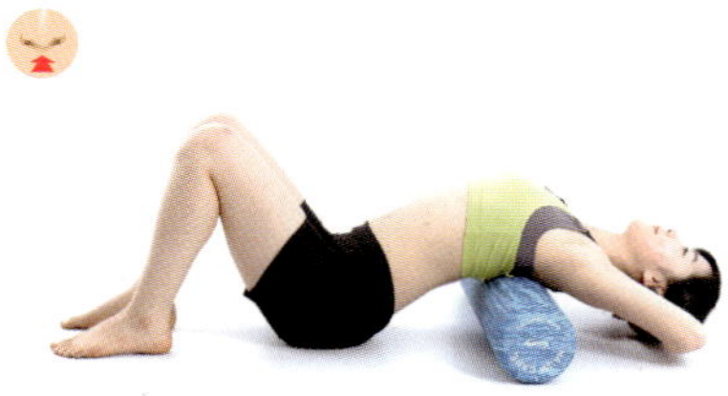
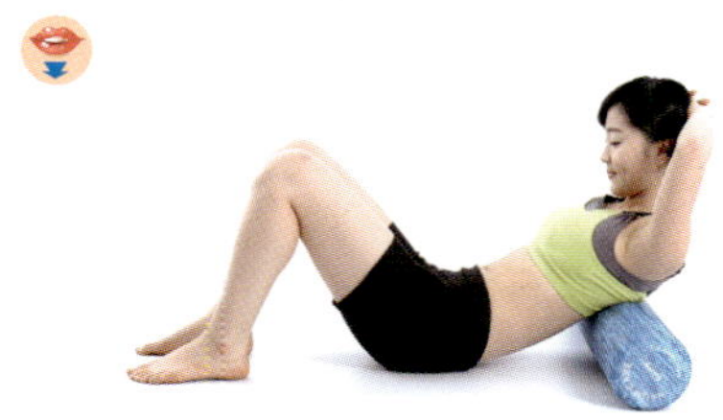

▪ Hip Flexion & Extension / *Tubing Band*

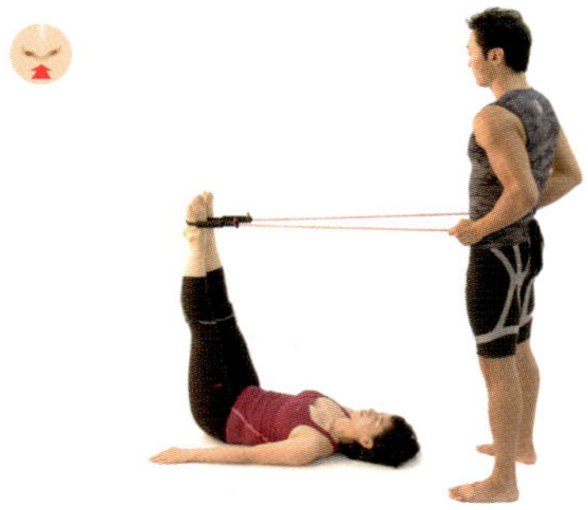
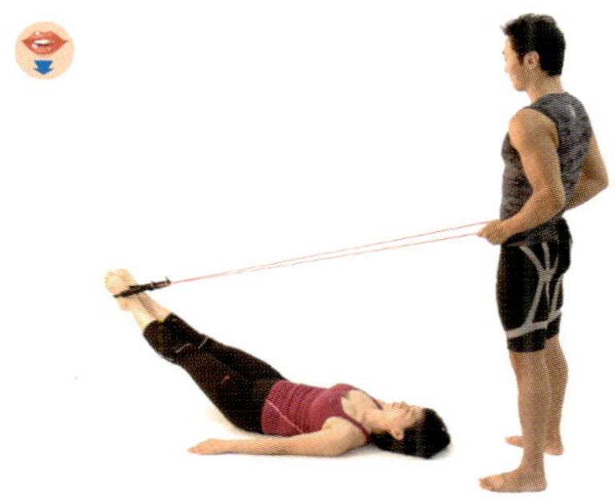

▪ Bridge on FR / *Foam Roller*

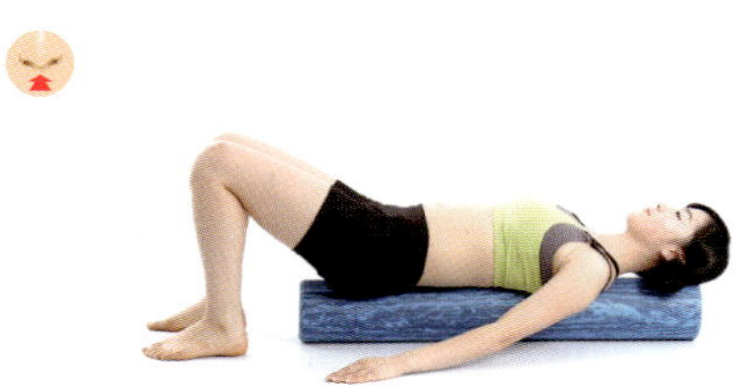
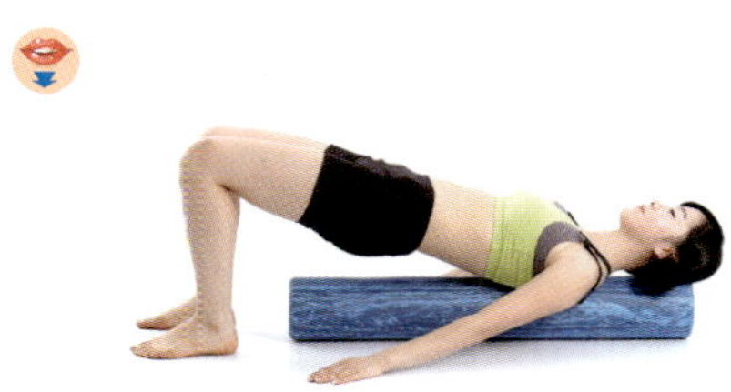

02 : Mat

한 다리 스트레칭
The One Leg Stretch

효과

코어 근육 강화
엉덩이 신전 근육 강화
골반 안정성 향상

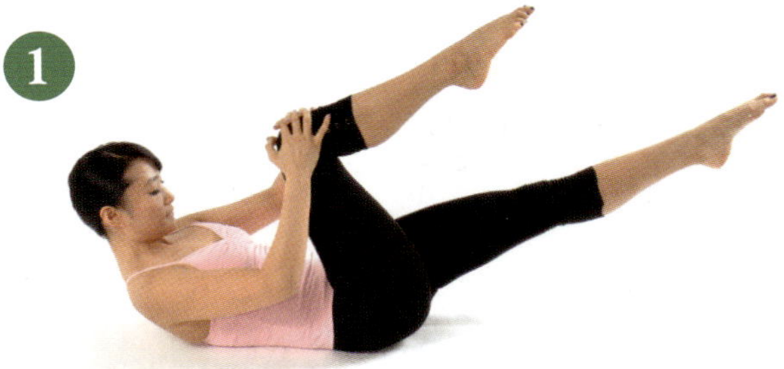

준비자세

등을 대고 누워 상체를 들어 올린다.
두 손으로 한쪽 무릎을 가슴 쪽으로 당긴다.
반대 다리는 사선 방향으로 뻗는다.

동작

1. 준비자세에서 척추의 길어짐을 인지한다.
2. 다리를 서로 바꾼다. 같은 방법으로 3~5회 반복한다.

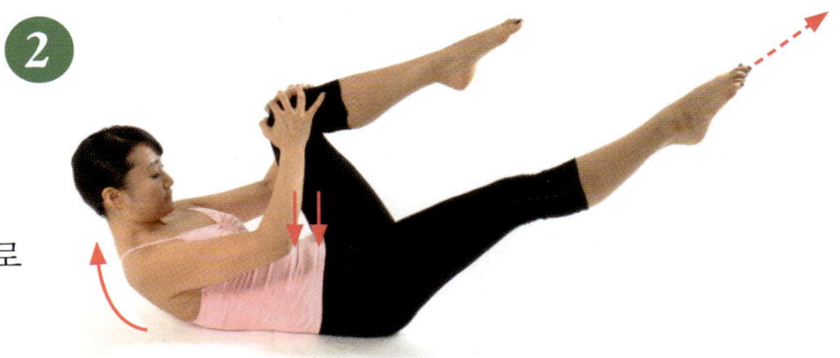

Tip

1. 상체를 바닥에서 견갑골 하각까지 들어 올려 목을 편안하게 한다. 골반의 안정화를 유지시킨다.
2. 다리를 바꾸는 동안 복부 근육을 수축시킨다.

성공적 수행을 위한 도움 동작

Dip Toe / *Foam Roller*

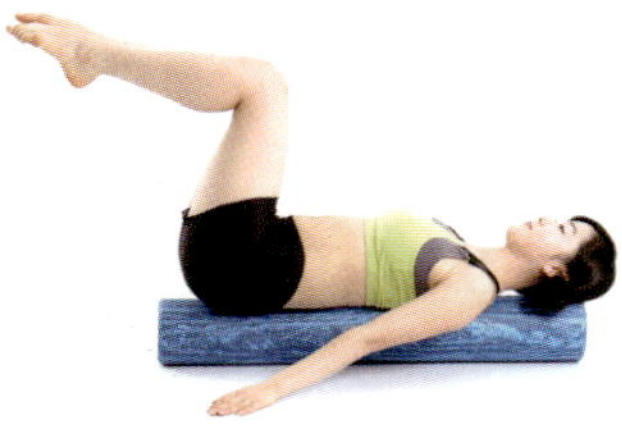

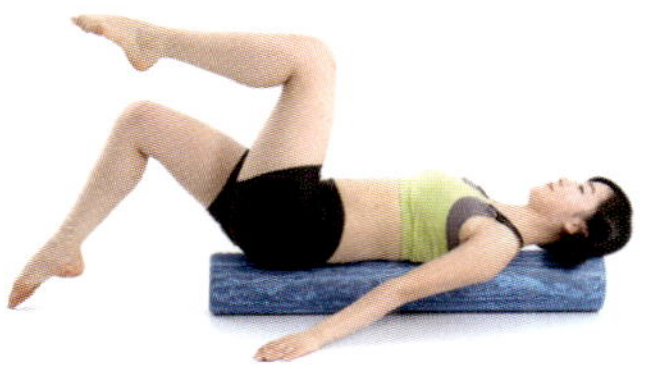

Pec Stretch / *Foam Roller*

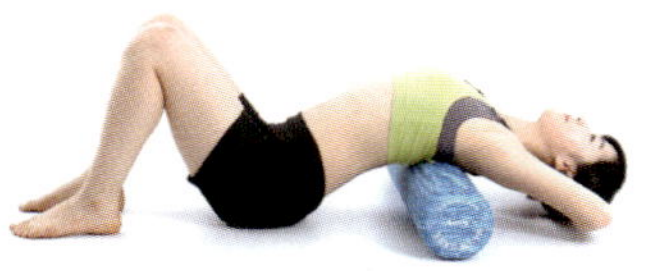

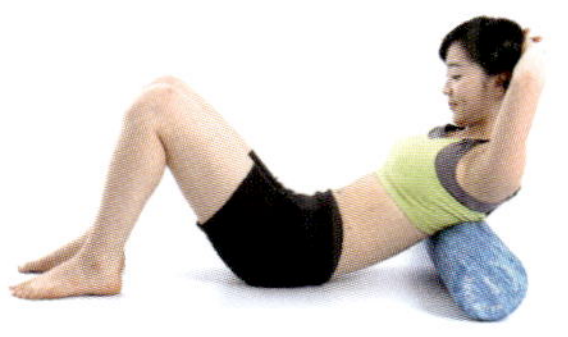

Scissor / *Tubing Band*

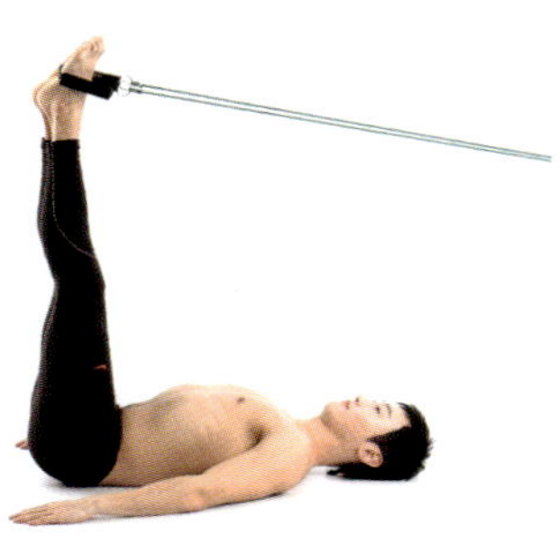

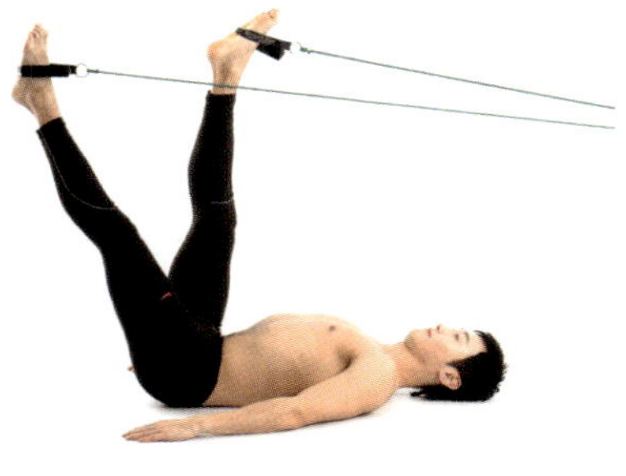

03 : Mat

공처럼 구르기
Rolling Back

효과

신체 균형성 향상
척추 마사지
코어 근육 제어 능력 향상

준비자세

상체와 하체를 모아 신체를 공처럼 만든다.
무게 중심을 골반 뒤쪽으로 옮기고 발을 매트에서 들어 올려 중심을 잡는다.

동작

1 신체 중심을 잡는다.
2 오뚝이처럼 뒤로 구른다.
3 준비자세로 되돌아간다.

Tip

2 뒤로 구를 때, 뒤통수가 바닥에 닿지 않도록 한다. 어깨가 올라오지 않게 한다. 꼬리뼈가 튀어 나와 있다면, 이 동작을 피한다.
3 호흡을 통해 골반저근을 활성화시킨다. 기능적으로 동작을 수행한다.

1

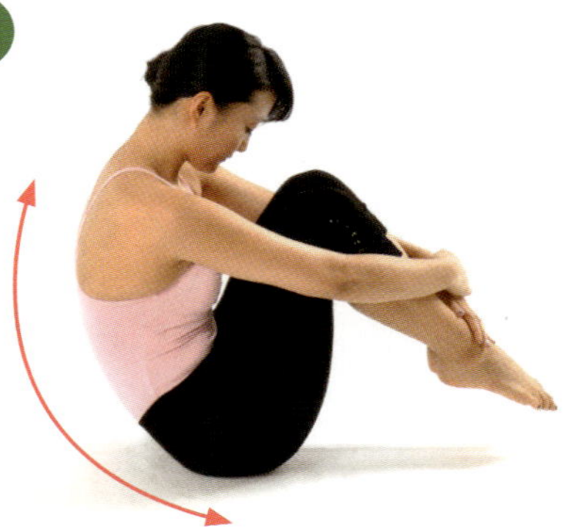

2

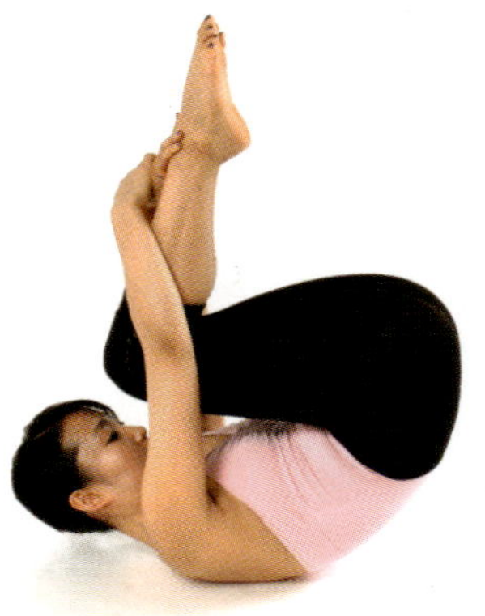

3

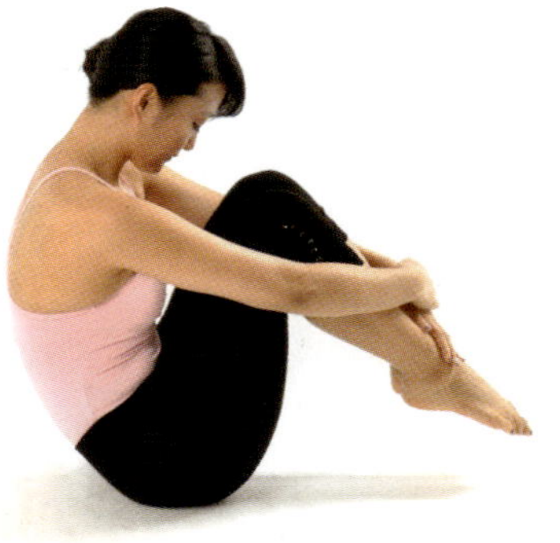

성공적 수행을 위한 도움 동작

- Dip Toe / *Foam Roller*

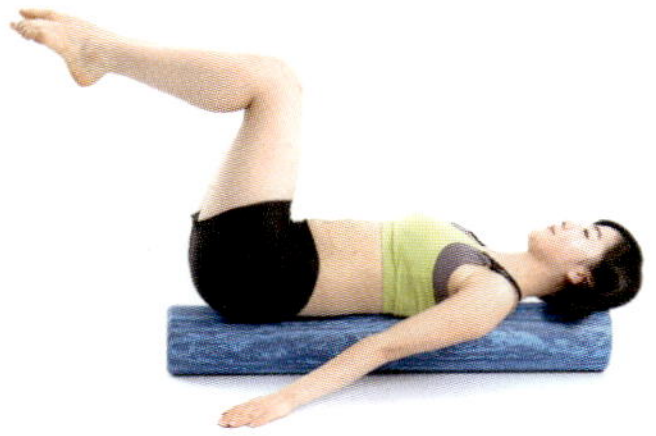

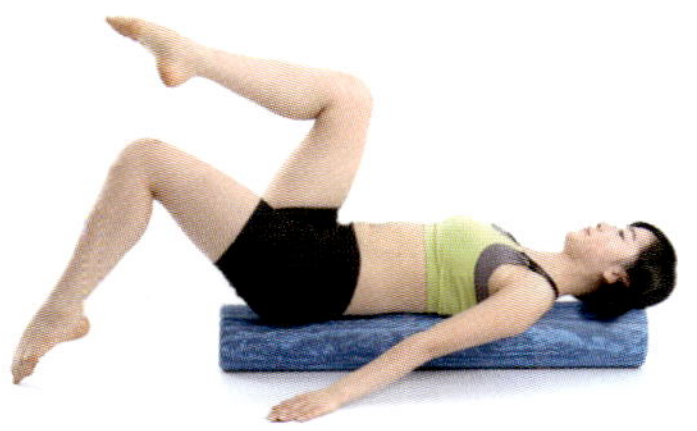

- Side Rolling Twist / *Foam Roller*

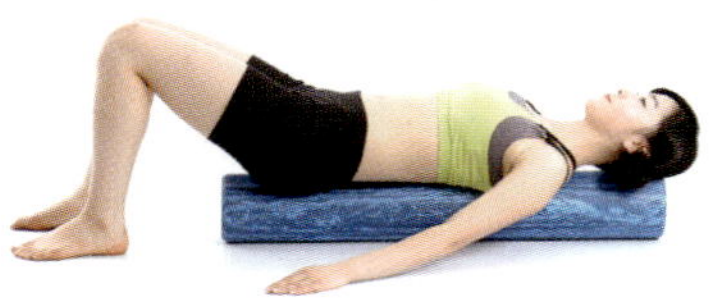

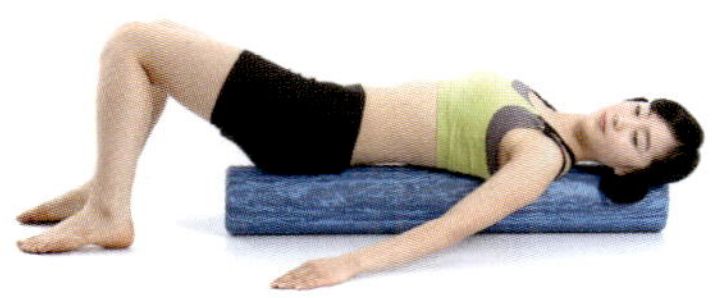

- Bicycles / *Tubing Band*

1

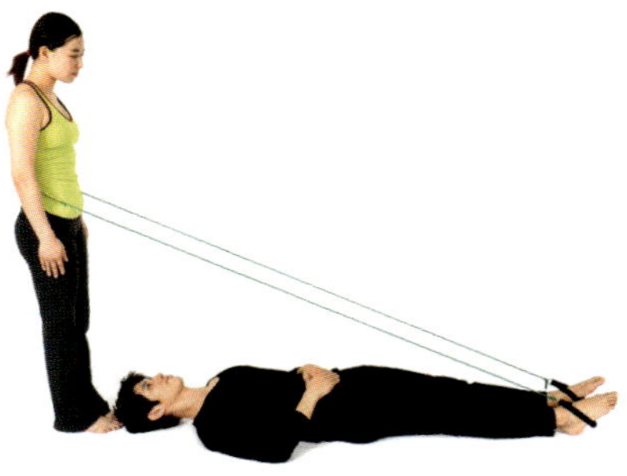

2

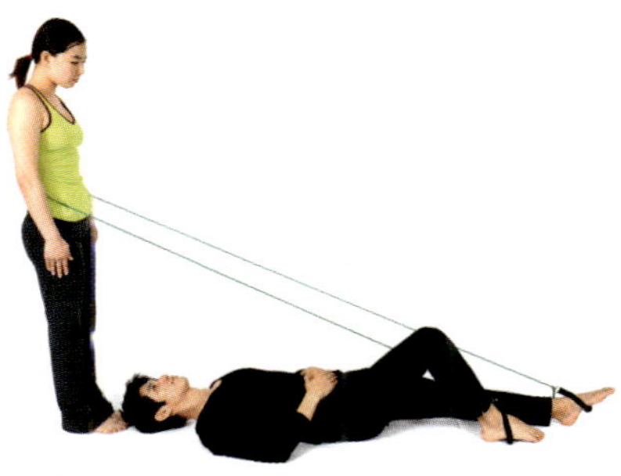

3

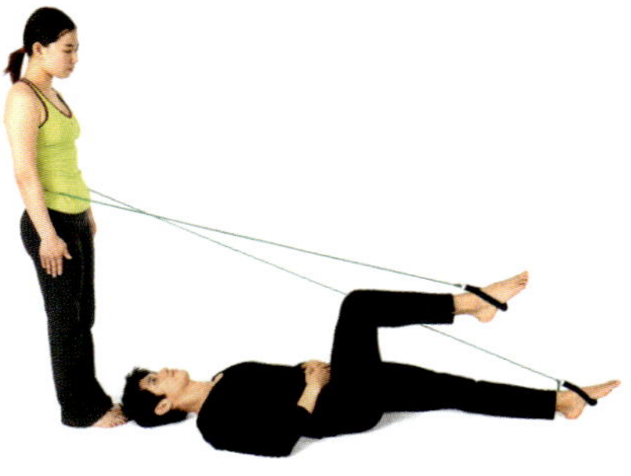

4

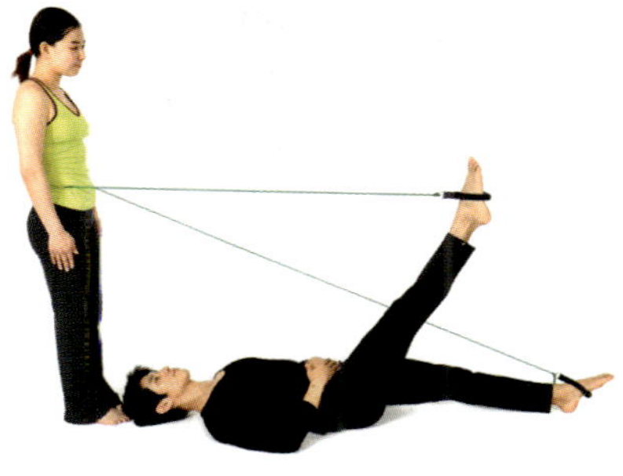

04 : Mat

롤 업
The Roll Up

효과

코어 근육 및 하지 근육 강화
척추 분절 인지 능력 향상
골반 안정성 향상
하지 정렬 향상

준비자세

등을 대고 매트 위에 눕는다.
두 팔을 어깨 넓이만큼 벌려 머리 위쪽으로 둔다.
두 발은 골반 넓이만큼 벌려 평행을 유지한다.

동작

1. 척추를 늘이며 몸통의 안정성을 유지한다.
2. 상체를 천천히 들어 올려 앉는다. 두 팔을 앞으로 뻗고 시선은 발끝을 바라본다.
3. 준비자세로 되돌아간다.

1

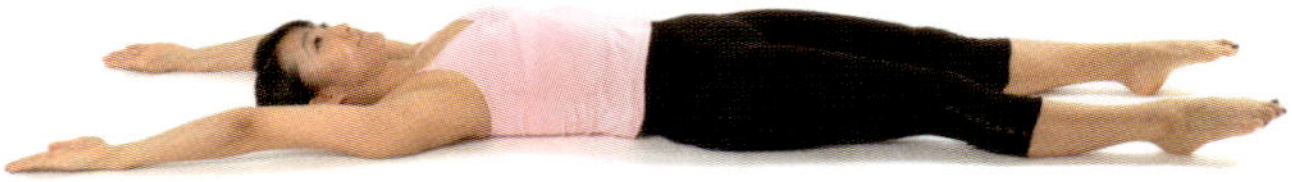

2

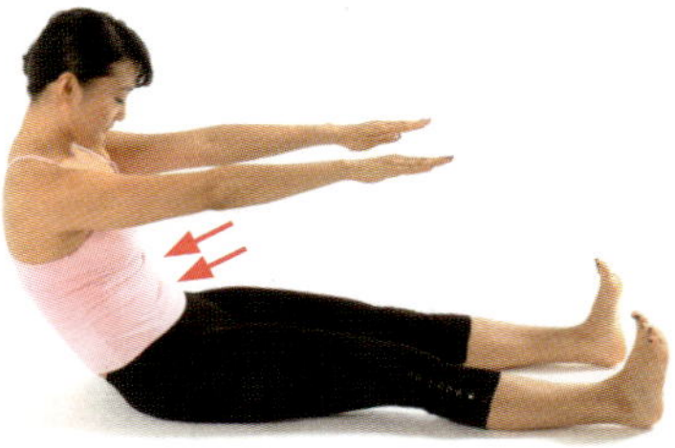

3

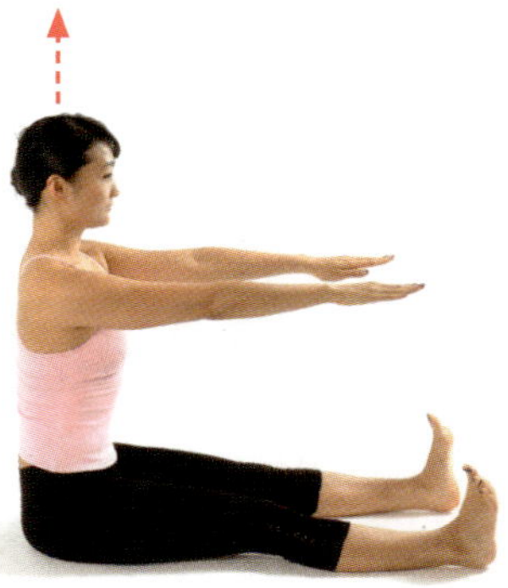

Tip

1. 갈비뼈가 과도하게 위로 들리지 않도록 한다.
2. 척추 분절을 인지하면서 동작을 수행한다.
3. 호흡을 통해 골반저근을 활성화시켜 기능적으로 동작을 수행하도록 한다.

성공적 수행을 위한 도움 동작

Bridge on FR / *Foam Roller*

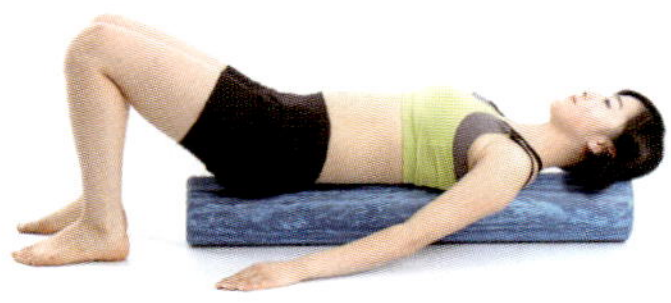

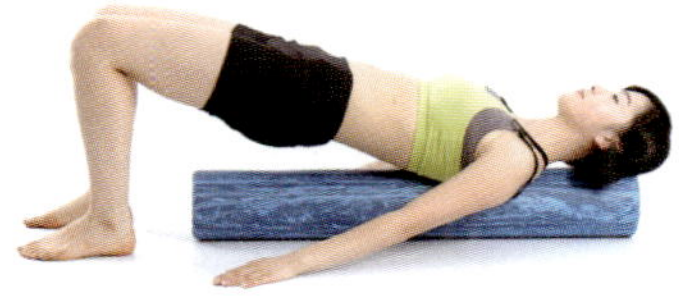

Pec Stretch / *Foam Roller*

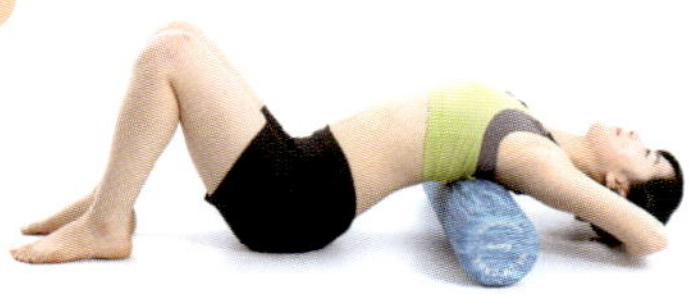

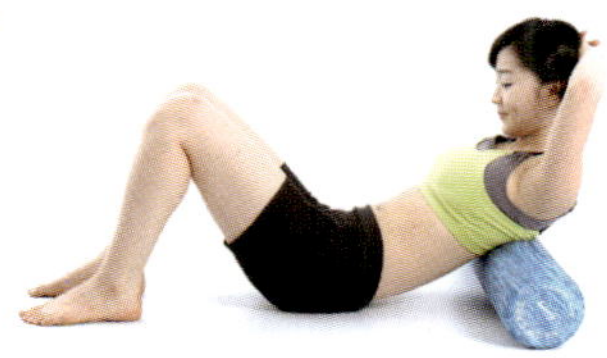

Roll down & up / *Tubing band*

1

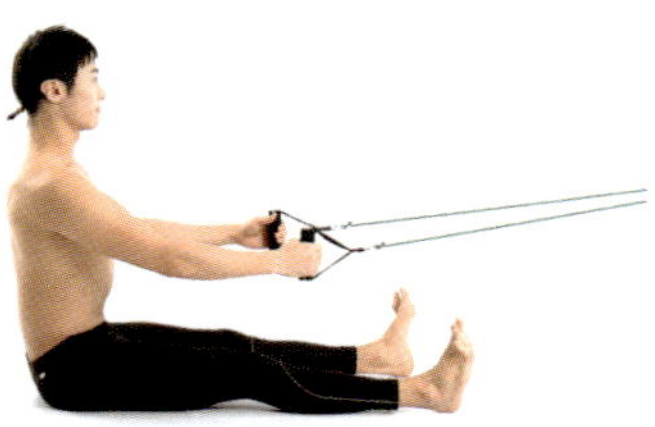

2

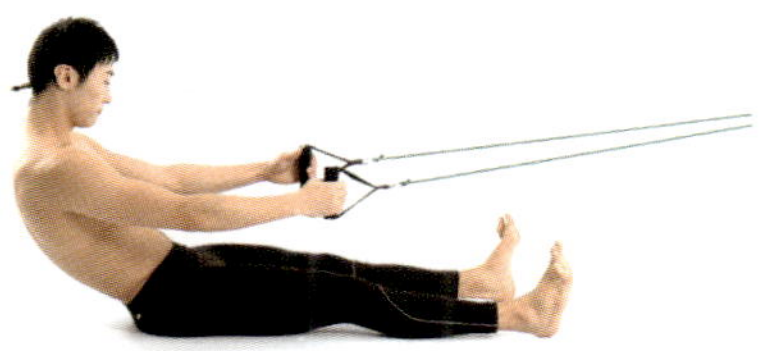

3

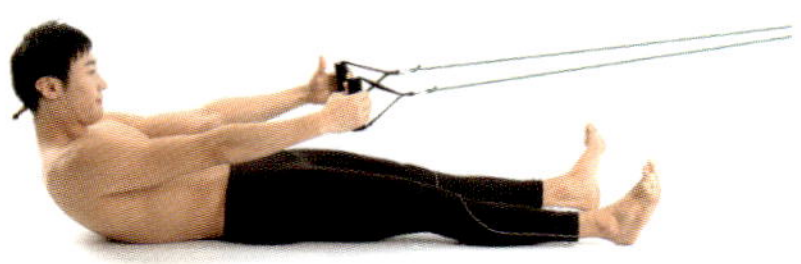

4

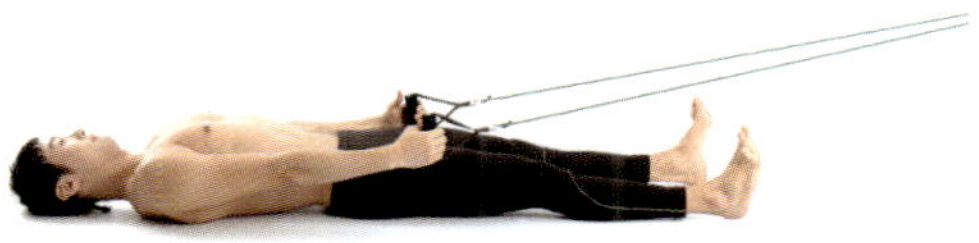

05 : Mat

척추 앞으로 늘이기
The Spine Stretch

효과

척추 분절 인지
척추 유연성 향상
햄스트링 유연성 향상
코어 근육 조절 능력 향상

준비자세

척추를 펴고 앉아 두 다리는 골반 넓이만큼 벌려 평행이 되게 한다.
두 팔을 앞으로 편다.

동작

1 척추를 늘인다.
2 시선부터 머리, 흉추, 요추 차례로 상체를 내린다. 척추를 늘인다고 상상한다.

1

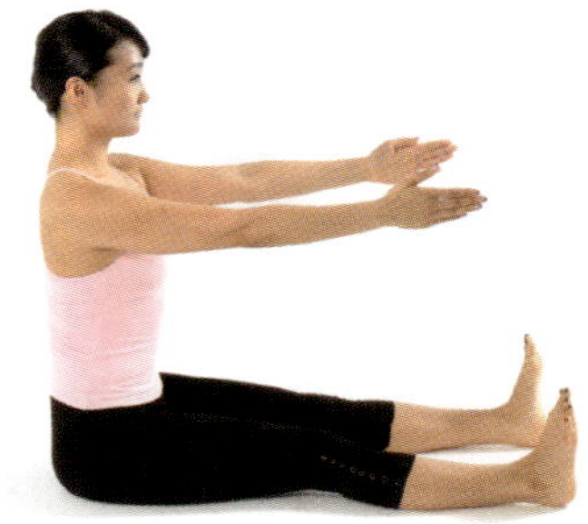

2

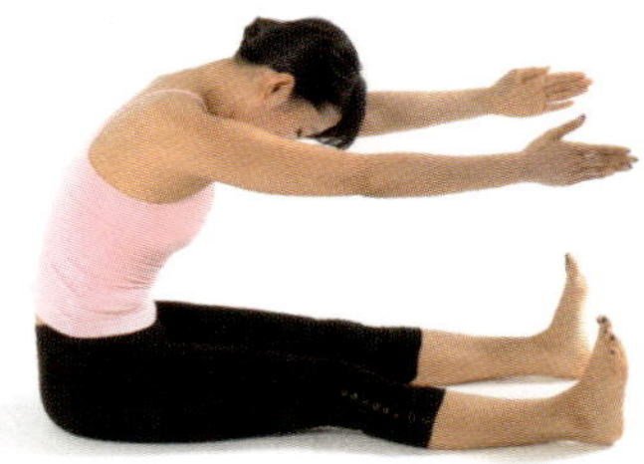

Tip

1 골반이 뒤로 기울어짐(posterior pelvic tilt)이 되지 않도록 앉아 척추를 중립으로 유지하고 두 발이 바깥으로 벌어지지 않도록 한다.
2 척추의 분절을 인지하고 어깨가 올라오지 않도록 어깨의 안정성을 유지한다.

3

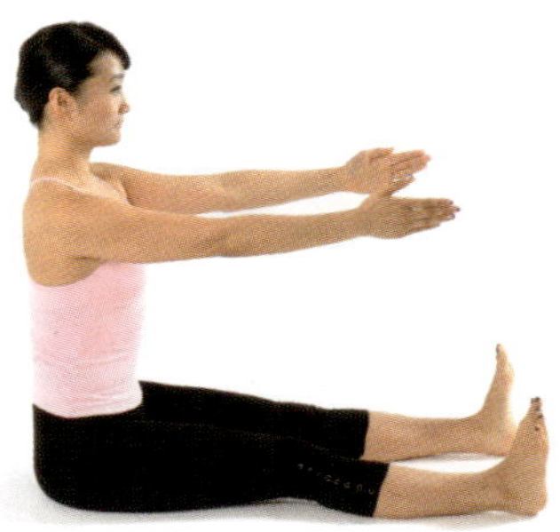

성공적 수행을 위한 도움 동작

- Side Rolling Twist / *Foam Roller*

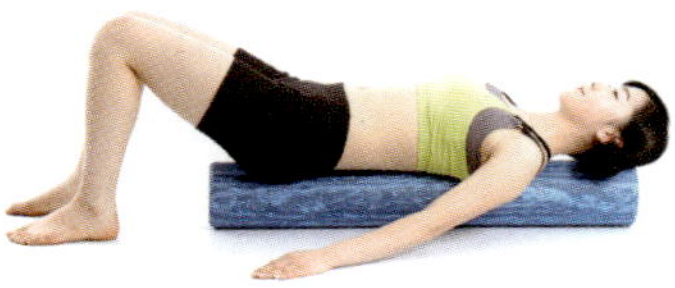

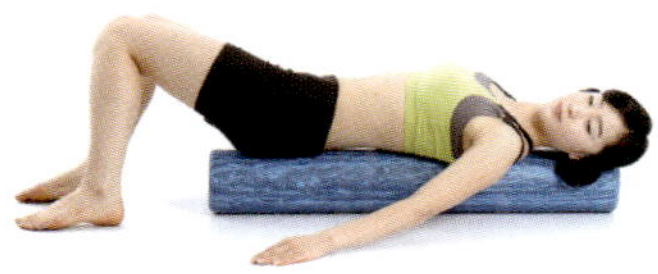

- Bridge on FR / *Foam Roller*

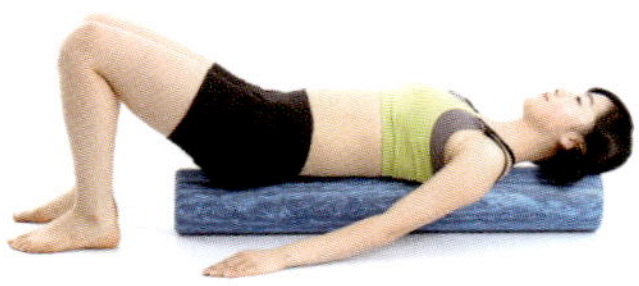

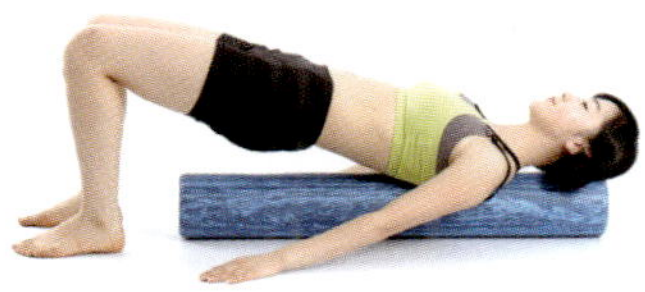

- Hip Joint Circles / *Tubing Band*

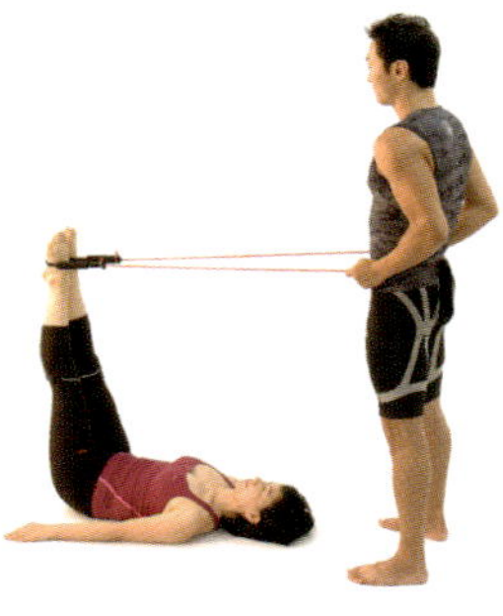

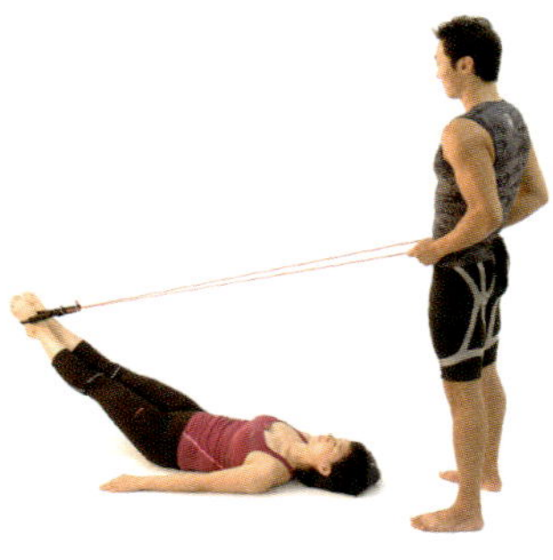

06 : Mat

두 발 스트레칭

The Double Leg Stretch

효과

복부 근육 강화
어깨 안정성 향상
하체 및 어깨 근육 강화
고관절 굴곡 근육 강화

준비자세

매트에 등을 대고 눕는다.
상체를 들어 올리고, 무릎을 굽혀 테이블 자세를 취한다.
이때, 두 손은 가볍게 무릎을 잡는다.

동작

1 척추를 "C"모양처럼 유지하고, 척추를 늘인다.

2 복부 근육을 수축하면서 팔과 다리를 사선 방향으로 뻗는다.

1

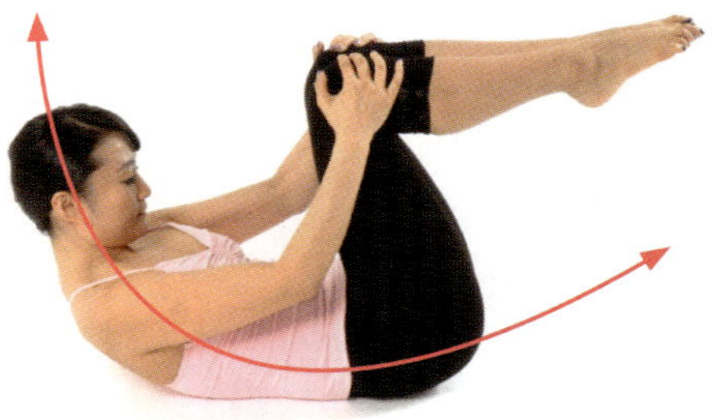

2

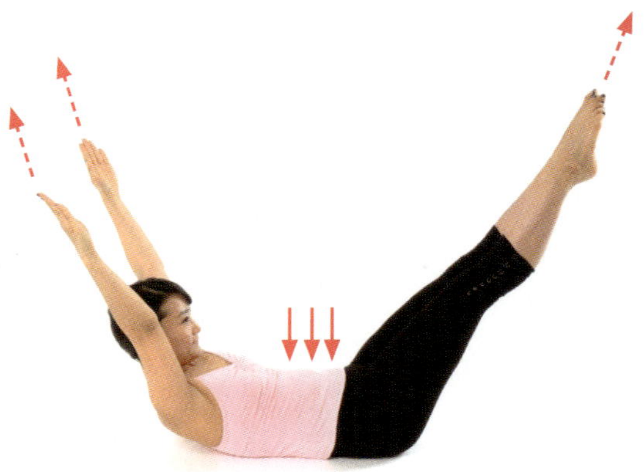

Tip

1 상체는 매트에서 견갑골 하각까지 들어 올린다. 어깨가 들려 올라가지 않게 어깨 안정성을 유지한다.

2 팔과 다리를 뻗을 때, 복부를 수축하여 허리가 꺾이지 않도록 한다.

성공적 수행을 위한 도움 동작

- Pec Stretch / *Foam Roller*

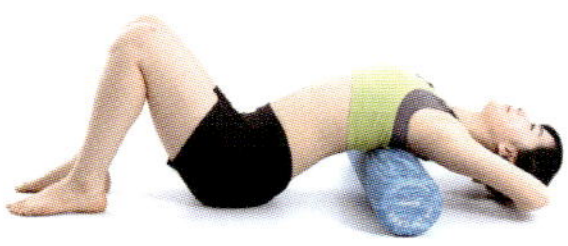

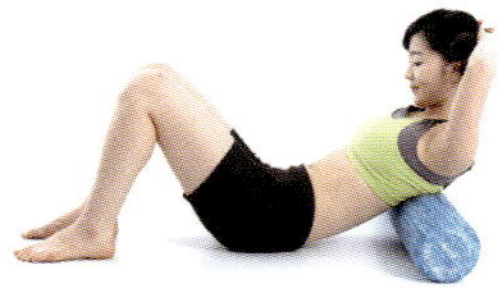

- Frog Legs / *Foam Roller*

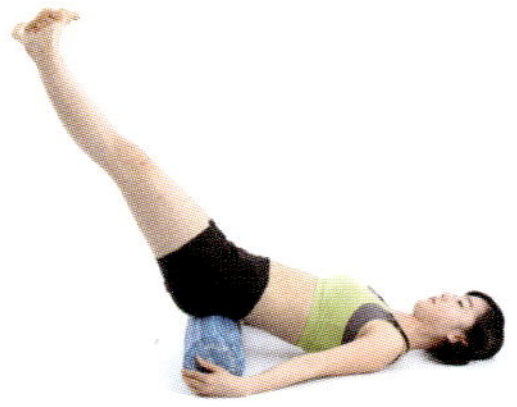

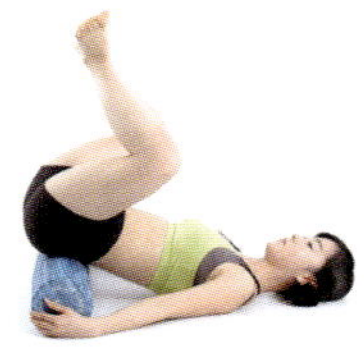

- Bridge / *Foam Roller*

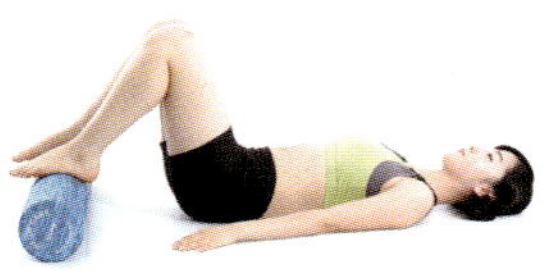

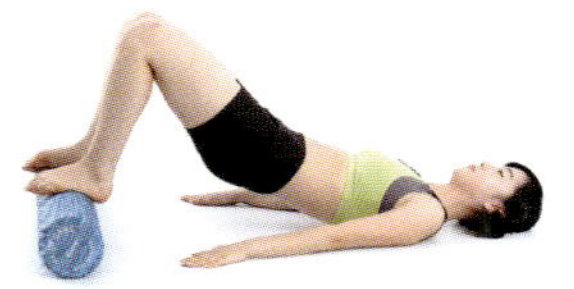

- Roll Down & Up / *Tubing Band*

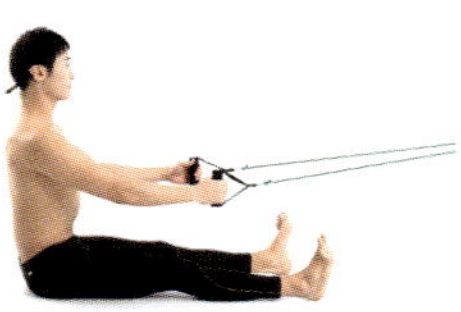

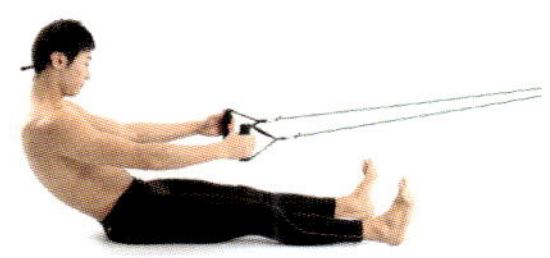

- Leg Circles / *Tubing Band*

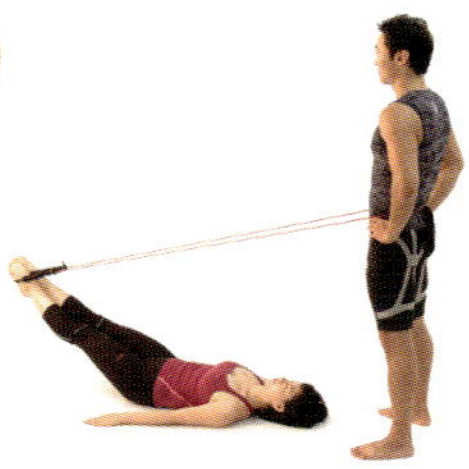

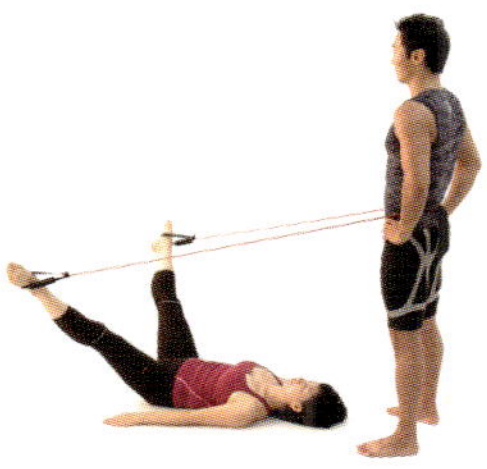

07 : Mat

한 발 돌리기
The One Leg Circles

효과

고관절 근육 강화
하체 근육 강화
골반 안정성 향상
등 신전 근육 강화

준비자세

매트에 등을 대고 눕는다.
두 손은 골반 옆에 둔다.
한쪽 다리를 천장 쪽으로 들어 올린다.

동작

1 척추를 늘인다.
2 들어 올린 다리를 바깥쪽으로 돌린다.
3 다리를 안쪽 방향으로 돌려 준비자세로 간다.

Tip

1 다리를 돌리는 동안, 골반이 틀어지지 않도록 골반의 안정성을 유지한다.
2 어깨의 안정성을 유지한다.

1
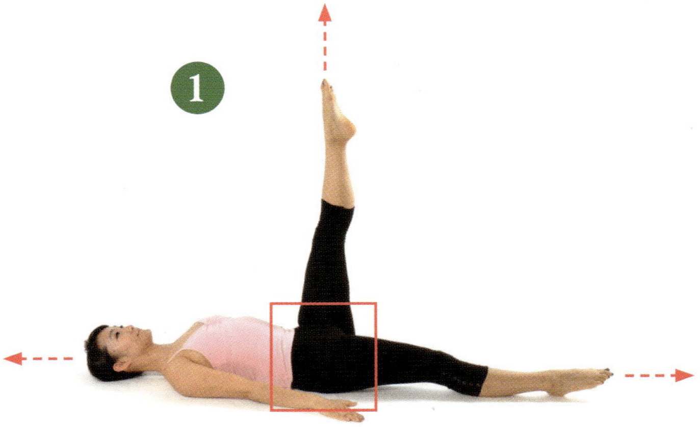

2
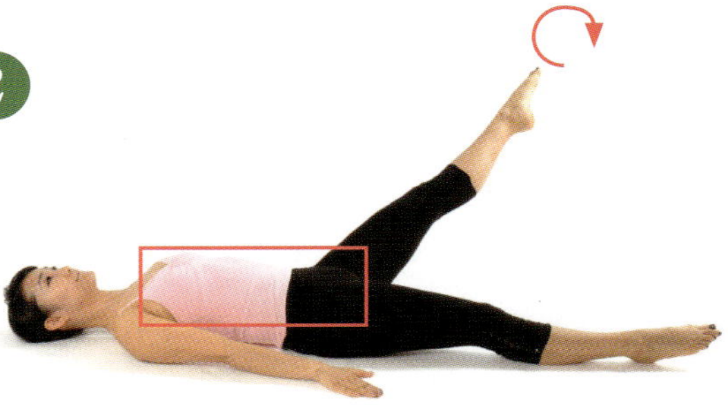

3
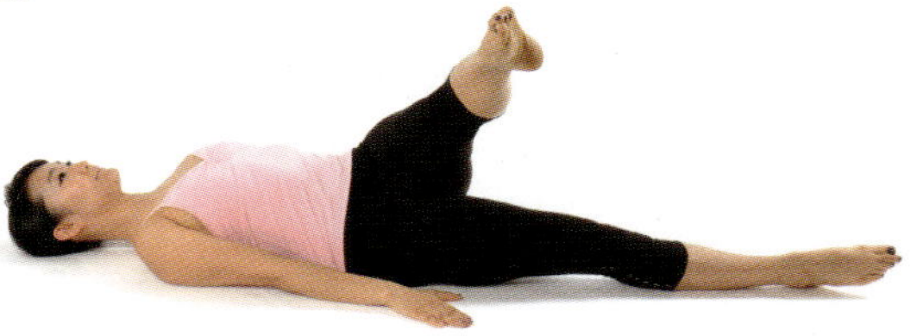

성공적 수행을 위한 도움 동작

Hip Joint Circles / *Foam Roller*

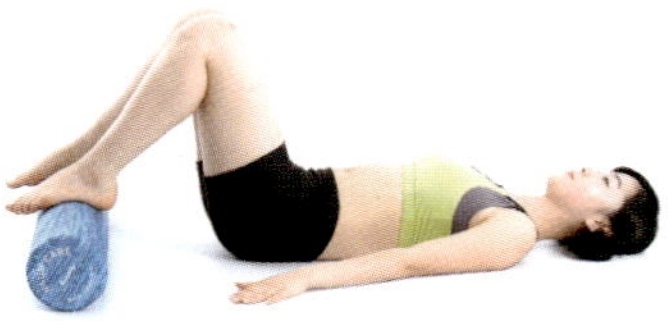

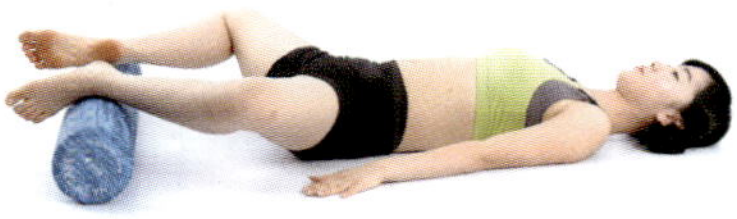

Hip Circles / *Foam Roller*

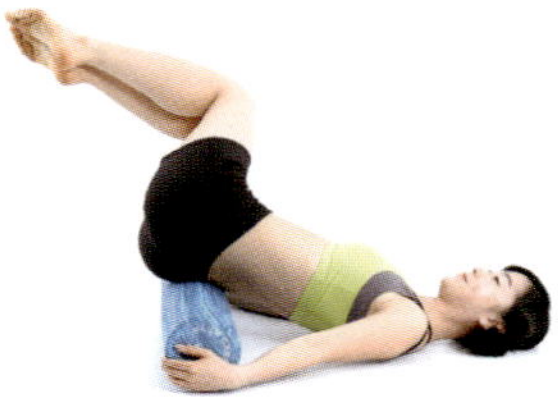

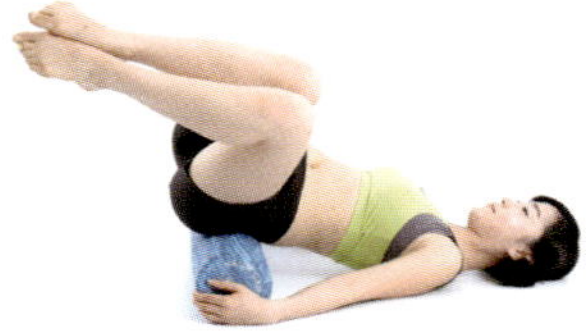

One Leg Circles / *Tubing Band*

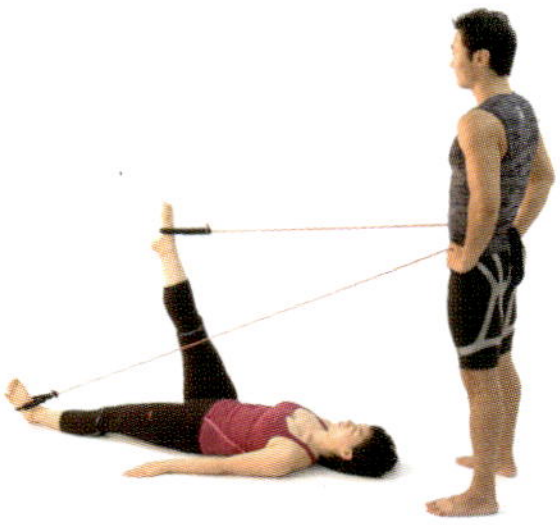

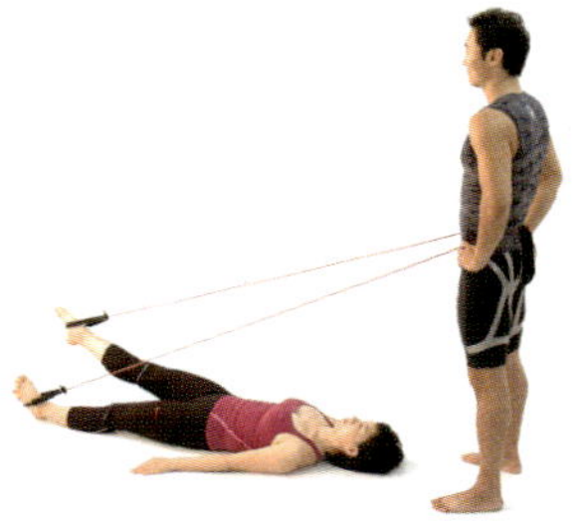

Bridge / *Gym Ball*

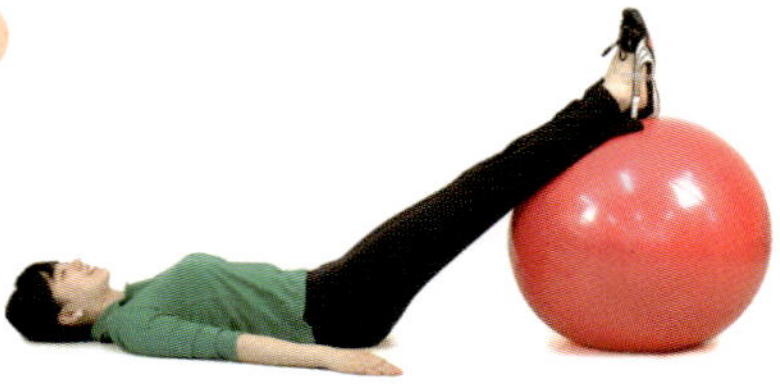

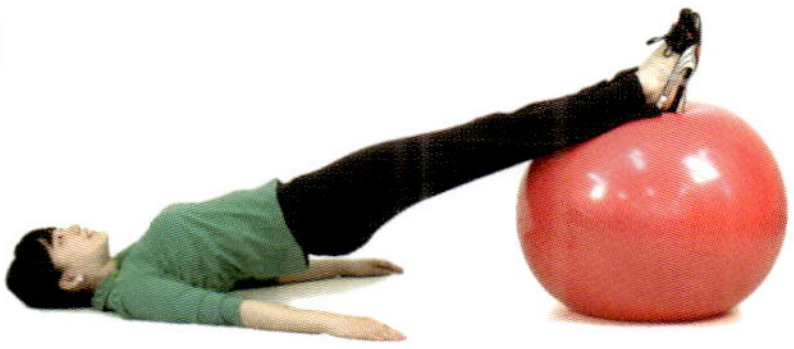

08 : Mat

두 발 벌려 롤오버
The Roll-Over with Legs Spread

효과

복부 근육 강화
어깨 안정성 향상
팔 근육 강화
척추 분절 향상

준비자세

매트에 등을 대고 눕는다.
두 발을 모아서 천장 쪽으로 들어 올린다.

동작

1. 척추를 늘인다. 몸통의 안정화를 유지한다.
2. 두 발을 머리 쪽으로 넘긴다. 다리가 바닥과 평행을 이루게 한다.
3. 척추를 분절하면서 천천히 엉덩이를 내려 준비자세로 돌아간다.

1
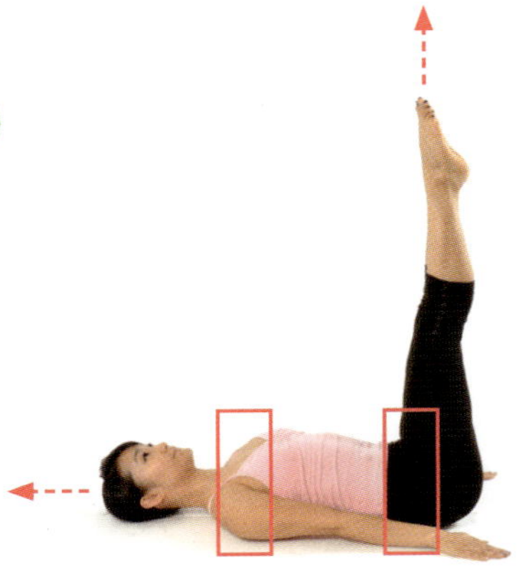

2
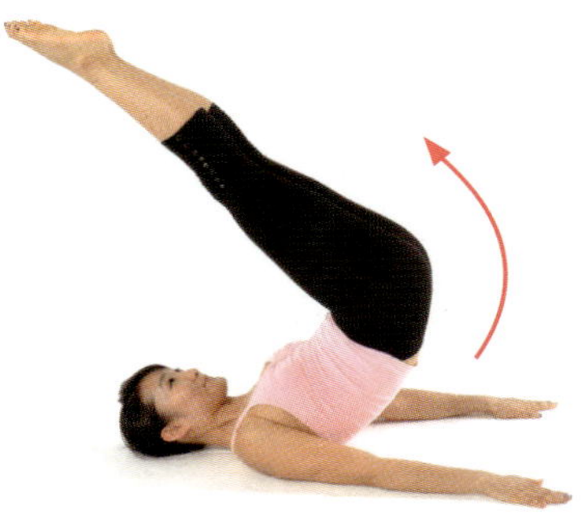

3
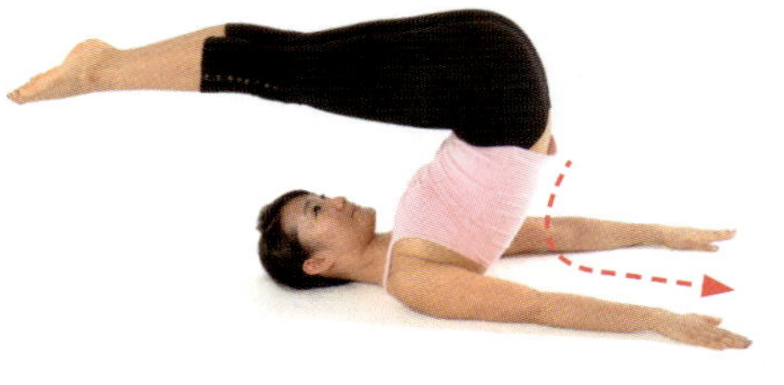

Tip

1. 다리를 돌리는 동안, 골반이 틀어지지 않도록 한다. 어깨의 안정성을 유지한다.
2. 목에 많은 부하를 줄 수 있으므로 주의한다.

성공적 수행을 위한 도움 동작

Bridge on FR / *Foam Roller*

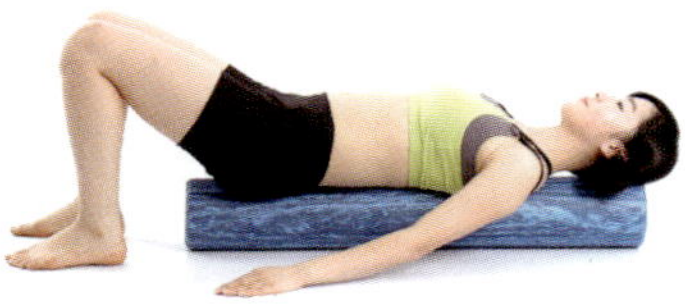

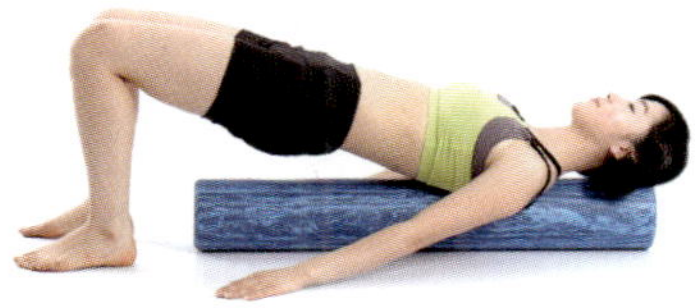

Roll Down & Up / *Tubing Band*

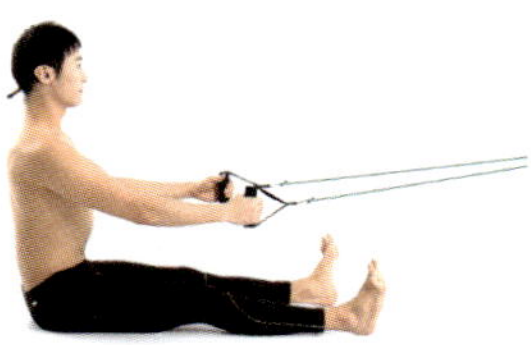

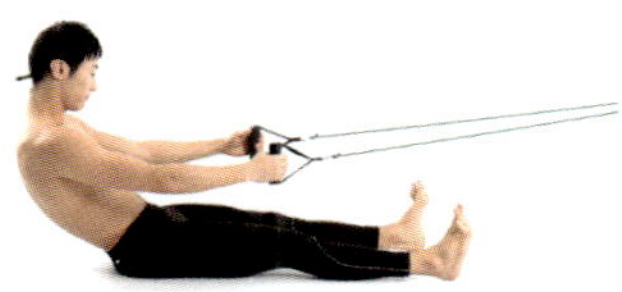

Cobra / *Tubing Band*

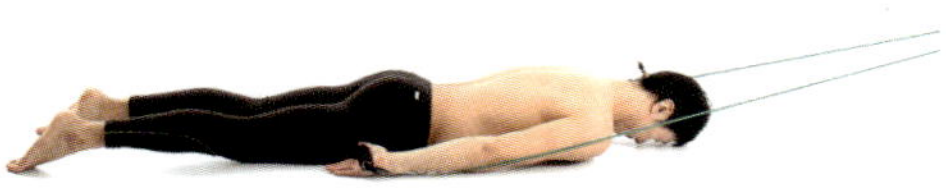

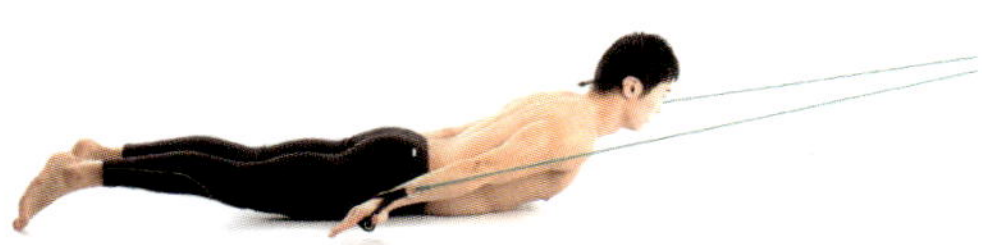

09 : Mat

두 발 벌려 록커
Rocker with Open Legs

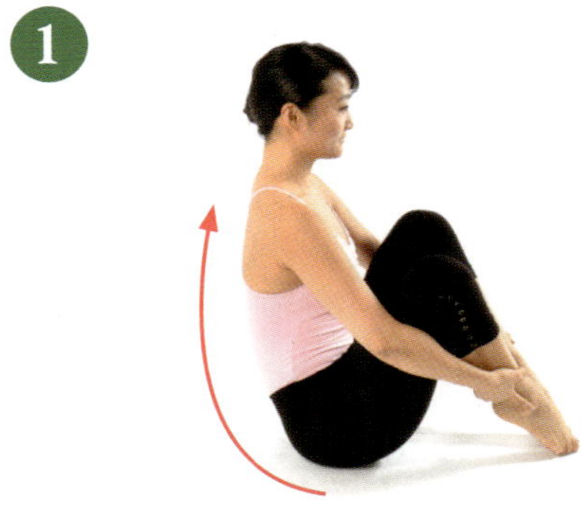

효과

균형성 향상
코어 근육 조절 능력 향상
고관절 굴곡 근육 강화
골반저근 활성화
햄스트링 스트레칭

준비자세

매트에 앉아 무릎을 구부리고 두 손으로 발목을 잡는다.
신체 중심은 골반 뒤쪽에 둔다.

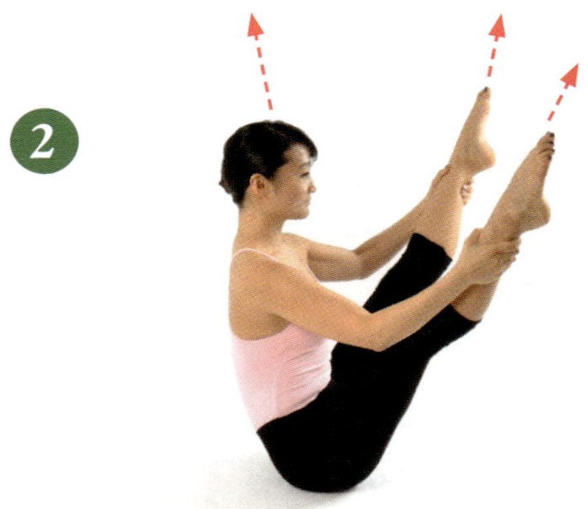

동작

1. 준비자세를 유지한다.
2. 한 다리씩 차례로 무릎을 펴면서 들어 올리고, 신체 중심을 잡는다.
3. 공처럼 뒤로 구른다.
   다시 제자리로 돌아간다.

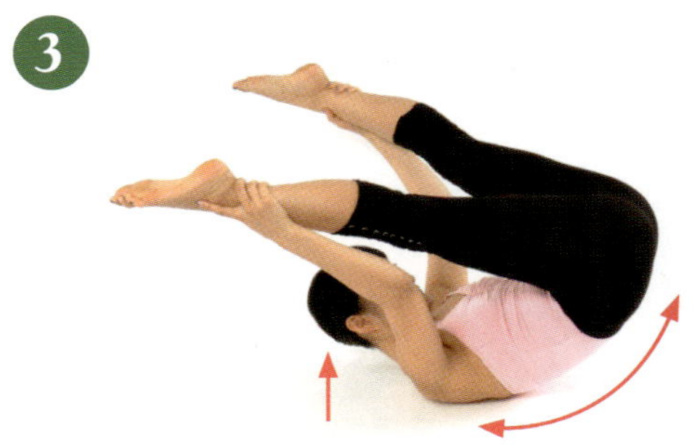

Tip

1 어깨가 올라가지 않도록 어깨 안정성을 유지한다. 굽힌 다리가 너무 벌어지지 않도록 한다.
3 몸을 뒤로 구를 때, 골반 저근을 활성화시킨다. 매트에 뒤통수가 닿지 않도록 한다.

성공적 수행을 위한 도움 동작

▪ Roll Down & Up with Assist / *Foam Roller*

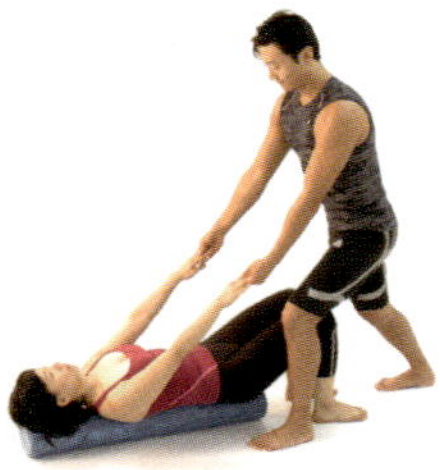

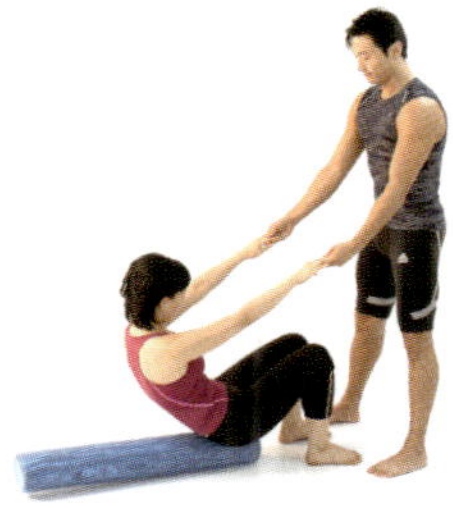

▪ Swan / *Foam Roller*

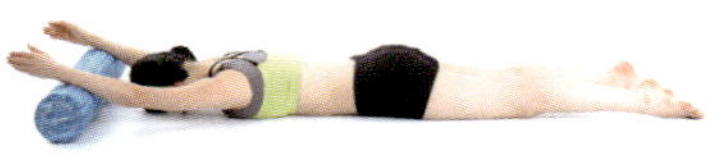

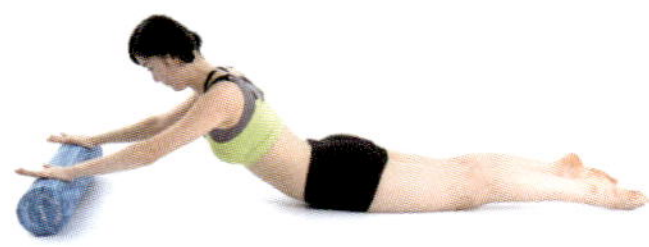

▪ Teaser Modification / *Tubing Band*

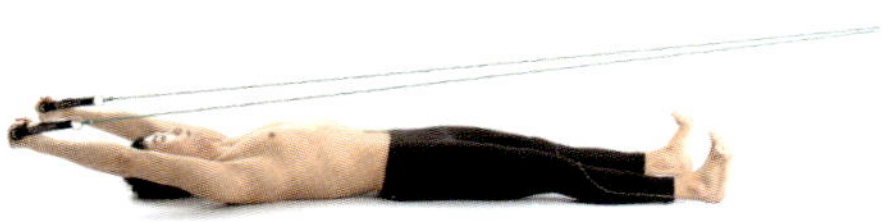

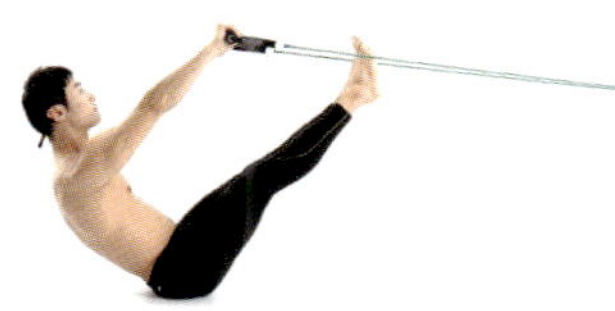

▪ Roll Back / *Tubing Band*

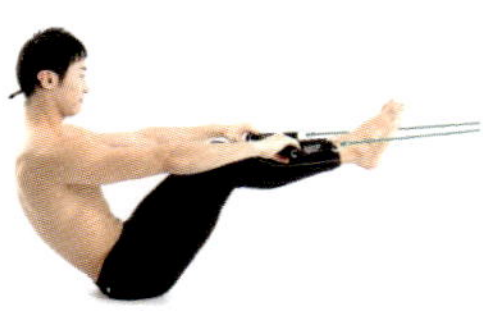

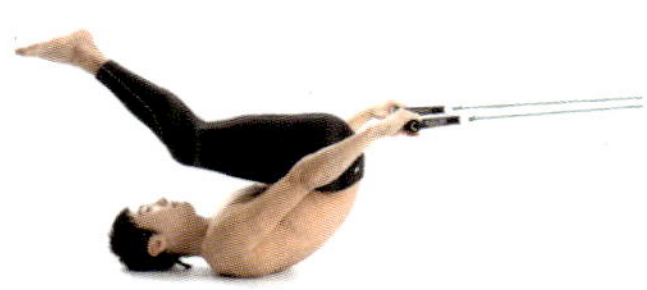

10 : Mat

쏘우
The Save

효과

내외 복사근 근육 강화
척추 운동성 향상
하체 근육 강화
하체 스트레칭 향상
골반 안정성 향상

준비자세

매트에 두 발을 어깨 넓이만큼 벌리고 앉는다.
두 팔은 옆으로 벌린다.

동작

1 척추를 늘이며 준비자세를 취한다.
2 몸통을 한쪽 방향으로 비튼다.
3 상체를 앞으로 숙인다.
다시 준비자세로 돌아간다.
반대쪽도 같은 방법으로 수행한다.

Tip

1 허리가 구부려지지 않게 곧게 앉는다. 어깨가 올라가지 않도록 어깨의 안정성을 유지한다.
2 몸을 비틀 때, 다리의 길이가 달라지지 않도록 한다.
3 상체를 앞으로 숙일 때, 반대쪽 다리와 골반이 매트에서 떨어지지 않도록 한다.

1
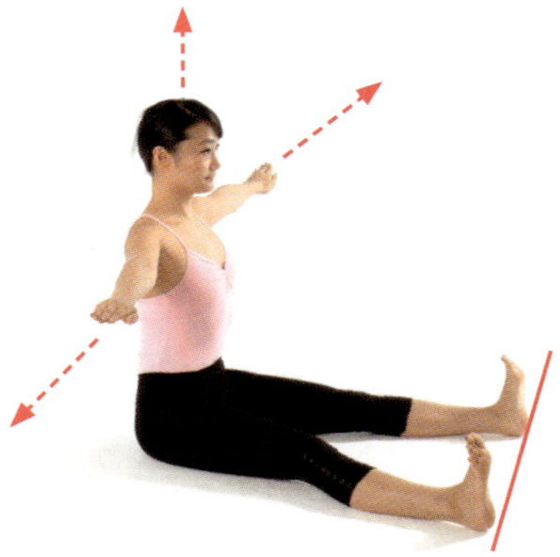

2
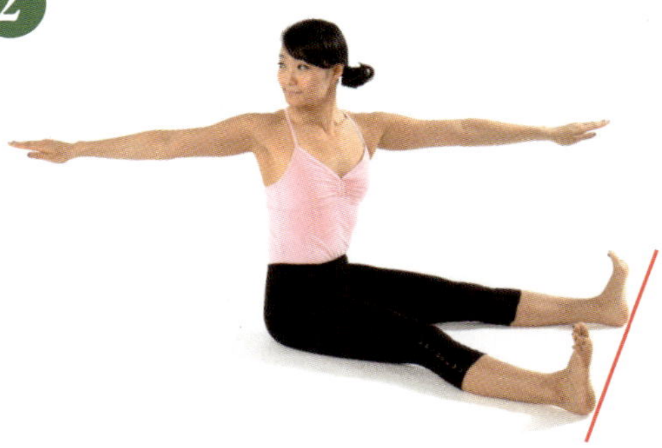

3
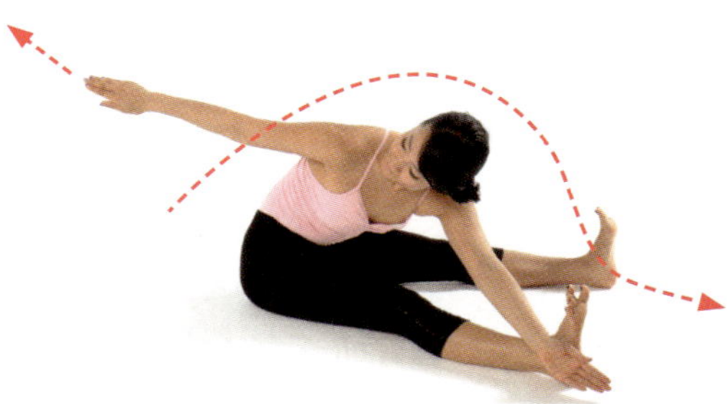

성공적 수행을 위한 도움 동작

Side Rolling Twist / *Foam Roller*

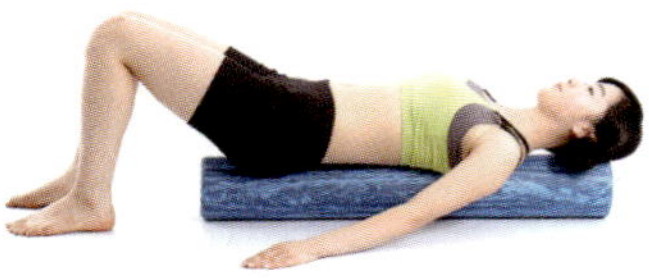

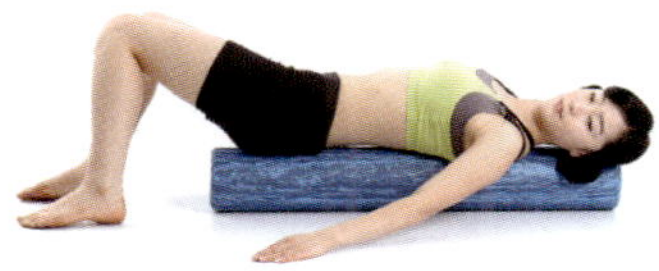

Leg Circles / *Tubing Band*

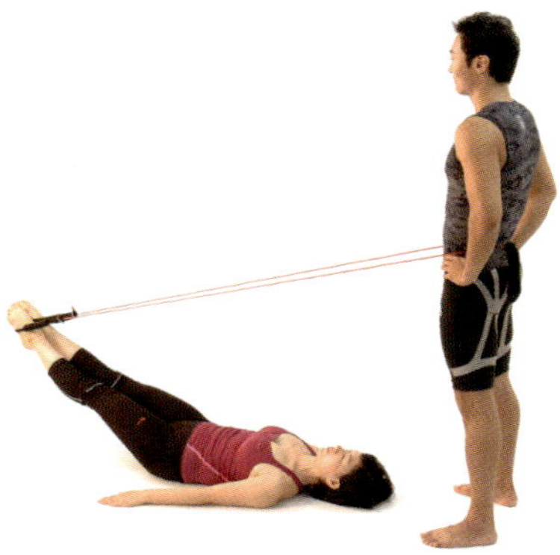

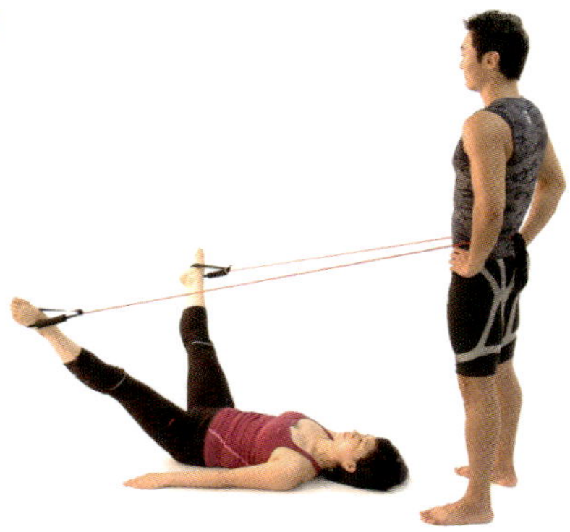

Spine Twist with One Arm Extension / *Tubing Band*

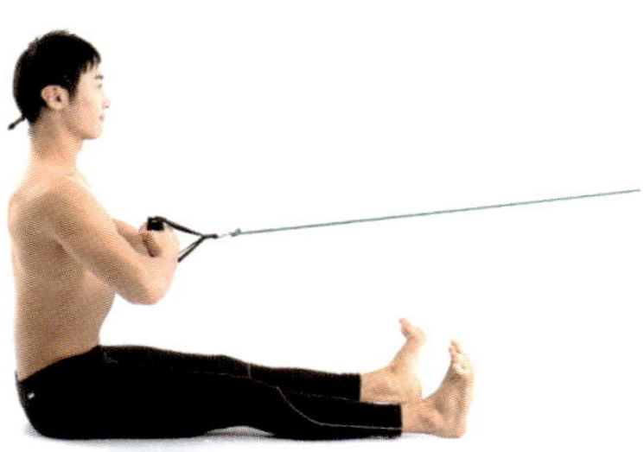

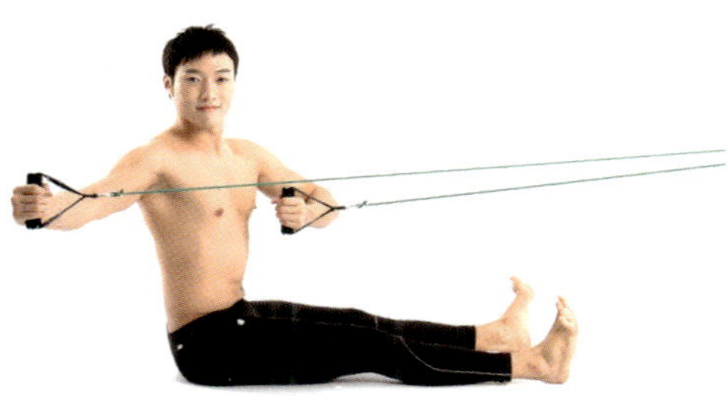

11 : Mat

한 발 차기
The One Leg Kick

효과

복부 근육 강화
햄스트링 근육 강화
등 신전 근육 강화
어깨 안정성 향상

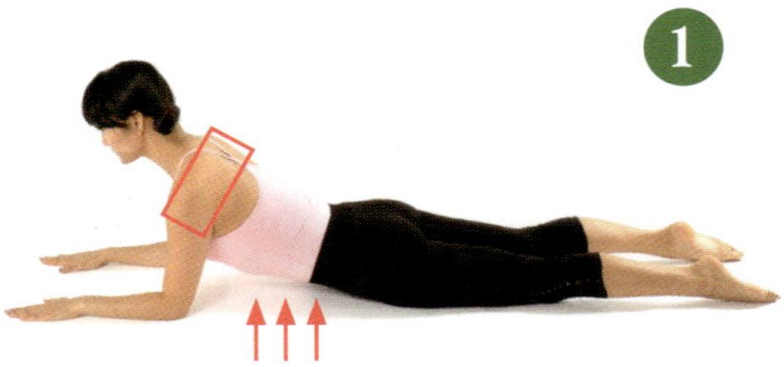

준비자세

매트에 배를 대고 눕는다.
어깨 관절 밑에 팔꿈치가 오도록 팔꿈치를 굽혀 상체를 들어 올린다.
두 발은 골반 넓이만큼 벌려 평행을 유지한다.

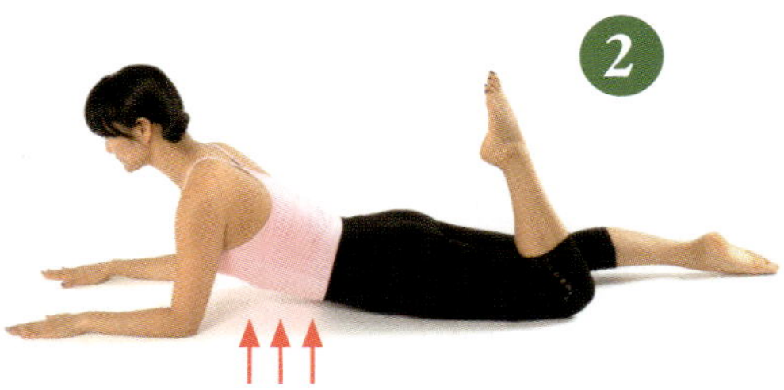

동작

1. 척추를 늘이며 준비자세를 취한다.
2. 왼무릎을 구부려 왼발을 엉덩이 쪽으로 찬다.
3. 찼던 다리를 뻗으면서 들어 올린다.
반대쪽도 같은 방법으로 수행한다.

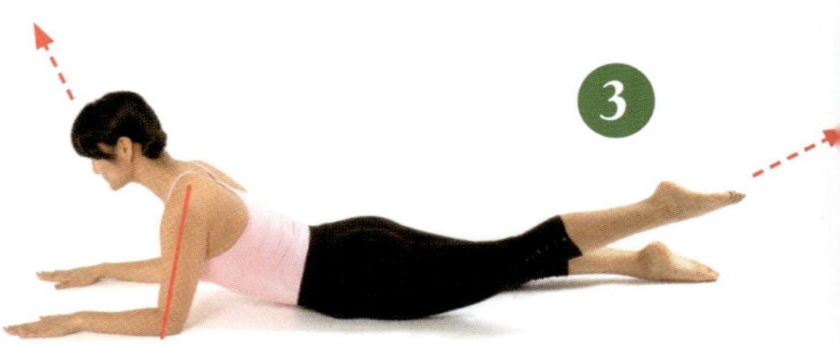

Tip

1. 허리가 꺾이지 않게 복부 근육을 수축시켜 배를 바닥으로부터 끌어 올린다. 어깨가 축 늘어지지 않게 끌어 올려 어깨 안정성을 유지한다.
앞으로 골반 기울어짐(anterior pelvic tilt)이 되지 않게 한다.
2. 골반의 안정성을 유지한다. 다리가 비틀어지지 않은 상태에서 차는 동작을 한다.
3. 다리 근육만을 수축하지 않고 다리의 길이를 신장시킨다.

성공적 수행을 위한 도움 동작

- Swan / *Foam Roller*

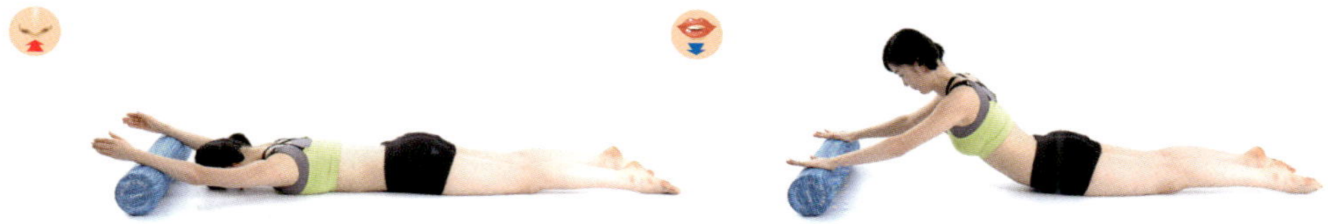

- Hip Joint Circles / *Foam Roller*

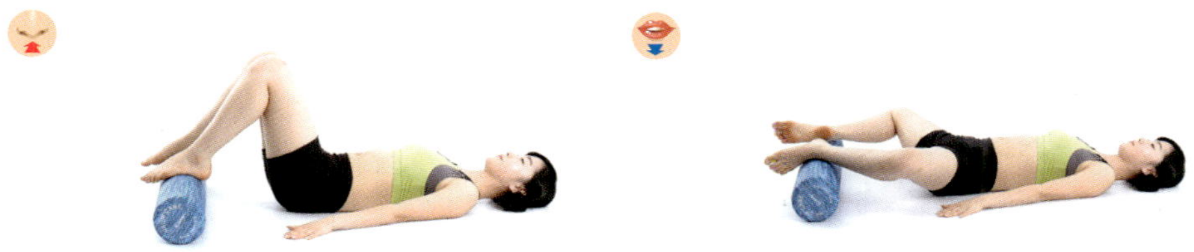

- Double Kick / *Tubing Band*

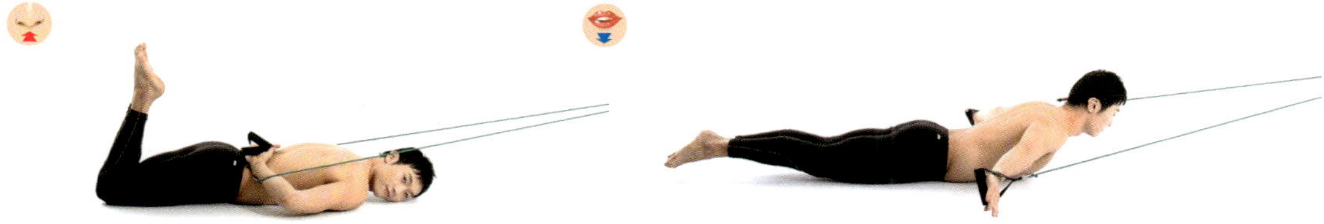

- Side Lying Leg Pull / *Tubing Band*

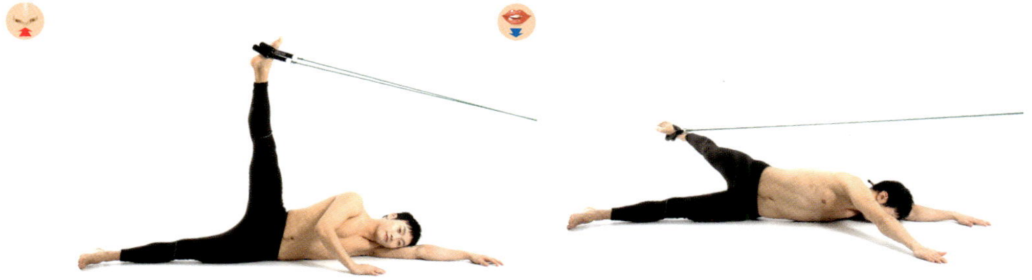

12 : Mat

더블 킥
The Double Kick

효과

등 신전 근육 강화
어깨 안정성 향상

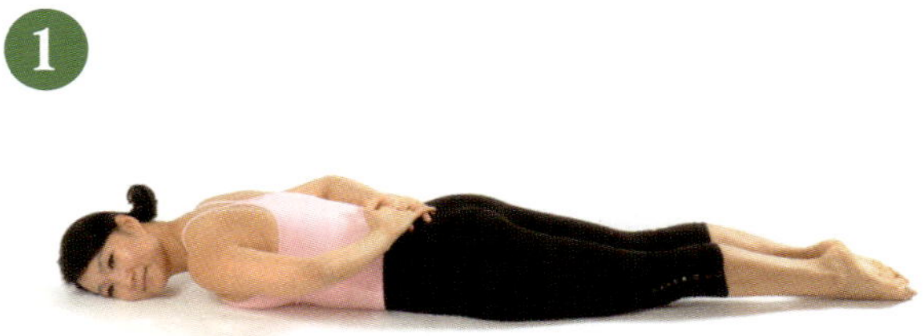

준비자세

매트에 배를 대고 누워 한쪽 방향으로 고개를 돌려 뺨을 댄다.
두 손을 허리 뒤에서 깍지를 낀다.
두 발은 모아 곧게 편다.

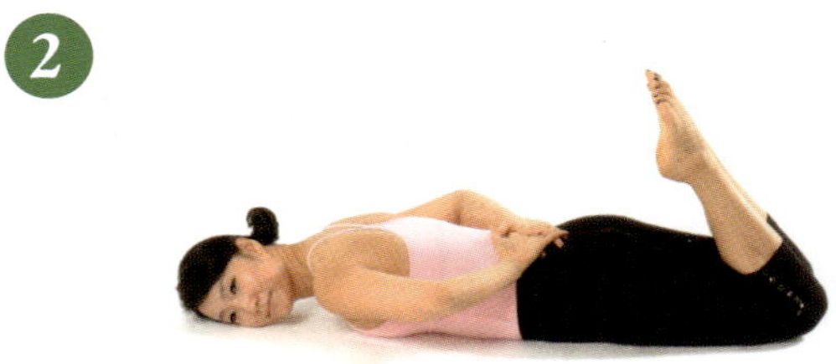

동작

1. 척추를 늘이며 준비자세를 취한다.
2. 두 발을 엉덩이 쪽으로 세 번 찬다.
3. 상체와 다리를 바닥으로부터 들어 올린다. 얼굴은 바닥을 향하고, 깍지를 한 손을 다리 쪽으로 밀어 올린다.
반대쪽도 같은 방법으로 수행한다.

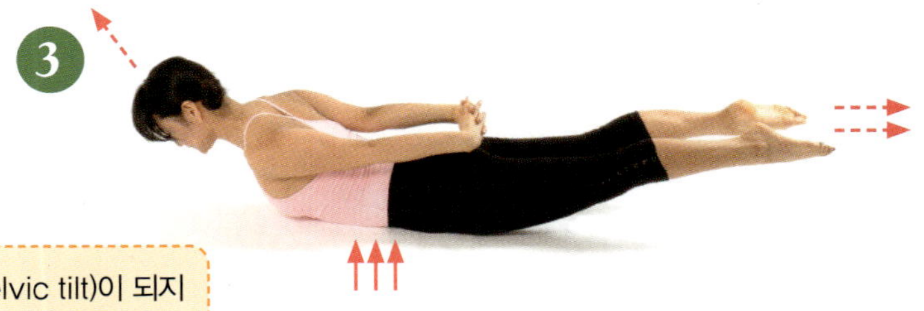

Tip

1. 앞으로 골반 기울임(anterior pelvic tilt)이 되지 않게 한다.
2. 골반이 들리지 않도록 한다.
3. 과하게 상체를 신전시키지 않고 척추를 길게 늘이도록 한다.

성공적 수행을 위한 도움 동작

▪ Swan / *Foam Roller*

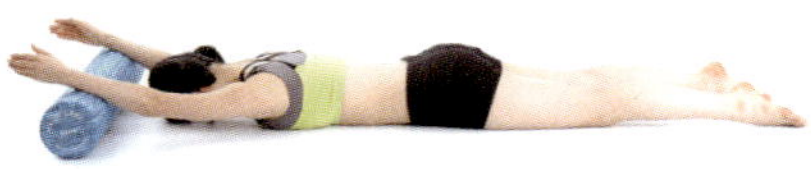

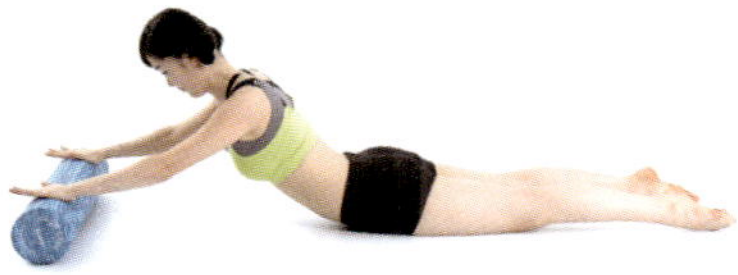

▪ Bridge / *Foam Roller*

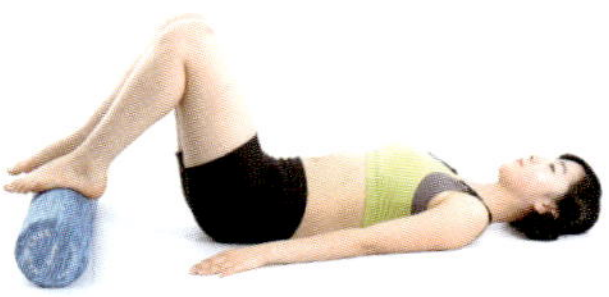

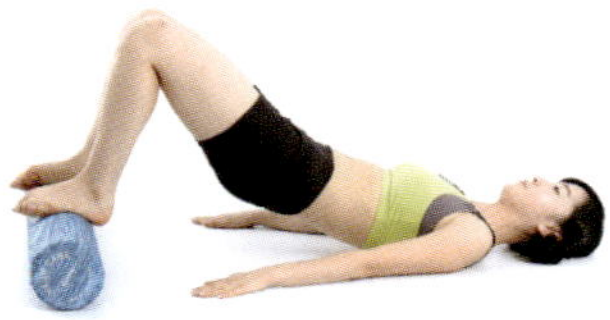

▪ Swimming / *Tubing Band*

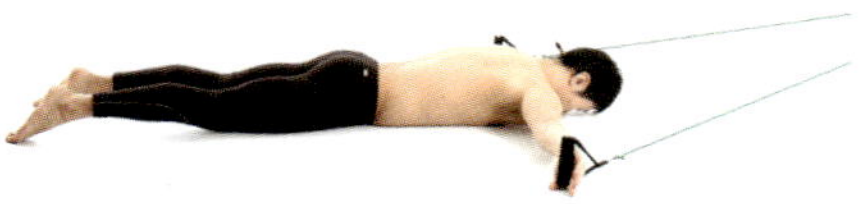

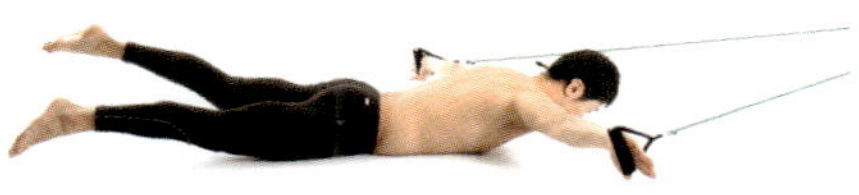

▪ Hip Flexion & Extension / *Tubing Band*

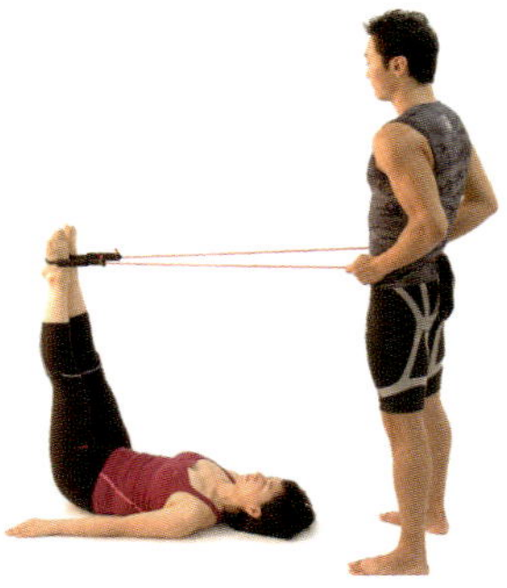

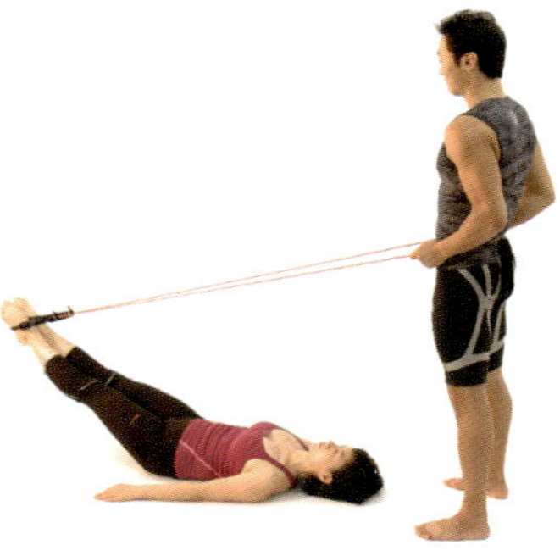

13 : Mat

넥풀
The Neck Pull

효과

복부 근육 강화
하체 근육 강화
척추 분절 향상

준비자세

매트에 등을 대고 눕는다.
두 손을 머리 뒤에서 깍지를 낀다.
두 발은 골반 넓이만큼 벌리고 발끝을 세워 평행하게 한다.

동작

1 척추를 늘이며 준비자세를 취한다.
2 3 상체를 들어 올리고 앞으로 숙인다.
4 머리를 사선 위쪽으로 신장시킨다.
척추를 신장시키면서 사선 뒤쪽으로 간다.
골반을 중립에서 후방전골하면서 뒤쪽으로 내려간다.

Tip

1 갈비뼈가 벌어지지 않도록 한다.
2 3 자세를 유지하면서 신체를 신장시킨다. 시선은 발끝을 보면서 머리, 흉추, 요추 순서대로 일어난다.
4 갈비뼈가 벌어지지 않게 한다. 발끝이 벌어지지 않게 한다.
척추가 굽어지지 않도록 한다.

1
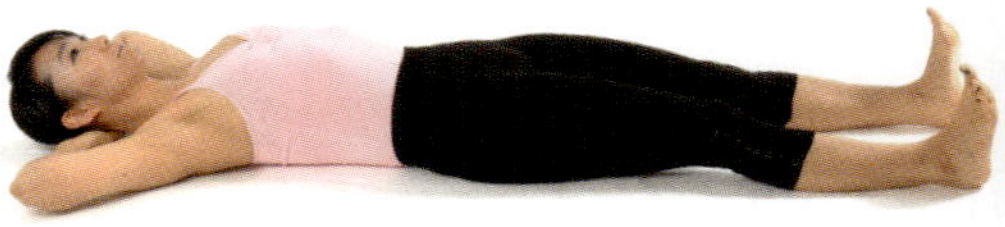

2
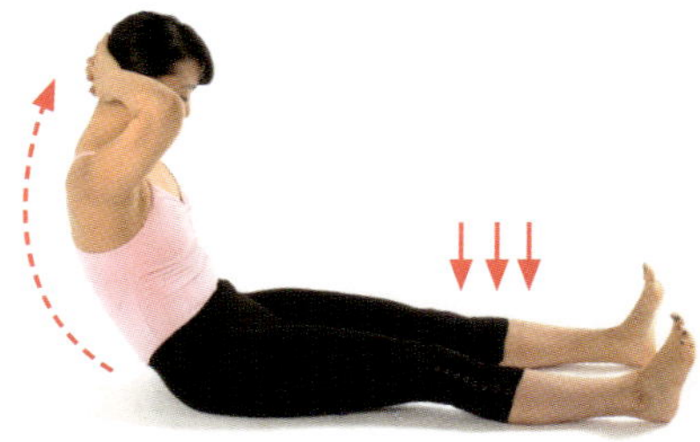

3
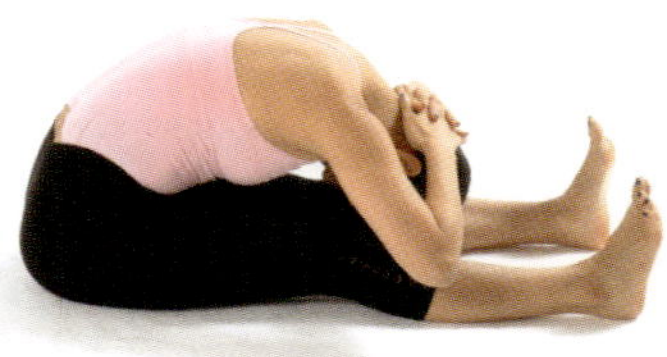

4
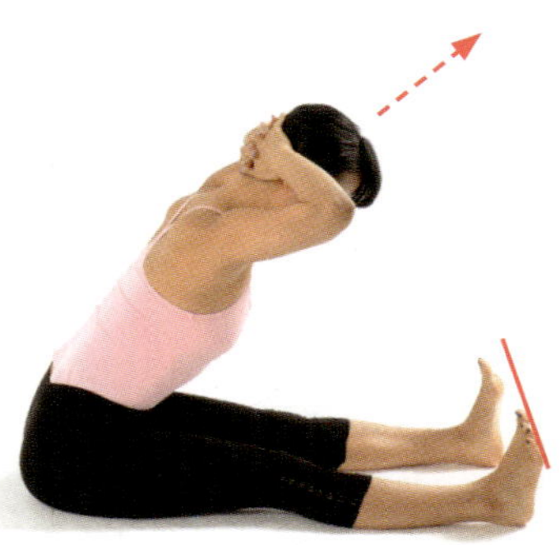

성공적 수행을 위한 도움 동작

- Bridge / *Foam Roller*

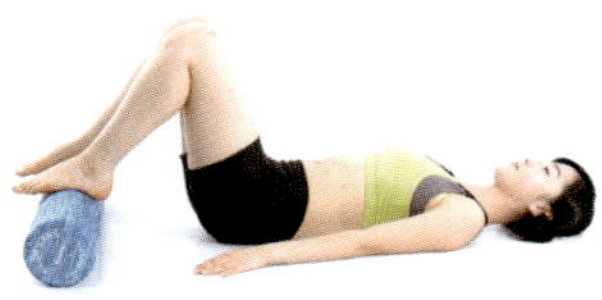

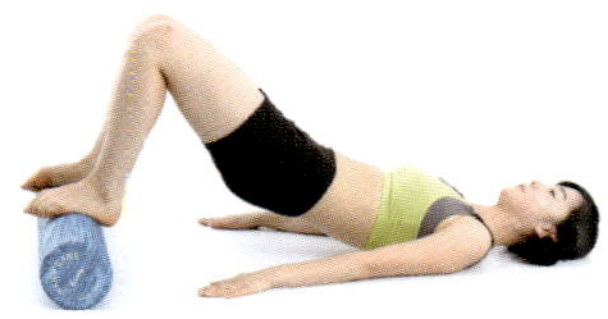

- Roll Down & Up with Assist / *Foam Roller*

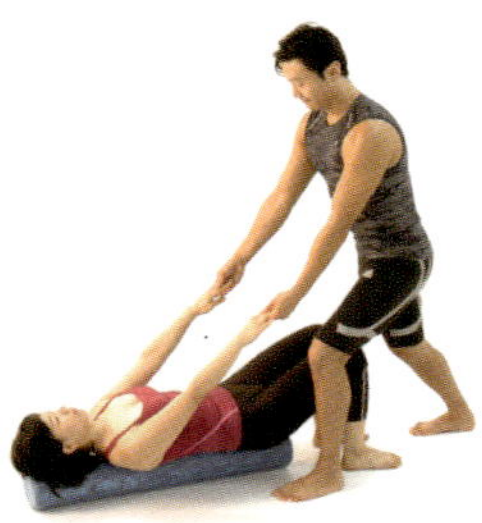

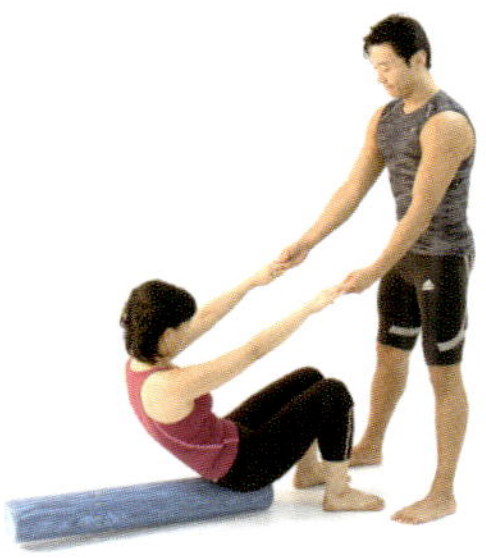

- Roll Down & Up / *Tubing Band*

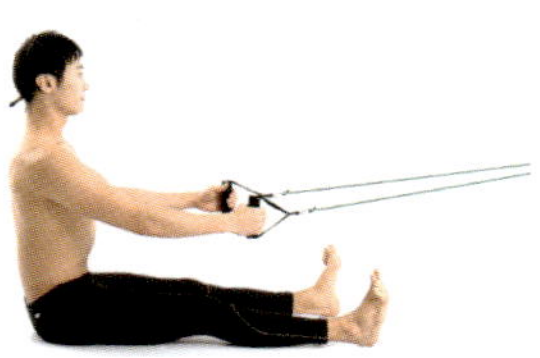

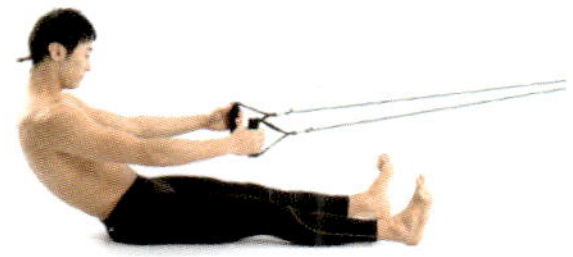

- Leg Circles / *Tubing Band*

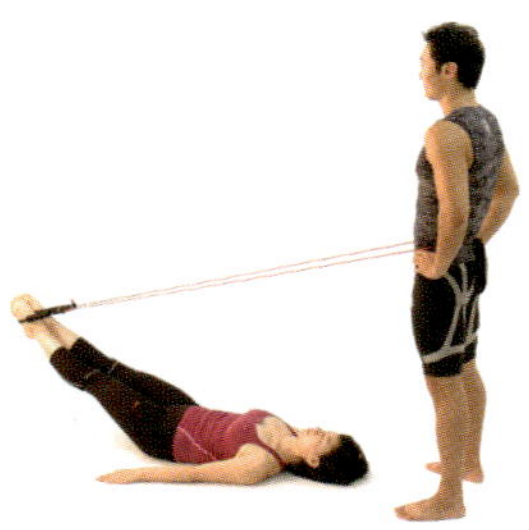

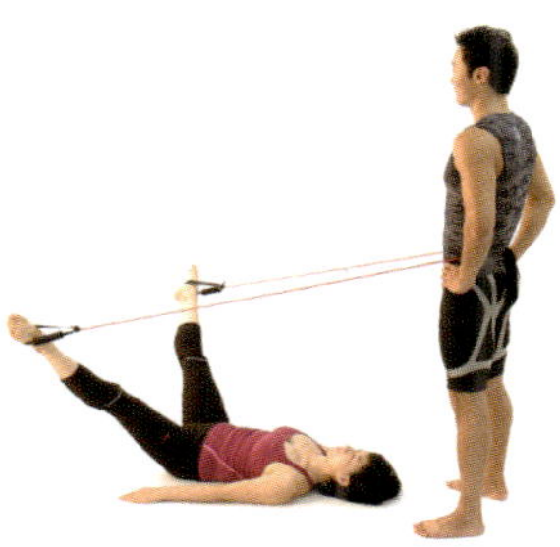

14 : Mat

잭나이프
The Jack-Knife

효과

등 신전 근육 강화
복부 근육 강화
어깨 및 하체 근육 강화
어깨 안정성 향상

준비자세

매트에 등을 대고 눕는다.
두 발을 모아 천장 쪽으로 들어 올린다.

동작

1. 척추를 늘이며 준비자세를 취한다.
2. 다리를 머리 쪽으로 넘긴다.
3. 두 손으로 허리 뒤쪽을 받친 후에 다리를 천장 쪽으로 들어 올린다.

Tip

2 목에 부하가 생기지 않도록 한다.

1

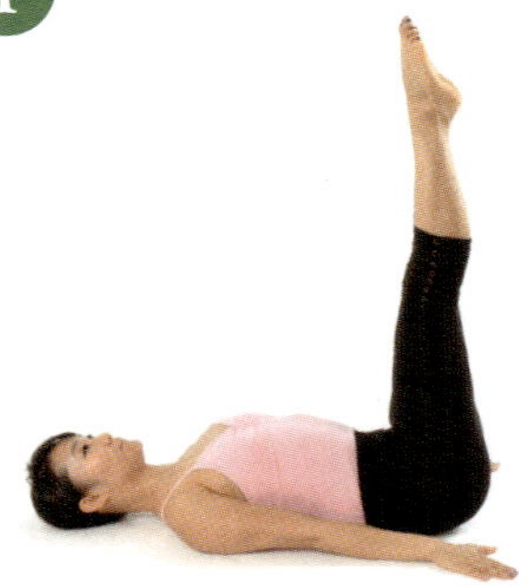

2

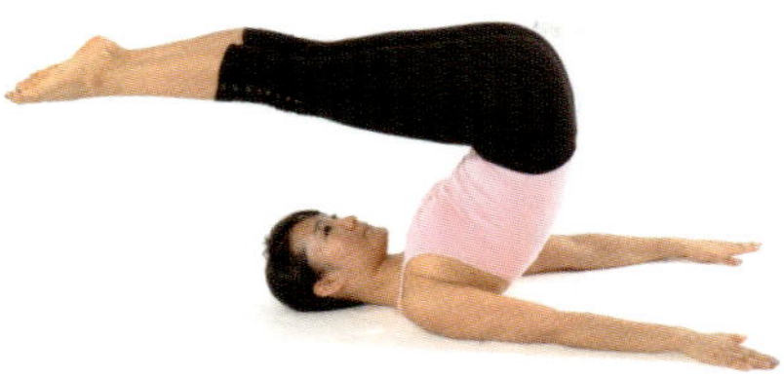

3

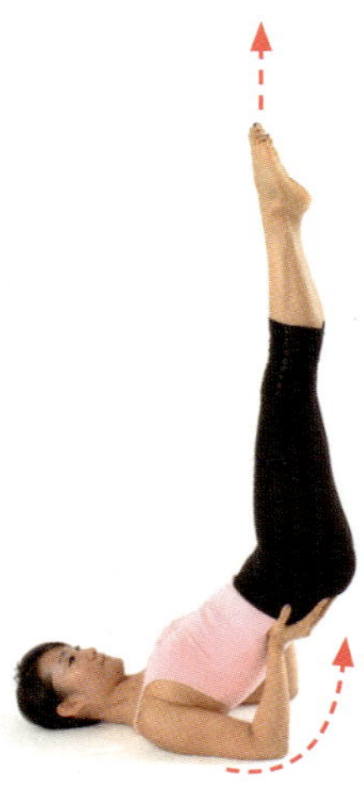

성공적 수행을 위한 도움 동작

Bridge / *Foam Roller*

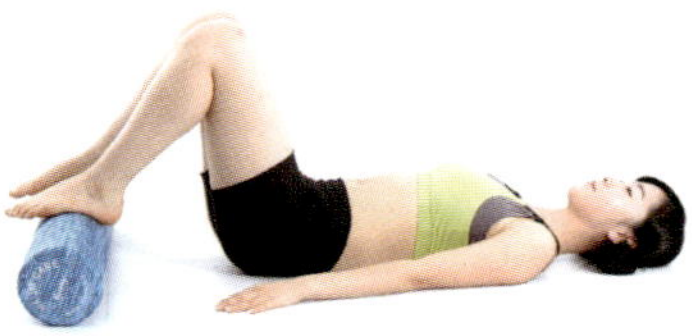

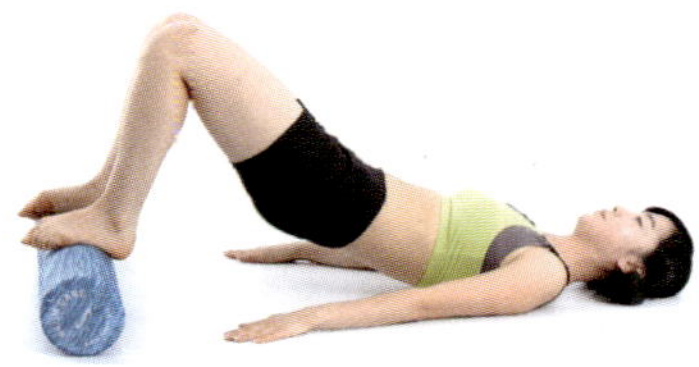

Frog Legs / *Foam Roller*

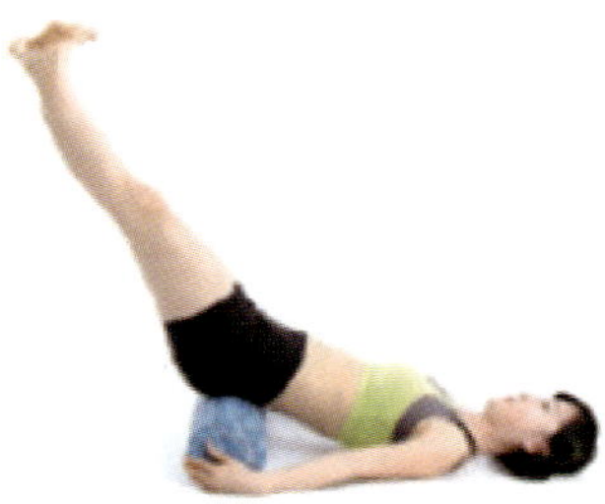

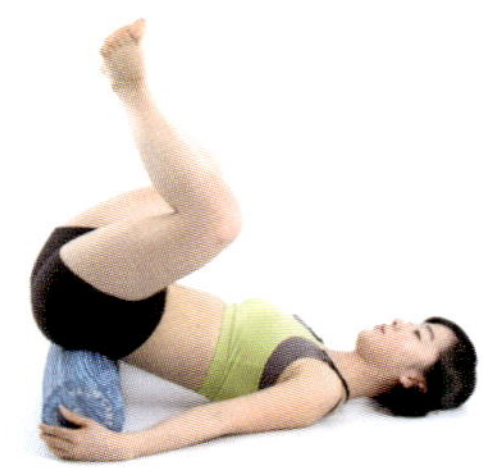

Roll Down & Up / *Tubing Band*

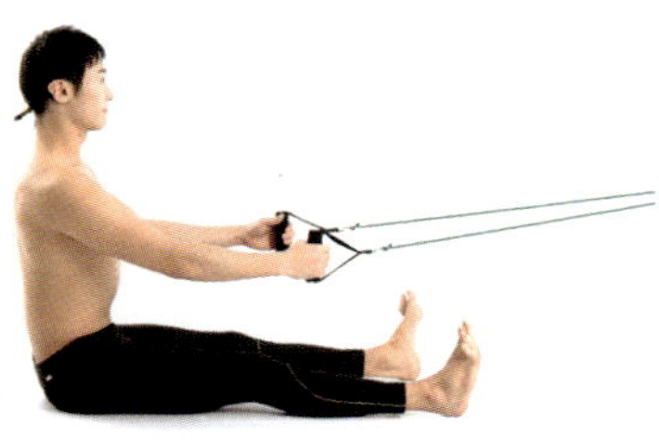

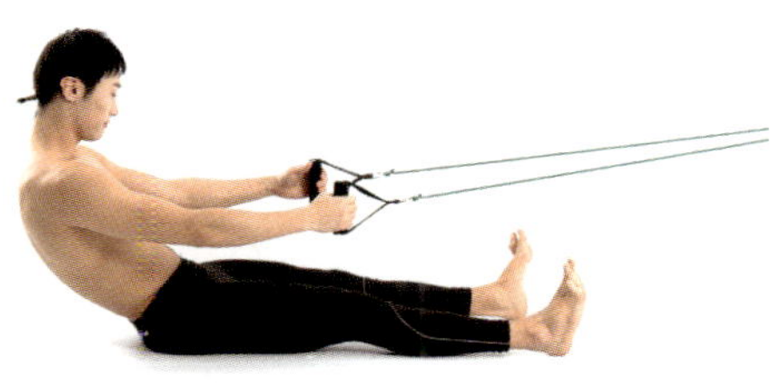

15 : Mat

가위 자세
The Scissors

효과

복부 근육 강화
어깨 및 하체 근육 강화
어깨 안정성 향상

준비자세

매트에 등을 대고 눕는다.
두 발을 모아 천장 쪽으로 들어 올린다.
다리를 머리 쪽으로 넘기고 두 손으로 허리 뒤쪽을 받친다.
다리를 천장 쪽으로 들어 올린다.

동작

1 척추를 늘이며 준비자세를 취한다.
2 두 다리가 "V"가 되도록 벌린다.
호흡을 하면서 다리를 반복해서 교차한다.

Tip

1 무릎이 구부러지지 않게 한다. 어깨 안정성을 유지한다. 손목이 과도하게 꺾이지 않게 한다.
2 다리를 "V"로 할 때, 중심으로부터 같은 크기로 벌어지도록 한다. 골반이 틀어지지 않도록 하여 골반의 안정성을 유지한다.

1

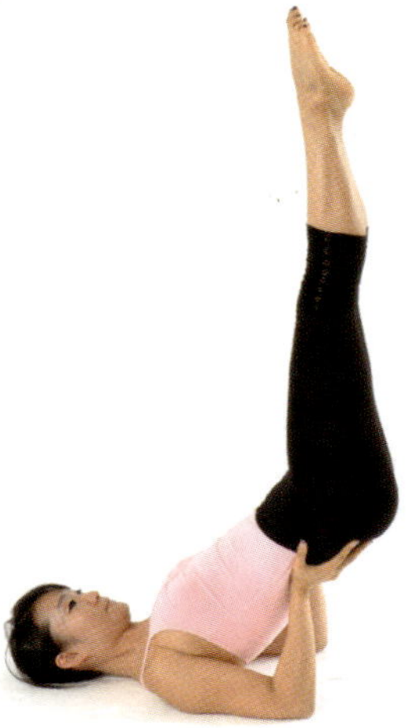

2

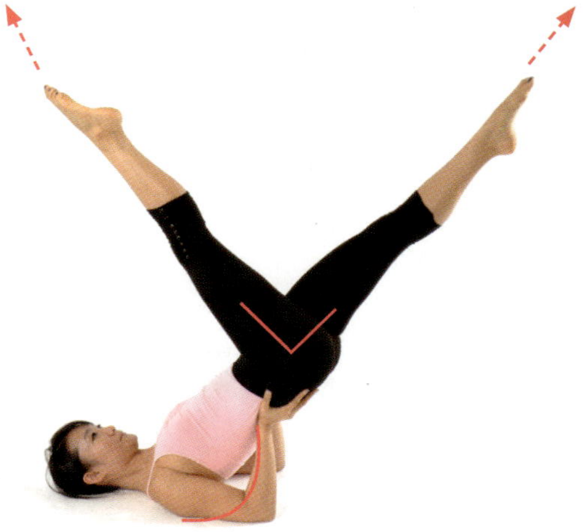

성공적 수행을 위한 도움 동작

- Frog Legs / *Foam Roller*

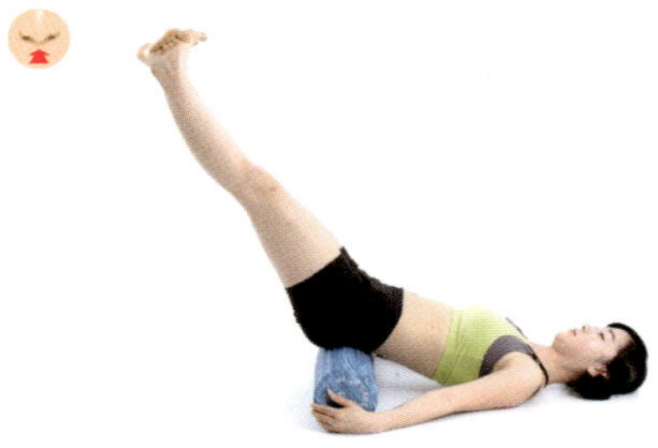

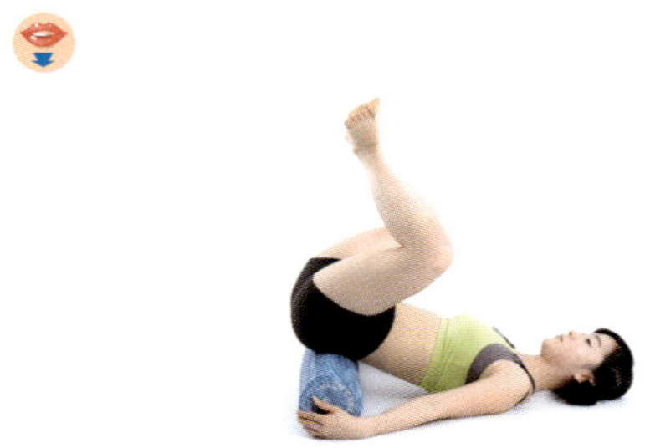

- scissor / *Tubing Band*

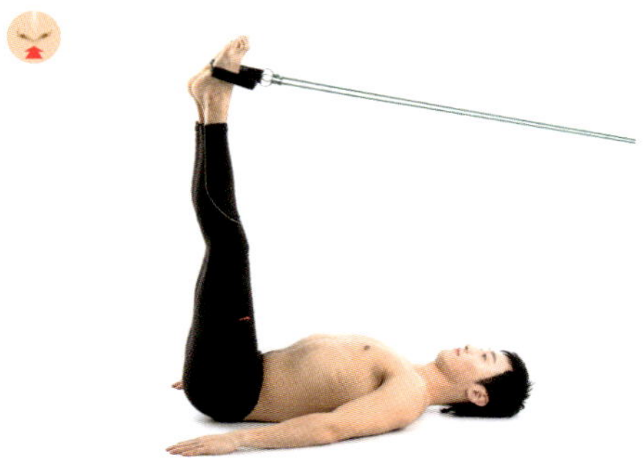

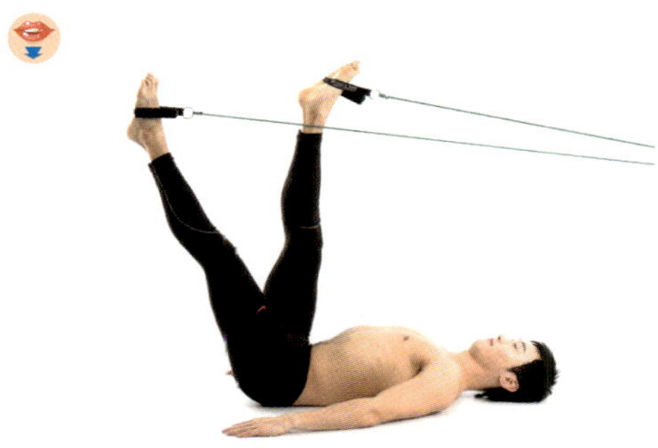

16 : Mat

자전거 타기
The Bicycle

효과

고관절 및 무릎 관절 유연성 향상
복부 근육 강화
어깨 및 하체 근육 강화
어깨 안정성 향상

준비자세

매트에 등을 대고 눕는다.
두 발을 모아 천장 쪽으로 들어 올린다.
다리를 머리 쪽으로 넘기고 두 손으로 허리 뒤쪽을 받친다.
다리를 천장 쪽으로 들어 올린다.

동작

1 척추를 늘이며 준비자세를 취한다.

2 호흡을 하면서 한쪽 무릎을 굽혀 가슴으로 가져오고, 반대 다리는 사선 방향으로 곧게 뻗는다. 두 발로 자전거 페달을 밟듯이 천천히 동작을 수행한다.

1

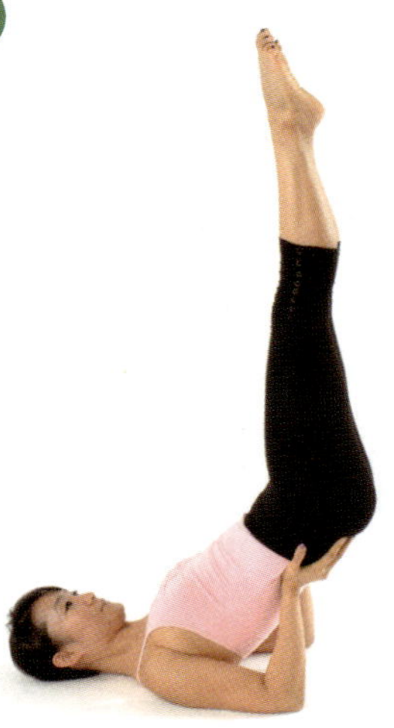

2

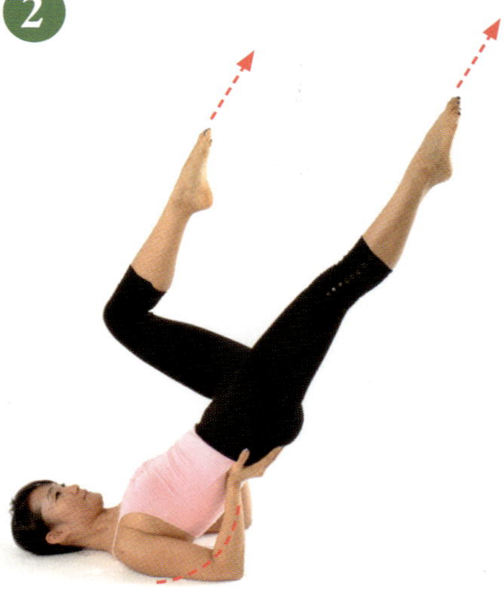

Tip

1 무릎이 구부러지지 않게 한다. 어깨 안정성을 유지한다. 손목이 과도하게 꺾이지 않게 한다.

2 골반이 틀어지지 않도록 하여 골반의 안정성을 유지한다.

성공적 수행을 위한 도움 동작

- Bicycle / *Foam Roller*

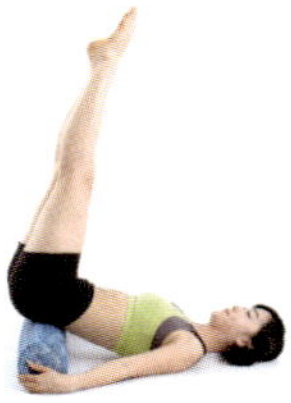
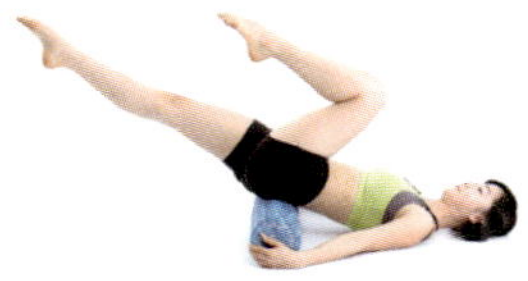

- Frog Legs / *Foam Roller*

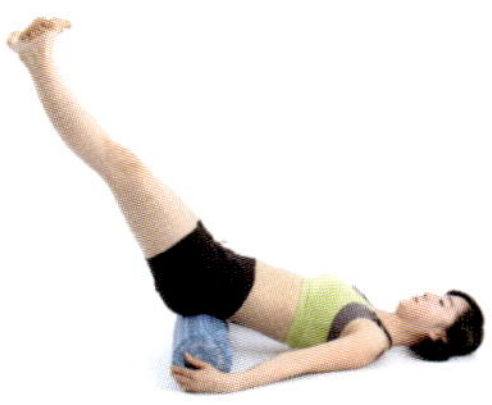
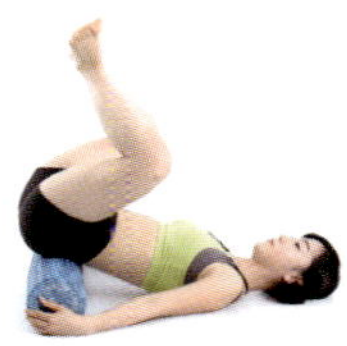

- One Leg Bicycle / *Tubing Band*

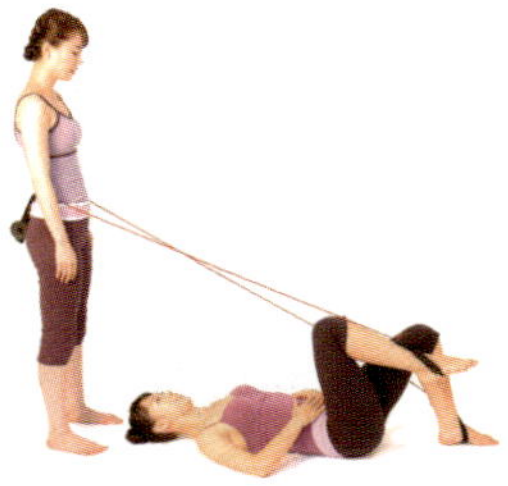
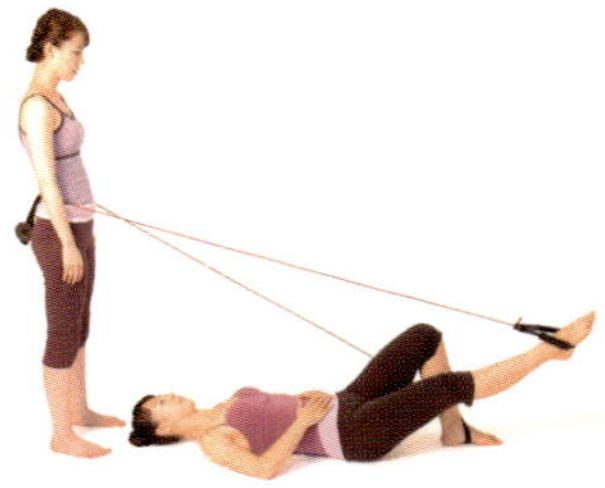

- Bridge / *Gym Ball*

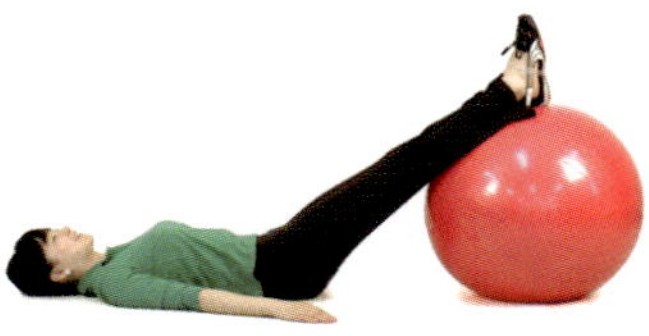
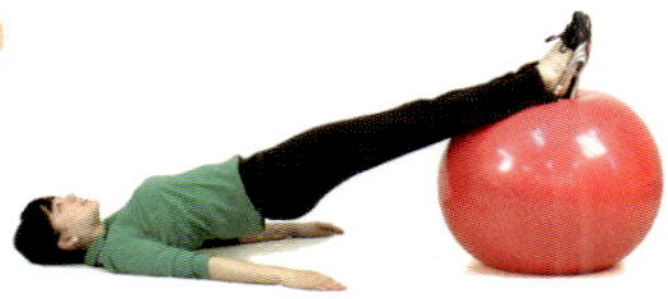

17 : Mat

숄더 브릿지
The Shoulder Bridge

효과

엉덩이 및 햄스트링 근육 강화
하지 근육 강화
척추 분절 향상
골반의 안정성 향상

준비자세

매트에 등을 대고 눕는다.
무릎을 굽혀 필라테스 기본 자세를 취한다.
엉덩이를 천장 쪽으로 들어 올린다.
왼쪽 무릎을 펴면서 발을 천장 쪽으로 들어 올린다.

동작

1 척추를 늘이며 준비자세를 취한다.
2 들어 올린 발을 바닥 쪽으로 내리고 올린다.

1
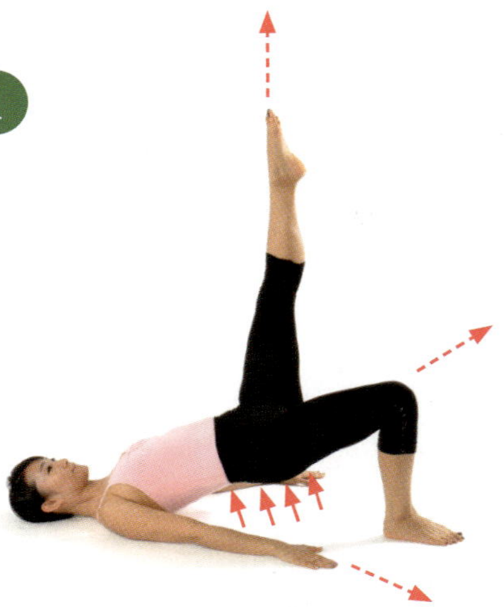

2
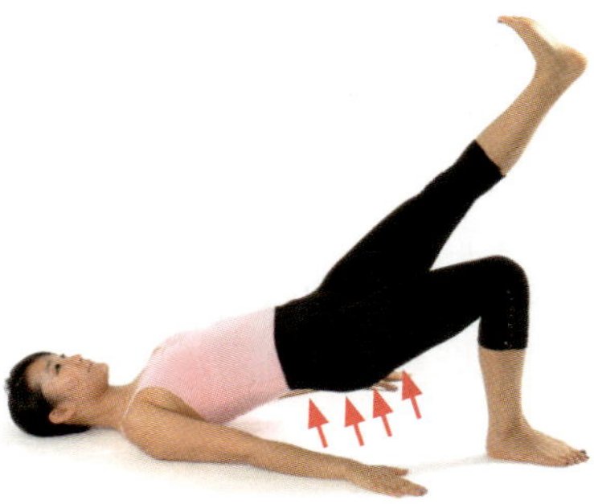

Tip

1 체중을 지탱하는 발이 바깥쪽으로 벌어지지 않도록 한다. 앞으로 골반 기울임(anterior pelvic tilt)이 되지 않도록 한다. 갈비뼈가 벌어지지 않게 한다.
2 발을 내릴 때, 발끝을 머리 쪽으로 꺾는다.

성공적 수행을 위한 도움 동작

Bridge / *Foam Roller*

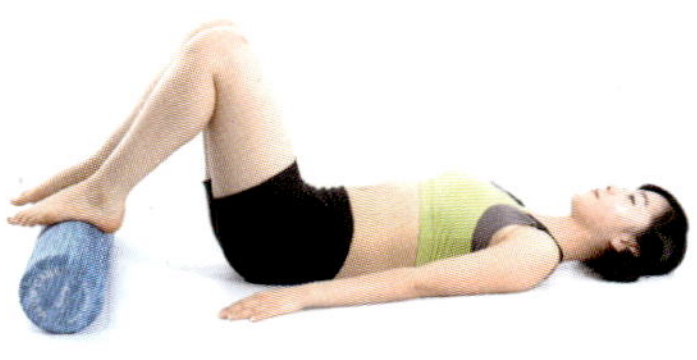

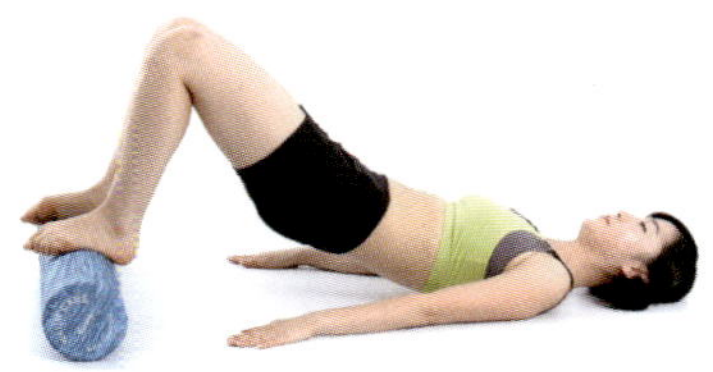

Bridge / *Gym Ball*

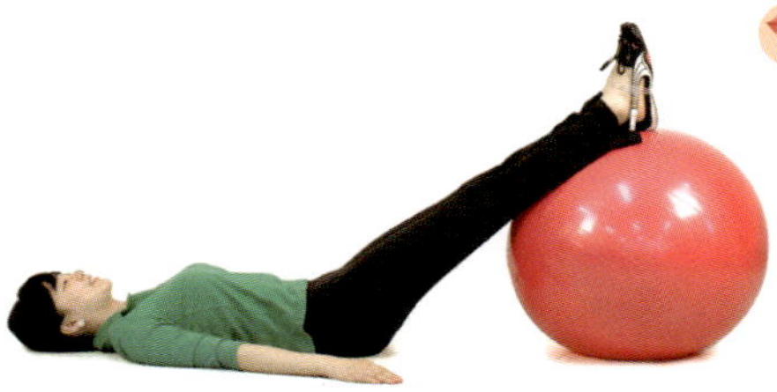

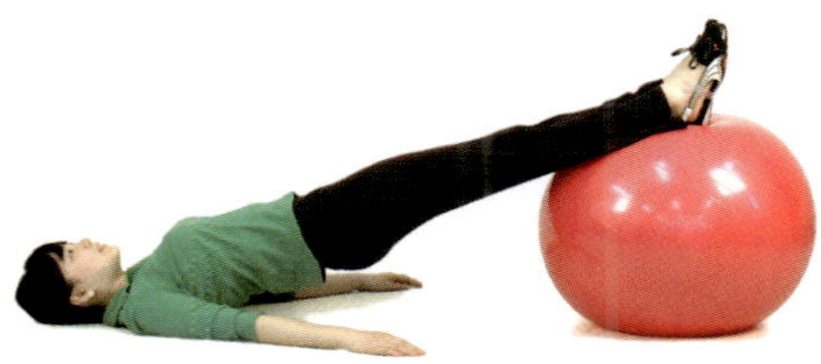

18 : Mat

물개처럼 박수치기
The Seal

효과

신체 균형성 향상
코어 근육 조절 능력 향상
어깨 안정성 향상
하체 근육 조절 능력 향상

준비자세

매트에 앉아 한쪽 무릎을 굽히고, 다른 쪽도 굽힌다.
허벅지 안쪽으로 손을 두고 발목 바깥쪽을 잡는다.
신체 중심은 골반 뒤쪽에 두고, 두 발을 들어 자세를 잡는다.

동작

1 준비자세를 취한다.
2 몸을 뒤로 굴리고 발바닥을 두 번 마주친다.
준비자세로 돌아간다.

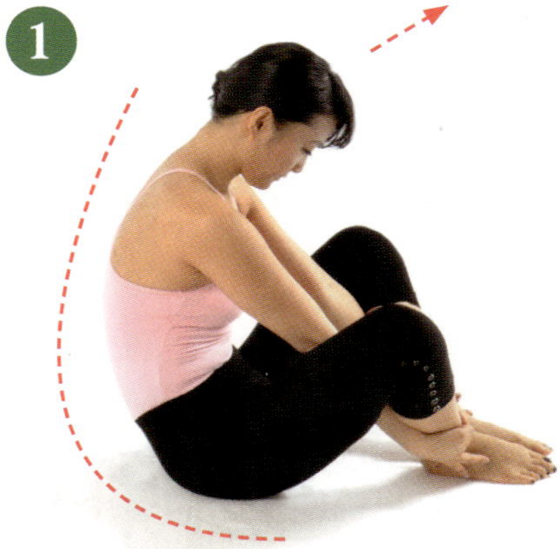
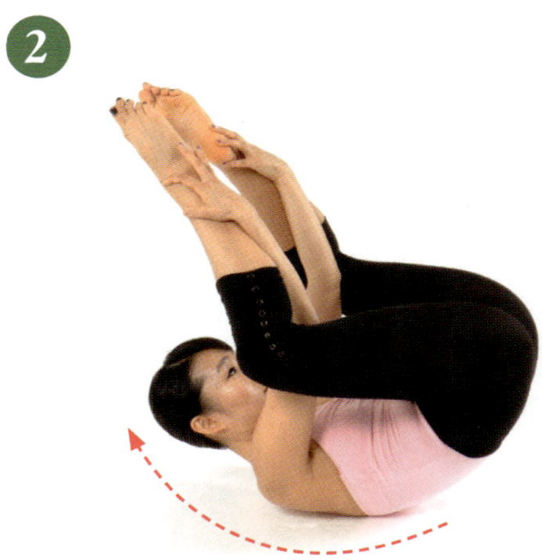

Tip

1 옆에서 본 자세가 C 모양을 취하도록 자세를 유지한다. 어깨가 올라가지 않도록 한다.
2 반동을 이용하여 상체를 일으키지 않는다. 코어 근육을 인지하고 호흡을 통해 신체를 움직인다. 허리 또는 목에 부상이 있는 경우는 동작을 하지 않는다.

성공적 수행을 위한 도움 동작

- Hip Joint Circles / *Foam Roller*

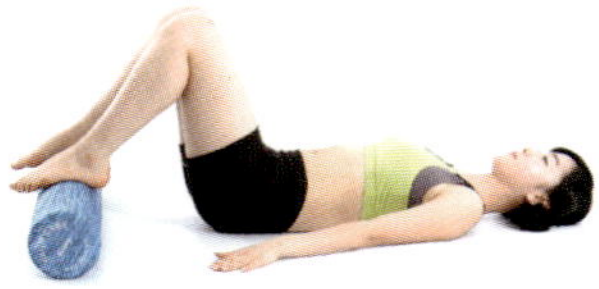

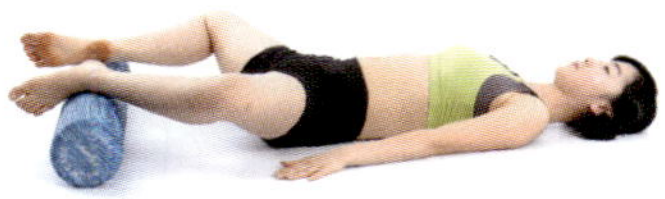

- Bridge on Foam Roller / *Foam Roller*

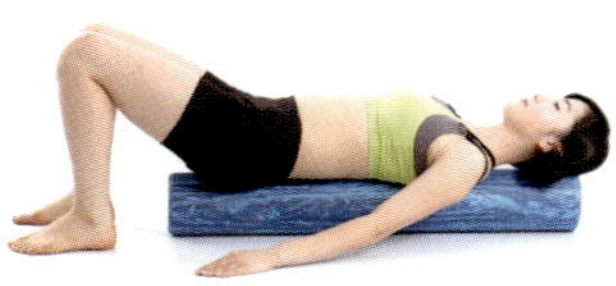

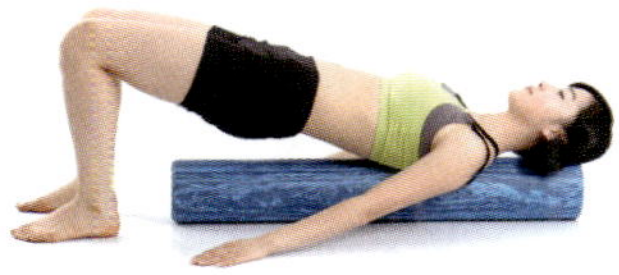

- Roll Back / *Tubing Band*

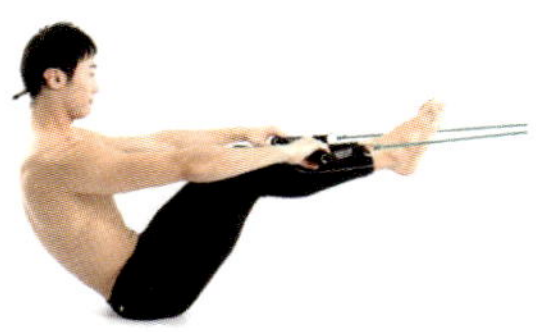

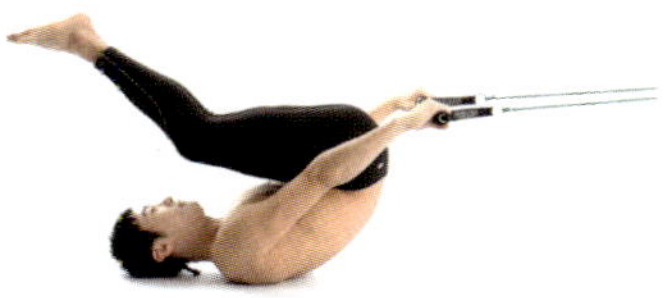

- Roll Down & Up / *Tubing Band*

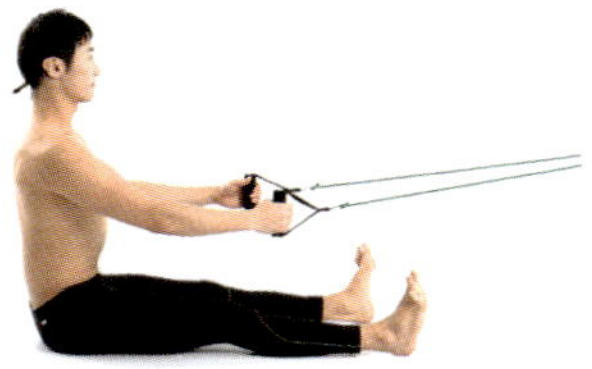

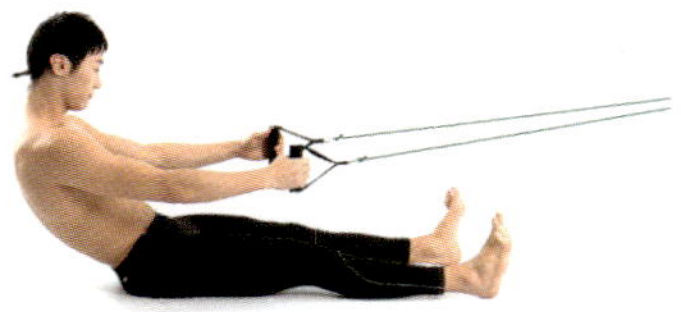

19 : Mat

락킹
The Rocking

효과

척추 유연성 향상
어깨 유연성 향상
등 신전 근육 강화
고관절 굴곡근 스트레칭
신체 전면 스트레칭

1

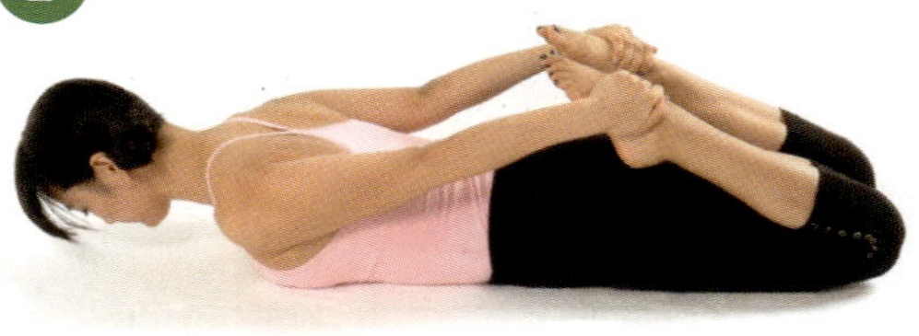

준비자세

매트에 배를 대고 엎드린다.
한쪽 무릎을 굽혀 손으로 발목을 잡고, 다른 쪽도 동일하게 한다.

2

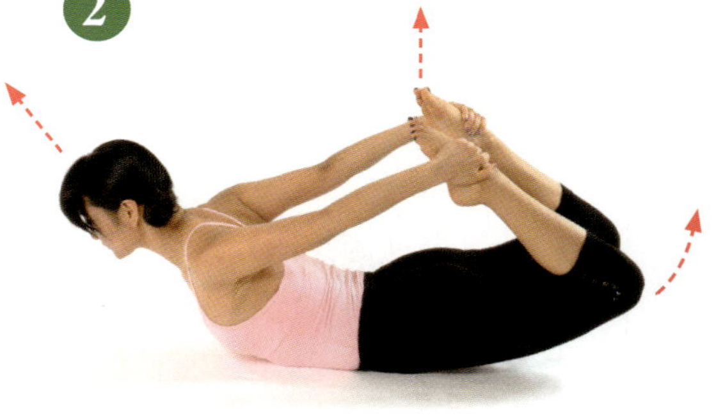

동작

1 준비자세를 취한다.

2 두 손으로 발목을 당기면서 얼굴과 무릎을 매트로부터 들어 올리고, 앞으로 몸을 굴린다.

Tip

1 한쪽으로 신체가 기울어지지 않도록 한다.

2 무릎과 발이 옆으로 벌어지지 않도록 한다.
복부를 매트로부터 끌어 올려 허리를 보호한다.

성공적 수행을 위한 도움 동작

- Pec Stretch / *Foam Roller*

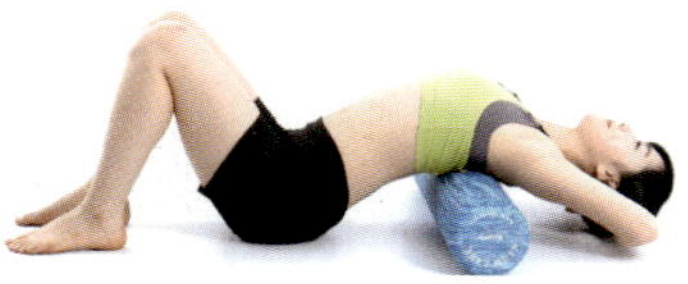

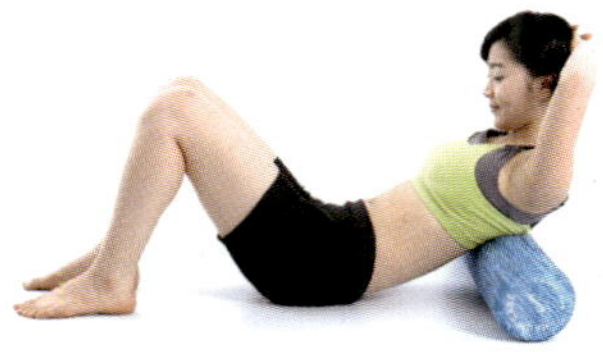

- Side Rolling Twist / *Foam Roller*

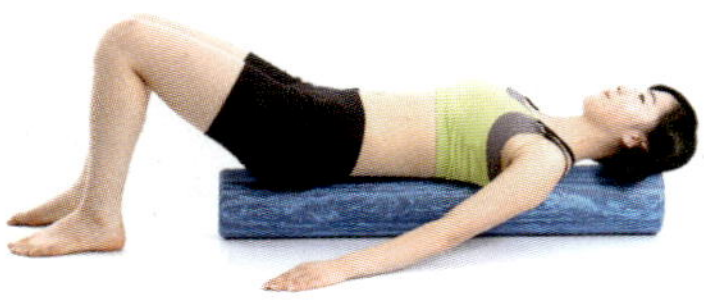

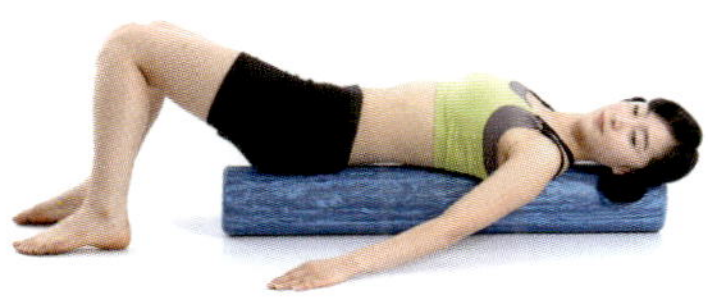

- Arm Circles / *Tubing Band*

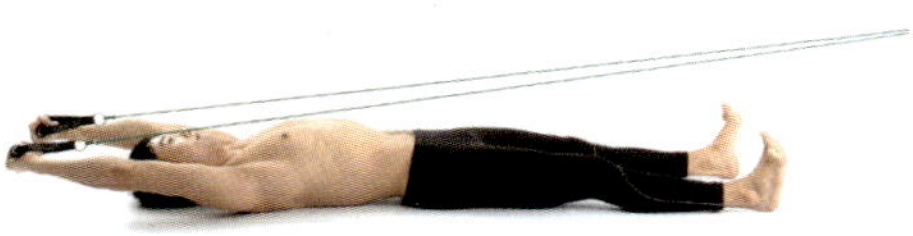

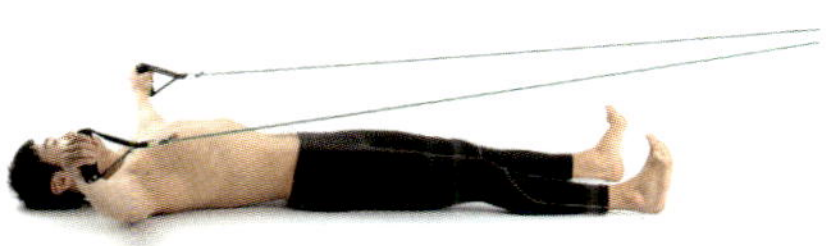

- Swimming / *Tubing Band*

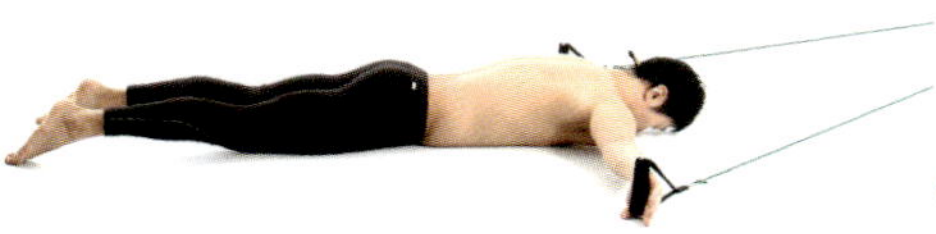

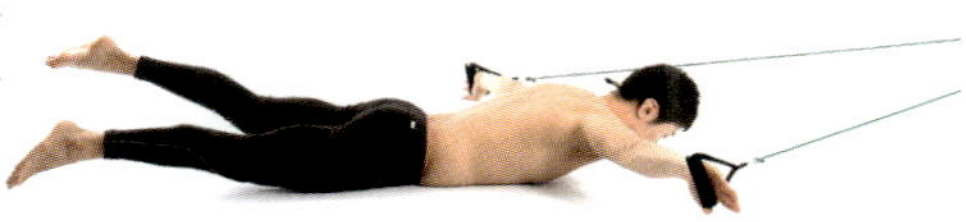

20 : Mat

수영하기
Swimmimg

효과

척추 유연성 향상
어깨 유연성 향상
등 신전 근육 강화
고관절 굴곡근 스트레칭
신체 전면 스트레칭

1

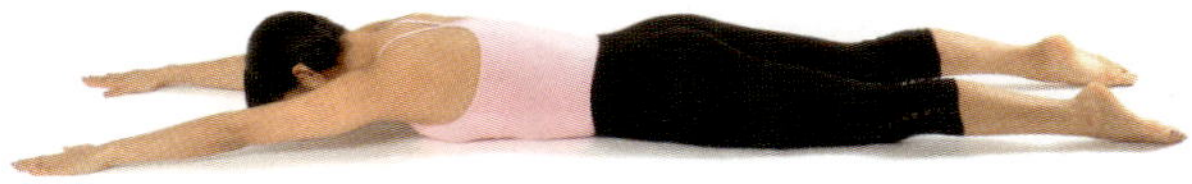

2

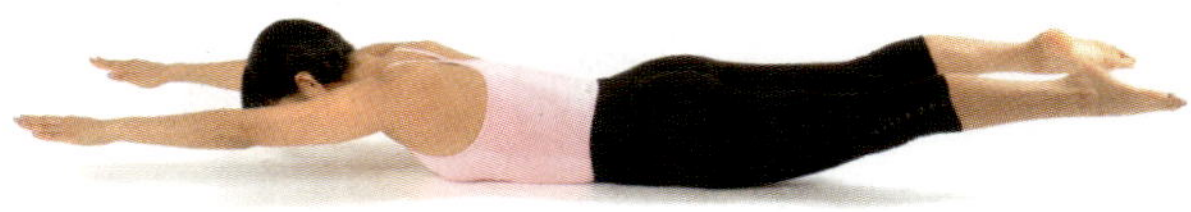

3

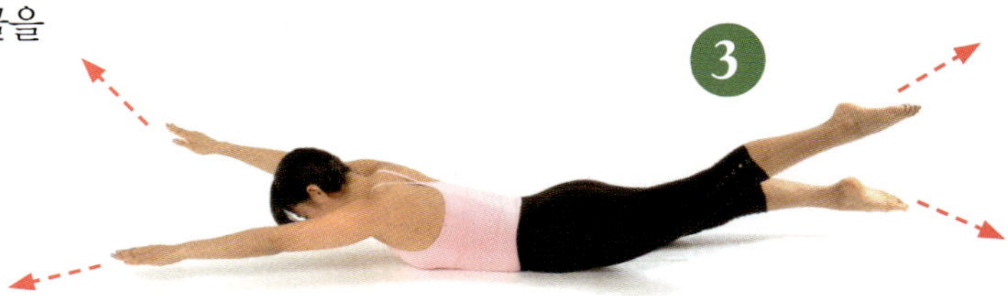

준비자세

매트에 배를 대고 엎드린다.
두 팔을 어깨 넓이보다 넓게 벌려 편다.
두 발은 골반 넓이만큼 벌려 평행이 되게 한다.
어깨가 귀로부터 멀어지도록 견갑골을 등 아래쪽으로 밀어 넣는다.

동작

1 준비자세를 취한다.
2 복부를 수축하면서 상체와 하체를 바닥으로부터 들어 올린다. 이때 척추를 늘인다.
3 팔과 발을 서로 엇갈려 물장구를 치듯이 동작을 수행한다.

Tip

1 어깨가 올라가지 않도록 어깨 안정성을 유지한다. 앞으로 골반 기울임(anterior pelvic tilt)이 되지 않도록 한다.
2 고개를 뒤로 젖히면 목에 부담을 줄 수 있으므로 주의한다. 꼬리뼈를 바닥으로 내려 허리에 과도한 부하를 줄인다.
3 동작을 하는 동안 호흡은 자연스럽게 한다.

성공적 수행을 위한 도움 동작

Swan / *Foam Roller*

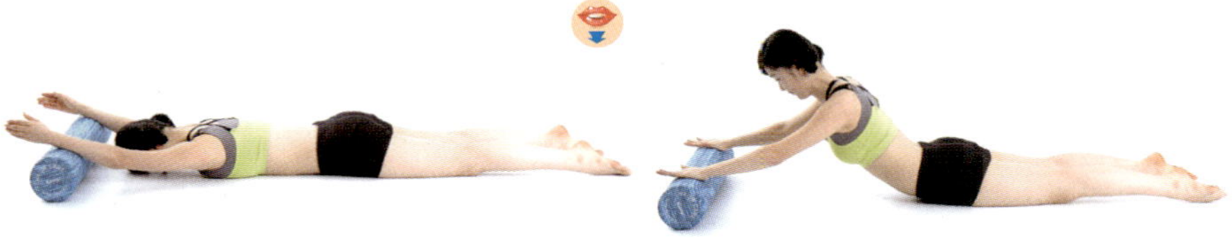

Cobra / *Tubing Band*

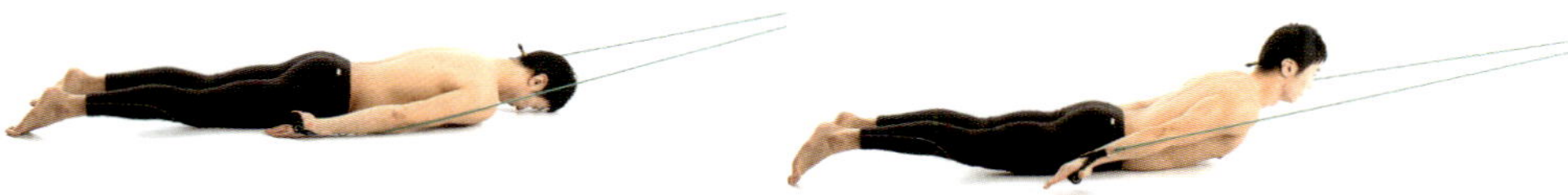

Lats Pull 3 Ways / *Tubing Band*

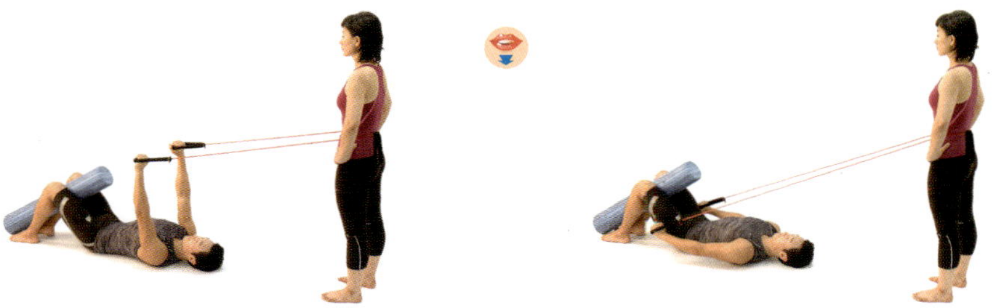

21 : Mat

옆으로 차기
The Side Kick

효과

코어 근육 강화
고관절 굴곡근 강화 및 스트레칭
등 신전 근육 강화
어깨 안정성 향상
신체 균형성 향상

1
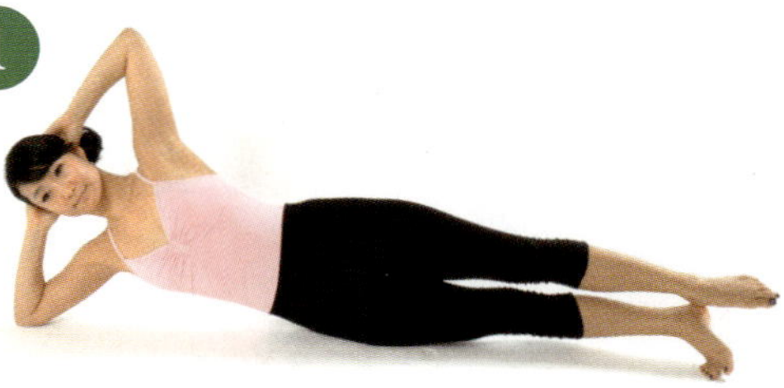

준비자세

옆으로 누워, 두 손으로 머리를 받친다.
두 발을 모아 곧게 편다.
귀, 어깨, 고관절, 무릎 그리고 발목이 일직선상에 오도록 척추를 정렬시킨다.
갈비뼈를 매트로부터 들어 올린다.

2
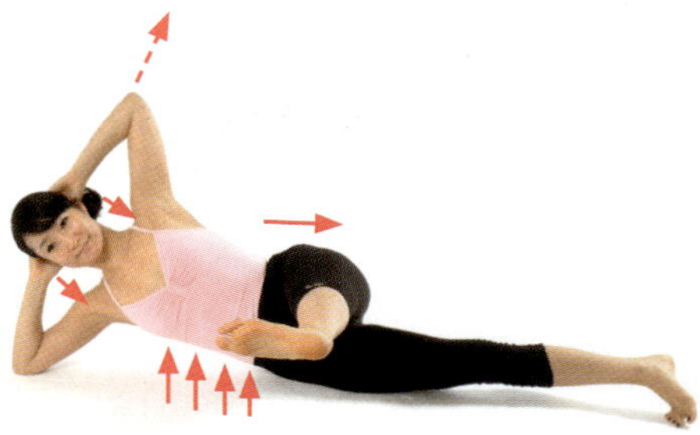

동작

1 준비자세를 취한다.
2 위쪽 다리를 앞으로 두 번 찬다.
3 앞으로 찬 다리를 뒤쪽으로 뻗어 길게 늘인다.

3
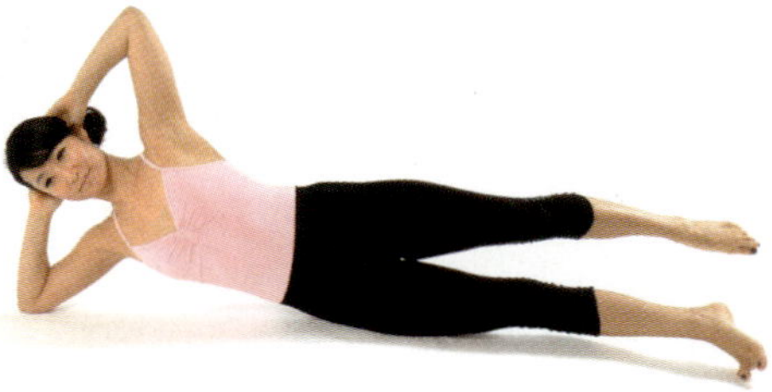

Tip

1 어깨가 올라가지 않도록 어깨 안정성을 유지하고, 허리가 꺾이지 않도록 주의한다.
2 골반이 한쪽으로 올라가지 않도록 한다.
3 코어 근육을 수축하여 신체 중심을 유지한다.

성공적 수행을 위한 도움 동작

Roll Down & Up with Assist / *Foam Roller*

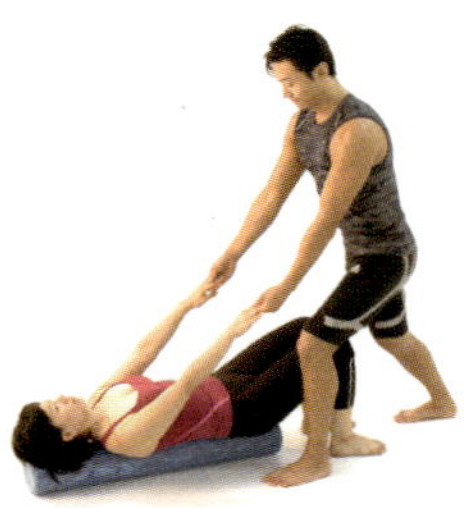

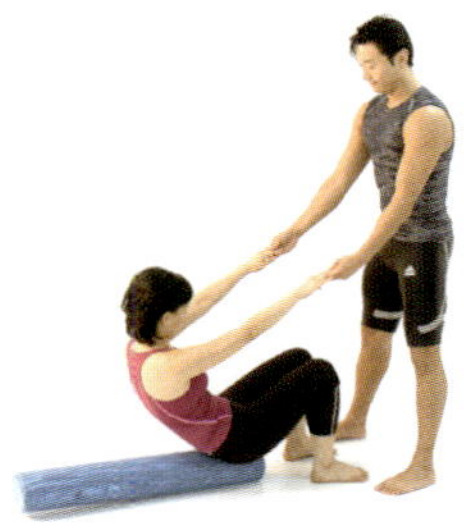

Swan with Elbow Flexion / *Foam Roller*

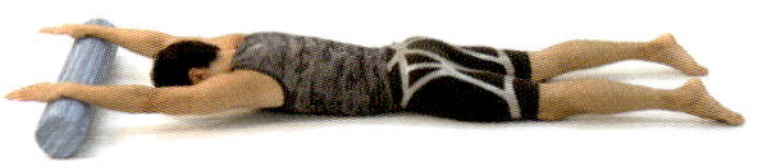

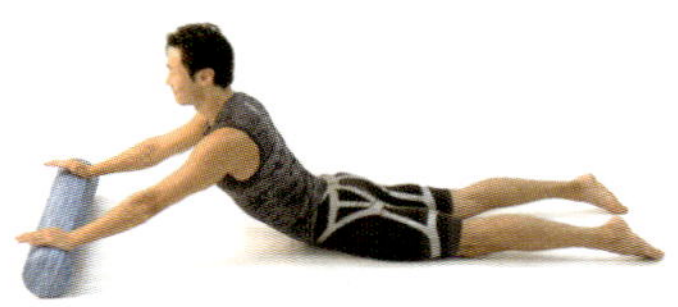

Side Lying Leg Pull / *Tubing Band*

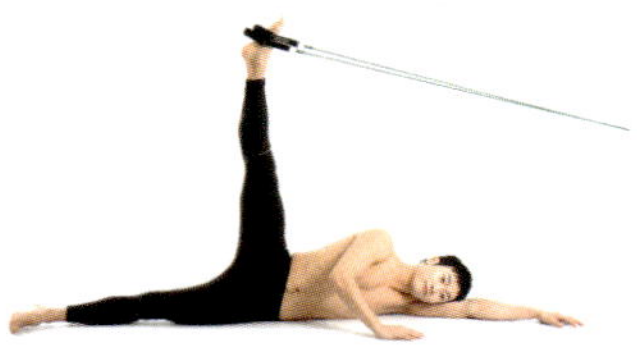

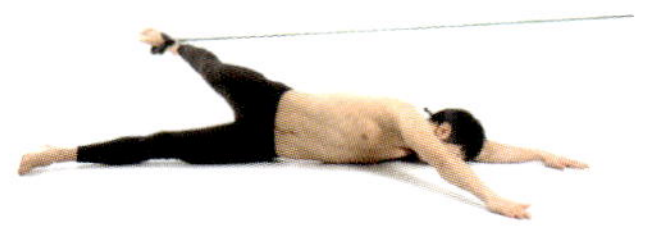

Lats Pull 3 Ways / *Tubing Band*

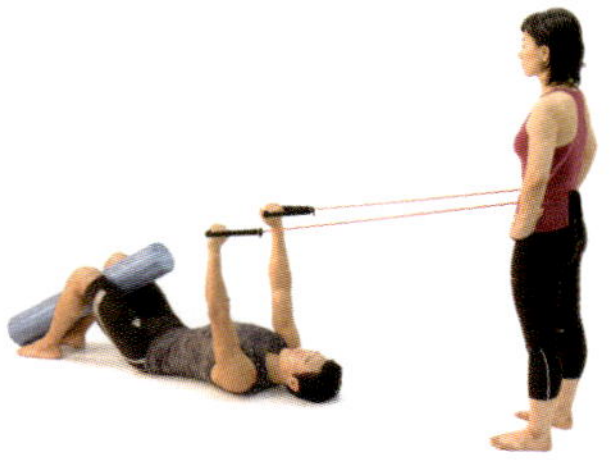

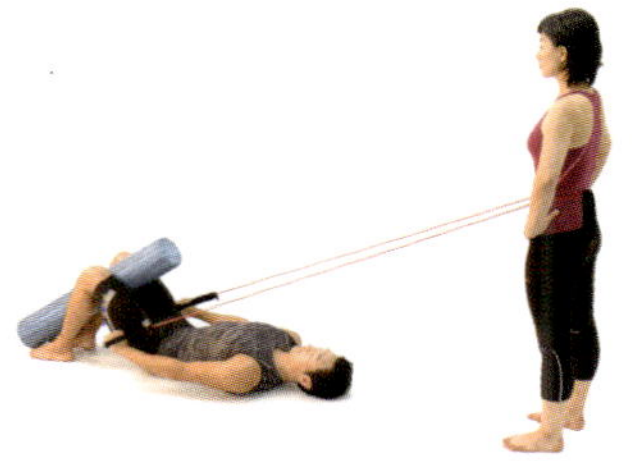

22 : Mat

컨트롤 발란스
The Control Balance

효과

등 신전 근육 강화
복부 근육 강화
어깨 및 하체 근육 강화
어깨 안정성 향상

준비자세

등을 대고 눕는다.

동작

1. 두 발을 모아 천장 쪽으로 들어 올리면서 다리를 머리 쪽으로 넘긴다.
2. 두 팔을 머리 위쪽으로 옮겨 한쪽 다리를 두 손으로 잡는다. 반대쪽 다리는 천장 쪽으로 올린다.
3. 다리를 바꾼다. 같은 방법으로 동작을 수행한다.

Tip

- 목에 지나친 부하가 생길 수 있는 동작으로 목이 불편한 경우 동작을 하지 않는다. 신체 균형을 유지하도록 한다.

1
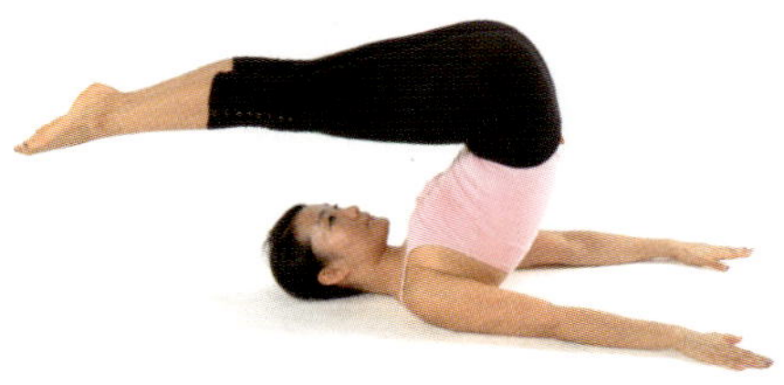

2
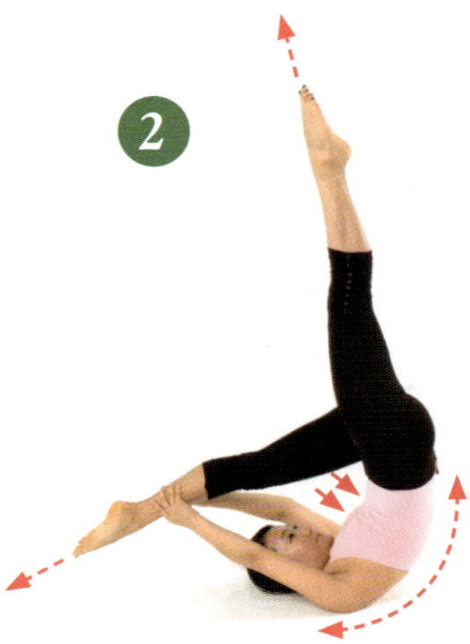

3
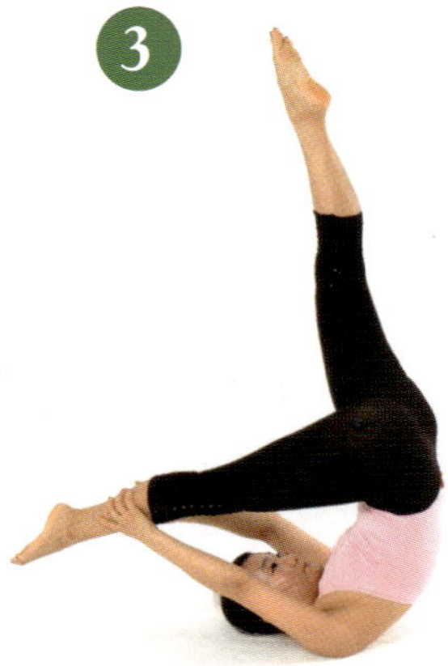

성공적 수행을 위한 도움 동작

- Dying Bug / *Foam Roller*

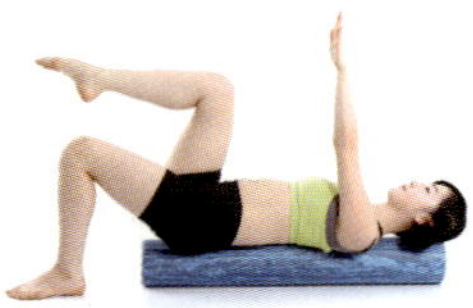

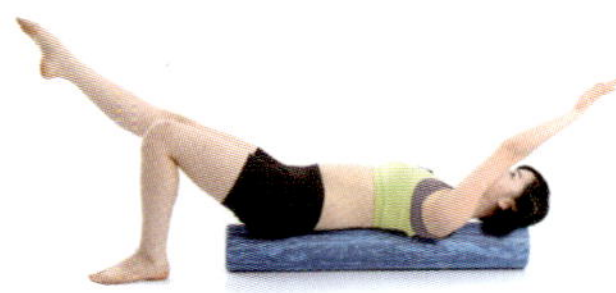

- Dip Toes / *Foam Roller*

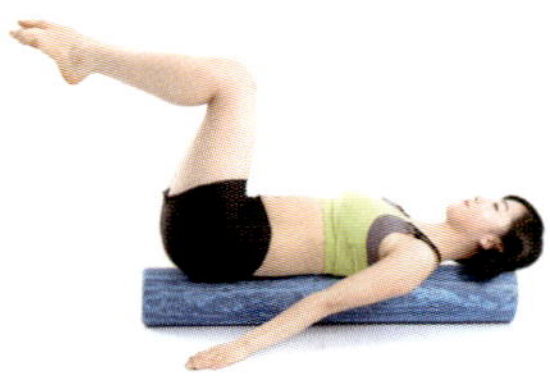

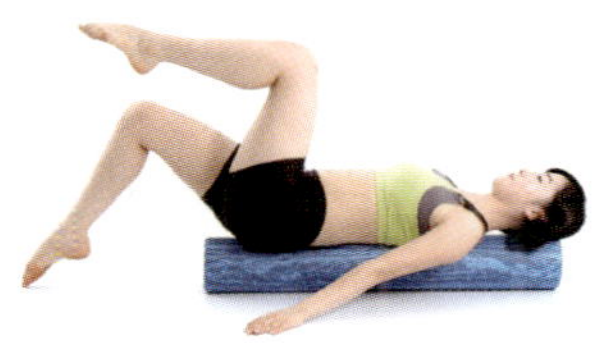

- Roll Down & Up / *Tubing Band*

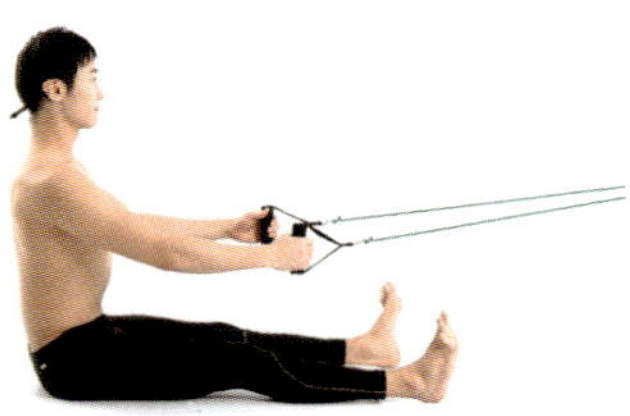

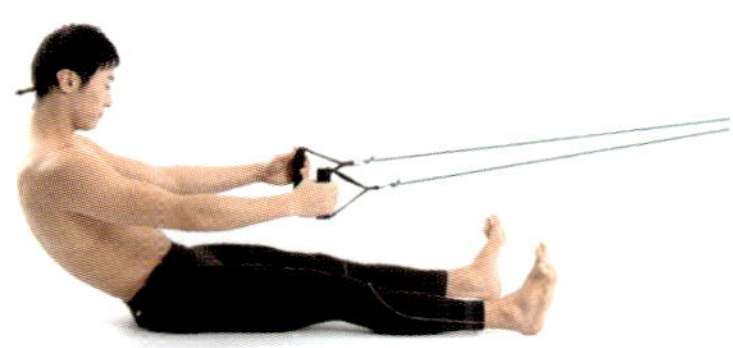

- Helicopter / *Tubing Band*

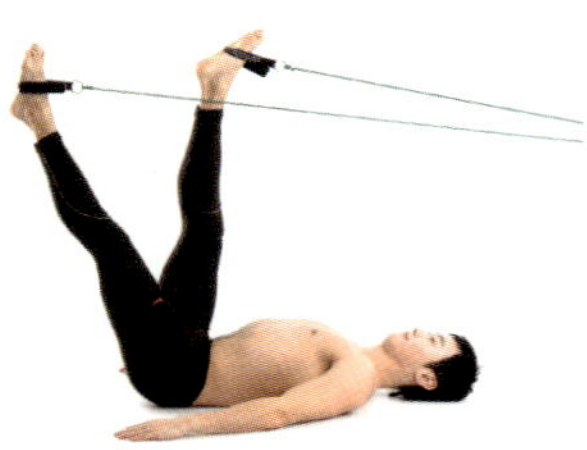

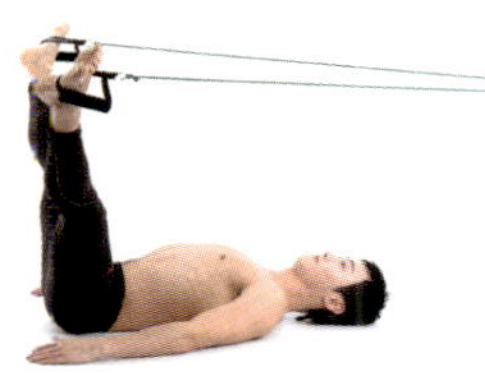

23 : Mat

티저

The Teaser

효과

코어 근육 및 하지 근육 강화

척추 분절 인지 능력 향상

골반 안정성 향상

신체 균형성 향상

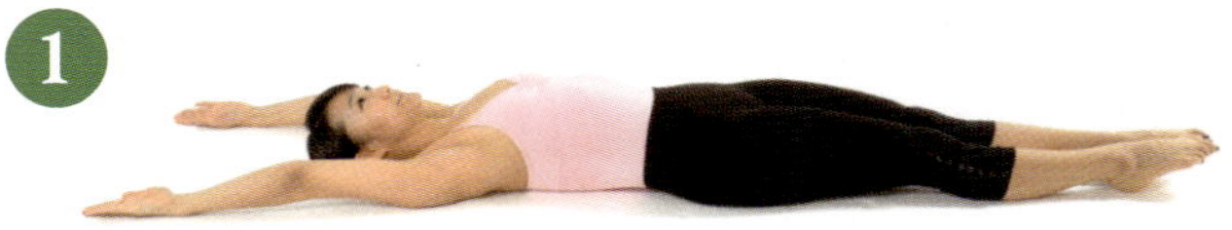

준비자세

등을 대고 눕는다.

두 팔을 어깨 넓이만큼 벌려 머리 위쪽으로 둔다.

두 발은 골반 넓이만큼 벌려 평행을 유지한다.

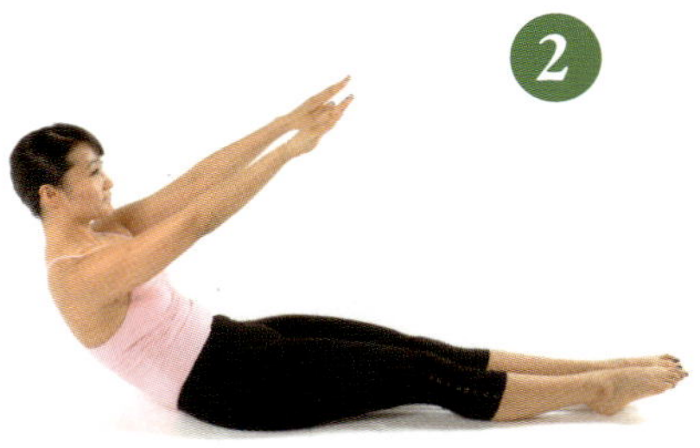

동작

1. 척추를 늘이며 준비자세를 취한다.
2. 두 팔을 천장 쪽으로 들면서 상체를 들어 올린다.
3. 하체를 들어 올린다.

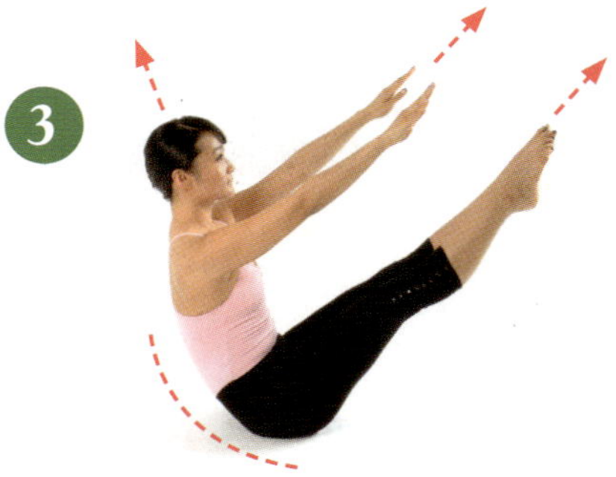

Tip

1. 준비자세에서 갈비뼈가 위로 들리지 않도록 주의한다.
2. 상체를 들어올릴 때, 어깨가 올라오지 않게 어깨 안정성을 유지한다.
3. 상체와 하체를 동시에 들어 올리기 어려운 경우, 상체 또는 하체만 들어올리는 동작을 수행한다.

성공적 수행을 위한 도움 동작

Roll Down & Up with Assist / *Foam Roller*

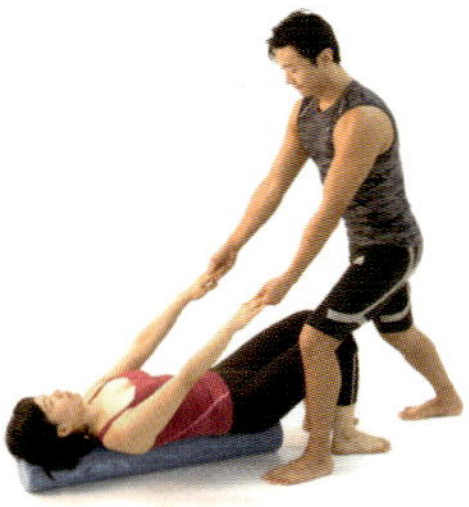

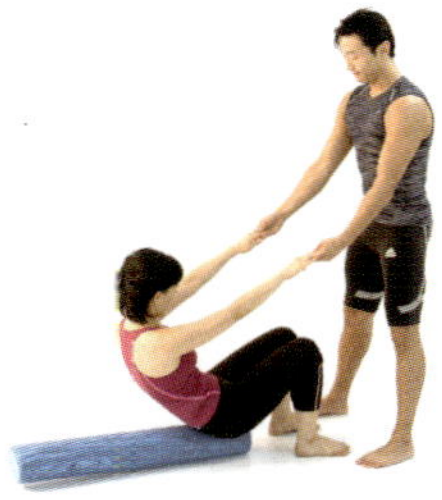

Dip Toes / *Foam Roller*

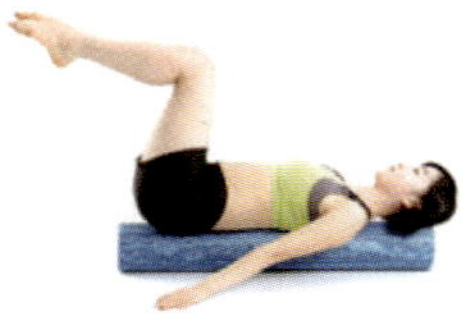

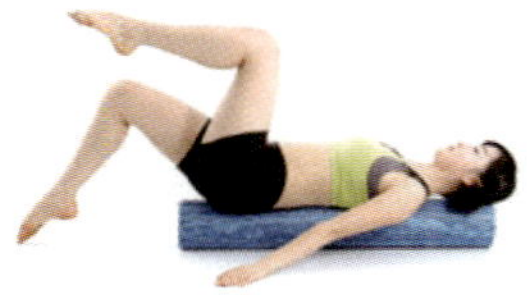

Teaser / *Tubing Band*

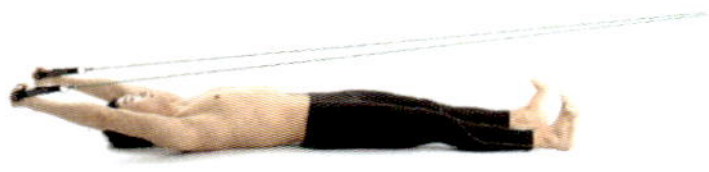

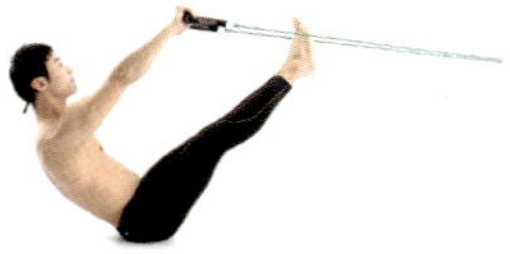

Arm Circles / *Tubing Band*

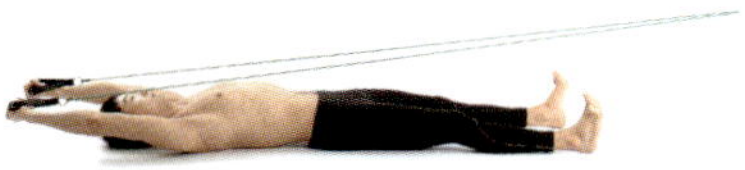

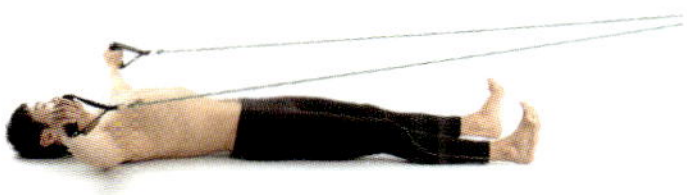

24 : Mat

몸통 비틀기

The Spine Twist

효과

내외 복사근 근육 강화
척추 유연성 향상
골반 안정성 향상
하지 근육 강화
어깨 안정성 향상

준비자세

매트에 두 발을 어깨 넓이만큼 벌리고 앉는다.
두 팔은 옆으로 벌린다.

동작

1 척추를 늘이며 준비자세를 취한다.
2 몸통을 한쪽 방향으로 비튼다.
3 다시 준비자세로 돌아간다.
반대쪽도 같은 방법으로 수행한다.

Tip

1 준비자세에서 허리가 구부려지지 않게 곧게 편다. 어깨가 올라가지 않도록 어깨의 안정성을 유지한다.
2 동작을 수행하는 동안 다리의 길이가 달라지거나, 한쪽 어깨가 올라가지 않도록 한다.
3 반대쪽 다리와 골반이 바닥에서 들리지 않도록 한다.

1
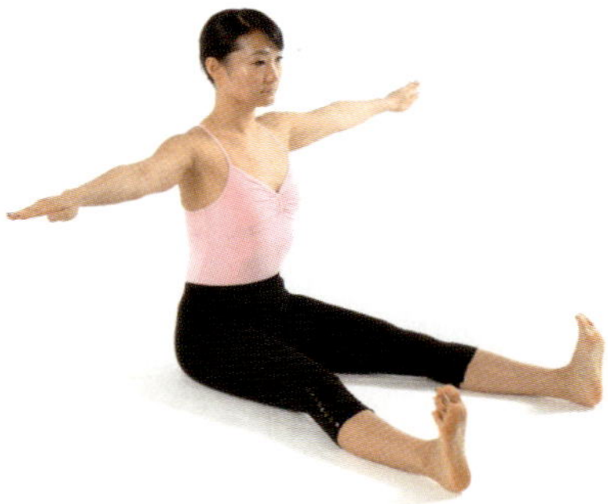

2
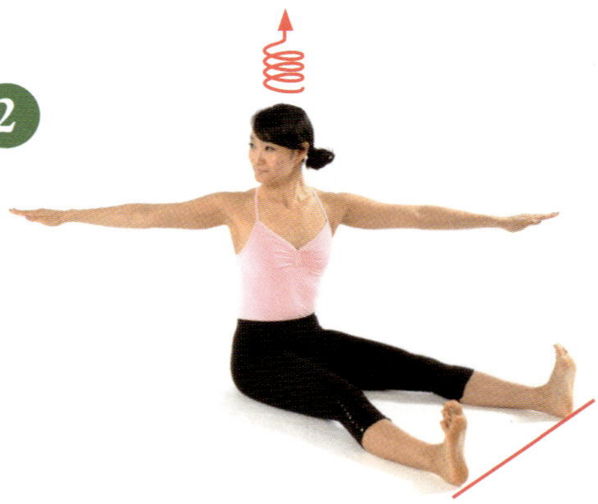

3
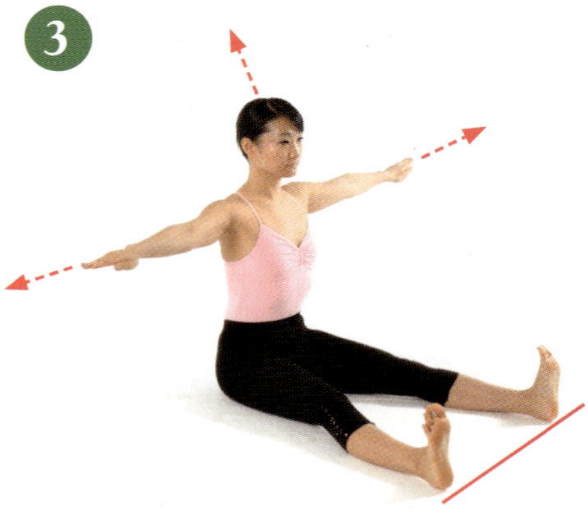

성공적 수행을 위한 도움 동작

- Side Rolling Twist / *Foam Roller*

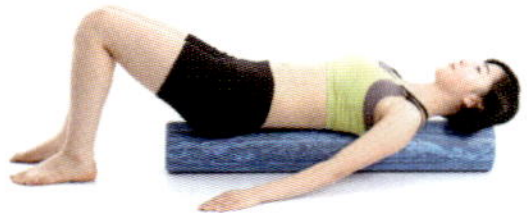
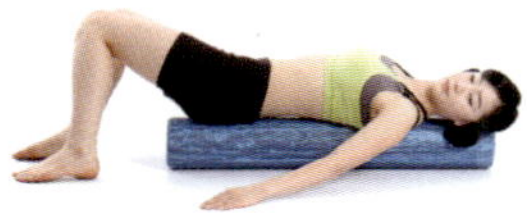

- Hip Squeeze / *Magic Circle*

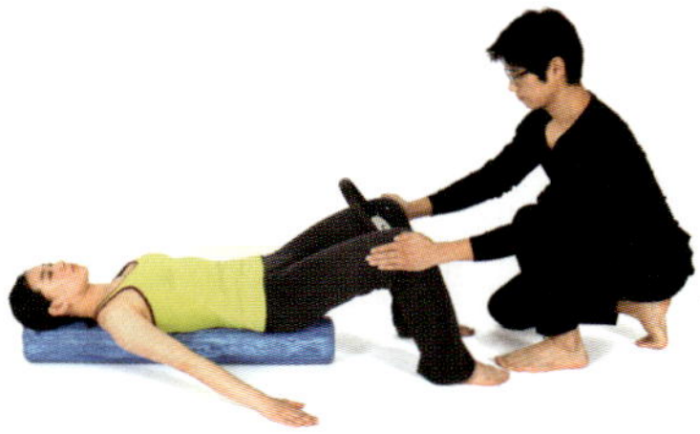
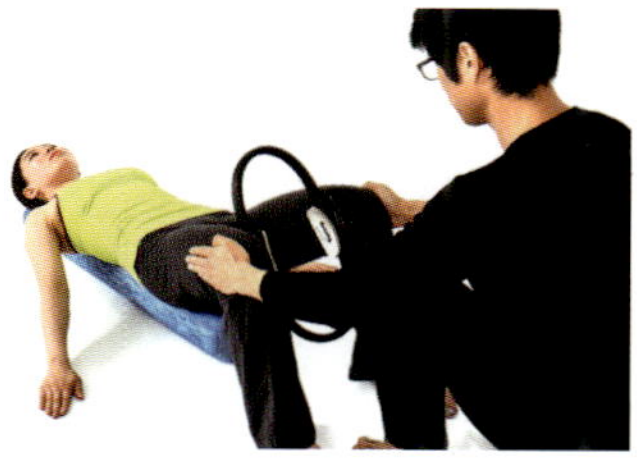

- Roll Down & Up / *Tubing Band*

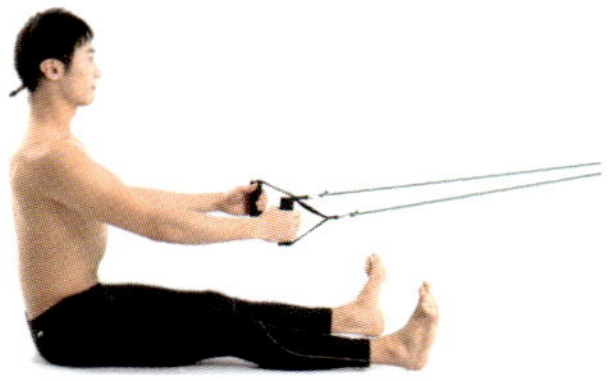
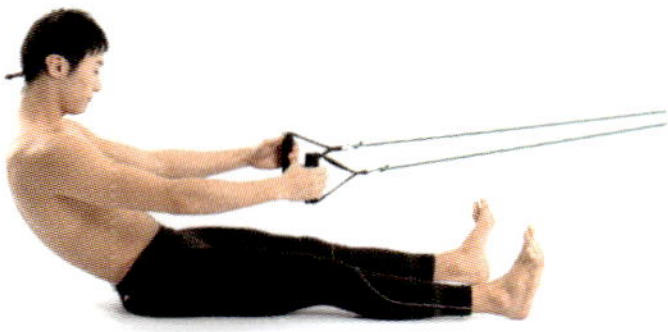

- Spine Twist with One Arm Extension / *Tubing Band*

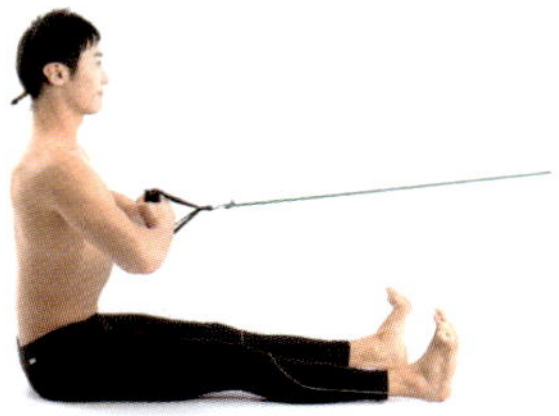
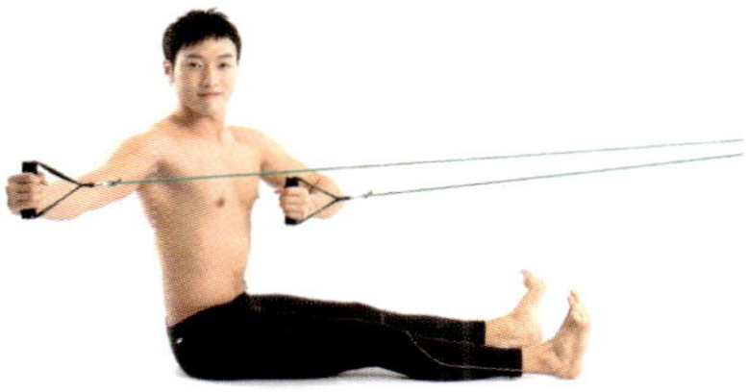

25 : Mat

무릎굽혀 옆으로 발차기
The Side Kick Kneeling

효과

어깨, 복부, 하체 근육 강화
신체 균형성 향상
코어 근육 조절 능력 향상
골반 안정성 향상

준비자세

무릎을 꿇고 앉은 자세에서 상체를 한쪽으로 굽히면서 한쪽 팔로 신체를 지지한다. 반대 손을 머리 뒤에 두고 위쪽 다리를 골반 높이까지 들어 올린다.

동작

1 척추를 늘이며 준비자세를 취한다.
2 위쪽 발을 앞으로 찬다.
3 다리를 뒤로 뻗으면서 늘인다.

Tip

1 준비자세에서 신체 균형을 유지한다.
3 호흡은 자연스럽게 지속하고 척추를 늘여 자세를 바르게 유지한다.

1

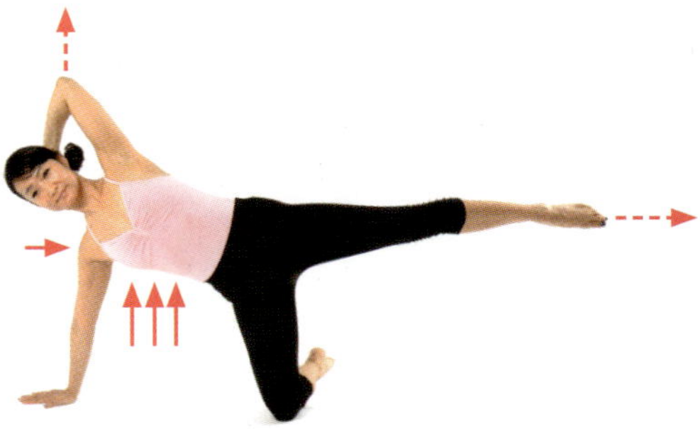

2

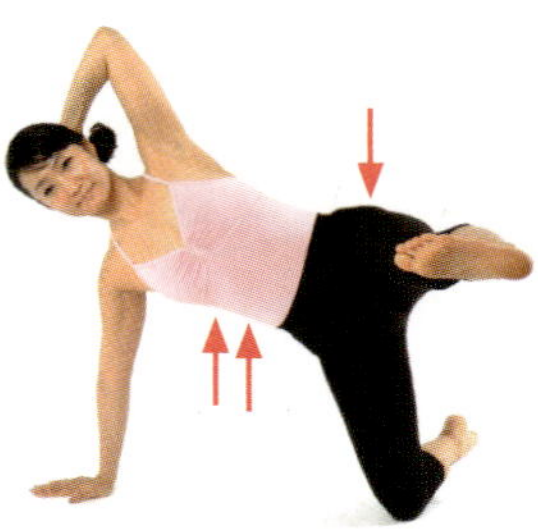

3

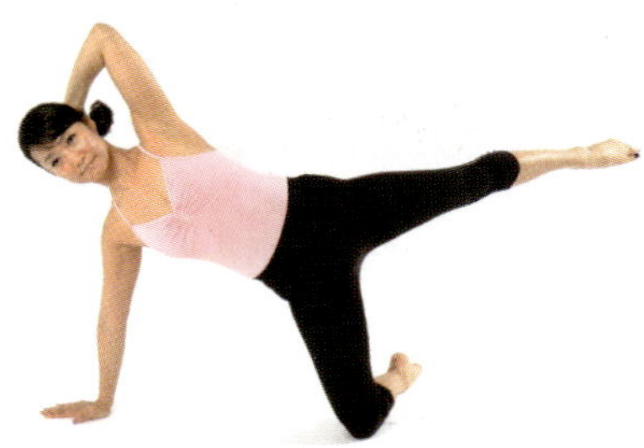

성공적 수행을 위한 도움 동작

Hip Joint Circles / *Foam Roller*

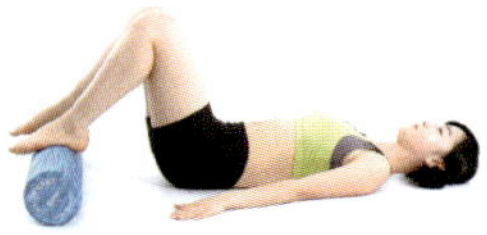

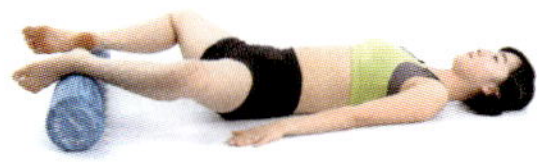

Hip Squeeze / *Magic Circle*

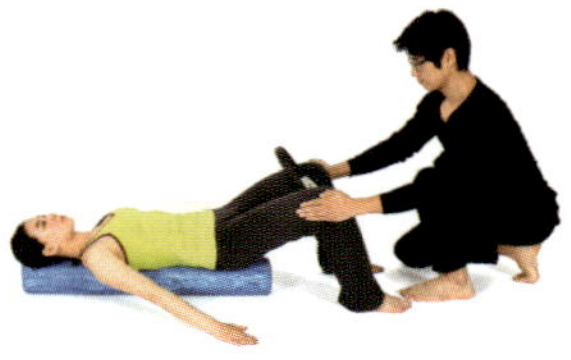

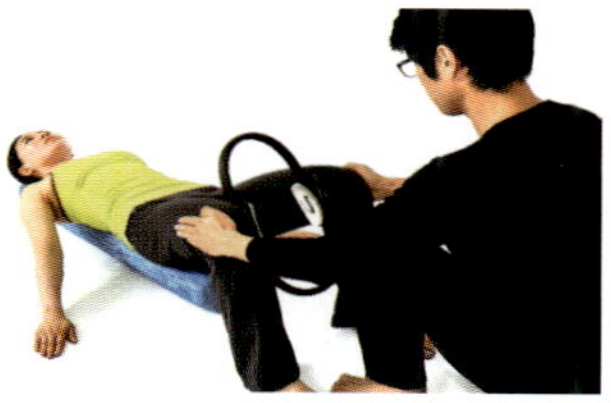

Bridge / *Foam Roller*

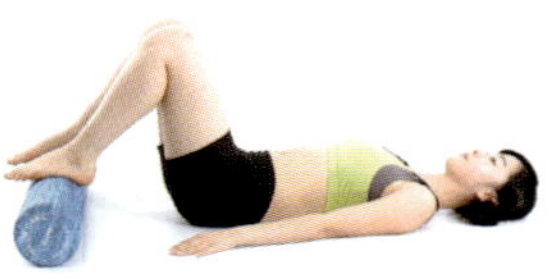

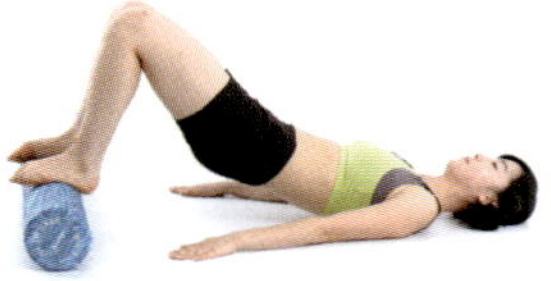

Thigh Stretch / *Tubing Band*

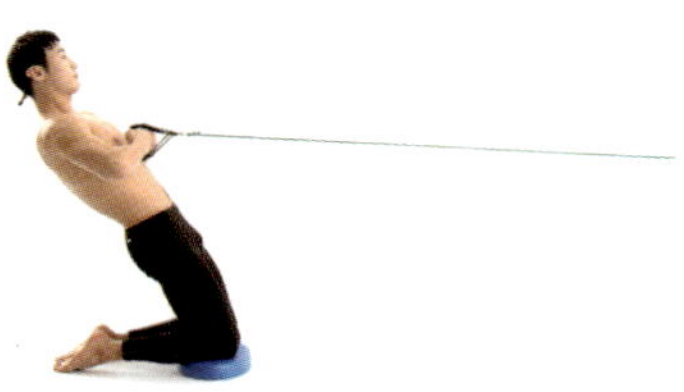

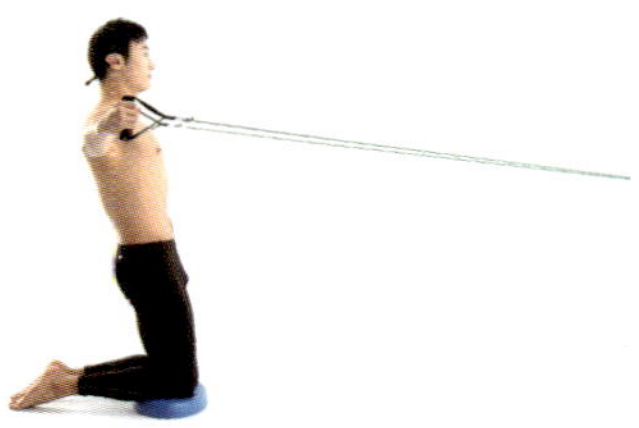

Mermaid / *Tubing Band*

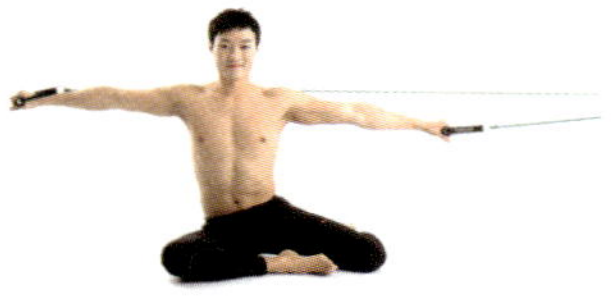

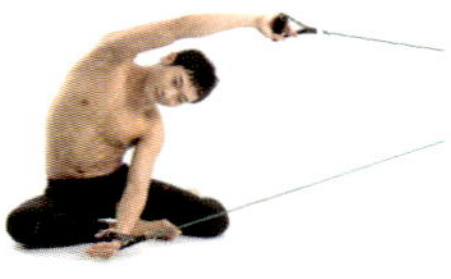

26 : Mat

엎드려 한 발 들기

The Leg-Pull Front

효과

어깨, 복부, 하체 근육 강화

신체 균형성 향상

코어 근육 조절 능력 향상

골반 안정성 향상

1

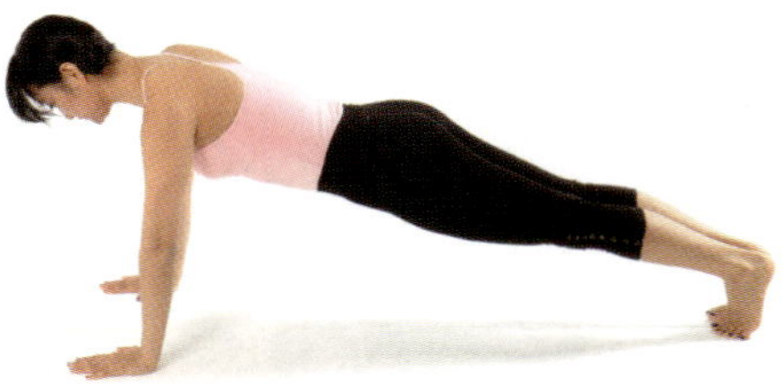

준비자세

푸시업(push-up) 자세를 취한다.

어깨 밑에 손목이 오도록 하고 두 발은 모은다.

동작

1 척추를 늘이며 준비자세를 취한다.

2 한쪽 발을 천장 쪽으로 들어 올린다.
올렸던 다리를 내린다.

2

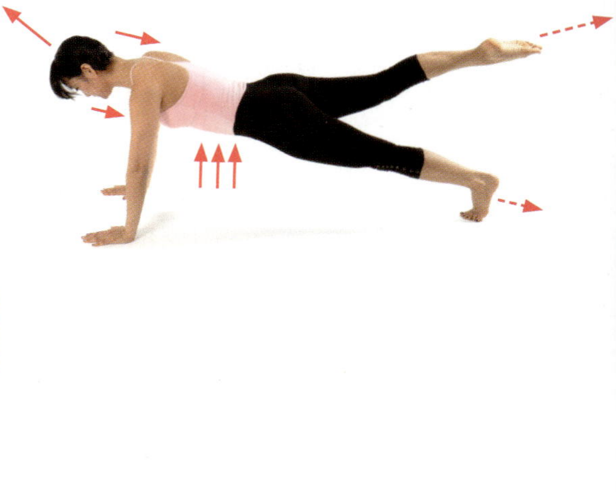

Tip

1 어깨와 허리가 바닥 쪽으로 내려오지 않도록 널판지 자세를 유지한다.

성공적 수행을 위한 도움 동작

- Swan with Elbow Flexion / *Foam Roller*

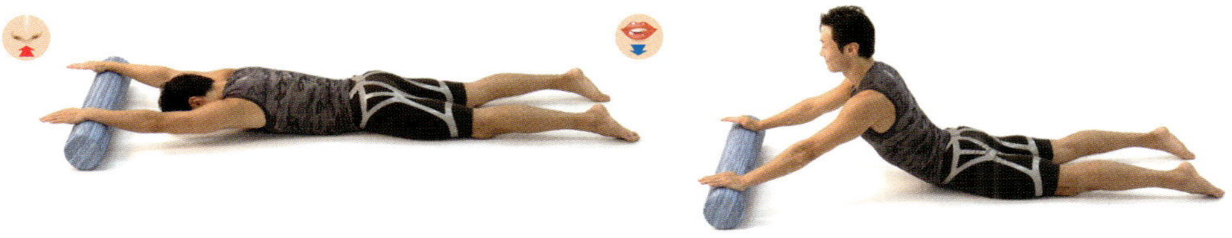

- Arm Circles / *Tubing Band*

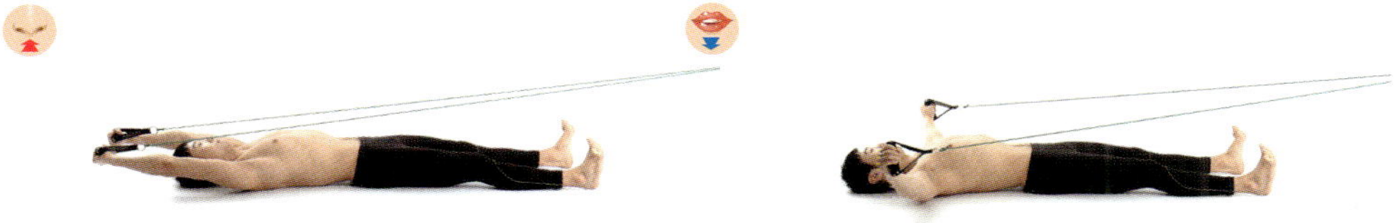

- Roll Down & Up / *Tubing Band*

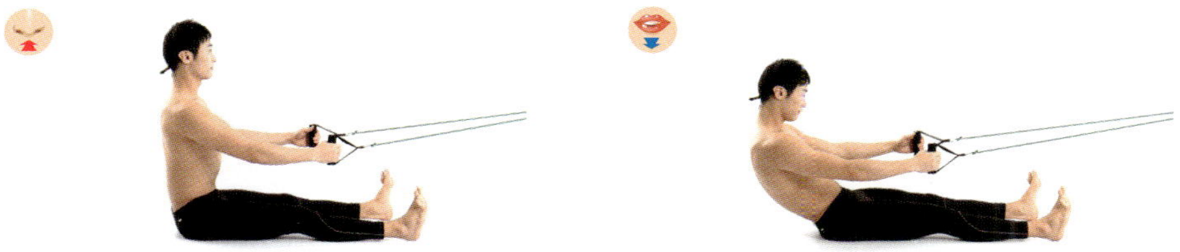

27 : Mat

레그 풀
The Leg-Pull

효과

어깨, 복부, 하체 근육 강화
신체 균형성 향상
코어 근육 조절 능력 향상
골반 안정성 향상

준비자세

다리를 펴고 앉는다.
두 손을 엉덩이 뒤에 가져가 어깨 넓이만큼 벌린다.
엉덩이를 천장 쪽으로 올린다.

동작

1. 척추를 늘이며 준비자세를 취한다.
2. 한쪽 발을 천장 쪽으로 들어 올린다.
3. 올렸던 다리를 내린다. 같은 방법으로 반대쪽도 수행한다.

Tip

1. 어깨가 귀쪽으로 올라가지 않게 어깨 안정성을 유지한다.
2. 준비자세와 동작 중에 엉덩이가 바닥 쪽으로 처지지 않도록 한다.

1

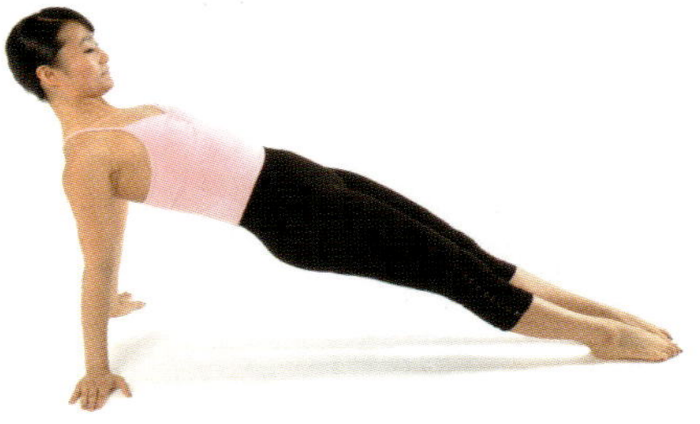

2

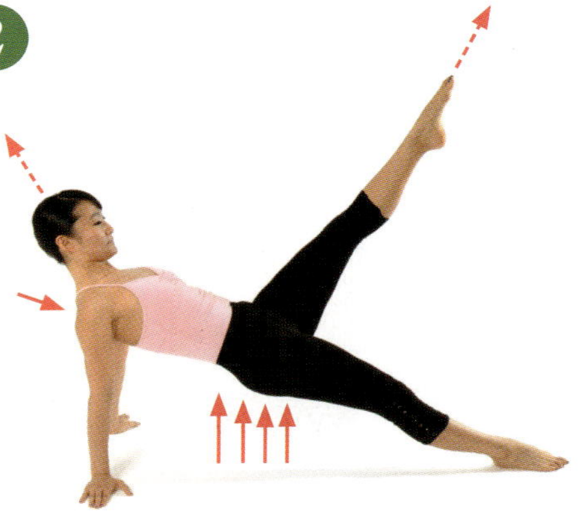

3

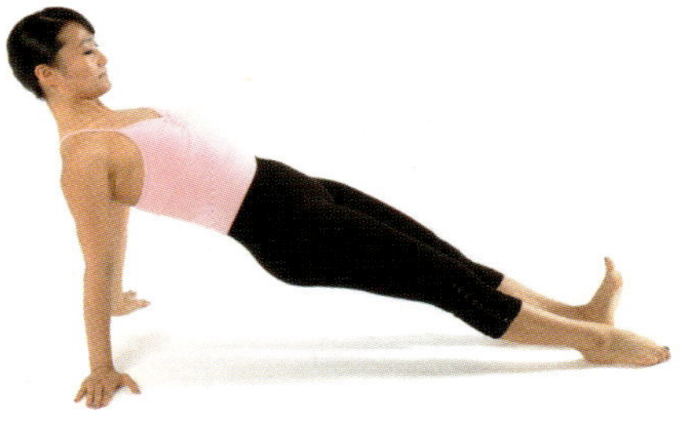

성공적 수행을 위한 도움 동작

- Swan with Elbow Flexion / *Foam Roller*

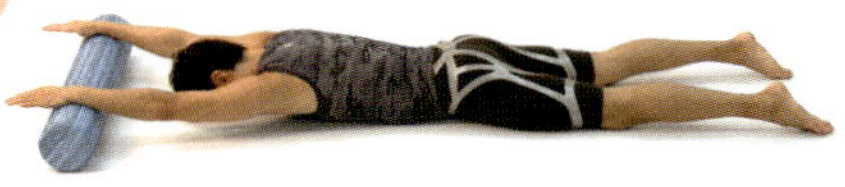

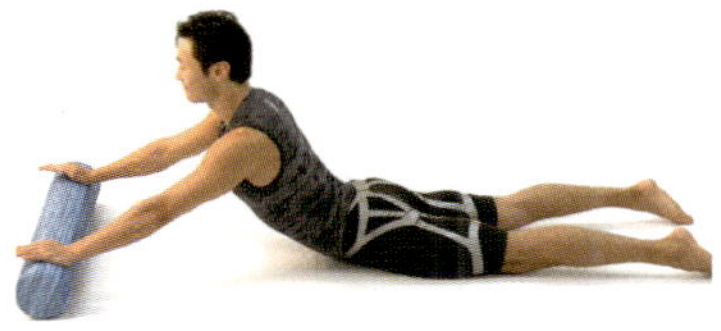

- Arm Circles / *Tubing Band*

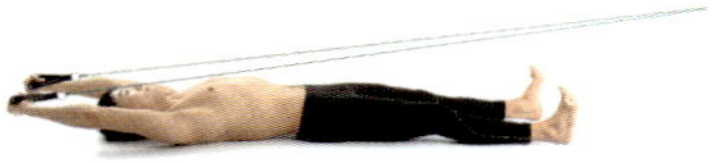

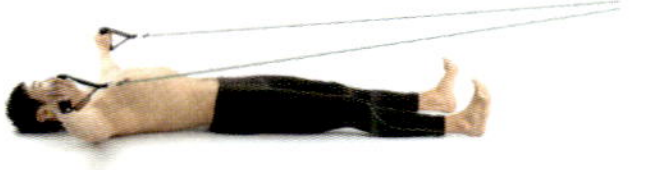

- Hug A Tree / *Tubing Band*

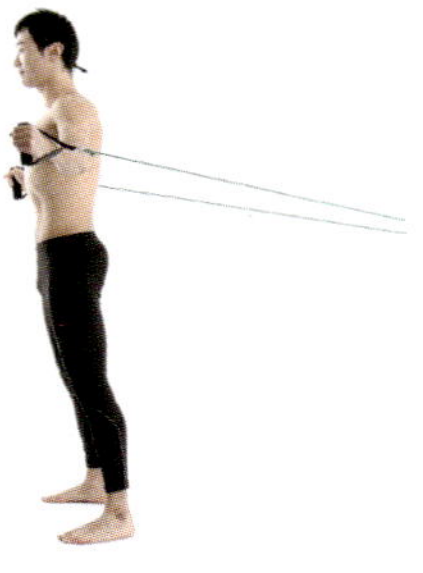

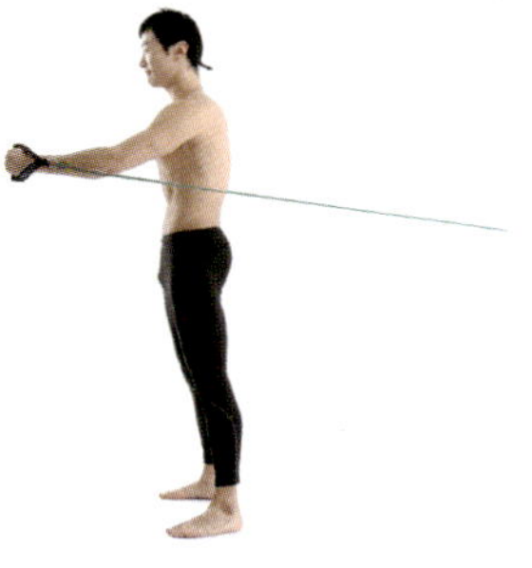

- The Hundred / *Tubing Band*

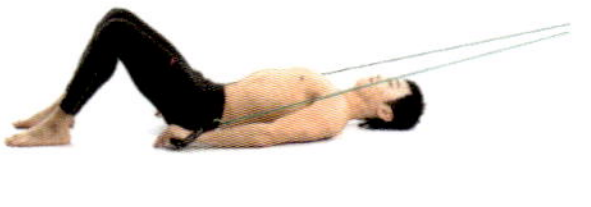

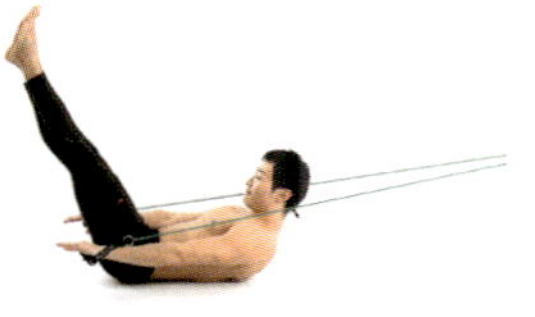

PART 4

문제중심학습(PBL)에 따른 케이스사례

문제기반학습은 기존의 전통적인 교수 학습 중심의 철학에서 벗어나고자 하는 교육의 새로운 패러다임입니다. 문제기반학습(Problem-based learning, PBL)은 실제적인 문제를 학습자 스스로 해결하는 과정을 통해 학습이 이루어지는 학습 모형입니다. 학습자는 사고 전략과 영역 지식을 함께 배우게 되는데, 이러한 문제기반학습의 형태는 의학 교육에서 출발하였습니다.

이 학습의 목적은 유연한 지식, 효과적인 문제 해결 능력, 자기 주도 학습, 효과적인 협업 능력, 내재적 동기를 학습자들 스스로 개발하고 능동적으로 해결해가는 학습 양식이라고 할 수 있습니다. 학습자 상호간의 협력을 통해 이미 알고 있는 것과 알아야 할 것, 도움이 될 정보가 어디에 있으며 어떻게 접근해야 하는지를 찾아내어 문제를 해결해야 합니다.

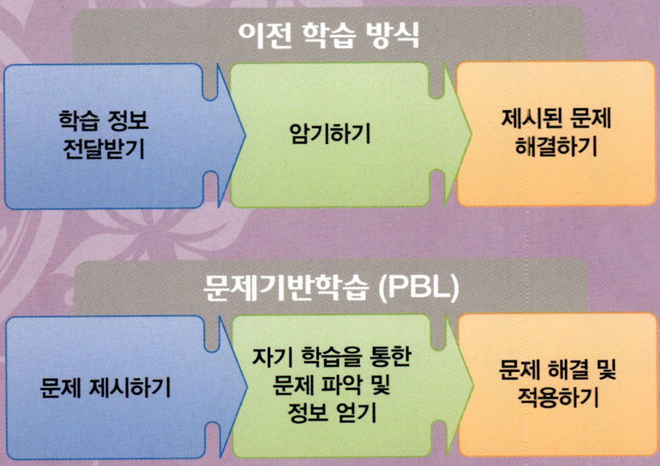

문제중심학습(PBL)에 따른 케이스 사례

Case Studies & Problem Based Learning (PBL)

전기설계사 P씨(남, 34세)는 2011년 11월 왼쪽 대퇴골 고관절에 큰 부상을 입는 교통사고를 당한다. D대학병원에서 1차 비관혈적 정복수술을 받고, 다음 해 3월 부자연스런 다리와 불편함을 개선하기 위해 2차 수술로 골두 성형수술을 받았다. 그리고 퇴원 후 일반 정형외과에서 기본적인 물리치료와 수기치료를 꾸준히 하였다. 그러나 수술 부위의 통증과 부자연스런 걸음걸이 때문에 2개월 후 고관절 부위의 근육, 인대, 건 등을 강제적으로 찢어 고관절의 움직임의 범위를 넓히는 3차 수술을 다시 받는다. 의사의 권유대로 수술 3일 후부터 물리치료사가 진행하는 수기치료를 주 5회, 아쿠아치료 주 3회를 비롯해 하지 근력 운동과 운동요법인 고유수용성 신경근 촉진요법(PNF)을 이용한 근이완 운동요법 등을 경험하게 되었다. 7개월간 이루어진 3차례의 수술과 병원에서 꾸준한 재활 운동 치료를 받고 자신의 재활을 비교적 성공적으로 진행한 P씨는 직장에 복귀할 수 있었지만, P씨 스스로 재활운동을 해야 했고 정형외과 의사로부터 소메틱 필라테스 운동을 추천받았다. P씨의 부인은 남편의 재활운동을 돕기 위해 재활필라테스 교육 과정을 습득하여 P씨가 집에서 소메틱 필라테스 동작을 정기적으로 하도록 도움을 주고 있다. P씨는 집에서 소메틱 필라테스 소도구(튜빙 밴드와 폼롤러)를 이용하여 재활필라테스 원리에 바탕을 둔 간단하고 쉬운 동작으로 신체 균형성, 고관절의 안정성 및 유연성을 향상시키고 있으며, 바르게 걷는 자세를 인지하며 걷는 연습을 하고 있다.

병원에서의 수술과 치료 후 P씨는 자신이 걸을 때 쉽게 지치며 사고 부위의 통증을 인해 자신의 걸음걸이가 이상하다는 것을 알게 되었다. 걷을 때 뿐 아니라 상체를 구부리거나 비트는 동작에서 예전에 없던 신체의 불편함과 통증이 있고, 무엇보다 정신적인 괴로움도 크다고 호소했다. P씨는 예전에 라켓볼 강사 생활을 할 정도로 스포츠를 좋아하는 남성이었지만, 지금은 그가 좋아하던 스키, 축구, 족구 등과 같은 운동을 하는 것은 위험할 수 있다는 의사 선생님의 충고에 매우 당황하고 섭섭해하고 있었다. 게다가 직장생활을 하고 있는 P씨는 부자연스런 걸음걸이가 자신을 크게 위축시키고 있다는 것도 알고 있었다.

이런 상황에서 소메틱 재활필라테스 운동요법을 접한 P씨는 현재 자신을 위한 능동적인 재활운동을 하고 있다. 재활운동은 자신에 맞는 운동을 통해 신체의 기능을 개선시키는 재활요법이고, 재활 컨셉을 가진 소메틱 필라테스 운동은 그에게 적절한 운동이었다. P씨는 쉽고 간단한 몇 개의 소메틱 필라테스 동작들은 수행하면서 걸음걸이를 이전보다 자연스럽게 할 수 있게 되었고, 수술 후 부족했던 자신감을 회복해 나가고 있다. 또한 자신이 하고 싶은 운동을 멀지 않은 미래에 할 수 있을 것이라고 확신하고 있다. 사고 후 P씨는 개인적인 바람이 생겼다. 예전처럼 운동화 끈을 쉽게 맬 수 있게 되는 것과 사랑하는 자신의 아이들과 달리기를 하는 것이다. 꾸준한 재활운동을 수행하면서, 점차 예전의 상태로 돌아가고 있는 P씨의 재활운동은 현재 진행형이다.

P씨의 케이스는 수술 후 수기치료, 물리치료 그리고 집에서 수행하는 재활운동이 적절한 시기에 이루어진 재활단계를 거치고 있다. 본 케이스는 재활이 지속적으로 진행되어야 하는 것을 보여주는 사례라 할 수 있다. 재활에서 가장 중요한 것은 수술과 재활훈련이 상해가 더 이상 악화되지 않고 지속되어야 한다는 점이다. 그리고 P씨는 자신이 스스로 할 수 있는 운동 재활로 "소메틱 필라테스"를 선택했고, 자신에 맞는 기능적인 운동을 꾸준히 실행하고 있다. 그리고 그의 부인이 남편을 위해 재활필라테스 교육을 받고, 남편이 재활운동을 집에서 할 수 있도록 돕고 있다는 점이 P씨가 성공적인 재활을 할 수 있게 하고 있다.

세 번의 수술은 고관절의 근육, 인대 및 주변 조직을 손상시켜 고관절이 자연스럽게 움직이기 어렵게 하였다. 따라서 P씨에게 적절한 맞춤 재활운등이 필요하며, 튜빙 밴드와 폼롤러를 이용한 재활운동을 선택한 것은 매우 적절했다. 특히 탄성을 이용한 튜빙 저항 운동은 근육에 무리 없이 근신경계를 자극하면서 고관절의 근력 기능을 정상화시키고, 운동을 조절할 수 있는 능력을 개선하는 데 큰 도움을 주기 때문이다. 그리고 폼롤러 운동은 수차례의 수술로 인해 경직된 신체 근육들을 이완시켜주는 데 효과적이고, 균형성 운동을 통해 신경계를 자극하여 빠른 신체 회복에 도움이 된다는 강점이 있다.

소메틱 필라테스 환경에서 제안할 수 있는 운동법은 다음과 같다.

1. 수술로 인하여 수술 부위가 굳어 있으므로 골반과 대퇴골의 분절 필요
2. 수술로 인하여 신체 근육이 경직되어 있으므로 척추 안정성 및 어깨 유연성 필요
3. 장시간 동안 움직임을 제한하는 핀으로 고정되어 수술한 다리의 근력이 약화되었으므로 하지 근력의 균형 있는 힘의 강화 및 기능 향상 필요
4. 수차례의 수술로 인하여 약화된 심신을 통합시킬 수 있는 기능적인 호흡법 필요
5. 비정상적인 걸음걸이와 다리 길이의 차이로 인한 골반 중립과 안정성 및 하지 정렬 필요
6. 바른 걸음걸이의 재교육과 실천

P씨를 위한 운동재활 필라테스 프로그램

	Exercise	Effects	Environment	Attention	Repetition	Setting
Reformer	Leg Press (with Breathing) ▪ Neutral Position ▪ External Rot ▪ Internal Rot ▪ (w. Weight Ball)	▪ Lower Leg Alignment ▪ Hip, Knee, Ankle joint Movement Control	▪ Supine Position ▪ Closed Chain	▪ Pelvic stabilization ▪ Disassociation between pelvic and femur	Each Position ×8 times	2 Red Springs
	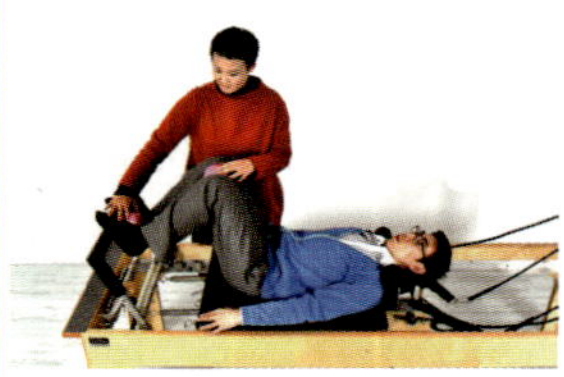 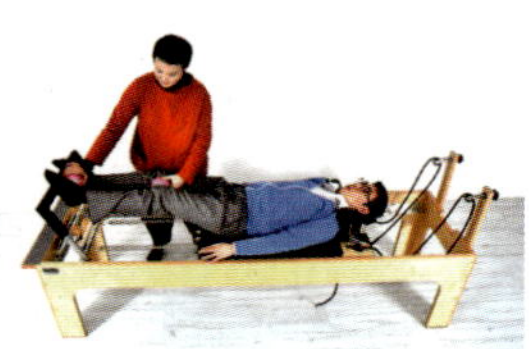					
	Bridge w. Leg Press	▪ Spine Articulation ▪ Back Extensors ▪ Abdominal Muscles control	▪ Supine ▪ Closed Chain	▪ Leg Alignment	×4 times	2 Red Springs Half Foam Roller
	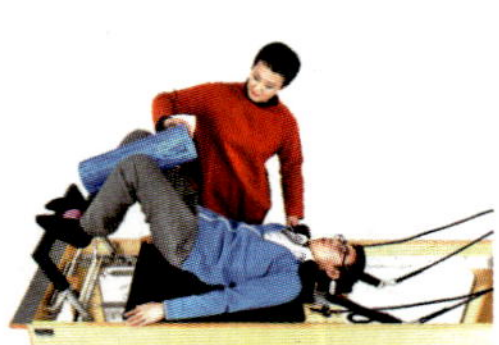					

<table>
<tr><th></th><th>Exercise</th><th>Effects</th><th>Environment</th><th>Attention</th><th>Repetition</th><th>Setting</th></tr>
<tr><td rowspan="8">Trapeze Table (Hand on Exercise or Manual Therapy)</td><td>Breathing Technique</td><td>▪ Improve Cardiovascular ability
▪ Breathing Control</td><td>▪ Supine
▪ Closed Chain</td><td>▪ prevent from Shoulder Stiffness</td><td rowspan="2"></td><td rowspan="2"></td></tr>
<tr><td colspan="4">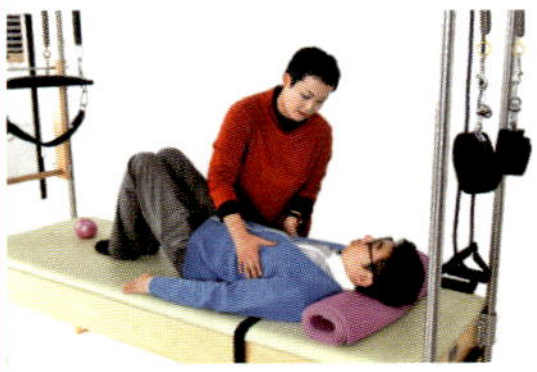</td></tr>
<tr><td>Hip Squeeze w. FR</td><td>▪ Pelvic Stablization
▪ Hip Adductors</td><td>▪ Supine
▪ Closed Chain</td><td>▪ maintain same strength in leg muscles
▪ Pelvic Neutral Position</td><td rowspan="2"></td><td rowspan="2">▪ Half Foam Roller
▪ Arm</td></tr>
<tr><td colspan="4">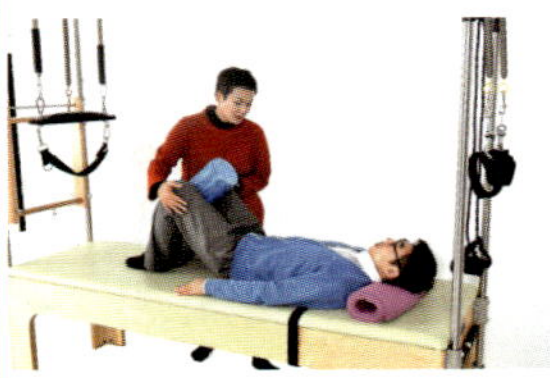 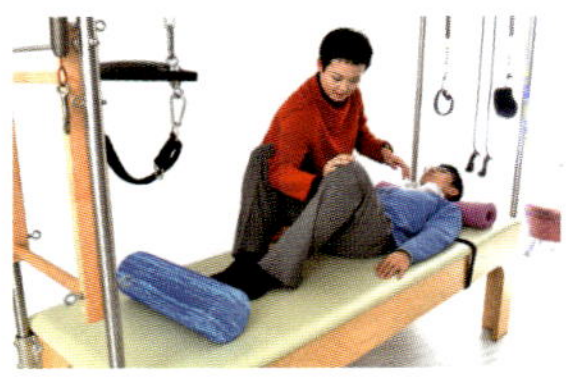</td></tr>
<tr><td>Side Rolling on FR</td><td>▪ Spine & Hip Joint Flexibility
▪ Balance</td><td>▪ Supine
▪ Closed Chain</td><td>▪ Symmetrical Spine movement</td><td rowspan="2"></td><td rowspan="2">▪ 2 Foam Rollers</td></tr>
<tr><td colspan="4">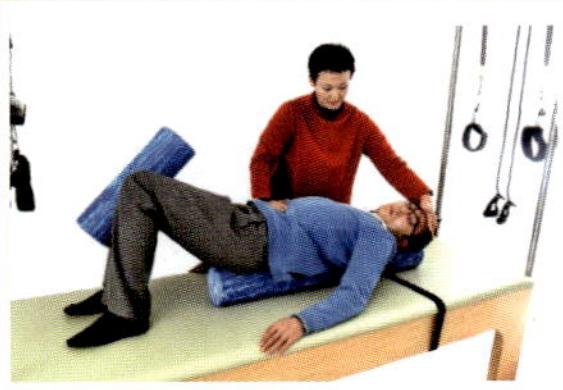</td></tr>
<tr><td>Pelvic Movement w. Weight Ball</td><td>▪ lumbo-pelvic region flexibility
▪ Hip Joint flexibility</td><td>▪ Supine
▪ Closed Chain</td><td>▪ Movemnet through breathing control</td><td rowspan="2"></td><td rowspan="2">▪ Small Ball
▪ Weight Ball</td></tr>
<tr><td colspan="4">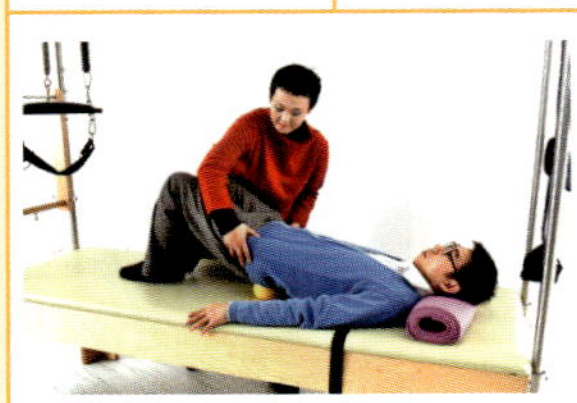 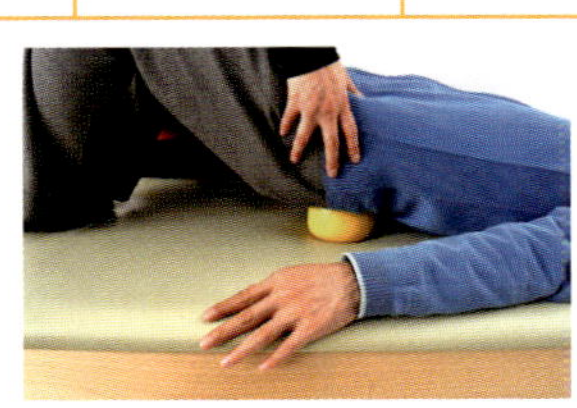</td></tr>
</table>

	Exercise	Effects	Environment	Attention	Repeti-tion	Setting
Trapeze Table (Hand on Exercise or Manual Therapy)	Single Leg Circle ▪ Circumduction ▪ Extenal & Internal ▪ Flexion & Extension ▪ Abduction & Adduction	▪ Hip joint flexibility ▪ Pelvic Stablization ▪ Hip muscles Stretching	▪ Supine ▪ Open Chain	▪ Spine Stabilization ▪ Patient not enough in leg strength, using Tubing Band (Navy Blue)		▪ Leg Spring ▪ Tubing Band
	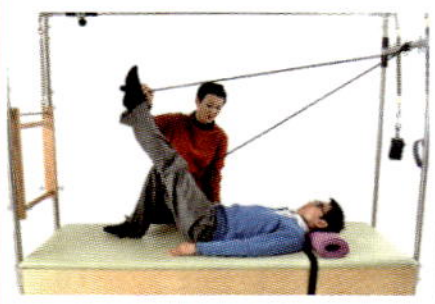 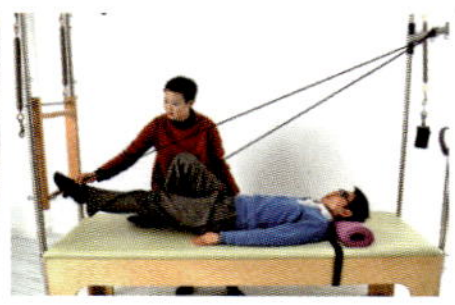 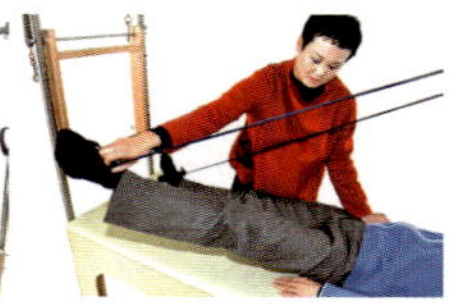					
Lader Barrel	Spine Traction w. Trigger Point	▪ Spine stretching ▪ Low Back muscles release ▪ Sholder Stretching	▪ Prone ▪ Open Chain ▪ Closed Chain		▪ Hold 20 seconds	▪ Ladder Barrel ▪ Hand on Exercise
	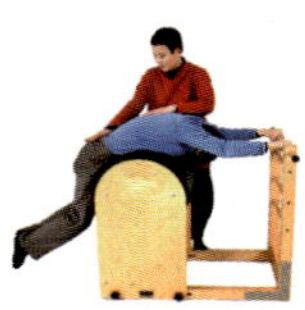 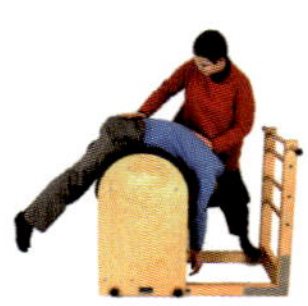					
Combo Chair	Standing Single Leg Press	▪ Pelvic Stabilization ▪ Improve lower leg joint control	▪ Sudo closed chain	▪ Alignment in hip & leg		
	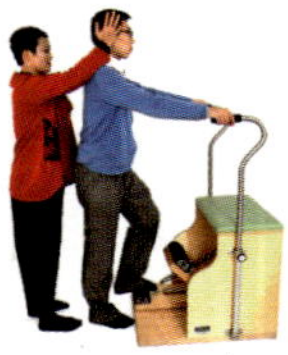 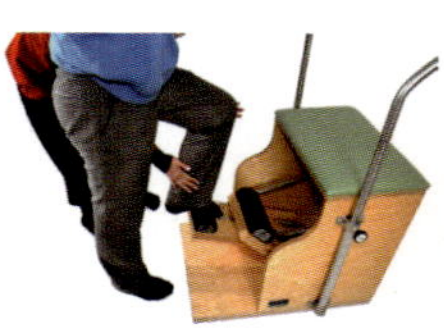 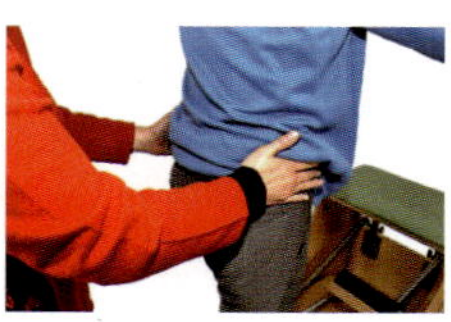					

	Exercise	Effects	Environment	Attention	Repetition	Setting
Stability Training	One Leg Balance	▪ Legs Joint stability & leg control	▪ Standing Open Chain	▪ Prevent from falling ▪ Maintain Balance		▪ Stability
	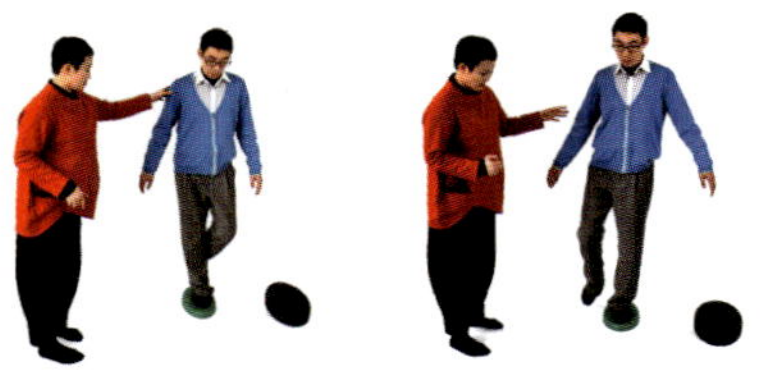					
Walking	Whole Body	▪ Walking pattern in Re-education	▪ Floor	▪ Walking alignment		
	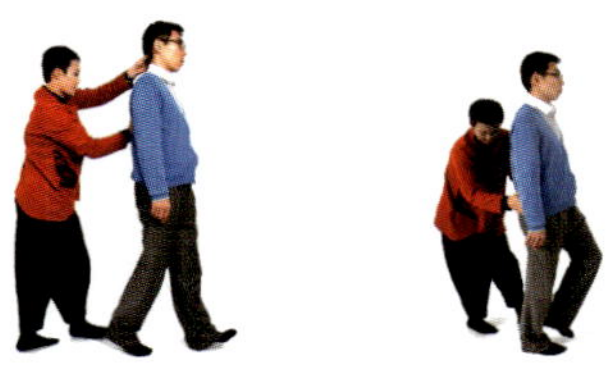					

1 중년 남성의 복부 비만 탈출을 위한 프로그램 사례

■ **과제(assignment) 주제**

40대 남성들이 가장 두려워하는 것 중의 하나인 "뱃살, 복부비만"은 신체의 올바른 움직임을 통해 예방할 수 있다. 필라테스의 올바른 신체 움직임을 익혀 건강한 신체를 갖도록 한다.

■ **Client Information**

대상	이름 : 김○○ 나이 : 48세 신장 : ○○○ cm 체중 : ○○kg
직업	광고 프로덕션 근무
생활습관	생활 태도 – 주로 앉아서 활동 운동 – 1주 4회, 1~2시간, 헬스 – 복부 비만 예방과 탄력 있는 신체를 위해
병력 및 치료	– 허리 시술 5~6회 받음 – 2013년 10월에는 인대 강화 주사 맞음
신체적 특징	배가 많이 나옴 어깨가 많이 뭉침 혈색이 안 좋아 보임 허리 통증 호소함 골반이 많이 틀어졌음

■ **Client 목표**

– 40대 중년에게 많이 나타나는 복부 비만 예방과 탄력 있는 신체

지도자의 단기목표: 1주 Program 목표

1일 program feedback을 통하여 기능적 운동의 필요성을 인지시키고, client가 필라테스 스튜디오 환경에서 동작들을 쉽게 익힐 수 있도록 하는 데 목표를 둔다.

■ Program

1주차 프로그램

운동 환경	운동 동작
1. Foam Roller I	1.Side Rolling +Twist 2.Arms Circles 3.Bridge세로 4.Shodle Movements
2. Trapeze	1.Long sit spineF/E+ Side + Cicles 2.Slilding Bridge 3.Assisted Roll Down & Up 4.Shoulder Stand with Spring Assist
3. Reformer	Double Leg Press Bridge with Knee E Long Box Mermaid Long Box Chest E Quardrapad Short Spine Hundred+공 끼고(상체만 올리고)
4. Ladder Barrel	Shoulder Circles + Side Stretching

4주차 프로그램

운동 환경	운동 동작
1. 짐볼 유산소 운동	제자리에서 뛰기 8회 뛰면서 오른쪽/왼쪽 돌기 8회 박수치기 8회 어깨 돌리기 + 반대 8회 좌우로 왔다 갔다 8회 도리도리 8회 옆으로 찌르기 8회 중심잡기 오른발/왼발 8회 옆으로 뛰기 오른발/왼발 8회 날아오르기 4회(천천히)

2. Foam Roller	1. Side Rolling + Twist 2. Arms Circles 3. Bridge세로 4. Shodle Movements
3. Trapeze	Spine Thoracic F Long Sit Spine F/E Roller Down & up + Twist + saw
4. Reformer	Seated Spine F Abdominals Seated on Short Box Double Leg Press One Leg Press Long Box Shoulder Rotation Hug Tree Arm 3 ways & Circles
5. Ladder Barrel	Shoulder Circles + Side Stretching
6. Chair	Assist Spine E Side Lying Lateral F

8주차 프로그램

운동 환경	운동 동작
1. 짐볼 유산소 운동	제자리에서 뛰기 8회 뛰면서 오른쪽/왼쪽 돌기 8회 박수치기 + 반 박수치기 8회 어깨 돌리기 + 반대 + 반씩 어깨 나눠서 돌리기 8회 팔꿈치 찍고 벌리기 8회 좌우로 왔다 갔다 8회 도리도리 8회 옆으로 찌르기 + 발도같이 같은 방향으로 8회

2.	Foam Roller	1. Side Rolling + Twist 2. Arms Circles 3. Bridge세로 4. Shodle Movements
3.	Trapeze	Long sit Spine F/E Spine Thoracic F + Teaser + Scissor
4.	Ladder Barrel I	Spine Flexion/ Extenxion + Side F/E
5.	Reformer	1. Pelvic Circles
6.	Ladder Barrel II	1. Shoulder Circles+Side Stretching

- Client의 교육 참여 후 신체적 변화

많이 나온 복부가 슬림한 형태로 변화됨
교육 중 호소하던 어깨 불편함이 사라짐
어두웠던 혈색이 밝아짐, 어깨와 골반의 안정된 상태를 인지함
신체적 변화를 느껴가면서 능동적으로 교육에 참여함

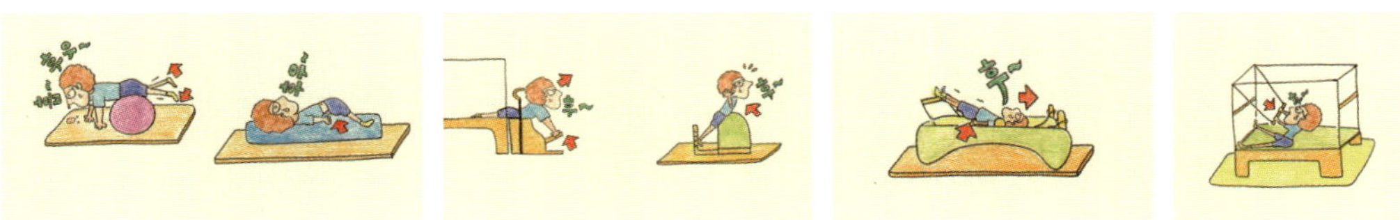

(자신의 운동 경험을 그림으로 그려주었다.)

2 신체 통증 완화 및 근력 강화를 위한 프로그램 사례

- **과제(assignment) 주제**

근골격계질환(MSD) 증상이 있는 사람을 재활 필라테스 이론을 바탕으로 Rehabilitation Thinking & Moving을 가질 수 있도록 한다.

- **Client Information**

대 상	이름 : 김○○ 나이 : 53세 신장 : 160 cm 체중 : 56kg	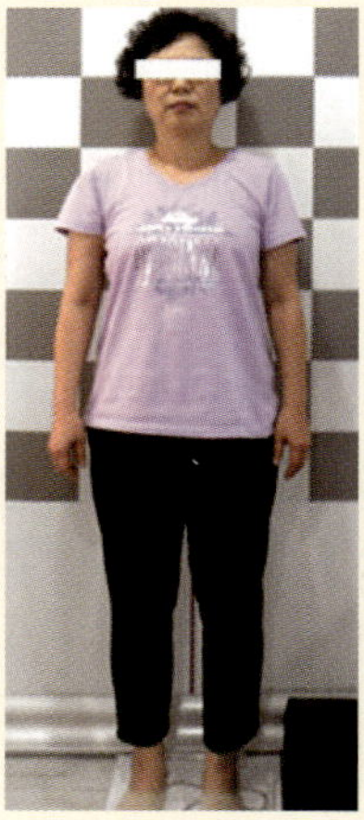
직 업	음악 강사(작곡, 강의)	
생활습관	생활 태도 – 주로 앉아서 활동(컴퓨터 하루 평균 3시간 이상), 운전, 운동 – 1주 2회, 2시간씩 라인댄스 – 현재 휴강 중(1개월) – 현재 운동 無	
병력 및 치료	– 수술 및 입원 병력은 없음, 무릎. 발목(운동 시)통증 – L3, L4, L5부위(운동 시 통증) – 왼쪽 후 삼각근 과 상완 삼두근 사이의 통증으로 팔을 위로 들어 올릴 때 통증 발생 – 고혈압, 골다공증, 폐, 신장의 불안 요소를 가지고 있음(가족력).	
신체적 특징	(중년기의 여성으로 폐경기의 진행단계로 신체적 변화) – 여성호르몬(에스트로겐)의 감소 현상 – 복부지방 증가 – 근육량 감소 – 유연성 감소 – 혈압 상승 등의 증상이 나타난다.	

■ Observation

Head	오른쪽으로 약간 기울어짐.
Shoulders	오른쪽 어깨보다 왼쪽 어깨가 올라감.
Pelvic.	왼쪽 골반보다 오른쪽 골반이 약간 올라감.
Round Back	오른쪽 어깨가 안쪽으로 약간 라운드되어 있음.
Client 전체적 느낌 및 참고사항	-전체적으로 몸에 근력이 없어 보이며, 운동의 불규칙한 생활도 있지만 신체연령상 폐경기로의 진행과정의 연령대로 에스트로겐의 감소와 기초대사량의 저하 및 체지방의 증가가 체력저하의 가장 큰 원인으로 생각됨. -폐경기 여성의 경우 체중의 증가 없이 복부지방 증가, 근육량 감소, 신체의 불균형 현상 가속화, 대사증후군, 만성퇴행성질환 등의 근골격계 질환 발생 위험이 증가됨. -복합운동의 실행이 매우 중요함(스트레칭 , 유산소 , 근력).

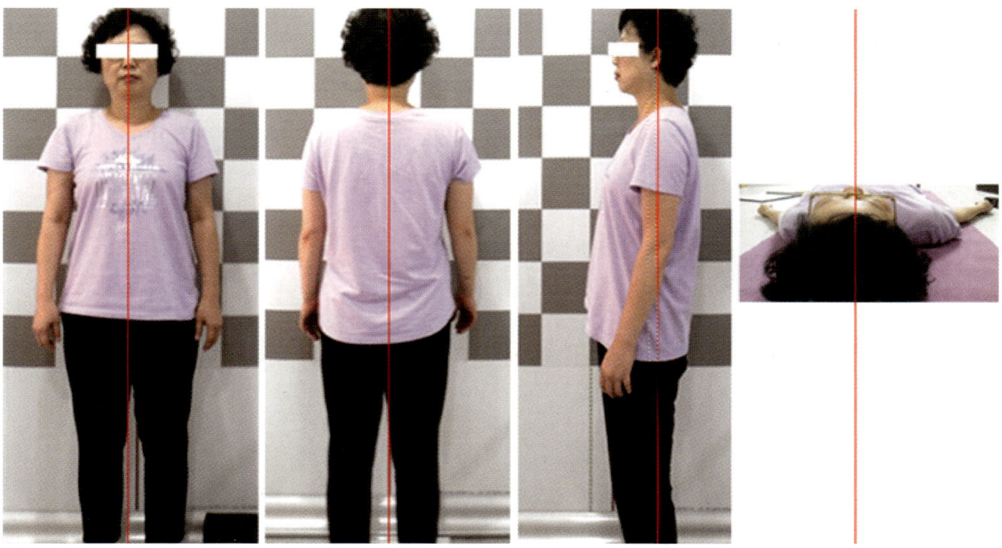

*신체사진

■ Client 목표

- 무릎, 발목 통증완화
- 골반과 몸통의 안정성(Stability)과 균형
- 필라테스를 통해 근력 강화

*1 Day Program 목표

Client가 신체 환경에 대한 심리적인 부담감을 해소하면서 client의 목표를 만족시킨다.

One day program feedback을 통하여 근골격계 질환(MSD)운동의 필요성을 인지시킨다.

■ Program

*1 Day Program

1. 준비 운동

준비운동의 목표 : 근육 이완, 몸의 바른 정렬 인식. 어깨 안정성

소도구	운동 동작	효과	반복횟수	시간
Form Roller	Side rolling and twist	목근육과 상부 등 근육 이완, 목 회전력 향상 목, 어깨, 머리 정렬	좌우 각 4회	10~15분
	Bridge on Form Roller	척추 유연성 향상. 엉덩이, 허벅지 뒤쪽 근육 강화	위, 아래 각 6회	
	Dip Toe	몸통의 안정성 향상, 중심 근육 강화	각 4회씩	
	Shoulder Slaps	어깨 근육, 등 상부 근육 이완 견갑골대 정렬, 어깨 관절 유연성 향상	각 4회	
	Side Lying Arm Circle	어깨 관절의 활동능력 향상 어깨 가슴 그리고 목의 유연성 향상	각 4회	
	Side Lying Open Chest	어깨, 가슴 , 목 그리고 척추의 유연성 향상 가슴을 넓게 펴서 자세를 바르게 하는 데 효과적	각 4회	
	Shoulder Movements	어깨 관절 유연성 향상. 어깨 안정성 향상 목 근육, 상부 등 근육 이완. 견갑골 인지 능력 향상	4회	
	Swan	견갑골의 활동능력 향상, 팔과 복부의 근력 강화, 긴장된 어깨근육 마사지	4회	
	Hip Stretching	골반, 등, 다리 스트레칭	각 4회	
	Mermaid Modification	고관절 내회전력 향상 옆구리 스트레칭과 유연성 향상	각 4회	

2. 본 운동

기계	운동 동작	효과	반복횟수	세팅	시간
Reformer	Supine leg press foot plate on foot bar	하지조절 능력 향상(하지 alignment에 초점)	각 8회 (2set)	2 Red Springs 미니볼	30~35분
	Supine Leg Arcs & Circles	골반의 내전 및 신전 근육 강화 골반 안정성 향상, 골반교정	각 8회	1 Red Springs	
	Bridge with knee Extension	코어근육, 엉덩이 신전근 및 등 신전근 근력 강화 척추 분절 능력 향상	각 4회	2 Red Springs	
Trapeze Table	Longsit Spine flexion & extension	척추 분절 인지력 개선 척추 및 어깨 유연성 향상 어깨 안정성 향상 햄스트링 근육 스트레칭 향상 복부 근육 조절 능력 향상	8회	1 Red Springs	
	Supine Thoracic flexion	복부 근육 강화 척추 분절 인지력 개선 척추 유연성 향상, 어깨 안정성 향상	8회	1Red Springs	
	Side Lying Adductor	코어 근육 조절 능력 향상 대퇴사두근, 햄스트링, 내전근 및 코어 근육 강화, 골반 안정성 향상	각 4회 (2set)	Blue T.B 머리 받침 도구	
	Shoulder Stand With Spring Assist (그림 참조)	어깨, 등 및 엉덩이 신전 근육 강화 신체 균형성 향상.어깨 안정성 향상	8회	노랑 롤바 스프링 트라페즈 슬링	

3. 정리 운동

기계	운동 동작	효과	반복횟수	세팅	시간
Combo Chair	Standing Single Leg Press	엉덩이 신전 근육 강화 무릎 신전 근육 조절 능력 향상 신체 균형성 향상, 골반 안정성 향상	각 8회	1Red Springs	10분
Ladder Barrel	Flexion Stretch	척추 유연성 향상		사다리 쪽 방향	

4. Home Exercise

소도구	운동 동작	효과	반복횟수
Form Roller	Side Rolling and Twist	목근육과 상부 등 근육 이완, 목 회전력 향상. 목, 어깨, 머리 정렬	각 8회
	Bridge on Form Roller	척추 유연성 향상, 척추분절 인지 능력 향상 엉덩이, 허벅지 뒤쪽 근육 강화	각 8회
	Massage Scapular	어깨 관절 긴장 이완	각 4회
	Shoulder Protraction	어깨 근육, 등 상부 근육 이완 견갑골대 정렬. 어깨 관절 유연성 향상	
	Side Lying Arm Circle	어깨 관절의 활동 능력 향상. 어깨 가슴 그리고 목의 유연성 향상	
	Side Lying Open Chest	어깨, 가슴 , 목 그리고 척추의 유연성 향상. 가슴을 넓게 펴서 자세를 바르게 하는 데 효과적	
	Shoulder Movements	어깨 관절 유연성 향상. 어깨 안정성 향상 목 근육, 상부 등 근육 이완. 견갑골 인지 능력 향상	각 8회
	Swan	복부, 팔 근력 강화. 어깨 안정성 향상	6회

Tubing Band	Roll Down & Up	척추 분절 인지 능력 향상, 복부강화	8회
	Scissor	다리근육 강화, 몸통근육 및 안정성	6회
	Leg Circles	고관절 유동성 향상, 골반의 안정성 향상 등 신전 근육 강화	8회
	Bicycle	하지 정렬 조절 능력 향상(고관절, 무릎관절).	8회
	SideLeg Pull	중심 근육 강화, 허벅지 내외 근육 강화	각 4회

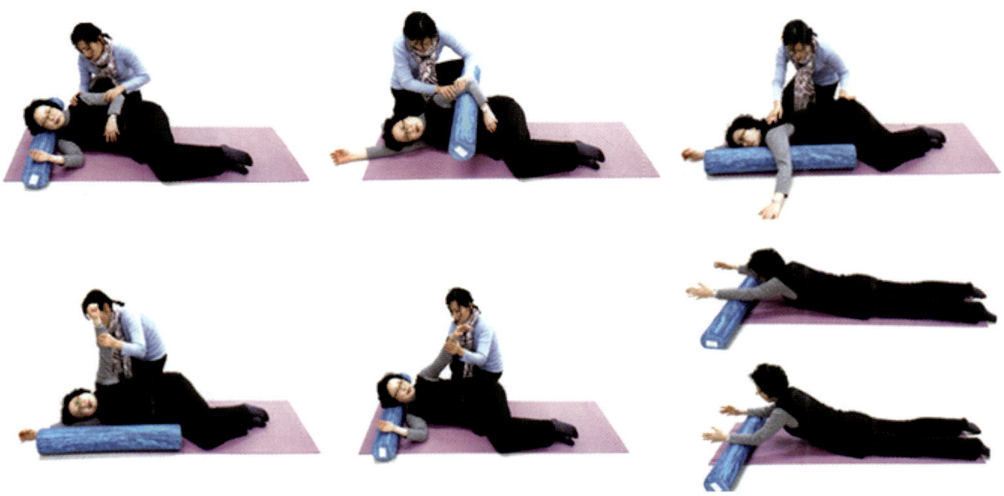

3 탄력 있는 몸매를 위한 프로그램 사례

- Client information

대 상	김○○(44세) 신장 및 체중 : ○○○cm, ○○kg
직 업	댄스 & 요가 강사(현재 6개월간 휴직 中)

평소운동량	휴직 전 : 하루 유산소 운동 2시간/ 요가 2시간 휴직 후 : 운동량 거의 없음
과거 병력	왼쪽 다리 깁스 3번(인대손상, 골절, 금감) →왼쪽 무릎관절 운동량이 많으면 무릎관절을 따라 요통(VAS 7) →왼쪽 다리를 이용한 스트레칭 시 hamstring 통증↑ 오른쪽 발가락 골절이 있었으나 치료하지 않음 →가끔 통증유발
특이 사항	댄스 강의 시 골반을 후굴하는 동작/ 가슴 펌핑 동작 多 취미(독서) 생활 시 왼쪽으로 고개를 틀어서 보거나 누워서 독서하는 습관이 있음

- Observation

Neck	거북목
Shoulder	Round shoulder 왼쪽 어깨 거상
Hips	Anterior pelvic tilt
특이 사항	걸을 때 왼쪽이 오른쪽보다 조금 더 external rotation →본인이 걸을 때 무게중심이 왼쪽 발바닥으로 쏠림을 느낌 Squat 시 왼쪽 발 pronation Mermaid 시 오른쪽보다 왼쪽이 원활하게 이루어짐

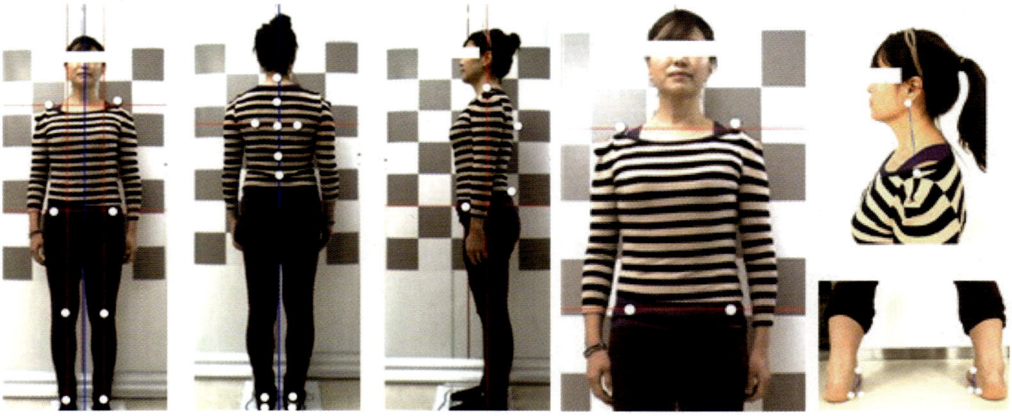

문제점

- 좌/우 어깨 불균형 및 round shoulder
- Anterior pelvic tilt

■ 목표

*Client의 목표

Diet < Body shape

승모근 & 전거근 이완 / 등살 & 팔뚝살 제거

*장기적인 Program의 목적

좌 · 우 발란스 불균형

전방경사골반

Round shoulder

교정에 초점을 맞춘 운동

Body shape를 위한 스트레칭 병행 + 경추이완 운동

왼쪽 다리의 근력강화 및 스트레칭 필요

*1 Day Program 목표

Client의 가장 큰 문제점 좌우 어깨 불균형과 anterior pelvic tilt

Program Concept

Shoulder와 pelvic stability

요가와 댄스강사 경력으로 비교적 쉽게 동작을 수행할 수 있을 것으로 예상

- 몸 풀기에서는 본인이 통증을 호소했던 hamstring stretching에 집중
- 스튜디오 필라테스에서는 좀 더 난이도 있는 동작으로 구성
- 스튜디오 필라테스 수행 후 5분~10분의 짐볼 유산소운동을 병행
- 마무리로 foam roller(가로) neck release를 시작으로 등 근육 이완
- Home exercise는 client의 목표를 참고해 body shape에 도움이 되는 운동으로 지도

■ Program

1 Day Program

운동 환경	운동 동작
1. Foam Roller I	1. Side rolling + twist 2. Arm circles + shoulder slaps 3. Dying bugs + 양손 앞으로 나란히 4. Bridge on foam roller + shoulder bridge
2. Trapeze	5. Though bar mermaid + shoulder E/D 6. Long sit spine F/E 7. Supine thoracic flexion + teaser + swimming 8. Shoulder stand with spring assist
3. Reformer	9. Leg press treading & walking series + one leg press 10. Arms 3 way & circle 11. Hundred 12. Bridge → with knee E/F 13. Pelvic circle "Relax - Spine twist" 14. Seated spine flexion 15. Long box shoulder rotation
4. Chair	16. Assisted spine E 17. Side lying lateral F 18. Lunge to stand on chair top
5. 짐볼 유산소 운동	19. 짐볼 유산소운동 5분~10분
6. Foam Roller II	20. Neck release 21. Pec stretch 22. Lumbar massage 23. 종아리마사지 (dynamic hip internal/ external rotation)

4주차 Program

운동 환경	운동 동작
1. Foam Roller I	1. Side rolling + twist 2. Arm circles 3. Chest stretching + pulling elbows 4. Bridge on foam roller + shoulder bridge
2. Trapeze	5. Supine hamstring arcs 6. Side lying adductor arc 7. Shoulder stand with spring assist + knee F/E 8. Assisted roll down & up
3. Reformer	9. Supine leg arcs & circles + One leg arcs & circles 10. Bridge with knee extension → 한쪽 다리 들고 holding 11. Pelvic circle 12. Lateral flexion & rotation in side sitting 13. Abdominals seated on short box + lateral flexion 14. Hip & shoulder F/E
4. Chair	15. Assisted spine E(스프링 아주 약하게) 16. Side lying lateral F(스프링 아주 약하게) 17. Abdominals with spring assistance
5. 짐볼 유산소 운동	18. 짐볼 유산소운동 5분~10분
6. Foam Roller II	19. Neck release 20. Pec stretch 21. Lumbar massage 22. 종아리마사지 (dynamic hip internal/ external rotation)

8주차 Program

운동 환경	운동 동작
1. Foam Roller I	1. Side rolling + twist 2. Chest stretching + pulling elbows 3. Lats pull + spine twist 4. Hamstring massage + front stretching
2. Trapeze	5. Supine hamstring arcs + Bicycle 6. Side lying adductor arc F/E 7. Long sit spine F/E + teaser 8. Supine thoracic Flexion + swimming
3. Reformer	9. Hundred + knee E/F 10. Arms 3ways & circles → 다리 앞 사선 45 ° 11. Short spine 12. Abduction stretching 13. Side lying leg press 14. Standing hip stretching series
4. Chair	15. Side lying lateral F + 한쪽 다리 up & down 16. Abdominals with spring assistance (spring 약하게 + 양쪽다리) 17. Lunge to stand on chair top
5. 짐볼 유산소 운동	18. 짐볼 유산소운동 5분~10분
6. Foam Roller II	19. Neck release 20. Pec stretch 21. Lumbar massage 22. 종아리마사지 (dynamic hip internal/ external rotation)

12주차 Program

운동 환경	운동 동작
1. Foam Roller I	1. Side rolling + twist 2. Chest stretching + pulling elbows +tetrix 3. Roll up & down 4. Lats pull + spine twist 5.Hamstring massage + front stretching
2. Trapeze	6. Bridge movement phrase in sagittal plane + sliding teaser 7. prone spine extension + swimming 8. Hanging suspended trunk E + elbow E/F 9. Assisted squat (foam Roller)
3. Reformer	10. Hundred + knee E/F 11. Bicycle 12. Leg circles 12. Jack knife 13. Kneeling chest extension 14. Long box shoulder adduction 15. Down stretching 16. Supine jump
4. Chair	17. Assisted spine extension(다리 사이 서클 껴서 함께 들기) 18. Lunge to stand on chair top (spring 아주 약하게)
5. 짐볼 유산소 운동	19. 짐볼 유산소운동 5분~10분 20. 짐볼 중심잡기
6. Foam Roller II	21. Neck release 22. Pec stretch 23. Lumbar massage 24. 종아리마사지 (dynamic hip internal/ external rotation)

- 프로그램 순서는 상황에 따라 바뀔 수 있습니다.
- 기구 중간 중간 소도구 운동이 들어갈 수도 있습니다.

- Home Exercise

운동	수행방법
합장하여 팔 올리기	10회(1set 시 호흡 천천히 5번 반복)
밴드샤워	좌/우 10회씩 2set
Foam Roller II	15~20분

오십견 예방 리포머 필라테스
Frozen Shoulder Reformer Program

1 오십견의 정의(What is a frozen shoulder?)

어깨에 강직(stiffness)과 통증(pain)을 동반하는 것

2 발생 원인(How does it occur?)

1. 오십견은 어깨 부상 후에 발전이 되는데 어깨의 통증과 불충분한 움직임을 야기
2. 몇 주 동안, 혹은 몇 달, 몇 년 동안 부상으로 인한 어깨의 운동이 제한이 있다면 견관절 주변의 관절낭은 뻣뻣해져 있을 것이며 어깨는 관절의 반흔조직 또는 유착이 발전될 것이다.

3 증상(What are the symptoms?)

1. 어깨는 모든 방향으로의 정상적인 움직임 능력을 잃게 되며 머리 위까지 팔을 들어 올릴 수 없거나 등을 긁을 수 없다.
2. 어깨의 움직임은 매우 고통스러울 것이다. 어깨를 움직일 때는 으깨지는 듯한(grinding) 통증을 느낄 것이다.

4 단기 및 장기 목표(Short term goal/ long term goal)

- **단기 목표(short term goal)**

– 관절 가동범위의 확보(integrity ROM)
– 어깨 안정성(shoulder girdle stabilization)

- **장기 목표**(long term goal)
  - 어깨 관절의 분절 능력 개선(shoulder movement disassociation)
  - 견갑대의 협응력 활성화(shoulder girdle coordination)
  - 어깨, 목, 몸통의 협응력 활성화(shoulder, neck and trunk coordination)

5 리포머 프로그램

목표 주제별 프로그램

Stability	ROM	Coordination
1. Bridge 3. Arm 3 ways 4. Shoulder ext. 5. Ext. rotation (sitting)	6. Arm circle 7. Hug tree 8. Row	9. Down stretch 10. Double leg stretch 11. Mermaid

동작 자세별 프로그램

Supine	Kneeling	Sitting
1. Bridge 2. Hundred 3. Arm 3 way 4. Arm circle 5. Double leg stretch	6. Shoulder ext. 7. Ext. rotation	8. Down stretch 9. Down stretch 10. Hug tree 11. Row 12. Mermaid

O, X다리를 위한 건강하고 예쁜 다리 만들기

1 배경

최근에는 단순하게 마른 다리가 아닌 좋은 정렬과 균형있는 근육발달이 된 다리가 건강하다는 인식이 많이 되어있음.
Reformer를 활용한 운동법에서 하지의 alignment를 잡을 수 있는 어렵지 않은 운동법들이 눈에 띄였음.

2 목적

하지의 올바른 정렬 맞추기
기능적으로 사용할 수 있는 운동
균형잡힌 근육의 활성화
하지근육들의 정상적인 근육길이 확보
어렵지 않은 난이도에서의 운동
Re-education을 통해 올바른 패턴의 교육

3 리포머 프로그램

① 풋바를 활용한 동작

운동 형태	운동 동작	반복횟수
On footbar	Supine Leg press	10회
	Bridge with knee extension	10회
	Double leg press series	각 10회

	Leg press treading & walking series	10회
	Ballet combination & one leg press	10회

②로프를 활용한 동작

운동 형태	운동 동작	반복횟수
With rope & Standing	Short spine – 10회	10회
	Hip flexion & extension	10회
	Leg circle	각 방향 5회
	Abduction stretching	호흡 5회씩 5세트
	Standing hip stretching series	각 방향 5회

③재교육을 위한 동작

운동 형태	운동 동작	
Re-education	Squat	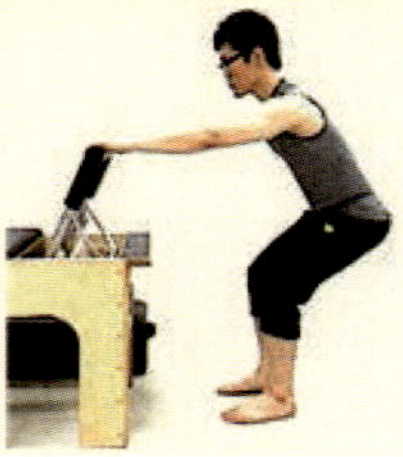
	Lunge	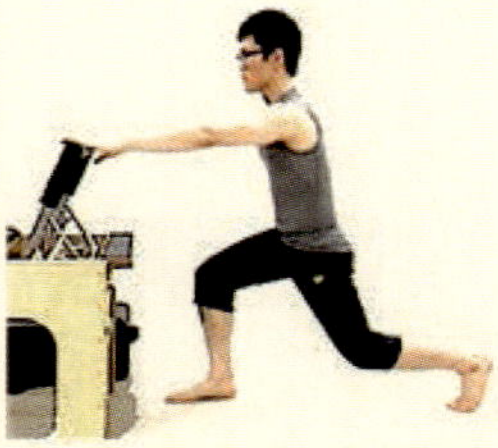
	Gait	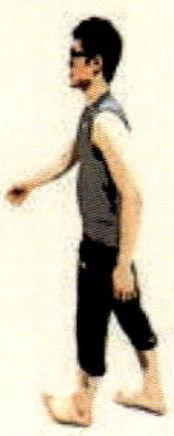

④그 외 동작

운동 형태	운동 동작	
기타	Hip Abductor Exercise	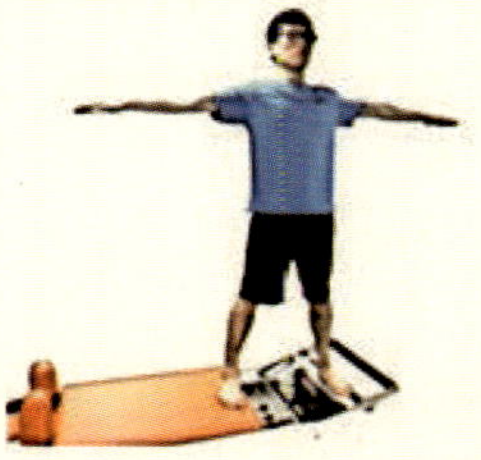 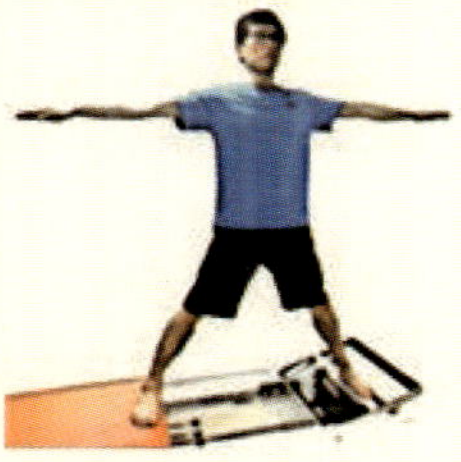
	TFL Stretching	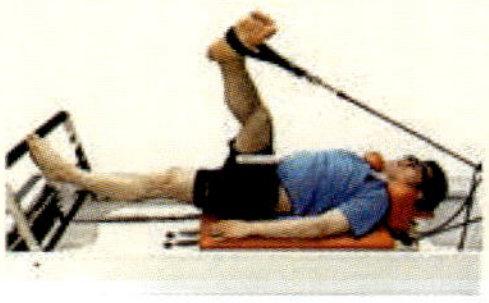 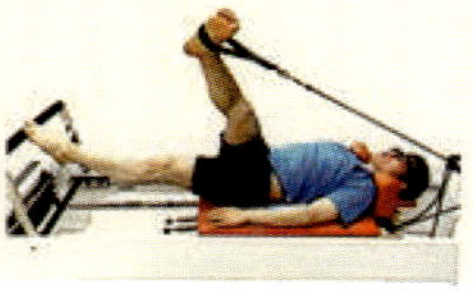

아름다운 바디를 위한 필라테스

1 필라테스의 기능

핵심을 이루는 복부근육들의 훈련, 힘과 유연성, 균형의 증진
올바른 근육의 동원 순서, 스트레스 감소, 긴장의 해소, 균형잡힌 자세, 관절움직임의 향상

2 GOAL

척추의 유연성 향상과 안정된 골반을 만드는 동작
힙업에 도움이 되고 엉덩이 뒷부분을 예쁘게 만들어주는 동작
골반의 불균형을 스스로 확인할 수 있고, 골반의 밸런스를 맞춰 주는 동작
잘록한 허리라인을 만들어주며 골반 옆부분을 맵시있게 다듬어 주고,
종아리 근육을 튼튼하게 해주는 동작
날씬한 팔과 어깨라인을 매끈하게 하는 동작, 균형감각과 등, 허리 라인을 잡아주는 동작 등

3 운동 시 주의사항

호흡과 함께 몸이 길어진다는 느낌으로 하는 것이 중요
골반이 안정된 상태, 즉 호흡을 통해 코어를 활성화 시키고 시행
잘못된 패턴에 대해서 스스로 인지하고 집중해서 동작을 시행
많은 횟수보다는 정확한 움직임으로 시행

4 만든 이유

전반적인 근육 활성도를 높여준다.
비활성된 근육을 깨움으로써 신체의 신진대사가 더 원활할 수 있도록 한다.
신진대사가 높아짐으로써 지방 연소 효과가 높아진다.

하지의 운동을 먼저 시행함으로써 대근육군을 자극한다.
인체의 중심인 천추, 즉 골반을 잡아 주고 시행하므로 정확한 운동 효과를 높인다.

5 프로그램

운동 자세	운동 동작
Supine	Leg Press (Ball) Double Leg Series(6-1-2-6) Leg Press Treading & Walking Series Bridge With Knee Extension Short Spine Arm Circles 3 Way Elbow Extension
Sitting - Quadaped	Hug Tree Row Piriformis Stretching Shoulder Stretching Hip Extension Down Stretch Shoulder Flexion & Extension Mermaid
Standing W. Long Box	Shoulder Adduction Shoulder Extension Shoulder Rotation Elbow Flexion Spine Stretch Hip Stretch

임산부 재활필라테스 케이스 적용

2010년 결혼과 함께 첫 아이를 임신하였다. 당시 임산부 요가를 다니며 태교를 하고 아이를 출산하였다. 이후 산후 다이어트로 필라테스를 접하게 되었고, 물리치료사로서 재활컨셉에 근접한 필라테스를 좀더 전문적으로 배워야겠다는 생각에 재활필라테스 지도자교육과정을 배우기 시작하였다. 그리고 필라테스 에듀케이터로 활동 중이던 2015년 둘째아이를 임신하게 되었다. 첫째 아이를 가졌을 때는 임산부는 무조건 쉬어야 한다. 스트레칭과 호흡법이 중요하다는 말을 많이 들어 요가를 하는 시간 이외에는 많이 누워 있거나 앉아 있고, 집에서 하였던 운동은 거의 스트레칭이였다. 평소 틀어진 골반으로 오른쪽 천장관절 쪽에 통증이 종종 있었는데 아이가 커감에 따라 체중이 더욱 한쪽으로 기울어 임신주수가 진행될수록 허리통증까지 야기하였다. 또한 16킬로 정도의 체중증가로 아랫배와 힙, 다리의 피부가 많이 트는바람에 적지않은 스트레스도 받았다. 하지만 다행스럽게도 분만과정은 수월히 진행하였고 첫 아이를 순산할 수 있었다.

이후 필라테스와 유산소 운동으로 에어로빅을 겸하며 임신 이전의 체중으로 돌아갈 수 있었고, 전보다 근력양도 더 늘릴 수 있었다. 첫 아이와 5살이라는 터울을 두고 이제는 노산의 기준에 들어가는 36살에 둘째를 임신하게 되었지만 임신기간은 첫아이를 임신하였을 때보다 더욱 건강하게 진행되고 있다.

우선 소메틱 필라테스 지도자로서 임산부재활필라테스에 관심을 갖고 공부를 진행하던 중 임신을 하게 되어 임신 중 필라테스의 효과를 직접 경험해 보는 소중한 시간이 되었다. 실제로 외국에서는 임신 중 근력 운동과 유산소 운동을 중요하게 생각하고 임신 중 운동을 더욱 적극적으로 실행하고 있다. 따라서 본인도 안정기에 들어서는 12주~15주를 기점으로 하여 기본 스트레칭을 겸한 근력운동과 유산소운동이 들어가는 소메틱 필라테스 프로그램을 진행하기 시작하였다. 또한 첫 아이 때는 많이 신경쓰지 못하였지만 산전 산후 운동에 필수적인 골반저운동을 많이 하였다. 그 결과는 예상했던 것보다 뛰어났다. 첫 아이때 유난히 배가 너무 많이 나온다고 생각하고 그래서 살이 많이 텄다고 생각하였는데 그것은 복횡근의 힘이 부족하여 배가 더욱 앞으로 나와 배가 많이 나왔다고 생각되었던 것이다. 척추중립을 중요시하는 필라테스 운동자세과 호흡은 적절하게 복횡근에 긴장을 주었고, 덕분에 허리굴곡도 심해지지 않고 아이를 지탱하는 심부근육 복횡근에 힘이 있으니 몸이 더욱 가볍게 느껴졌다. 배가 심하게 앞으로 나가지않고 허리 또한 굴곡이 심해지지 않으니 자연스러운 척추커브를 유지할 수 있었고 활동하는데 큰 무리없이 지낼 수 있게 되었다.

하지만 임신의 특성상 잘 때나 쉬려고 누워 있을 때 옆으로 누워 있는 자세를 많이 취하다 보니 어깨가 앞쪽으로 기울어지는 자세가 되어 어깨 쪽에 통증이 있을 때가 있었다. 또한 임신중기까지 일을 계속 하였기 때문에 상대적으로 어깨도 많이 사용하는 편이라 어깨의 통증은 더욱 심해졌다. 임신 중에는 다른 치료를 받는다는 것에 제한점이 있기도 하고 자세의 문제는 운동으로 해결하는 것이 제일 효과적이라는 것을 알고 있었기에 어깨스트레칭과 안정화근력운동을 겸하기 시작하였다. 그 이후 어깨의 통증도 없어졌을뿐더러 전체적인 자세를 반듯하게 유지하며 임신기간을 무리없이 진행하고 있다. 임신이라는 것이 아이를 낳을 때까지는 시간이 지날수록 점점 더 자세가 안 좋아지는 진행성 상태이기 때문에 운동의 강도를 점점 더 높인다거나 할 필요없이 기본적인 운동방법들을 꾸준히 진행해도 반듯한 몸을 유지할 수 있다.

아이가 커져가며 변화하는 몸을 막을 수는 없으나 임신 중 모태의 호르몬변화, 심혈관계변화, 자세의 변화 등을 알고 그에 맞는 산전운동을 적극적으로 진행하는 것이 엄마뿐 아니라 아이의 건강에도 큰 도움이 된다. 실제로 엄마의 적절한 운동이 아이에게 긍정적 효과를 제공한다는 여러 논문들이 많이 발표되고 있다. 또한 적절한 산전운동이 산후 모태의 건강에도 영향을 주어 산전에 제대로 관리하지 못하고 산후조리에만 신경을 쓴다면 몸이 회복하는데에는 분명 한계가 있다.

소메틱 산전재활필라테스운동을 진행하는 데 있어서 동작은 소메틱 필라테스 동작을 응용한 동작들 이지만 기본 가이드라인은 미국 임산부물리치료재활운동을 참고하였다.

1 특수운동 가이드라인과 금기증

- 4개월 이상의 임산부는 하대정맥(inferior vena cave)에 압박이 가하는 것을 방지하기 위해 3분이상 반듯하게 누운 자세를 피하는 것이 좋다.
- 골반저근육과 복근의 염좌를 촉진하는 운동은 피하는것이 좋다.
- 치골결합의 염좌나 외상을 일으킬 수 있는 힙 내전근의 과도한 스트레칭은 피한다.
- 갑작스럽고 빠르게 몸을 비틀거나 컨트롤할 수 없는 정도의 스윙이나 바운스동작이 포함된 운동은 피하는 것이 좋다.
- 허벅지가 머리보다 높게 유지되는 자세의 운동은 질을 통해 잠재적인 공기색전을 일으킬수 있으므로 피하는 것이 좋다.
- 내반(inversion)동작이 들어간 자세는 피하는 것이 좋다.

2 골반저근육 운동의 중요성

자궁과 골반을 구성하는 조직들을 받쳐준다.

분만 중 골반저근육의 적절한 이완을 도와줄 수 있도록 다양한 단계의 수축과 이완을 인식하고 경험하는 데 도움을 준다.

분만 후 골반저근육의 긴장도를 빠르고 건강하게 회복할 수 있도록 도와준다.

적절한 근육의 긴장도와 골반저근육의 이완능력은 과도하게 회음부가 절개되는것을 피할 수 있도록 도와준다.

골반저근육의 긴장은 치골미골근(pubococcygeus muscle)의 능동적인 수축을 가능하게 하는데 치골미골근의 신경은 질벽까지 자극을 미치므로 성적인 만족을 강화하는 효과를 볼 수 있다.

3 임산부 재활필라테스 프로그램

	exercise	effects	environment	attention	repetition	setting
reformer	Leg press (with breathining)	Lower leg alignment Gluteus medius/ maximus strengthen	Side-lying position with cushion Closed chain	Neutral spine Pelvic stabilization Dissociation between pelvic and femur	Each position 8times	1 red springs
	bridge	Pelvic floor toning & training	Supine position Closed chain	Pelvic tilting Pelvic floor contraction	4 times	
	Kneeling chest extension	Balance training Pelvic & trunk alignment	Kneeling position or sitting with long box	Neutral spine Neutral pelvic	8times	
	Hug tree with breathing	Shoulder stabilization Breathing training	Sitting position		8times	
	row	Shoulder movement Spine articulation	Sitting position		4times	

reformer	Leg stretching with foot bar	Hamstring stretching Ankle movement	Long Sitting position		Each 4 times
	mermaid	Side bending stretching	Sitting position Open chain		8times
	Quadrapad facing to foot bar with breathing	Transverse abdominal m. strengthen 역아방지	Quadrup position Close chain	Neutral spine Shoulder stabilization	8times
	Standing hip stretching	Psoas m. stretching Gluteus m. strengthen Coordinated movement	Standing position	Lower leg alignment Pelvic stabilization	4times
trapeze	Spine stretch forward	Spine articulation	Long sitting position		
	Arm circle & side stretching	Shoulder & trunk stretching	Long sitting position		
barrel	Arm opening & circle	Shoulder movement	Side lying position		

Reformer

▪ Leg Press

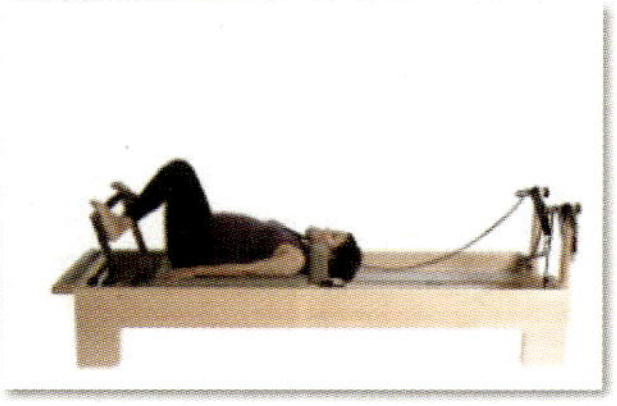
01

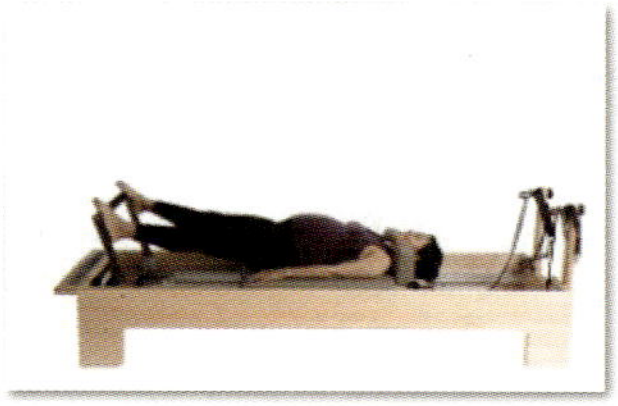
02

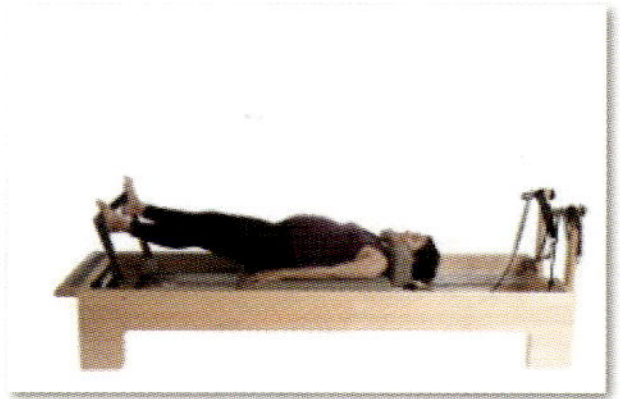
03

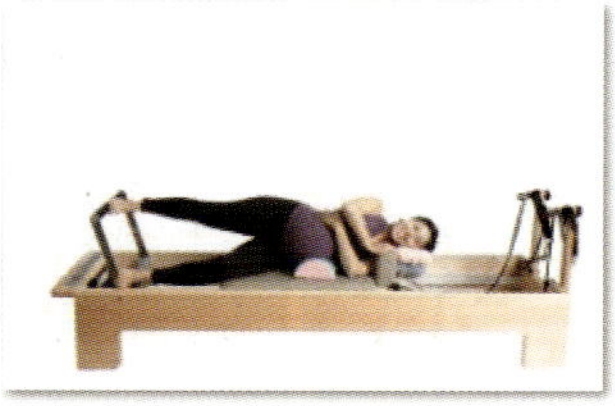
01

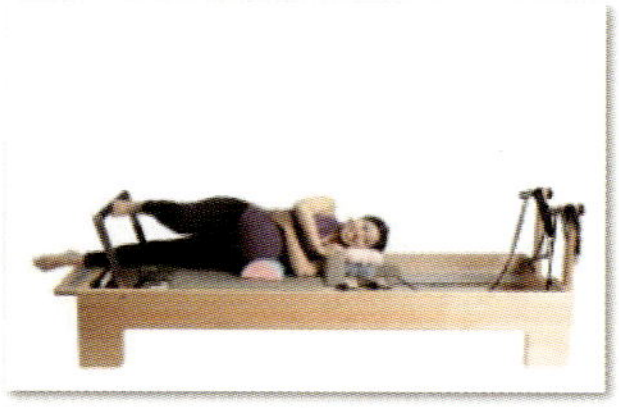
02

▪ Bridge

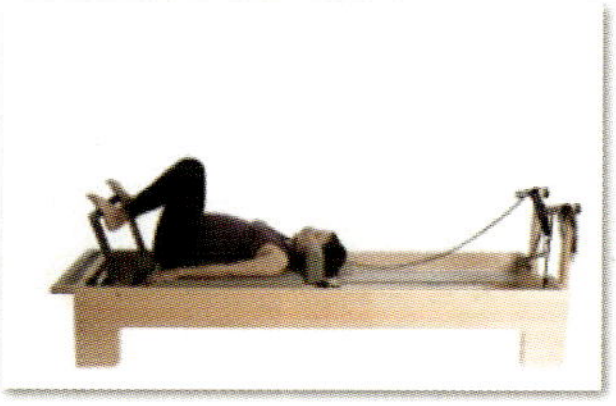
01

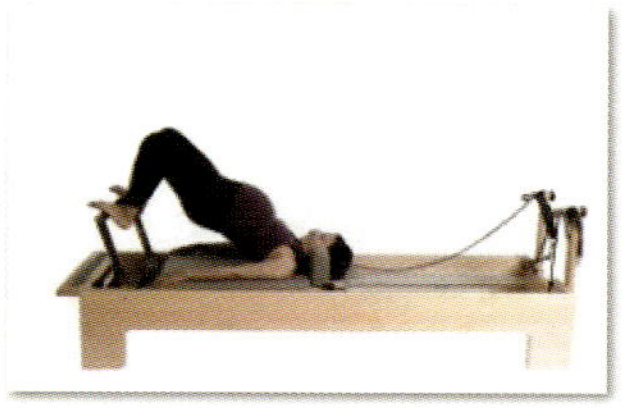
02

▪ Pelvic Circle

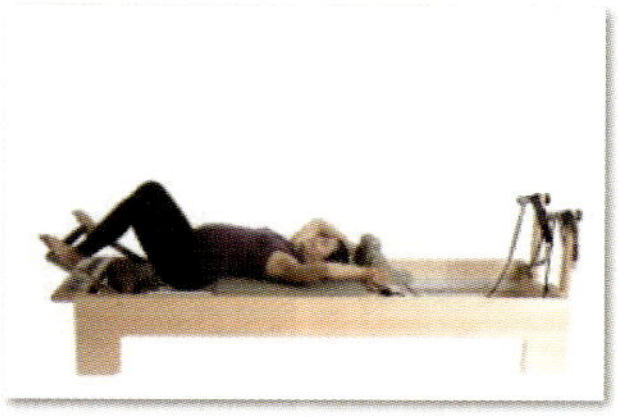
01

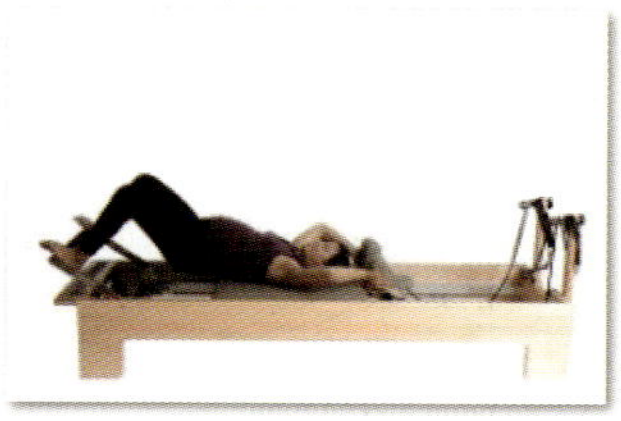
02

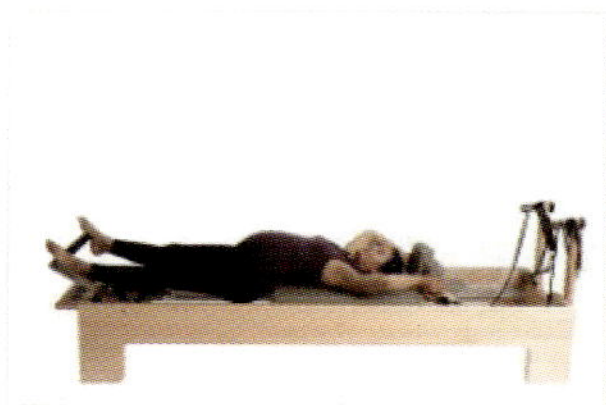
03

■ Kneeling Chest Extension

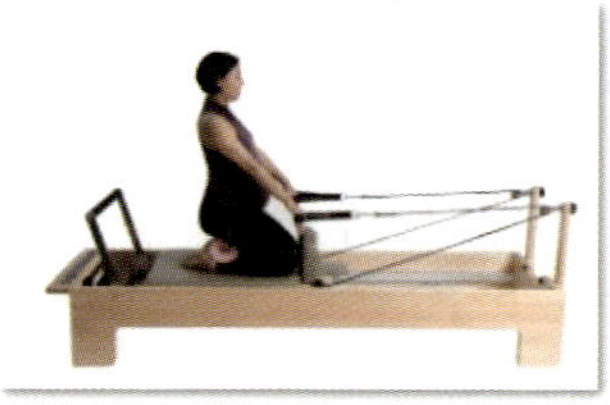
01

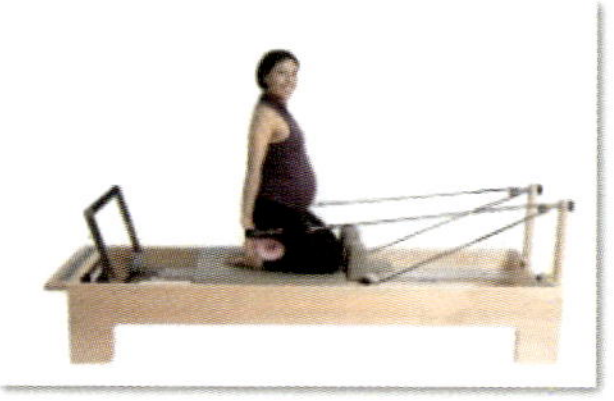
02

■ Hug Tree

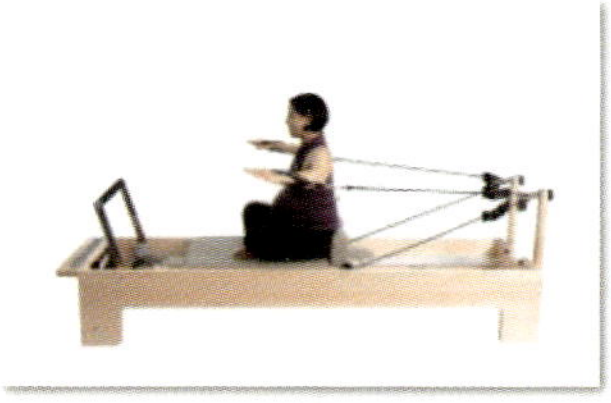
01

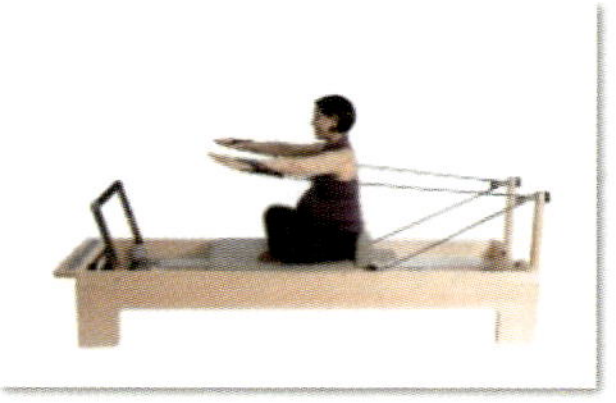
02

■ Row 1단계

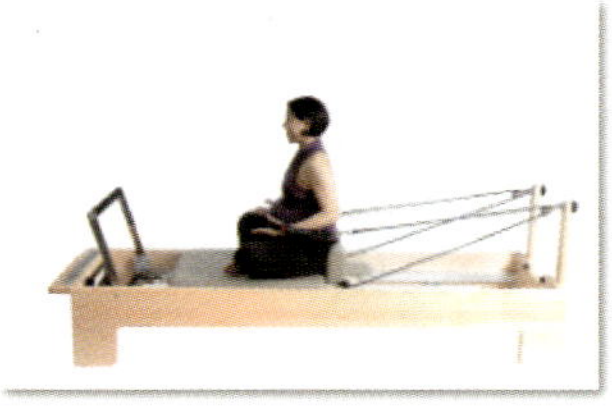
01

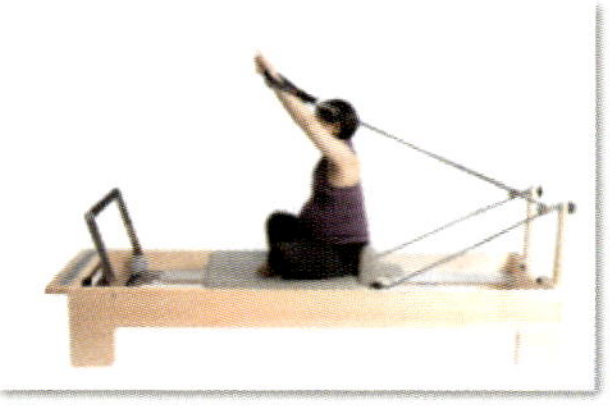
02

■ Row 2단계

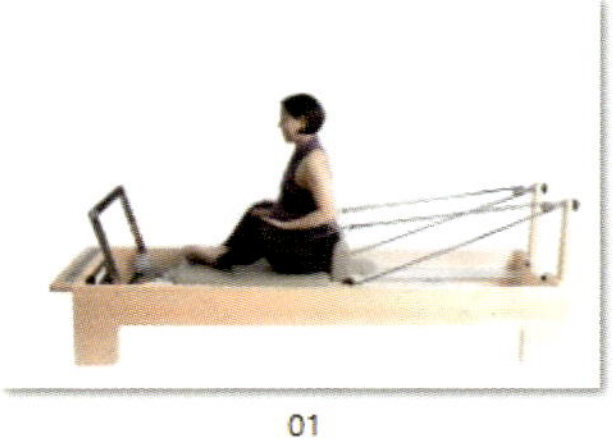
01

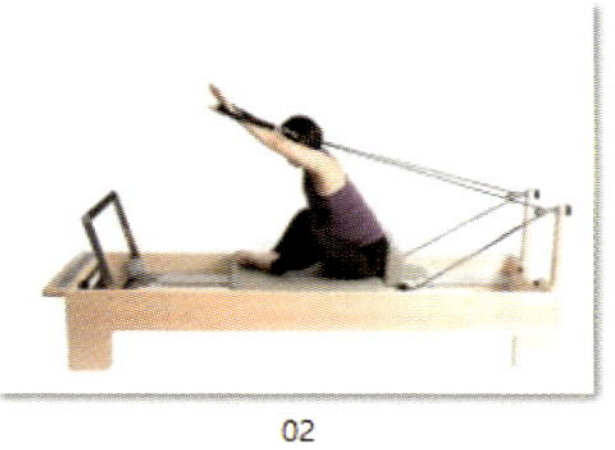
02

■ Leg Stretching

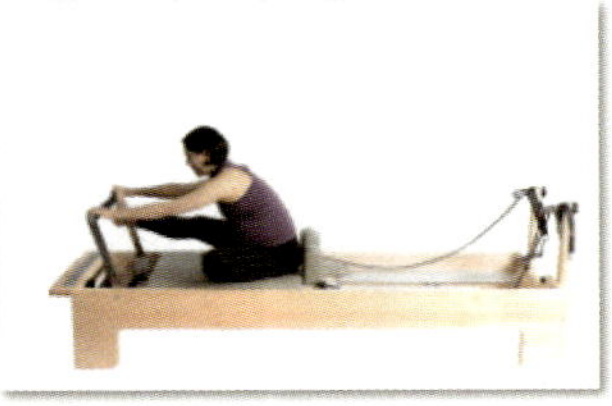

01

■ Mermaid

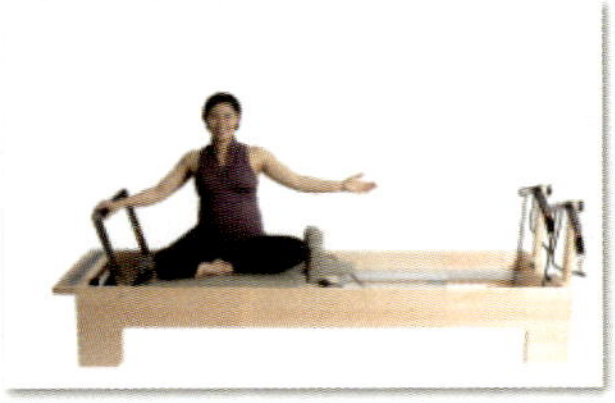

01

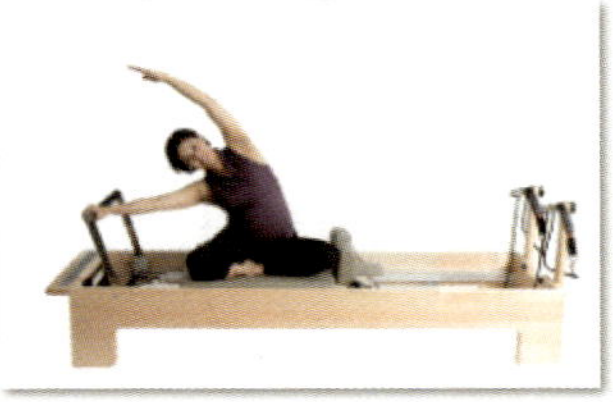

02

■ Quadrapad Facing To Foot Bar

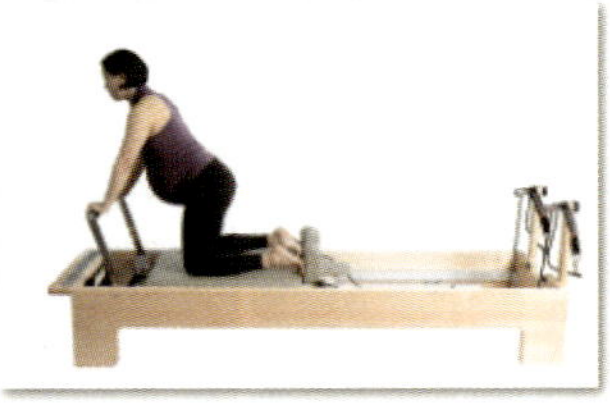

01

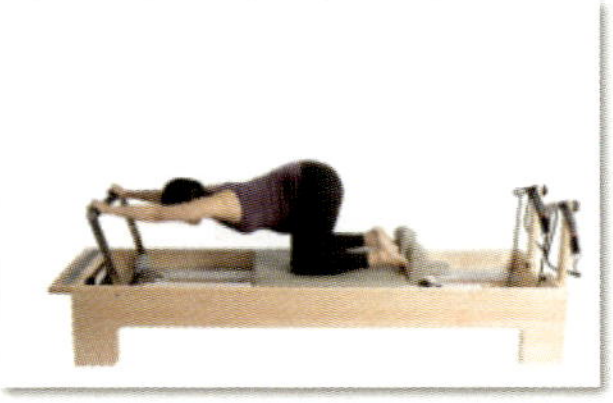

02

■ Standing Hip Stretching

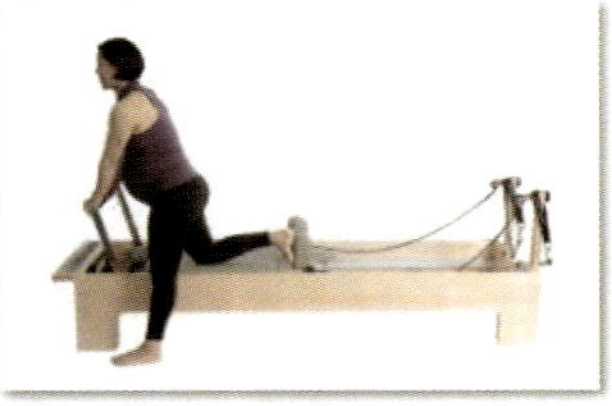

01

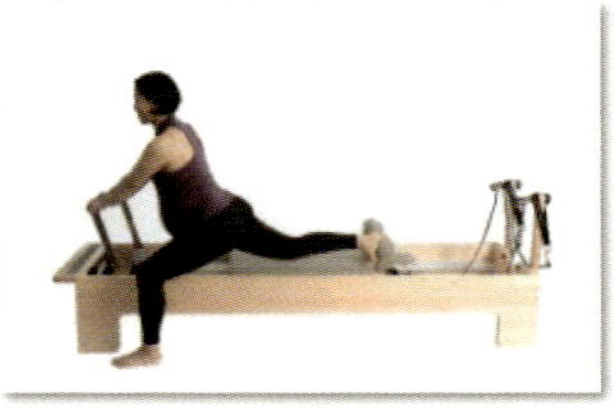

02

Trapeze Table

▪ Spine stretch forward

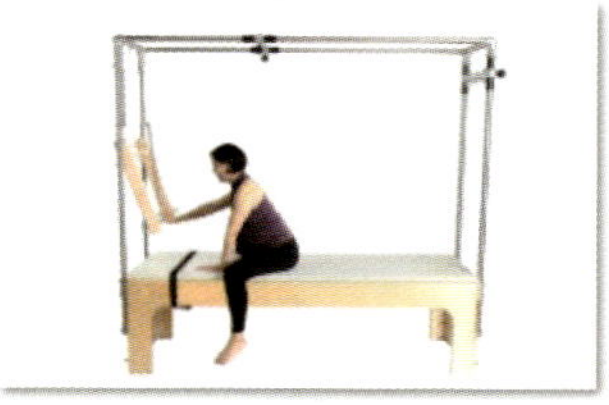
01

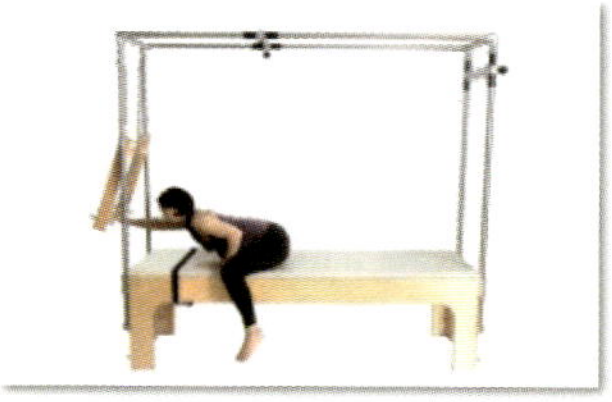
02

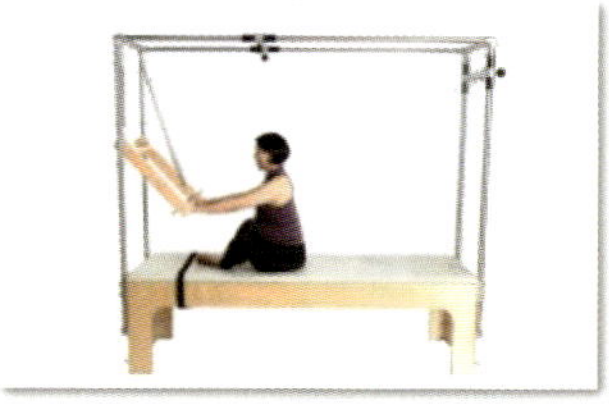
01

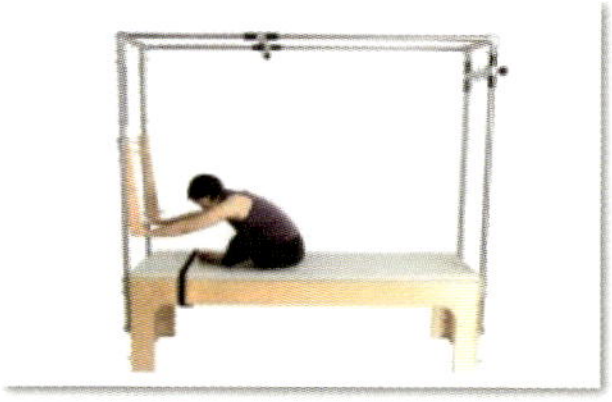
02

▪ Arm circle & side stretching

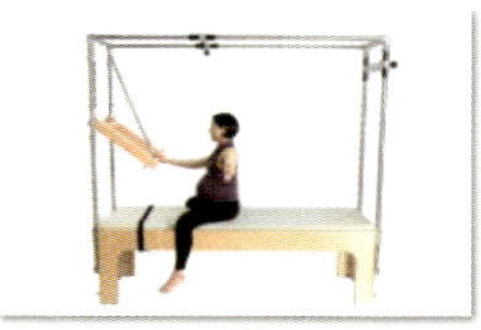
01

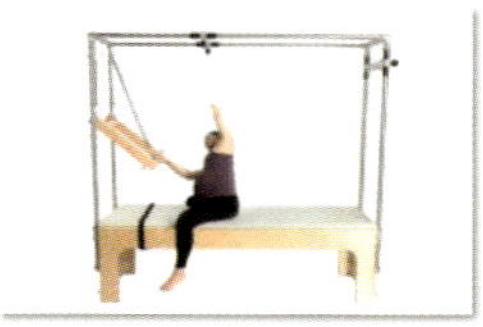
02

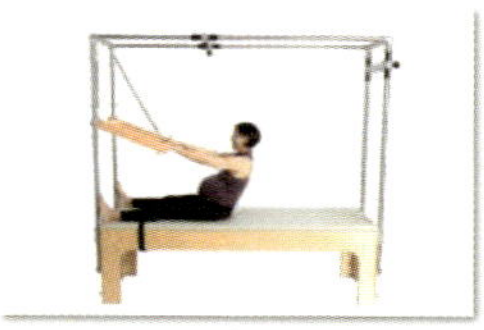
03

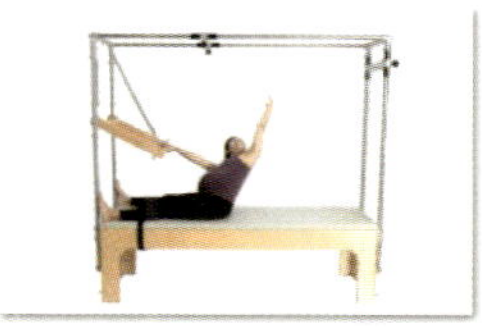
04

Clara Barrel

▪ Arm Opening & Circle

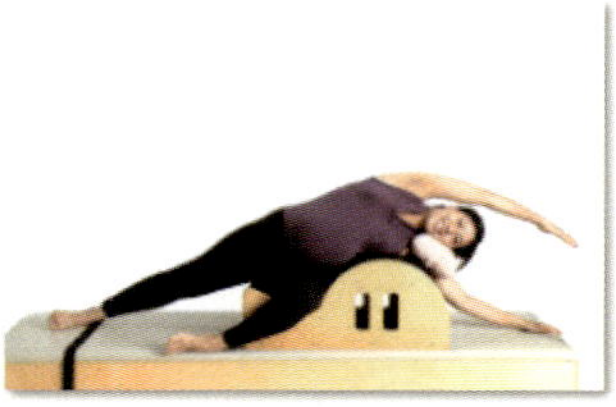
01

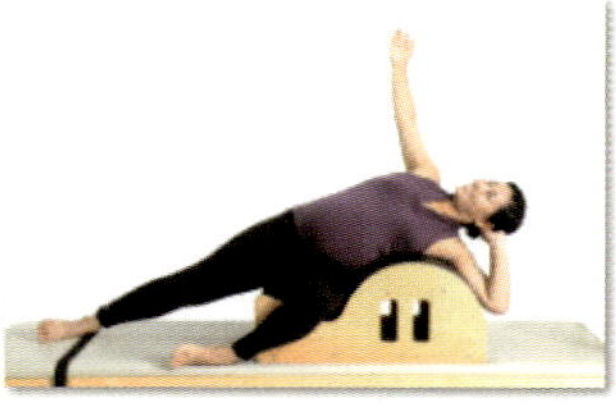
02

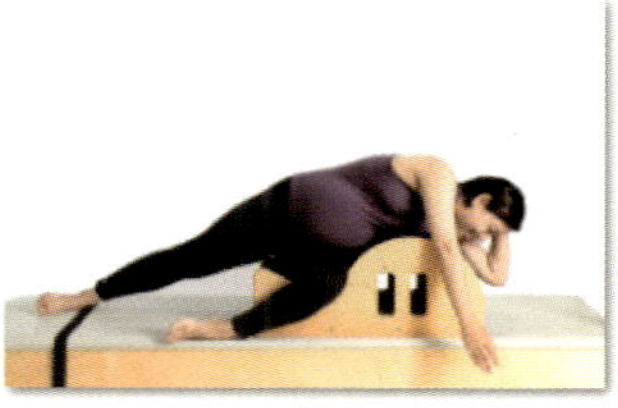
03

Chair

■ Leg press

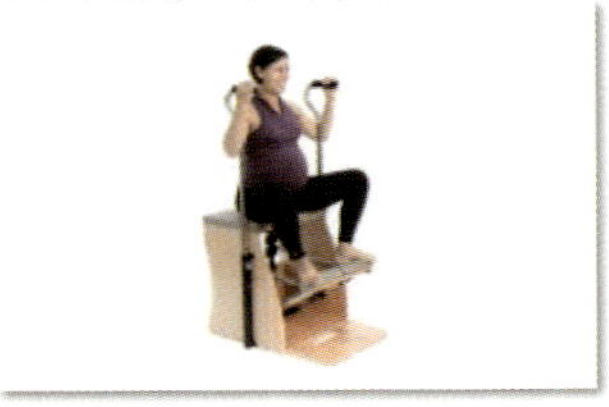

01

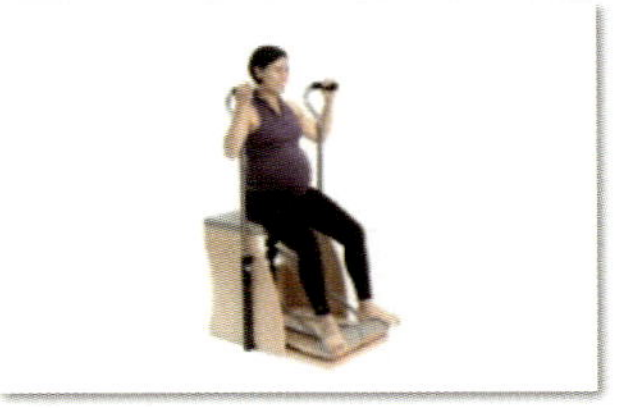

02

■ Standing single leg press

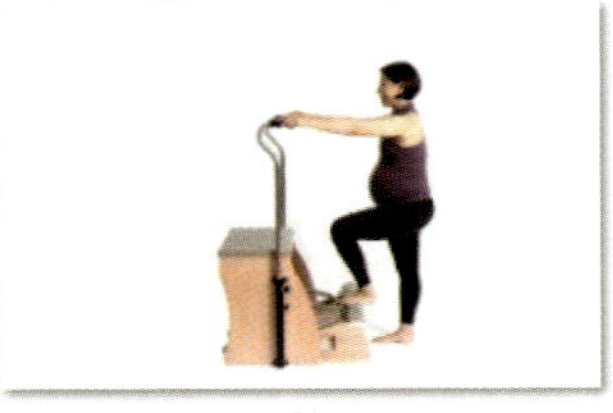

01

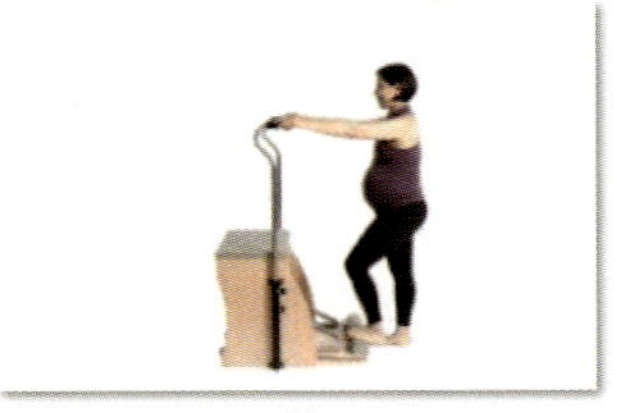

02

PART 5

K-MOOC

[신체이완과 움직임: 소메틱소도구필라테스]

이론 및 실습영상

K-MOOC 〈신체이완과 움직임〉 강좌

한국형 무크(K-MOOC)는 “열린 고등교육 체제를 통한 대학교육 혁신”을 비전으로 하여 대학의 고등교육에 대한 평생학습 기반을 마련, 모든 이들에게 모든 강의를 무료로 제공하는 온라인 강좌입니다.

2015년 10월 한국형 무크(K-MOOC)는 서울대, KAIST 등 10개 국내 유수대학의 총 27개 강좌를 시작으로, 2019년 현재 동덕여대의 〈신체이완과 움직임〉이 채택되어 강좌를 운영하고 있습니다.

김혜진 교수는 〈신체이완과 움직임〉 강좌를 통해 현대인의 건강과 행복을 추구하는 운동으로 필라테스를 소개하고, 재활컨셉의 관점으로 폼롤러와 튜빙밴드를 활용한 기능적인 “소도구필라테스” 운동법을 제시합니다.

01 Pilates

필라테스 정의와 폼롤러 01

01.01 필라테스의 정의

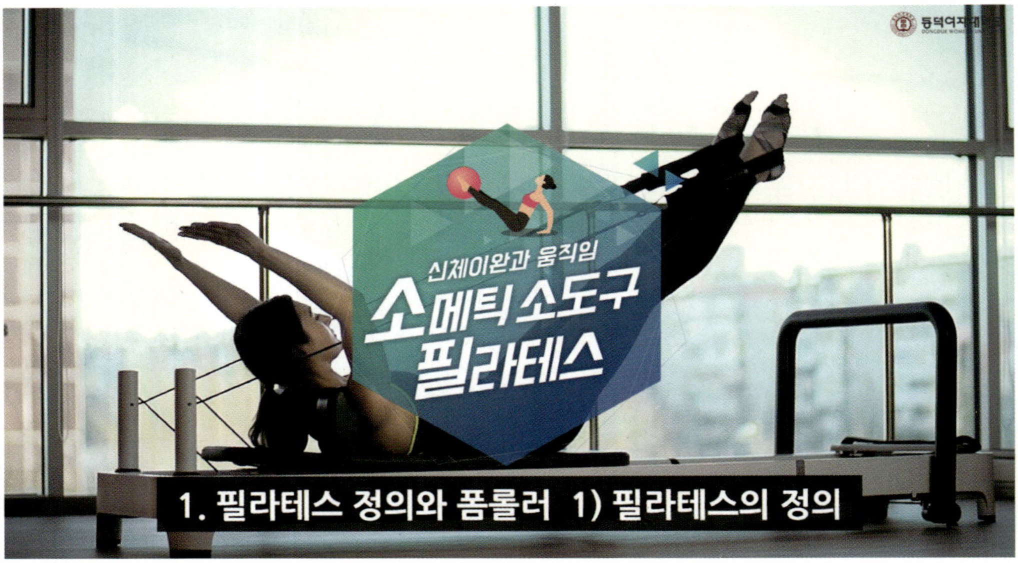

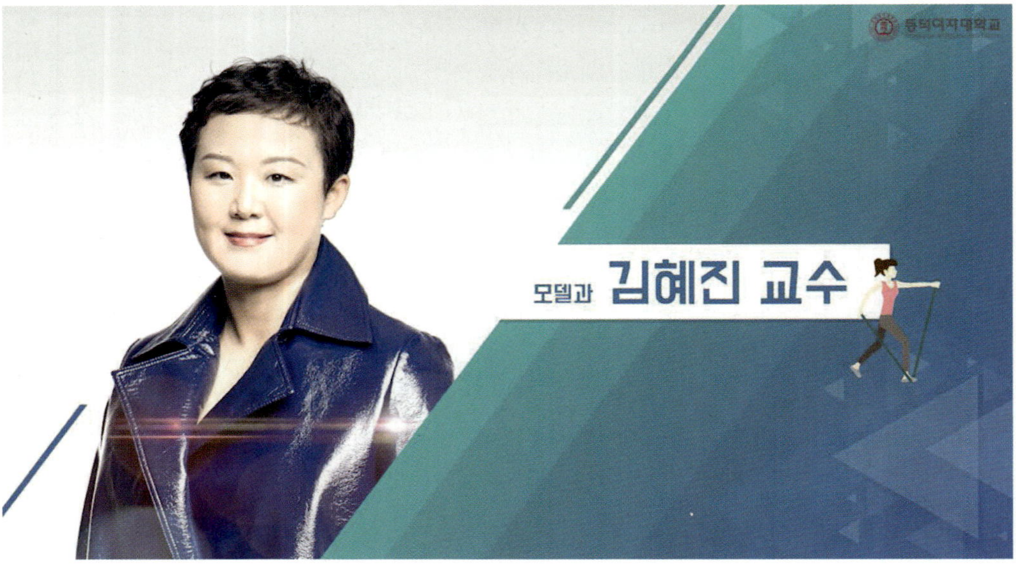

Memo

필라테스 정의

1. 조절학
2. 몸통의 안정성을 추구하는 운동
3. 신체의 움직임을 통한 재교육 운동
4. 생각하는 운동

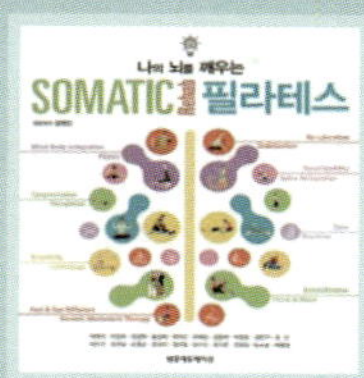

• 김혜진 (2016). 나의 뇌를 깨우는 Somatic Rehab 필라테스. 범문에듀케이션

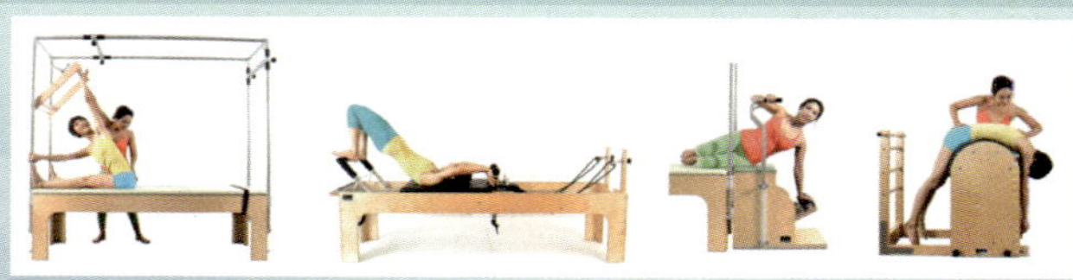

Memo

필라테스 정의

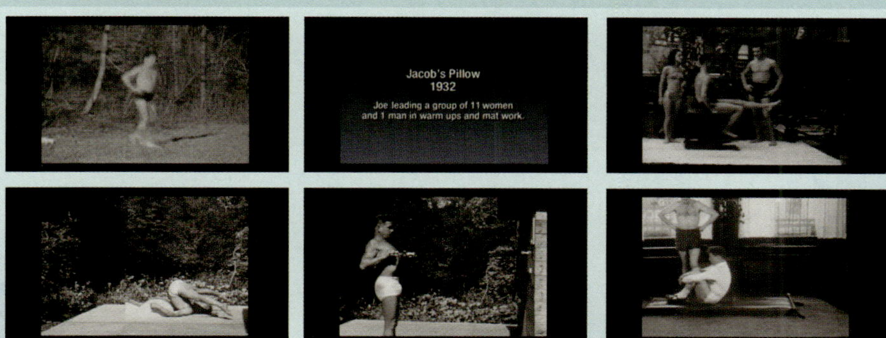

Memo

필라테스 정의

① 조절학

- 조셉 필라테스는 자신의 2번째 저서에서 조절학을 천명
- 내가 생각한데로 자신의 신체를 바르게 움직일 수 있는 운동
- 1차 세계 대전 중 수용소에서 자신의 운동법을 체계화

Memo

필라테스 정의

② 몸통의 안정성을 추구하는 운동

- 필라테스는 코어 운동으로 알려짐
- 조셉은 우리 신체에는 중심이 있고, 중심이 튼튼할 때 팔과 다리를 자유롭게 움직일 수 있다고 주장
- 물리치료쪽에서 사용되는 전문 용어인 몸통의 안정성을 차용함

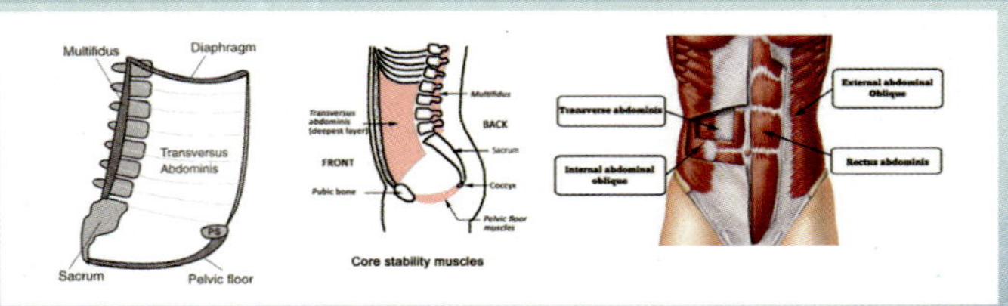

Memo

필라테스 정의

③ 신체의 움직임을 통한 재교육 운동

- 모든 인간은 자신의 독특한 신체적 움직임을 가지고 있음
- 그릇된 신체 움직임은 신체의 불편함을 야기함
- 신체 움직임을 바르게 수정 보완하는 행위를 재교육이라 함
- 재교육은 내 신체의 상태를 인지하고 받아들이는 것으로 시작함

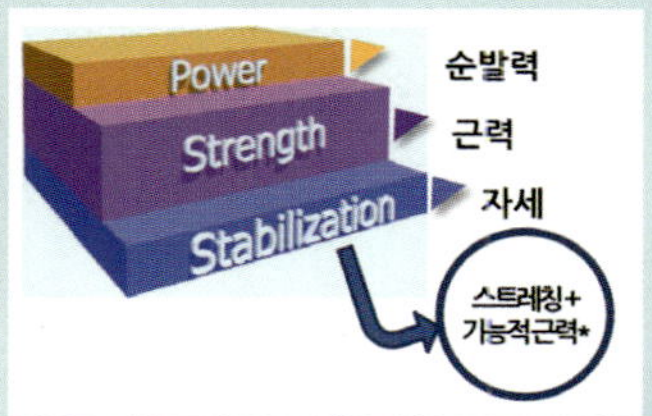

*기능적 근력: 중립자세를 유지하려는 최소의 힘

Memo

필라테스 정의

④ 생각하는 운동

- 필라테스는 생각이 움직임보다 우선
- 자신의 신체와 주변 환경에 대한 인식을 요구
- 내가 어떠한 상태인지 그리고 어떻게 움직여야 하는지를 알아가는 운동

Thinking and then move!

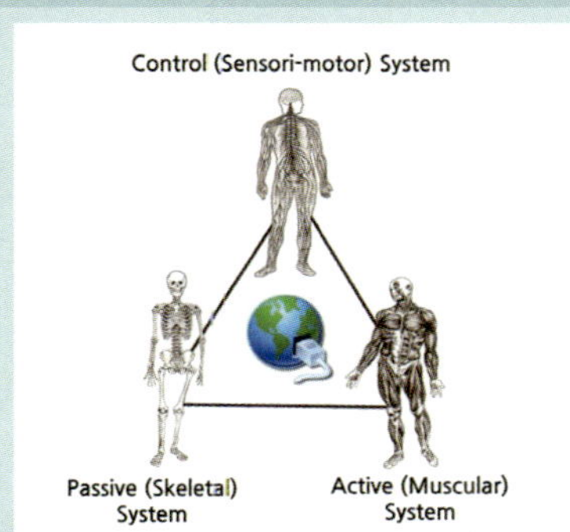

Memo

필라테스 정의

⑤ 필라테스의 3가지 환경

- 필라테스는 운동을 수행하는 환경에 따라 매트, 소도구, 기계로 나눔
- 매트 환경에서는 자신의 신체 만으로 모든 동작은 수행
- 소도구 환경에서는 소도구를 이용하여 동작을 성공적으로 수행
- 기계 환경에서는 필라테스 기계를 이용하여 동작의 도움을 받거나 또는 도전적으로 동작을 수행

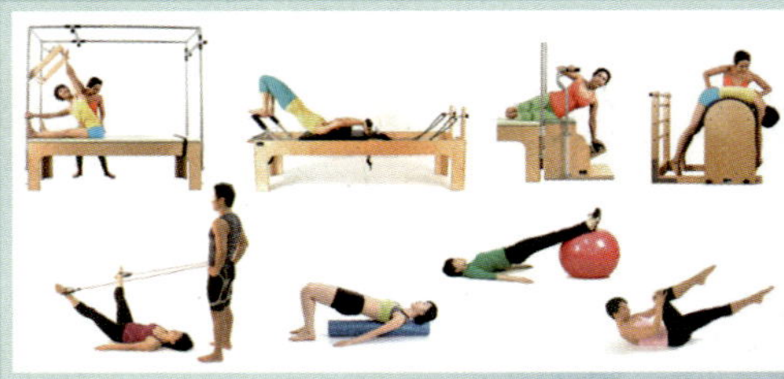

Memo

동덕여자대학교
DONGDUK WOMEN'S UNIVERSITY

Memo

01.02 폼롤러 가로섹션 01

01 02-1
Neck Release

01 02-2
Pec Stretching

01 02-3
Thoracic Release

01 02-4
Lumbar Massage

01 02-5
Hip Circles

01.03 Application

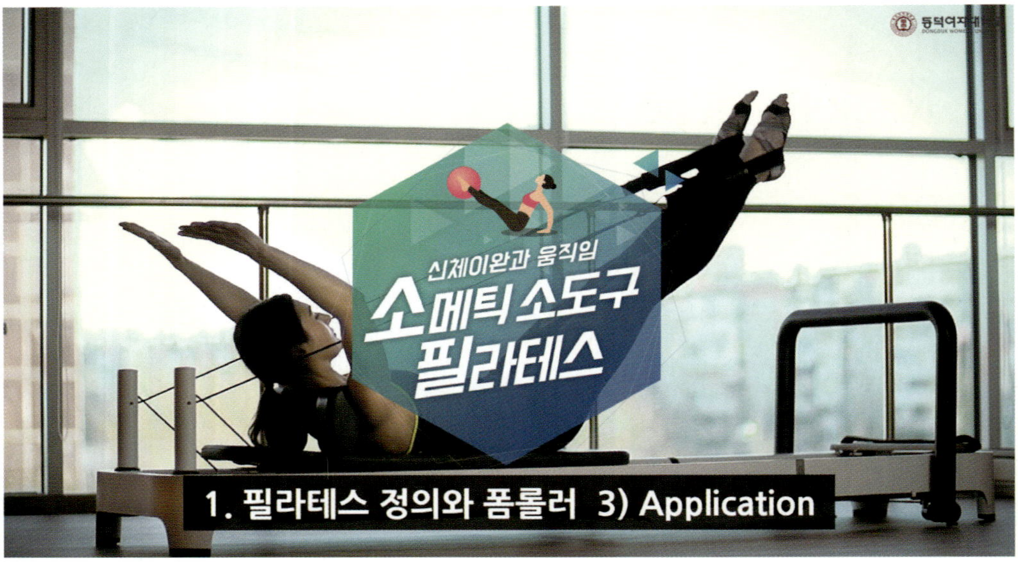

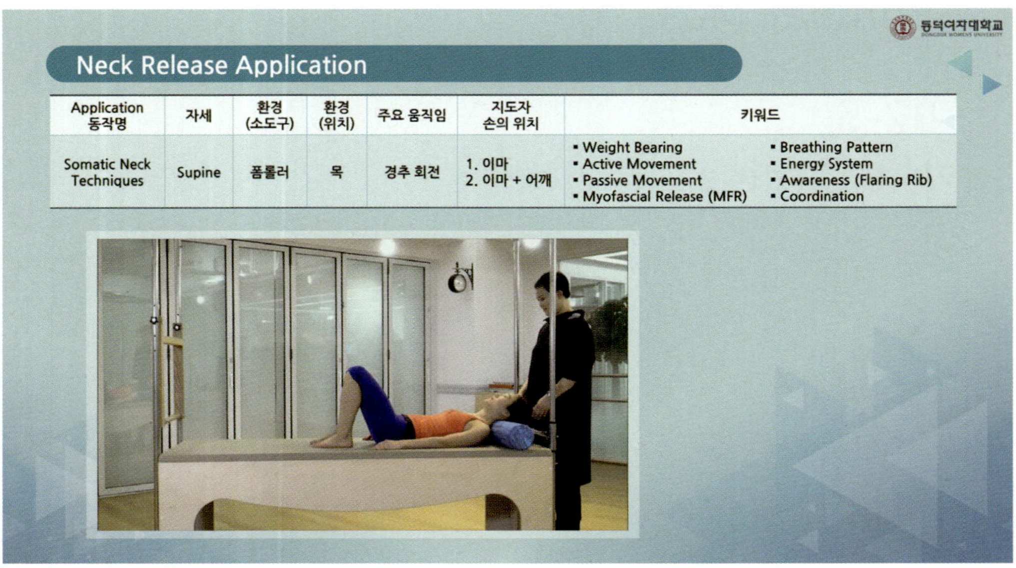

Application 동작명	자세	환경 (소도구)	환경 (위치)	주요 움직임	지도자 손의 위치	키워드	
Somatic Neck Techniques	Supine	폼롤러	목	경추 회전	1. 이마 2. 이마 + 어깨	▪ Weight Bearing ▪ Active Movement ▪ Passive Movement ▪ Myofascial Release (MFR)	▪ Breathing Pattern ▪ Energy System ▪ Awareness (Flaring Rib) ▪ Coordination

Memo

Pec Stretching Application

Application 동작명	자세	환경 (소도구)	환경 (위치)	주요 움직임	지도자 손의 위치	키워드
Pelvic Movement	Supine	1. 미니볼 1 2. 무게볼 2 3. 마사지볼 2	1. 허리 2. 천골 3. 천골	골반 기울기 - PPT & PAT	1. 골반 2. 갈비뼈 앞쪽 아래	• Weight Bearing • Active Movement • Passive Movement • Myofascial Release (MFR) • Breathing Pattern • Energy System • Awareness (Flaring Rib) • Coordination

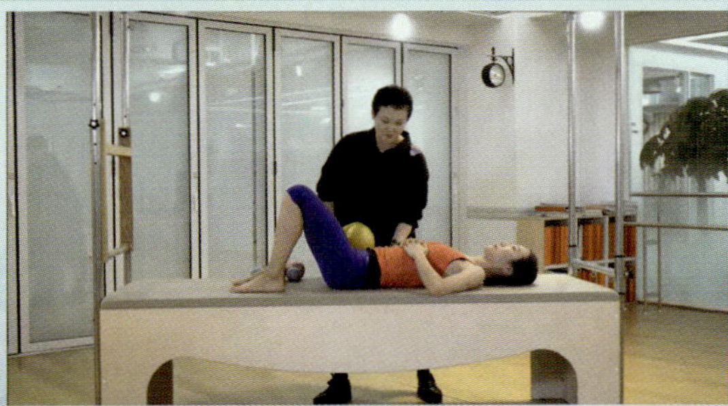

Memo

Thoracic Release Application

Application 동작명	자세	환경 (소도구)	환경 (위치)	주요 움직임	지도자 손의 위치	키워드
Spine Movement	Supine	마사지볼 2 또는 미니볼	1. 견갑골 하각 2. T9~T12	골반 기울기 - PPT & PAT	갈비뼈 앞쪽 아래	• Weight Bearing • Active Movement • Passive Movement • Myofascial Release (MFR) • Breathing Pattern • Energy System • Awareness (Flaring Rib) • Coordination

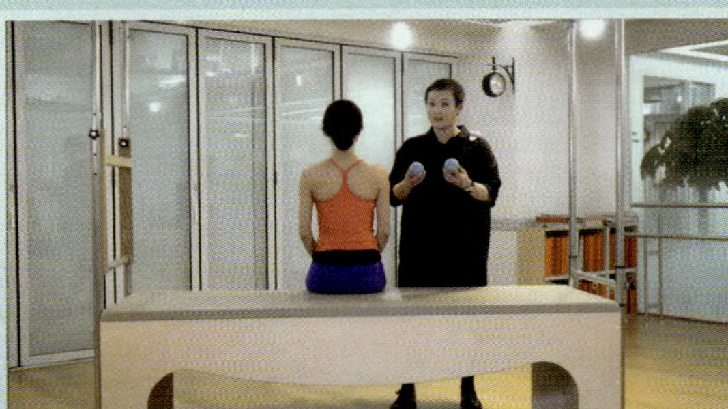

Memo

02 Pilates

필라테스 역사(1)와 폼롤러 02

02.01 필라테스 역사(1)

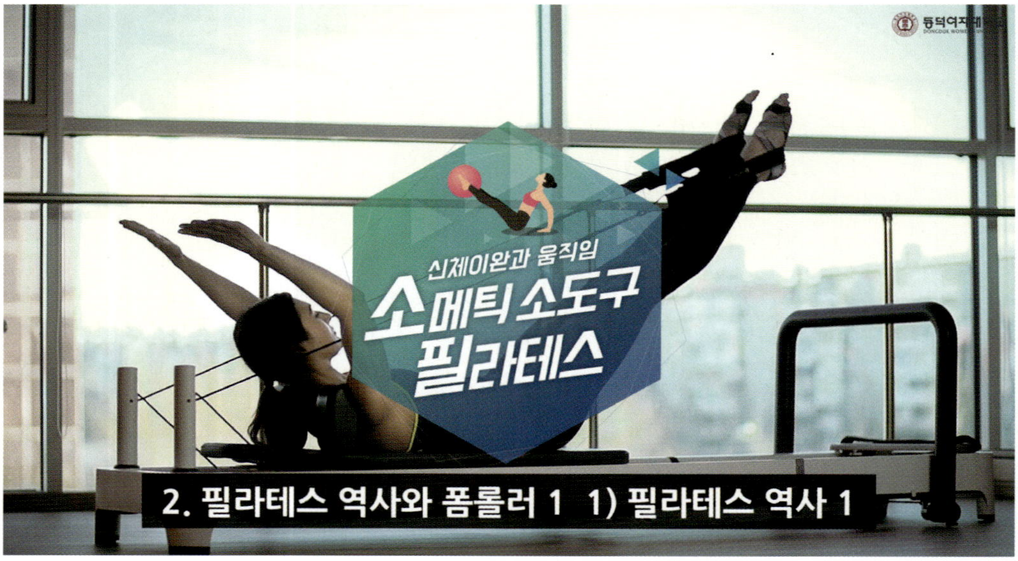

신체이완과 움직임
소메틱 소도구 필라테스
2. 필라테스 역사와 폼롤러 1 1) 필라테스 역사 1

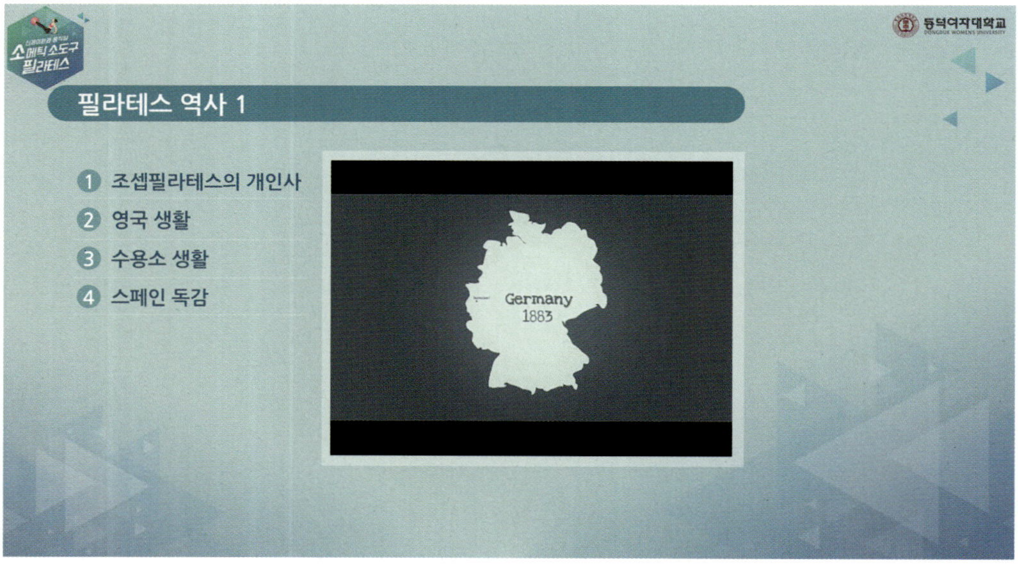

필라테스 역사 1
① 조셉필라테스의 개인사
② 영국 생활
③ 수용소 생활
④ 스페인 독감
Germany
1883

Memo

필라테스 역사 1

① 조셉필라테스의 개인사

- 병약하게 태어남 (천식, 구루병, 류마티스 관절염 등)
- 신체적 질환이 이후 자신의 운동법에 영향을 미침
- 기계체조 선수 출신의 아버지의 영향으로 다양한 운동을 접함
- 자연주의자인 어머니의 동양적 철학관에 영향을 받음
- 그리스 핏줄을 이어받아 그리스 문화에 대해 깊은 관심 있음

- 예수를 죽인 로마집행관, 필라테스(빌라도)와 같은 이름으로 놀림을 받던 조셉은 5세때에는 친구들이 던진 돌에 맞아 오른쪽 눈을 실명하게 됨
- 신체에 관심이 많았던 조셉은 주치의가 선물로 준 해부학 책을 즐겨 읽고 동물들의 움직임에 깊은 관심을 갖음
- 양조장에서 일한 것으로 알려짐

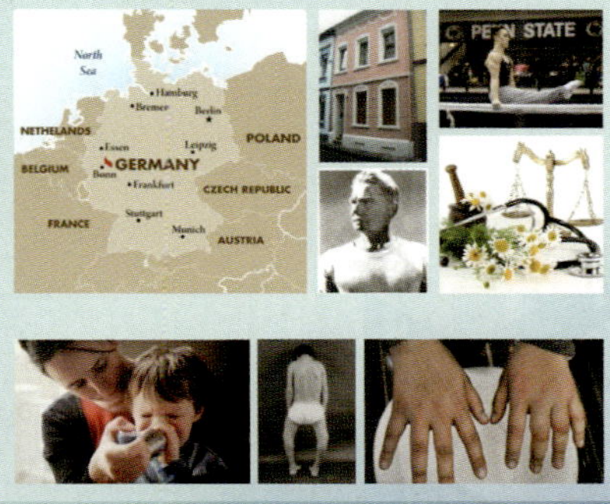

Memo

필라테스 역사 1

② 영국 생활

- 조셉필라테스는 30세에 영국으로 이주함
- 양로원에서 노인들을 돌보는 일을 함
- 아버지로 부터 배운 복싱으로 선수 생활을 하기도 함
- 경찰관에게 육체미를 가르키고, 형사들에게는 호신술을 가르키는 강사로 활동함
- 써커스에서 그리스 신화에 나오는 신의 역할을 하는 단원으로 활동함
- 호텔에서 할 수 있는 매트 운동으로 심신을 단련시키며 생활함

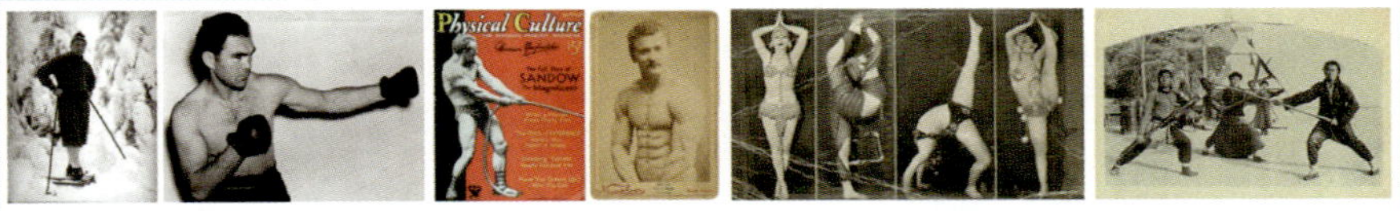

Memo

필라테스 역사 1

③ 수용소 생활

- 세계대전 반발로 수용소에 갇히게 됨
- 수용자들을 위해 운동을 가르키게 됨
- 자신이 알고 있는 운동법을 체계화시키는 기회를 갖게 됨
- 전쟁 후반기에 섬에 있는 수용소로 옮기게 됨
- 병원에서 환자들을 위한 운동을 가르키게 됨

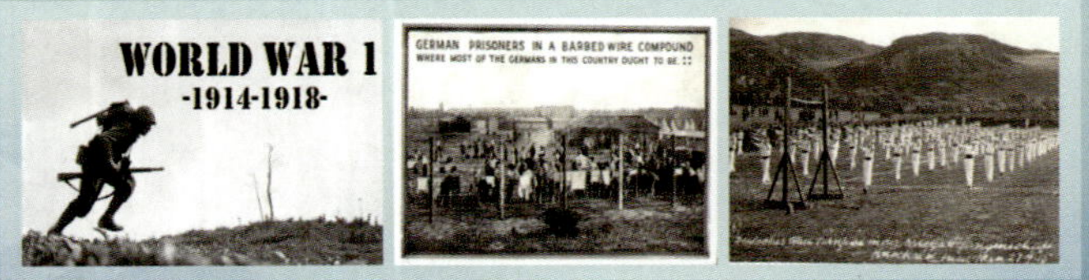
WORLD WAR 1
-1914-1918-
GERMAN PRISONERS IN A BARBED WIRE COMPOUND

Memo

필라테스 역사 1

④ 스페인 독감

- 지금의 필라테스 기계를 발명하게 되는 경험을 하게 됨
- 1918년에서 1920년까지 전 세계적으로 독감이 유행
- 그 당시 비공식적으로 1억명, 공식적으로는 5천만명이 독감으로 인해 사망한 것으로 알려짐
- 영국, 미국, 프랑스 등에도 독감이 유행
- 한국에서도 무오독감이라고 불리며 약 14만명이 사망
- 수용소에서 조셉에게 운동을 지도 받고 있던 수용자 중에서 독감으로 사망한 사람이 없음

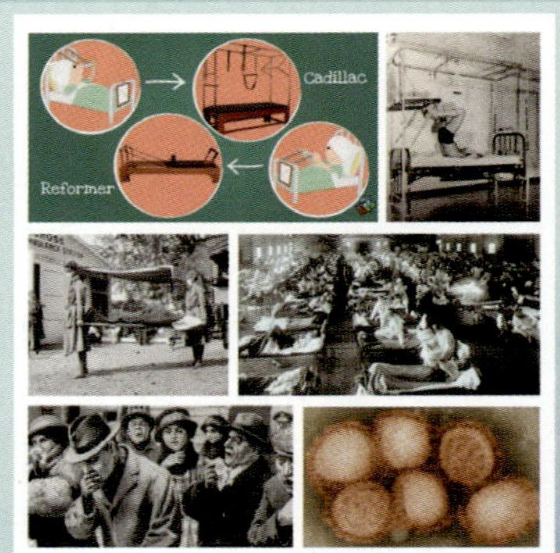
Cadillac
Reformer

Memo

02.02 폼롤러 가로섹션 02

02 02-1
Scissors

02 02-2
Helicopter

02 02-3
Bicycle

02 02-4
Frog Legs

02 02-5
Charlie Chaplin

02.03 Application

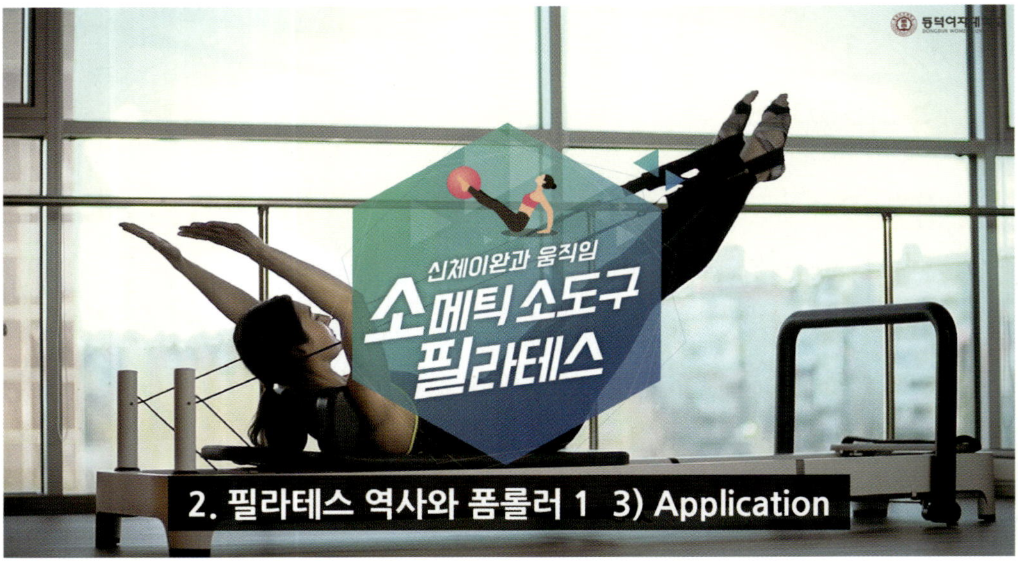

Scissors Application

Application 동작명	자세	환경 (소도구)	환경 (위치)	주요 움직임	지도자 손의 위치	키워드	
Hip Joint Movement Series (Scissor, Leg Circles, Bicycles, Frog Leg, Charlie Chapline)	Supine	마사지볼 2 또는 무게볼	골반 뒷쪽 (PSIS)	고관절 움직임 - Fx / Ex - Ad / Ab - Circum-duction	1. 갈비뼈 앞쪽 아래 2. ASIS	▪ Weight Bearing ▪ Active Movement ▪ Passive Movement ▪ Myofascial Release (MFR)	▪ Breathing Pattern ▪ Energy System ▪ Awareness (Flaring Rib) ▪ Coordination

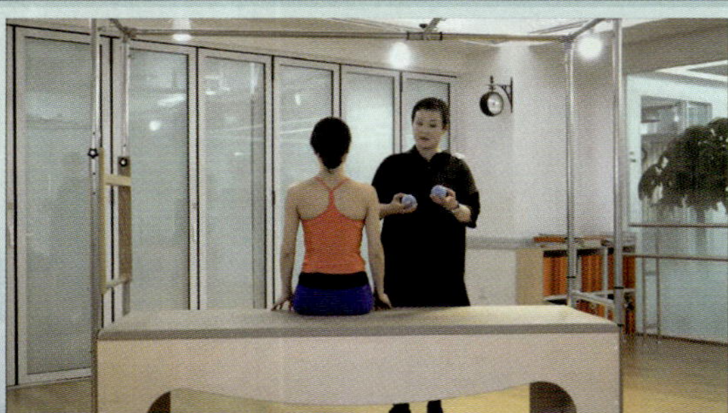

Memo

03 Pilates

필라테스 역사(2)와 폼롤러 03

03.01 필라테스 역사(2)

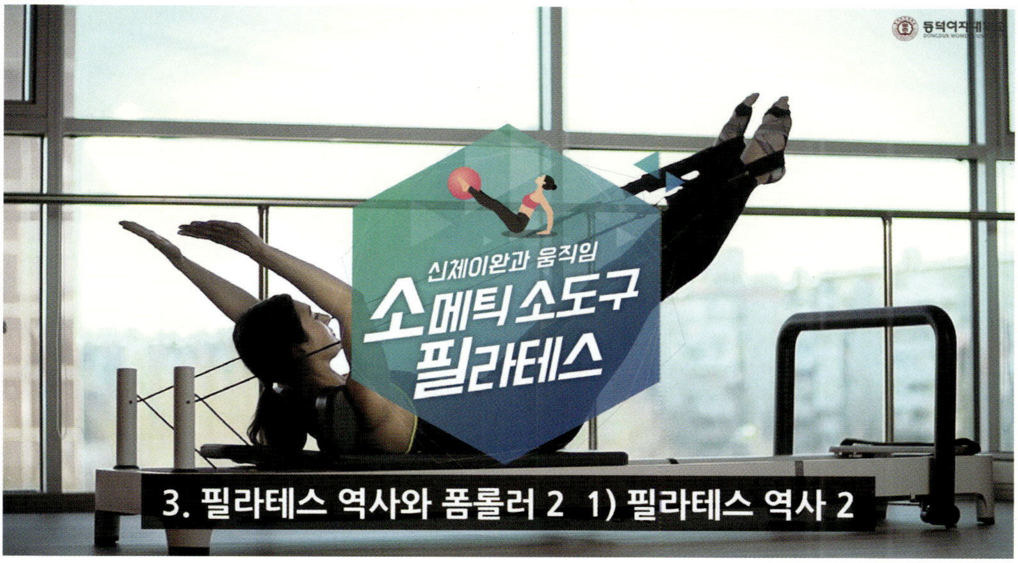

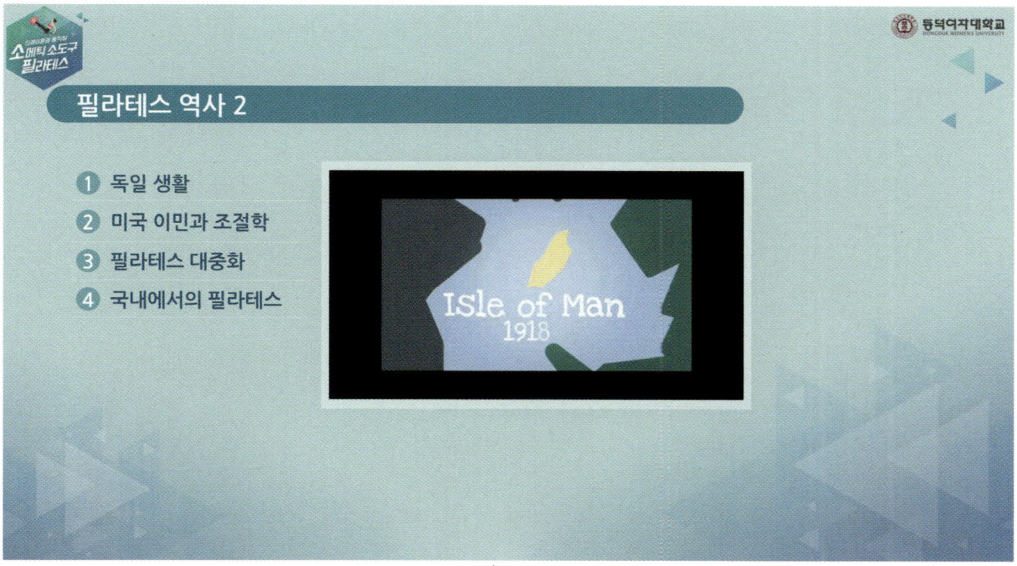

Memo

필라테스 역사 2

① 독일 생활

- 1919년 1차 세계대전이 끝나고 조셉은 독일로 돌아 옴
- 독일에서 무용인, 안무가, 정형외과 의사, 철학자 등을 만나면서 교류함
- 나찌당은 독일 비밀경찰과 군인들을 위해 일하기를 요구함
- 1912년 미국으로 이민을 감

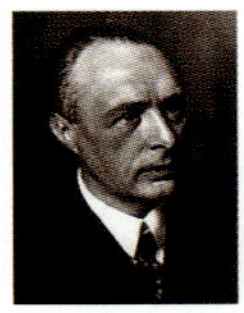

Rudolf von Laban
무용 이론가

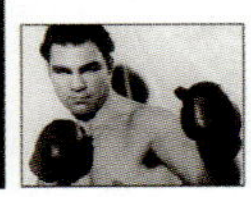

Max Schmeling
권투선수

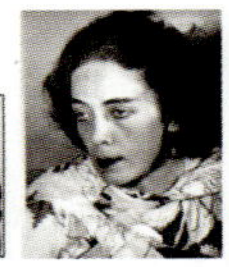

Mary Wigman
안무가

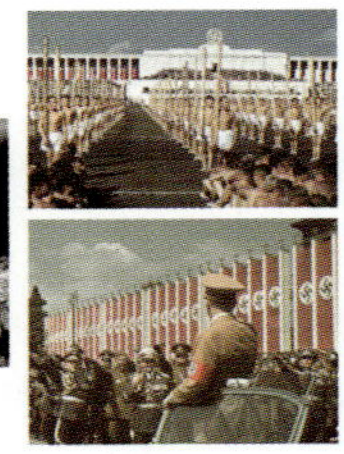

Memo

필라테스 역사 2

② 미국 이민과 조절학

- 미국행 이민 배에서 클라라를 만남
- 뉴욕 8번가에 스튜디오를 차림
- 뉴욕시립발레단의 조지 발랜신의 요청으로 무용인의 부상을 예방하고 재활을 운동법을 제시함
- 1934년 자신의 운동 철학을 주장하는 1번째 저서 <Your Health>를 출간함
- 1945년 자신의 운동법을 조절학으로 천명하는 저서 <Return to Life through Contrology>를 출간함
- 조셉은 25개의 운동기계 발명 특허를 보유함
- 잡지에 기사로 조절학을 소개하고, 백화점에 스튜디오를 오픈함
- 뉴욕을 중심으로 조절학을 알림

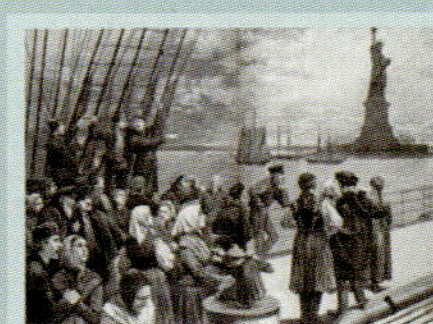

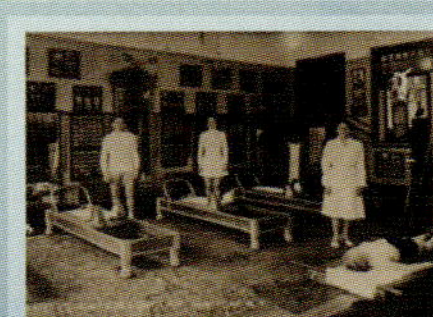

Memo

필라테스 역사 2

③ 필라테스 대중화

- 1970년 조셉의 제자 중 론 플레처가 조절학을 미 서부에서 알림
- 여자 연예인을 비롯한 유명인들을 대상으로 스튜디오를 운영함
- 잡지, 신문 등을 통해 유명인들이 조절학을 대중에게 소개함
- 일반대중들이 새로운 운동법에 관심을 갖게 되면서 대중화됨
- 1980년 조셉의 제자들이 출간한 저서 <The Pilates Method of Physical and Mental Conditioning>를 통해 지금의 필라테스 6가지 원리를 소개함
- 1990년 <필라테스>라는 고유명사가 사전에 등록됨
- 2001년 PMA(세계필라테스연맹)이 창립되고, 전세계의 필라테스인들이 1년에 한번 모여 필라테스를 발전시키고 있음

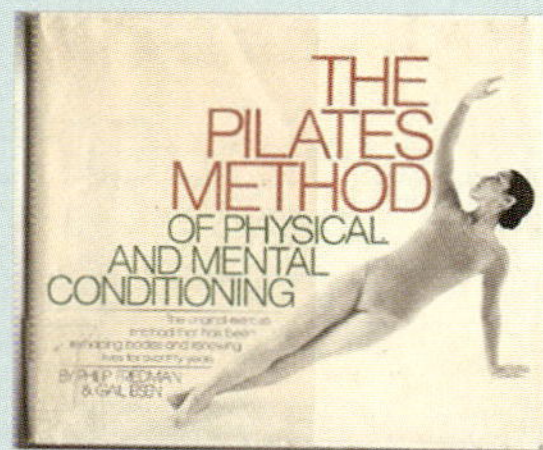

Philip Friedman & Gail Eisen (1984).
The Pilates Method of Physical and Mental Conditioning, Doubleday.

Memo

필라테스 역사 2

④ 국내의 필라테스

- 2003년 발레 전공의 교수가 <무용상해예방운동>으로 필라테스를 국내에 소개
- 백화점 문화센터를 중심으로 소개된 <매트필라테스>는 요가와 비슷하지만 어렵고 비싼 운동으로 알려지면서 대중으로 부터 외면
- 2007년 소도구를 활용한 운동법이 나타나면서 보다 쉽고 즐겁게 기능적으로 수행할 수 있는 필라테스가 대중에게 알려짐
- 2010년 국내 제작 필라테스 기계 보급이 활발
- 2018년 약 250개의 단체에서 필라테스 민간 자격증을 발급

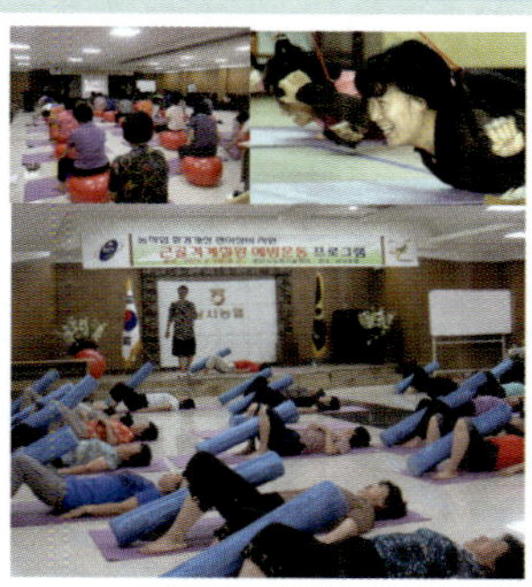

Memo

03.02 폼롤러 가로섹션 03

03 02-1
Hip Joint Circles

03 02-2
Bridge

03 02-3
Rolling Like A Ball

03 02-4
Knee Extension

03 02-5
Thigh Side Massage

03 02-6
Quadriceps Massage

03.03 Application

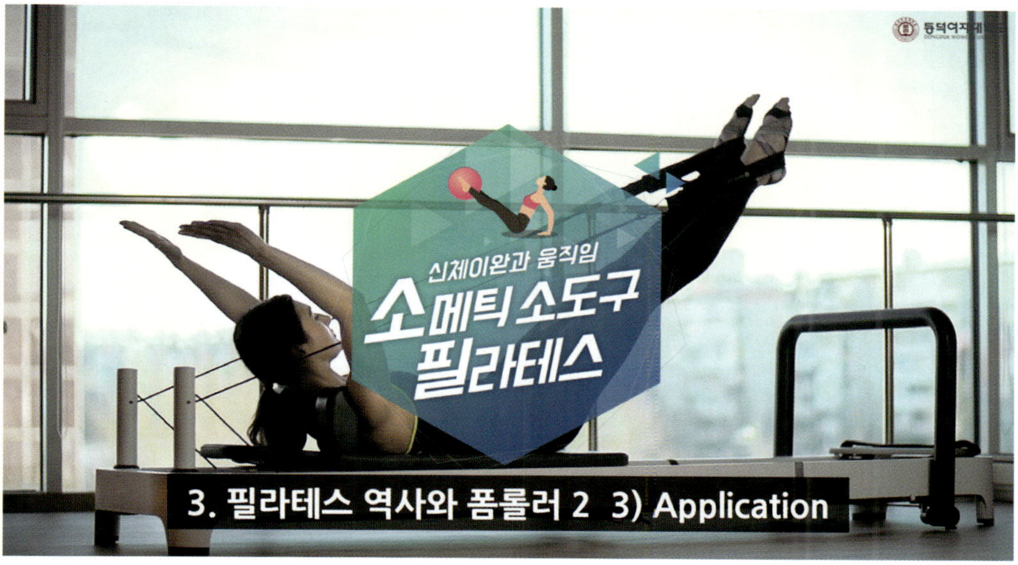

Hip Joint Circles Application

Application 동작명	자세	환경 (소도구)	환경 (위치)	주요 움직임	지도자 손의 위치	키워드	
Single Hip Joint Movement Series	Supine	1. 튜빙 2. 튜빙 2	발	고관절 움직임 - Fx / Ex - Circum-duction	1. 갈비뼈 앞쪽 아래 2. 무릎 3. 목 4. 어깨	• Weight Bearing • Active Movement • Passive Movement • Myofascial Release (MFR)	• Breathing Pattern • Energy System • Awareness (Flaring Rib) • Coordination

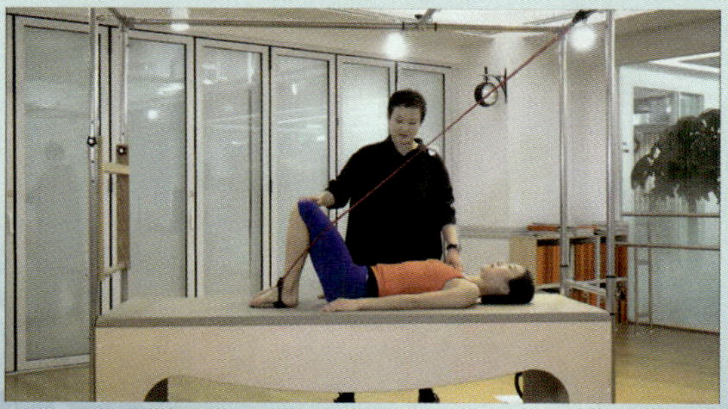

Memo

Bridge Application

Application 동작명	자세	환경 (소도구)	환경 (위치)	주요 움직임	지도자 손의 위치	키워드	
Bridge Series	Supine	1. 미니볼 2. 링 3. 폼롤러	무릎 사이	척추 움직임 - 중립 - 신전 & 굴곡	1. 갈비뼈 앞쪽 아래 2. 무릎 3. 어깨 4. 얼굴	▪ Weight Bearing ▪ Active Movement ▪ Passive Movement ▪ Myofascial Release (MFR)	▪ Breathing Pattern ▪ Energy System ▪ Awareness (Flaring Rib) ▪ Coordination

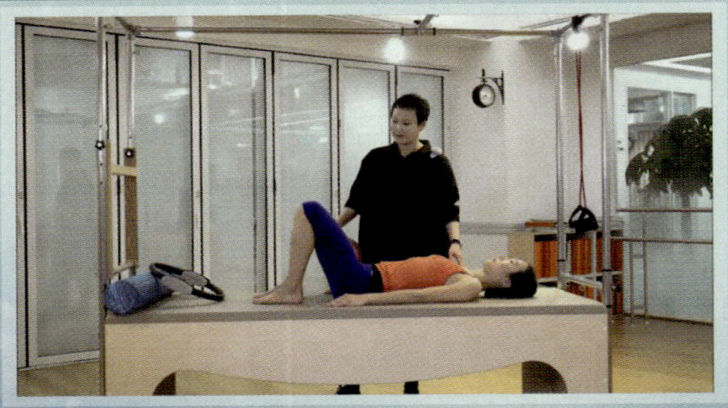

Memo

Rolling Like A Ball Application

Application 동작명	자세	환경 (소도구)	환경 (위치)	주요 움직임	지도자 손의 위치	키워드	
Rolling	Sitting	1. 튜빙 2. 미니볼 2	1. 손 2. 허벅지와 종아리	None	1. 등 2. 무릎	▪ Weight Bearing ▪ Active Movement ▪ Passive Movement ▪ Myofascial Release (MFR)	▪ Breathing Pattern ▪ Energy System ▪ Awareness (Flaring Rib) ▪ Coordination

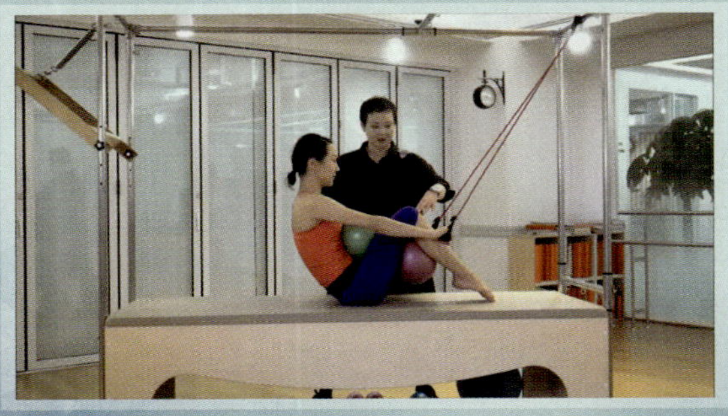

Memo

Knee Extension Application

Application 동작명	자세	환경 (소도구)	환경 (위치)	주요 움직임	지도자 손의 위치	키워드	
Single & Double Knee Extension	Supine	튜빙 + 미니볼	1. 발 2. 발바닥	고관절 움직임 - Fx / Ex	1. 고관절 2. 무릎 3. 발 4. 갈비뼈 앞쪽 아래	▪ Weight Bearing ▪ Active Movement ▪ Passive Movement ▪ Myofascial Release (MFR)	▪ Breathing Pattern ▪ Energy System ▪ Awareness (Flaring Rib) ▪ Coordination

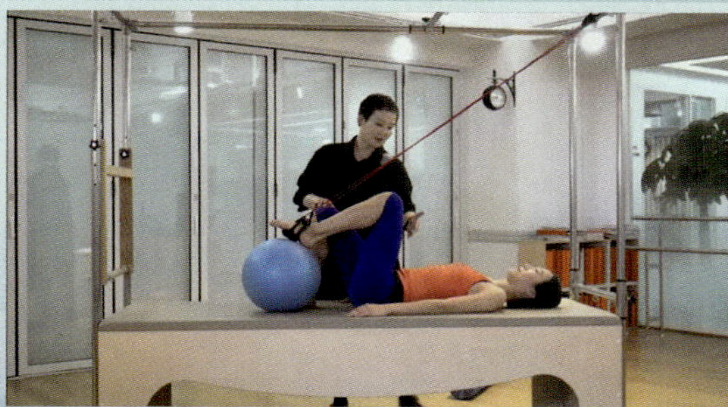

Memo

Thigh Side Massage Application

Application 동작명	자세	환경 (소도구)	환경 (위치)	주요 움직임	지도자 손의 위치	키워드	
Advanced Thigh Side Massage	Side Plank	폼롤러	왼쪽 허벅지 측면	1. 어깨 움직임 - Fx / Ex 2. 척추 움직임 - Rot	1. 어깨 2. 골반	▪ Weight Bearing ▪ Active Movement ▪ Passive Movement ▪ Myofascial Release (MFR)	▪ Breathing Pattern ▪ Energy System ▪ Awareness (Flaring Rib) ▪ Coordination

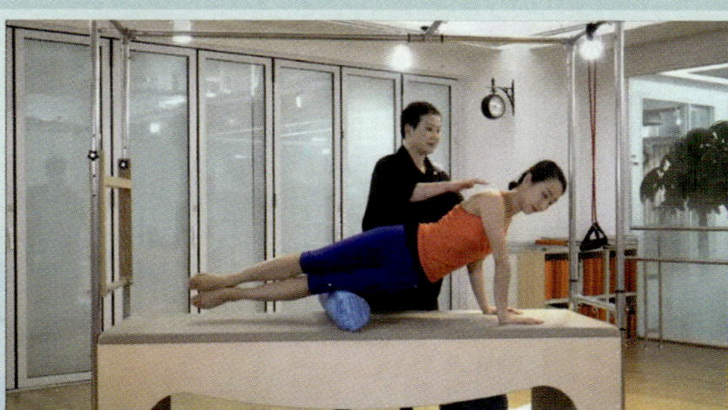

Memo

동덕여자대학교

Quadriceps Massage Application

Application 동작명	자세	환경 (소도구)	환경 (위치)	주요 움직임	지도자 손의 위치	키워드	
Somatic Quadriceps Techniques	Plank	폼롤러	허벅지 앞면	1. 어깨 움직임 - Fx / Ex 2. 고관절 움직임 - Rot	허벅지 뒷쪽	▪ Weight Bearing ▪ Active Movement ▪ Passive Movement ▪ Myofascial Release (MFR)	▪ Breathing Pattern ▪ Energy System ▪ Awareness (Flaring Rib) ▪ Coordination

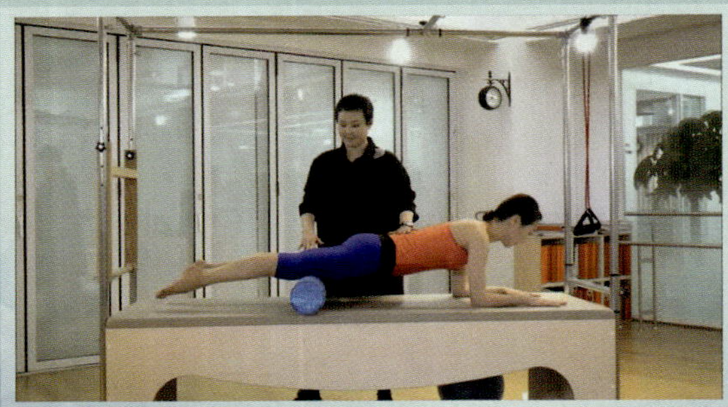

Memo

04 Pilates

필라테스의 6가지 원리(1)와 폼롤러 04

04.01 필라테스의 6가지 원리(1)

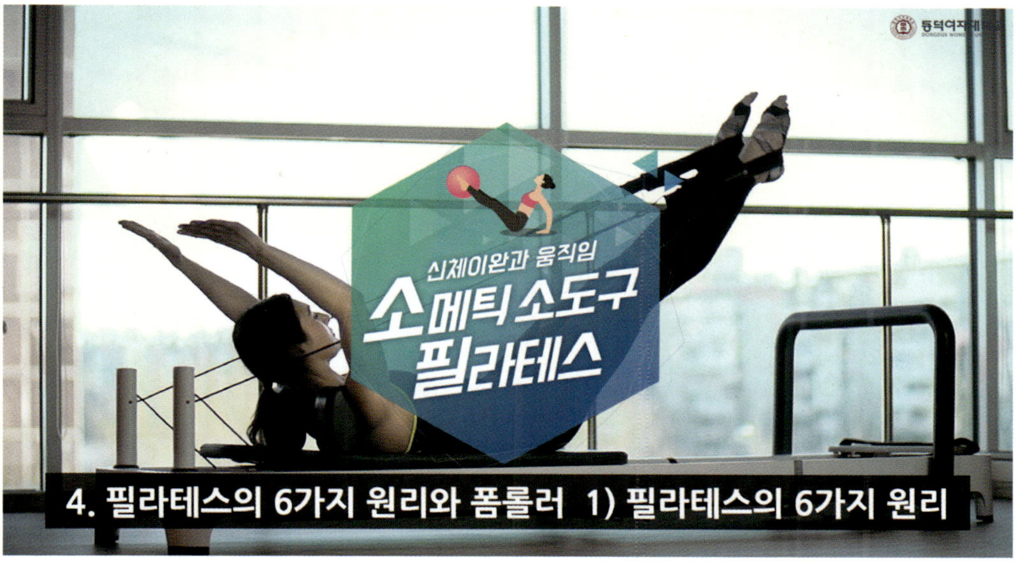
신체이완과 움직임
소메틱 소도구 필라테스
4. 필라테스의 6가지 원리와 폼롤러 1) 필라테스의 6가지 원리

필라테스의 6가지 원리 I
① 호흡
② 집중
③ 조절
④ 중심
⑤ 정확성
⑥ 흐름

Memo

필라테스의 6가지 원리 I

① 호흡 (Breathing)

- 일반적으로 인간은 하루에 2만 4천번의 호흡을 함
- 생명을 유지하기 위한 호흡은 1분에 15~20회 임
- 필라테스 호흡은 의식적 호흡으로 1분에 10회 정도 수행함
- 효율적인 호흡을 위해 3차원 호흡, 측면 호흡 등으로 불림

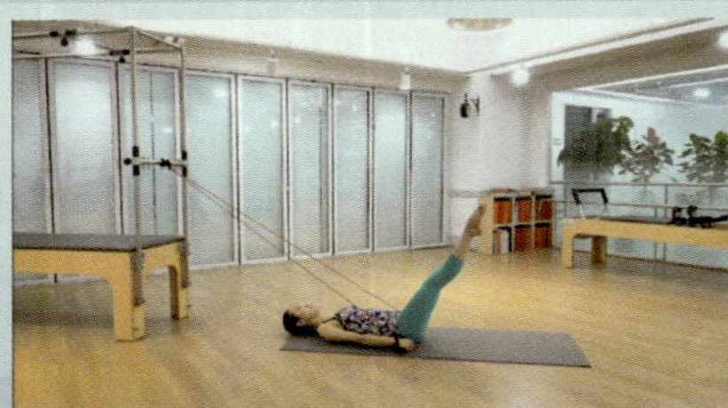

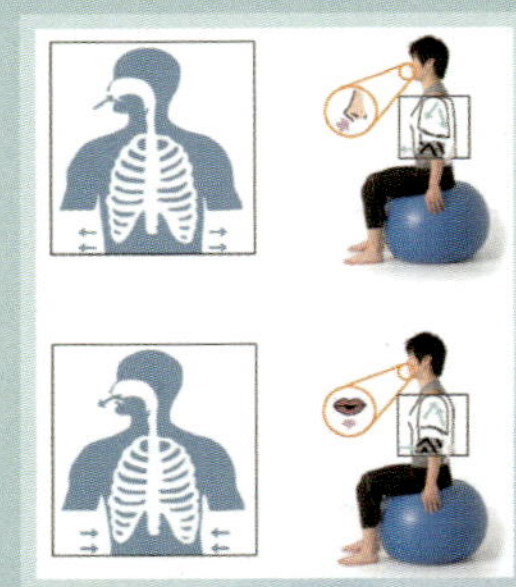

Memo

필라테스의 6가지 원리 I

② 집중 (Concentration)

- 필라테스는 생각하는 운동임
- 내가 무엇을 하는지 알기 위해서는 집중을 요함
- 정신과 신체를 연결하는 방법임
  - ➢ Shoulder joint 동작

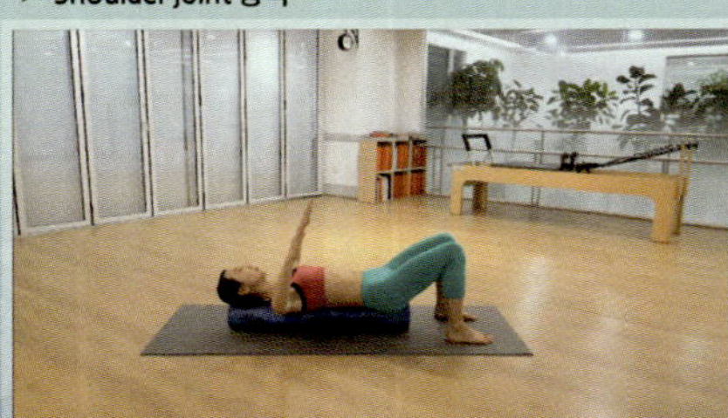

Memo

필라테스의 6가지 원리 I

③ 조절 (Control)

- 조셉은 자신의 운동법을 조절학이라 천명하였음
- 신체를 어떻게 움직이는가는 조절이 필요함
- 질적인 신체 움직임을 수행하는 것임
  - ➢ Spine Articulation 동작

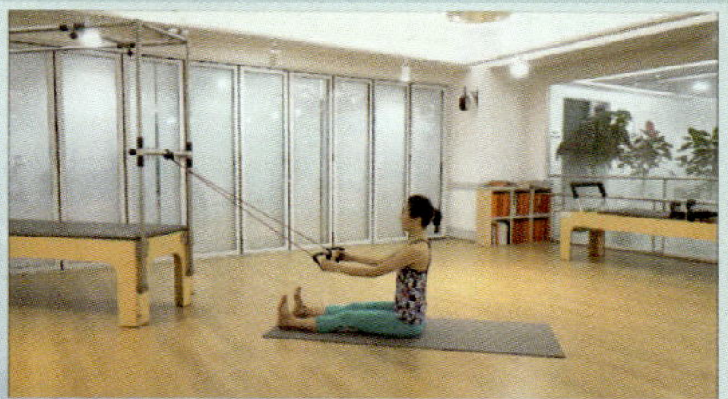

Memo

필라테스의 6가지 원리 I

④ 중심 (Center)

- 신체 중심
- 안전한 신체 움직임 = 코어(Core) 활성화
- 힘이 신체 중심으로 부터 바깥쪽으로 나갈 때, 움직임이 기능적임

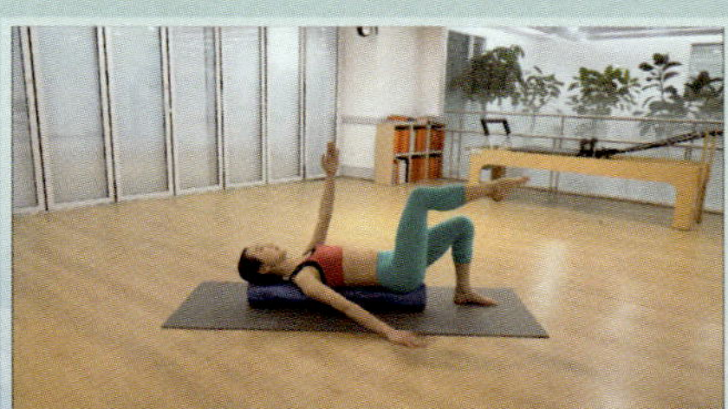

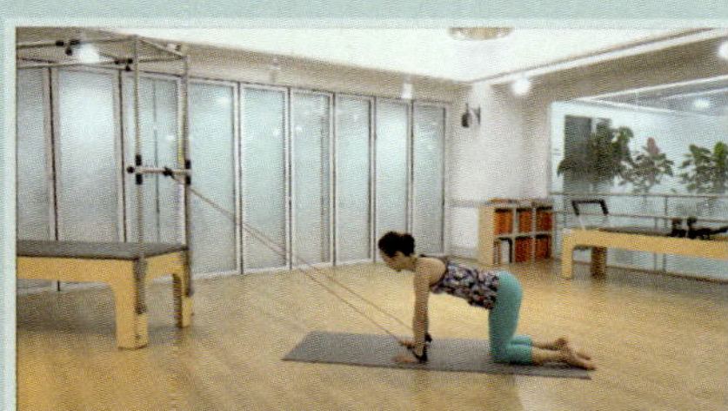

Memo

필라테스의 6가지 원리 I

⑤ 정확성 (Precision)

- 가능적인 신체 움직임은 정확성 필요
- 정확한 동작: 의식적 호흡, 내가 무엇을 하는지 인지하는 집중, 기능적으로 움직이기 위한 조절

➢ Pelvic Position 동작

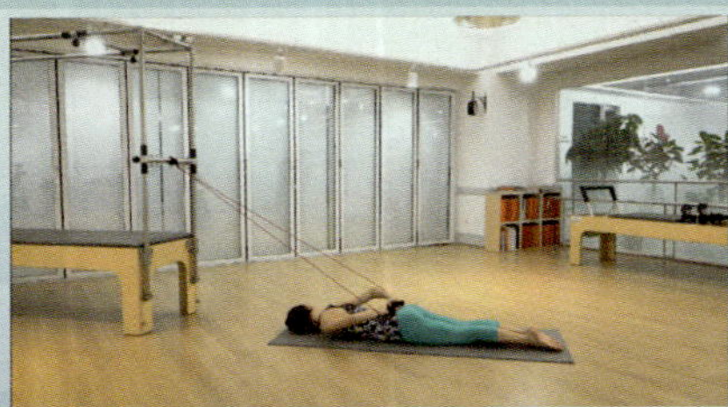

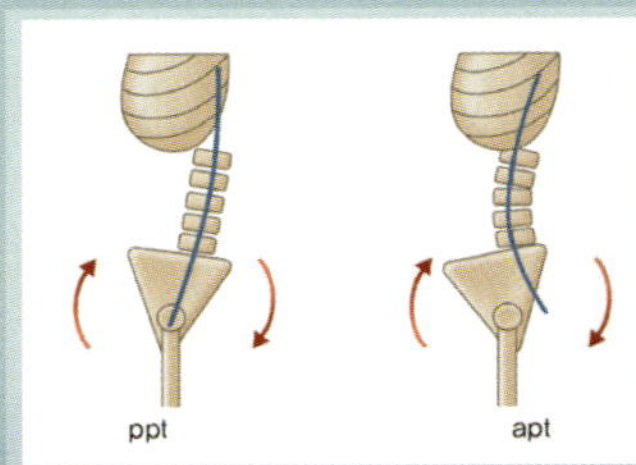

Memo

필라테스의 6가지 원리 I

⑥ 흐름 (Flowing)

- 각각의 정확한 동작들은 물이 흐르 듯이 자연스럽게 연결되어야 함
- 동작들이 모여 하나의 시퀀스를 이룰 때 , 이를 흐름이라고 함 (영상)

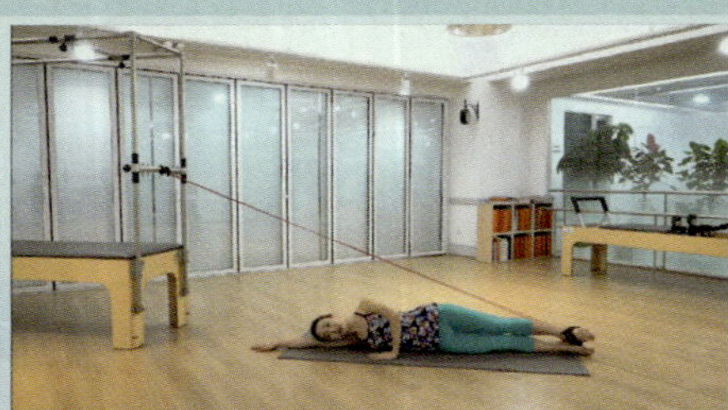

Memo

04.02 폼롤러 가로섹션 04

04 02-1
Half Body Release

04 02-2
Shoulder Movements

04 02-3
Swan & Elbow Flexion

04 02-4
Mermaid

04 02-5
Cat

04 02-6
Roll Up Standing

04.03 Application

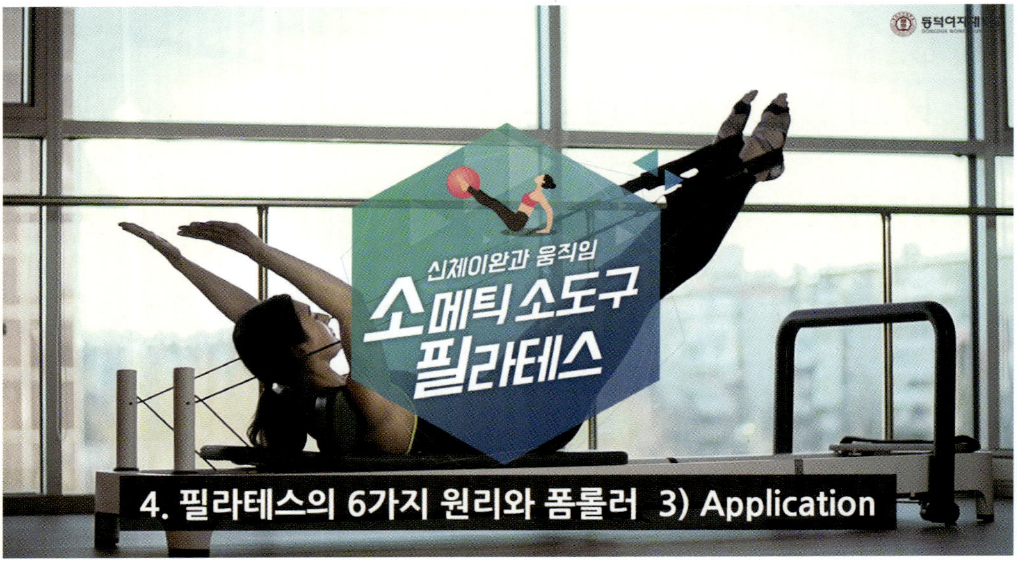

Half Body Release Application

Application 동작명	자세	환경 (소도구)	환경 (위치)	주요 움직임	지도자 손의 위치	키워드	
Side lying Upper & Lower Rotation	Side Lying	폼롤러	1. 손목 아래 2. 무릎 아래	1. 척추 움직임 - Rot 2. 어깨 움직임 - Ho. Ab 3. 고관절 움직임 - Ho. Ab	1. 어깨 2. 골반 3. 등 4. 갈비뼈 앞쪽 아래	• Weight Bearing • Active Movement • Passive Movement • Myofascial Release (MFR)	• Breathing Pattern • Energy System • Awareness (Flaring Rib) • Coordination

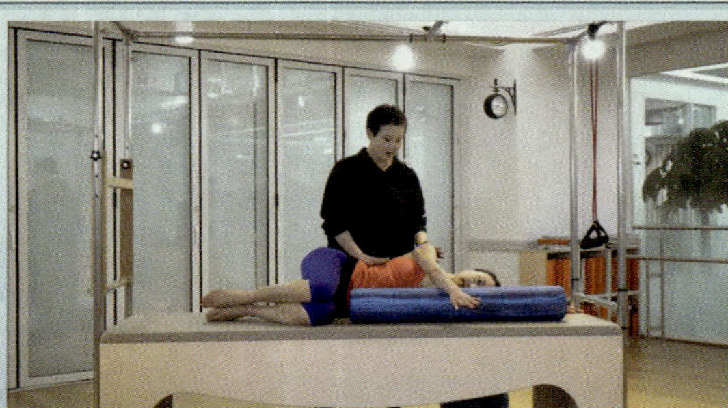

Memo

Shoulder Movements Application

Application 동작명	자세	환경 (소도구)	환경 (위치)	주요 움직임	지도자 손의 위치	키워드	
Scapular Movement	Prone	1. 무게볼 2. 폼롤러	1. 우측 가슴 아래 2. 손목 아래	1. 견갑골 움직임 - Upward & Downward Rot 2. 어깨 움직임 - Elv & Dep	날개뼈	▪ Weight Bearing ▪ Active Movement ▪ Passive Movement ▪ Myofascial Release (MFR)	▪ Breathing Pattern ▪ Energy System ▪ Awareness (Flaring Rib) ▪ Coordination

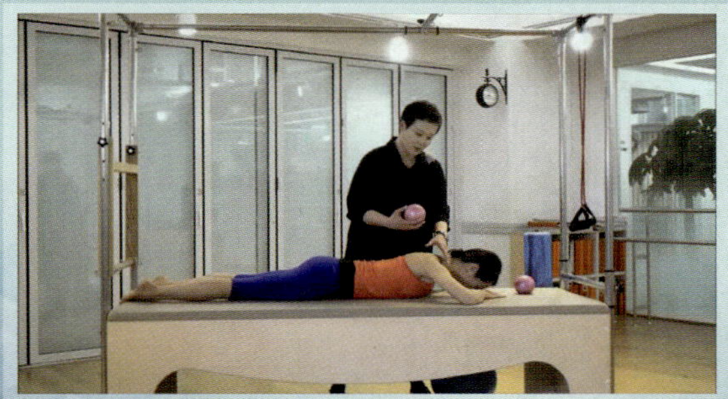

Memo

Swan & Elbow Flexion Application

Application 동작명	자세	환경 (소도구)	환경 (위치)	주요 움직임	지도자 손의 위치	키워드	
Finding Neutral Position	Prone	쿠션	치골 아래	골반 움직임 - PPT & APT	1. 꼬리뼈 2. 골반 3. 갈비뼈 앞쪽 아래 4. 날개뼈	▪ Weight Bearing ▪ Active Movement ▪ Passive Movement ▪ Myofascial Release (MFR)	▪ Breathing Pattern ▪ Energy System ▪ Awareness (Flaring Rib) ▪ Coordination

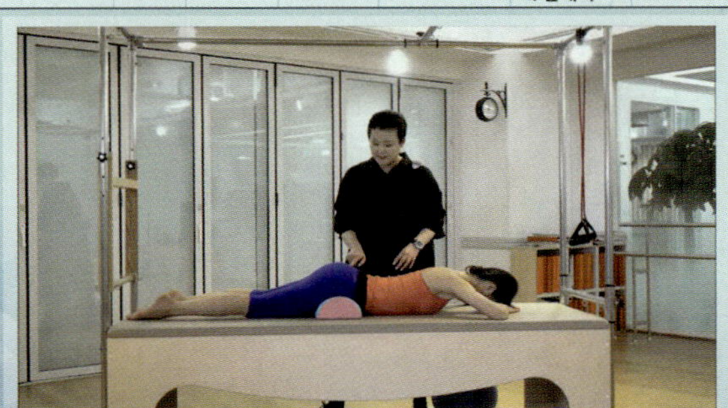

Memo

05 Pilates
필라테스의 6가지 원리(2)와 튜빙 01

05.01 소메틱필라테스의 5가지 원리(2)

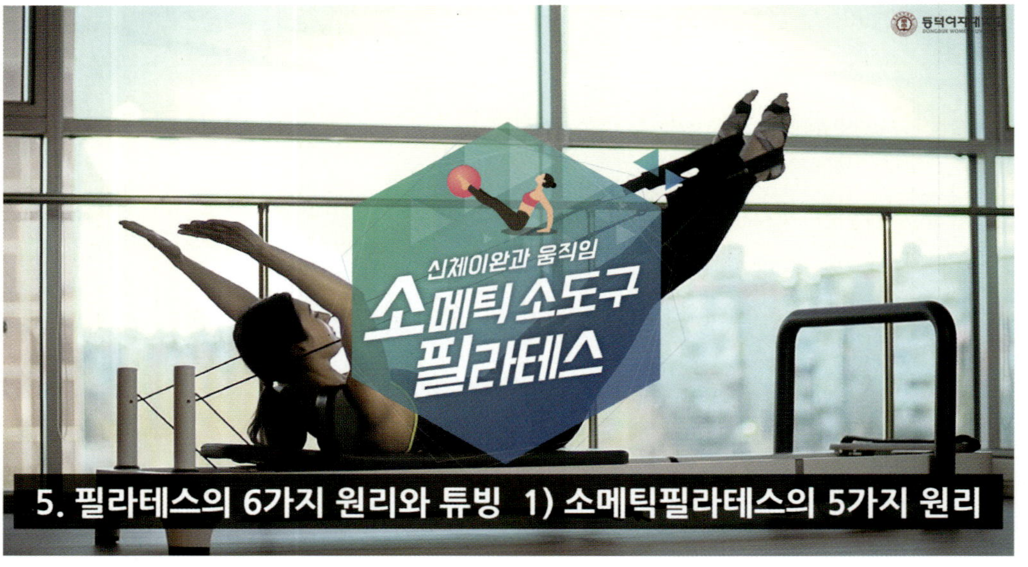

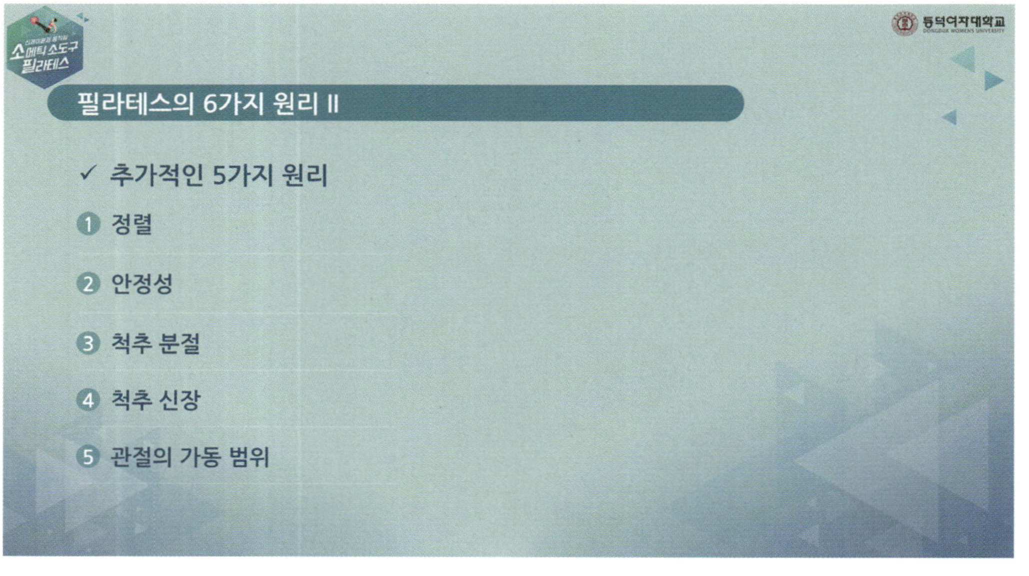

Memo

필라테스의 6가지 원리 II

① 정렬 (Alignment)

- 정렬은 자세라고 하며, 각 관절이 제자리에 위치한 것을 의미함
- 신체적 부하를 최소화하는 자세를 취할 때, 정렬되었다고 함
- 보통 정적 자세 평가를 통해, 정면, 측면, 후면에서 자세를 분석하는 기준이 되기도 함
- 다리에서 고관절과 슬개골과 2번째 발가락이 일직선 상에 올 때, 하지가 정렬되었다고 함

➤ 바른 자세

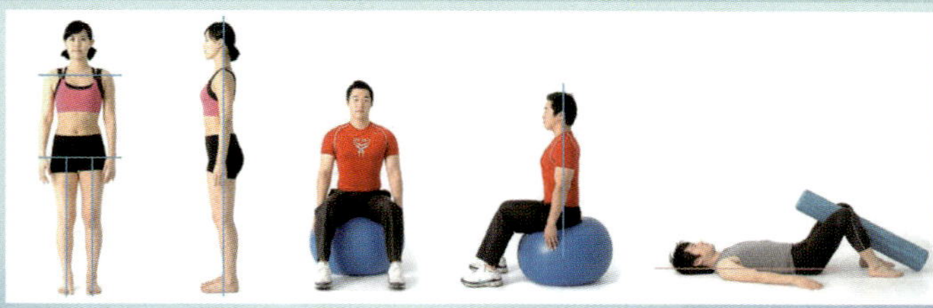

Memo

필라테스의 6가지 원리 II

② 안정성 (Stability)

- 몸통의 안정성이라고하며, 척추, 골반 그리고 어깨가 안정성을 취할 때임
- 척추는 정면에서 1자를 유지하고, 측면에서 적절한 굴곡(S)이 있어야 안정함
- 골반은 척추를 받치고 정면에서 그 높이가 같고, 측면에서는 그 기울기가 중립에 위치해야 안정함
- 어깨는 상승과 하강되어야 하고, 전진과 후진을 할 수 있어야 하며, 어깨 관절은 중립에 위치해야 안정함
- 몸통의 안정성 안에서 팔과 다리를 효율적으로 움직일 수 있음

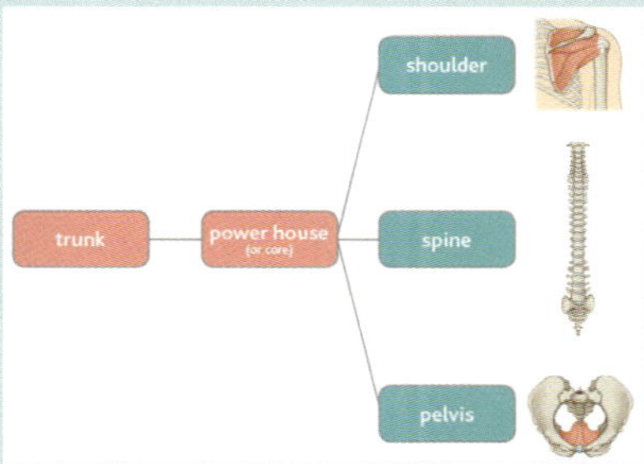

Memo

필라테스의 6가지 원리 II

③ 척추 분절 (Spine Articulation)

- 척추 분절은 척추와 척추 사이에 척추 관절의 움직임을 의미함
- 척추는 경추, 흉추, 요추, 천추 그리고 미추로 구성되어 있음
- 각각의 척추가 갖고 있는 가동범위 안에서 척추를 움직이는 것을 척추 분절이라 함
- 어느 한 부위의 척추들이 과하게 움직이면, 그 움직임을 제한하고, 거의 움직임이 없다면, 그 움직임을 할 수 있도록 최적화하는 것임

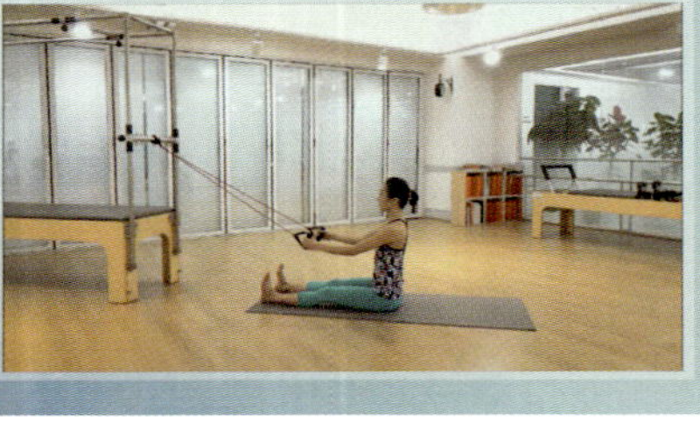

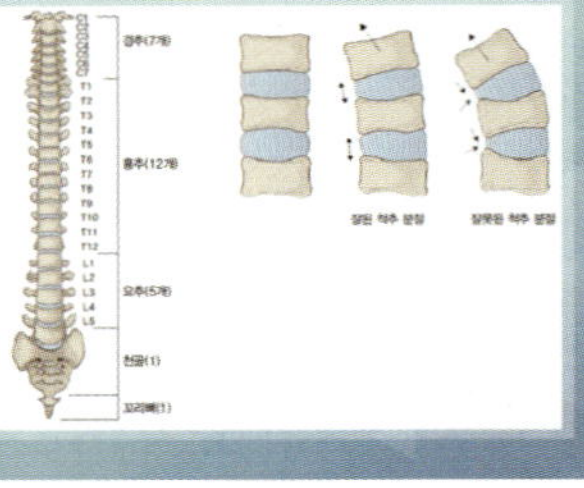

Memo

필라테스의 6가지 원리 II

④ 척추 신장 (Spine Elongation)

- 척추와 척추 사이에는 디스크라는 척추 관절이 있음
- 척추 관절이 자세, 습관, 과한 작업 등으로 눌려 공간이 줄어 들 수 있음
- 바른 자세를 통해 척추 간의 공간을 확보하는 것을 척추 신장이라고 함

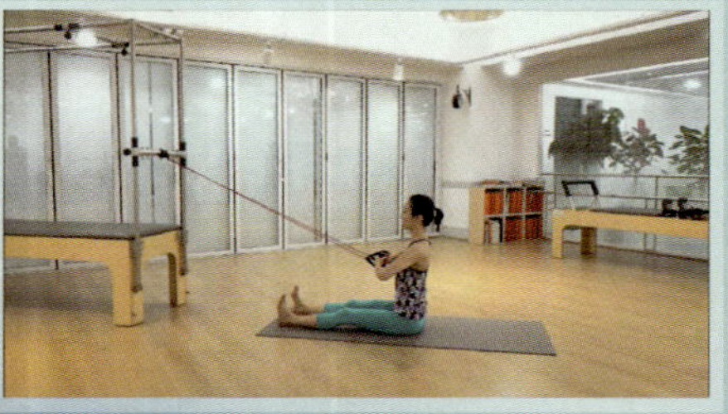

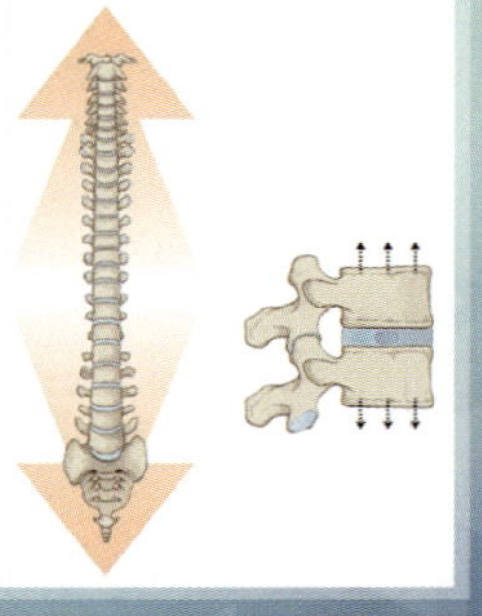

Memo

필라테스의 6가지 원리 II

⑤ 관절의 가동범위 (ROM, Range of Motion)

- 각 관절이 가지고 있는 움직임의 범위를 관절의 가동범위라 함
- 재활 컨셉에서 동일한 관절의 움직임을 갖는 것을 의미함
- 재활컨셉의 필라테스에서 ROM은 아주 중요한 요소 중에 하나임

➢ 예를 들면, 한쪽 어깨가 불편할 때 Foam Roller에서 Arm Circles 동작을 어떻게 할 것인가?

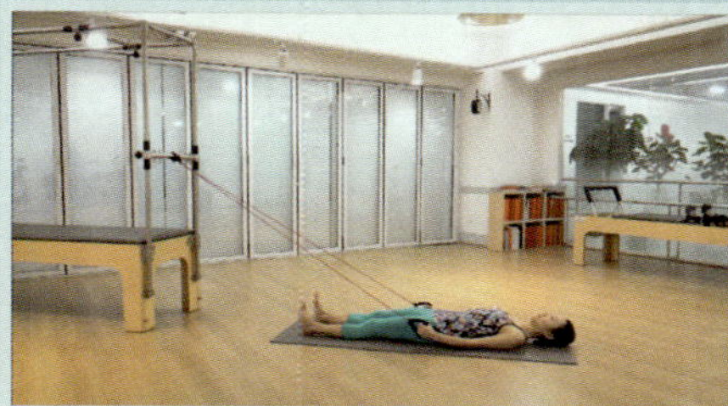

Memo

05.02 튜빙 01

05 02-1
Roll Down & Up

05 02-2
Biceps

05 02-3
Arm Circles

05 02-4
Teaser

05 02-5
Rolling Like A Ball

05.03 Application

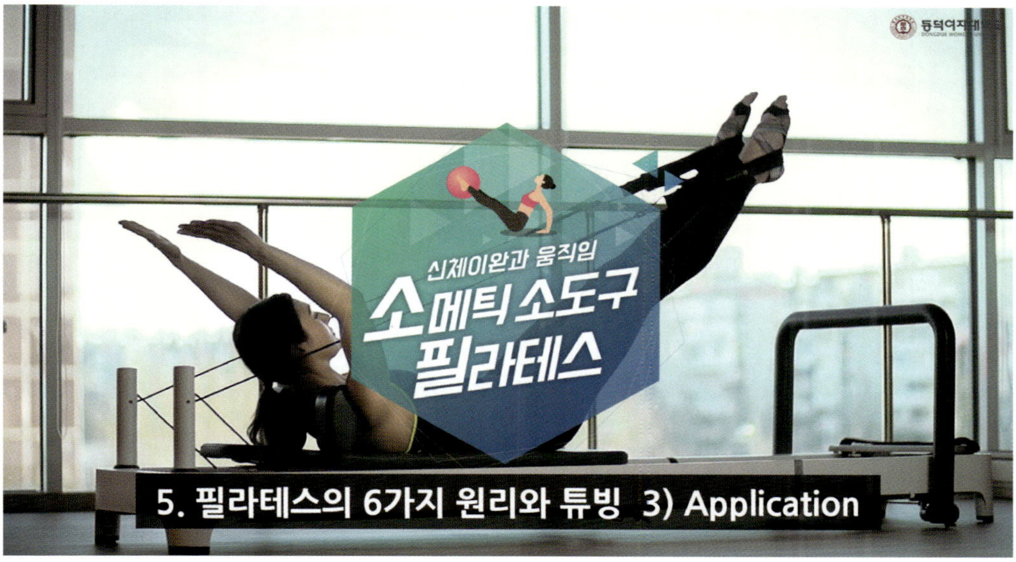

Roll Down & Up Application

Application 동작명	자세	환경 (소도구)	환경 (위치)	주요 움직임	지도자 손의 위치	키워드	
Spine Sagittal Movement	Sitting	무게볼	두 손	척추 움직임 - Fx & Ex	1. 머리 2. 목 3. 발목 4. 무릎	▪ Weight Bearing ▪ Active Movement ▪ Passive Movement ▪ Myofascial Release (MFR)	▪ Breathing Pattern ▪ Energy System ▪ Awareness (Flaring Rib) ▪ Coordination

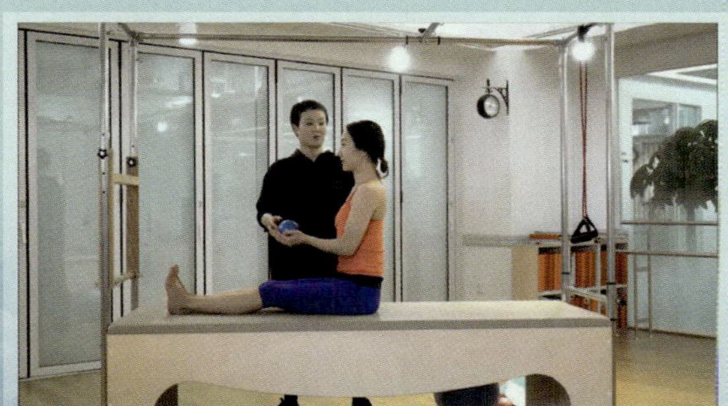

Memo

Arm Circles Application

Application 동작명	자세	환경 (소도구)	환경 (위치)	주요 움직임	지도자 손의 위치	키워드	
Shoulder Movement Series	Supine	무게볼 2	두 손	어깨 움직임 - Cir - Fx & Ex	1. 무릎 2. 어깨 3. 갈비뼈 앞쪽 아래	▪ Weight Bearing ▪ Active Movement ▪ Passive Movement ▪ Myofascial Release (MFR)	▪ Breathing Pattern ▪ Energy System ▪ Awareness (Flaring Rib) ▪ Coordination

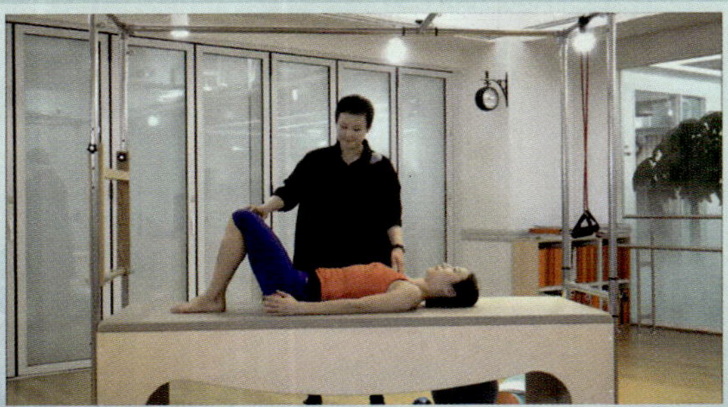

Memo

Teaser Application

Application 동작명	자세	환경 (소도구)	환경 (위치)	주요 움직임	지도자 손의 위치	키워드	
Teaser Modification	Supine	튜빙	손	1. 어깨 움직임 - Fx & Ex 2. 척추 움직임 - Fx & Ex 3. 무릎 움직임 - Fx & Ex	1. 팔 2. 갈비뼈 앞쪽 아래 3. 등 4. 무릎	▪ Weight Bearing ▪ Active Movement ▪ Passive Movement ▪ Myofascial Release (MFR)	▪ Breathing Pattern ▪ Energy System ▪ Awareness (Flaring Rib) ▪ Coordination

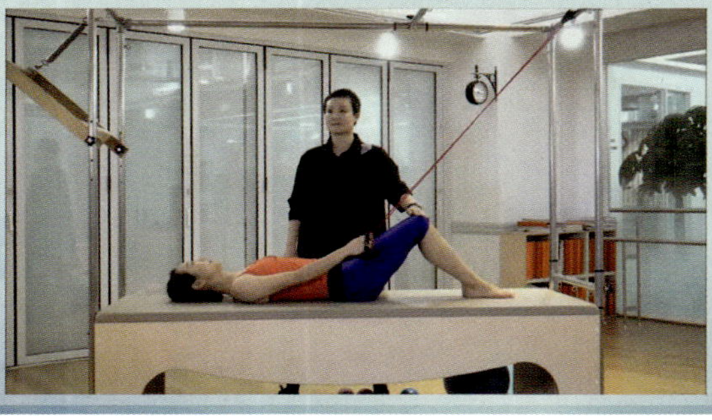

Memo

06 Pilates

움직임 해부학(1)과 튜빙 02

06.01 움직임 해부학(1)

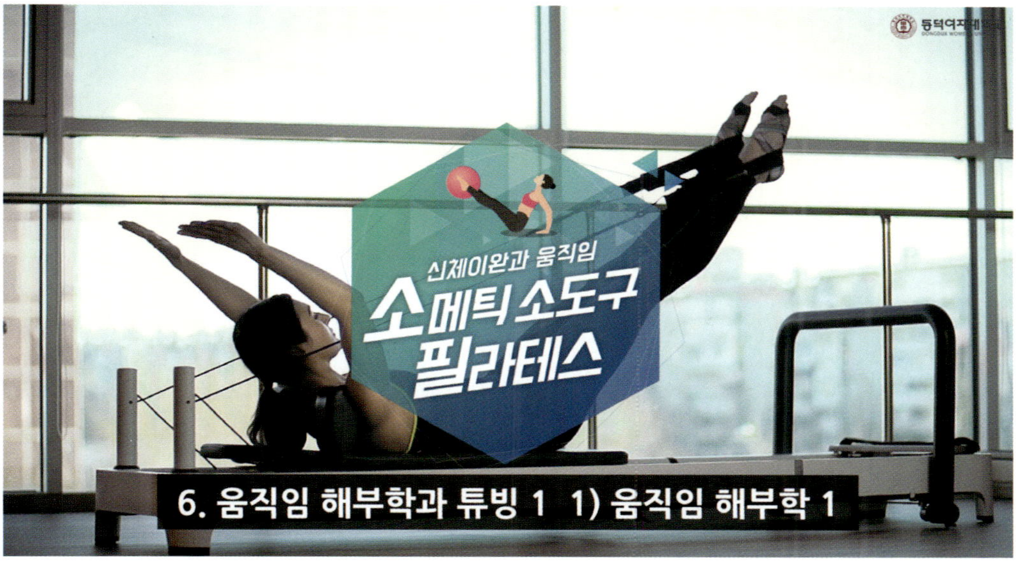

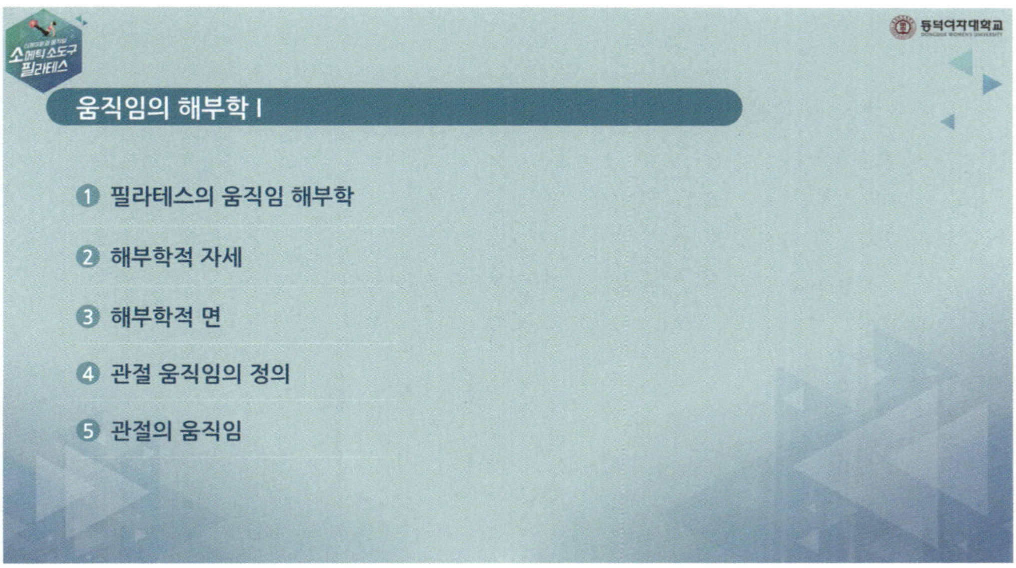

Memo

움직임의 해부학 I

① 필라테스의 움직임 해부학

- 성공적인 신체 움직임을 위해서는 나의 생각, 나의 신체, 신체 움직임을 이해해야 하며, 이를 모두 수용하는 학문이 움직임의 해부학임

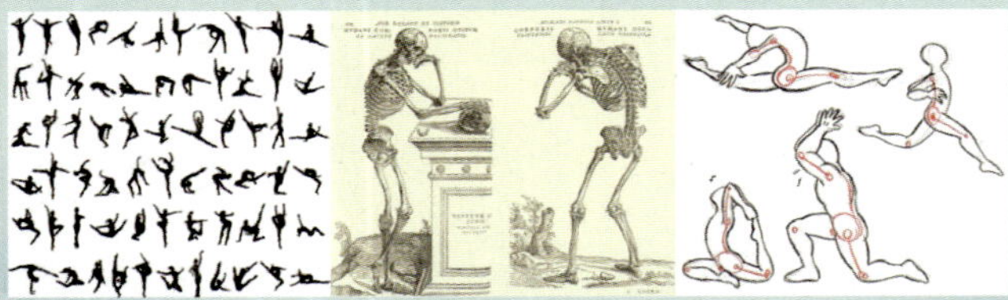

Memo

움직임의 해부학 I

② 해부학적 자세

- 필라테스 동작은 시작자세와 움직임으로 구성됨
- 해부학적 자세를 기준으로 시작자세가 옳고 그름을 판단함
- 해부학적 자세는 바르게 서서 손바닥이 앞으로 향하고 두발은 골반 너비만큼 벌린 자세임

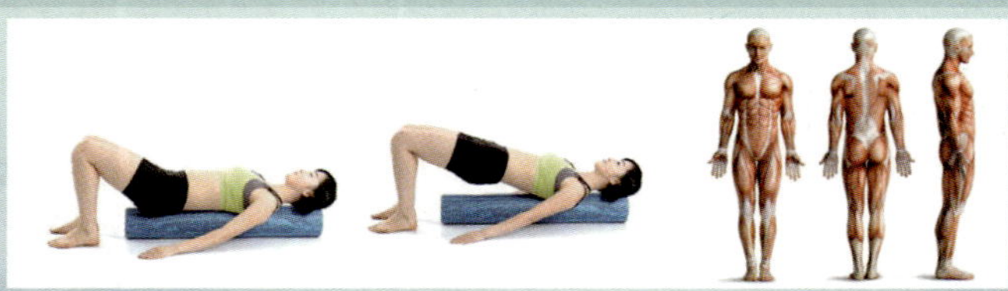

Memo

움직임의 해부학 I

③ 해부학적 면

- 관절의 움직임을 정의하기 위한 기준으로 해부학적 면이 있음
- 시상면: 정중면 (sagittal plane, median plane)
- 관상면: 이마면 (coronal plane, frontal plane)
- 횡단면: 수평면, 가로면 (transverse plane, horizontal plane)

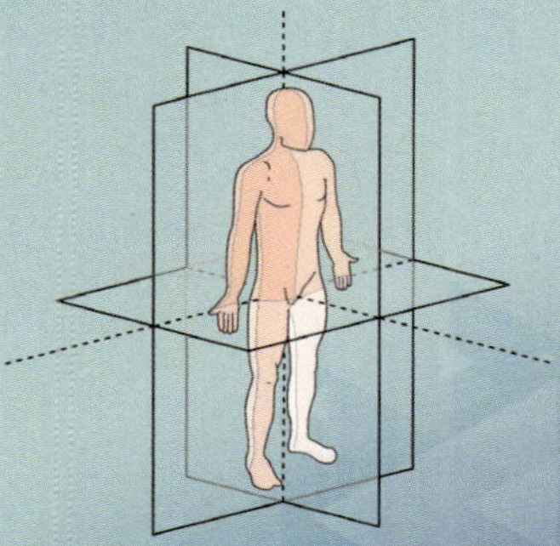

Memo

움직임의 해부학 I

④ 관절의 움직임 정의

- 관절은 3개의 해부학적 면을 따라 움직일 때, 정의할 수 있음
- 척추는 시상면에서 굴곡과 신전, 관상면에서 측면굴곡, 횡단면에서 회전이 일어나는 4가지 움직임을 갖음
- 고관절과 어깨 관절도 해부학적 면을 따라 다양한 움직임으로 정의됨

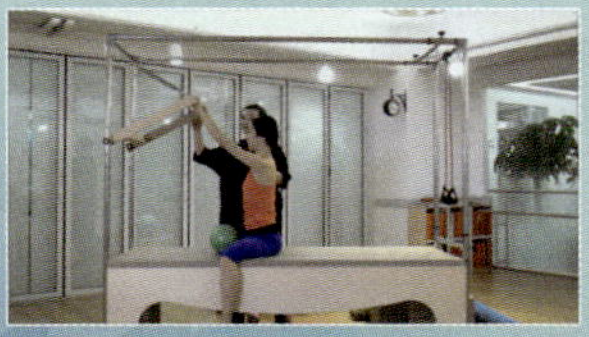
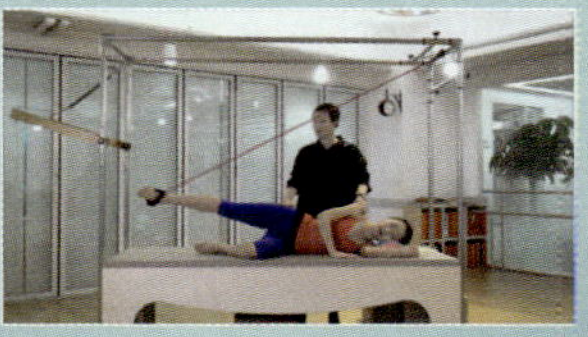
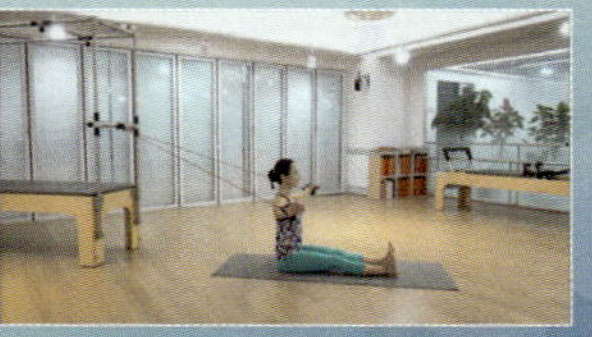

Memo

움직임의 해부학 I

⑤ 관절의 움직임

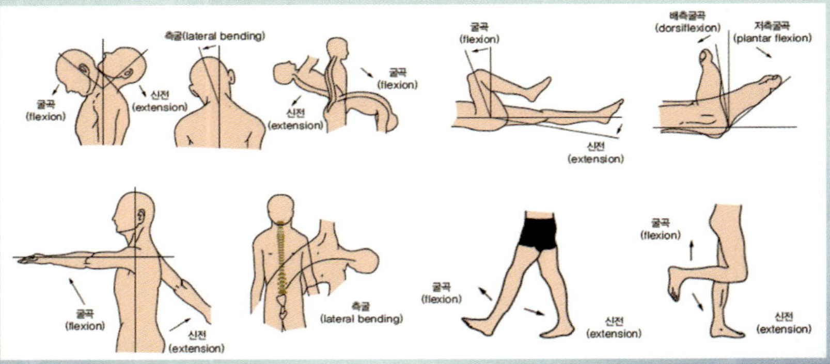

Memo

움직임의 해부학 I

⑤ 관절의 움직임

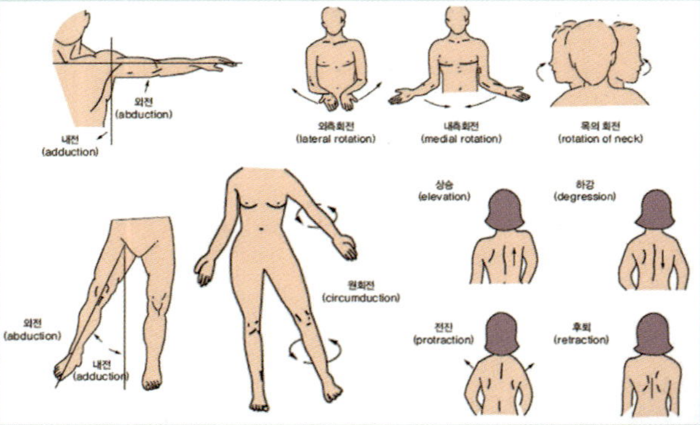

Memo

06.02 튜빙 02

06 02-1
Spine Twist & Arm Extension

06 02-2
Tubing Mermaid

06 02-3
Cobra

06 02-4
Swimming

06 02-5
Double Kicks & Arm Circles

06.03 Application

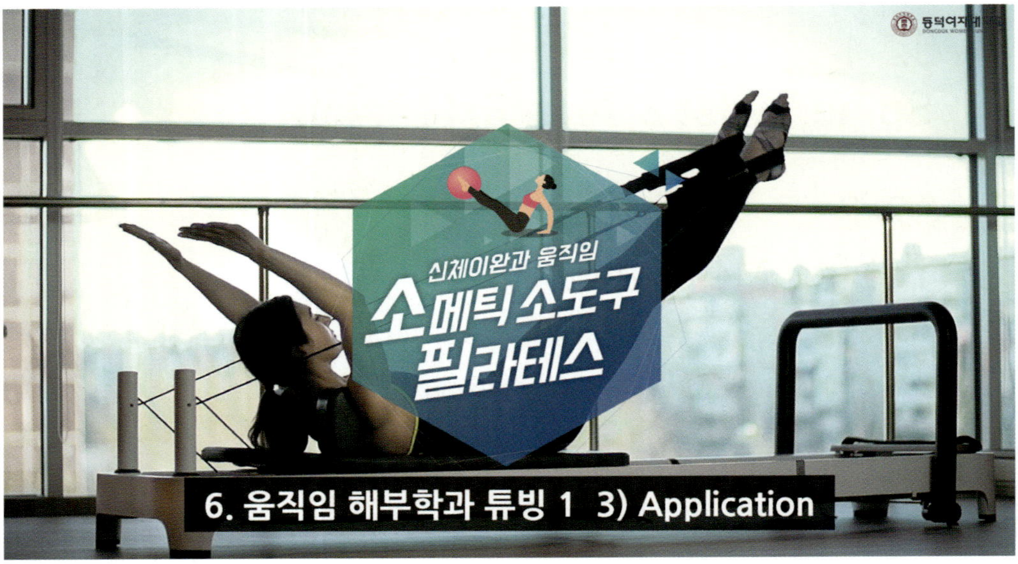

동덕여자대학교

Spine Twist & Arm Extension Application

Application 동작명	자세	환경 (소도구)	환경 (위치)	주요 움직임	지도자 손의 위치	키워드	
Spine Rotation Movement	Sitting	튜빙 + 박스 + 미니볼 2	1. 손 2. 엉덩이 아래 3. 무릎과 발목 사이	1. 척추 움직임 - Rot - Fx & Ex 2. 어깨 움직임 - Ho. Ab & Ho. Ad 3. 팔꿈치 움직임 - Fx & Ex	1. 무릎 2. 팔꿈치 3. 어깨 4. 갈비뼈 앞쪽 아래 5. 배 6. 등	▪ Weight Bearing ▪ Active Movement ▪ Passive Movement ▪ Myofascial Release (MFR)	▪ Breathing Pattern ▪ Energy System ▪ Awareness (Flaring Rib) ▪ Coordination

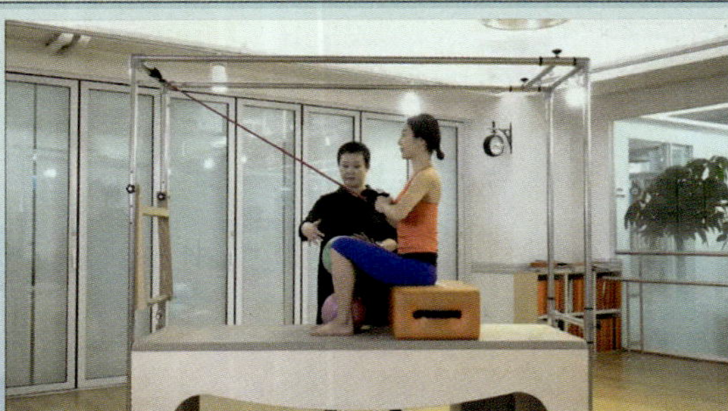

Memo

동덕여자대학교

Tubing Mermaid Application

Application 동작명	자세	환경 (소도구)	환경 (위치)	주요 움직임	지도자 손의 위치	키워드	
Spine Lateral Flexion	Sitting	튜빙	손	1. 척추 움직임 - Lateral Fx 2. 어깨 움직임 - Ab & Ad - Fx & Ex	1. 무릎 2. 어깨 3. 팔 4. 갈비뼈 앞쪽 아래	▪ Weight Bearing ▪ Active Movement ▪ Passive Movement ▪ Myofascial Release (MFR)	▪ Breathing Pattern ▪ Energy System ▪ Awareness (Flaring Rib) ▪ Coordination

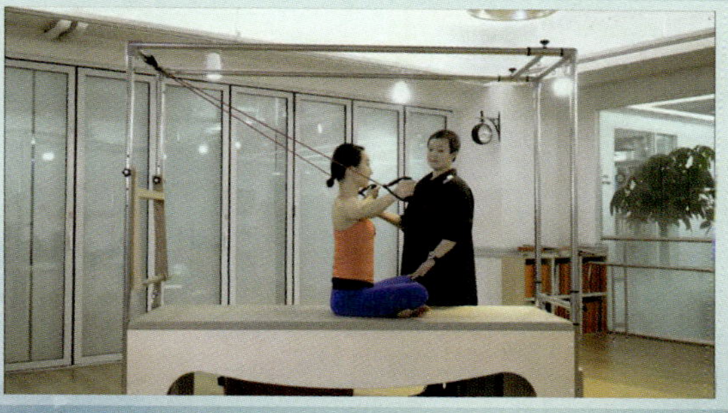

Memo

동덕여자대학교

Double Kicks & Arm Circles Application

Application 동작명	자세	환경 (소도구)	환경 (위치)	주요 움직임	지도자 손의 위치	키워드	
Double Kicks Modification	Prone	튜빙	손	1. Upper Mcvement - 척추 Ex & Fx - 어깨 Cir 2. Lower Movement - 무릎 Fx & Ex - 고관절 Ex & Fx	1. 골반 2. 갈비뼈 측면 3. 날개뼈 4. 목 5. 어깨	▪ Weight Bearing ▪ Active Movement ▪ Passive Movement ▪ Myofascial Release (MFR)	▪ Breathing Pattern ▪ Energy System ▪ Awareness (Flaring Rib) ▪ Coordination

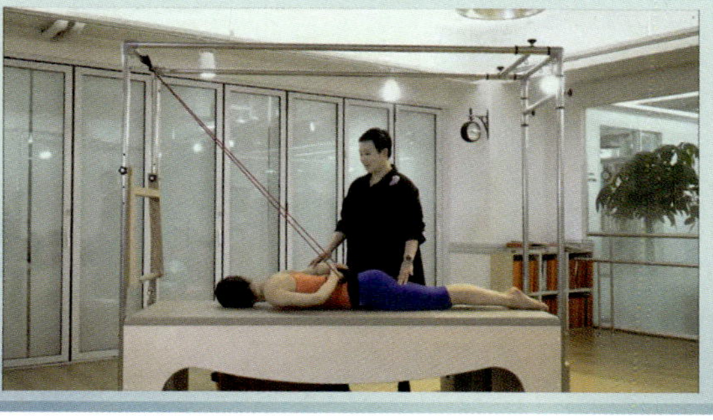

Memo

07 Pilates
움직임 해부학(2)과 튜빙 03

07.01 움직임 해부학(2)

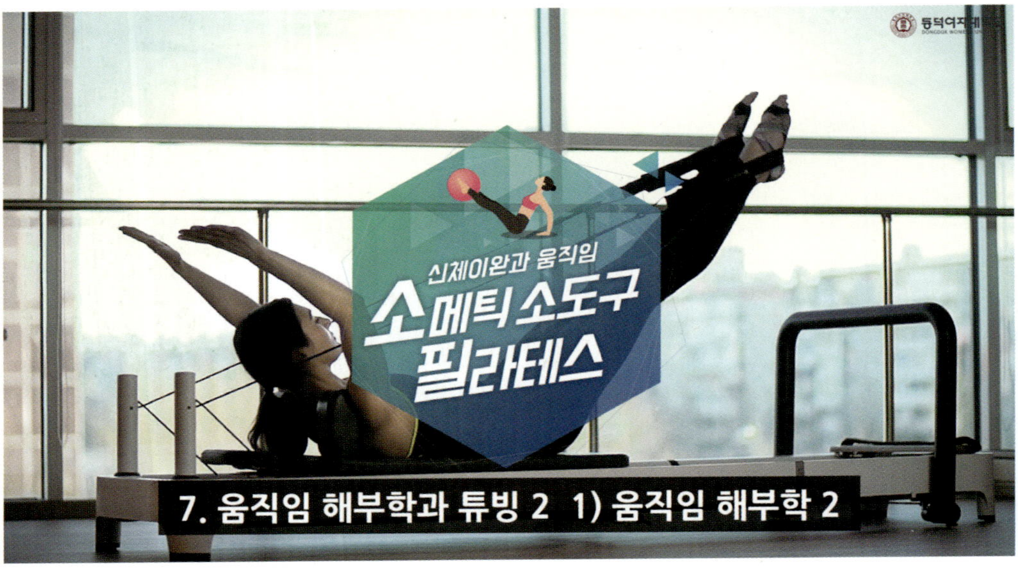

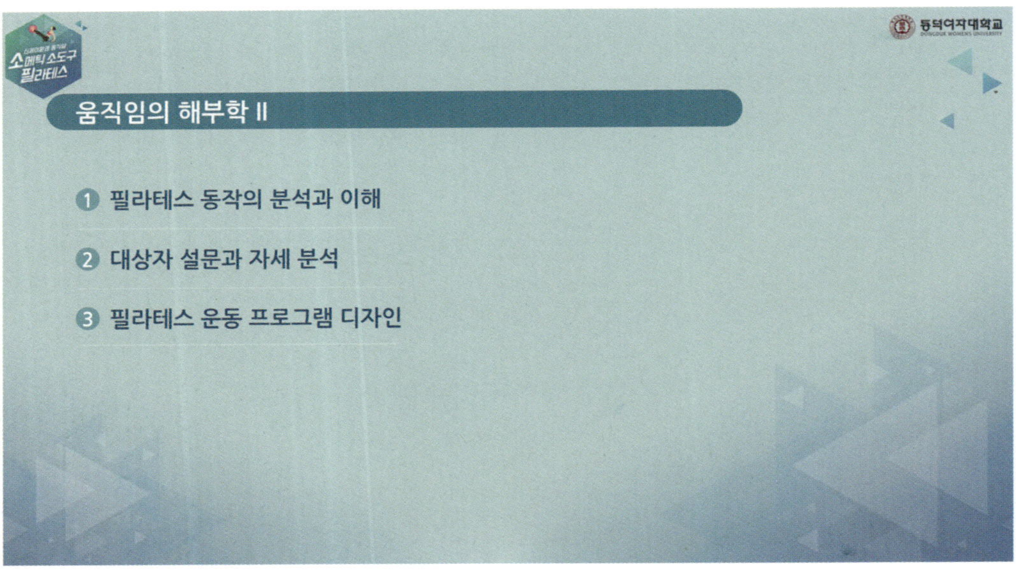

Memo

움직임의 해부학 II

① 필라테스 분석과 이해

- 성공적인 조절학을 수행하기 위해서는 해부학적 자세와 해부학적 면을 기준으로 시작자세와 움직임에 대한 분석을 할 수 있음
- 분석을 통해 시작자세와 움직임에 대한 평가를 수행 할 수 있음
- 평가를 통해 기능적인 신체 움직임을 제시할 수 있으며, 이를 운동 처방이라 함
- 필라테스는 움직임의 해부학을 통해 운동처방이 가능한 운동임
- 동작 분석과 평가를 통해 주의사항과 운동의 효과를 예측할 수 있음

Memo

신체재활을 위한 소매틱 소도구 필라테스
동덕여자대학교 DONGDUK WOMEN'S UNIVERSITY

움직임의 해부학 II

② 대상자 설문과 자세 분석

- 벽으로부터 1 m 지점에 마스킹 테이프를 바닥에 붙이고 대상자는 그 지점에 선다.
- 선 위치로부터 자세 촬영을 위한 카메라까지 마스킹 테이프를 붙인다.
- 카메라는 대상자로부터 3 m 앞에 위치하고,
- 지면으로부터 1 m 떨어지게 삼각대에 설치한다.
- 전신이 나오도록 정면, 측면, 그리고 후면을 촬영한다.

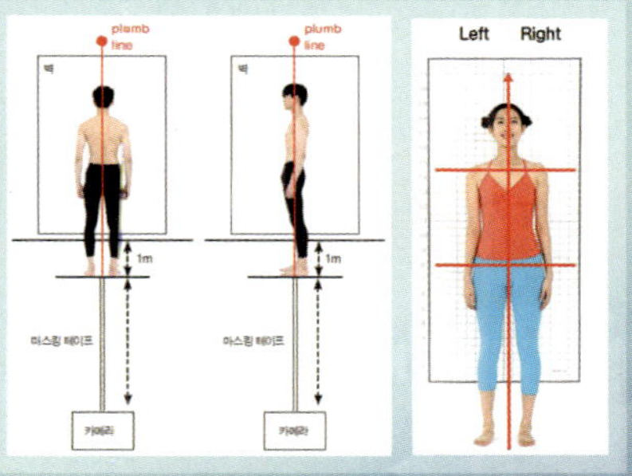

Memo

움직임의 해부학 II

③ 필라테스 운동 프로그램 디자인

중년 남성의 복부 비만 탈출을 위한 프로그램 사례

▪ 과제(assignment) 주제

40대 남성들이 가장 두려워하는 것 중의 하나인 "뱃살, 복부비반"은 신체의 올바른 움직임을 통해 예방할 수 있다. 필라테스의 올바른 신체 움직임을 익혀 건강한 신체를 갖도록 한다.

▪ Client Information

대상	이름 : 김 00 / 나이 : 48세 신장 : 000cm / 체중 : 00kg
직업	광고프로덕션 근무
생활습관	생활태도 - 주로 앉아서 활동 운동 - 1주 4회, 1~2시간 , 헬스 - 복부비만 예방과 탄려있는 신체를 위해
병력 및 치료	- 허리 시술 5~6회 받음 - 2013년 10월에는 인대 강화 주사 맞음
신체적 특징	- 배가 많이 나옴 - 어깨가 많이 뭉침 - 혈색이 안좋아보임 - 허리 통증 호소함 - 골반이 많이 틀어졌음

Memo

움직임의 해부학 II

③ 필라테스 운동 프로그램 디자인

중년 남성의 복부 비만 탈출을 위한 프로그램 사례

▪ Client 목표

- 40대 중년에게 많이 나타나는 복부비만 예방과 탄력있는 신체

▪ 지도자의 단기목표 : 1주 Program목표

- 1일 program feedback을 통하여 기능적 운동의 필요성을 인지시키고 client가 필라테스 스튜디오 환경에서 동작을 쉽게 익힐 수있도록 하는 데 목표를 둔다.

▪ 1주차 프로그램

운동환경	운동동작
1. Foam Roller I	1. Slide Rolling +Twist 2. Arms Circles 3. Bridge 세로 4. Shodle Movements
2. Trapeze	1. Long sit spineF/E+Side +Cicles 2. Slilding Bridge 3. Assisted Roll Down & Up 4. Shoulder Stand with Spring Assist
3. Reformer	Double Leg Press Bridge with Knee E Long Box Mermaid Long Box Chest E Quardrapad Short Spine Hundred + 공 끼고(상체만 올리고)
4. Ladder Barrel	Shoulder Circles + Side Stretching

Memo

07.02 튜빙 03

07 02-1
Swan

07 02-2
Rest Position & Breathing Exercise

07 02-3
Cat

07 02-4
Cat with Arm & Leg Extension

07.03 Application

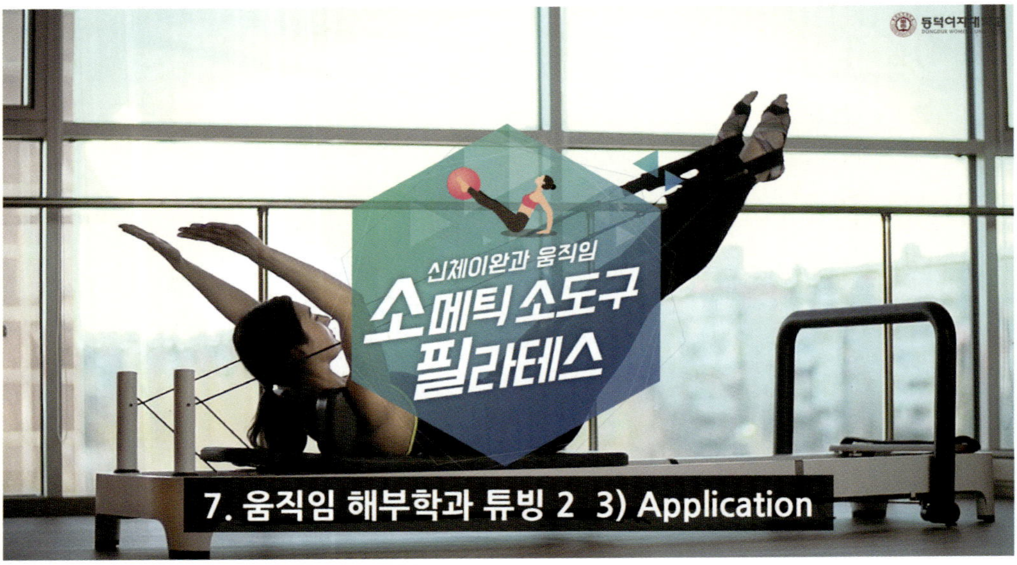

동덕여자대학교

Rest Position & Breathing Exercise Application

Application 동작명	자세	환경 (소도구)	환경 (위치)	주요 움직임	지도자 손의 위치	키워드	
Somatic Breathing Techniques	Kneeling	None		None	1. 갈비뼈 측후면 2. 척추 3. 목 4. 골반	▪ Weight Bearing ▪ Active Movement ▪ Passive Movement ▪ Myofascial Release (MFR)	▪ Breathing Pattern ▪ Energy System ▪ Awareness (Flaring Rib) ▪ Coordination

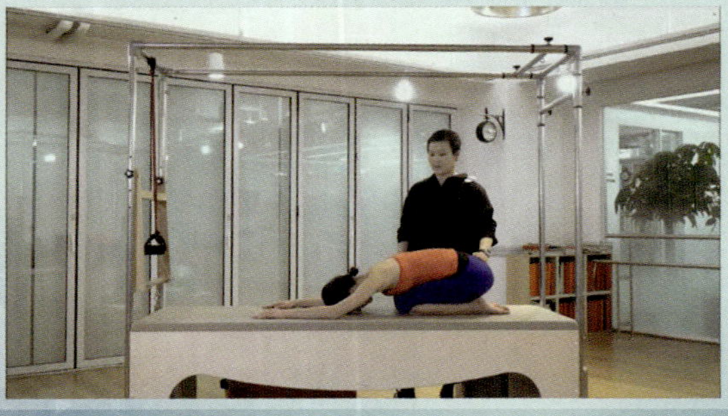

Memo

Cat with Arm & Leg Extension Application

Application 동작명	자세	환경 (소도구)	환경 (위치)	주요 움직임	지도자 손의 위치	키워드	
Scapular Awareness & Stability	Quadruped	튜빙	손목	1. 견갑골 움직임 - Protraction & Retraction 2. 어깨 움직임 - Hyper Fx & Ex 3. 고관절 & 무릎 움직임 - Ex & Fx	1. 등 2. 가슴 3. 어깨 4. 목 5. 골반 6. 날개뼈	▪ Weight Bearing ▪ Active Movement ▪ Passive Movement ▪ Myofascial Release (MFR)	▪ Breathing Pattern ▪ Energy System ▪ Awareness (Flaring Rib) ▪ Coordination

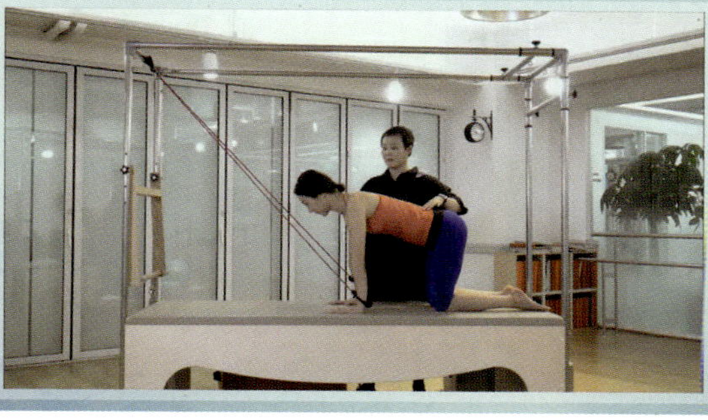

Memo

08 Pilates

재활이론과 튜빙 04

08.01 재활이론

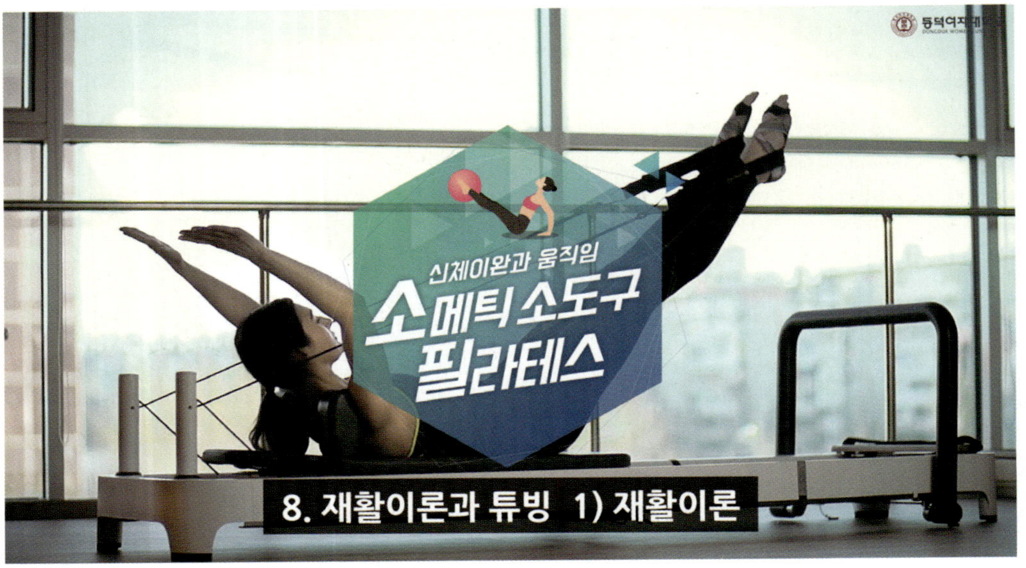

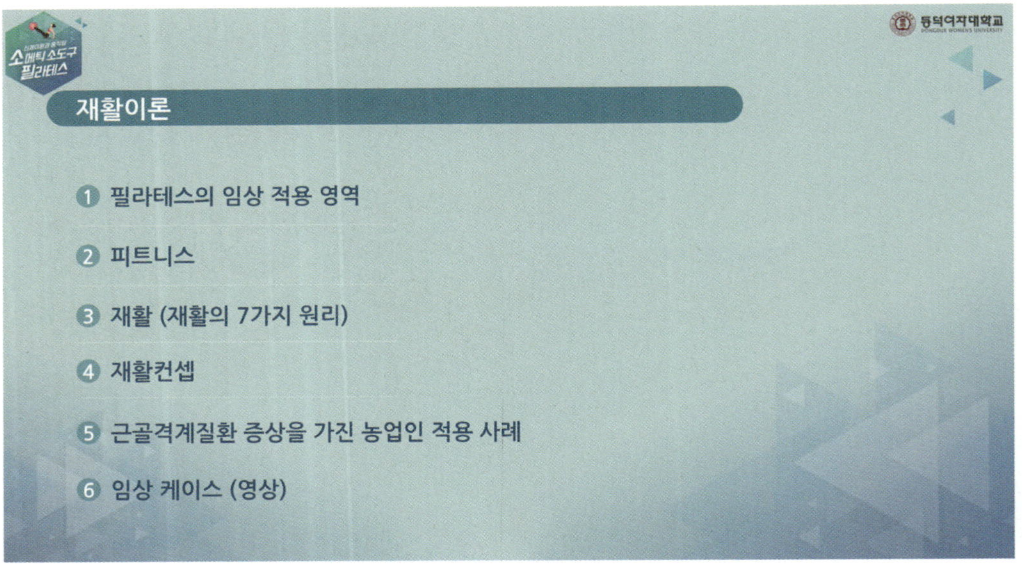

Memo

재활이론

① 필라테스의 임상 적용 영역

- 필라테스에는 피트니스, 재활 그리고 재활컨셉과 같은 3가지 적용 영역이 있음
- 적용 영역은 대상자, 장소, 목적에 따라 다름

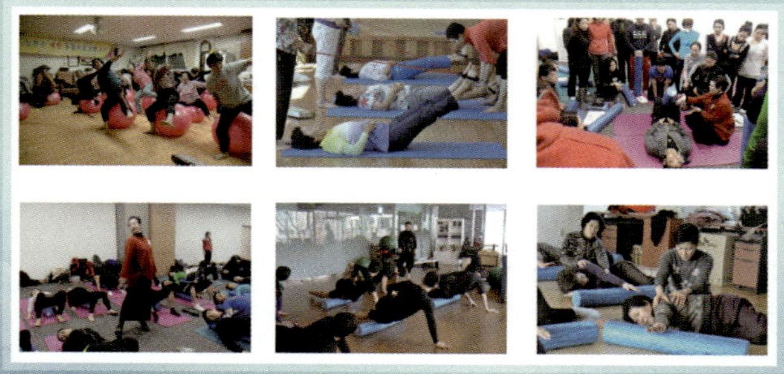

Memo

재활이론

② 피트니스

- 신체적 능력을 향상시키는 일련의 행위를 의미함
- 대상자는 신체가 건강한 사람임
- 대부분의 운동 환경에서 볼 수 있음

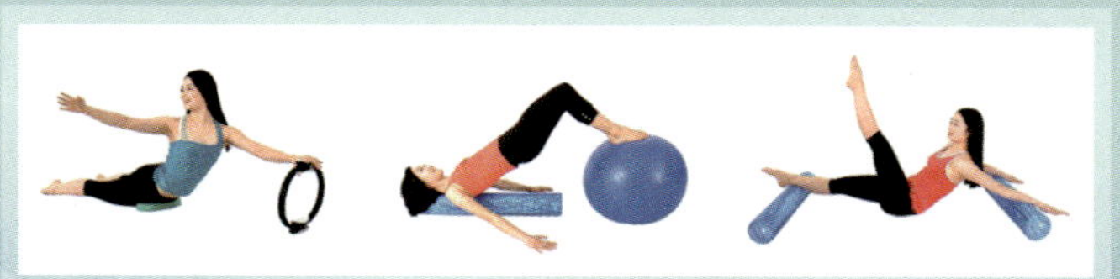

Memo

재활이론

③ 재활

- 일상생활로 복귀시키기 위한 일련의 행위를 의미함
- 대상자는 환자임
- 의료 기관에서 볼 수 있음

재활의 7가지 원리

1) 상해악화방지(avoid aggravation)
2) 시기(timing)
3) 협력(compliance)
4) 개별성(individualization)
5) 구체적 단계(specific sequencing)
6) 강도(intensity)
7) 환자 관리(total patient)

✓ ACT IS IT. 재활은 움직임이다. 즉, 환자가 스스로 움직일 때, 재활에 성공하며, 의료인은 7가지 원리로 환자 스스로 움직일 수 있게 동기 부여를 해야 함

Memo

재활이론

④ 재활 컨셉

- 현재 심신의 상태를 유지하거나 개선시키기 위한 일련의 행위를 의미함
- 대상자는 신체적 불편함을 가지고 있는 일반인임
- 필라테스 스튜디오나 퍼스널 트레이닝 센터 등에서 볼 수 있음

✓ 예를 들어, 근골격계질환 증상을 가진 농업인 적용 사례
✓ 사진
✓ 프로그램 넣기

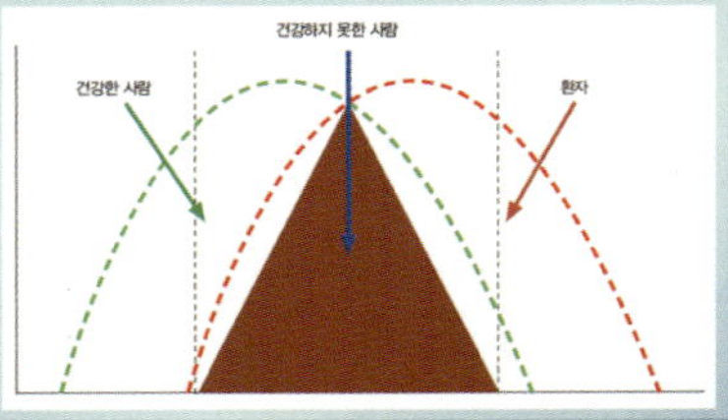

Memo

재활이론

⑤ 근골격계질환 증상을 가진 농업인 적용 사례

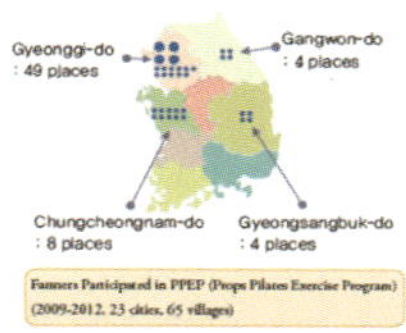

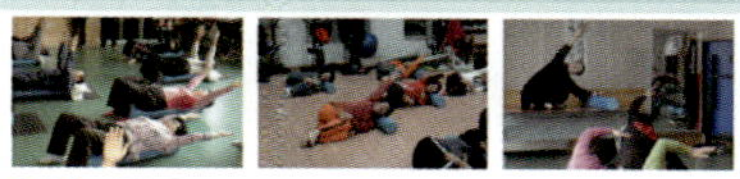

표 1.2 Foam Roller Exercise

Type of Position	Duration	Effects
Supine Side Lying Sitting on	30 min	Rest Myofascial Release Strength Flexibility (Eliminating Gravity)

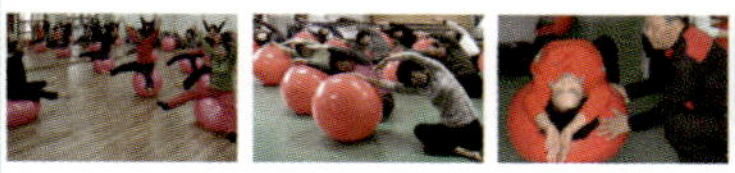

표 1.1 Gym Ball Exercise

Type of Position	Duration	Effects
Sitting on Sitting with Supine	30 min	Fun Cardiovascular Stability Flexibility

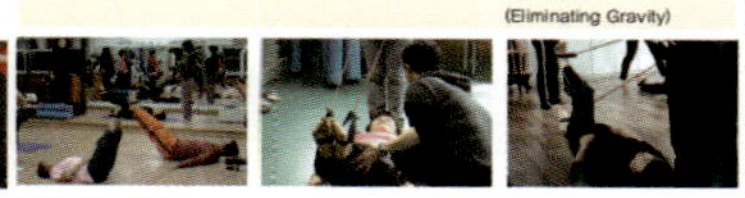

표 1.3 Tubing Exercise

Type of Position	Duration	Effects
Supine (Eliminating Gravity)	30 min	Functional Strength Movement Control

Memo

재활이론

⑥ 임상 케이스 (영상)

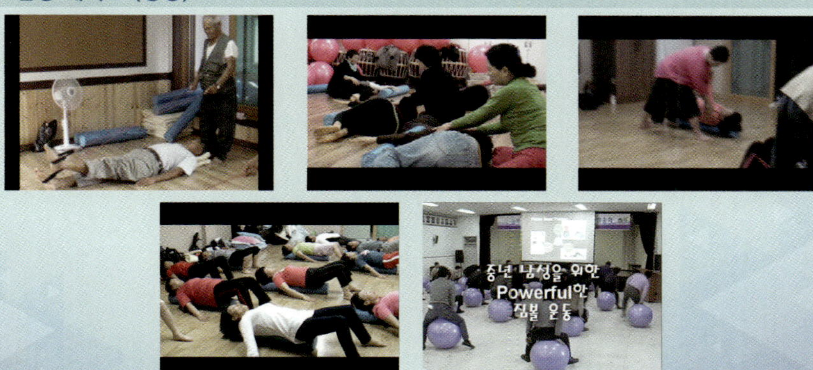

Memo

08.02 튜빙 04

08 02-1
Thigh Stretching

08 02-2
Hug A Tree

08 02-3
Squat

08 02-4
Row

08.03 Application

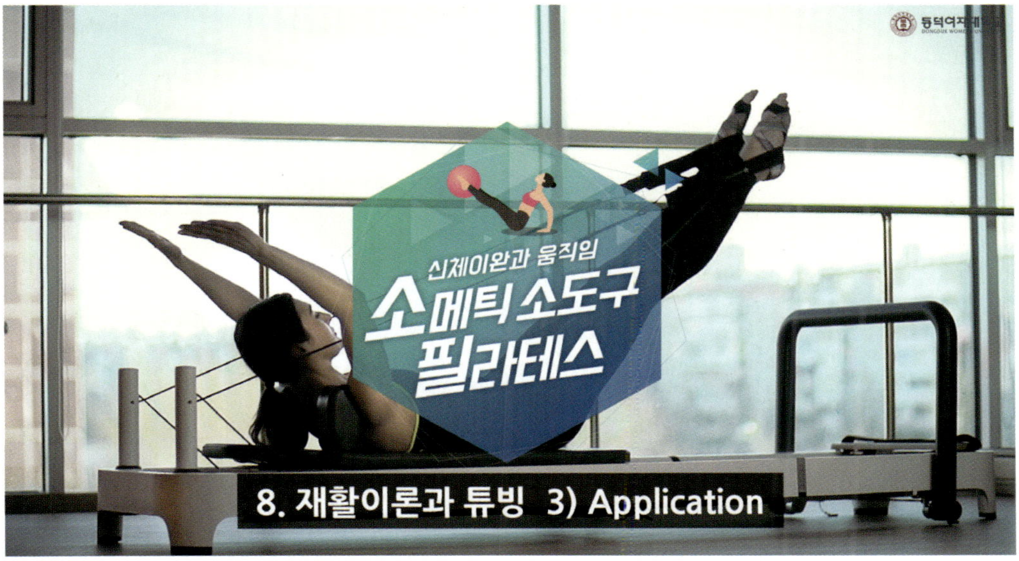

Squat Application

Application 동작명	자세	환경 (소도구)	환경 (위치)	주요 움직임	지도자 손의 위치	키워드	
Squat	Standing	튜빙 + 미니볼 2	1. 손 2. 무릎 사이 3. 발목 사이	1. 고관절 & 무릎 움직임 - Ex & Fx 2. 어깨 & 팔꿈치 움직임 - Ex & Fx 3. 척추 중립	1. 허리 2. 갈비뼈 앞쪽 아래	▪ Weight Bearing ▪ Active Movement ▪ Passive Movement ▪ Myofascial Release (MFR)	▪ Breathing Pattern ▪ Energy System ▪ Awareness (Flaring Rib) ▪ Coordination

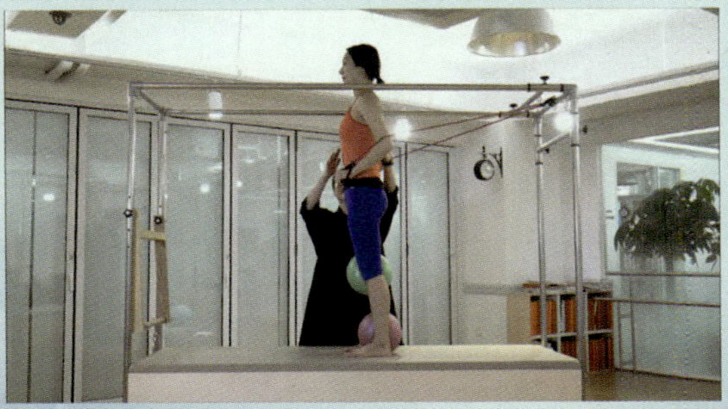

Memo

09 Pilates

필라테스 환경과 튜빙 05

08.01 필라테스 환경

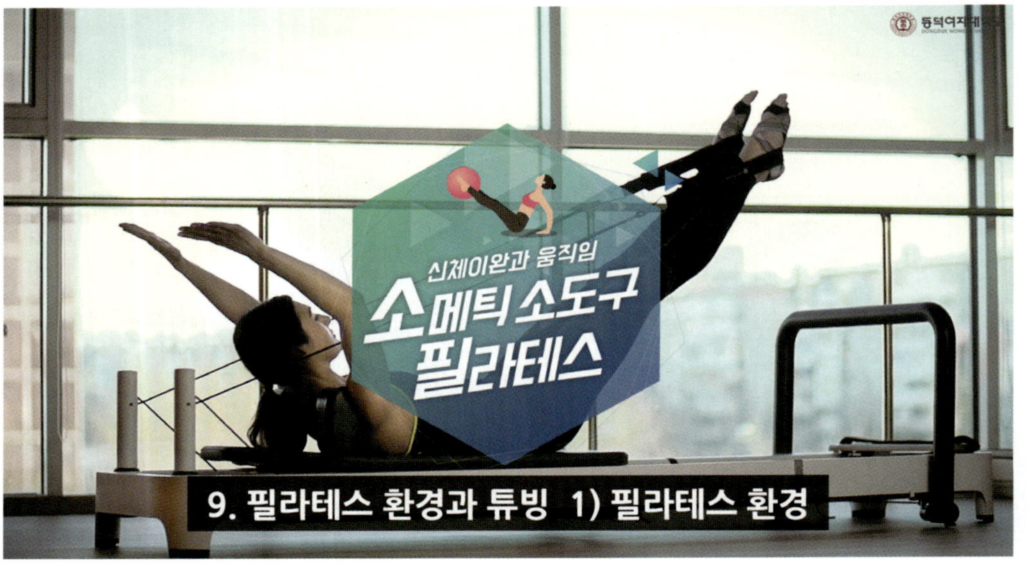

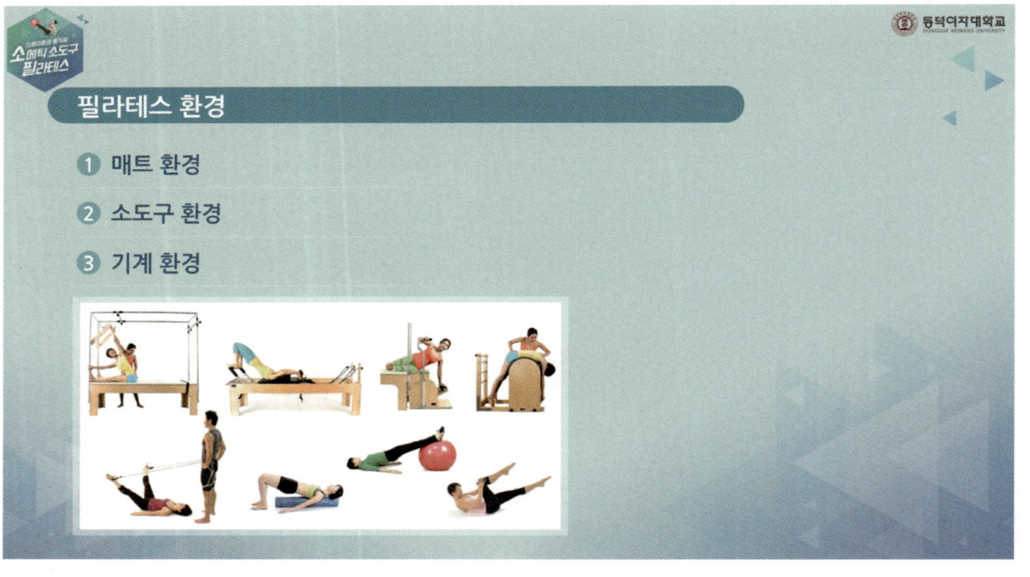

Memo

필라테스 환경

① 매트(Mat) 환경

- 조셉 필라테스는 1945년에 자신의 두번째 저서 <Return to Life through Contrology>에서 35개의 매트 동작을 소개함
- 영국에서 생활할 당시 호텔에서 매트 운동으로 자신의 건강을 유지했다고 전해짐
- 매트 동작들은 무용인, 체육인 그리고 신체를 잘 움직일 수 있는 사람들이 수행하는 고난이도의 운동임

➢ The Roll Up

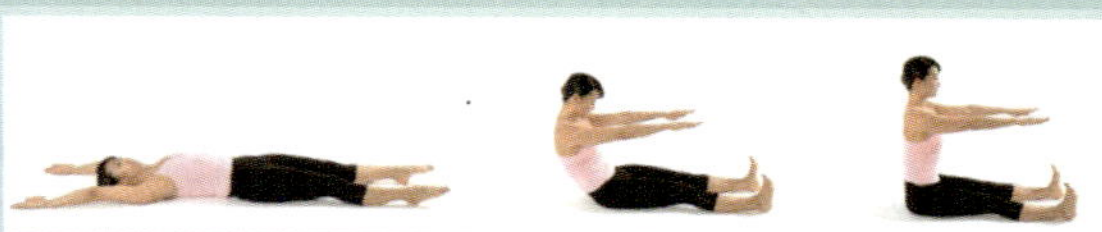

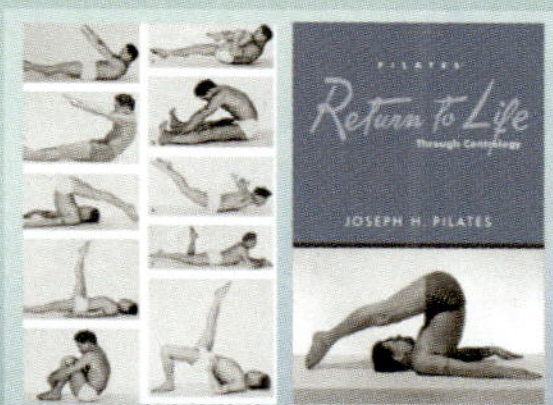

Memo

필라테스 환경

② 소도구(Props) 환경

- 현대의 필라테스는 다양한 운동 소도구를 활용하여, 성공적으로 동작을 성공적으로 끌어낼 수 있도록 사용됨
- Foam Roller, Tubing, Ring, Gym Ball 등이 있음

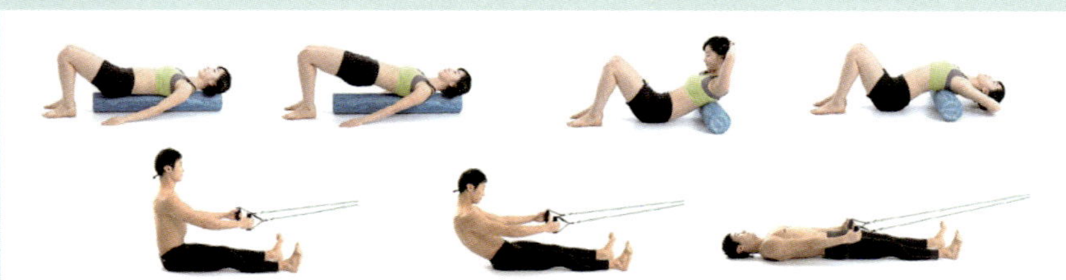

Memo

필라테스 환경

③ 기계 (Equipments) 환경

- 조셉은 1차 세계대전 당시 병상에 있는 환자들에게 운동을 지도하던 경험을 토대로 다양한 운동 기계를 발명함

- 필라테스 스튜디오로 불리우는 대표적인 필라테스 기계

1) Trapeze Table
2) Reformer
3) Chair
4) Ladder Barrel

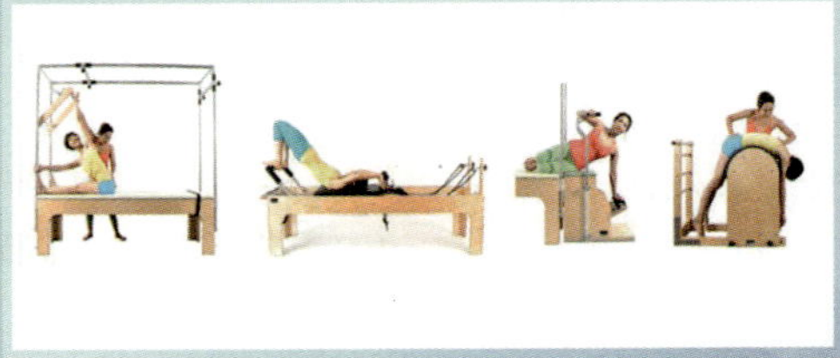

Memo

09.02 튜빙 05

09 02-1
Saw

09 02-2
Hip Pull

09 02-3
The Hundred

09 02-4
Lats Pull three Ways

09.03 Application

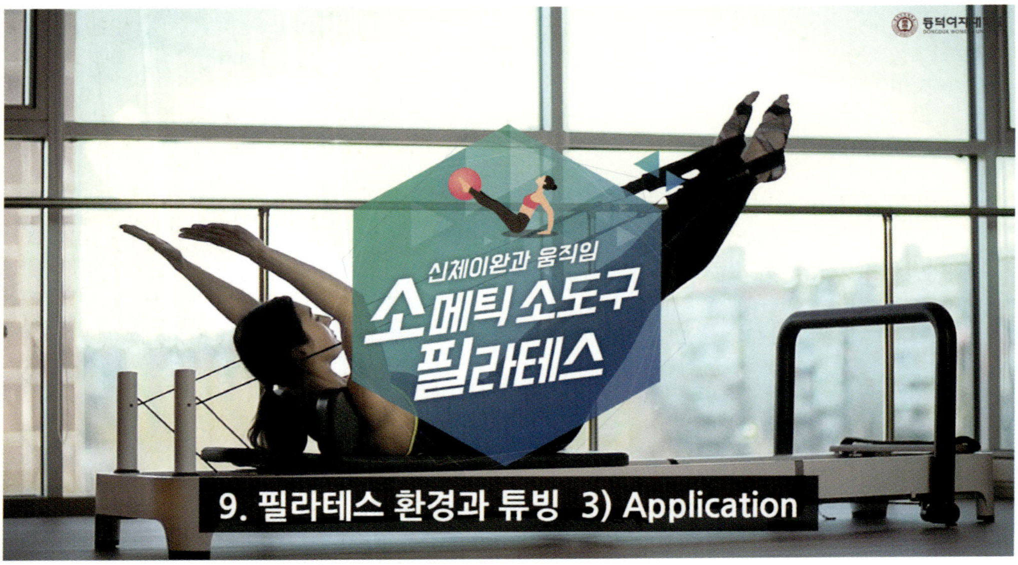

동덕여자대학교

Saw Application

Application 동작명	자세	환경 (소도구)	환경 (위치)	주요 움직임	지도자 손의 위치	키워드	
Spine Rotation	Sitting	튜빙 + 박스	1. 손 2. 엉덩이 아래	1. 척추 움직임 - Rot 2. 어깨 움직임 - Ho. Ab & Ho. Ad 3. 팔꿈치 움직임 - Fx & Ex	1. 손 2. 무릎 3. 팔꿈치	• Weight Bearing • Active Movement • Passive Movement • Myofascial Release (MFR)	• Breathing Pattern • Energy System • Awareness (Flaring Rib) • Coordination

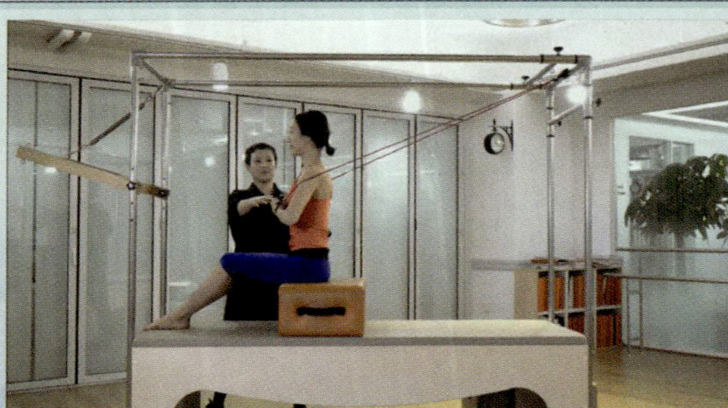

Memo

동덕여자대학교

The Hundred Application

Application 동작명	자세	환경 (소도구)	환경 (위치)	주요 움직임	지도자 손의 위치	키워드	
The Hundred Modification	Supine	튜빙 + 무게볼	1. 손 2. 견갑골 하각 중앙	1. 척추 Fx 2. 어깨 움직임 - Fx & Ex	1. 어깨 2. 다리 3. 하복부	▪ Weight Bearing ▪ Active Movement ▪ Passive Movement ▪ Myofascial Release (MFR)	▪ Breathing Pattern ▪ Energy System ▪ Awareness (Flaring Rib) ▪ Coordination

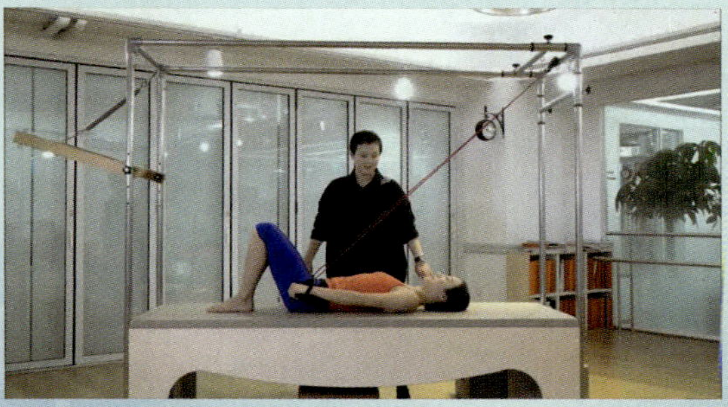

Memo

10 Pilates

소메틱운동요법과 튜빙 06

09.01 소메틱운동요법

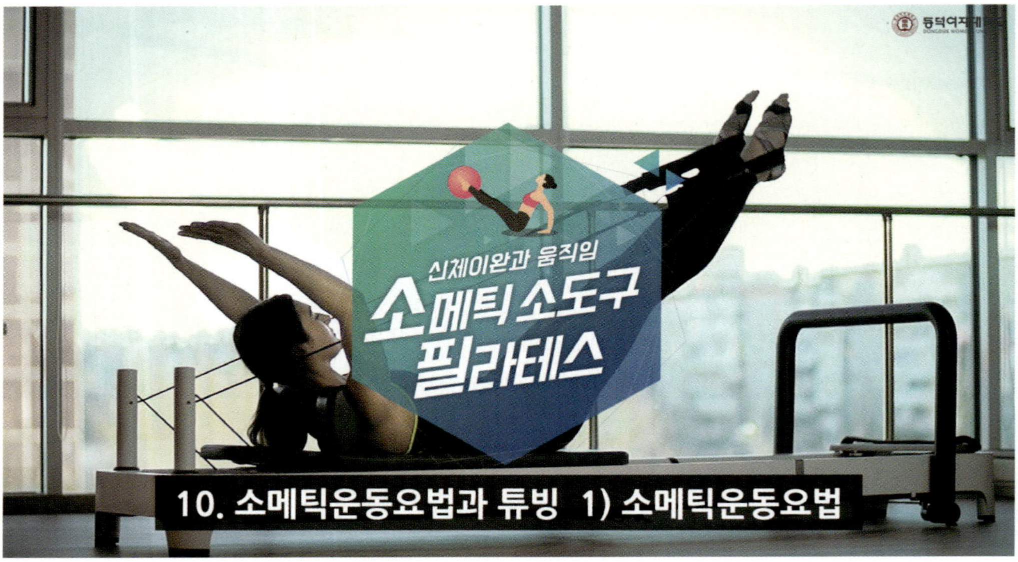

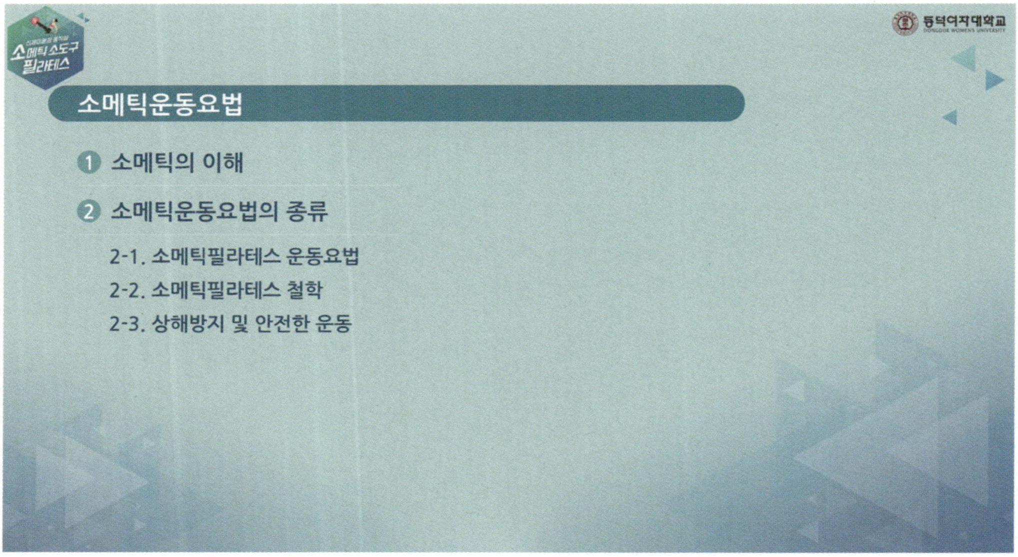

Memo

소메틱운동요법

① 소메틱(somatic)의 이해

- 소메틱은 그리스어 "somatikos"에서 유래, soma 생명력, 인지, 인간의 육체
- 자기 스스로 신체를 인지(Awareness) 또는 지각(Perception) 함으로써 자신의 경험(Experience)을 쌓아가는 과정

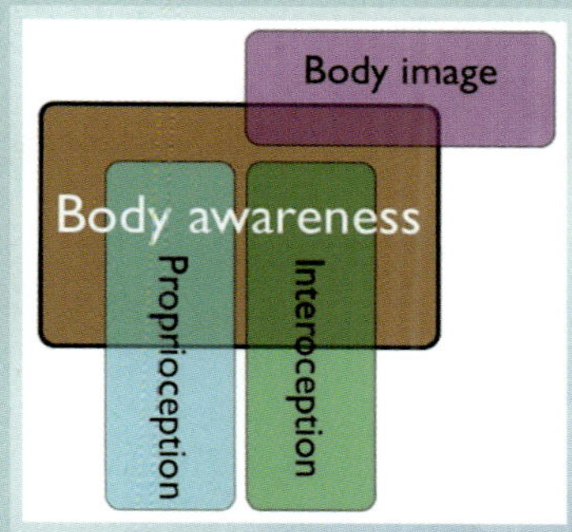

Memo

소메틱운동요법

② 소메틱운동요법의 종류

- 알렉산더 테크닉 (Alexander Technique)
- 펠덴크라이스 요법 (Feldenkrais Method)
- 라반 움직임 분석 (Laban Movement Analysis)
- 바디 마인드 센터링 (Body Mind Centering) etc.

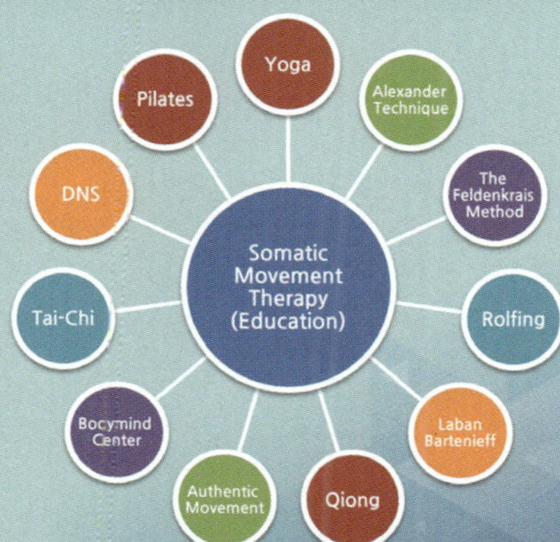

Memo

소메틱운동요법

② 소메틱운동요법의 종류

2-1. 소메틱필라테스 운동요법 (Somatic Pilates Method)

- WWI, WWII 이후 다양한 운동법들이 이론화됨
- 신체 움직임을 통한 인간의 행복(Happiness)과 건강(Health) 추구
- 정신(Mind)과 신체(Body)의 통합 (Body Mind Integration)

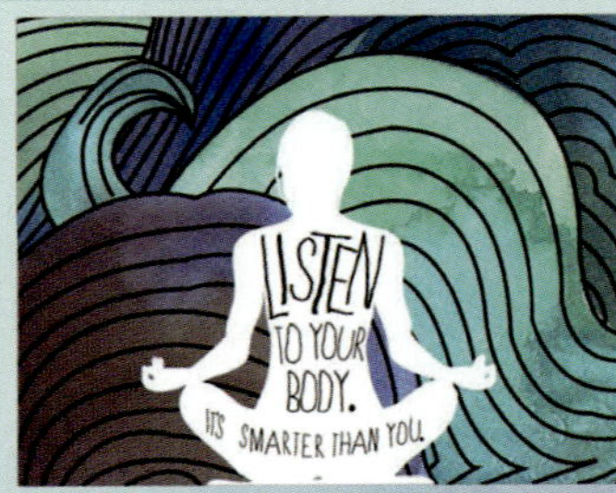

Memo

소메틱운동요법

② 소메틱운동요법의 종류

2-1. 소메틱필라테스 운동요법 (Somatic Pilates Method)

- 최소의 노력으로 최대의 효과 : 20~30회의 그릇된 동작보다는 2~3회의 올바른 동작이 보다 효과적이다 (조셉 필라테스).
- 자세교정 효과
- 근력강화 및 유연성 향상
- 피로 회복 및 스트레스 해소
- 상해방지 및 재활 효과적
- 안전한 운동

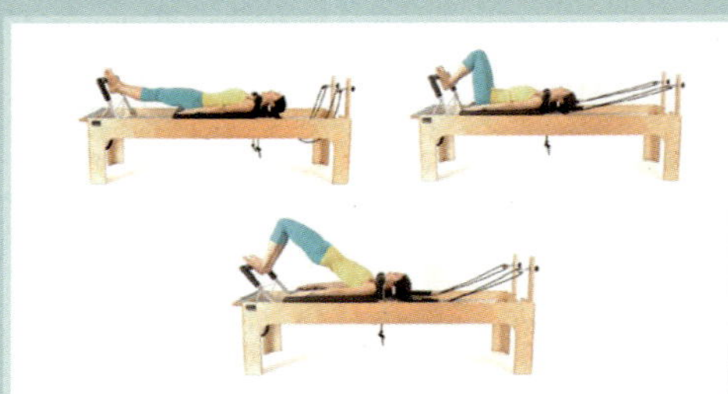

Memo

소메틱운동요법

② 소메틱운동요법의 종류

2-2. 소메틱필라테스 철학

- 인간의 건강과 행복
- 심신의 통합

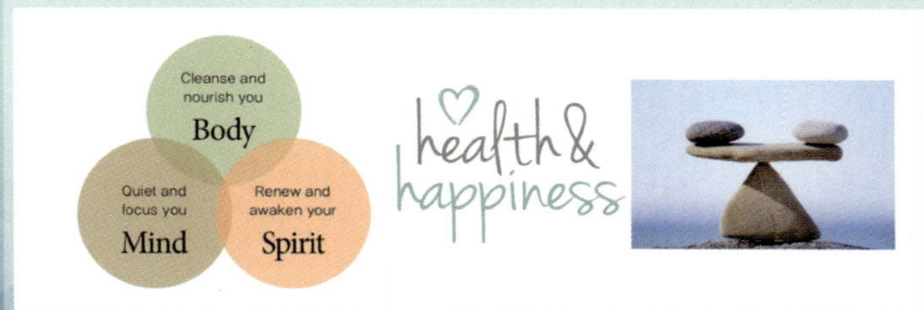
Cleanse and nourish you
Body
Quiet and focus you
Mind
Renew and awaken your
Spirit
health&
happiness

Memo

소메틱운동요법

2-3. 상해 방지 및 안전한 운동

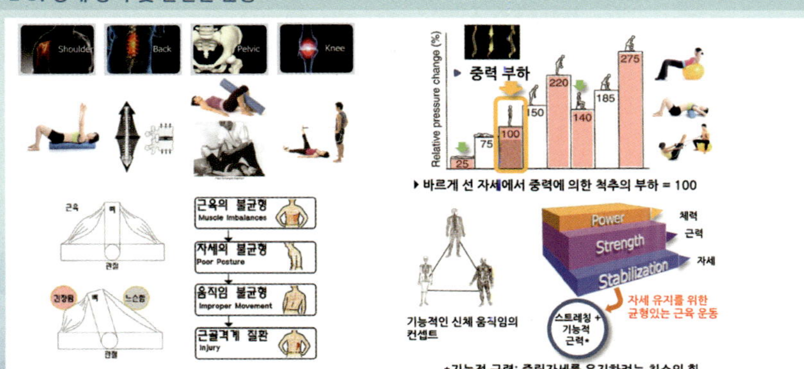

Memo

10.02 튜빙 06

10 02-1
Scissor

10 02-2
Helicopter

10 02-3
Side Leg Pull

10 02-4
Mermaid

10.03 Application

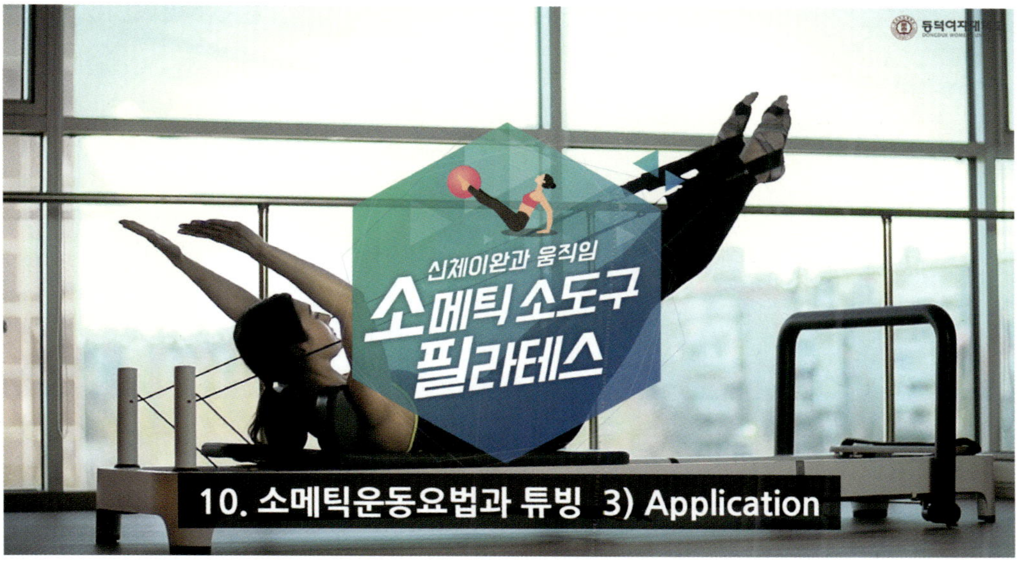

Scissor Application

Application 동작명	자세	환경 (소도구)	환경 (위치)	주요 움직임	지도자 손의 위치	키워드	
Single Hip Joint Movement	Supine	튜빙 + 무게볼	1. 발 2. 손바닥	고관절 움직임 - Ex & Fx	1. 갈비뼈 앞쪽 아래 2. 골반 3. 무릎	▪ Weight Bearing ▪ Active Movement ▪ Passive Movement ▪ Myofascial Release (MFR)	▪ Breathing Pattern ▪ Energy System ▪ Awareness (Flaring Rib) ▪ Coordination

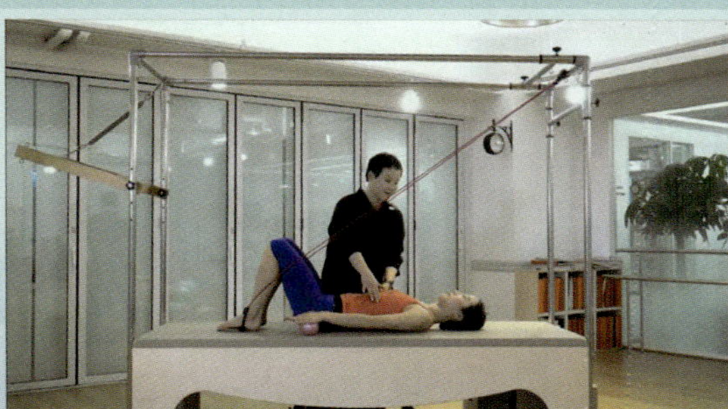

Memo

Helicopter Application

Application 동작명	자세	환경 (소도구)	환경 (위치)	주요 움직임	지도자 손의 위치	키워드	
Hip Joint Circumduction	Supine	튜빙 + 무게볼	1. 발 2. 손바닥	고관절 움직임 - Cir	1. 갈비뼈 앞쪽 아래 2. 골반 3. 무릎	▪ Weight Bearing ▪ Active Movement ▪ Passive Movement ▪ Myofascial Release (MFR)	▪ Breathing Pattern ▪ Energy System ▪ Awareness (Flaring Rib) ▪ Coordination

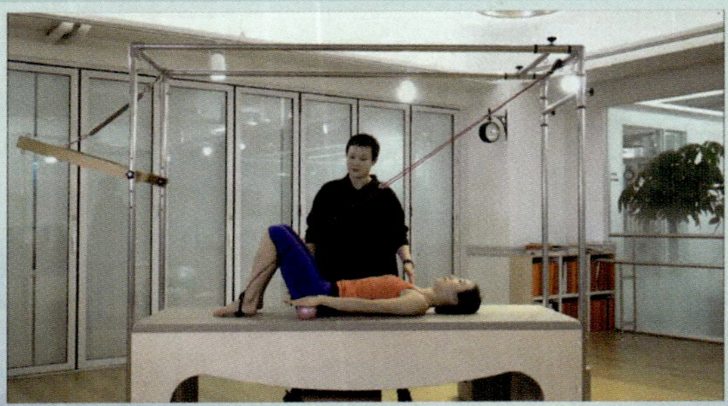

Memo

Side Leg Pull Application

Application 동작명	자세	환경 (소도구)	환경 (위치)	주요 움직임	지도자 손의 위치	키워드	
Side Single Leg Pull Modification	Side Lying	튜빙 + 쿠션	1. 발 2. 머리	고관절 움직임 - Fx & Ex - Ab & Ad	1. 골반 2. 다리 3. 갈비뼈 측면	▪ Weight Bearing ▪ Active Movement ▪ Passive Movement ▪ Myofascial Release (MFR)	▪ Breathing Pattern ▪ Energy System ▪ Awareness (Flaring Rib) ▪ Coordination

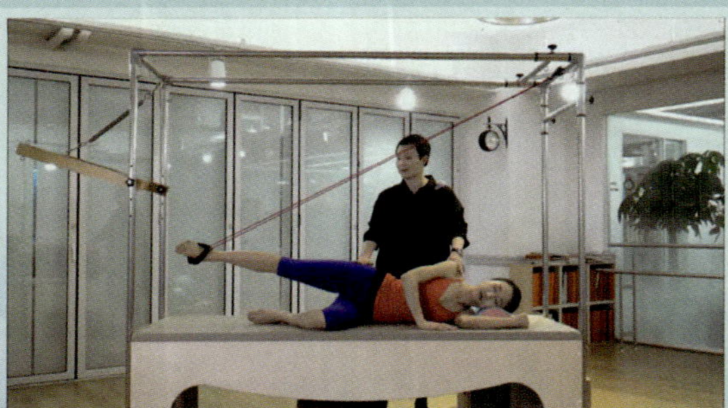

Memo

11 Pilates

기계이론과 폼롤러 05

11.01 기계이론

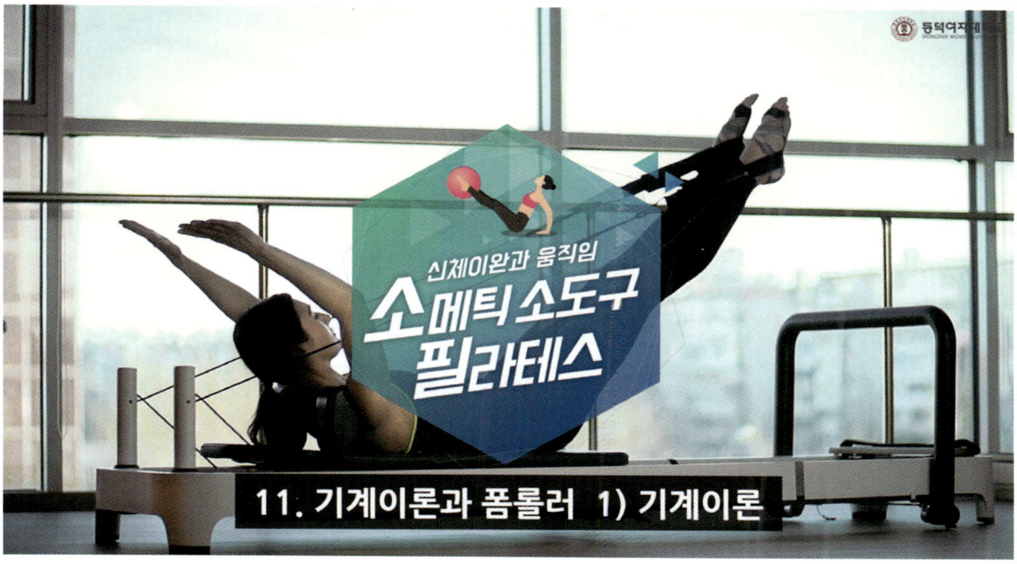

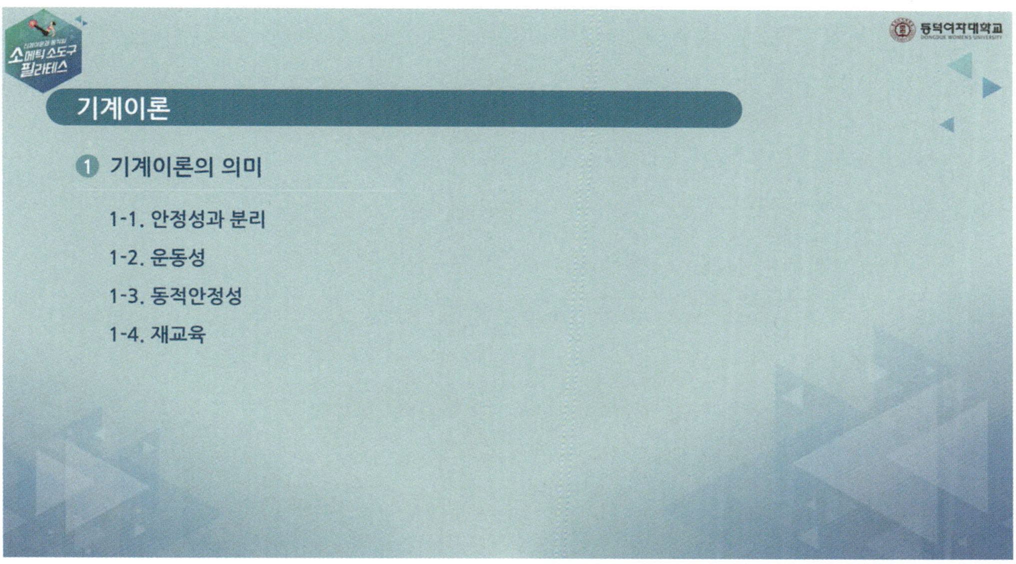

Memo

기계이론

① 기계이론의 의미

- 신체 움직임을 성공적으로 재교육하기 위한 운동 학습 4단계
- 1단계 안정성과 분리, 2단계 운동성, 3단계 동적 안정성, 4단계 재교육이 있음

1) 안정성과 분리 (Stabilization & Disassociation): 몸통의 안정성 안에서 사지 분리

2) 운동성 (Mobilization): 척추 분절을 통한 기능적인 움직임

3) 동적안정성 (Dynamic Stabilization): 중력 안에서 신체를 안정하게 움직임

4) 재교육 (Re-education): 일상생활의 동작을 바르게 수행

Memo

기계이론

② 기계이론의 의미

1-1. stabilization & disassociation (안정성과 분리)

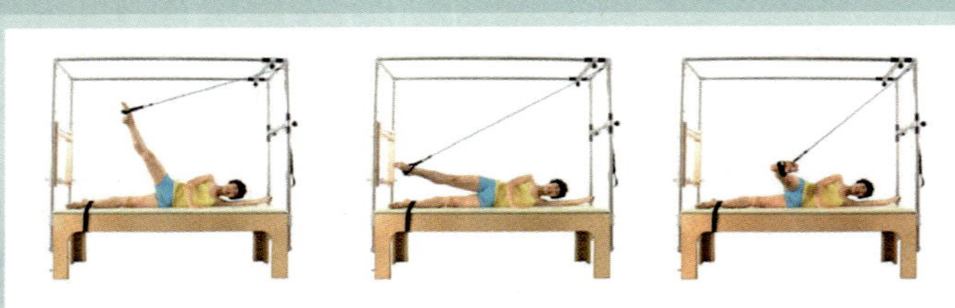

Memo

기계이론

② 기계이론의 의미

1-2. mobilization (운동성)

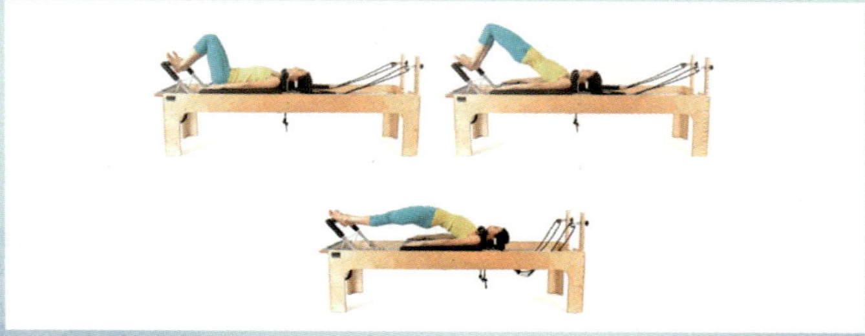

Memo

기계이론

② 기계이론의 의미

1-3. dynamic stabilization (동적안정성)

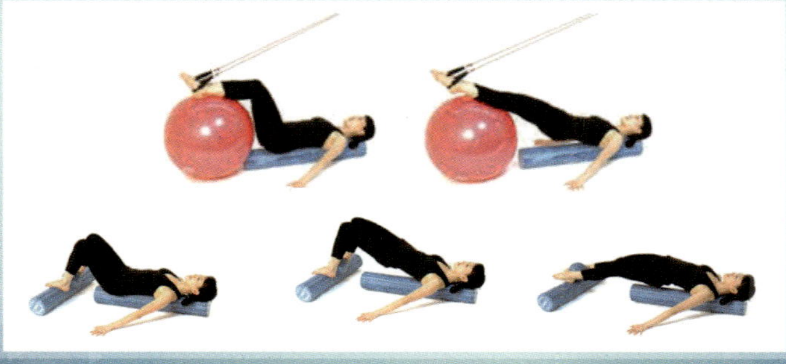

Memo

기계이론

② 기계이론의 의미

1-4. re-education (재교육)

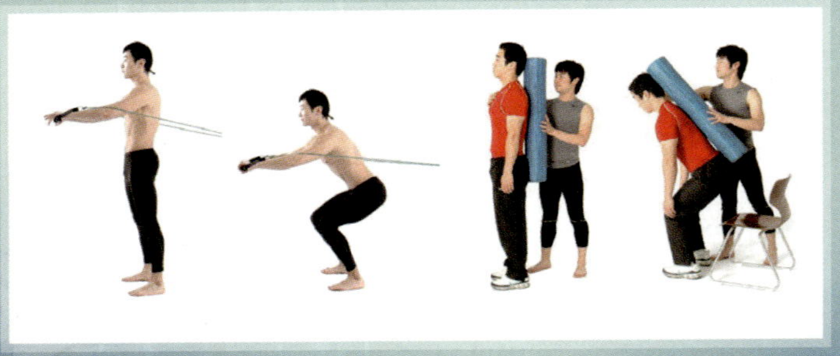

Memo

11.02 폼롤러 세로섹션 01

11 02-1
Side Rolling & Twist

11 02-2
Shoulder Slaps

11 02-3
Arms Circles

11 02-4
Chest Stretching

11 02-5
Pulling Elbows

11.03 Application

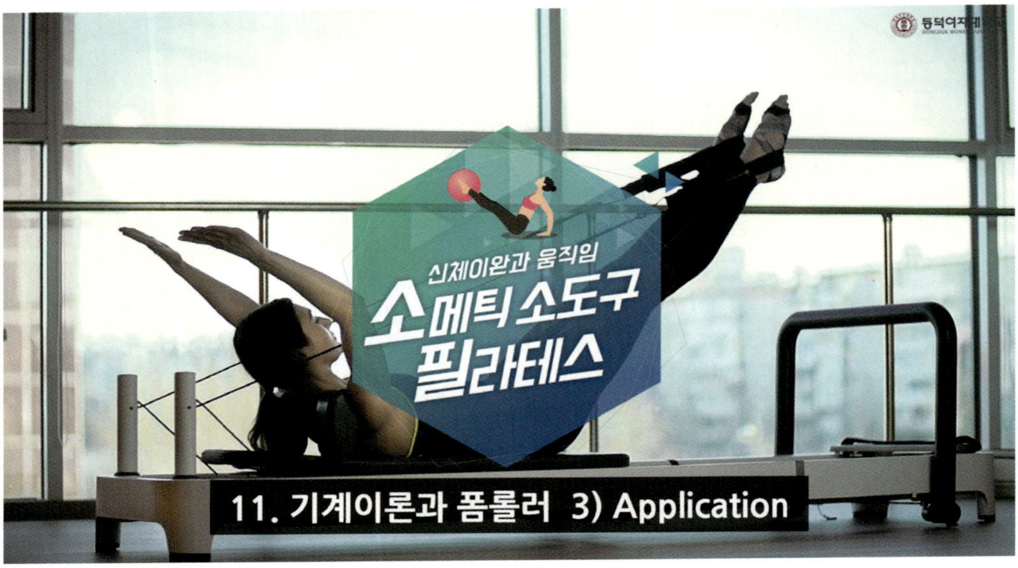

동덕여자대학교

Side Rolling Application

Application 동작명	자세	환경 (소도구)	환경 (위치)	주요 움직임	지도자 손의 위치	키워드	
Breathing Awareness	Supine	수건	날개뼈 하각	None	1. 갈비뼈 앞쪽 2. 갈비뼈 측면	▪ Weight Bearing ▪ Active Movement ▪ Passive Movement ▪ Myofascial Release (MFR)	▪ Breathing Pattern ▪ Energy System ▪ Awareness (Flaring Rib) ▪ Coordination

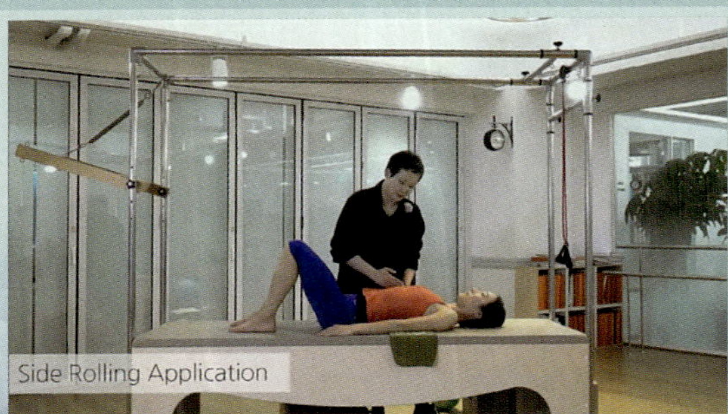

Memo

12 Pilates

신체안정성 이론과 폼롤러 06

12.01 신체안정성 이론

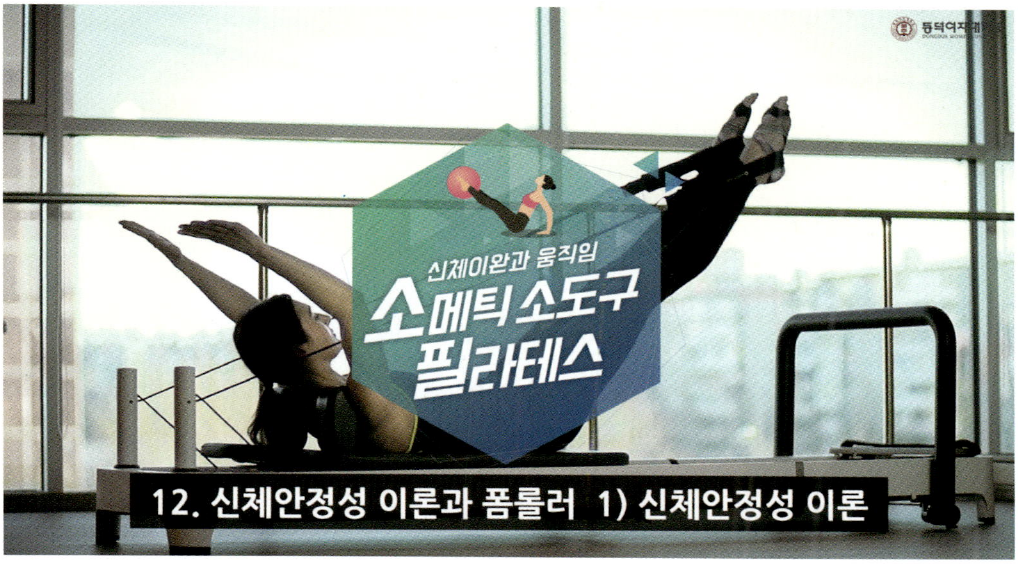

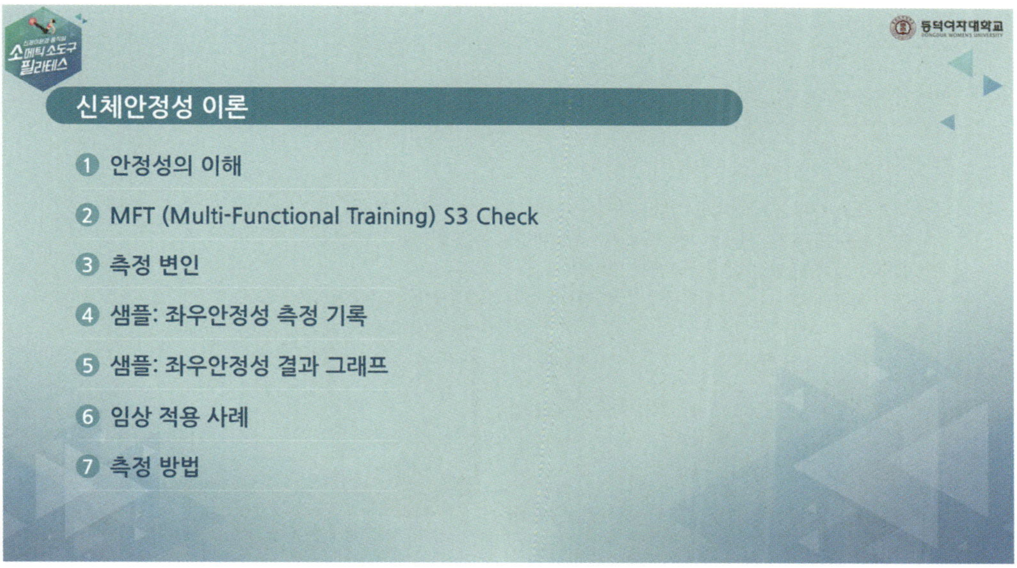

Memo

신체안정성 이론

① 안정성(Body Stability)의 이해

- 안정성은 균형성, 자세조절, 평형성 등의 의미
- 신체의 중력선에 가장 가까이 머물 수 있을 때, 신체의 흔들림이 최소화되고 신체적 에너지를 불필요하게 소모하지 않음
- 바른 자세를 유지할 때, 신체 안정성이 높음
- 신체 에너지의 효율적 사용(낮은 에너지 소비)으로 최소의 노력으로 최대의 효과 기대

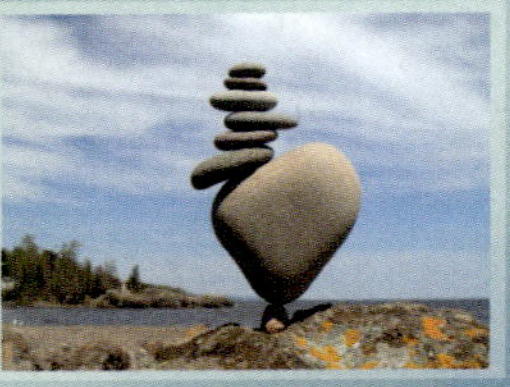

Memo

신체안정성 이론

② MFT (Multi-Functional Training) S3 Check

- 점프 스키 선수 훈련 장비로 개발
- 불안정한 표면에서 신체의 흔들림을 최소화하면서 유지할 수 있는지 여부를 통해 안정성, 조절능력, 협응력 등을 파악함
- 내가 생각한데로 나의 신체를 조절할 수 있는지의 여부를 간접적으로 파악함

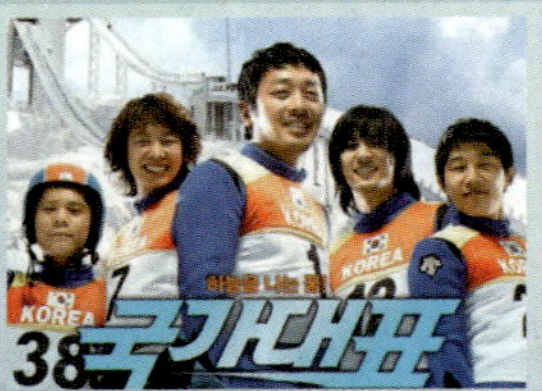

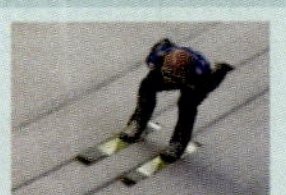

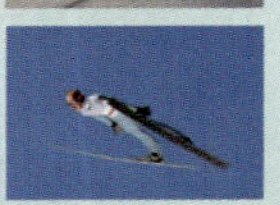

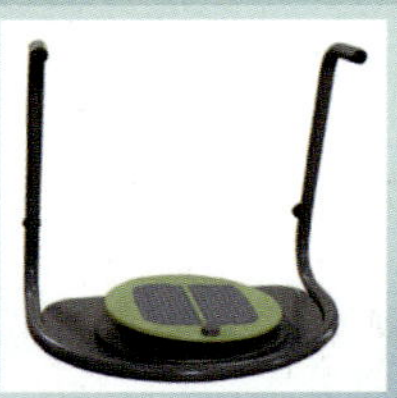

Memo

신체안정성 이론

③ 측정 변인

1) 신체안정성 (Body Stability)
2) 감각운동조절능력 (Sensori-motor control ability)
3) 대칭 (Symmetry)

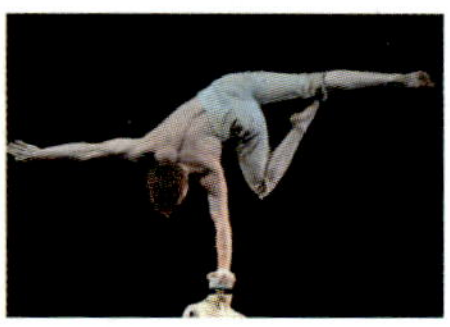

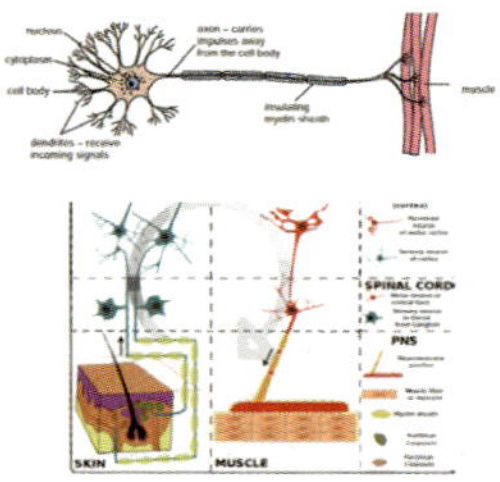

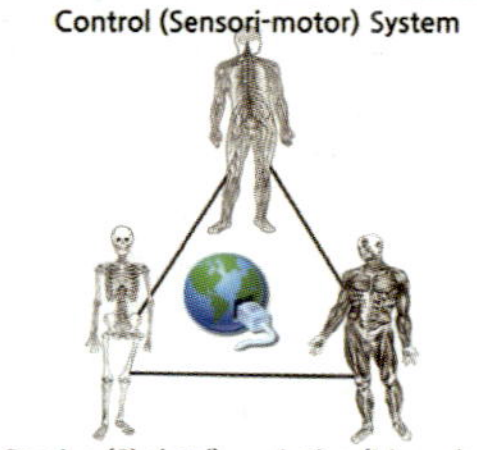

Memo

신체이완과 재적응 소매틱 소도구 필라테스

동덕여자대학교 DONGDUK WOMEN'S UNIVERSITY

신체안정성 이론

④ 샘플: 좌우안정성 측정 기록 (30대 여성 A vs. B)

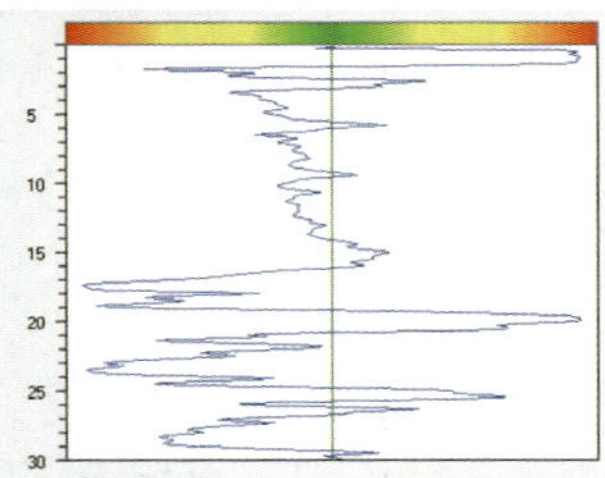

Select the first measurement

Date	Testing method	Test duration	Stability
2013-09-25	forward/backward	30	3.5
2013-09-25	left/right	30	3.5

VS

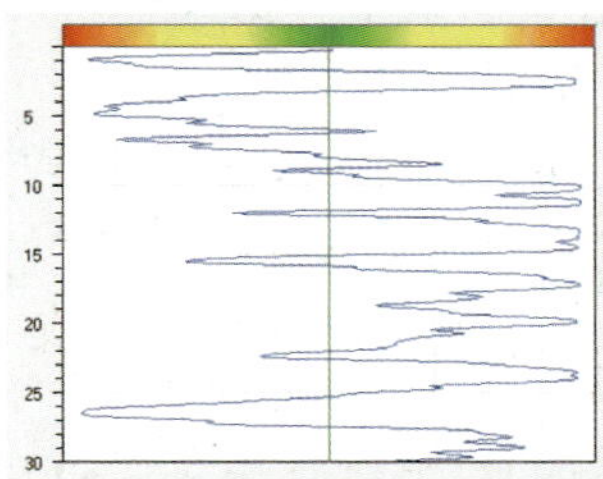

Select the first measurement

Date	Testing method	Test duration	Stability
2013-09-25	forward/backward	30	5
2013-09-25	left/right	30	5.5

Memo

신체안정성 이론

⑤ 샘플: 좌우안정성 결과 그래프 (30대 여성 A vs. B)

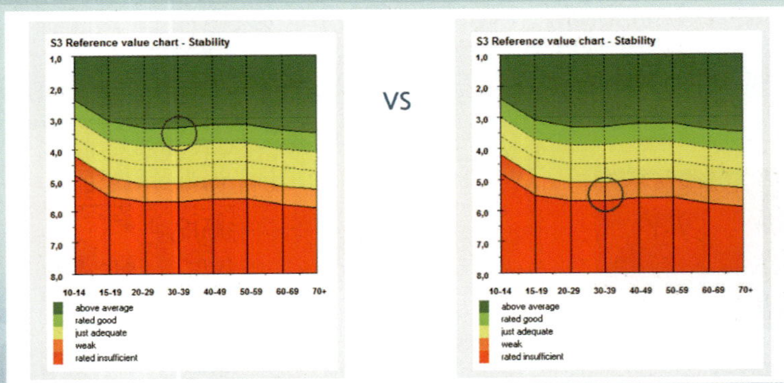

Memo

신체안정성 이론

⑥ 임상 적용 사례

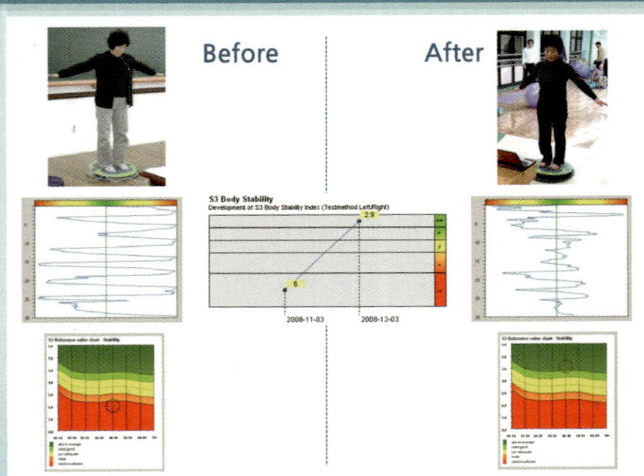

Memo

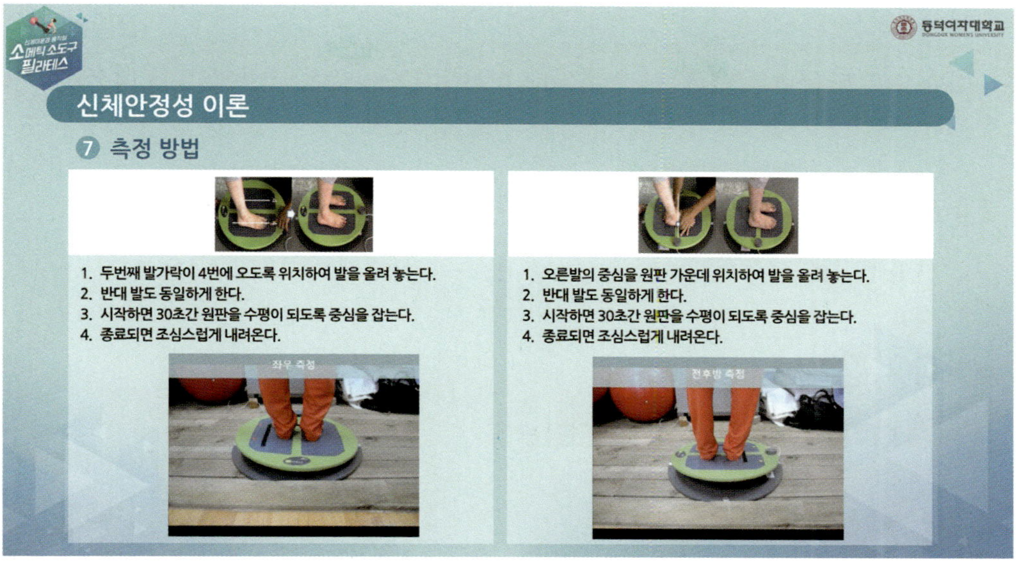
소메틱 소도구 필라테스
동덕여자대학교
신체안정성 이론
⑦ 측정 방법
1. 두번째 발가락이 4번에 오도록 위치하여 발을 올려 놓는다.
2. 반대 발도 동일하게 한다.
3. 시작하면 30초간 원판을 수평이 되도록 중심을 잡는다.
4. 종료되면 조심스럽게 내려온다.
좌우 측정
1. 오른발의 중심을 원판 가운데 위치하여 발을 올려 놓는다.
2. 반대 발도 동일하게 한다.
3. 시작하면 30초간 원판을 수평이 되도록 중심을 잡는다.
4. 종료되면 조심스럽게 내려온다.
전후방 측정

Memo

12.02 폼롤러 세로섹션 02

12 02-1
Tetrix

12 02-2
Arms Split & Circles

12 02-3
Dip Toes

12 02-4
Dying Bugs

12 02-5
Bridge on Foam Roller

12.03 Application

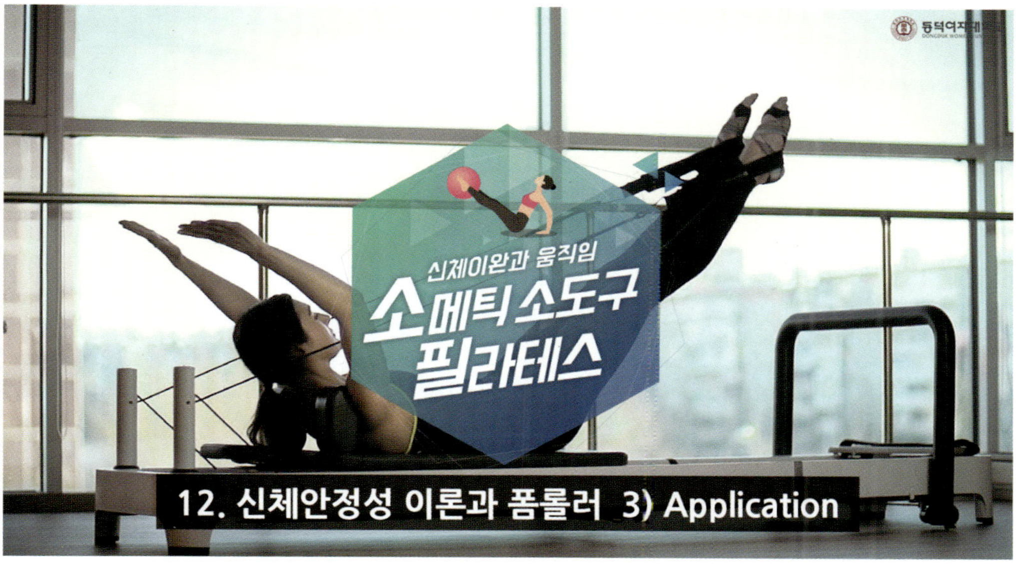

동덕여자대학교

Tetrix Application

Application 동작명	자세	환경 (소도구)	환경 (위치)	주요 움직임	지도자 손의 위치	키워드	
Single Shoulder Joint Movement	Supine	폼롤러	척추 아래	어깨 움직임 - Internal & External Rot	1. 목 2. 어깨 3. 팔꿈치 4. 가슴 중앙	▪ Weight Bearing ▪ Active Movement ▪ Passive Movement ▪ Myofascial Release (MFR)	▪ Breathing Pattern ▪ Energy System ▪ Awareness (Flaring Rib) ▪ Coordination

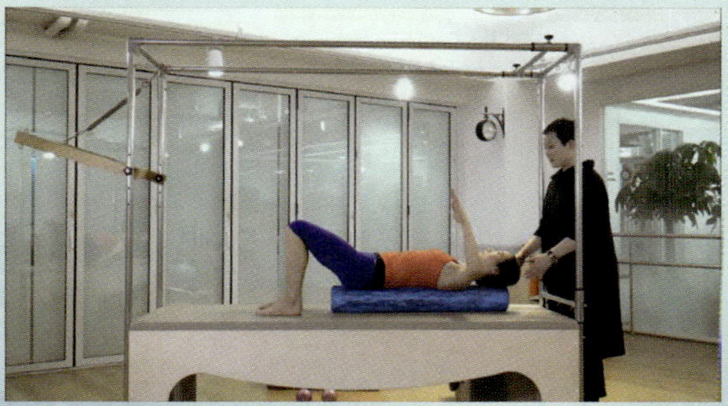

Memo

동덕여자대학교

Dip Toes Application

Application 동작명	자세	환경 (소도구)	환경 (위치)	주요 움직임	지도자 손의 위치	키워드	
Dip Toes Processing	Supine	튜빙 + 폼롤러	1. 발 2. 척추 아래	고관절 움직임 - Ex & Fx	1. 무릎 2. 종아리 3. 갈비뼈 앞쪽 아래	▪ Weight Bearing ▪ Active Movement ▪ Passive Movement ▪ Myofascial Release (MFR)	▪ Breathing Pattern ▪ Energy System ▪ Awareness (Flaring Rib) ▪ Coordination

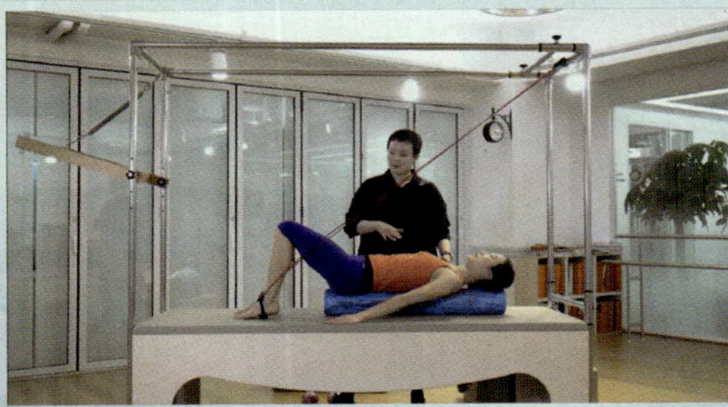

Memo

13 Pilates

MSD 이론과 폼롤러 07

13.01 MSD 이론

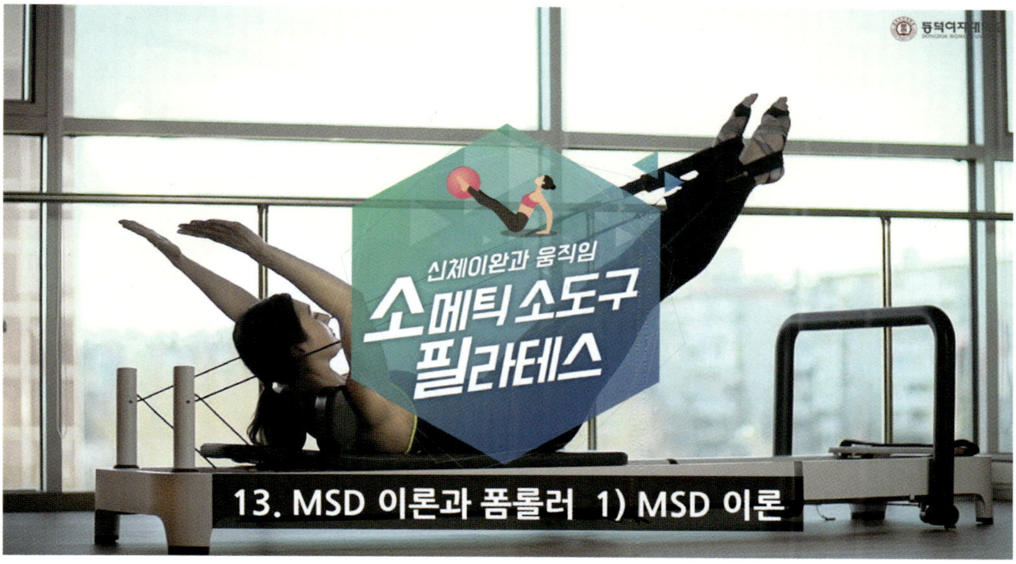

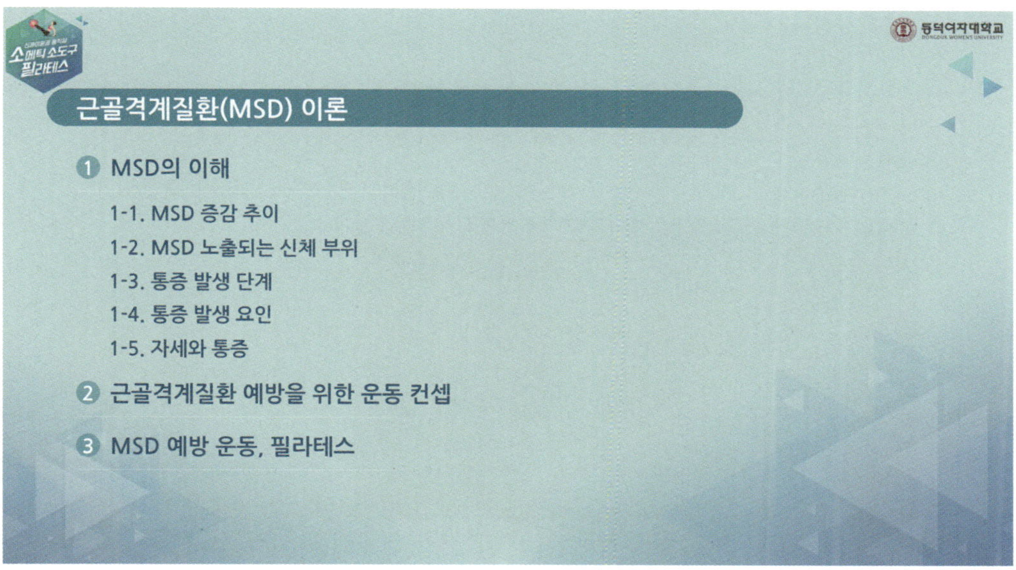

Memo

근골격계질환(MSD) 이론

① MSD의 이해

- 무리한 힘의 사용, 반복적인 동작, 부적절한 작업 자세 등의 요인으로 인해 근육과 신경, 힘줄, 인대, 관절 등의 조직이 손상되어 신체에 나타나는 건강 장애를 총칭함
- 신체적 불편함 또는 통증을 야기함

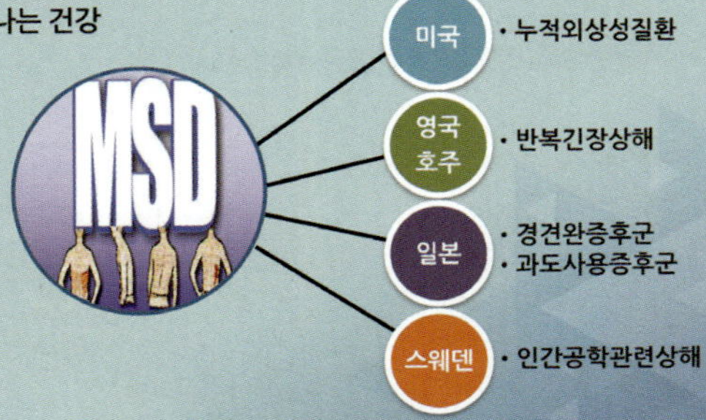

Memo

근골격계질환(MSD) 이론

② MSD의 이해

1-1. MSD 증감 추이

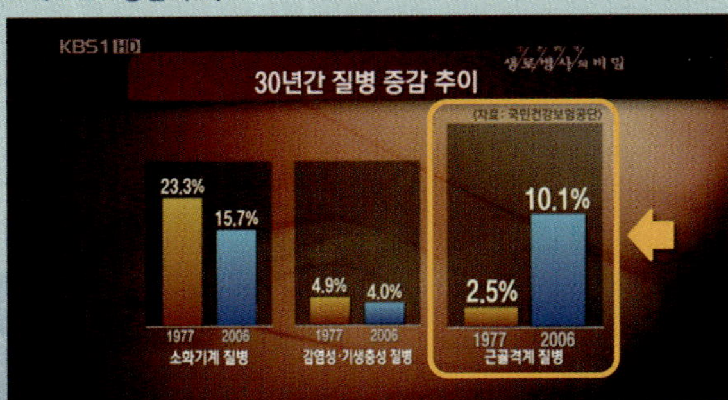

KBS 생로병사 발췌

Memo

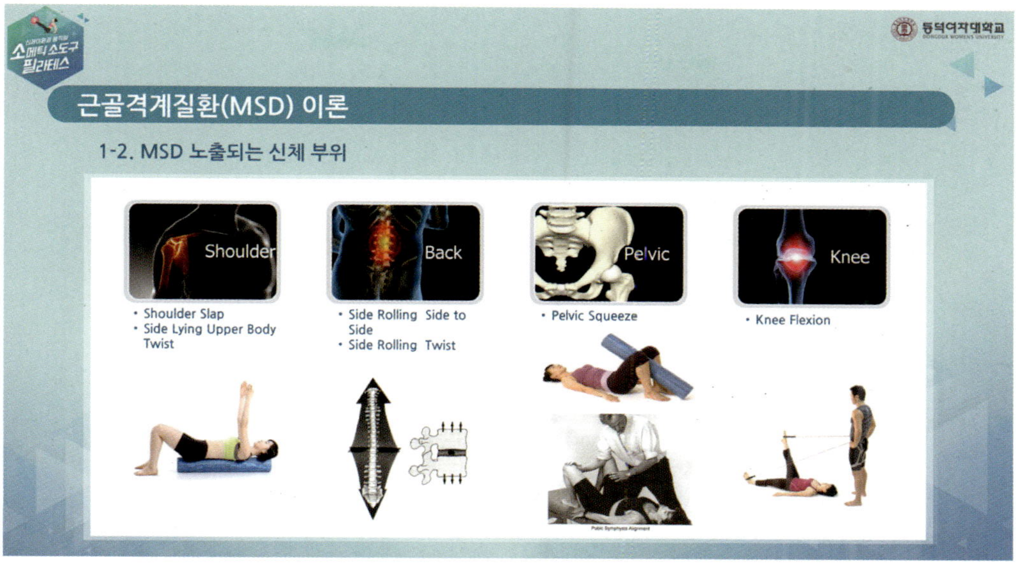
근골격계질환(MSD) 이론
1-2. MSD 노출되는 신체 부위
Shoulder
Back
Pelvic
Knee
• Shoulder Slap
• Side Lying Upper Body Twist
• Side Rolling Side to Side
• Side Rolling Twist
• Pelvic Squeeze
• Knee Flexion

Memo

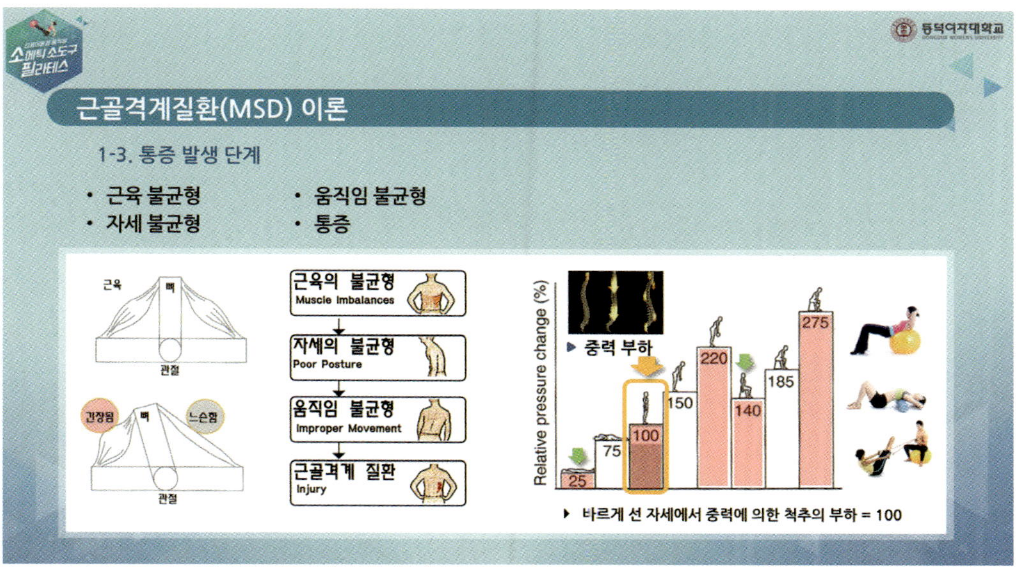
근골격계질환(MSD) 이론
1-3. 통증 발생 단계
• 근육 불균형
• 자세 불균형
• 움직임 불균형
• 통증
근육
뼈
관절
긴장됨
느슨함
근육의 불균형
Muscle Imbalances
자세의 불균형
Poor Posture
움직임 불균형
Improper Movement
근골격계 질환
Injury
Relative pressure change (%)
▶ 중력 부하
25
75
100
150
220
140
185
275
▶ 바르게 선 자세에서 중력에 의한 척추의 부하 = 100

Memo

근골격계질환(MSD) 이론

1-4. 발생 요인

- 장시간 반복적인 작업
- 습관
- 잘못된 자세
- 잘못된 운동 방법

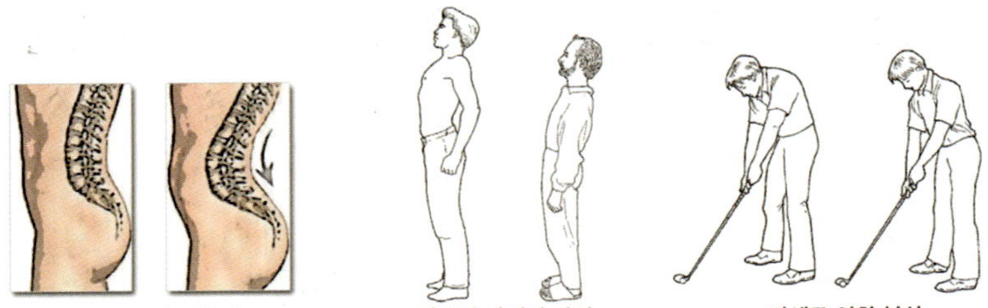

치우친 골반 기울기 / 잘못된 자세의 인지 / 자세로 인한 부상

근골격계질환(MSD) 이론

1-5. 자세와 통증

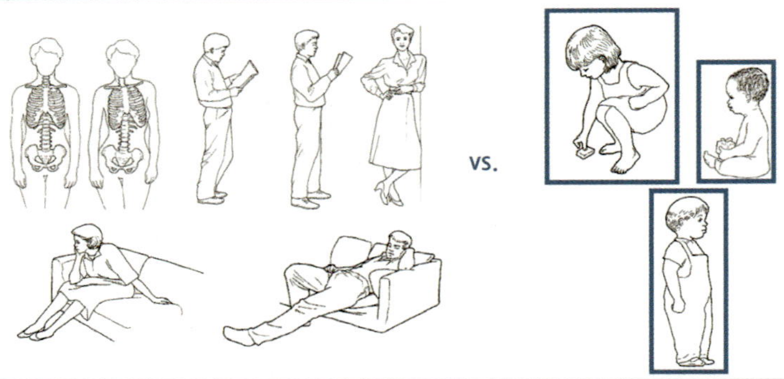

Memo

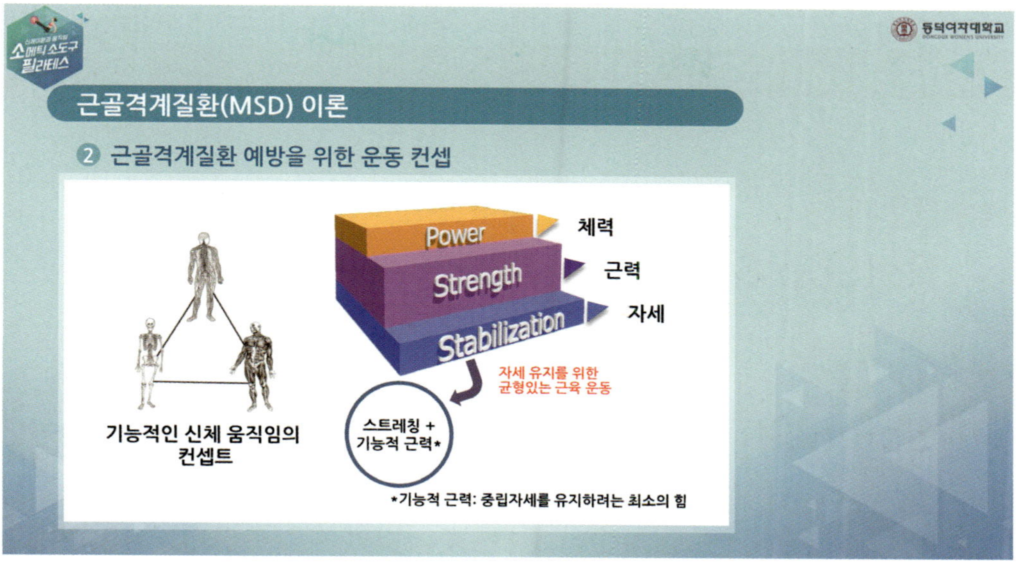
소매틱 소도구 필라테스
동덕여자대학교
근골격계질환(MSD) 이론
② 근골격계질환 예방을 위한 운동 컨셉
기능적인 신체 움직임의 컨셉트
Power
Strength
Stabilization
체력
근력
자세
자세 유지를 위한 균형있는 근육 운동
스트레칭 + 기능적 근력*
*기능적 근력: 중립자세를 유지하려는 최소의 힘

Memo

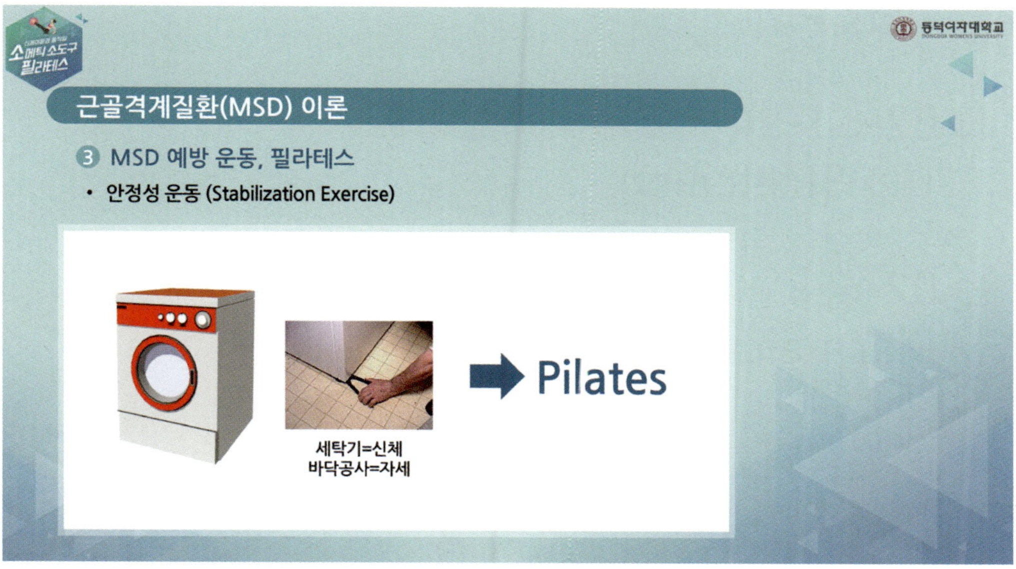
소매틱 소도구 필라테스
동덕여자대학교
근골격계질환(MSD) 이론
③ MSD 예방 운동, 필라테스
• 안정성 운동 (Stabilization Exercise)
세탁기=신체
바닥공사=자세
Pilates

Memo

13.02 폼롤러 세로섹션 03

13 02-1
Roll Up & Down

13 02-2
Spine Stretch Forward

13 02-3
Spine Twist

13 02-4
Lats Pull

13 02-5
Hip Stretching

13 02-6
Mermaid Modification

13.03 Application

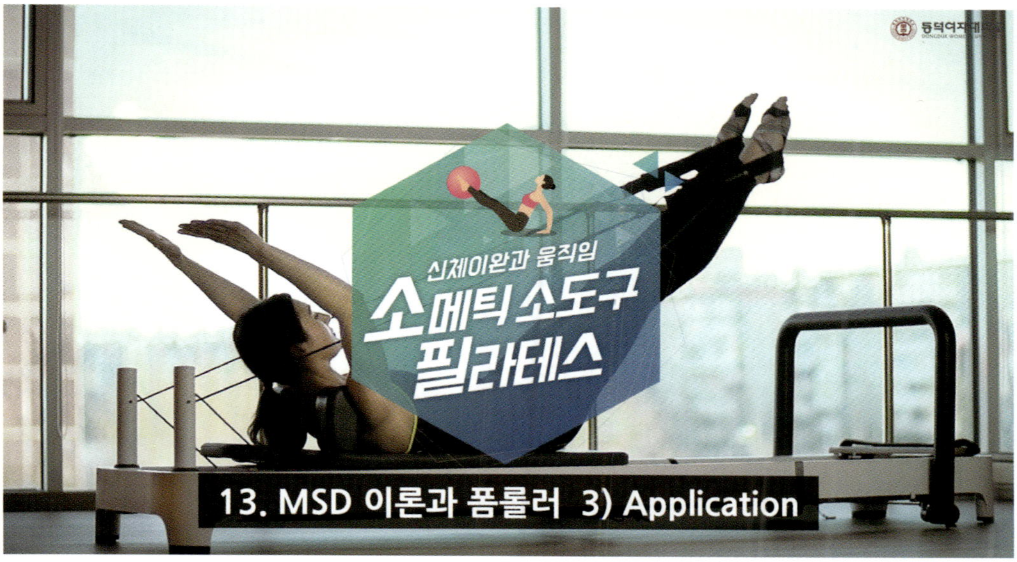

동덕여자대학교

Spine Motion Application

Application 동작명	자세	환경 (소도구)	환경 (위치)	주요 움직임	지도자 손의 위치	키워드	
Spine Motion Series	Sitting	미니볼 + 푸시바 (테라페즈 테이블)	1. 배 2. 손	척추 움직임 - Fx & Ex - Lateral Fx - Rotation	1. 등 2. 갈비뼈 측면 3. 어깨 4. 골반 5. 머리	▪ Weight Bearing ▪ Active Movement ▪ Passive Movement ▪ Myofascial Release (MFR)	▪ Breathing Pattern ▪ Energy System ▪ Awareness (Flaring Rib) ▪ Coordination

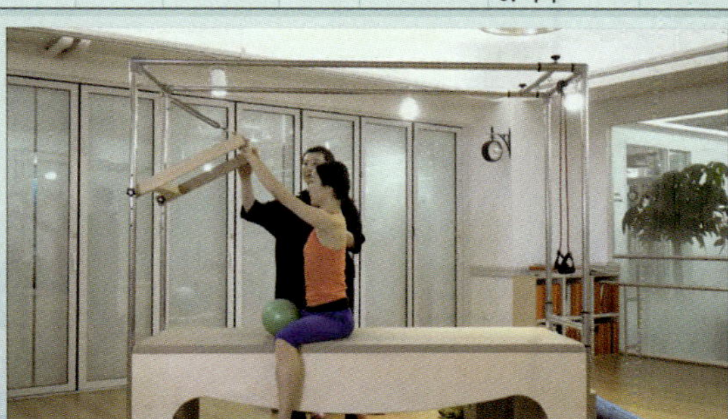

Memo

QR 모음

01 필라테스 정의와 폼롤러 01

01.02 폼롤러 가로섹션 01

01.03 Application

02 필라테스 역사(1)와 폼롤러 02

02.02 폼롤러 가로섹션 02

02.03 Application

03 필라테스 역사(2)와 폼롤러 03

03.02 폼롤러 가로섹션 03

03.03 Application

04 필라테스의 6가지 원리(1)와 폼롤러 04

04.02 폼롤러 가로섹션 04

04.03 Application

05 필라테스의 6가지 원리(2)와 튜빙 01

05.02 튜빙 01

05.03 Application

06 움직임 해부학(1)과 튜빙 02

06.02 튜빙 02

06.03 Application

07 움직임 해부학(2)과 튜빙 03

07.02 튜빙 03

07.03 Application

08 재활이론과 튜빙 04

08.02 튜빙 04

08.03 Application

09 필라테스 환경과 튜빙 05

09.02 튜빙 05

09.03 Application

10 소메틱운동요법과 튜빙 06

10.02 튜빙 06

10.03 Application

11 기계이론과 폼롤러 05

11.02 폼롤러 세로섹션 01

11.03 Application

12 신체안정성 이론과 폼롤러 06

12.02 폼롤러 세로섹션 02

12.03 Application

13 MSD 이론과 폼롤러 07

13.02 폼롤러 세로섹션 03

13.03 Application

MOOC 퀴즈

신체이완과움직임(소메틱소도구필라테스)

01 필라테스를 정의한 것과 가장 거리가 먼 것은?

❶ 조절학

❷ 몸통의 안정성을 추구하는 운동

❸ 신체 움직임을 통한 재교육 운동

❹ 복부강화운동

02 조절학에 대한 설명으로 가장 적절한 것은?

❶ 모든 인간은 독특한 신체 움직임을 가지고 있다.

❷ 그릇된 신체 움직임은 불편함을 야기할 수 있다.

❸ 내 신체의 상태를 인지하고 받다 들여야 한다.

❹ 조셉 필라테스가 자신의 2번째 저서를 통해 천명한 운동법이다.

03 신체에는 중심이 있고, 중심이 튼튼할 때 팔과 다리를 자유롭게 움직일 수 있다는 의미와 가장 가까운 것은?

❶ 몸통의 안정성

❷ 재교육

❸ 움직임의 패턴

❹ 조절

04 조셉의 개인사와 가장 거리가 먼 것은?

❶ 영국 출생이다.

❷ 천식과 구루병 등으로 병약하게 태어났다.

❸ 부모의 영향으로 다양한 운동으로 건강하게 성장하였다.

❹ 14세에는 해부학 모델로 활동하였다.

05 조셉이 영국에서 활동한 내용이 아닌 것은?

❶ 양조장에서 근무하였다.

❷ 양로원에서 일을 하였다.

❸ 경찰관에게 바디빌딩을 가르쳤다.

❹ 써커스 단원으로 활동을 하였다.

06 1차 세계 대전 중 수용소에서 조셉이 활동한 내용과 가장 거리가 먼 것은?

❶ 수용소 내의 독일인들에게 운동을 가르쳤다.

❷ 수용소 내의 병원에서 환자들에게 운동을 가르쳤다.

❸ 그 당시 스페인 독감은 유럽에만 유행하였다.

❹ 병상에서 환자들이 운동을 할 수 있도록 스프링을 이용하였다.

07 1차 세계 대전 종료 후 독일로 돌아 온 조셉의 활동과 가장 거리가 먼 것은?

❶ 독일의 무용 안무가들에게 영향을 미쳤다.

❷ 독일 내 다양한 지식인들과 교유하였다.

❸ 독일 비밀경찰과 군인들을 위해 운동을 가르쳤다.

❹ 1926년 미국으로 이민을 갔다.

08 미국에서 조셉의 활동과 가장 거리가 먼 것은?

❶ 조셉의 저서『Your Health』에는 35가지의 매트 동작을 소개하고 있다.

❷ 뉴욕 8번가에서 스튜디오를 차리고 활동하였다.

❸ 뉴욕시립발레단의 조지발랜신의 요청으로 무용수들의 재활에 도움을 주었다.

❹ 조셉은 미국에서 25개의 운동기계 발명 하였다.

09 필라테스의 대중화와 가장 거리가 먼 것은?

❶ 조절학은 미 서부에서만 알려져 있었다.

❷ 1970년대 론플래처가 미국 서부에서 여성 연예인들을 대상으로 조절학을 소개하였다.

❸ 조절학은 조셉 필라테스의 이름을 따서 《필라테스》라고 불려졌고, 이후 사전에 등록되었다.

❹ 1980년도에는 조셉의 제자들이 출간 책을 통해 필라테스의 6가지 원리를 소개하였다.

10 필라테스의 6가지 원리가 아닌 것은?

❶ 호흡 ❷ 집중

❸ 중심 ❹ 정렬

11 필라테스의 6가지 원리와 가장 거리가 먼 것은?

❶ 의식적인 호흡과 신체 움직임은 심신을 건강하게 한다.

❷ 조절학을 성공적으로 수행하기 위한 6가지의 조건으로 이해할 수 있다.

❸ 내가 신체를 어떻게 움직이는지 알기 위해서는 집중을 해야 한다.

❹ 모든 동작은 물이 흐르듯이 자연스럽게 연결되어야 하는 것이 원리 중 정확성이다.

12 신체를 어떻게 움직일 것인가와 질적으로 어떻게 수행할 것인가와 가장 가까운 원리는?

❶ 호흡 ❷ 집중
❸ 조절 ❹ 정확성

13 소메틱필라테스의 5가지 추가 원리가 아닌 것은?

❶ 집중 ❷ 안정성
❸ 척추분절 ❹ 관절의 가동범위

14 하지 정렬을 이루는 3가지 위치가 아닌 것은?

❶ 고관절 ❷ 슬개골
❸ 발목관절 ❹ 2번째 발가락

15 안정성에 관한 내용으로 가장 거리가 먼 것은?

❶ 어깨관절은 상승보다는 하강, 전진보다는 후진일 때 항상 안정하다.
❷ 몸통을 바르게 세우는 척추의 안정성이 필요하다.
❸ 척추를 받치고 있는 골반의 안정성이 필요하다.
❹ 어깨 상해를 예방하는데 어깨의 안정성이 필요하다.

16 조절학을 성공적으로 수행하기 위해 신체 구조와 관절의 움직임을 논하는 학문은?

❶ 생리학 ❷ 해부학
❸ 운동역학 ❹ 병리학

17 시상면과 관상면 그리고 횡단면에서 일어나는 척추의 움직임이 아닌 것은?

❶ 굴곡과 신전 ❷ 내전과 외전
❸ 회전 ❹ 측면굴곡

18 시상면을 따라 관절이 움직일 때의 그 움직임을 무엇이라 하는가?

❶ 굴곡과 신전 ❷ 내전과 외전
❸ 내회전과 외회전 ❹ 측면굴곡

19 해부학적 자세와 해부학적 면에 대한 내용으로 틀린 것은?

❶ 바르게 서서 두발을 11자로 유지하고 손바닥이 정면을 향하는 선자세를 해부학 자세라고 한다.
❷ 해부학적 면에는 시상면과 관상면 그리고 횡단면이 있다.
❸ 관상면을 따라 척추가 움직이는 것을 내전 또는 외전이라고 한다.
❹ 해부학적 면은 관절의 움직임을 정의하기 위한 기준이다.

20 대상자 프로그램 디자인을 위해 설문자료에서 얻어야 할 가장 중요한 정보는?

❶ 대상자 정보 ❷ 생활습관
❸ 병력 ❹ 신체적 특징

21 다음 중 내용이 틀린 것은?

❶ 필라테스의 동작은 단순하여 분석하고 평가하기가 용이하다.
❷ 대상자에 대한 설문과 자세 평가, 운동 평가 등으로 고객의 신체적 정신적 상태를 개략적으로 가늠할 수 있다.
❸ 지도자는 운동 프로그램에 참여하는 대상자가 스스로 운동 할 수 있도록 동기를 부여하는 것이 중요하다.
❹ 지도자들은 필라테스를 대상자에세 보다 다이나믹하고 파워풀한 동작으로 선보여야 한다.

22 임상에서 적용되는 3가지 필라테스 영역이 아닌 것은?

❶ 피트니스 ❷ 재활컨셉
❸ 재활 ❹ 퍼포먼스

23 필라테스서 재활에 대한 개념으로 틀린 것은?

❶ 일상생활로 복귀를 위한 일련의 행위를 목적으로 한다.
❷ 신체적 불편함이 있는 일반인이 대상이다.
❸ 재활은 의료기관에서 수행된다.
❹ 의료인은 환자가 스스로 움직일 수 있도록 동기를 부여해야 한다.

24 재활컨셉의 개념과 가장 거리가 먼 것은?

❶ 신체적 능력을 향상시키기 위해 대상자는 건강해야 한다.
❷ 현재 심신의 상태를 유지하거나 개선시키기 위한 일련의 행위를 목적으로 한다.
❸ 신체적 불편함을 가지고 있지만, 신체적인 활동이 가능한 일반인을 대상자로 한다.
❹ 필라테스 스튜디오나 퍼스널 트레이닝 센터 등에서 볼 수 있다.

25 필라테스 운동 중에서 무용인, 체육인 등과 같이 신체를 잘 움직일 수 있는 사람들이 수행하는 고난이도의 운동 환경은?

❶ 짐볼 ❷ 매트
❸ 폼롤러 ❹ 리포머

26 다음 소도구 운동 중에서 신체의 근육을 이완시키는데 효과적인 필라테스 환경은?

❶ 필라테스 링
❷ 튜빙밴드
❸ 폼롤러
❹ 짐볼

27 조셉 필라테스가 1차 세계대전 당시 병상에 있는 환자들에게 저항운동을 하였던 경험으로 발명한 운동 기계는?

❶ 트라페즈테이블
❷ 리포머
❸ 체어
❹ 레더베럴

28 소메틱운동요법에 속하지 않는 운동법으로 가장 거리가 먼 것은?

❶ 요가
❷ 필라테스
❸ 스트레칭
❹ 태극권

29 "20~30회의 그릇된 동작보다는 2~3회의 올바른 동작이 보다 효과적이다"라고 조셉 필라테스가 주장한 필라테스의 효과는?

❶ 최소의 노력으로 최대의 효과
❷ 자세교정 효과
❸ 피로회복과 스트레스 해소
❹ 근력과 유연성 향상

30 필라테스의 철학은?

❶ 신체적 건강
❷ 정신적 행복
❸ 심신의 균형
❹ 신체 움직임을 통한 건강과 행복

31 신체 움직임을 성공적으로 재교육하기 위한 운동 학습 4단계는 무슨 이론인가?

❶ 신체안정성 이론
❷ 근골격계질환 이론
❸ 재활이론
❹ 기계이론

32 척추 분절을 통한 기능적인 신체 움직임을 추구하는 운동 학습 단계는?

❶ 안정성과 분리
❷ 운동성
❸ 동적안정성
❹ 재교육

33 걷기, 앉기, 뛰기 등과 같은 일상생활의 동작을 바르게 수행하기 위한 운동 학습 단계는?

❶ 안정성과 분리
❷ 운동성
❸ 동적안정성
❹ 재교육

34 신체의 중력선에 가장 가까이 머물 수 있을 때, 신체의 흔들림이 최소화되고 신체적 에너지를 불필요하게 소모하지 않는다는 이론은?

❶ 신체안정성 이론 ❷ 근골격계질환 이론
❸ 재활이론 ❹ 기계이론

35 MFT S3 Check 장비로 측정할 수 있는 변인이 아닌 것은?

❶ 신체안정성 ❷ 감각운동조절능력
❸ 근력 ❹ 대칭

36 바른 자세를 유지할 때, 예측할 수 있는 효과와 가장 거리가 먼 것은?

❶ 통증 완화 ❷ 높은 평형성
❸ 효율적 호흡 ❹ 민첩성

37 근골격계질환을 발생시키는 원인과 거리가 먼 것은?

❶ 무리한 힘 사용 ❷ 반복적인 작업
❸ 부적절한 자세 ❹ 근육과 뼈의 외상

38 통증을 발생시키는 불균형의 단계를 순서대로 나열한 것은?

❶ 근육 – 자세 – 움직임 ❷ 자세 – 움직임 – 근육
❸ 근육 – 움직임 – 자세 ❹ 자세 – 근육 – 움직임

39 근골격계질환 예방을 위한 안정성 운동과 가장 거리가 먼 것은?

❶ 기능적인 신체 움직임 ❷ 기능적 유연성과 근력
❸ 자세를 유지할 수 있는 운동 ❹ 체력과 순발력

참고문헌

김혜진 (2012). 소메틱 재활필라테스 워크북. GD&P.

김혜진 (2012). 소도구필라테스 운동 프로그램이 근골격계질환 여성농업인의 신체안정성과 감각운동조절능력에 미치는 영향. 한양대학교 대학원 박사학위 논문.

김혜진, 이애리, 윤민정, 백희영, 배웅열 (2011). 소도구를 활용한 필라테스 완전정복. 아침풍경.

김혜진, 남상남, 김종혁 (2011). 8주간 소도구필라테스 운동(Prop Pilates Exercise) 프로그램이 농업인들의 신체 안정성과 감각운동조절능력에 미치는 효과. 한국생활환경학회지. 18(1), 1-10.

김혜진 (2010). 재활필라테스. 아침풍경.

김혜진, 황향희, 신혜숙, 백희영, 최윤정 (2010). 7080 골드필라테스. 아침풍경.

김혜진, 인희교, 배웅열, 최미용, 조금순, 김영탁, 박정호 (2009). 농업인건강을 위한 올바른 생활운동. 경기도농업기술원.

김혜진, 김전미, 인희교, 서세미, 이경미 (2008). 소도구 필라테스. 아침풍경.

김혜진 (2008). 근골격계질환예방운동: 재활순환운동. 아침풍경.

김혜진 (2008). 필라테스워크북. 아침풍경.

김혜진, 인희교, 이경주, 이경미, 서세미 (2008). 6070 실버필라테스 체조. 아침풍경.

노수연, 김혜진 (2006). 도구를 이용한 필라테스. 대한미디어.

노수연, 김혜진 (2006.). 임산부를 위한 30분 필라테스. 대한미디어.

농촌진흥청 (2006). 고령농업인의 신체특성을 고려한 작업안전방안. 농촌자원개발연구소.

농촌진흥청 (2006). 작업영상분석을 통한 12개 작목의 근골격계질환 위험요인 및 고위험작업. 농촌자원개발연구소.

김전미, 이경주, 김혜진 (2006). 볼을 이용한 필라테스. 대한미디어.

남상남, 김종혁, 김혜진, 김일곤, 박진홍 (2007). 12주간의 필라테스 매트운동이 중년여성의 혈중지질에 미치는 영향. 한국체육과학회지. 16(4), 781-793.

농림부 (2004). 농림어업인 등에 대한 복지실태 조사.

농촌진흥청 (2004). 농림어업인의 주요 상병 및 건강형태 비교 분석. 농촌자원개발연구소.

보건복지부 (2003). 2002년 환자조사 보고서.

Amiridis, I. G., Arabatzi, F., Violaris, P., Stavropoulos, E., & Hatzitaki, V. (2005). Static balance improvement in elderly after dorsiflexors electrostimulation training. Eur. J. Appl. Physiol. 94(4), 424-433.

Boussenna, M., Corlett, E.N., & Pheasant, S.T. (1982). The relationship between discomfort and postural loading alt the joints. Ergonomics. 25(4), 315-322.

Brouwer, B. J., Walker, C., Rydahl, S. J., & Culham, E. G. (2003). Reducing fear of falling in seniors through education and activity programs: a randomized trial. Journal of American Geriatrics Society. 51(6), 829-834.

Chaitow, L. (2004). Breathing pattern disorders, motor control, and low back pain. Journal of Osteopathic Medicine. 7(1), 34-41.

Cromie, J.E., Robertson, V.J., & Best, M.O. (2000). Work-related musculoskeletal disorders in physical therapists; prevalence, severity, risks and responses. Physical Therapy. 80(4), 335-36.

Diener, H.C., Horak, F.B., & Nashner, L.M. (1998). Influence of stimulus parameters on human postural responses. Journal of Neurophysiology. 59, 1888-1905.

Eils, E., & Rosenbaum, D. (2001). A multi-station proprioceptive exercise program in patients with ankle instability. Med Sci Sports Exerc. 33(22), 1991-1998.

Gross, C.G., Hoving, J., Haines, T., Peloso, P., Santaguida, P., & Myers, C. (2007). Conservative management of mechanical neck disorders: a systematic reviews. Journal of Rheumatology. 34, 1083–1102.

Hansen, P.D., Woollacott, M.H., & Debu, B. (2008). Postural responses to changing task conditions. Exp Brain Res. 73, 627–636.

Harms-Ringdahl, K. & Ekholm, J. (1986). Intensity and character of pain and muscular activity levels elicited by maintained extreme flexion position of the lower-cervical-upper-thoracic spine. Scandinavian Journal of Rehabilitation Medicine. 18(3), 117–126.

Irvin, R.E. (1998). The origin and relief of common pain. Journal of the Back and Musculoskeletal Rehabilitation. 11, 89–130.

Janowitz, I., Tejeda, D. G., Miles, J. A., Duraj, V., Fathallah, F., Meyers, J. M., & Faucett, J. (2000). Ergonomics interventions in the manual harvest of wine grapes. Proc. of the IEA 2000/HFES 2000 Congress.

Keyserling, W.M., Brouwer, M., & Silverstein, B.A. (1992). A checklist for evaluating ergonomic risk factors resulting from awkward postures of the legs, trunk and neck. International Journal of Industrial Ergonomics. 9, 283–301.

Kiesler, S., & Finholt, T. (1988). The mystery of RSI. American Journal of Psychology. 43, 1004–1015.

Kim, H.J., Nam, S.N., Bae, U.R., & Shin, S.Y. (2010). Effects of a 12–(반각)week Circuit Pilates Training (CPT) programme on stability, sensorimotor control and posture for farmers with Musculoskeletal Disorder (MSD). 13th World Sport for All Congress. 12–13.

Kim, H.J., Nam, S.N., Jeon, T.W., Hwang, R., & Bae, U.R. (2011). Study of Props Pilates Stability Exercise (PPSE) Program on the Female Farmers with Musculoskeletal Symptoms (MSS). International Sport Science Congress. 356.

Mahboobin, A., Loughlin, P.J., & Redfern, M.S. (2007). A model-based approach to attention and sensory integration in postural control of older adults. Neuroscience Letters. 429, 147–151.

Meyers, J., Bloomberg, L., Faucett, J., Janowitz, I., & Miles, J. (1995). Using ergonomics in the prevention of musculoskeletal cumulative trauma injuries in agriculture: Learning from the mistakes of others. Journal of Agromedicine. 2(3), 11–24.

Micheal, A.C., Scott, C.L., & Rodney, J.C. (2008). NASM Essentials of Personal Fitness Training. Lippincott Williams & Wilkins.

Mientjes, M.I., & Frank, J.S. (1999). Balance in chronic low back pain patients compared to healthy people under various conditions in upright standing. Clin Biomech (Bristol, Avon). 10, 710–6.

Mooney, V., Vleeming, A., & Stoeckart, R. (2007). Movement, Stability & Lumbopelvic Pain. Elsevier Limited.

Murphy, D.F., Connolly, D.A.J., & Beynnon, B. (2003). Risk factors for lower extremity injury: a review of the literature. Br J Sports Med. 37, 13–29.

Nam, S.N., Kim, H.J., (2008). The Effects of Foam Roller Exercise on Torso Stability for Mid~Aged Women in Group Class at Local Health Center. International Congress.

Pai, Y-C., & Patton, J. (1997). Center of mass velocity-position predictions for balance control. J Biomech, 30, 347–54.

Raschner, C., Lembert, S., Platzer, H.P., Patterson, C., Hilden, T. & Lutz, M. (2008). S3-Checkevaluation and generation of normal values of a test for balance ability and postural stability. Sportverletzung Sportschaden, 22 (2), 100-105.

Riemann, B.L., & Lephart, S.M. (2002). The sensorimotor system: The role of proprioception in motor control and fuctional joint stability. J Athl Train 37, 80-4.

Robinson, L. (2002). The Body Control Pilates Back Book. London. 3-8.

Ryan, G.A. (1989). The prevalence of musculoskeletal symptoms in super market workers. Ergonomics. 32, 359-370.

Schmidt, R.A. (1988). Motor and action perspectives on motor behavior. In O.G. Meijer & K. Roth (Eds.), Complex movement behavior: The motor-action Controversy(pp. 3-44). Amsterdam: Elservier Science Pub.

Siler, B. (2001). The pilates body. New York : Broadway Books.

Vanwely, P. (2000). Design and disease. Applied Ergonomics. 31(2), 201-5.

Wong, M. K. A., Pei, Y., Lan, C., Huang, S., Lin, Y., & Chou, S. (2009). Is Tai Chi Chuan effective in improving lower limb response time to prevent backward falls in the elderly? Age (Dordr). Epub ahead of print.

SOMATIC Rehab 필라테스

초판 1쇄 2019년 3월 5일
2쇄 2022년 9월 1일

저 자 김혜진
펴 낸 이 유성권
편 집 장 이재선
기 획 자 이경민
마 케 팅 임태완, 김호철, 최성규, 김진형, 정명한, 김모란, 노예련, 한태수, 김지현, 박소영
판 형 185 mm × 257 mm

펴 낸 곳 **(주)범문에듀케이션**
서울시 양천구 목동서로 211 범문빌딩 (우 07995)
전 화 02)2654-5131 팩 스 02)2652-1500
홈페이지 www.medicalplus.co.kr

등 록 제2011-000001호
ISBN 979-11-5943-150-0

* 잘못된 책은 교환하여 드립니다.

이 도서의 국립중앙도서관 출판시도서목록(CIP)은 서지정보유통지원시스템 홈페이지(http://seoji.nl.go.kr)와 국가자료공동목록시스템(http://www.nl.go.kr/kolisnet)에서 이용하실 수 있습니다(CIP제어번호: CIP2019007009).

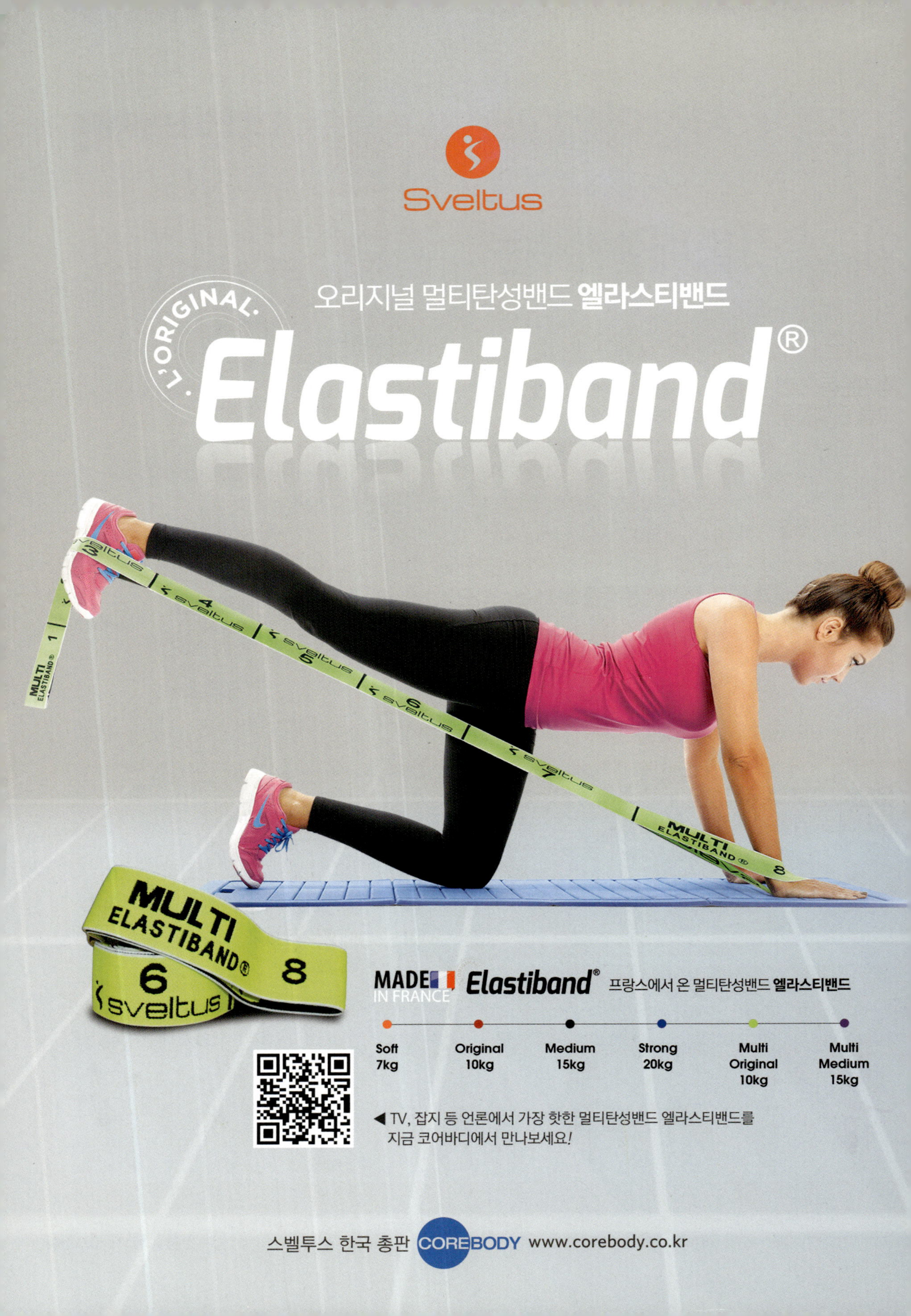

Sveltus
L'ORIGINAL
오리지널 멀티탄성밴드 엘라스티밴드
Elastiband®
MULTI ELASTIBAND®
6 8
sveltus
MADE IN FRANCE
Elastiband® 프랑스에서 온 멀티탄성밴드 엘라스티밴드
Soft 7kg
Original 10kg
Medium 15kg
Strong 20kg
Multi Original 10kg
Multi Medium 15kg
◀ TV, 잡지 등 언론에서 가장 핫한 멀티탄성밴드 엘라스티밴드를
지금 코어바디에서 만나보세요!
스벨투스 한국 총판 COREBODY www.corebody.co.kr

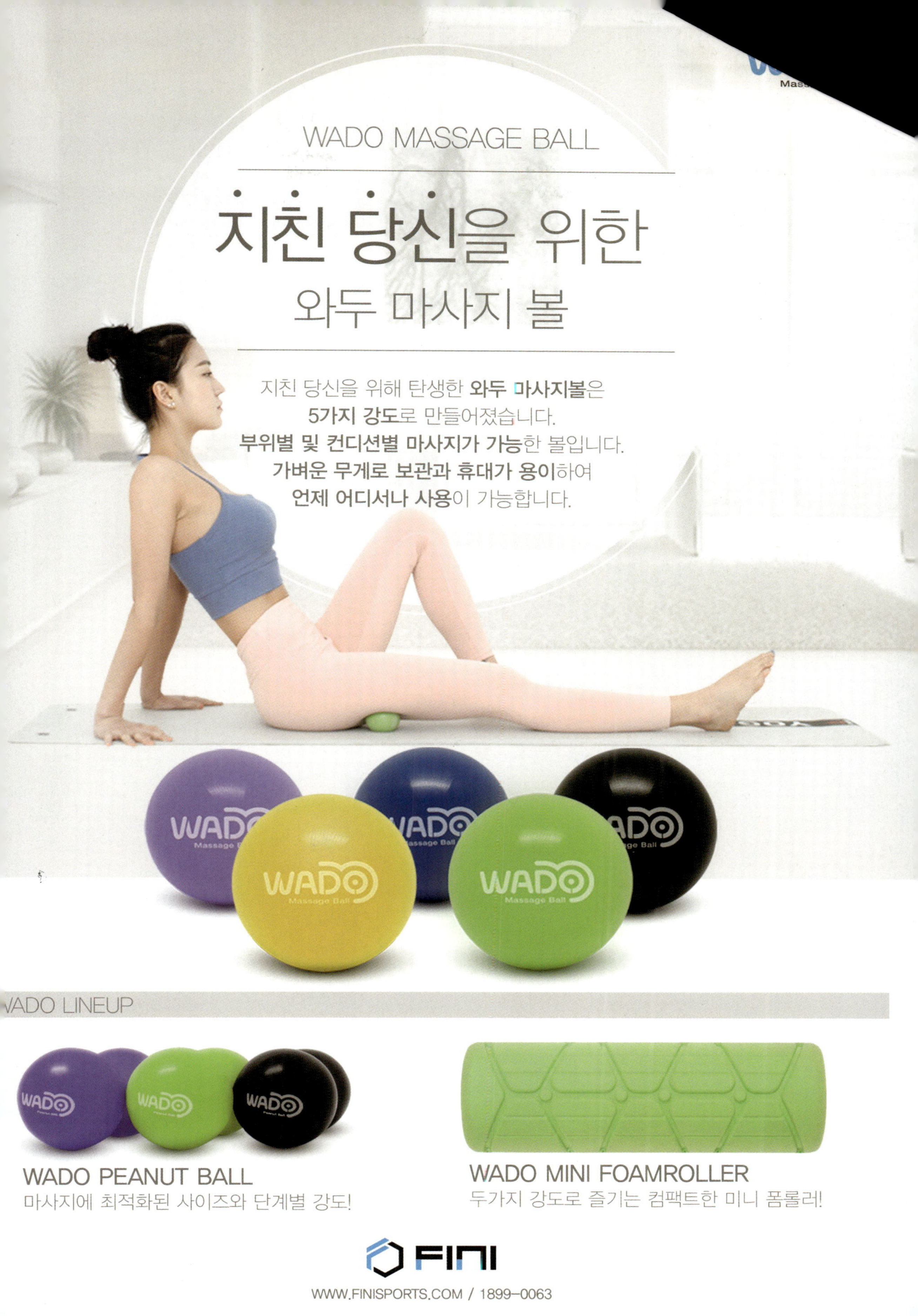
WADO MASSAGE BALL
지친 당신을 위한
와두 마사지 볼
지친 당신을 위해 탄생한 와두 마사지볼은
5가지 강도로 만들어졌습니다.
부위별 및 컨디션별 마사지가 가능한 볼입니다.
가벼운 무게로 보관과 휴대가 용이하여
언제 어디서나 사용이 가능합니다.
WADO
Massage Ball
WADO LINEUP
WADO PEANUT BALL
마사지에 최적화된 사이즈와 단계별 강도!
WADO MINI FOAMROLLER
두가지 강도로 즐기는 컴팩트한 미니 폼롤러!
FINI
WWW.FINISPORTS.COM / 1899-0063